La maladie de Parkinson

Monographies

La maladie de Parkinson

Coordonné par

Luc Defebvre

Marc Vérin

5e édition

Elsevier Masson

ELSEVIER

Elsevier Masson SAS, 65, rue Camille-Desmoulins, 92442 Issy-les-Moulineaux cedex, France

La maladie de Parkinson, 5e édition, coordonné par Luc Defebvre et Marc Vérin.

ISBN : 978-2-294-78712-6
e-ISBN : 978-2-294-78733-1

Les indications et posologies de tous les médicaments cités dans ce livre ont été recommandées dans la littérature médicale et concordent avec la pratique de la communauté médicale. Elles peuvent, dans certains cas particuliers, différer des normes définies par les procédures d'AMM. De plus, les protocoles thérapeutiques pouvant évoluer dans le temps, il est recommandé au lecteur de se référer en cas de besoin aux notices des médicaments, aux publications les concernant et à l'Agence du médicament. L'auteur et l'éditeur ne sauraient être tenus pour responsables des prescriptions de chaque médecin.

Table des matières

Coordinateurs

Luc Defebvre, chef du service de neurologie et pathologie du mouvement, responsable du Centre Expert Parkinson, unité Inserm 1172, CHU et université de Lille.

Marc Vérin, Service de neurologie, CHU d'Orléans, Laboratoire interdisciplinaire pour l'innovation et la recherche en santé d'Orléans (LI2RSO), équipe « Brain Clinical and Experimental Neuroplasticity » (B-CLINE), Université d'Orléans.

Collaborateurs

Mathieu Anheim, Institut de génétique et de biologie moléculaire et cellulaire, CNRS UMR 7104, Inserm U1258, université de Strasbourg, Illkirch ; laboratoire de diagnostic génétique, hôpitaux universitaires de Strasbourg ; département de neurologie, hôpitaux universitaires de Strasbourg, hôpital de Hautepierre, Strasbourg ; Fédération de médecine translationnelle de Strasbourg (FMTS), Strasbourg.

Isabelle Arnulf, Service des pathologies du sommeil, Hôpital Pitié Salpêtrière, Paris.

Fanny Artaud, Université Paris-Saclay, UVSQ, Inserm, Gustave Roussy, CESP, 94805, Villejuif, France.

Mickael Aubignat, Service de neurologie, Centre Expert Parkinson, CHU Amiens-Picardie.

Manon Auffret, France Développement Électronique (FDE), Monswiller Service de Neurologie, CHU d'Orléans. Laboratoire LI2RSO, Équipe B Cline, Université d'Orléans. Chercheur hébérgé au CIC1414, CHU de Rennes & Université de Rennes.

Pascal Auzou, Service de neurologie et unité neurovasculaire, CHU d'Orléans. Laboratoire interdisciplinaire pour l'innovation et la recherche en santé d'Orléans (LI2RSO), équipe Brain Clinical and Experimental Neuroplasticity (B-CLINE), Université d'Orléans.

Jean-Philippe Azulay, Service de neurologie et pathologie du mouvement, hôpital de la Timone, Marseille.

Matthieu Béreau, Service de neurologie, Centre Expert Parkinson, CHU de Besançon, Université de Franche-Comté, UMR Inserm 1322 LINC.

Jean-Pierre Bleton, Unité James-Parkinson, service de neurologie/service de la recherche clinique, hôpital Fondation Adolphe-de-Rothschild, Paris.

Cécilia Bonnet, Cabinet libéral Versailles et Hôpital Foch, service de neurologie, Suresnes.

Marie Bonnet, CHU de Bordeaux, service de neurologie des maladies neurodégénératives, IMNc, Bordeaux ; Université de Bordeaux, CNRS, IMN, UMR 5293, Bordeaux.

Émile Boyer, UFR Santé, département odontologie, Université de Caen Normandie ; Inserm, INRAE, Université de Rennes, Institut NUMECAN (Nutrition Métabolismes et Cancer) UMR-A 1341, UMR-S 1317, Rennes.

Christine Brefel-Courbon, Service de neurologie, service de pharmacologie, Centre Expert Parkinon, UMR 1214, CHU de Toulouse.

Guillaume Carey, Service de neurologie et pathologie du mouvement, Centre Expert Parkinson, unité Inserm 1172, CHU et Université de Lille.

Nicolas Carrière, Service de neurologie, Centre Expert Parkinson, CHU de Lille.

Lydia Chougar, Sorbonne Université, Institut du cerveau - ICM, CNRS, Inserm, AP-HP, Hôpital de la Pitié Salpêtrière, DMU DIAMENT, service de neuroradiologie, Paris. The Neuro (Montreal Neurological Institute-Hospital), McGill University, Montreal H3A 2B4, Canada.

Philippe Codron, Laboratoire de neurobiologie et neuropathologie, CHU d'Angers.

Jean-Christophe Corvol, Sorbonne Université, Assistance Publique Hôpitaux de Paris, Paris Brain Institute-ICM, Inserm, CNRS, département de neurologie, Centre d'investigation clinique neurosciences, réseau NS-Park/FCRIN, Hôpital Pitié-Salpêtrière, Paris.

Philippe Damier, MD, PhD, FEAN, pour le groupe de travail « Conduite automobile et maladie de Parkinson » de la Société française des mouvements anormaux. Université de Nantes, CHU de Nantes.

Pascal Derkinderen, Service de neurologie, CHU de Nantes, Boulevard Jacques Monod, Nantes.

Quentin Devignes, Department of Psychiatry, University of Michigan Medical School, USA

Pauline Dodet, Service des pathologies du sommeil, Hôpital Pitié Salpêtrière, Paris.

Cloé Domenighetti, Université Paris-Saclay, UVSQ, Inserm, Gustave Roussy, CESP, Villejuif.

Kathy Dujardin, Centre Expert Parkinson, CHU de Lille ; Faculté de médecine, université de Lille.

Gwendoline Dupont, Centre hospitalier universitaire François Mitterrand, département de neurologie, Université de Bourgogne, Dijon.

Alexis Elbaz, Université Paris-Saclay, UVSQ, Inserm, Centre de Recherche en Épidémiologie et Santé des Populations, Hôpital Paul Brousse, CESP, 94805, Villejuif.

Alexandre Eusebio, Service de neurologie et pathologie du mouvement, GH La Timone, APHM, CHU de Marseille. Institut de neurosciences de La Timone, UMR 7289, Aix-Marseille Université-CNRS, Marseille.

Margherita Fabbri, French Reference Center for MSA, Clinical Investigation Center CIC1436, Departments of Clinical Pharmacology and Neurosciences, NS-Park/FCRIN Network and NeuroToul Center of Excellence for Neurodegeneration, Inserm, CHU de Toulouse, Université de Toulouse.

Amélie Faustini, CHU Nice, service de neurologie.

Valérie Fraix, Service de neurologie, pôle neurologie psychiatrie, CHU Grenoble Alpes (VF). Inserm U1216, Université Grenoble Alpes, Grenoble Institut des neurosciences.

Solène Frismand, Service de neurologie, CHRU de Nancy.

Mathilde Giffard, Service de soins palliatifs, CHU de Besançon ; Inserm CIC 1431, CHU de Besançon ; UMR 1322 Inserm LINC, Université de Franche-Comté. Sorbonne Université, Institut du cerveau - ICM, CNRS, Inserm, Paris.

David Grabli, Sorbonne Université, Institut du cerveau - ICM, CNRS, Inserm, Paris.

Stephan Grimaldi, Service de neurologie et pathologie du mouvement, hôpital de la Timone, Marseille.

Mariem Hajji, Université Paris-Saclay, UVSQ, Inserm, Gustave Roussy, CESP, Villejuif.

Mahmoud Hassan, minDIG, Rennes. School of Science and Engineering, Reykjavik University, Reykjavik, Iceland.

Lucie Hopes, Service de neurologie, CHRU de Nancy.

Jean-Luc Houeto, Centre Expert Parkinson, NS-Park/FCRIN Network, CHU de Limoges, Université de Limoges.

Alexandre Kreisler, Service de neurologie et pathologie du mouvement, Centre Expert Parkinson, hôpital Roger-Salengro, CHU de Lille.

Brice Laurens, CHU de Bordeaux, service de neurologie des maladies neurodégénératives, IMNc, Bordeaux ; Université de Bordeaux, CNRS, IMN, UMR 5293, Bordeaux.

Michel Lefranc, Service de neurochirurgie, Centre Expert Parkinson, CHU Amiens-Picardie.

Stéphane Lehericy, Sorbonne Université, Institut du cerveau - ICM, CNRS, Inserm, AP-HP, Hôpital de la Pitié Salpêtrière, DMU DIAMENT, service de neuroradiologie, Paris.

Suzanne Lesage, Sorbonne université ; INSERM U 1127 ; CNRS UMR 7225 ; Institut du cerveau et de la moelle épinière (ICM), Paris.

Clémence Leung, CHU de Toulouse, Université de Toulouse 3, Inserm, Centre Expert Parkinson et Centre de référence maladies rares sur l'atrophie multi-systématisée, centre d'investigation clinique CIC 1436, départements de neurosciences et de pharmacologie clinique, réseau national NS-Park/FCRIN et centre d'excellence COEN pour les maladies neurodégénératives NeuroToul, Toulouse.

David Maltête, Service de neurologie, CHU de Rouen, hôpital Charles-Nicolle, Rouen.

Louise-Laure Mariani, Sorbonne Université, Assistance Publique Hôpitaux de Paris, Paris Brain Institute-ICM, Inserm, CNRS, département de neurologie, Centre d'investigation clinique neurosciences, réseau NS-Park/FCRIN, Hôpital Pitié-Salpêtrière, Paris.

Ana-Raquel Marques, Université de Clermont Auvergne, CNRS, IGCNC, Institut Pascal, CHRU Clermont-Ferrand, Centre Expert Parkinson, NS-PARK/FCRIN Network, Clermont-Ferrand.

Vincent Meuric, Inserm, INRAE, Université de Rennes, Institut NUMECAN UMR-A 1341, UMR-S 1317, Rennes.

Frédéric Moisan, Santé publique France, Saint-Maurice, France. CHU de Toulouse, Université de Toulouse 3, Inserm, Centre Expert Parkinson et Centre de référence maladies rares sur l'atrophie multi-systématisée, centre d'investigation clinique CIC 1436, départements de neurosciences et de pharmacologie clinique, réseau national NS-Park/FCRIN et centre d'excellence COEN pour les maladies neurodégénératives NeuroToul, Toulouse.

Thi Thu Ha, Nguyen Université Paris-Saclay, UVSQ, Inserm, Gustave Roussy, CESP, Villejuif.

Fabienne Ory-Magne, Service de neurologie, service de pharmacologie, Centre Expert Parkinon, UMR 1214, CHU de Toulouse.

Canan Ozsancak, Service de neurologie, CHU d'Orléans. Laboratoire LI2RSO, Équipe B Cline, Université d'Orléans.

Julie Péron, Laboratoire de neuropsychologie clinique et expérimentale, Faculté de Psychologie et des Sciences de l'Éducation, Université de Genève, Suisse

Berta Portugal, Université Paris-Saclay, UVSQ, Inserm, Gustave Roussy, CESP, Villejuif.

Stéphane Prange, Université Claude-Bernard Lyon I, Faculté de médecine Lyon Sud-Charles-Mérieux ; hospices civils de Lyon, service de neurologie C, Centre Expert Parkinson, hôpital neurologique Pierre-Wertheimer, Lyon, NS-PARK/FCRIN ; Inserm, Centre de recherche en neurosciences de Lyon, Bron.

Pauline Prin, CHU Montpellier, service de neurologie, CEPMo, pôle neurosciences tête et cou, Montpellier.

Olivier Rascol, Centre de référence de l'atrophie multisystématisée, centre d'investigation clinique CIC 1436, département de pharmachologie clinique et de neuroscience, réseau NS-Park/FCRIN et NeuroToul Centre d'excellence en maladies neurodégénératives, Inserm, CHU de Toulouse

Lucile Rigal, Service de neurologie et unité neurovasculaire, CHU d'Orléans.

Joanna Ruggeri, Institut de neurologie, Centre Expert Parkinson, CHU Pitié Salpêtrière, Sorbonne Université, Paris.

Saoussen Cherif, Sorbonne Université, Institut du cerveau - ICM, CNRS, Inserm, Paris.

Stéphane Thobois, Université Claude-Bernard Lyon I, Faculté de médecine Lyon Sud-Charles-Mérieux ; hospices civils de Lyon, service de neurologie C, Centre Expert Parkinson, hôpital neurologique Pierre-Wertheimer, Lyon, NS-PARK/FCRIN ; Inserm, Centre de recherche en neurosciences de Lyon, Bron.

Mélissa Tir, Service de neurologie, Centre Expert Parkinson, CHU Amiens-Picardie.

Clara Virbel-Fleischman, Orkyn', Air Liquide Healthcare, France.

Marie-Laure Welter, Département de neurophysiologie, Université de Normandie, CHU de Rouen. Sorbonne Université, Institut du cerveau - ICM, CNRS, Inserm, Paris. CHU de Bordeaux, service de neurologie des maladies neurodégénératives, IMNc, Bordeaux ; Université de Bordeaux, CNRS, IMN, UMR 5293, Bordeaux.

Tatiana Witjas, Service de neurologie et pathologie du mouvement, hôpital de la Timone, Marseille.

Le Pr Luc Defebvre et le Pr Marc Vérin tiennent a remercier l'ensemble des contributeurs, qui ont accepté de faire don de leurs droits d'auteur à l'association France Parkinson.

Avant-propos

Alors que la maladie de Parkinson, sous l'effet conjugué du vieillissement de la population et de causes environnementales, touche 272 500 personnes en France, dont 27 000 nouveaux cas chaque année, la science médicale poursuit, elle aussi, sa marche en avant dans la compréhension des mécanismes pathogènes qui conduisent à la destruction des neurones dopaminergiques aux origines de ce mal.

C'est l'immense intérêt de cette 5e édition de l'ouvrage collectif coordonné par les professeurs Luc Defèvbre et Marc Vérin que de parvenir à actualiser et à synthétiser toutes les connaissances autour de cette maladie. Un travail d'inventaire d'un savoir qui progresse chaque jour, sous tous ses angles. L'histoire, l'épidémiologie, les symptômes, les traitements bien sûr, mais également l'imagerie, l'impact des technologies et des objets connectés, l'éducation thérapeutique du patient, les soins palliatifs jusqu'à la reconnaissance professionnelle… qui en font donc LA référence sur la maladie de Parkinson.

C'est pourquoi la gratitude de l'association France Parkinson à leur égard et à tous ceux qui ont contribué à ses chapitres leur est acquise.

En tant que malade, il me reste simplement à souhaiter que la prochaine édition ouvre un chapitre que je lirai avec le plus grand des plaisirs, celui du ralentissement, voire de l'arrêt de l'évolution de cette pathologie. Il reste du chemin à parcourir, mais j'ai bon espoir !

Avec ma plus vive considération.

Jean-Louis Dufloux
Président de France Parkinson

PS : Je tiens à faire savoir que les auteurs de cet ouvrage font don de leurs droits d'auteur à notre association. Je les en remercie vivement au nom de ceux que je représente.

Préface

« Si on comprend le fonctionnement d'un objet, on peut le contrôler. » Stephen Hawking.

L'histoire de la maladie de Parkinson s'est déroulée en quatre actes : début du XIXe siècle, première description de l'affection ; début du XXe siècle, identification de la principale lésion cérébrale et mise en évidence du stigmate histopathologique caractéristique ; deuxième partie du XXe siècle, découverte de la baisse des concentrations de dopamine dans le cerveau des malades, d'où s'ensuivit le traitement symptomatique des malades par la L-DOPA ; fin du XXe siècle, il n'y a pas une mais des maladies de Parkinson, dont certaines causées par des mutations génétiques identifiées. Même si la maladie de Parkinson reste la seule maladie neurodégénérative dont on soigne correctement les symptômes, le bénéfice thérapeutique s'estompe malheureusement bien souvent avec le temps, et on ne connaît toujours pas les causes et les mécanismes de ces maladies. Les progrès pour prendre en charge les patients seraient-ils stabilisés ? Alors, à quand le cinquième acte ? À quand l'amélioration continue des malades et l'éradication de cette terrible maladie ? Pour l'avenir, les neurologues ont donc deux objectifs : assurer une meilleure prise en charge des malades, prévenir et guérir la maladie.

La prise en charge des malades reste difficile, tant les tableaux cliniques sont différents d'un malade à l'autre, et laborieuse, que ce soit sur le plan pharmacologique ou psychologique. Au début de la maladie, un diagnostic précis est difficile à établir. C'est pourtant capital, car l'identification d'un sous-type clinique et le degré de réactivité de chaque malade au traitement substitutif permettent déjà de porter une ébauche de pronostic. Plus tard, les effets secondaires de la thérapeutique sont le plus souvent bien contrôlés, qu'il s'agisse des mouvements anormaux involontaires, grâce à l'utilisation de faibles doses de L-DOPA et analogues, ou de fluctuations d'effet thérapeutique qui invitent à fractionner les prises médicamenteuses dans la journée. Et pourtant, le neurologue se sent souvent impuissant, car de nombreux symptômes résistent au traitement substitutif bien conduit, dont les troubles de la marche et de l'équilibre, la dysautonomie, les difficultés cognitives, etc. Il ne s'agit pas d'un épuisement du traitement, mais de l'apparition de symptômes résultant de lésions cérébrales non dopaminergiques qui prennent le dessus et ne répondent évidemment pas au traitement substitutif. Or, il faut bien le dire, à part quelques adjuvants thérapeutiques, l'industrie pharmaceutique n'a produit aucune médication pour améliorer les symptômes résistants à la L-DOPA-thérapie.

La tâche du neurologue est d'autant plus difficile qu'il n'y a pas une mais des maladies de Parkinson, dont certes 15 % environ réagissent de manière spectaculaire au traitement dopaminergique (ces formes « dopamine-dépendantes » de la maladie, à début précoce, bien souvent familiales), mais quinze autres pour cent ne répondent pas à la thérapie substitutive (les syndromes parkinsoniens « plus »). En présence d'une maladie donnant des tableaux cliniques aussi différents d'un malade à l'autre, le neurologue doit faire preuve d'une grande subtilité sémiologique, tout en tenant compte du profil psychologique et de la situation socioprofessionnelle des patients. Mais c'est aussi son fardeau quand il se sent impuissant pour venir à bout de symptômes handicapants qu'il ne sait pas atténuer, pour des maladies qui ne bénéficient pas de traitement curatif.

En bref, le secret d'une bonne prise en charge thérapeutique des malades repose certes sur le bon sens, mais aussi sur une excellente connaissance de la physiopathologie. La difficulté est que la médecine et la recherche scientifique ne se pratiquent pas de la même façon.

« *La médecine se réfère au passé pour agir dans le présent, la science se réfère au présent pour agir dans le futur.* »

Quelles ont été les avancées médicales concernant la prise en charge des malades parkinsoniens depuis une trentaine d'années ? Une nosologie plus complète des maladies de Parkinson, des essais thérapeutiques de qualité croissante, certains diagnostics facilités par l'imagerie cérébrale, une description de plus en plus exhaustive des différentes voies de transduction métaboliques altérées au sein des neurones, vulnérables, etc. Mais, quels progrès thérapeutiques ? Peu. Pourquoi ? Je ne vois qu'une explication : l'insuffisance de la recherche biologique. Nos meilleurs internes vont-ils encore se former pendant plusieurs années dans un laboratoire de biologie ? Ce n'est pas mon impression. Ils préfèrent faire de l'imagerie fonctionnelle en comparant de vastes cohortes de patients (ce qui ne permet pas de découvrir de nouveaux médicaments) ou se spécialiser dans la méthodologie des essais thérapeutiques (qui a peu à voir avec la recherche scientifique). Encore faut-il distinguer deux approches scientifiques distinctes, même si elles sont liées : les bases cellulaires des symptômes, ce qui est du domaine de la physiopathologie, et les mécanismes cellulaires et moléculaires des maladies, qui sont du domaine de la pathogenèse.

Adapter le traitement d'un malade parkinsonien suppose de connaître la nature des circuits neuronaux altérés dans son cerveau. Or, que connaît-on aujourd'hui des fondements physiologiques des maladies de Parkinson ? On connaît assez bien : la voie dopaminergique nigrostriatale (qui ne représente qu'un million de neurones au sein d'un cerveau qui en contient plusieurs dizaines de milliards !) ; les circuits de neurones constituant les noyaux gris centraux (toujours le même schéma avec une vingtaine de petits vecteurs entrelacés), modèle qui fut à l'origine du traitement efficace d'un petit pourcentage de malades parkinsoniens par stimulation électrique continue du noyau subthalamique. Mais quelles sont les voies neuronales altérées à l'origine des troubles de l'équilibre et des troubles cognitifs qui sont la plaie des malades et que nous ne savons pas bien traiter ?

Tant que les neurologues fonderont leur pratique sur les manuels de neurologie, il n'y aura pas de progrès thérapeutique pour les malades. Car découvrir de nouvelles armes thérapeutiques implique une bonne connaissance des circuits de neurones détruits. Or, de telles connaissances physiopathologiques supposent un enseignement de haut niveau dont on sait qu'il dépend des progrès de la recherche. Ce qui est vrai pour améliorer la prise en charge des malades l'est plus encore si l'on souhaite limiter l'évolutivité des maladies de Parkinson, voire les prévoir, les prévenir et les guérir.

Aujourd'hui, on ne sait toujours pas limiter l'évolution de quelque maladie de Parkinson que ce soit. Ce qui n'est pas étonnant. Tel est aussi le cas pour toutes les autres maladies neurodégénératives, et même pour le vieillissement de n'importe quel organe (on ne sait même pas ralentir le vieillissement d'un cheveu). Alors que la maladie de Parkinson fut la première, et c'est d'ailleurs la seule, à bénéficier d'un traitement symptomatique efficace, c'est toujours un modèle neurologique exceptionnel en raison de la sélectivité relative des lésions neuronales (même si on sait actuellement que les lésions non dopaminergiques résistantes aux traitements finissent par devenir majoritaires). Or, que sait-on aujourd'hui de la pathogenèse des maladies de Parkinson ?

1. Dans les rares formes familiales de la maladie, une vingtaine de mutations différentes sont connues pour contribuer à la dégénérescence des neurones dopaminergiques. Pourtant, même si les mutations Pink 1 et LRRK 2 font l'objet d'études dans de nombreux laboratoires, il n'y a encore aucun traitement curatif qui est issu de ces recherches.
2. Dans les formes sporadiques de la maladie, où des facteurs environnementaux contributifs sont fortement soupçonnés, ceux-ci ne sont toujours pas identifiés (si l'on excepte, dans quelques cas, certains pesticides jouant un rôle favorisant ou la consommation de cigarettes qui serait protectrice).
3. Le dysfonctionnement d'un grand nombre de voies de transduction biochimique et de diverses organelles (mitochondrie, réticulum endoplasmique) a été mis en évidence dans les

neurones, mais aucun de ces travaux n'a débouché sur un traitement curatif malgré les innombrables essais réalisés en monothérapie.

Pourtant, la recherche sur les maladies de Parkinson a fait des progrès significatifs au cours des dernières années. C'est ainsi que la description des anomalies moléculaires et cellulaires observées dans ces affections commence à s'étayer sérieusement. Alors, pourquoi ces échecs ? Est-ce qu'on pense trop en termes de neurones, sans tenir suffisamment compte des autres constituants du cerveau que sont les cellules gliales, les vaisseaux et le tissu interstitiel (le « milieu intérieur cérébral ») ? Pour trouver les mécanismes intimes de ces affections, se focaliserait-on trop sur le métabolisme des anomalies histologiques, lesquelles, après tout, ne sont peut-être que la conséquence de la souffrance cellulaire ? Comme l'immense majorité des maladies de Parkinson sont sporadiques, ne devrait-on pas chercher avec plus de détermination le rôle de facteurs exogènes déclenchant le processus pathologique, comme des virus, des prions, des bactéries, des toxiques à dose infraliminaire ? Ne devait-on pas profiter des outils les plus récents de la biologie moléculaire pour identifier les dysfonctionnements moléculaires à l'origine de ces maladies sur matériel post-mortem comme on l'a fait avec succès dans le temps passé (La difficulté réside dans la diminution progressive du nombre d'autopsies réalisées) ? Compte tenu des multiples cibles pharmacologiques déjà mises en évidence, ne faut-il pas associer plusieurs médicaments à visée curative, comme déjà réalisé pour la tuberculose et le sida ? Pour faire un diagnostic précoce et identifier des biomarqueurs, n'est-il pas urgent de mettre à disposition des cliniciens les incroyables performances de l'intelligence artificielle ? C'est que rien ne sera réussi sans la coopération de cliniciens qui, seuls, peuvent proposer une description sémiologique fine des patients et confirmer les découvertes scientifiques récentes en testant de nouveaux biomarqueurs ou en confirmant l'intérêt thérapeutique de cibles pharmacologiques nouvelles.

Pour progresser, encore faut-il disposer d'un état des lieux exhaustif des maladies de Parkinson. Voilà qui est fait avec cet excellent ouvrage qui fournit une synthèse de ce qu'il faut savoir sur ces affections, depuis les données les plus récentes de la science jusqu'aux conseils les plus pratiques pour assurer une meilleure prise en charge des malades.

Yves Agid

Introduction

Vingt ans après la première édition de cette monographie, nous sommes heureux et fiers d'en coordonner la cinquième. Les cinq dernières années, marquées par une grave pandémie, ont ouvert les yeux des cliniciens sur des problématiques essentielles, paradoxalement laissées pour compte jusqu'à présent, comme les soins palliatifs ou la prise en charge à domicile. Outre l'émergence de conservatismes de tous bords, celle des vérités alternatives, y compris dans le domaine scientifique, suscite la vigilance des chercheurs et leur suggère de penser la complexité, avec rigueur et exigence.

C'est pourquoi les meilleurs cliniciens et chercheurs francophones, experts connus et reconnus de la maladie de Parkinson, ont été sollicités lors de la rédaction de cet ouvrage. Ils sont le gage d'une vision à la fois renouvelée et critique des dernières évolutions. Cette cinquième édition est enfin l'occasion de rendre hommage à l'association France Parkinson et à son créateur, le professeur Yves Agid, il y a quarante ans. L'une et l'autre sont pour beaucoup dans l'amélioration de la qualité de vie des patients et le dynamisme des équipes de recherche. De façon unanime, les auteurs et coordonnateurs de cet ouvrage ont décidé d'offrir leurs droits d'auteur à l'association France Parkinson. Le professeur Yves Agid et Monsieur Jean-Louis Dufloux, président de l'association, nous ont fait l'amitié et l'honneur d'en rédiger la préface. Qu'ils en soient remerciés.

La maladie de Parkinson est un modèle d'affection dégénérative dont l'expression clinique peut être très variable aux différentes étapes de son évolution, l'atteinte caractéristique de la motricité étant loin d'être isolée. La recherche dans ce domaine a pris un essor considérable ces dernières années : les progrès y sont multiples tant du point de vue de l'évaluation, de la physiopathologie, de l'étiopathogénie que de la thérapeutique. Dans cette cinquième édition, une actualisation conséquente est proposée avec la rédaction de 9 nouveaux chapitres (NC).

Dans les premiers chapitres, les aspects historiques (NC) et d'épidémiologiques descriptives et étiologiques permettent de mieux cerner les enjeux actuels et futurs de la prise en charge de cette maladie, dont la prévalence est en constante progression du fait du vieillissement de la population et des paramètres environnementaux.

Les chapitres suivants sont destinés à mieux comprendre les mécanismes à l'origine de la maladie de Parkinson : données neuropathologiques et physiopathologiques, aspects génétiques et organisation anatomo-fonctionnelle des ganglions de la base normale et pathologique.

Sept chapitres traitent ensuite des données cliniques abordant successivement : les troubles moteurs aux différents stades ainsi que les critères diagnostiques internationaux, les signes non moteurs, les troubles cognitifs, psychiques et du comportement, deux chapitres dédiés aux troubles du sommeil (NC) et aux soins buccodentaires (NC), enfin les échelles validées utiles au suivi des patients, tant au quotidien que dans le cadre de la recherche clinique.

Si le diagnostic de maladie de Parkinson repose toujours sur des critères cliniques, les investigations paracliniques, particulièrement les techniques d'imagerie morphologiques et fonctionnelles, prennent une part grandissante dans le cadre du diagnostic différentiel avec les autres syndromes parkinsoniens dégénératifs ou non. De nouvelles techniques se développent également : enregistrement profond et EEG de haute résolution ainsi que l'utilisation d'objets connectés pour l'analyse des fluctuations motrices et des troubles de la marche.

La prise en charge thérapeutique fait toujours l'objet d'une attention toute particulière dans cette nouvelle édition. Plusieurs chapitres spécifiques lui sont consacrés, intégrant les avancées tant sur le plan des médicaments (traitements symptomatiques et stratégies aux différents stades de la maladie), des traitements par dispositifs (stimulation cérébrale profonde, administration continue de traitements dopaminergiques par voies sous-cutanée et intra-intestinale, techniques lésionnelles), des biothérapies et de la neuroprotection (NC séparés), enfin les indications de la toxine botulique. La place des traitements non pharmacologiques, rééducation et orthophonie notamment, demeure essentielle pour maintenir une autonomie dans les activités de la vie quotidienne et une vie sociale harmonieuse le plus longtemps possible. Dans le cadre d'une prise en charge pluriprofessionnelle le rôle des pharmaciens d'officine fait l'objet d'un nouveau chapitre de même que celui des soins palliatifs et de l'accompagnement de fin de vie, qui nécessitent la prise en compte des particularités de la pathologie et l'environnement du patient.

La dernière partie de cet ouvrage expose les modalités de l'annonce diagnostique et de l'éducation thérapeutique, les dispositifs de prise en charge à domicile (NC) : HAD, Ehpad, réseaux de soins, la procédure de reconnaissance professionnelle, enfin la nouvelle réglementation du permis de conduire (NC).

Nous remercions très sincèrement tous les collègues qui ont contribué activement à la rédaction de cette cinquième édition destinée aux internes préparant le diplôme d'études spécialisées en neurologie, aux praticiens et personnels paramédicaux des services de neurologie, de gériatrie et de rééducation, et au-delà, qui souhaitent se familiariser avec la maladie de Parkinson dans ses multiples aspects. Nous espérons qu'il favorisera une prise en charge optimale de cette pathologie, contribuant au mieux-être des patients et de leurs aidants.

Luc Defebvre et Marc Vérin

Abréviations

AC addiction comportementale
AIMS *Abnormal Involuntary Movement Scale*
ARSA arylsulfatase A
ASAH1 acide céramidase
GBA glucocérébrosidase
PTA plateforme territoriale d'appui
RDRS *Rush Dyskinesia Rating Scale*
SMPD1 acide sphingomyélinase
AADC *Aromatic L-Amino Acid Decarboxylase*
AAV *Adeno-Associated Virus*
AIMS *Abnormal Involuntary Movement Scale*
ALS *Arterial Spin Labeling*
AMC aire motrice supplémentaire
AMM autorisation de mise sur le marché
AMS atrophie multisystématisée
AOP apraxie d'ouverture des paupières
APA allocation personnalisée d'autonomie
APA activité physique adaptée
ARNi ARN interférents
ARS agence régionale de santé
ASH aide sociale à l'hébergement
ATV aire tegmentaire ventrale
BDI *Beck Depression Inventory*
BHE barrière hémato-encéphalique
BOLD *Blood Oxygen Level-Dependent*
BPM bilan partagé de médication
CAPIT *Core Assessment Program for Intracerebral transplantation*
CAPSIT *Core Assessment Program for Stimulation and Intracerebral Transplantation*
CCA cortex cingulaire antérieur
CDAPH commission des droits et de l'autonomie des personnes handicapées
CDRS *Clinical Dyskinesia Rating Scale*
CLIL centres locaux d'information et de coordination
cmi certificat médical initial
COMT catéchol-O-méthyl-transférase
CPAM caisse primaire d'Assurance maladie
CPFL cortex préfrontal latéral
CPM cortex prémoteur
CPTS communauté professionnelle territoriale de santé
CRRMP comité régional de reconnaissance des maladies professionnelles
CTA coordination territoriale d'appui
DA dopamine
DA directive anticipée
DAC dispositif d'appui à la coordination
DaTSCAN® *Dopamine Active Transporter Scan*
DCB dégénérescence cortico-basale
DCL démence à corps de Lewy
DGI *Dynamic Gait Index*
DL dorso-latéral
DM noyau dorso-médian
DOM dystonie oromandibulaire
EADSP équipe d'appui départemental en soins palliatifs
ECEPE équipes des centres experts Parkinson en Ehpad
EDM épisode dépressif majeur
EEG électroencéphalographie
EEG-HR électroencéphalographie haute résolution
Ehpad établissement d'hébergement pour personnes âgées dépendantes
EMSP équipe mobile de soins palliatifs
EsPARK équipe spécialisée Parkinson
ESPRAD équipe spécialisée en prévention et rééducation à domicile
ETP éducation thérapeutique du patient
FA *Fractional Anisotropy*
FAM foyer d'accueil médicalisé
FNM fluctuation non motrice
GABA *Gamma-Aminobutyric Acid*
GAD *Glutamic Acid Decarboxylase*
GALC bêta-galactosidase
GB ganglions de la base
GBA glucocérébrosidase
GDNF *Glial Cell Line-Derived Neurotrophic Factor*

GIDS-PD *Gastrointestinal Dysfunction Scale for Parkinson's Disease*
GnomAD *Genome Aggregation Database*
GP globus pallidus
GPe globus pallidus externe
GPi globus pallidus interne
GWAS *Genome Wide Association Study*
HAD Hospitalisation à domicile
HAS Haute Autorité de Santé
HIFU *High Intensity Focused Ultrasounds*
IC intervalle de confiance
ICOMT inhibiteur de la catécholamine transférase
IDE infirmier(ère) diplômé(e) d'état
IDEC infirmier(ère) coordinateur(rice)
IGF *Insulin-like Growth Factor*
IMAO-A monoamine oxydase A
IMAO-B monoamine oxydase B
IMC indice de masse corporelle
INPES institut national de prévention et d'éducation pour la santé
IPA infirmier(ère)de pratique avancée
iPDGC *International Parkinson's Disease Genomics Consortium*
iPSC *Induced Pluripotent Stem Cells*
IRM imagerie par résonnance magnétique
IRMf IRM fonctionnelle
IRS inhibiteur de la recapture de la sérotonine
LARS *Lille Apathy Rating Scale*
LCIG gel intestinal de lévodopa/carbidopa
LCS liquide cérébro-spinal
LDL lipoprotéine de basse densité
LFP *Local Field Potentials*
LISP Lit identifié de soins palliatifs
LITT *Laser-induced Interstitial Thermal Therapy*
LP libération prolongée
LPP liste des produits et prestation
LSVT *Lee Silverman Voice Treatment*
MADRS *Montgomery-Åsberg Depression Rating Scale*
MAIA Méthode d'action pour l'intégration des services d'aide et de soins
MAPKKK *Mitogen-Activated Protein Kinases*
MAPT *Microtubule-Associated Protein Tau*
MAS maison d'accueil spécialisée
MCI *Mild Cognitive Impairment*
MDPH maison départementale des personnes handicapées
MDS *Movement Disorder Society*
MDS-NMS *MDS Non-Motor Rating Scale*
MDS-UPDRS *Movement Disorder Society-Unified Parkinson's Disease Rating Scale*
MEG magnétoencéphalographie
MET *Metabolic Equivalent of Task*
MMSE *Mini-Mental State Examination*
MoCA *Montreal Cognitive Assessment*
MP maladie de Parkinson
MPR médecine physique et de réadaptation
MPTP 1-methyl-4 phenyl-1, 2, 3, 6-tetrahydropyridine
MRgFUS *MR guided Focused Ultra-Sound*
MRgLITT *MR guided Laser Interstitial ThermoTherapy*
MRPI *Magnetic Resonance Parkinsonism Index*
MSN *Medium Spiny Neurons*
NBIA *Neurodegeneration With Brain Iron Accumulation*
NCd noyau caudé
NDMV noyau moteur dorsal du vague
NFS numération formule sanguine
NGS *Next Generation Sequencing*
NMSQ *Non-Motor Symptoms Questionnaire*
NMSS *Non-Motor Symptoms Scale for Parkinson's Disease*
NoMoFA *Non-Motor Fluctuation Assessment*
NPI *Neuropsychiatric Inventory*
NST noyau subthalamique
NTRN neurturin
OAS oligonucléotides antisens
OBF cortex orbitofrontal
OMS organisation mondiale de la santé
OR odds ratio
PCM pédoncules cérébelleux moyens
PcP personne cum Parkinson
PD-MCI *Parkinson's Disease-Mild Cognitive Impairment*
PDQL questionnaire Parkinson's Disease Quality of Life
PDYS *Parkinson's Disease Dyskinesia Scale*
PET *Positron Emission Tomography*
PFR plateforme d'accompagnement et de répit
PIGD *Postural Instability Gait Difficulty*
PMND plan maladies neurodégénératives
PNDS protocole national de diagnostic et de prise en charge
PNH primate non humain
PRS score de risque polygénique
PSAS *PsychoSensory hAllucinations Scale*
PSP paralysie supranucléaire progressive
Put putamen
QSM *Quantitative Susceptibility Mapping*
QUIP *Questionaire for Impulsive-Compulsives Disorder in Parkinson's Disease*

QUIP-RS	*Questionnaire for Impulsive-Compulsive Disorders in Parkinson's Disease-Rating Scale*
RAM	*Repetitive Alternative Movements*
RBD	*Rapid Eye Movement Sleep Behavior Disorder*
RM	randomisation mendélienne
Roc	*Ras Of Complex proteins*
RR	risque relatif
rTMS	*repetitive Transcranial Magnetic Stimulation*
RV	réalité virtuelle
SAA	*Seed Amplification Assay*
SAMSAH	service d'accompagnement médico-social pour adultes handicapés
SAVS	services d'accompagnement à la vie sociale
SCA	spinocerebellar ataxias
SCOPA-AUT	*Scale for Outcomes in Parkinson's Disease - Autonomic Dysfunction*
SCOPA-PC	*Scale for Outcomes in Parkinson's Disease - Psychiatric Complications*
SCP	stimulation cérébrale profonde
SDE	Somnolence diurne excessive
SDR	*Skull Density Ration*
SEP	sclérose en plaques
SGT	syndrome de Gilles de la Tourette
SKR	syndrome de Kufor-Rakeb
SLA	sclérose latérale amyotrophique
SN	substantia nigra (substance noire)
SNC	système nerveux central
SNc	substance noire compacta
SNpc	substance noire pars compacta
SNCA	α-synucléine
SNP	*Single Nucleotide Polymorphism*
SNr	substance noire pars reticulata
Sofma	société française des mouvements anormaux
SR	super résolutive imagerie
SSAD	syndrome de sevrage des agonistes dopaminergiques
SSIAD	service de soins infirmiers à domicile
STED	*Stimulated-Emission-Depletion*
STORM	*STochastic Optical Reconstruction Microscopy*
SV	Striatum ventral
SWEDDS	*Subjects With Scans Without Evidence Of Dopamine Deficiency*
SWI	*Susceptibility-Weighted Imaging*
TANs	*Tonic Activity Neurons*
TB	toxine botulique
TC	traumatisme crânien
TCI	trouble du contrôle des impulsions
TCSP	trouble comportemental en sommeil paradoxal
TDAH	trouble déficitaire de l'attention et d'hyperactivité
TEMP	tomographie par émission monophotonique
TEP	tomographie par émission de positons
TH	tyrosine hydroxylase
TIL	tractus intermédiolatéral
TOC	trouble obsessionnel compulsif
TSE	turbo spin echo
UDysRS	*Unified Dyskinesia Rating Scale*
UKPDSBB	*United Kingdom Parkinson's Disease Brain Bank*
UPDRS	*Unified Parkinson Disease Rating Scale*
USLD	unité de soins de longue durée
USP	unité de soins palliatifs
VA	noyau ventral-antérieur
Vim	noyau ventral intermédiaire du Thalamus
VIs	variable instrumentale
VL	ventral-latéral
VP	ventral-postérieur du thalamus
VS	ventral striatum
VUS	*Variant of Unknown Significance variants de signification indéterminée*

1

Historique et épidemiologie

Chapitre 1

Histoire de la description et du traitement de la maladie de Parkinson

Emmanuel Broussolle

Service de neurologie du Pr. Stéphane Thobois, hôpital neurologique Pierre Wertheimer, Lyon.

Introduction

La maladie de Parkinson se définit classiquement par des signes moteurs, tremblement de repos, rigidité, akinésie et altération des réflexes de posture, en relation avec une dégénérescence de la voie dopaminergique nigrostriée. Nous présentons dans ce chapitre une revue historique de la description de cette affection depuis son individualisation par James Parkinson en 1817 jusqu'à la période actuelle [1,2]. Cette revue générale porte également sur l'histoire de la L-dopa, thérapie apparue dans les années 1960, et celle du traitement neurochirurgical par lésion et plus récemment par stimulation cérébrale profonde.

Signes cliniques moteurs, psychiques et cognitifs

Première identification de la maladie par James Parkinson

Dans sa monographie *An Essay on the shaking palsy*, publiée à Londres en 1817 [1], James Parkinson (1755-1824) rapporte le cas de six patients dont il fait une description assez fine : posture en flexion, tremblement de repos, festination (marche sur la pointe de pieds, accélération, et risque de chute), constipation, troubles du sommeil, dysarthrie, troubles de la déglutition, chutes, évolution terminale comportant perte de la parole, incontinence, somnolence, fatigue extrême, « léger délire », et désespoir du patient. La publication de Parkinson va être reconnue progressivement sur le plan international.

Contribution de Trousseau, Charcot et Gowers sur l'analyse des signes moteurs

Dans ses leçons cliniques de l'Hôtel-Dieu [3], Armand Trousseau (1801-1867) précise les troubles de propulsion (le malade court après son centre de gravité) et de rétropulsion (marche en arrière quand le malade redresse le tronc et la tête). Il remet en cause la notion de paralysie, car, pour lui, la force est préservée, et individualise pour la première fois la lenteur des mouvements.

Jean-Martin Charcot (1825-1893), fondateur de la neurologie à La Salpêtrière à Paris, s'est particulièrement intéressé à la description de la paralysie agitante (*shaking palsy*) par James Parkinson. La première publication de Charcot sur cette

La maladie de Parkinson

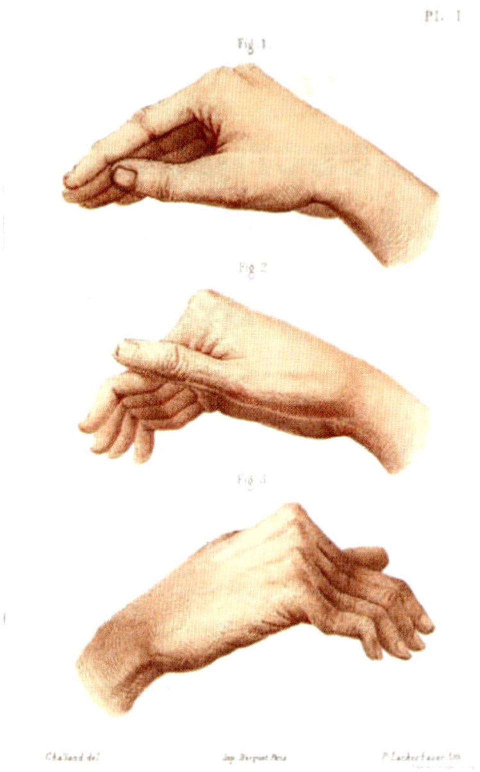

Figure 1.1. Dessin représentant la déformation caractéristique des mains de patients parkinsoniens : flexion des articulations métacarpo-phalangiennes, hyperextension des articulations interphalangiennes proximales et flexion des articulations interphalangiennes distales.
Source : Ordenstein L. Sur la paralysie agitante et la sclérose en plaques généralisée. Thèse N° 234. Paris, Delahaye,1867.

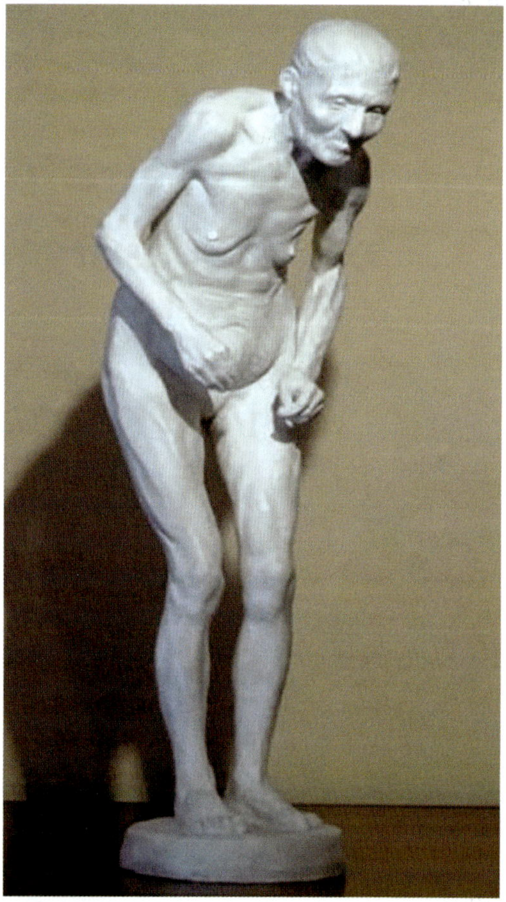

Figure 1.2. Statuette en plâtre par Paul Richer (1849-1933) illustrant la posture en flexion marquée du tronc chez une patiente parkinsonienne.
Source : musée des Hospices civils de Lyon.

entité est présentée en 1861 avec Alfred Vulpian (1826-1887) [4]. Charcot revient de façon plus approfondie sur cette affection dans plusieurs de ses leçons entre 1872 et 1888 [5,6]. Il inspire en 1867 la thèse d'un de ses élèves allemands, Leopold Ordenstein (1835-1902), qui apporte des éléments nouveaux sur la sémiologie de cette affection [7]. Ainsi, le tremblement est enregistré avec le myographe de Marey, ce qui permet de préciser le tremblement de repos et de le distinguer du tremblement intentionnel de la sclérose en plaques. La posture caractéristique de la main, dénommée aujourd'hui main dystonique ou main creuse parkinsonienne, est particulièrement bien décrite (Figure 1.1). La posture en flexion du tronc, qui peut être sévère, est illustrée par des dessins et statuettes d'un élève de Charcot, Paul Richer (Figure 1.2). La rigidité, qui n'avait pas été notée par Parkinson, est individualisée pour la première fois. La lenteur des mouvements est signalée de façon succincte. Charcot montre comment s'y prendre pour détecter la tendance au déséquilibre par le test de la rétropulsion, qui consiste à « tirer le malade par son habit par l'arrière ». Charcot, reconnaissant la contribution de l'auteur britannique, propose d'appeler cette nouvelle entité « maladie de Parkinson ». Il demande à son élève Achille Alexandre Souques (1860-1944) d'effectuer la traduction française de la publication princeps de Parkinson.

Enfin, Charcot est le premier à suggérer un traitement médical à base d'alcaloïdes de la belladone (aux effets anticholinergiques) et de dérivés de l'ergot de seigle.

William Richard Gowers (1845-1915), à Londres, fait une étude de la paralysie agitante dans son ouvrage de neurologie de 1888 et met l'accent pour la première fois sur les formes familiales [8].

Au début du XXe siècle, des analyses complémentaires sur la rigidité sont réalisées [9]. À côté de la rigidité cireuse, « en tuyau de plomb », observée dans les stades avancés de la maladie, la « roue dentée » est décrite, en 1901 à Turin par Camillo Negro et en 1911 à Chicago par Harold N. Moyer (*cogwheel rigidity*). Cette rigidité cédant par « à-coups » est notée à des stades moins avancés et notamment dans les formes tremblantes.

Individualisation des troubles psychiques par Ball et Brissaud

Les principaux troubles psychiques sont identifiés dès les années 1880-1890. Benjamin Ball (1833-1893), à l'hôpital Sainte-Anne à Paris, les décrit en 1882 comme suit [10] : impression d'étrangeté, irritabilité, illusions et hallucinations, délire (persécution, jalousie), stupeur, et même mélancolie avec pulsions suicidaires. Ball conclut que les troubles psychiques font partie intégrante de la maladie.

Édouard Brissaud (1852-1909), élève de Charcot, dans une leçon sur la maladie de Parkinson en 1895, consacre un chapitre sur les troubles psychiques et identifie pour la première fois l'apathie [11,12] : « Les patients parkinsoniens semblent indifférents à ce qui les environne, ne parlent guère plus qu'ils ne bougent, sont renfermés en eux-mêmes, répugnent à émettre leurs idées, etc. ; on leur annonce des nouvelles, joyeuses ou tristes, et leur visage impassible ne trahit ni plaisir ni douleur, ils ont l'air détachés du monde et leur apathie parait absolue ».

Des travaux plus approfondis sur la dépression au cours de la maladie de Parkinson sont réalisés par la suite, montrant une prévalence pouvant atteindre 50 % [13,14].

Parkinson post-encéphalitique suite à l'encéphalite épidémique de 1916-1926

Les premiers rapports sur l'épidémie d'encéphalite léthargique datent de février 1917 par Constantin von Economo (1876-1931), de Vienne en Autriche, et René Cruchet (1875-1959), de Bordeaux [15,16]. De nombreux cas de syndromes parkinsoniens séquellaires sont décrits, ce qui conduit à des avancées sur la caractérisation de nouveaux termes nosographiques dans la maladie de Parkinson, la bradykinésie/akinésie, la rigidité, et la bradyphrénie [17,18].

Cruchet analyse le mouvement volontaire chez les patients parkinsoniens et, grâce à l'enregistrement myographique, décrit la bradykinésie – montrant que l'amplitude du mouvement n'est pas diminuée, alors que le temps de réaction et le temps de mouvement sont sensiblement augmentés [17] (Figure 1.3). À Berlin, Friedrich Heinrich Lewy (1885-1950) propose en 1923 le terme d'akinésie pour décrire le retard à l'initiation du mouvement [19]. Samuel Alexander Kinnier Wilson (1878-1937), à Londres, étudie l'akinésie. Il montre, dans ses *Croonian Lectures* de 1925, que l'amplitude du mouvement peut s'avérer

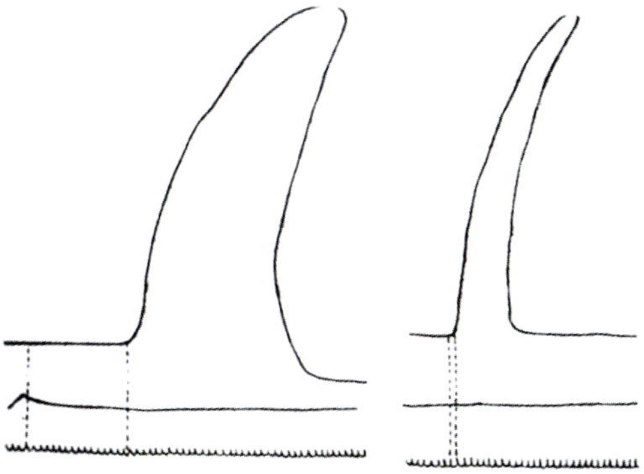

Figure 1.3. Myogramme d'un acte volontaire simple enregistré par Cruchet. Par rapport au sujet sain (à droite), la bradykinésie du patient parkinsonien (à gauche) se caractérise par une augmentation du temps de réaction (entre les deux lignes pointillées verticales), et du temps de mouvement, tandis que l'amplitude du mouvement est normale.

Source : Verger H, Cruchet R, Anglade D, Hesnard A. Les états parkinsoniens et le syndrome bradykinétique. Paris : Baillière et fils ; 1925.

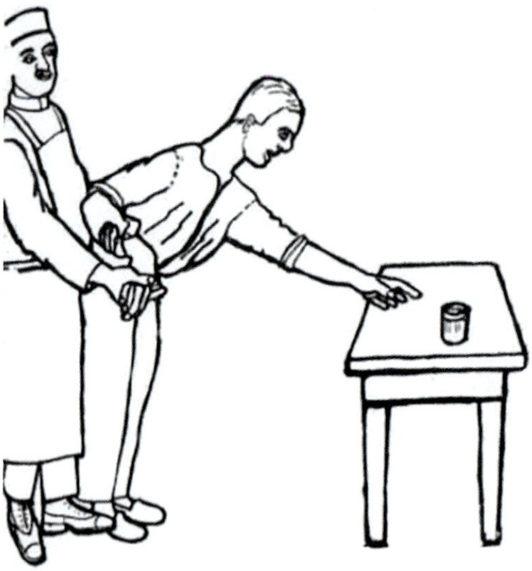

Figure 1.4. Représentation du test du poignet figé en situation de déséquilibre ou « manœuvre de Froment ».
Source : Froment J, Gardère H. Parkinsonisme frustre et perte des mouvements automatiques associès, sans rigiditè apparente. De la rigiditè latente et des moyens de la rendre e'vidente. Rev Neurol (Paris) 1926;I:658-666.

diminuée lorsque celui-ci est répété, tandis que l'augmentation du temps de réaction est l'expression la plus nette de l'akinésie [20].

À Paris, Achille Alexandre Souques décrit, dans son rapport de 1921, l'abolition des mouvements automatiques et associés (perte du ballant des bras à la marche) et la kinésie paradoxale [21]. Jules Froment (1878-1946), à Lyon, explore la rigidité et décrit en 1926 le test du poignet figé ou signe du comptoir (« manœuvre de Froment ») qui permet de démasquer la roue dentée en cas de déséquilibre ou de réalisation de mouvement de moulinet d'un autre membre [9] (Figure 1.4).

En 1922, François Naville (1883-1968) effectue à Genève une étude plus approfondie de l'apathie et développe le concept de bradyphrénie dans le syndrome parkinsonien post-encéphalitique [12,22]. Pour lui, la bradyphrénie associe l'apathie et une lenteur de la pensée, qu'il est possible de distinguer de la lenteur motrice par des tests neuropsychologiques. L'apathie et la bradyphrénie vont revenir sur le devant de la scène vers les années 1990 grâce aux travaux de Marin à Pittsburg [23]. L'apathie est fréquente dans la maladie de Parkinson, souvent associée à la dépression et à l'anxiété mais pouvant être isolée.

Troubles cognitifs et démence parkinsonienne

Il a fallu une longue période avant que ne soient individualisés dans la maladie de Parkinson les troubles mentaux, appelés aujourd'hui troubles cognitifs [24]. Parkinson en 1817 indique que les sens et l'intellect sont préservés. Dans ses différentes leçons, Charcot précise qu'il n'y a pas de détérioration intellectuelle sauf à un stade avancé de la maladie. Au début du XXe siècle, deux auteurs allemands, König à Kiehl [25] et Lewy à Berlin [19] établissent la notion de démence chez certains patients parkinsoniens à un stade avancé.

À partir des années 1960, un nombre croissant d'études portent sur la démence parkinsonienne, précisant sa fréquence, effectuant une analyse clinique, neuropsychologique, et des études neuropathologiques [24,26]. Les années 1980-2000 sont marquées par l'individualisation de la démence à corps de Lewy diffus [27].

Les tests neuropsychologiques permettent d'identifier les troubles dysexécutifs (double tâche, flexibilité mentale, résolution de problèmes, élaboration de concepts, de règles, représentation interne), de la mémoire (mémoire de travail, à long terme, et procédurale), et visuo-spatiaux [24,28,29]. Ces tests s'avèrent utiles pour le diagnostic différentiel de la maladie de Parkinson [28]. Il est démontré que des troubles cognitifs peuvent exister dès la phase précoce de la maladie [30].

Lésions anatomiques et histologiques

L'identification du siège de la lésion dans la maladie de Parkinson a nécessité plus d'un siècle de travaux.

Pour Charcot, il n'y a pas de lésion spécifique bien définie. En 1893, Blocq et Marinesco rapportent un cas de tremblement parkinsonien unilatéral avec sur le plan anatomique un tuberculome dans la substance noire contra-latérale (i.e. le locus niger de Soemmering). Partant de cette publication, dans sa leçon sur la maladie de Parkinson de 1895, Brissaud fait l'hypothèse que la lésion de la maladie de Parkinson se situe dans le locus

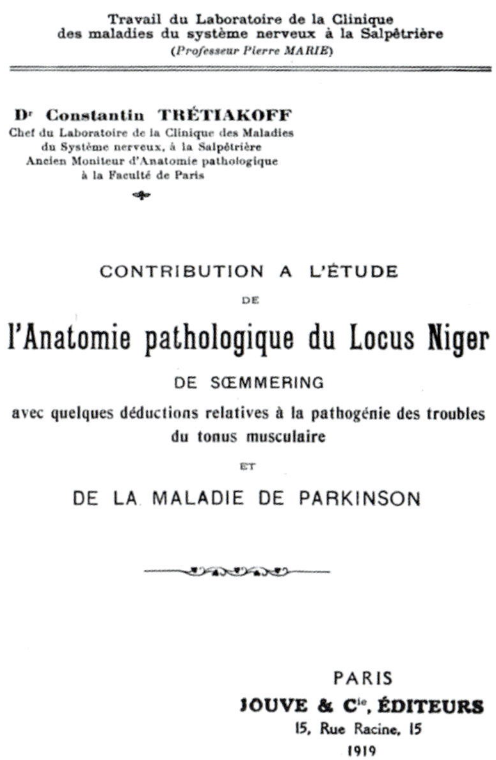
Travail du Laboratoire de la Clinique
des maladies du système nerveux à la Salpêtrière
(*Professeur Pierre MARIE*)

Dr Constantin TRÉTIAKOFF
Chef du Laboratoire de la Clinique des Maladies
du Système nerveux, à la Salpêtrière
Ancien Moniteur d'Anatomie pathologique
à la Faculté de Paris

CONTRIBUTION A L'ÉTUDE
DE
l'Anatomie pathologique du Locus Niger
DE SŒMMERING
avec quelques déductions relatives à la pathogénie des troubles
du tonus musculaire
ET
DE LA MALADIE DE PARKINSON

PARIS
JOUVE & Cie, ÉDITEURS
15, Rue Racine, 15
1919

Figure 1.5. Page de titre de la thèse de Constantin Trétiakoff en 1919.
Source : Trétiakoff C. Contribution à l'étude de l'anatomie pathologique du locus niger de Sömmering [thèse]. Paris : Jouve et Cie ; 1919.

niger ou substance noire [11]. En 1912, Friedrich Lewy à Berlin fait la découverte lors d'études post-mortem de patients parkinsoniens d'inclusions cytoplasmiques dans les neurones du noyau dorsal du vague et les noyaux caudé-putamen [31].

En 1919, Konstantin Nikolaevich Tretiakoff (1892-1956) soutient à Paris sa thèse de médecine sous la direction de Pierre Marie (1853-1940). Celle-ci porte sur l'étude post-mortem de cas de parkinsonisme post-encéphalitique [32] (Figure 1.5). Il constate que les inclusions cytoplasmiques les plus importantes se situent dans le locus niger (substance noire), et propose de les appeler « corps de Lewy ». Tretiakoff souligne que les signes moteurs sont le résultat, en premier lieu, des lésions du locus niger, confirmant ainsi l'hypothèse de Brissaud.

Les avis restent cependant longtemps partagés concernant la localisation des lésions cérébrales responsables de la maladie [33]. Vont ainsi s'opposer durant les années 1920 à 1940 les tenants du corps strié et de l'anse réticulaire, tels SA Kinnier Wilson à Londres [34], Friedrich Lewy et Cécile Vogt-Mugnier (1875-1962) à Berlin [33], et James Ramsay Hunt (1874-1937) à New York [33], et ceux en faveur de la substance noire, tels Charles Foix (1882-1927) à Paris [35], Rolf Hassler (1914-1984) en Allemagne [36], et Ludo van Bogaert (1897-1989) à Anvers [37]. Les raisons de ces divergences viennent notamment du fait que coexistent à l'époque deux types de formes anatomiques et cliniques de la maladie, la forme « classique », dégénérative, et la forme « post-encéphalitique ». La controverse ne prendra fin que durant les années 1950, lorsque Joseph Godwin Greenfield (1884-1958) de Londres imposera définitivement le siège principal des lésions dans la substance noire [33,38].

Au cours des années 1990, les travaux sur les formes familiales mettent en évidence des gènes dont le premier identifié code pour une protéine, l'α-synucléine, présente en abondance dans les corps de Lewy [2]. Cela conduit à introduire le concept de « synucléinopathie ». C'est ainsi qu'en Allemagne, en 2003, Braak, grâce à des travaux minutieux corrélant les lésions anatomiques et les signes cliniques, va proposer l'idée de plusieurs stades de progression anatomique de la maladie de Parkinson [39] avec un début au niveau des lobes olfactifs et/ou du bulbe, ensuite une diffusion au niveau du mésencéphale, puis du cortex à un stade avancé de la maladie. Cela permet de rendre compte de l'histoire naturelle de la maladie, depuis son début par une anosmie ou des troubles du comportement en sommeil paradoxal, jusqu'à l'évolution tardive vers la perte d'autonomie avec démence parkinsonienne [33].

Découverte de la dopamine et du traitement par la L-dopa

La question reste posée dans les années 1950 quant au lien existant entre les lésions de la substance noire et le striatum. La réponse vient rapidement, avec la découverte de la dopamine et de la dopathérapie [2,40-42]. La dopamine est synthétisée pour la première fois en 1910, identifiée comme un précurseur de la noradrénaline. La L-dopa, précurseur de la dopamine, est isolée en 1913 dans la fève du marais puis dans *Mucuna pruriens.*

En 1957-1958, à Lund en Suède, Arvid Carlsson (1923-2018) démontre que la dopamine est un neurotransmetteur à part entière dans le cerveau, distinct de la noradrénaline, *et* qu'elle est concentrée presque exclusivement dans le striatum (noyau caudé et putamen) [43,44]. Des travaux expérimentaux sont effectués chez le lapin. L'injection par voie intraveineuse de réserpine entraîne une chute du taux de dopamine dans le cerveau et parallèlement une réduction majeure de l'activité des animaux (syndrome parkinsonien réserpinique). Enfin, l'injection par voie intraveineuse de L-dopa chez le lapin traité par réserpine se traduit par une remontée majeure des taux de dopamine dans le cerveau et par une amélioration parallèle de la mobilité. Carlsson et l'école suédoise établissent parallèlement le marquage des monoamines cérébrales par histo-fluorescence, puis le traçage des voies dopaminergiques et notamment de la voie nigro-striée [45].

À Vienne, Oleh Hornykiewicz (1926-2020) et Walther Birkmayer (1910-1996) mettent en évidence un déficit en dopamine dans le cerveau post-mortem des patients parkinsoniens. Partant de cette observation capitale, ils réalisent en 1961 le premier essai de traitement par la L-dopa par voie intraveineuse dans la maladie de Parkinson [46]. Au cours des années 1960, les travaux d'André Barbeau (1931-1986) à Montréal [47] et de Melvin Yahr (1917-2004) à New York [48] vont permettre de tester la L-dopa par voie orale, mais avec des résultats initialement modestes. Une avancée décisive est faite en 1967 grâce à l'essai de doses importantes de L-dopa par George Cotzias (1918-1977) à Brookhaven (États-Unis). [49]. Les effets thérapeutiques sont spectaculaires, d'où l'adoption rapide du traitement par dopa-thérapie dans le monde entier.

Les années 1970 sont marquées par la mise au point d'un traitement combinant la L-dopa associée à un inhibiteur de la dopa-décarboxylase d'action périphérique, ce qui permet d'utiliser des doses plus faibles de L-dopa pour une même efficacité tout en réduisant les effets indésirables, notamment nauséeux [2]. Durant la même période, les progrès de la neurochimie conduisent à établir le concept de récepteurs dopaminergiques et l'élaboration de plusieurs médicaments antiparkinsoniens mimant l'action de la dopamine, dont la bromocriptine, dénommés ainsi agonistes [2].

Le suivi au long cours des patients parkinsoniens sous traitement par L-dopa va faire l'objet de nombreuses publications dans les années 1970-1990 [2]. Il est ainsi décrit des fluctuations motrices de plus en plus marquées avec l'avancée de la dénervation dopaminergique, conduisant au phénomène *on/off* (blocage moteur sévère lors de la chute des taux sanguins de L-dopa en phase *off*, et libération des mouvements avec souvent des dyskinésies lors de la montée des taux de L-dopa en phase *on*) [50]. En outre, le traitement dopaminergique ne contrôle que partiellement les signes de la maladie. Au stade avancé de la maladie, une partie croissante de la rigidité et de l'akinésie devient résistante à la L-dopa, tandis qu'apparaissent des signes axiaux (dysarthrie, troubles de marche et de posture, chutes) et des troubles psychiques (anxiété, dépression, apathie, voire hallucinations et psychose dopaminergique) [2,51]. Les travaux neurochimiques post-mortem vont montrer que le processus pathologique n'est pas expliqué uniquement par l'atteinte dopaminergique et n'intéresse pas seulement la voie nigro-striée, mais aussi sérotoninergique, noradrénergique, cholinergique, et peptidergique [51]. Il est ainsi proposé, à côté des lésions dopaminergiques nigro-striée, le concept de lésions en série et de lésions en parallèle [52] (Figure 1.6).

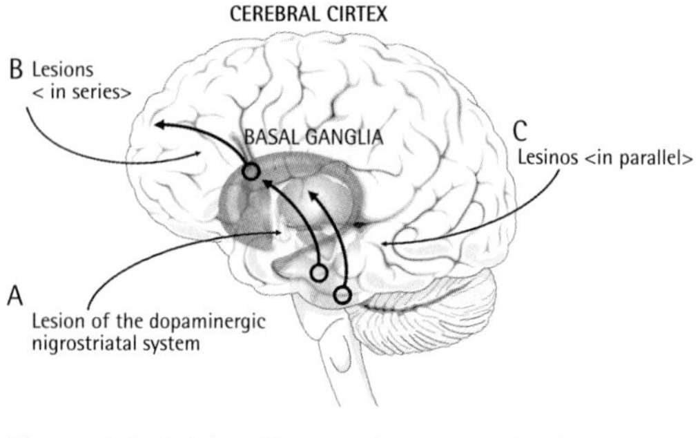

Figure 1.6. Schéma illustrant le concept de lésions dopaminergiques nigro-striées (A) et non dopaminergiques, soit en série (B), soit en parallèle (C) dans la maladie de Parkinson.
Source : Adapté de Y. Agid ; 1991 [52].

Essor de la chirurgie, des lésions à la stimulation cérébrale profonde

L'histoire du traitement chirurgical de la maladie de Parkinson s'est faite en plusieurs étapes bien décrites dans des revues de littérature récentes [53-56].

En 1939, un jeune neurochirurgien américain d'Iowa, Russell Meyers (1909-1999), réalise une résection en ouvert de la tête du noyau caudé et du bras antérieur de la capsule interne chez un patient parkinsonien. Il note une régression du tremblement et de la rigidité sans paralysie. Ce chirurgien s'oriente rapidement ensuite vers la cible du pallidum, et réalise une incision des fibres pallido-thalamiques. Dans les années 1950, Irving Cooper (1922-1985), neurochirurgien à l'Université de New York, constate chez un patient parkinsonien la disparition sur le membre controlatéral du tremblement et de la rigidité après ligature de l'artère choroïdienne antérieure.

Ces travaux pionniers vont conduire de plus en plus d'équipes à réaliser des pallidotomies, grâce à l'essor de la chirurgie stéréotaxique avec repérage de la cible par ventriculographie. Parmi les premiers cadres stéréotaxiques mis au point, citons ceux de Jean Talairach (1911-2007) en France et de Lars Leksell (1907-1986) en Suède. À la même époque en Allemagne, Rolf Hassler et Traugott Riechert (1905-1983) vont recommander la cible du noyau ventrolatéral du thalamus pour le traitement de la rigidité et du tremblement. À Paris, Gérard Guiot (1912-1998), neurochirurgien, et Denise Albe-Fessard (1916-2003), neurophysiologiste, réalisent à l'hôpital Foch le micro-enregistrement per-opératoire et démontrent que la meilleure cible pour contrôler le tremblement par thalamotomie est le noyau ventral-intermédiaire du thalamus, ce qui sera appliqué dans de nombreux centres. Parallèlement, en Suède, Leksell établit que la pallidotomie centrée sur la région ventrale postérieure donne de bons résultats sur le tremblement et la rigidité.

L'avènement de la L-dopa à la fin des années 1960 va cependant conduire à la quasi-disparition de la chirurgie stéréotaxique dans la maladie de Parkinson. La chirurgie va connaître une renaissance à la fin les années 1980 en raison des limites du traitement dopaminergique avec les complications de la dopa-thérapie au long cours que nous avons évoquées plus haut, des progrès des techniques stéréotaxiques et neuroradiologiques (avec repérage de la cible par imagerie par résonance magnétique), et de la découverte d'un neurotoxique dopaminergique puissant, le MPTP, permettant d'étudier les modèles expérimentaux animaux. On assiste ainsi au développement de la pallidotomie postéro-ventrale dans le traitement de la maladie de Parkinson, sous l'impulsion notamment de Lauri Laitinen (1928-2005) en Suède en 1985. Parallèlement, une nouvelle approche neurochirurgicale conservatrice, qui abandonne les lésions, la stimulation cérébrale profonde, prend naissance à la même époque dans plusieurs centres européens, notamment Zurich, Vienne, Bordeaux et Grenoble. C'est d'abord la stimulation thalamique qui est mise au point pour le tremblement parkinsonien, puis la stimulation pallidale interne, efficace sur les dyskinésies. Une avancée majeure est faite en 1993 à Grenoble avec la stimulation bilatérale du noyau subthalamique par Alim-Louis Benabid, neurochirurgien, et Pierre Pollak, neurologue [53]. Cette thérapie s'est imposée progressivement, la stimulation subthalamique s'avérant efficace sur l'akinésie comme sur la rigidité, le tremblement, et les dyskinésies, tout en sachant que la stimulation sous-thalamique n'est opérante que sur les signes Dopa-sensibles (Figure 1.7). Ces dernières

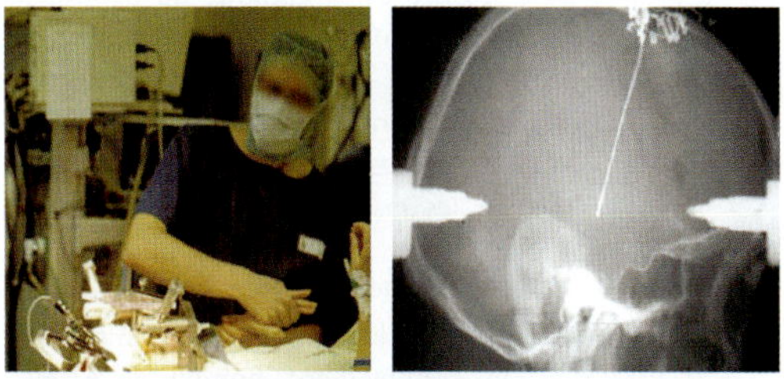

Figure 1.7. Implantation chirurgicale stéréotaxique d'électrodes de stimulation des noyaux sous-thalamiques. À gauche : tests cliniques effectués durant l'intervention (manœuvre de Froment) chez un patient conscient. À droite : contrôle radiologique de la position des électrodes en fin d'intervention.
Source : hôpital neurologique Pierre Wertheimer, Lyon.

années, la thalamotomie, la pallidotomie et la subthalamotomie supra-sélectives connaissent un regain d'intérêt grâce aux ultrasons focalisés, étant considérées par certains comme moins coûteuses, plus simples (un seul geste) et moins agressives (pas de trépanation).

Conclusion

Cette revue historique montre le cheminement des idées sur la maladie de Parkinson depuis 1817. Au cours des dernières décennies, un certain nombre d'études cliniques, anatomiques, d'imagerie cérébrale, d'identification des facteurs environnementaux et génétiques, ont permis d'affiner les critères de diagnostic de la maladie de Parkinson [57-58]. Comme décrit plus haut, les avancées thérapeutiques majeures sont vraiment sensibles à partir des années 1960, Des progrès restent cependant à faire pour une meilleure prise en charge des troubles psychiques et cognitifs, et pour tenter d'agir sur le cours évolutif de la maladie.

Références

[1] Parkinson J. An essay on the shaking palsy. London: Sherwood, Neely, and Jones, Paternoster Row; 1817.
[2] Przedborski S. The two-century journey of Parkinson disease research. Nature Rev Neurosci 2017;18:251–9.
[3] Trousseau A. Clinique médicale de l'Hôtel-Dieu de Paris. Paris : JB Baillière et fils ; 1868.
[4] Charcot JM, Vulpian A. De la paralysie agitante, à propos d'un cas tiré de la clinique du professeur Oppolzer. Gazette hebdomadaire de médecine et de chirurgie. 1861 ; série 1, Tome VIII(48) : 765-767 ; (51) :816-820. 1862, série 1, Tome IX(4) :54-59.
[5] Charcot JM. Cinquième leçon. De la paralysie agitante. Leçons sur les maladies du système nerveux faites à La Salpêtrière, recueillies et publiées par Bourneville. Paris : A. Delahaye ; 1872-1873 (2 vol).
[6] Charcot JM. Vingtième leçon. 2- Un cas de maladie de Parkinson sans tremblement, homme de 32 ans. Policlinique du mardi 12 juin 1888.
[7] Ordenstein L. Sur la paralysie agitante et la sclérose en plaques généralisée. Thèse N° 234. Paris : Delahaye ; 1867.
[8] Gowers WR. A manual of diseases of the nervous system. London: Churchill; 1888.
[9] Broussolle E, Krack P, Thobois S, et al. Contribution of Jules Froment to the study of parkinsonian rigidity. Mov Disord 2007;22:909–14.
[10] Ball B. De l'insanité dans la paralysie agitante. Encéphale 1882;2:22–32.
[11] Brissaud E. Leçons sur les maladies nerveuses (Salpêtrière 1893-1894) recueillies et publiées par Henry Meige. Paris : G. Masson éditeur ; 1895.
[12] Prange S, Pagonabarraga J, Krack P, et al. Historical crossroads in the conceptual delineation of apathy in Parkinson's disease. Brain 2018;141:613–9.
[13] Mayeux R, Stern Y, Williams JB, et al. Clinical and biochemical features of depression in Parkinson's disease. American Journal of Psychiatry 1986;143:756–9.
[14] Dooneief G, Mirabello E, Bell K, et al. An estimate of the incidence of depression in idiopathic Parkinson's disease. Archives of Neurology 1992;49:305–7.
[15] Von Economo C. Encephalitis lethargica. Wiener Klinische Wochenschrift 1917;30:581–5.
[16] Cruchet R, Moutier F, Calmette A. Quarante cas d'encéphalomyélite subaiguë. Bulletin et mémoires de la Société médicale des Hôpitaux de Paris 1917;41:614–6.
[17] Verger H, Cruchet R. Les états parkinsoniens et le syndrome bradykinétique. Paris : J.-B. Baillière et fils ; 1925.
[18] de Ajuriaguerra J. La notion d'akinésie. In, de Ajuriaguerra J., Gauthier G. Monoamines, noyaux gris centraux et syndrome de Parkinson. Genève, Georg, Cie, 1971:565-579.
[19] Lewy FH. Die Lehre vom Tonus und der Bewegung : Zugleich Systematische Untersuchungen Zur Klinik, Physiologie, Pathologie und Pathogenese der Paralysis agitans. Berlin: Springer; 1923.
[20] Broussolle E, Trocello JM, Woimant F, et al. Wilson's disease, Queen Square and neurology. Revue neurologique 2013;169:927–35.
[21] Souques A. Rapport sur les syndromes parkinsoniens. Revue neurologique 1921;28:534–73.
[22] Naville F. Études sur les complications et les séquelles mentales de l'encéphalite épidémique. La bradyphrénie. Encéphale 1922;17:369–75.
[23] Marin RS. Apathys: a neuropsychiatric syndrome. J Neurosychiatry Clin Neurosci 1991;3:243–54.
[24] Guillard A, Fénelon G, Mahieux F. Les altérations cognitives au cours de la maladie de Parkinson. Revue neurologique 1991;147:337–55.
[25] König H. Zur psychopathologie der paralysis agitans. Archiv für Psychiatrie und Nervenkrankheiten 1912;50:285–305.
[26] Mayeux R, Stern Y, Rosenstein R, et al. An estimate of the prevalence of dementia in Parkinson's disease. Archives of Neurology 1988;45:260–2.
[27] McKeith IG. Consensus guidelines for the clinical and pathologic diagnosis of dementia with Lewy

bodies (DLB): report of the Consortium on DLB International Workshop. Journal of Alzheimer's Disease 2006;9:417–23.
[28] Pillon B, Dubois B, Lhermitte F, Agid Y. Heterogeneity of cognitive impairment in progressive supranuclear palsy, Parkinson's disease and Alzheimer's disease. Neurology 1986;36:1179–85.
[29] Dubois B, Pillon B. Cognitive deficits in Parkinson's disease. Journal of Neurology 1997;244:2–8.
[30] Lees AJ, Smith E. Cognitive deficits in the early stages of Parkinson's disease. Brain 1983;106:257–70.
[31] Lewy FH. Paralysis agitans. I : Pathologische Anatomie. In: Lewandowsky M, Abelsdorff G, editors. Handbuch der Neurologie Vol. 3. Berlin: Springer-Verlag; 1912. p. 920–33.
[32] Tretiakoff C. Contribution à l'étude de l'anatomie pathologique du Locus Niger de Soemmering avec quelques déductions relatives à la pathogénie des troubles du tonus musculaire et de la maladie de Parkinson. Thèse Paris: Jouve & Cie Éditeurs; 1919.
[33] Lees AJ, Selikhova M, Andrade LA, Duyckaerts C. The black stuff and Konstantin Nikolaevich Tretiakoff. Mov Disord 2008;23:770–83.
[34] Wilson SAK. Neurology, 2 volumes, ed. N Bruce. London: Arnold; 1940.
[35] Foix C, Nicolesco IT. Anatomie cérébrale ; les noyaux gris centraux et la région mésencéphalo-sous-optique, suivi d'un appendice sur l'anatomie pathologique de la maladie de Parkinson. Paris : Masson et cie ; 1925.
[36] Hassler R. Zur Pathologie der Paralysis agitans und des postenzephalitichen Parkinsonismus. J Psychol Neurol 1938;48:387–455.
[37] Van Bogaert L. Maladie de Parkinson. In: Traité de Médecine, tome XVI. Paris : Masson ; 1949.
[38] Greenfield JG, Bosanquet FD. The brain-stem lesions in Parkinsonism. Journal of Neurology, Neurosurgery and Psychiatry 1953;16:213–26.
[39] Braak H, Del Tredici K, Rub U, et al. Staging of brain pathology related to sporadic Parkinson's disease. Neurobiology of Aging 2003;24:197–211.
[40] Lees AJ, Tolosa E, Olanow CW. Four pioneers of L-dopa treatment: Arvid Carlsson, Oleh Hornykiewicz, George Cotzias, and Melvin Yahr. Mov Disord 2015;30:19–36.
[41] Fahn S, Poewe W. Special issue. Levodoa: 50 years of a revolutionary drug for Parkinson disease. Mov Disord 2015;30:1–3.
[42] Ludin H-P. The L-dopa story : Translational neuroscience ante verbum. Clinical & Translational Neuroscience 2018;1–5.
[43] Carlsson A, Rosengren E, Bertler A, Nilsson J. Effect of reserpine on the metabolism of catecholamines. In: Garattini S, Ghetti V, editors. Psychotropic drugs. Amsterdam: Elsevier; 1957. p. 363–72.
[44] Carlsson A. The occurrence, distribution and physiological role of catecholamines in the nervous system. Pharmacol Rev 1959;11:490–3.
[45] Anden NE, Carlsson A, Dahlström A, et al. Demonstration and mapping out of nigro-striatal dopamine neurons. Life Sci 1964;3:523–30.
[46] Birkmayer W, Hornykiewicz O. Der L-dioxyphenylalanin (= DOPA) Effekt bei der Parkinson-Akinese. Wien Klin Wochenschr 1961;73:787–8.
[47] Barbeau A. L-dopa therapy in Parkinson's disease. A critical review of nine years' experience. Can Med Assoc J 1969;101:59–68.
[48] Yahr MD, Duvoisin RC, Hoehn MM, et al. L-dopa (L-3,4-dihydroxyphenylalanine). Its clinical effects in parkinsonism. Trans Am Neurol Assoc 1968;56–63.
[49] Cotzias GC, Van Woert MH, Schiffer IM. Aromatic amino acids and modification of Parkinsonism. New England Journal of Medicine 1967;276:374–9.
[50] Lees A. The on-off phenomenon. J Neurol Neurosurg Psychiatry 1989;52(Suppl):29–37.
[51] Jankovic J, Tan EK. Parkinson's disease: etiopathogenesis and treatment. J Neurol Neurosurg Psychiatry 2020;91:795–808.
[52] Agid Y. Parkinson's disease : Pathophysiology. Lancet 1991;337:1321–4.
[53] Limousin P, Pollak P, Benazzouz A, et al. Effect on parkinsonian signs and symptoms of bilateral subthalamic nucleus stimulation. Lancet 1995;345:91–5.
[54] Hariz MI, Hariz G-M. Chapter 6 : Therapeutic stimulation versus ablation. Brain stimulation. In: Handbook of Clinical Neurology. AM Lozano and M. Hallet Editors. Elsevier B.V; 2013(116):63-71.
[55] Cif L, Hariz M. Seventy years of pallidotomy for movement disorders. Mov Disord 2017;32:972–82.
[56] Speelman JDH, Schuurman R. The history of deep brain stimulation. Fundamentals and Clinics of Deep brain stimulation: An interdisciplinary approach. Cham: Springer; 2020. p. 3–13.
[57] Hughes AJ, Daniel SE, Kilford L, Lees AJ. Accuracy of clinical diagnosis of idiopathic Parkinson's disease: a clinico-pathological study of 100 cases. J Neurol Neurosurg Psychiatry 1992;55:181–4.
[58] Postuma RB, Poewe W, Litvan I, et al. Validation of the MDS clinical diagnostic criteria for Parkinson's disease. Mov Disord 2018 Oct;33(10):1601–8.

Chapitre 2

Épidémiologie descriptive et étiologique

Alexis Elbaz[a], Fanny Artaud[a], Cloé Domenighetti[a], Mariem Hajji[a], Thi Thu Ha Nguyen[a], Berta Portugal[a], Frédéric Moisan[b]

[a]Université Paris-Saclay, UVSQ, Inserm, Gustave Roussy, CESP, Villejuif;
[b]Santé publique France, Saint-Maurice.

Épidémiologie descriptive : prévalence et incidence de la maladie de Parkinson

Avec une prévalence d'environ 3 malades pour 1 000 personnes [1] et une incidence d'environ 0,4 malade pour 1 000 personnes-années chez les femmes et de 0,6 pour 1000 chez les hommes [2], la maladie de Parkinson est la seconde maladie neurodégénérative la plus fréquente après la maladie d'Alzheimer. Dans le monde, on estimait en 2016 à 6,1 millions le nombre de patients atteints de la maladie de Parkinson [3]. En France, environ 177 000 personnes étaient traitées pour une la maladie de Parkinson fin 2020 (prévalence = 2,63/1 000 personnes) et, au cours de l'année 2020, un peu plus de 25 800 personnes ont été nouvellement traitées (incidence = 0,38/1 000 personnes-années).

La maladie de Parkinson est rare avant 50 ans et sa fréquence augmente fortement avec l'âge (Figure 2.1) [3]. Dans plusieurs études, elle atteint un pic entre 85-89 ans qui est suivi d'une diminution probablement liée à des difficultés de diagnostic et une moins bonne identification des malades parmi les personnes les plus âgées [4]. La prévalence et l'incidence de la maladie de Parkinson sont environ 1,5 fois plus élevées chez les hommes par rapport aux femmes. Cette différence est observée à tous les âges, même si elle est plus importante parmi les personnes les plus âgées [5]. Les hypothèses pour comprendre cette différence impliquent des expositions environnementales et/ou professionnelles associées au risque de maladie de Parkinson plus fréquentes chez les hommes, un effet neuro-protecteur des hormones œstrogènes ou des facteurs génétiques liés aux chromosomes sexuels.

Des différences de prévalence sont observées entre les pays après prise en compte de l'âge et du sexe [3]. Les taux les plus élevés sont observés dans les pays d'Amérique du Nord et les taux les plus faibles dans les pays d'Afrique subsaharienne et en Asie. L'interprétation de ces différences est néanmoins souvent difficile car des facteurs environnementaux, des facteurs génétiques, des différences d'espérance de vie, des différences dans les systèmes de santé et d'accès aux soins ou la méthodologie des études peuvent contribuer à les expliquer.

En raison du vieillissement de la population, et donc d'un nombre de plus en plus important de personnes atteignant des âges avancés, une augmentation du nombre de cas de maladie de Parkinson est attendue. Ainsi, entre 1990 et 2016, on estime que le nombre de personnes atteintes de maladie de Parkinson dans le monde a été multiplié par 2,4 [3]. En France, d'après des projections

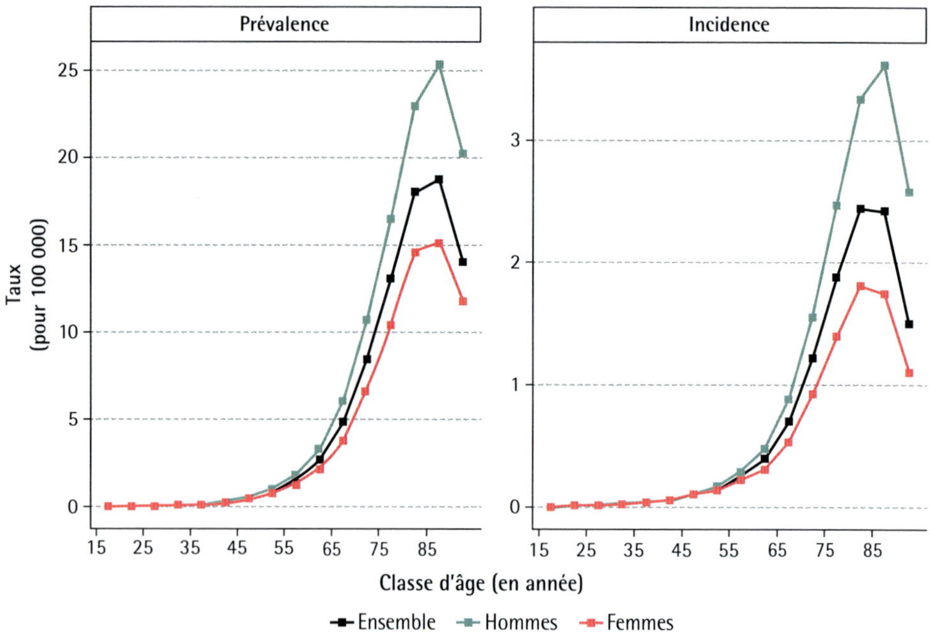

Figure 2.1. Prévalence et incidence de la maladie de Parkinson en France en 2020 selon l'âge et sexe.
Source : Maladie de Parkinson : données. Santé Publique France, 2023.

réalisées à incidence constante, le nombre de patients parkinsoniens de plus de 45 ans augmentera de 56 % entre 2015 et 2030, passant de 164 800 personnes en 2015 à 256 800 personnes [6]. Après prise en compte de l'évolution de la structure d'âge au cours du temps par standardisation, il persiste une augmentation 22 % de la prévalence mondiale entre 1990 et 2016 [3] ; elle pourrait s'expliquer par l'allongement de la durée de la maladie au cours du temps. À noter que parmi plusieurs maladies neurologiques (démence, épilepsie, sclérose en plaques, migraine, méningite, etc.), la maladie de Parkinson est celle dont la prévalence standardisée sur l'âge a le plus augmenté entre 1990 et 2015 [7]. En France, une augmentation de la prévalence, après prise en compte de l'âge et du sexe, est également observée entre 2014 et 2019 (Figure 2.2). À noter qu'en 2020, la prévalence reste stable par rapport à l'année précédente vraisemblablement en raison de la pandémie de Covid-19 qui a entraîné une surmortalité parmi les patients parkinsoniens [8].

Quant à l'incidence, des tendances temporelles différentes sont observées entre pays ou zones géographiques [4,9]. L'interprétation de ces évolutions hétérogènes est difficile car elles pourraient résulter d'une meilleure identification des malades au cours du temps, d'une amélioration des diagnostics différentiels et/ou d'un réel changement. En France, dans la cohorte de femmes E3N, une incidence stable de la maladie de Parkinson est observée sur la période 1992-2018 [10]. Une incidence stable est également observée dans les estimations nationales sur la période 2014-2019 (Figure 2.2). À noter une spécificité pour l'année 2020, avec une diminution de l'incidence en France par rapport aux années précédentes qu'on peut interpréter par un moindre recours aux soins en raison de l'épidémie de Covid-19.

Conséquences de la phase prodromale de la maladie de Parkinson pour les études épidémiologiques

Symptômes prodromaux

On considère généralement que la perte nigrostriatale commence généralement 5 à 7 ans avant

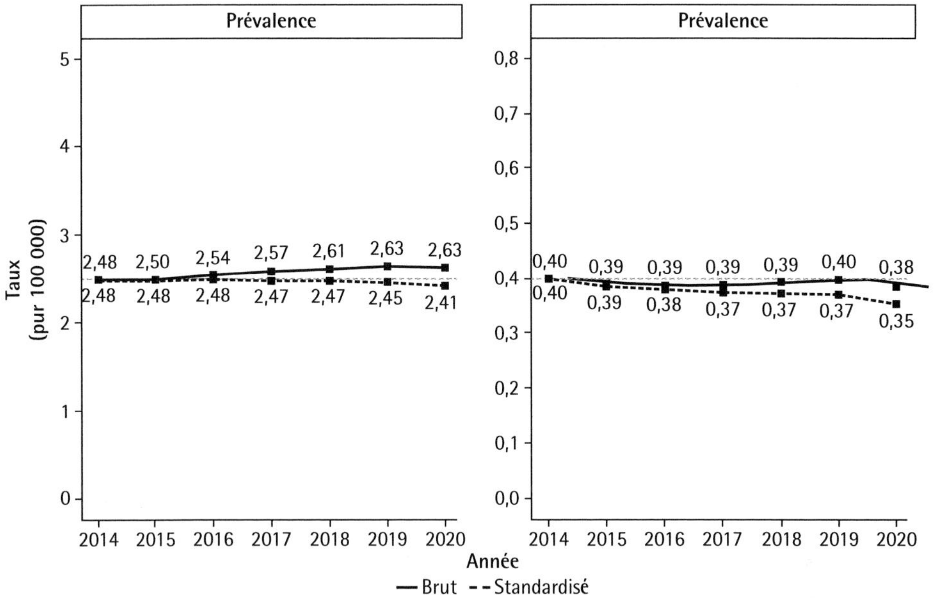

Figure 2.2. **Taux de prévalence et d'incidence (bruts et standardisés) de la maladie de Parkinson en France entre 2014 et 2020.**
Source : Frédéric Moisan, Marion Torres, Alexis Elbaz. Fréquences de la maladie de Parkinson en France entre 2014 et 2020. Revue Neurologique. Volume 180, Supplement, April 2024, Pages S18-S19. Elsevier Masson SAS, 2024.

l'apparition des symptômes moteurs lorsque ≈50 % des neurones dopaminergiques nigrostriataux ont été perdus [11,12]. Dans une étude cas-témoins britannique, le tremblement (OR = 13,7, IC 95 % = 7,8-24,3), les troubles de l'équilibre (OR = 2,2, IC 95 % = 1,1-4,2), les vertiges (OR = 2,0, IC 95 % = 1,7-2,4), la fatigue (OR = 1,6, IC 95 % = 1,3-1,9) étaient plus fréquents 5 ans avant le diagnostic chez des patients parkinsoniens par rapport aux témoins [13]. Ainsi, des symptômes moteurs discrets précèdent le diagnostic de maladie de Parkinson, en accord avec l'idée que la perte nigrostriatale commence quelques années avant l'apparition des symptômes moteurs.

Les patients parkinsoniens souffrent également d'un large éventail de symptômes non moteurs [14]. Des études épidémiologiques ont apporté une contribution importante en montrant que certains de ces symptômes peuvent précéder de plusieurs années l'apparition des symptômes moteurs de la maladie [11,12]. Une méta-analyse de 9 études a montré que le risque de maladie de Parkinson est 2,3 fois plus élevé (IC 95 % = 2,0-2,5) chez les personnes souffrant de constipation [15]. Le risque était 2,1 fois plus élevé (IC 95 % = 1,8-2,6) sur la base de quatre études ayant évalué la constipation plus de 10 ans avant l'apparition de la maladie de Parkinson [15]. Dans une étude cas-témoins nord-américaine, l'association était présente pour la constipation documentée 20 ans ou plus avant l'apparition de la maladie de Parkinson (OR = 2,5, IC 95 % = 1,2-5,0) [16]. D'autres symptômes non moteurs, tels que l'anxiété, la dépression, les troubles du comportement en sommeil paradoxal, ou les troubles de l'odorat, sont également plus fréquents chez les patients avant le diagnostic par rapport à des témoins [11,12]. L'étude Honolulu-Asia Aging Study a montré que l'incidence de la maladie de Parkinson augmente avec le nombre de symptômes non moteurs [17].

Ces résultats ont conduit à l'hypothèse de deux formes distinctes de maladie de Parkinson, une forme débutant à l'extérieur du cerveau (*body-first*) et une forme débutant dans le cerveau (*brain-first*). Dans les formes *body-first*, l'agrégation de l'alpha-synucléine et les corps de Lewy trouve son origine dans le système nerveux autonome entérique et atteint le système nerveux central via le nerf vague et le système nerveux autonome. Ces patients développent une dysautonomie et des troubles du sommeil paradoxal avant l'apparition du syndrome parkinsonien. Dans les formes *brain-first*, l'agrégation de l'alpha-synucléine et les corps de Lewy débute dans le bulbe olfactif et/ou l'amygdale et atteint rapidement la substance noire. Ces patients ont donc une phase prodromale plus courte et moins de symptômes non moteurs avant le diagnostic [18,19]. Cette hypothèse a été testée dans une étude danoise qui a examiné le risque de maladie de Parkinson chez les patients ayant subi une vagotomie [20]. Avant l'avènement de traitements modernes, la vagotomie constituait un traitement potentiel de l'ulcère gastroduodénal sévère ; il existe deux types de vagotomie : la vagotomie tronculaire complète, qui coupe toutes les connexions, et la vagotomie sélective, qui n'enlève que les fibres innervant le fond et le corps de l'estomac, laissant intacte la connexion nerveuse entre l'intestin et le cerveau. Les auteurs ont émis l'hypothèse que la vagotomie tronculaire devrait conférer un effet protecteur sur le risque ultérieur de maladie de Parkinson, mais pas la vagotomie sélective. Par rapport aux personnes n'ayant pas subi de vagotomie et après ajustement sur des facteurs de confusion, ils ont constaté que la vagotomie totale était associée à une réduction de l'incidence de la maladie de Parkinson au cours des décennies suivantes (RR = 0,9, IC 95 % = 0,6-1,1) ; l'association était significative pour les patients suivis pendant plus de 20 ans (RR = 0,5, IC 95 % = 0,3-1,0). En revanche, il n'y avait pas d'association pour les patients ayant subi une vagotomie sélective (RR = 1,1, IC 95 % = 0,8-1,4). Ces résultats suggèrent que le nerf vagal pourrait jouer un rôle dans la pathogenèse de la maladie de Parkinson qui pourrait trouver son origine dans l'intestin, au moins chez certains patients.

L'ensemble de ces résultats suggère que, chez certains patients, les processus impliqués dans la maladie de Parkinson sont susceptibles de commencer des années avant qu'un diagnostic clinique soit posé, peut-être 20 ans avant ou plus. Cette constatation a des implications profondes pour la conduite d'études épidémiologiques portant sur les facteurs de risque et protecteurs de la maladie de Parkinson et pour l'interprétation de leurs résultats.

La plus grande fréquence de symptômes non moteurs chez les patients atteints de maladie de Parkinson par rapport aux témoins pourrait amener les patients parkinsoniens à être plus souvent en contact avec le système de santé avant le diagnostic. C'est ce qui a été observé dans une étude cas-témoin française nichée dans la cohorte E3N ; tandis qu'il n'existait pas de différence entre cas et témoins jusqu'à 5 ans avant le diagnostic pour le nombre annuel de consultations médicales, les cas de maladie de Parkinson commençaient à consulter plus fréquemment les médecins que les témoins 5 ans avant le diagnostic, et la différence augmentait lorsque le délai avec le diagnostic diminuait [21]. Aux États-Unis, une étude cas-témoin a également montré une plus grande fréquence de consultations médicales chez les patients parkinsoniens avant le diagnostic par rapport à des témoins [22]. La plus grande fréquence de contacts médicaux pourrait conduire à l'initiation de traitements (par exemple, des psychotropes) plus fréquemment chez les cas que chez les témoins, ce qui entraînerait un biais dans des études dans la relation entre ces traitements et le risque de maladie de Parkinson. En épidémiologie, ce type de biais est appelé *biais de causalité inverse* : ce biais désigne les situations dans lesquelles la maladie infraclinique précède et modifie l'exposition (Figure 2.3), et non l'inverse. L'étude américaine a montré que le recours aux soins doit être pris en compte lors de l'évaluation des associations entre les expositions et la maladie de Parkinson pour éviter un biais [22].

De la même manière, il est possible que la constipation plus souvent présente chez les cas des années avant le diagnostic que chez des témoins, entraîne des modifications de l'alimentation, ce qui entraînerait un biais de causalité inverse dans les analyses de l'association entre l'alimentation et le risque de maladie de Parkinson.

Il existe une littérature abondante sur l'association entre les traumatismes crâniens (TC) et le risque de développer une maladie de Parkinson. Les études cas-témoins qui étudient cette association peuvent être sujettes à un biais de rappel si les patients atteints de la maladie de Parkinson

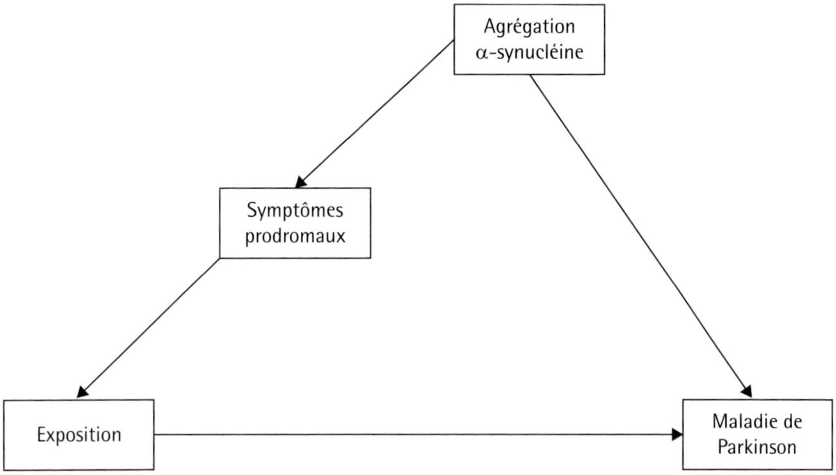

Figure 2.3. Causalité inverse.

ont tendance à déclarer plus précisément que les témoins des antécédents de TC. Un certain nombre d'études ont utilisé différentes approches pour contourner ce problème, par exemple en limitant les analyses aux TC les plus graves (car associés à une perte de connaissance) ou en utilisant les dossiers médicaux pour identifier des TC ayant donné lieu à un contact médical. Une méta-analyse de 22 études a montré que les antécédents de TC ayant entraîné une commotion cérébrale sont associés à un risque plus élevé de développer une maladie de Parkinson (OR = 1,6, 95 % CI = 1,4-1,8) [23]. Cependant, la causalité inverse pourrait également être impliquée, car des signes moteurs discrets précédant le diagnostic de la maladie pourraient conduire à un risque accru de chutes et de TC. Une étude cas-témoins nichée dans un registre national suédois a montré qu'une hospitalisation pour TC était associée à un risque accru de maladie de Parkinson (OR = 1,4, IC 95 % = 1,3-1,5) ; cette association semblait s'expliquer en grande partie par les TC survenus dans l'année précédant le diagnostic de la maladie (OR = 3,3, IC 95 % = 2,7-4,1), bien qu'une légère augmentation du risque à la limite de la significativité ait été observée pour les TC survenus plus de 10 ans avant le diagnostic de maladie de Parkinson (OR = 1,2, IC 95 % = 1,0-1,4) [24]. Cette étude suggère que l'association entre les TC et la maladie de Parkinson pourrait en partie s'expliquer par une causalité inverse, en particulier pour les TC survenus à proximité du diagnostic, mais ne permet pas d'exclure que les TC survenus de nombreuses années avant le diagnostic de la MP puissent être associés de manière causale à la maladie de Parkinson. L'hypothèse selon laquelle la causalité inverse pourrait expliquer cette association a été examinée de manière élégante dans une étude nord-américaine [25]. Afin d'atténuer les risques de biais confusion et de causalité inverse, les auteurs ont comparé le risque de maladie de Parkinson chez les patients ayant subi un TC (N = 52 393) ou d'autres types de traumatismes mais sans TC (N = 113 406) à partir de dossiers hospitaliers. Comme les patients avec TC pourraient être plus susceptibles de présenter un début de maladie de Parkinson en raison d'un temps de réaction plus lent que les patients ayant subi un traumatisme sans blessure à la tête, les auteurs ont examiné le rôle des circonstances menant à l'événement traumatique. Au cours d'un suivi de 5 à 7 ans, ils ont montré que les patients avec TC présentaient un risque plus élevé de développer une maladie de Parkinson par rapport aux patients avec d'autres types de traumatismes (RR = 1,4, IC 95 % = 1,3-1,6). Le risque de maladie de Parkinson était similaire pour les TC consécutifs à des chutes ou à d'autres causes de traumatisme. Ces résultats suggèrent que la causalité inverse n'expliquerait pas complètement l'association entre les TC et la maladie de Parkinson.

Une caractéristique frappante de l'étiologie de la maladie de Parkinson, par rapport à d'autres maladies, est l'existence de nombreuses associations inverses [26]. Si ces associations étaient réellement causales, cela aurait des implications importantes pour la prévention de la maladie. La causalité inverse pourrait toutefois expliquer certaines de ces associations. Comment limiter l'impact potentiel de la causalité inverse dans les études épidémiologiques sur la maladie de Parkinson ? La notion d'une longue phase prodromale impose de pouvoir analyser la relation entre des expositions mesurées relativement tôt dans la vie, avant que les symptômes prodromaux puissent les modifier. Une approche possible dans les études de cohorte est de forcer un délai entre l'évaluation de l'exposition et le risque de maladie. Par exemple, il est possible de réaliser des analyses statistiques en étudiant la relation entre des expositions mesurées plus de 5, 10, 15 ou 20 ans avant le développement de la maladie de Parkinson [27] ; des études de cohorte avec un très long suivi et de grande taille sont donc nécessaires. Il est également possible d'ajuster les modèles sur les symptômes non moteurs ou sur les contacts médicaux [22]. Enfin, l'étude des trajectoires des expositions avant le diagnostic de maladie de Parkinson et chez des témoins permet de vérifier si les expositions changent de manière plus marquée chez les cas. D'autres approches, comme la randomisation mendélienne, permettent aussi de limiter l'impact de la causalité inverse.

Randomisation mendélienne

La méthode dite de *randomisation mendélienne* (RM) s'est considérablement développée au cours des dernières années. Cette méthode utilise des variants génétiques comme des variables instrumentales (VIs) et apporte un niveau de preuve supplémentaire par rapport aux études épidémiologiques traditionnelles en permettant d'améliorer l'inférence causale sur la relation entre une exposition et une maladie [28].

La RM utilise comme VIs des variants génétiques (le plus souvent des polymorphismes composés d'un seul nucléotide ou SNPs) associés à une exposition dans le but d'estimer l'effet causal de cette exposition sur une maladie ou un trait d'intérêt, c'est-à-dire un effet non biaisé par des facteurs de confusion ou la causalité inverse [29]. Pour que les VIs utilisées dans les analyses de RM soient valides, trois hypothèses principales doivent être vérifiées [28] (Figure 2.4) :

- VI 1 : les variants doivent être associés à l'exposition ; la force de l'association est mesurée par la statistique F ou la proportion de variance expliquée de l'exposition (R^2) ;
- VI 2 : les variants ne doivent pas être associés à la maladie, sauf par le biais de l'exposition d'intérêt ;

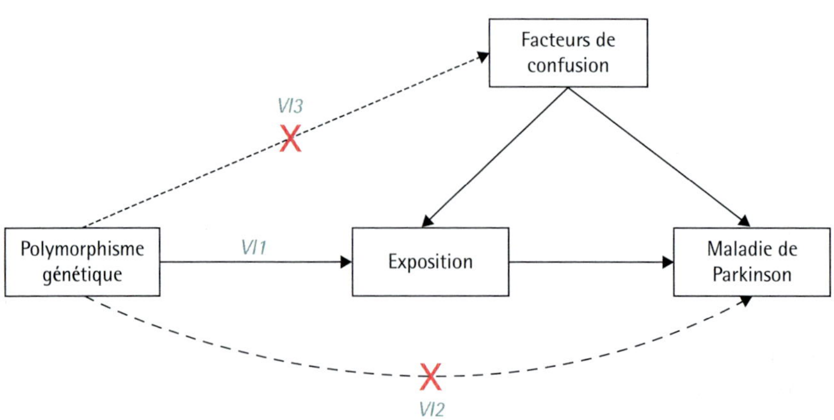

Figure 2.4. Principe de la randomisation mendélienne.

- VI 3 : les variants ne doivent pas être associés à des facteurs de confusion non mesurés de l'association entre l'exposition et la maladie, i.e., il n'existe pas de pléiotropie horizontale.

Si ces hypothèses sont respectées, il est alors possible d'évaluer l'association causale et non biaisée entre une exposition et une maladie, en l'absence d'information complète sur les facteurs de confusion de la relation entre l'exposition et la maladie.

La RM a initialement été développée pour être appliquée à un échantillon (*one-sample*) : dans ce cas, les estimations des associations entre le SNP et l'exposition, d'une part, et entre le SNP et la maladie, d'autre part, proviennent du même échantillon de sujets. Dans un deuxième temps, compte tenu de la disponibilité croissante de données pangénomiques, une autre approche à deux échantillons (*two-sample*) s'est développée : dans ce cas, les estimations des associations entre le SNP et l'exposition, d'une part, et entre le SNP et la maladie, d'autre part, proviennent de deux échantillons indépendants. Des méthodes statistiques se sont considérablement développées au cours des dernières années pour être appliquées à ce schéma d'étude, permettant d'évaluer l'influence d'écarts aux hypothèses, notamment d'absence de pléiotropie. Dans les deux cas, des études de très grande taille sont nécessaires pour avoir une puissance statistique suffisante.

Facteurs de risque et facteurs protecteurs

De nombreux facteurs de risque ou protecteurs ont été investigués dans la maladie de Parkinson. Dans cette revue, nous avons retenu ceux pour lesquels les résultats nous semblent les plus robustes et qui permettent d'illustrer certaines des difficultés liées à leur analyse dans le contexte de la maladie de Parkinson. Le rôle des pesticides est discuté au chapitre 28. Le lecteur intéressé pourra consulter d'autres références pour compléter cette revue [4,26,30-32].

Tabagisme

De nombreuses études ont montré une association inverse entre le tabagisme et la maladie de Parkinson. Une méta-analyse de 61 études cas-témoins et six études de cohorte a mis en évidence un risque de maladie de Parkinson diminué de 35 % chez les personnes qui ont fumé des cigarettes par rapport à celles qui n'en ont jamais fumé [30], avec une relation dose-réponse en fonction du nombre de paquets-années, de la durée et de l'intensité [33,34]. Une étude de cohorte a cherché à distinguer les rôles respectifs de la durée et de l'intensité du tabagisme et montré que la durée pourrait être plus importante que l'intensité [35]. Une association inverse entre le tabagisme et la maladie de Parkinson a été rapportée jusqu'à plus de 20 ans avant l'apparition de la maladie [35]. L'association inverse entre le tabagisme et la maladie de Parkinson est présente chez les hommes et les femmes [34,36] et une relation similaire a été observée pour la pipe, le cigare et le tabac à chiquer [36,37]. Dans une étude anatomopathologique, un tabagisme important au cours de la vie (> 50 paquets-années) était associé à une moindre fréquence de corps de Lewy [38].

La causalité de l'association reste controversée et plusieurs hypothèses alternatives ont été évoquées [39]. Premièrement, le tabagisme étant un facteur de risque majeur de décès, la survie différentielle pourrait entraîner un biais dans l'association entre le tabagisme et la maladie de Parkinson ; toutefois, un biais de survie ne semble pas impliqué, car plusieurs études ont retrouvé cette association chez les patients les plus jeunes et donc avec les taux de mortalité les plus faibles [34]. Deuxièmement, la causalité inverse pourrait jouer un rôle : les patients parkinsoniens pourraient commencer à fumer moins souvent ou arrêter de fumer plus facilement avant l'apparition de la maladie que les personnes qui ne développeront pas une maladie de Parkinson en raison d'un appétit réduit pour les cigarettes ou d'une sensibilité moindre à la nicotine pendant la phase prodromale de la maladie [40]. Pour certains auteurs, l'association observée chez ces personnes ayant arrêté de fumer très longtemps avant le début des symptômes [31,34] et la relation dose-effet observée à la fois chez les ex-fumeurs et les fumeurs actuels ne plaident pas en faveur de cette hypothèse [34]. Troisièmement, on pourrait émettre l'hypothèse d'un facteur de confusion associé à la fois au tabagisme et à la maladie de Parkinson. Ce facteur ne semble pas être génétique puisque l'association inverse entre le tabagisme et la maladie de Parkinson est également présente lorsque l'on compare des jumeaux malades avec leurs jumeaux en bonne santé [41].

Quelques études ont porté sur le tabagisme passif, moins susceptible d'être affecté par des facteurs génétiques, des traits de personnalité ou d'autres comportements. Tandis que certaines ont mis en évidence une association inverse entre la maladie de Parkinson et le fait de vivre ou de travailler avec des fumeurs [34,42], d'autres n'ont pas confirmé cette association [43]. Une étude cas-témoins a évalué le rôle de l'apport alimentaire en nicotine provenant de plantes appartenant aux espèces Nicotiana de la famille des solanacées (tomates, poivrons, aubergines, pommes de terre) et a mis en évidence une association inverse avec la maladie de Parkinson [44].

La RM apporte des arguments intéressants en faveur d'une relation causale car elle n'est pas susceptible d'être affectée par un biais de causalité inverse. Plusieurs études de RM ont examiné l'association entre le tabagisme prédit génétiquement et la maladie de Parkinson en utilisant les données du consortium iPDGC. Une étude incluant 9 581 cas et 33 245 témoins a évalué plusieurs comportements à risque en relation avec la maladie de Parkinson [45] et a rapporté une association inverse significative pour l'initiation du tabagisme (213 SNP ; OR = 0,71, IC 95 % = 0,57-0,90). Une autre étude de plus grande taille incluant 37 688 cas (dont certains communs avec l'étude précédente), 18 618 cas proxys (ayant un apparenté souffrant de maladie de Parkinson) issus de la UK-Biobank et 1,4 million de témoins a également montré une association inverse à la limite de la significativité (OR = 0,94, IC 95 % = 0,88-1,01) [46]. Récemment, une autre étude a utilisé la même base de données pour évaluer le rôle de plusieurs caractéristiques du tabagisme (initiation du tabagisme, continuité, intensité et âge à l'initiation). Elle a montré que la continuité du tabagisme (fumeurs actuels vs anciens) était inversement associée à la maladie de Parkinson (OR = 0,64, IC 95 % = 0,46-0,89) mais il n'existait pas d'association significative avec l'initiation du tabagisme, l'intensité ou encore l'âge à l'initiation. Cependant, cette étude utilisait seulement 87 SNPs associés à l'initiation du tabagisme et les analyses n'étaient pas stratifiées sur le statut tabagique pour l'évaluation des différentes caractéristiques du tabagisme parmi les fumeurs [47]. Une étude récente repose sur des données recueillies auprès de volontaires par 23andMe, une société de biotechnologie américaine qui propose une analyse du code génétique aux particuliers ; cette étude a utilisé une méthode de RM *split-sample* pour étudier l'association entre l'initiation du tabagisme et la maladie de Parkinson. L'échantillon total de l'étude (19 924 cas, 2 413 087 témoins) était divisé en deux ; l'association SNP-exposition était estimée dans la première sous-étude et l'association SNP-MP dans la deuxième. Ce schéma était répété en sens inverse (association SNP-exposition dans la deuxième sous-étude et SNP-MP dans la première) puis les résultats étaient méta-analysés pour obtenir l'effet causal d'intérêt ; une association inverse significative a été mise en évidence (OR = 0,96, IC 95 % = 0,92-0,99, p = 0,013 ; 385 et 422 SNPs associés au tabagisme dans chacune des deux sous-études) [48]. Toutefois, plusieurs de ces analyses reposent sur des données qui se chevauchent et ne permettent pas de réaliser des réplications indépendantes. De plus, les cas et témoins inclus dans les études du consortium iPDGC et de 23andMe ont des âges moyens différents, ce qui pourrait entraîner un biais dans l'estimation de la relation entre des polymorphismes liés à la mortalité et la maladie de Parkinson et l'influence de potentiels biais de survie ou d'incidence-prévalence n'ont pas été recherchés. En effet, il a été montré que des SNPs associés au tabagisme sont également associés à la mortalité, ce qui conduirait à une diminution de leur fréquence en fonction de l'âge [49,50]. Finalement, dans le consortium Courage-PD, l'initiation du tabagisme (182 SNPs) était significativement et inversement associée à la maladie de Parkinson (OR = 0,74, IC 95 % = 0,60-0,93, p = 0,009) [51]. Il existait aussi une association pour un indice tabagique (113 SNPs) prenant en compte plusieurs aspects du tabagisme actif parmi les fumeurs actuels ou anciens (durée, intensité ; OR = 0,54, IC 95 % = 0,29-1,00, p = 0,050). Chez les sujets les plus jeunes (≤ 67 ans), les associations étaient un peu plus fortes (initiation du tabagisme : OR = 0,68, IC 95 % = 0,48-0,97 ; indice tabagique : OR = 0,46, IC 95 % = 0,19-1,09) que dans l'ensemble, ce qui n'est pas en faveur d'un biais de survie différentielle [52-55]. Enfin, dans cette étude, la susceptibilité génétique à la maladie de Parkinson n'avait pas d'influence sur l'initiation du tabagisme (MR inversée) ce qui confirme que la causalité inverse n'explique vraisemblablement pas la relation entre le tabagisme et la maladie de Parkinson.

Au total, la cohérence des résultats de RM avec ceux des études épidémiologiques traditionnelles, ainsi que des études en faveur d'interactions entre le tabagisme et certains gènes [56-58], sont en faveur de la causalité de l'association entre le tabagisme et la maladie de Parkinson. Cependant, les mécanismes biologiques et les molécules qui seraient à l'origine de cette association, si elle était véritablement causale, restent mal connus [59]. En effet, l'une des principales difficultés des études toxicologiques est le grand nombre de composants de la fumée (plus de 4 000 molécules différentes). Une étude a révélé une inhibition de l'enzyme monoamine oxydase B (MAO-B) dans le cerveau des fumeurs [60]. Une autre étude a montré que parmi cinq composés de la fumée de cigarette (anabasine, cotinine, hydroquinone, nicotine et nornicotine), la nicotine et l'hydroquinone inhibaient l'agrégation de l'alpha-synucléine [61]. Les études montrant une association entre le tabac à chiquer ou l'apport alimentaire de nicotine vont dans le sens d'un rôle de la nicotine [59]. D'autres composants comme le monoxyde de carbone pourraient également être impliqués [59].

Activité physique

Une méta-analyse de huit études de cohorte (2192 patients parkinsoniens) a montré une diminution de l'incidence de la maladie de Parkinson (RR = 0,79, IC 95 % = 0,68-0,91) chez les personnes ayant un niveau d'activité physique plus élevé par rapport à celles ayant le niveau le plus faible [62]. Dans toutes ces études, l'activité physique a été évaluée à l'aide de questionnaires une seule fois, à l'inclusion dans l'étude ; l'évolution de l'activité physique au cours du suivi n'a donc pas été prise en compte. Ces études incluaient différents types d'activités (par exemple, activités ménagères, déplacements quotidiens, activités professionnelles, activités récréatives) et exprimaient généralement le niveau d'activité physique en équivalent métabolique d'une tâche par heure et par semaine (MET-h/semaine) classée en activité physique légère (< 3 MET ; marcher lentement, cuisiner), modérée (3-6 MET ; faire un gros ménage) et/ou vigoureuse (> 6 MET ; faire de la bicyclette à vive allure).

Le risque de biais de causalité inverse est important à prendre en compte pour interpréter les résultats de ces études [63]. En effet, les patients pourraient réduire leur activité physique pendant la phase prodromale de la maladie de Parkinson en raison de symptômes non moteurs et moteurs discrets. Pour limiter ce problème, certaines études de cohorte ont exclu les cas au cours des 4 à 10 premières années de suivi [64-68] ; seule une étude avec un décalage de 4 ans a montré une association inverse significative [67]. Parmi les études de cohorte incluses dans la méta-analyse, quatre avaient une période de suivi inférieure à 10 ans [64,67,69,70], trois avaient un suivi entre 10 et 15 ans [65,66] et une seule basée sur un échantillon de petite taille avait un suivi de plus de 15 ans [68].

Plus récemment, l'étude de cohorte E3N de près de 100 000 femmes françaises [10] a étudié la relation entre l'activité physique mesurée 6 fois au cours de près de 30 ans de suivi et la maladie de Parkinson [71]. Une analyse des trajectoires d'activité physique dans une étude cas-témoins nichée dans E3N a montré que les cas de maladie de Parkinson avaient des niveaux d'activité physique inférieurs à ceux des témoins 29 ans avant la date de diagnostic, et que les différences de niveau d'activité physique entre les cas et les témoins augmentaient environ 10 ans avant le diagnostic, en accord avec l'hypothèse selon laquelle les symptômes prodromaux de la maladie de Parkinson entraîneraient une réduction de l'activité physique. Ce résultat souligne l'importance d'effectuer des analyses avec un décalage suffisant pour estimer les associations entre l'activité physique et la maladie de Parkinson non biaisées par la causalité inverse. L'analyse de survie avec un décalage de 10 ans ajustée sur de nombreux facteurs de confusion a confirmé une association inverse entre l'activité physique et l'incidence de la maladie de Parkinson (RR = 0,75, IC 95 % = 0,63-0,89) qui était de même ordre de grandeur avec des décalages de 15 et 20 ans [71]. Ces résultats suggèrent qu'il est peu probable que la causalité inverse explique complètement l'association inverse entre l'activité physique et la maladie de Parkinson.

De multiples mécanismes pourraient expliquer l'association inverse entre l'activité physique et la maladie de Parkinson, notamment la neuroprotection des neurones dopaminergiques, la régulation de la transmission des neurotransmetteurs, la modulation de la neuro-inflammation et du stress oxydatif, et la plasticité cérébrale [72-77].

L'ensemble de ces résultats contribue à identifier l'activité physique comme l'une des pistes d'interventions les plus prometteuses en termes de potentiel de prévention de la maladie de Parkinson [78,79]. D'autres études sont encore nécessaires pour comprendre quels type et niveau d'activité physique sont bénéfiques.

Consommation de lait et produits laitiers

De nombreuses études se sont intéressées au rôle de l'alimentation dans la survenue de la maladie de Parkinson. Parmi elles, les résultats les plus cohérents concernent la consommation de lait et de produits laitiers. Plusieurs études ont montré que le risque de maladie de Parkinson était plus élevé chez les consommateurs de produits laitiers. Une première méta-analyse de trois études de cohorte aux États-Unis a estimé un RR de 1,6 comparant la catégorie de consommation de produits laitiers la plus élevée à la plus faible [80-82] ; cette association n'était expliquée ni par la vitamine D ni par l'apport en calcium. Deux autres cohortes (Finlande, Grèce) ont également rapporté une association positive avec la consommation de lait [83,84]. Enfin, une méta-analyse incluant l'ensemble de ces cinq cohortes et comprenant plus de 1 000 cas de maladie de Parkinson a rapporté un risque augmenté de 40 % (RR = 1,40, IC 95 % = 1,20-1,63 ; I^2 = 8,2 %, p-hétérogénéité = 0,37) chez les individus ayant la plus forte consommation de produits laitiers par rapport à ceux ayant la plus faible ; cette association était plus forte chez les hommes (RR = 1,66, IC 95 % = 1,29-2,14) que chez les femmes (RR = 1,15, IC 95 % = 0,85-1,56) [85]. Elle était en grande partie expliquée par la consommation de lait, tandis qu'il n'y avait pas d'association pour les autres produits laitiers (fromage, yaourt).

Ici encore, la causalité de l'association reste discutée [63]. En effet, il est possible que les troubles digestifs fréquemment observés dans les années précédant la survenue de la maladie de Parkinson conduisent à des changements de l'alimentation (causalité inverse).

Le lactose, principal composant du lait, doit être hydrolysé en glucose et galactose par la lactase, une enzyme sécrétée par les entérocytes de l'intestin grêle, pour être digéré. Dans les années 2000, une étude a évalué l'association entre les variants génétiques et la persistance à la lactase, une aptitude autosomale dominante à digérer le lactose [86]. Elle a montré pour la première fois une corrélation complète entre un polymorphisme génétique situé 14kb en amont de la région codante du gène de la lactase (LCT-13190, rs4988235-C/T) et la persistance de l'expression de la lactase après le sevrage. L'allèle T de ce SNP était associé à la persistance de la lactase et donc à une consommation de lait plus élevée. Sa prévalence varie considérablement en fonction des populations européennes (70-80 % Europe du Nord, 5-10 % Europe du Sud) [87]. Toutefois, cette association a été largement reproduite dans plusieurs populations d'ascendance européenne, ce qui fournit une base biologique pour l'utilisation de ce variant dans des études de RM réalisées au sein de ces populations [88]. Plusieurs études de RM ont utilisé ce variant pour étudier l'association entre la consommation de lait et différents cancers [89], le diabète de type 2 et l'IMC [90-92], les maladies cardio-métaboliques et cardiaques ischémiques [92,93], l'acné [94], la densité minérale osseuse [95], le taux de vitamine D [96] et la mortalité [95].

Dans le cadre du consortium international Courage-PD, une analyse de RM à deux échantillons grâce au polymorphisme rs4988235 a été réalisée pour étudier l'effet causal de la consommation de lait dans la maladie de Parkinson [97]. Dans cette étude, une consommation plus élevée de lait génétiquement prédite était associée à un risque plus élevé de maladie de Parkinson (OR pour 1 portion/jour = 1,70, IC 95 % = 1,12-2,60, p = 0,013). Cette association était présente chez les hommes (OR = 2,50, IC 95 % = 1,37-4,56, p = 0,003), mais pas chez les femmes (OR = 1,04, IC 95 % = 0,56-1,92, p = 0,91 ; p-interaction = 0,029). Chez les hommes, l'association était similaire dans les pays où la fréquence du rs4988235-T était inférieure (OR = 2,39, IC 95 % = 1,15-4,97, p = 0,019) ou supérieure (OR = 2,73, IC 95 % = 0,95-7,85, p = 0,061) à la médiane (p-interaction = 0,89). Il n'existait pas de différence statistiquement significative des associations en fonction de l'âge médian (p-interaction = 0,56) ou de la durée de la maladie (p-interaction = 0,13). Ces résultats confortent les résultats des études épidémiologiques traditionnelles.

Les mécanismes expliquant cette association sont inconnus. D'après les résultats d'études épidémiologiques, il est peu probable qu'elle soit due au calcium, à la vitamine D ou à l'apport énergique dû aux graisses contenues dans le lait, car seuls le calcium et la vitamine D provenant de produits laitiers étaient positivement associés à la maladie de Parkinson. Par exemple, une étude a montré des RRs positifs dans chaque quintile de l'apport en calcium et en vitamine D provenant uniquement des produits laitiers (RRs≈1,3 et 1,8, respectivement) [81]. De plus, les études de RM qui ont évalué le rôle de la vitamine D et du calcium dans la maladie de Parkinson n'ont pas retrouvé d'arguments en faveur d'une origine causale [98-100].

D'autres ont émis l'hypothèse selon laquelle la consommation de produits laitiers augmenterait le risque de maladie de Parkinson en réduisant le taux d'acide urique qui a été retrouvé associé de manière inverse avec la maladie de Parkinson dans les études épidémiologiques [85,101], mais ce résultat n'a pas été confirmé par deux études de RM qui suggèrent que la relation entre l'acide urique et la maladie de Parkinson ne serait pas causale [102,103]. Néanmoins, la consommation de produits laitiers pourrait modifier l'absorption d'autres composés neuroprotecteurs [104].

L'hypothèse selon laquelle les produits laitiers pourraient être contaminés par des pesticides, associés de manière positive dans de nombreuses études à la maladie de Parkinson [26], a été soulevée dans l'étude hawaïenne Honolulu-Asia Aging Study. Après la Seconde Guerre mondiale et jusqu'à son interdiction en 1988, l'insecticide heptachlore a été utilisé à Hawaï en grande quantité pour la culture des ananas. Un épisode de contamination du lait par un de ses métabolites, l'heptachlore époxyde, a été rapporté en 1982 ; il avait été attribué à l'inclusion de feuilles d'ananas traitées par heptachlore dans l'alimentation des vaches. Les investigateurs de cette étude sont parmi les premiers à avoir montré une association entre la consommation de lait et le risque de maladie de Parkinson [82]. Ils ont ensuite montré que la consommation de lait était associée à la perte de neurones de la substance noire ainsi qu'à la présence de résidus d'époxyde d'heptachlore dans le cerveau de participants décédés sans maladie de Parkinson dans la cohorte [105]. Toutefois, les résultats de l'étude de RM par Courage-PD montrent que l'association entre la consommation de lait génétiquement prédite et la maladie de Parkinson était similaire dans différentes régions du monde ou selon l'âge. Étant donné que l'utilisation de pesticides varie considérablement selon le lieu et l'époque, il est peu probable que la contamination par des pesticides explique entièrement l'association.

Enfin, il est également possible que d'autres mécanismes puissent impliquer des modifications du microbiote [106] ou des niveaux de lipides [91] liés à la consommation de produits laitiers et des études complémentaires sont nécessaires pour mieux comprendre les mécanismes qui sous-tendent cette association.

Indice de masse corporelle

La relation entre l'indice de masse corporelle (IMC) et la maladie de Parkinson est complexe. La plupart des études qui l'ont étudiée n'ont pas montré d'association [68,84,105,107-112]. Dans une méta-analyse de 10 études, le RR associé à une augmentation de 5 kg/m^2 de l'IMC était de 1,0 (IC 95 % = 0,9-1,1) ; il existait toutefois une hétérogénéité importante entre les études [113]. À l'inverse, une méta-analyse récente de sept études a mis en évidence une association inverse avec la maladie de Parkinson : les personnes ayant un IMC faible (< 18,5 kg/m^2) avaient un risque de MP augmenté d'environ 20 % par rapport à ceux ayant un IMC normal (compris entre 18,5 et 24,9 kg/m^2) [114]. Aucune de ces études n'a utilisé des mesures répétées d'IMC et n'a donc pris en compte l'influence du changement de l'IMC au cours du suivi.

Ici encore, l'analyse de l'association entre l'IMC et la maladie de Parkinson pourrait être biaisée par la causalité inverse qui pourrait expliquer une association positive entre l'IMC faible et le risque de maladie de Parkinson. En effet, les patients parkinsoniens ont en moyenne un poids inférieur à celui des témoins, et cette différence augmente avec la durée de la maladie [115,116]. La perte d'initiative, la perturbation du traitement de la récompense, la constipation, des changements dans le comportement alimentaire et le dysfonctionnement olfactif pouvaient contribuer à expliquer cette perte de poids [117,118]. Cette perte de poids intervient généralement quelques années avant le diagnostic de maladie de Parkinson [107,108,119], six à sept ans avant d'après une étude récente ayant utilisé l'absorptiométrie biphotonique à rayons X [119]. Certaines études, mais pas toutes, ont exclu les participants qui ont développé une maladie de Parkinson au cours des premières années du suivi ; elles ont généralement utilisé des décalages ≤ 5 ans [107-109,111,119-122] et seules deux études ont utilisé des décalages plus longs [123].

Dans l'étude de cohorte E3N portant sur environ 100 000 femmes ayant fait l'objet d'évaluations répétées des mesures anthropométriques au cours des 29 années de suivi, l'obésité était associée à une incidence plus faible de la maladie de Parkinson (RR = 0,76, IC 95 % = 0,59-0,98), même lorsqu'elle était évaluée 20 ans avant le diagnostic de la maladie de Parkinson (RR = 0,52, IC 95 % = 0,30-0,88) [124]. Les analyses des trajectoires de l'IMC ont montré que l'obésité était moins fréquente chez les patients atteints de la maladie de Parkinson que chez les témoins 29 ans avant la date index, et que l'IMC commençait à diminuer chez les patients atteints de la maladie de Parkinson 5 à 10 ans avant le diagnostic.

Les études de RM apportent des arguments supplémentaires en faveur d'une association inverse entre l'IMC et le risque de maladie de Parkinson. À partir des données du consortium iPDGC, une étude de RM (13708 cas, 95282 témoins) a utilisé 77 SNPs associés à l'IMC et montré une association inverse entre l'IMC et la maladie de Parkinson (OR pour 5 kg/m^2 = 0,82, IC 95 % = 0,69-0,98) [125]. Une autre analyse du consortium iPDGC (26035 cas, 403190 témoins) a montré une association inverse entre plusieurs traits liés à l'augmentation de l'adiposité (pourcentage de graisse du bras, jambe, tronc, etc.) et la maladie de Parkinson ; il existait une association inverse entre l'IMC et la maladie en utilisant le même instrument génétique que dans l'étude précédente (OR pour 5 kg/m^2 = 0,81 ; p = 0,037) ou un autre instrument composé de 273 SNPs (OR pour 4,8 kg/m^2 = 0,86, p = 0,030). L'étude de RM *split-sample* à partir des données de 23andMe (19 924 cas, 2 413 087 témoins) retrouvait également une association inverse (OR pour 1 kg/m^2 = 0,99, IC 95 % = 0,98-1,00, p = 0,008 ; entre 729 et 693 SNPs pris en compte) ; l'OR exprimé pour une augmentation de 5 kg/m^2 (comme dans iPDGC) est de 0,94 et représente donc une association plus faible [48]. Dans toutes ces études, il existait des différences d'âge entre cas et témoins qui n'étaient pas appariés ; par exemple, dans l'étude de 23andMe, tandis que les cas étaient âgés en moyenne de 71 ans, les témoins étaient âgés en moyenne de 50 ans, soit une différence de plus de 20 ans [48]. Étant donné qu'un IMC plus élevé est associé à une mortalité accrue, ces différences pourraient être responsables d'un biais insuffisamment corrigé par l'ajustement sur l'âge. Les auteurs de l'un de ces articles ont effectué des simulations pour évaluer si leurs résultats auraient pu être expliqués par des différences d'âge entre cas et témoins et ont conclu qu'un biais de survie pouvait avoir contribué à l'association inverse mais n'expliquait pas la totalité de l'effet mis en évidence [125]. Une limite de ces analyses est que la RM à deux échantillons suppose une relation linéaire entre l'exposition et la maladie, et ne permet pas d'examiner des relations non linéaires. Il serait intéressant de répliquer ces résultats en réalisant des analyses de RM à un échantillon dans des études de cohorte de grande taille.

Les mécanismes qui sous-tendent une association inverse entre l'IMC et la maladie de Parkinson restent mal compris. Des études d'IRM fonctionnelle suggèrent qu'un IMC plus élevé pourrait avoir un effet bénéfique sur la connectivité cérébrale [126]. De plus, l'obésité est associée à une résistance à l'insuline et à une hyperinsulinémie compensatrice [127]. L'insuline traverse la barrière hémato-encéphalique et influence une multitude de voies neuroprotectrices dans le cerveau, y compris la promotion de la survie neuronale et la transmission dopaminergique [117,128,129]. En outre, la voie de signalisation Insuline/IGF1 contribue au contrôle de l'excitabilité neuronale et son dysfonctionnement contribue à la perte progressive de neurones dans la maladie de Parkinson [130]. Bien que l'augmentation des niveaux d'insuline circulante représente une explication plausible, la relation temporelle entre la résistance à l'insuline périphérique et cérébrale reste floue, et des recherches supplémentaires sont nécessaires pour mieux comprendre l'association inverse entre l'obésité et l'incidence plus faible de la maladie de Parkinson [117]. Enfin, le microbiote pourrait jouer un rôle dans l'étiologie de la maladie [131] et l'obésité est caractérisée par des changements dans le microbiote [132]. Des études supplémentaires sont nécessaires pour examiner si les changements du microbiote liés à l'obésité pourraient jouer un rôle dans la maladie de Parkinson.

Facteurs hormonaux

La maladie de Parkinson est environ 1,5 fois plus fréquente chez les hommes que chez les femmes [5]. De plus, d'après des études expérimentales, les estrogènes ont un effet neuro-protecteur sur la voie nigrostriée en raison d'une augmentation de la synthèse de dopamine, la régulation de facteurs neurotrophiques et l'inhibition de l'agrégation de l'alpha-synucléine. Ces observations ont motivé des études sur le rôle des facteurs hormonaux, mais leurs résultats demeurent peu cohérents [26,30,31,133,134].

Le résultat le plus cohérent de ces études porte sur le rôle délétère de la ménopause chirurgicale [134]. Cette relation a été confirmée en France dans deux études. Une étude cas-témoin a montré un risque augmenté de maladie de Parkinson chez les femmes ayant eu une ovariectomie bilatérale (OR = 3,55, IC 95 % = 1,75-7,20) [135]. Dans l'étude de cohorte E3N, les femmes ayant une ménopause artificielle (chirurgicale, iatrogène) étaient plus à risque que les femmes ayant une ménopause naturelle (RR = 1,28, IC 95 % = 1,09-1,47), en particulier lorsque la ménopause artificielle se produisait à un âge précoce ($\leq$ 45,0 ans). Le traitement hormonal de la ménopause tendait à atténuer l'augmentation du risque associée à la ménopause artificielle ou précoce ($\leq$ 45,0 ans) [136].

Conclusion

Bien que les études épidémiologiques aient permis des progrès importants au cours des dernières années dans la compréhension de l'étiologie de la maladie de Parkinson, l'identification des facteurs de risque ou protecteurs de maladie de Parkinson demeure complexe. Comme nous l'avons évoqué plusieurs fois, l'une des difficultés majeures est la possibilité d'un biais de causalité inverse lié à la période pré-diagnostique de la maladie de Parkinson au cours de laquelle les comportements pourraient changer [12,63]. Une particularité de cette maladie est l'existence de nombreux facteurs associés de manière inverse au risque de la maladie [26]. Il est important de déterminer si ces expositions sont véritablement associées à un risque diminué de maladie de Parkinson, avec des conséquences possibles en termes de prévention, ou s'il s'agit d'un biais [63].

Pour répondre à ces questions, des études de cohorte de grande taille et avec un très long suivi, comme la cohorte de femmes E3N en France, sont nécessaires pour évaluer les expositions longtemps avant le début de la maladie. D'autres approches, comme la RM, sont également possibles et la comparaison des résultats d'études ayant utilisé des approches différentes avec chacune ses propres limites et forces dans un objectif de triangulation de l'évidence permet d'apporter des arguments en faveur de la causalité des associations [137].

Compte tenu de l'augmentation du nombre de patients liée au vieillissement de la population et en l'absence de traitement curatif de la maladie de Parkinson, il est important d'identifier des mesures qui pourraient permettre de prévenir l'apparition de la maladie et de ralentir son évolution. Une réflexion sur des pistes de prévention de la maladie de Parkinson débute actuellement [78,138]. Cela pose de nombreuses questions qui restent à résoudre. À quel moment intervenir ? Chez qui ? Comment mesurer la progression ? Quelles interventions mettre en place ?

Références

[1] Pringsheim T, Jette N, Frolkis A, et al. The prevalence of Parkinson's disease: a systematic review and meta-analysis. Mov Disord 2014;29(13):1583–90. https://doi.org/10.1002/mds.25945.

[2] Hirsch L, Jette N, Frolkis A, et al. The Incidence of Parkinson's Disease: A Systematic Review and Meta-Analysis. Neuroepidemiology 2016;46(4):292–300. https://doi.org/10.1159/000445751.

[3] Global, regional, and national burden of Parkinson's disease, 1990-2016: a systematic analysis for the Global Burden of Disease Study 2016. Lancet Neurol 2018;17(11):939–53. https://doi.org/10.1016/s1474-4422(18)30295-3.

[4] Ben-Shlomo Y, Darweesh S, Llibre-Guerra J, et al. The epidemiology of Parkinson's disease. Lancet (London, England) 2024;403(10423):283–92. https://doi.org/10.1016/S0140-6736(23)01419-8.

[5] Moisan F, Kab S, Mohamed F, et al. Parkinson disease male-to-female ratios increase with age: French nationwide study and meta-analysis. J Neurol Neurosurg Psychiatry 2016;87(9):952–7. https://doi.org/10.1136/jnnp-2015-312283.

[6] Wanneveich M, Moisan F, Jacqmin-Gadda H, et al. Projections of prevalence, lifetime risk, and life expectancy of Parkinson's disease (2010-2030) in France. Mov Disord 2018. https://doi.org/10.1002/mds.27447.

[7] Global, regional, and national burden of neurological disorders during 1990-2015: a systematic analysis for the Global Burden of Disease Study 2015. Lancet Neurol 2017;16(11):877–97. https://doi.org/10.1016/s1474-4422(17)30299-5.

[8] Khoshnood RJ, Zali A, Tafreshinejad A, et al. Parkinson's disease and COVID-19: a systematic review and meta-analysis. Neurological sciences: official journal of the Italian Neurological Society and of the Italian Society of Clinical Neurophysiology 2022;43(2):775–83. https://doi.org/10.1007/s10072-021-05756-4.

[9] Ou Z, Pan J, Tang S, et al. Global Trends in the Incidence, Prevalence, and Years Lived With Disability of Parkinson's Disease in 204 Countries/Territories From 1990 to 2019. Front Public Health 2021;9:776847. https://doi.org/10.3389/fpubh.2021.776847.

[10] Canonico M, Artaud F, Degaey I, et al. Incidence of Parkinson's disease in French women from the E3N cohort study over 27 years of follow-up. Eur J Epidemiol 2022;37(5):513–23. https://doi.org/10.1007/s10654-022-00851-y.

[11] Savica R, Boeve BF, Mielke MM. When Do α-Synucleinopathies Start? An Epidemiological Timeline: A Review. JAMA Neurol 2018;75(4):503–9. https://doi.org/10.1001/jamaneurol.2017.4243.

[12] Savica R, Rocca WA, Ahlskog JE. When does Parkinson disease start? Arch Neurol 2010;67(7):798–801.

[13] Schrag A, Horsfall L, Walters K, et al. Prediagnostic presentations of Parkinson's disease in primary care : a case-control study. Lancet Neurol 2015;14(1):57–64. https://doi.org/10.1016/s1474-4422(14)70287-x.

[14] Martinez-Martin P, Chaudhuri KR, Rojo-Abuin JM, et al. Assessing the non-motor symptoms of Parkinson's disease: MDS-UPDRS and NMS Scale. Eur J Neurol 2015;22(1):37–43. https://doi.org/10.1111/ene.12165.

[15] Adams-Carr KL, Bestwick JP, Shribman S, et al. Constipation preceding Parkinson's disease: a systematic review and meta-analysis. J Neurol Neurosurg Psychiatry 2015. https://doi.org/10.1136/jnnp-2015-311680.

[16] Savica R, Carlin JM, Grossardt BR, et al. Medical records documentation of constipation preceding Parkinson disease: A case-control study. Neurology 2009;73(21):1752–8. https://doi.org/10.1212/WNL.0b013e3181c34af5.

[17] Ross GW, Abbott RD, Petrovitch H, et al. Premotor features of Parkinson's disease: the Honolulu-Asia Aging Study experience. Parkinsonism Relat Disord 2012;18(Suppl 1):S199–202. https://doi.org/10.1016/S1353-8020(11)70062-1.

[18] Berg D, Borghammer P, Fereshtehnejad SM, et al. Prodromal Parkinson disease subtypes - key to

understanding heterogeneity. Nature reviews. Neurology 2021;17(6):349–61. https://doi.org/10.1038/s41582-021-00486-9.

[19] Borghammer P, Van Den Berge N. Brain-First versus Gut-First Parkinson's Disease: A Hypothesis. J Parkinsons Dis 2019;9(s2):S281–95. https://doi.org/10.3233/JPD-191721.

[20] Svensson E, Horvath-Puho E, Thomsen RW, et al. Vagotomy and subsequent risk of Parkinson's disease. Ann Neurol 2015;78(4):522–9. https://doi.org/10.1002/ana.24448.

[21] Nguyen TTH, Fournier A, Courtois E, et al. Statin Use and Incidence of Parkinson's Disease in Women from the French E3N Cohort Study. Mov Disord 2023. https://doi.org/10.1002/mds.29349.

[22] Gross A, Racette BA, Camacho-Soto A, et al. Use of medical care biases associations between Parkinson disease and other medical conditions. Neurology 2018;90(24):e2155–65. https://doi.org/10.1212/WNL.0000000000005678.

[23] Jafari S, Etminan M, Aminzadeh F, et al. Head injury and risk of Parkinson disease: a systematic review and meta-analysis. Mov Disord 2013;28(9):1222–9.

[24] Fang F, Chen H, Feldman AL, et al. Head injury and Parkinson's disease: a population-based study. Mov Disord 2012;27(13):1632–5. https://doi.org/10.1002/mds.25143.

[25] Gardner RC, Burke JF, Nettiksimmons J, et al. Traumatic brain injury in later life increases risk for Parkinson disease. Ann Neurol 2015;77(6):987–95.

[26] Bellou V, Belbasis L, Tzoulaki I, et al. Environmental risk factors and Parkinson's disease: An umbrella review of meta-analyses. Parkinsonism Relat Disord 2016;23:1–9. https://doi.org/10.1016/j.parkreldis.2015.12.008.

[27] Hicks B, Kaye JA, Azoulay L, et al. The application of lag times in cancer pharmacoepidemiology: a narrative review. Ann Epidemiol 2023;84:25–32. https://doi.org/10.1016/j.annepidem.2023.05.004.

[28] Burgess S, Davey Smith G, Davies NM, et al. Guidelines for performing Mendelian randomization investigations. Wellcome open research 2019;4:186. https://doi.org/10.12688/wellcomeopenres.15555.2.

[29] Hernán MA, Robins JM. Instruments for causal inference: an epidemiologist's dream? Epidemiology 2006;17(4):360–72. https://doi.org/10.1097/01.ede.0000222409.00878.37.

[30] Noyce AJ, Bestwick JP, Silveira-Moriyama L, et al. Meta-analysis of early nonmotor features and risk factors for Parkinson disease. Ann. Neurol 2012;72(6):893–901.

[31] Ascherio A, Schwarzschild MA. The epidemiology of Parkinson's disease: risk factors and prevention. Lancet Neurol 2016;15(12):1257–72. https://doi.org/10.1016/s1474-4422(16)30230-7.

[32] Wirdefeldt K, Adami HO, Cole P, et al. Epidemiology and etiology of Parkinson's disease: a review of the evidence. Eur J Epidemiol 2011;26(Suppl 1):1–58.

[33] Hernan MA, Takkouche B, Caamano-Isorna F, et al. A meta-analysis of coffee drinking, cigarette smoking, and the risk of Parkinson's disease. Ann Neurol 2002;52(3):276–84. https://doi.org/10.1002/ana.10277.

[34] Gallo V, Vineis P, Cancellieri M, et al. Exploring causality of the association between smoking and Parkinson's disease. Int J Epidemiol 2019;48(3):912–25. https://doi.org/10.1093/ije/dyy230.

[35] Chen H, Huang X, Guo X, et al. Smoking duration, intensity, and risk of Parkinson disease. Neurology 2010;74(11):878–84.

[36] Ritz B, Ascherio A, Checkoway H, et al. Pooled analysis of tobacco use and risk of Parkinson disease. Arch Neurol 2007;64(7):990–7. https://doi.org/10.1001/archneur.64.7.990.

[37] Yang F, Pedersen NL, Ye W, et al. Moist smokeless tobacco (Snus) use and risk of Parkinson's disease. Int J Epidemiol 2017;46(3):872–80. https://doi.org/10.1093/ije/dyw294.

[38] Tsuang D, Larson EB, Li G, et al. Association between lifetime cigarette smoking and lewy body accumulation. Brain Pathol 2010;20(2):412–8. https://doi.org/10.1111/j.1750-3639.2009.00296.x.

[39] Ritz B, Rhodes SL. After half a century of research on smoking and PD, where do we go now? Neurology 2010;74(11):870–1.

[40] Ritz B, Lee PC, Lassen CF, et al. Parkinson disease and smoking revisited: Ease of quitting is an early sign of the disease. Neurology 2014;83(16):1396–402.

[41] Wirdefeldt K, Gatz M, Pawitan Y, et al. Risk and protective factors for Parkinson's disease: a study in Swedish twins. Ann Neurol 2005;57(1):27–33.

[42] Searles Nielsen S, Gallagher LG, Lundin JI, et al. Environmental tobacco smoke and Parkinson's disease. Mov Disord 2012;27(2):293–6.

[43] Gatto NM, Deapen D, Bordelon Y, et al. Passive smoking and Parkinson's disease in California Teachers. Parkinsonism Relat Disord 2017;45:44–9. https://doi.org/10.1016/j.parkreldis.2017.10.001.

[44] Searles Nielsen S, Franklin GM, Longstreth WT, et al. Nicotine from edible Solanaceae and risk of Parkinson disease. Ann. Neurol 2013;74(3):472–7.

[45] Grover S, Lill CM, Kasten M, et al. Risky behaviors and Parkinson disease: A mendelian randomization study. Neurology 2019;93(15):e1412–24. https://doi.org/10.1212/WNL.0000000000008245.

[46] Nalls MA, Blauwendraat C, Vallerga CL, et al. Identification of novel risk loci, causal insights, and heritable risk for Parkinson's disease: a meta-analysis of genome-wide association studies. Lancet Neurol

2019;18(12):1091–102. https://doi.org/10.1016/S1474-4422(19)30320-5.

[47] Dominguez-Baleon C, Ong JS, Scherzer CR, et al. Understanding the effect of smoking and drinking behavior on Parkinson's disease risk: a Mendelian randomization study. Sci Rep 2021;11(1):13980. https://doi.org/10.1038/s41598-021-93105-y.

[48] Heilbron K, Jensen MP, Bandres-Ciga S, et al. Unhealthy Behaviours and Risk of Parkinson's Disease: a Mendelian Randomisation Study. J Parkinsons Dis 2021;11(4):1981–93. https://doi.org/10.3233/JPD-202487.

[49] Vie G, Wootton RE, Bjørngaard JH, et al. The effect of smoking intensity on all-cause and cause-specific mortality-a Mendelian randomization analysis. Int J Epidemiol 2019;48(5):1438–46. https://doi.org/10.1093/ije/dyz081.

[50] Rode L, Bojesen SE, Weischer M, et al. High tobacco consumption is causally associated with increased all-cause mortality in a general population sample of 55 568 individuals, but not with short telomeres: a Mendelian randomization study. Int J Epidemiol 2014;43(5):1473–83. https://doi.org/dyu119 [pii] ;10.1093/ije/dyu119.

[51] Domenighetti C, Sugier PE, Sreelatha AAK, et al. Mendelian Randomisation Study of Smoking, Alcohol, and Coffee Drinking in Relation to Parkinson's Disease. J Parkinsons Dis 2022;12(1):267–82. https://doi.org/10.3233/JPD-212851.

[52] Smit RAJ, Trompet S, Dekkers OM, et al. Survival Bias in Mendelian Randomization Studies: A Threat to Causal Inference. Epidemiology 2019;30(6):813–6. https://doi.org/10.1097/EDE.0000000000001072.

[53] Elbaz A, Alperovitch A. Bias in association studies resulting from gene-environment interactions and competing risks. Am J Epidemiol 2002;155(3):265–73.

[54] Schooling CM. Biases in GWAS. The dog that did not bark. bioRxiv. 2019 :709063.https://doi.org/10.1101/709063.

[55] Schooling CM. Selection bias in population-representative studies? A commentary on Deaton and Cartwright. Social science & medicine (1982) 2018;210:70. https://doi.org/10.1016/j.socscimed.2018.04.047.

[56] Lee PC, Ahmed I, Loriot MA, et al. Smoking and Parkinson disease : Evidence for gene-by-smoking interactions. Neurology 2018;90(7):e583–92. https://doi.org/10.1212/WNL.0000000000004953.

[57] Chuang YH, Lee PC, Vlaar T, et al. Pooled analysis of the HLA-DRB1 by smoking interaction in Parkinson disease. Ann Neurol 2017;82(5):655–64. https://doi.org/10.1002/ana.25065.

[58] Domenighetti C, Douillard V, Sugier PE, et al. The Interaction between HLA-DRB1 and Smoking in Parkinson's Disease Revisited. Mov Disord 2022;37(9):1929–37. https://doi.org/10.1002/mds.29133.

[59] Rose KN, Schwarzschild MA, Gomperts SN. Clearing the Smoke: What Protects Smokers from Parkinson's Disease? Mov Disord 2024. https://doi.org/10.1002/mds.29707.

[60] Fowler JS, Volkow ND, Wang GJ, et al. Inhibition of monoamine oxidase B in the brains of smokers. 1996;379(6567):733-736.

[61] Hong DP, Fink AL, Uversky VN. Smoking and Parkinson's disease: does nicotine affect alpha-synuclein fibrillation? Biochim Biophys Acta 2009;1794(2):282–90. https://doi.org/10.1016/j.bbapap.2008.09.026.

[62] Fang X, Han D, Cheng Q, et al. Association of Levels of Physical Activity With Risk of Parkinson Disease: a Systematic Review and Meta-analysis. JAMA Netw Open 2018;1(5):e182421. https://doi.org/10.1001/jamanetworkopen.2018.2421.

[63] Elbaz A. Prodromal symptoms of Parkinson's disease: Implications for epidemiological studies of disease etiology. Rev Neurol 2016;172(8–9):503–11. https://doi.org/10.1016/j.neurol.2016.07.001.

[64] Thacker EL, Chen H, Patel AV, et al. Recreational physical activity and risk of Parkinson's disease. Mov Disord 2008;23(1):69–74. https://doi.org/10.1002/mds.21772.

[65] Chen H, Zhang SM, Schwarzschild MA, et al. Physical activity and the risk of Parkinson disease. Neurology 2005;64(4):664–9. https://doi.org/10.1212/01.wnl.0000151960.28687.93.

[66] Yang F, Trolle Lagerros Y, Bellocco R, et al. Physical activity and risk of Parkinson's disease in the Swedish National March Cohort. Brain: a Journal of Neurology 2015;138(2):269–75. https://doi.org/10.1093/brain/awu323.

[67] Xu Q, Park Y, Huang X, et al. Physical activities and future risk of Parkinson disease. Neurology 2010;75(4):341–8. https://doi.org/10.1212/WNL.0b013e3181ea1597.

[68] Saaksjarvi K, Knekt P, Mannisto S, et al. Reduced risk of Parkinson's disease associated with lower body mass index and heavy leisure-time physical activity. Eur J Epidemiol 2014;29(4):285–92. https://doi.org/10.1007/s10654-014-9887-2.

[69] Logroscino G, Sesso HD, Paffenbarger RS Jr, et al. Physical activity and risk of Parkinson's disease: a prospective cohort study. J Neurol Neurosurg Psychiatry 2006;77(12):1318–22. https://doi.org/10.1136/jnnp.2006.097170.

[70] Llamas-Velasco S, Contador I, Mendez-Guerrero A, et al. Physical activity and risk of Parkinson's disease and parkinsonism in a prospective population-based study (NEDICES). Prev Med Rep 2021;23:101485. https://doi.org/10.1016/j.pmedr.2021.101485.

[71] Portugal B, Artaud F, Degaey I, et al. Association of Physical Activity and Parkinson Disease in Women: Long-term Follow-up of the E3N Cohort Study.

Neurology 2023;101(4):e386–98. https://doi.org/10.1212/wnl.0000000000207424.
[72] Palasz E, Niewiadomski W, Gasiorowska A, et al. Exercise-Induced Neuroprotection and Recovery of Motor Function in Animal Models of Parkinson's Disease. Front Neurol 2019;10:1143. https://doi.org/10.3389/fneur.2019.01143.
[73] Xu X, Fu Z, Le W. Exercise and Parkinson's disease. Int Rev Neurobiol 2019;147:45–74. https://doi.org/10.1016/bs.irn.2019.06.003.
[74] Gleeson M, Bishop NC, Stensel DJ, et al. The anti-inflammatory effects of exercise: mechanisms and implications for the prevention and treatment of disease. Nat Rev Immunol 2011;11(9):607–15. https://doi.org/10.1038/nri3041.
[75] Hou L, Chen W, Liu X, et al. Exercise-Induced Neuroprotection of the Nigrostriatal Dopamine System in Parkinson's Disease. Front Aging Neurosci 2017;9:358. https://doi.org/10.3389/fnagi.2017.00358.
[76] Erickson HI, Gildengers AG, Butters MA. Physical activity and brain plasticity in late adulthood. Dialogues Clin Neurosci 2013;15(1):99–108.
[77] Pialoux V, Brown AD, Leigh R, et al. Effect of cardiorespiratory fitness on vascular regulation and oxidative stress in postmenopausal women. Hypertension 2009;54(5):1014–20. https://doi.org/10.1161/HYPERTENSIONAHA.109.138917.
[78] Berg D, Crotty GF, Keavney JL, et al. Path to Parkinson Disease Prevention: Conclusion and Outlook. Neurology 2022;99(7 Suppl 1):76–83. https://doi.org/10.1212/WNL.0000000000200793.
[79] Janssen Daalen JM, Schootemeijer S, Richard E, et al. Lifestyle Interventions for the Prevention of Parkinson Disease: A Recipe for Action. Neurology 2022;99(7 Supplement 1):42–51. https://doi.org/10.1212/WNL.0000000000200787.
[80] Chen H, Zhang SM, Hernán MA, et al. Diet and Parkinson's disease: a potential role of dairy products in men. Ann Neurol 2002;52(6):793–801. https://doi.org/10.1002/ana.10381.
[81] Chen H, O'Reilly E, McCullough ML, et al. Consumption of dairy products and risk of Parkinson's disease. Am J Epidemiol 2007;165(9):998–1006. https://doi.org/10.1093/aje/kwk089.
[82] Park M, Ross GW, Petrovitch H, et al. Consumption of milk and calcium in midlife and the future risk of Parkinson disease. Neurology 2005;64(6):1047–51. https://doi.org/10.1212/01.wnl.0000154532.98495.bf.
[83] Sääksjärvi K, Knekt P, Lundqvist A, et al. A cohort study on diet and the risk of Parkinson's disease: the role of food groups and diet quality. Br J Nutr 2013;109(2):329–37. https://doi.org/10.1017/s0007114512000955.
[84] Kyrozis A, Ghika A, Stathopoulos P, et al. Dietary and lifestyle variables in relation to incidence of Parkinson's disease in Greece. Eur J Epidemiol 2013;28(1):67–77. https://doi.org/10.1007/s10654-012-9760-0.
[85] Jiang W, Ju C, Jiang H, et al. Dairy foods intake and risk of Parkinson's disease : a dose-response meta-analysis of prospective cohort studies. Eur J Epidemiol 2014;29(9):613–9. https://doi.org/10.1007/s10654-014-9921-4.
[86] Enattah NS, Sahi T, Savilahti E, et al. Identification of a variant associated with adult-type hypolactasia. Nat Genet 2002;30(2):233–7. https://doi.org/10.1038/ng826.
[87] Smith GD, Lawlor DA, Timpson NJ, et al. Lactase persistence-related genetic variant : population substructure and health outcomes.. Eur J Hum Genet 2009;17(3):357–67. https://doi.org/10.1038/ejhg.2008.156.
[88] Hartwig FP, Davey Smith G. Lactase Persistence and Body Mass Index : The Contribution of Mendelian Randomization. Clin Chem 2018;64(1):4–6. https://doi.org/10.1373/clinchem.2017.282673.
[89] Larsson SC, Mason AM, Kar S, et al. Genetically proxied milk consumption and risk of colorectal, bladder, breast, and prostate cancer: a two-sample Mendelian randomization study. BMC Med 2020;18(1):370. https://doi.org/10.1186/s12916-020-01839-9.
[90] Vissers LET, Sluijs I, van der Schouw YT, et al. Dairy Product Intake and Risk of Type 2 Diabetes in EPIC-InterAct: a Mendelian Randomization Study. Diabetes Care 2019;42(4):568–75. https://doi.org/10.2337/dc18-2034.
[91] Mendelian Randomization of Dairy Consumption Working G.. Dairy Consumption and Body Mass Index Among Adults: Mendelian Randomization Analysis of 184802 Individuals from 25 Studies. Clin Chem 2018;64(1):183–91. https://doi.org/10.1373/clinchem.2017.280701.
[92] Bergholdt HK, Nordestgaard BG, Ellervik C. Milk intake is not associated with low risk of diabetes or overweight-obesity: a Mendelian randomization study in 97,811 Danish individuals. Am J Clin Nutr 2015;102(2):487–96. DOI: 10.3945/ajcn.114.105049.
[93] Mendelian Randomization of Dairy Consumption Working G., consortium C.. Dairy Intake and Body Composition and Cardiometabolic Traits among Adults: Mendelian Randomization Analysis of 182041 Individuals from 18 Studies. Clin Chem 2019;65(6):751–60. https://doi.org/10.1373/clinchem.2018.300335.
[94] Juhl CR, Bergholdt HKM, Miller IM, et al. Lactase Persistence, Milk Intake, and Adult Acne: A Mendelian Randomization Study of 20.416 Danish Adults. Nutrients 2018;10(8):1041. https://doi.org/10.3390/nu10081041.
[95] Bergholdt HKM, Larsen MK, Varbo A, et al. Lactase persistence, milk intake, hip fracture and bone mine-

ral density SOI: a study of 97 811 Danish individuals and a meta-analysis. J Intern Med 2018;284(3):254–69. DOI: 10.1111/joim.12753.
[96] Alharbi O, El-Sohemy A. Lactose Intolerance (LCT-13910C > T) Genotype Is Associated with Plasma 25-Hydroxyvitamin D Concentrations in Caucasians: A Mendelian Randomization Study. J Nutr 2017;147(6):1063–9. https://doi.org/10.3945/jn.116.246108.
[97] Domenighetti C, Sugier PE, Ashok Kumar Sreelatha A, et al. Dairy Intake and Parkinson's Disease: A Mendelian Randomization Study. Mov Disord 2022;37(4):857–64. https://doi.org/10.1002/mds.28902.
[98] Larsson SC, Singleton AB, Nalls MA, et al. No clear support for a role for vitamin D in Parkinson's disease: A Mendelian randomization study. Mov Disord 2017;32(8):1249–52. https://doi.org/10.1002/mds.27069.
[99] Wang Y, Gao L, Lang W, et al. Serum Calcium Levels and Parkinson's Disease: A Mendelian Randomization Study. Frontiers in genetics 2020;11:824. https://doi.org/10.3389/fgene.2020.00824.
[100] Cheng WW, Zhu Q, Zhang HY. Mineral Nutrition and the Risk of Chronic Diseases A Mendelian Randomization Study. Nutrients 2019;11(2):378. https://doi.org/10.3390/nu11020378.
[101] Choi HK, Atkinson K, Karlson EW, et al. Purine-rich foods, dairy and protein intake, and the risk of gout in men. N Engl J Med 2004;350(11):1093–103. https://doi.org/10.1056/NEJMoa035700.
[102] Kia DA, Noyce AJ, White J, et al. Mendelian randomization study shows no causal relationship between circulating urate levels and Parkinson's disease. Ann Neurol 2018;84(2):191–9. DOI: 10.1002/ana.25294.
[103] Kobylecki CJ, Nordestgaard BG, Afzal S. Plasma urate and risk of Parkinson's disease: A mendelian randomization study. Ann Neurol 2018;84(2):178–90. https://doi.org/10.1002/ana.25292.
[104] Olsson E, Byberg L, Höijer J, et al. Milk and Fermented Milk Intake and Parkinson's Disease: Cohort Study. Nutrients 2020;12(9):2763. https://doi.org/10.3390/nu12092763.
[105] Abbott RD, Ross GW, Petrovitch H, et al. Midlife milk consumption and substantia nigra neuron density at death. Neurology 2016;86(6):512–9. https://doi.org/10.1212/wnl.0000000000002254.
[106] Aslam H, Marx W, Rocks T, et al. The effects of dairy and dairy derivatives on the gut microbiota: a systematic literature review. Gut microbes 2020;12(1):1799533. https://doi.org/10.1080/19490976.2020.1799533.
[107] Chen H, Zhang SM, Schwarzschild MA, et al. Obesity and the risk of Parkinson's disease. Am J Epidemiol 2004;159(6):547–55. https://doi.org/10.1093/aje/kwh059.
[108] Logroscino G, Sesso HD, Paffenbarger RS Jr, et al. Body mass index and risk of Parkinson's disease: a prospective cohort study. Am J Epidemiol 2007;166(10):1186–90. https://doi.org/10.1093/aje/kwm211.
[109] Hu G, Jousilahti P, Nissinen A, et al. Body mass index and the risk of Parkinson disease. Neurology 2006;67(11):1955–9. https://doi.org/10.1212/01.wnl.0000247052.18422.e5.
[110] Driver JA, Smith A, Buring JE, et al. Prospective cohort study of type 2 diabetes and the risk of Parkinson's disease. Diabetes Care 2008;31(10):2003–5. https://doi.org/10.2337/dc08-0688.
[111] Palacios N, Gao X, McCullough ML, et al. Obesity, diabetes, and risk of Parkinson's disease. Mov Disord 2011;26(12):2253–9. https://doi.org/10.1002/mds.23855.
[112] Savica R, Grossardt BR, Ahlskog JE, et al. Metabolic markers or conditions preceding Parkinson's disease : a case-control study. Mov Disord 2012;27(8):974–9. https://doi.org/10.1002/mds.25016.
[113] Wang YL, Wang YT, Li JF, et al. Body Mass Index and Risk of Parkinson's Disease : A Dose-Response Meta-Analysis of Prospective Studies. PLoS One 2015;10(6):e0131778. https://doi.org/10.1371/journal.pone.0131778.
[114] Rahmani J, Roudsari AH, Bawadi H, et al. Body mass index and risk of Parkinson, Alzheimer, Dementia, and Dementia mortality: a systematic review and dose-response meta-analysis of cohort studies among 5 million participants. Nutr Neurosci 2020;25(3):423–31. https://doi.org/10.1080/1028415X.2020.1758888.
[115] Ma K, Xiong N, Shen Y, et al. Weight Loss and Malnutrition in Patients with Parkinson's Disease: Current Knowledge and Future Prospects. Front Aging Neurosci 2018;10:1. https://doi.org/10.3389/fnagi.2018.00001.
[116] van der Marck MA, Dicke HC, Uc EY, et al. Body mass index in Parkinson's disease: a meta-analysis. Parkinsonism Relat Disord 2012;18(3):263–7. https://doi.org/10.1016/j.parkreldis.2011.10.016.
[117] Foltynie T, Athauda D. Diabetes, BMI, and Parkinson's. Mov Disord 2020;35(2):201–3. https://doi.org/10.1002/mds.27941.
[118] Costello H, Berry AJ, Reeves S, et al. Disrupted reward processing in Parkinson's disease and its relationship with dopamine state and neuropsychiatric syndromes: a systematic review and meta-analysis. J Neurol Neurosurg Psychiatry 2021;93(5):555–62. https://doi.org/10.1136/jnnp-2021-327762.
[119] Song S, Luo Z, Li C, et al. Changes in Body Composition Before and After Parkinson's Disease Diagnosis. Mov Disord 2021;36(7):1617–23. https://doi.org/10.1002/mds.28536.

[120] Roos E, Grotta A, Yang F, et al. Body mass index, sitting time, and risk of Parkinson disease. Neurology 2018;90(16):e1413–7. https://doi.org/10.1212/WNL.0000000000005328.
[121] Jeong SM, Han K, Kim D, et al. Body mass index, diabetes, and the risk of Parkinson's disease. Mov Disord 2019;35(2):236–44. https://doi.org/10.1002/mds.27922.
[122] Riso L, Kaaks R, Kuhn T, et al. General and abdominal adiposity and the risk of Parkinson's disease: A prospective cohort study. Parkinsonism Relat Disord 2019;62:98–104. https://doi.org/10.1016/j.parkreldis.2019.01.019.
[123] Saaksjarvi K, Knekt P, Mannisto S, et al. Prospective study on the components of metabolic syndrome and the incidence of Parkinson's disease. Parkinsonism Relat Disord 2015;21(10):1148–55. https://doi.org/10.1016/j.parkreldis.2015.07.017.
[124] Portugal B, Artaud F, Domenighetti C, et al. Body Mass Index, Abdominal Adiposity, and Incidence of Parkinson Disease in French Women From the E3N Cohort Study. Neurology 2023;100(3):e324–35. https://doi.org/10.1212/wnl.0000000000201468.
[125] Noyce AJ, Kia DA, Hemani G, et al. Estimating the causal influence of body mass index on risk of Parkinson disease: A Mendelian randomisation study. PLoS Med 2017;14(6):e1002314. https://doi.org/10.1371/journal.pmed.1002314.
[126] Hsu CL, Voss MW, Best JR, et al. Elevated body mass index and maintenance of cognitive function in late life: exploring underlying neural mechanisms. Front Aging Neurosci 2015;7:155. https://doi.org/10.3389/fnagi.2015.00155.
[127] Kahn SE, Hull RL, Utzschneider KM. Mechanisms linking obesity to insulin resistance and type 2 diabetes. Nature 2006;444(7121):840–6. DOI: 10.1038/nature05482.
[128] Craft S, Stennis Watson G. Insulin and neurodegenerative disease: shared and specific mechanisms. Lancet Neurol 2004;3(3):169–78. https://doi.org/10.1016/s1474-4422(04)00681-7.
[129] Athauda D, Foltynie T. Insulin resistance and Parkinson's disease: A new target for disease modification? Prog Neurobiol 2016;(145-146):98–120. https://doi.org/10.1016/j.pneurobio.2016.10.001.
[130] Bassil F, Fernagut PO, Bezard E, et al. Insulin, IGF-1 and GLP-1 signaling in neurodegenerative disorders: targets for disease modification? Prog Neurobiol 2014;118:1–18. https://doi.org/10.1016/j.pneurobio.2014.02.005.
[131] Yang D, Zhao D, Ali Shah SZ, et al. The Role of the Gut Microbiota in the Pathogenesis of Parkinson's Disease. Front Neurol 2019;10:1155. https://doi.org/10.3389/fneur.2019.01155.
[132] Peters BA, Shapiro JA, Church TR, et al. A taxonomic signature of obesity in a large study of American adults. Sci Rep 2018;8(1):9749. https://doi.org/10.1038/s41598-018-28126-1.
[133] Wang P, Li J, Qiu S, et al. Hormone replacement therapy and Parkinson's disease risk in women: a meta-analysis of 14 observational studies. Neuropsychiatr Dis Treat 2015;11:59–66. https://doi.org/10.2147/NDT.S69918.
[134] Lv M, Zhang Y, Chen GC, et al. Reproductive factors and risk of Parkinson's disease in women : A meta-analysis of observational studies. Behav. Brain Res 2017;335:103–10. https://doi.org/10.1016/j.bbr.2017.07.025.
[135] Canonico M, Pesce G, Bonaventure A, et al. Increased Risk of Parkinson's Disease in Women after Bilateral Oophorectomy. Mov Disord 2021;36(7):1696–700. https://doi.org/10.1002/mds.28563.
[136] Pesce G, Artaud F, Roze E, et al. Reproductive characteristics, use of exogenous hormones and Parkinson disease in women from the E3N study. Brain: a journal of neurology 2023;146(6):2535–46. https://doi.org/10.1093/brain/awac440.
[137] Lawlor DA, Tilling K, Davey Smith G. Triangulation in aetiological epidemiology. Int J Epidemiol 2016;45(6):1866–86. https://doi.org/10.1093/ije/dyw314.
[138] Crotty GF, Keavney JL, Alcalay RN, et al. Planning for Prevention of Parkinson Disease. Neurology 2022;99(7 Supplement 1):1–9. https://doi.org/10.1212/wnl.0000000000200789.

2

Causes et physiopathologie

Chapitre 3

Neuropathologie et physiopathsologie

Philippe Codron[a], Pascal Derkinderen[b]

[a]Laboratoire de neurobiologie et neuropathologie, CHU d'Angers.
[b]Service de neurologie, CHU de Nantes.

Le syndrome parkinsonien témoigne d'une perte neuronale au niveau de la *substantia nigra* (SN) [1]. Brissaud l'a soupçonné le premier, en 1895, dans un cas « d'hémiplégie parkinsonienne » causée par un tuberculome mésencéphalique. Dans une première publication en 1912, qu'il reprend en 1923 dans sa monographie *Die Lehre vom Tonus und der Bewegung : zugleich systematische Untersuchungen zur Klinik, Physiologie, Pathologie und Pathogenese der Paralysis Agitans* [2], Lewy décrit des inclusions éosinophiles dans les neurones et leurs prolongements au cours de la maladie de Parkinson sporadique. Tretiakoff confirme la présence de ces corps sphériques, qu'il nomme « corps de Lewy » dans sa thèse de médecine en 1919. Il fait de plus état de la dépigmentation constante de la SN au cours de la maladie de Parkinson [3]. La mutation du gène *SNCA* dans des cas familiaux de maladie de Parkinson permet d'identifier l'alpha-synucléine comme l'un des principaux constituants des corps de Lewy, même dans les cas sporadiques. En plus d'être un marqueur de la pathologie, les données de biologie cellulaire obtenues ces vingt dernières années ont montré que l'alpha-synucléine jouait aussi un rôle important dans l'initiation et le développement de la maladie [4,5].

Neuropathologie : étude macroscopique

L'étude post-mortem de l'encéphale des patients atteints de la maladie de Parkinson retrouve au premier plan une diminution ou une disparition de la coloration noire des noyaux pigmentés du tronc cérébral : le noyau dorsal du nerf vague dans le bulbe, le *locus cœruleus* dans le pont et la *substantia nigra* dans le mésencéphale. Cette pâleur traduit au niveau de ces structures la perte des neurones comportant chez l'adulte un pigment noir, la neuromélanine (Figure 3.1). Le cortex cérébral, le striatum, le pallidum, le thalamus et le cervelet sont par ailleurs macroscopiquement normaux.

Neuropathologie : étude microscopique

Perte neuronale et gliose réactionnelle

L'analyse des différentes régions du système nerveux central par colorations usuelles permet en premier lieu d'observer une perte neuronale

La maladie de Parkinson

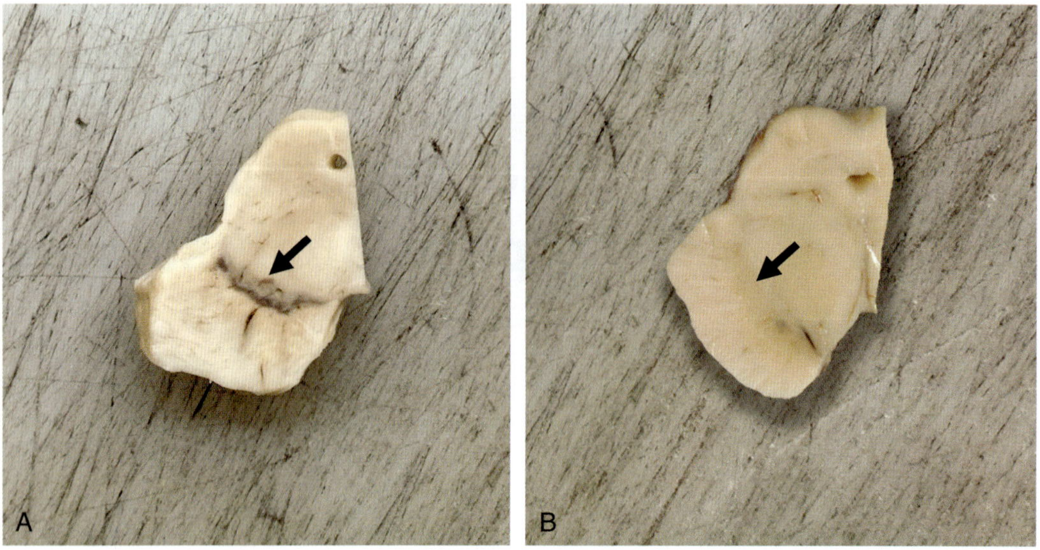

Figure 3.1. Dépigmentation de la *substantia nigra*. Coupes horizontales du mésencéphale.
(A) Pigmentation normale de la *substantia nigra* chez un sujet contrôle (flèches noires). (B) Dépigmentation de la *substantia* nigra, principalement dans sa partie latérale chez un patient atteint de la maladie de Parkinson (flèches noires).

touchant de façons prédominante les trois noyaux pigmentés du tronc cérébral, plus particulièrement la SN [6]. Cette perte neuronale est également observée dans le noyau basal de Meynert [7], les noyaux cortico-médians de l'amygdale temporale [8] et les noyaux intra-laminaires du thalamus [9]. Elle est moins marquée au niveau du cortex cérébral [10]. Comme observé dans d'autres maladies neurodégénératives, la perte neuronale est accompagnée d'une activation microgliale et d'une gliose astrocytaire, réactionnelles [11].

Pathologie Lewy

L'étude plus fine des neurones du tronc cérébral et du cortex, s'intéressant en particulier à leur corps cellulaire, permet de révéler à fort grossissement la présence d'inclusions éosinophiles d'une dizaine de microns de diamètre. Deux types d'inclusion peuvent être définis : des inclusions sphériques au cœur éosinophile entouré d'un halo clair dans le tronc cérébral appelées corps de Lewy classiques (Figure 3.2, A), et des inclusions denses et homogènes dans le cortex cérébral appelées corps de Lewy corticaux (Figure 3.2, B). Des inclusions éosinophiles localisées dans des dendrites ou des axones dilatés peuvent également être observées, appelées neurites de Lewy.

Corps et neurites de Lewy définissent la pathologie Lewy. Si l'alpha-synucléine est l'un des principaux constituants de ces figures pathologiques, de nombreuses autres protéines y ont été identifiées : tau, neurofilaments, torsine-A, parkine ou encore composants du système ubiquitine/protéasome [12,13]. L'analyse en immunohistochimie des différentes régions du système nerveux central en utilisant un anticorps dirigé contre l'alpha-synucléine ou sa composante phosphorylée permet d'identifier et définir plus précisément la pathologie Lewy. Les corps de Lewy classiques du tronc cérébral apparaissent sphériques, avec un cœur clair et un halo dense, riche en alpha-synucléine (Figure 3.2, C). Les corps de Lewy corticaux et les neurites de Lewy sont marqués de façon homogène au sein du cytoplasme et des prolongements des neurones (Figure 3.2, D et E).

Le développement récent des techniques d'imagerie cellulaire super résolutive (SR) telles que le STED (*Stimulated-Emission-Depletion*) et le STORM (*STochastic Optical Reconstruction*

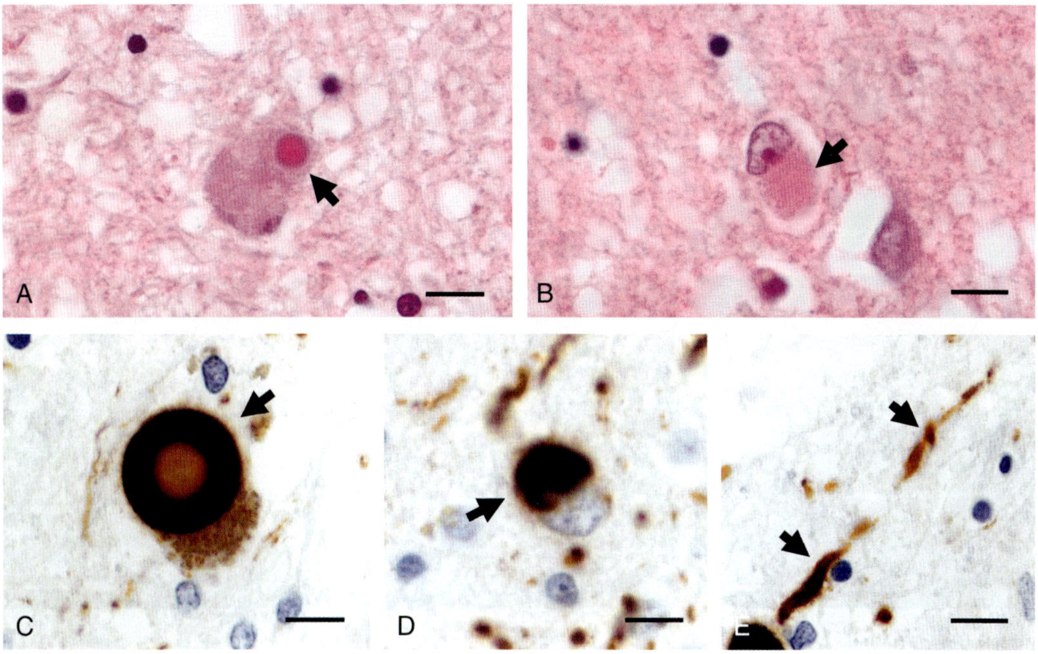

Figure 3.2. Pathologie Lewy dans la *substantia nigra* et le cortex cérébral d'un patient atteint de maladie de Parkinson.

(A) Corps de Lewy classique mésencéphalique en coloration hématéine et éosine (flèche noire), sphérique, au cœur éosinophile entouré d'un halo clair. Barre d'échelle : 20 µm. (B) Corps de Lewy cortical en coloration hématéine et éosine (flèche noire), éosinophile, homogène. Barre d'échelle : 20 µm. (C) Corps de Lewy classique mésencéphalique en immunohistochimie dirigée contre la protéine alpha-synucléine phosphorylée (flèche noire), sphérique, au cœur clair entouré d'un halo dense. Barre d'échelle : 10 µm. (D) Corps de Lewy cortical en immunohistochimie dirigée contre la protéine alpha-synucléine phosphorylée (flèche noire), homogène. Barre d'échelle : 10 µm. (E) Neurites de Lewy mésencéphaliques en immunohistochimie dirigée contre la protéine alpha-synucléine phosphorylée (flèches noires). Barre d'échelle : 10 µm.

Microscopy) a permis de définir plus précisément l'architecture et la composition des corps et neurites de Lewy. Ces approches permettent en effet d'obtenir des images dont la résolution est proche de celle d'un microscope électronique, tout en conservant les avantages propres à l'immunofluorescence [14,15]. L'étude en SR a permis d'observer une organisation alvéolée de l'alpha-synucléine au sein du halo des corps de Lewy classiques (Figure 3.3, A-C), également retrouvée au niveau des corps de Lewy corticaux et des neurites de Lewy (Figure 3.3, D-F) [16-19]. Des analyses en co-marquage ont permis d'identifier des partenaires protéiques, des lysosomes et des mitochondries à l'intérieur de ces alvéoles, suggérant une organisation complexe au sein des inclusions entre alpha-synucléine, protéines pathologiques et organites intracellulaires [16-19].

Progression et corrélations clinico-pathologiques

Diffusion de la pathologie Lewy

L'analyse de la topographie des lésions chez des patients symptomatiques, mais également asymptomatiques, laisse penser que la pathologie Lewy progresse de façon ascendante en commençant par le noyau dorsal du vague et la zone réticulée intermédiaire dans le bulbe, puis le *locus cœruleus* et *subcœruleus* dans le pont, et la SN au niveau mésencéphalique. Dans les formes plus évoluées, la pathologie atteint le système limbique – noyau basal de Meynert, amygdale temporale, hypothalamus, noyaux limbiques du thalamus – et, enfin, le néocortex. Les six stades de la classification pathologique de Braak et al. (Tableau 3.1)

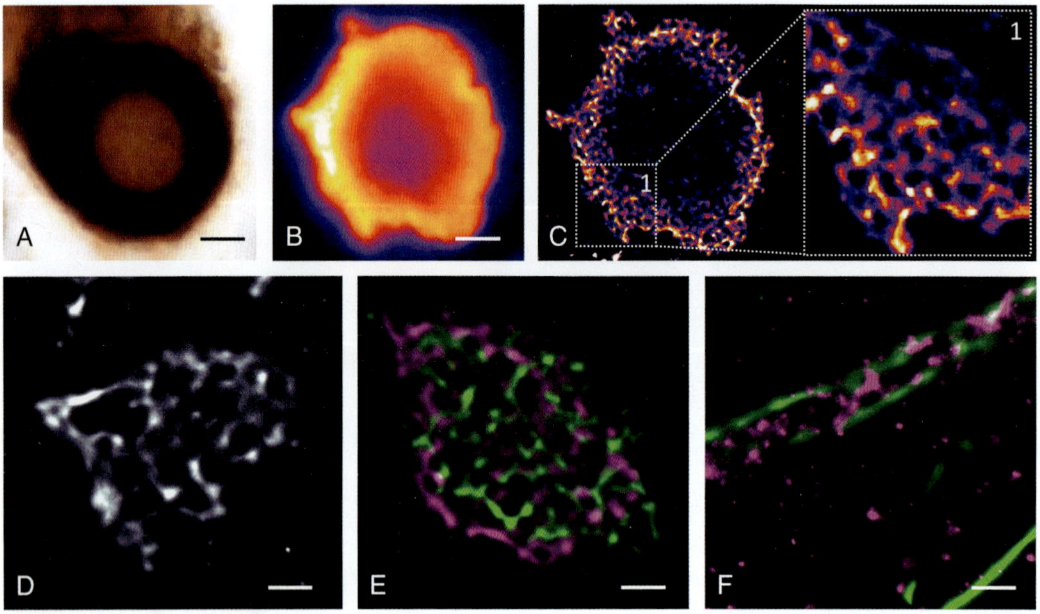

Figure 3.3. Imagerie Super-Résolutive de la pathologie Lewy.
(A-C) Corps de Lewy classique mésencéphalique en immunohistochimie (A), en immunofluorescence conventionnelle (B) et en immunofluorescence STORM (C), toutes trois dirigées contre la protéine alpha-synucléine phosphorylée. L'imagerie STORM révèle une organisation alvéolée de l'alpha-synucléine au sein du halo du corps de Lewy (1), non visible avec les autres techniques. Barres d'échelle : 3 µm. (D) Cette architecture interne est également observée au sein d'un corps de Lewy cortical en immunofluorescence STORM dirigée contre la protéine alpha-synucléine phosphorylée, avec une répartition plus homogène, sans halo. Barre d'échelle : 1 µm. (E) L'acquisition STORM en double immunomarquage permet d'observer une organisation complexe et intriquée entre l'alpha-synucléine phosphorylée (magenta) et la protéine tau (vert) au sein d'un corps de Lewy cortical. Barre d'échelle : 1 µm. (F) Neurite de Lewy en immunofluorescence STORM dirigée contre l'alpha-synucléine phosphorylée (magenta) et les neurofilaments (vert). L'inclusion protéique pathologique semble refouler le cytosquelette en périphérie du prolongement neuronal. Barre d'échelle : 1 µm [18].

Tableau 3.1. Stades de la pathologie de type Lewy en fonction de la répartition topographique des lésions (corps et neurites de Lewy).

Stade 1 : **bulbe** Noyau dorsal du IX/X et/ou de la zone réticulée intermédiaire
Stade 2 : **bulbe et protubérance pontique** Noyaux du raphé, complexe cœruleus/subcœruleus
Stade 3 : **mésencéphale** *Substantia nigra pars compacta*
Stade 4 : **prosencéphale basale et mésocortex** Prosencéphale, mésocortex temporal (transenthorinal), allocortex (plexus de CA-2)
Stade 5 : **néocortex** Aires associatives sensorielles, néocortex préfrontal
Stade 6 : **néocortex** Cortex prémoteur, aires sensorielles et motrices primaires

D'après Braak et al [20].

reposent sur cette progression lésionnelle [20]. Le système nerveux autonome (noyau dorsal du nerf vague, faisceau intermédio-latéral de la moelle, ganglions stellaires, plexi cardiaques et entériques, rameaux des glandes salivaires) peut également être le siège d'une pathologie Lewy [21-23] (Figure 3.4).

Les hypothèses physiopathologiques visant à expliquer la diffusion de la pathologie le long du névraxe des patients, en particulier celles liées aux propriétés *prion-like* de l'alpha-synucléine, seront discutées dans les paragraphes suivants consacrés à la physiopathologie de la maladie.

Corrélations clinico-pathologiques

Le syndrome parkinsonien présenté par les patients atteints de la maladie de Parkinson témoigne de la perte des neurones dopaminergiques au niveau de la SN. L'atteinte du complexe *cœruleus-subcœruleus*, précédant celle de la SN, peut expliquer les troubles du comportement du sommeil paradoxal observés parfois des années avant l'apparition de la maladie. Les lésions de l'amygdale pourraient intervenir dans les difficultés d'interprétation des mimiques faciales et dans les hallucinations visuelles, et celles du noyau basal de Meynert dans les troubles de l'attention. L'atteinte du système nerveux autonome peut être mise en lien avec les symptômes végétatifs pouvant précéder l'installation des signes moteurs. Enfin, l'atteinte néocorticale diffuse plus tardive peut être responsable des troubles cognitifs présentés par les patients après plusieurs années d'évolution de la maladie.

Physiopathologie de la maladie de Parkinson

Il est toujours délicat de rédiger une synthèse sur la physiopathologie de la maladie de Parkinson car les mécanismes moléculaires potentiellement impliqués dans le processus neurodégénératif sont nombreux et dans l'état actuel des connaissances, il n'est pas possible de proposer un scénario relativement simple. Si les années 1980 ont fait la part belle au rôle potentiel des toxiques et de la mitochondrie (revue dans [24]), ces vingt dernières années ont surtout mis en avant le rôle potentiel de l'alpha-synucléine dans l'initiation et le développement de la maladie (revues et

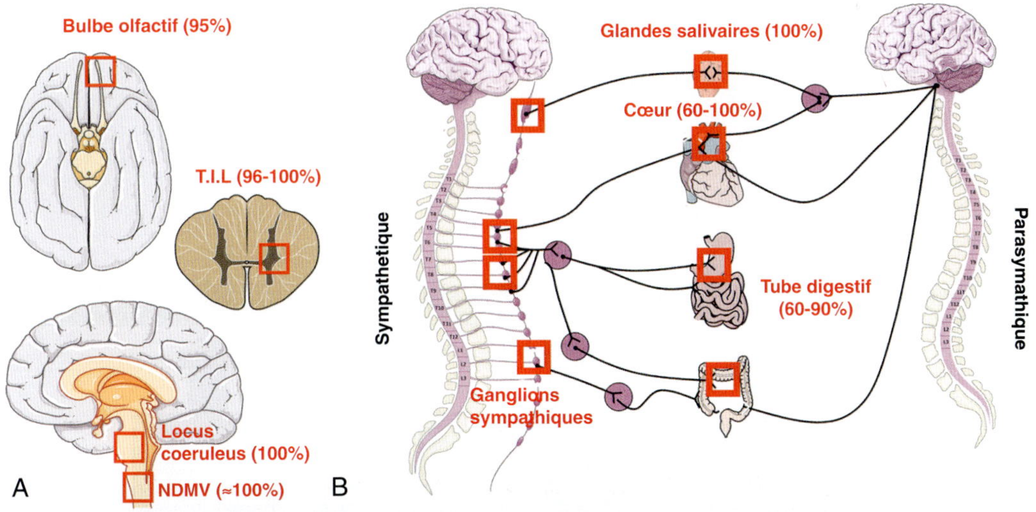

Figure 3.4. **Régions du système nerveux central (a) et du système nerveux autonome (b) touchées par la pathologie Lewy (alpha-synucléine pathologique) dans la maladie de Parkinson (en dehors de la substance noire).**
Le pourcentage indiqué correspond à la fréquence de l'atteinte dans les grandes séries autopsiques. NDMV : noyau moteur dorsal du vague ; TIL : tractus intermédiolatéral.
Source : Les illustrations ont été conçues à l'aide de Servier Medical Art, sous licence générique Creative Common Attribution 4.0, International License (https://creativecommons.org/licenses/by/4.0/). Available at https://smart.servier.com.

discussion dans [4,25]). En parallèle, un intérêt grandissant a été porté à l'atteinte des systèmes nerveux autonomes et en particulier du système nerveux entérique [26].

Alpha-synucléine au centre de toutes les attentions

L'alpha-synucléine a été isolée et séquencée pour la première fois en 1988 à partir de l'organe électrique du poisson torpille. L'équipe à l'origine de cette découverte avait noté que cette protéine neuronale de 143 acides aminés était localisée dans les terminaisons synaptiques et dans le noyau, ce qui les a amenés à proposer le terme « synucléine » avec *syn* pour synapse et *nuclein* pour noyau [27] (Figure 3.5). Une protéine homologue de 140 acides aminés a ensuite été identifiée dans le système nerveux central du rat et de l'homme [28,29]. L'alpha-synucléine est restée dans l'ombre jusqu'en 1997, date à laquelle le gène codant pour l'alpha-synucléine a été le premier identifié à l'origine d'une forme familiale autosomique dominante de maladie de Parkinson [30]. Quelques mois après l'identification de cette première forme monogénique de maladie de Parkinson, une équipe de Cambridge a montré que les corps et prolongements de Lewy de patients atteints de formes sporadiques de la maladie étaient fortement immunoréactifs pour l'alpha-synucléine et qu'elle était donc l'un des principaux composants de la pathologie de Lewy [31]. Des travaux ultérieurs ont montré que l'alpha-synucléine présente dans les corps et prolongements de Lewy était non seulement agrégée mais aussi phosphorylée sur un résidu sérine en 129 [32]. L'immunohistochimie de l'alpha-synucléine et de la phospho-alpha-synucléine est depuis lors devenue la technique de référence pour la mise en évidence des corps et prolongements de Lewy [33] (Figure 3.5).

Depuis 1997, de nombreux travaux se sont intéressés aux rôles physiologiques et pathologiques de l'alpha-synucléine. L'alpha-synucléine humaine est principalement exprimée par les neurones et les érythrocytes et divisée d'un point de vue fonctionnel en trois domaines (revue dans [34]) (Figure 3.6, a). Sa fonction précise est encore discutée mais elle est impliquée dans le trafic vésiculaire et dans des voies de signalisation intracellulaire essentielles à la survie et à

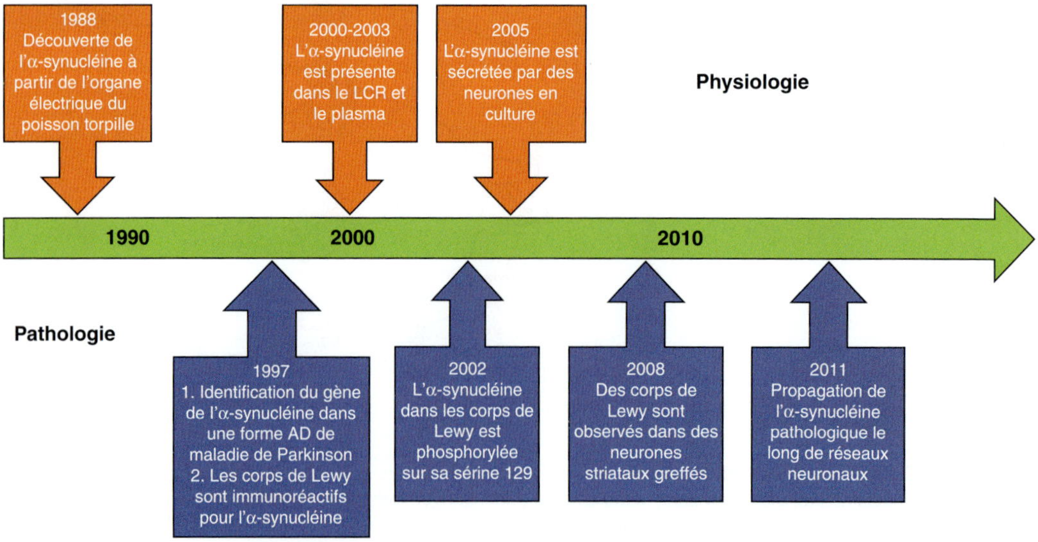

Figure 3.5. Principales découvertes physiologiques et physiopathologiques concernant l'alpha-synucléine.
Source : Rouaud T, Corbillé AG, Leclair-Visonneau L, et al. Pathophysiology of Parkinson's disease: Mitochondria, alpha-synuclein and much more... Rev Neurol (Paris). 2021;177(3):260-271.

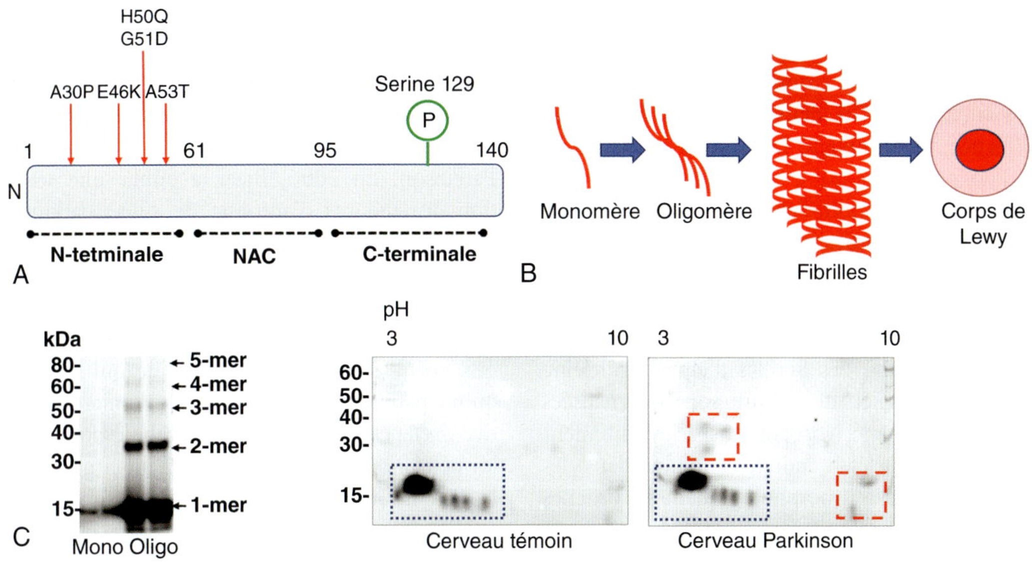

Figure 3.6. Structure et principales régions de l'alpha-synucléine.
(a) L'alpha-synucléine est divisée en 3 domaines : la partie N-terminale est impliquée dans sa liaison aux membranes cellulaires et contient les mutations connues (A30P, E46K, H50Q, G51D, A53T) responsables de formes autosomiques dominantes de la maladie, son domaine central est impliqué dans l'agrégation de la protéine alors que l'extrémité carboxy-terminale contient les principaux sites de phosphorylation en particulier la sérine 129 (b). L'alpha-synucléine monomérique en a une capacité naturelle à s'agréger en structures amyloïdes grâce à son domaine central selon la progression suivante : dimères, oligomères, protofibrilles et fibrilles qui conduiraient ensuite à la formation des corps de Lewy. (c) Électrophorèses 1D et 2D illustrant la capacité d'agrégation de l'alpha-syucléine. À gauche, de l'alpha-synucléine monomérique (mono) et de l'alpha-synucléine oligomérique (oligo, alpha-synucléine initialement monomérique incubée à 32 °C dans du tampon Tris pendant une semaine) ont été séparées sur gel de polyacrylamide et révélées par immunoblot avec un anticorps anti-alpha-synucléine (C20-R, SCBT). L'alpha-synucléine monomérique (mono) ne donne qu'une seule bande à 15kDa alors que plusieurs bandes de haut poids moléculaire sont observées pour les oligomères. La position des oligomères/multimères (1-mer/2-, 3-, 4-, 5-mer) est indiquée. À droite, un lysat de cerveau d'un sujet témoin et d'un patient atteint de maladie de Parkinson ont été séparés par électrophorèse bi-dimensionnelle et révélé par immunoblot alpha-synucléine (C20-R, SCBT). Les « boites » en rouge indiquent les différences entre les deux échantillons avec présence de formes agrégées de plus haut poids moléculaire et de formes plus acides (probable phosphorylation) dans le cerveau « parkinsonien ». En bleu, les formes monomériques physiologiques communes aux deux cerveaux.

la trophicité neuronale (revue dans [35]). Bien que l'alpha-synucléine présente une conformation monomérique en solution, elle a une capacité naturelle à s'agréger en structures amyloïdes grâce à son domaine central selon la progression suivante : monomères, oligomères, protofibrilles et fibrilles qui conduiraient ensuite à la formation des corps de Lewy [36] (Figure 3.6, b et c). Cette capacité à s'agréger est plus importante pour les formes tronquées de la protéine et pour certaines formes mutées responsables de formes héréditaires de la maladie (Figure 3.6, a) [36].

L'alpha-synucléine était initialement considérée comme étant une protéine strictement intracellulaire. Toutefois, sa présence dans le plasma et dans le liquide cérébrospinal a logiquement conduit plusieurs équipes à étudier son éventuelle sécrétion [37]. En utilisant une lignée neuronale et des neurones de cortex de rat en culture primaire, une équipe coréenne a montré pour la première fois en 2005 que l'alpha-synucléine s'accumulait progressivement dans le milieu de culture par un mécanisme d'exocytose non conventionnelle [38]. Ces résultats ont été confirmés par la suite de façon indépendante [39,40]. Ces observations ont reçu un écho tout particulier en 2008 avec la publication conjointe de deux articles rapportant l'analyse autopsique de cerveaux de patients parkinsoniens (deux patients dans une des études [41], un dans l'autre [42]) qui avaient eu une greffe striatale de neurones fœtaux plus de dix ans auparavant. Ces deux études ont montré la présence de pathologie Lewy dans les neurones fœtaux greffés, ce qui a conduit à suggérer que, tout comme le prion, l'alpha-synucléine pourrait transmettre le processus pathologique de neurone à neurone. De nombreux travaux expérimentaux se sont ensuite attachés à montrer le comportement *prion-like* ou prionoïd de l'alpha-synucléine. Ainsi, des fibrilles d'alpha-synucléine ajoutées au milieu de culture sont internalisées par les neurones, favorisant ainsi le recrutement de l'alpha-synucléine endogène soluble dans des dépôts insolubles (morphologiquement proches des corps et prolongements de Lewy) par un mécanisme qui rappelle la capacité de nucléation des prions [43]. Outre ces données obtenues *in vitro*, une propagation de l'alpha-synucléine le long de connexions neuronales a été observée après injection d'alpha-synucléine pathologique (obtenue soit à partir d'homogénats de cerveau de patients parkinsoniens, soit de fibrilles d'alpha-synucléine préformées) dans le cerveau ou les systèmes nerveux autonomes périphériques de rongeurs et primates non humains [44-46] (Figure 3.6). L'ensemble de ces données montre clairement que l'alpha-synucléine a la capacité de transmettre le processus d'agrégation entre les cellules et les tissus, ce qui suggère qu'elle pourrait se comporter comme un prion [47].

Comme évoqué précédemment, la pathologie Lewy s'étend au-delà de la SN non seulement dans le système nerveux central (SNC), mais aussi dans les systèmes nerveux autonomes périphériques [26,48,49,50] (Figure 3.4), pouvant fournir une base neuropathologique aux signes non moteurs de la maladie (revue dans [51]). Au-delà de cet aspect, l'atteinte des systèmes nerveux autonomes a suscité un grand intérêt ces dernières années, et ce pour deux raisons. Premièrement, le fait que certains des organes cibles de l'innervation autonome (comme la peau, le colon et les glandes salivaires) sont accessibles par biopsies a motivé de nombreux travaux de recherches visant à détecter l'alpha-synucléine périphérique à partir d'une biopsie réalisée en routine afin de mettre au point un marqueur « périphérique » de la maladie [52,53]. Deuxièmement, il est impossible de ne pas évoquer les travaux qui placent les systèmes nerveux autonomes périphériques au centre du développement de la maladie de Parkinson. En 2006, Braak a publié une sélection de cinq cas d'autopsie de sujets parkinsoniens qui avaient des dépôts d'alpha-synucléine dans le système nerveux entérique avec peu ou pas de lésions dans le système nerveux central [54]. Ceci l'a conduit à proposer l'hypothèse qui porte désormais son nom et qui suggère qu'un pathogène présent dans la lumière digestive déclencherait le processus pathologique dans les neurones entériques et que celui-ci gagnerait le système nerveux central de proche en proche via l'innervation vagale efférente. Le scénario de transmission trans-synaptique du processus pathologique par l'alpha-synucléine est venu renforcer cette hypothèse de Braak, apportant un argument « moléculaire » la progression temporo-spatiale des lésions [55]. Grâce à la mise au point d'une technique d'imagerie fonctionnelle du nerf vague, le groupe de Per Borghammer a montré que l'innervation cholinergique vagale était précocement diminuée chez les personnes atteintes de maladie de Parkinson [56]. Ces observations combinées à des données neuropathologiques et épidémiologiques du même groupe sont venues renforcer l'hypothèse de Braak et ont même permis de suggérer qu'il existerait des formes à début central (*brain-first*) de maladie de Parkinson et des formes à début périphérique (*body-first*), ces dernières ayant un profil évolutif plus sévère [57]. Bien que séduisante, cette hypothèse d'une origine digestive de la maladie reste encore très débattue [58,59] et il est probable qu'il ne sera pas possible de faire avancer le débat tant qu'un marqueur d'imagerie permettant de suivre dans le temps et l'espace la pathologie alpha-synucléine ne sera pas disponible.

L'alpha-synucléine peut-elle vraiment tout expliquer ?

Nous l'avons vu, il n'y a désormais que peu de doutes pour penser que l'alpha-synucléine se propage de neurone en neurone et qu'elle remplit les critères pour être appelée *prion-like*, prionoïd ou propagon [60]. Toutefois, ce scénario suffit-il à expliquer le développement, la progression et les signes cliniques de la maladie ? La question fait l'objet de controverses. Un des arguments majeurs repose sur le lien incertain entre pathologie Lewy, dysfonction et mort neuronale. Dans le cas de la SN, il a été montré que la perte neuronale, mais pas l'importance de la pathologie Lewy, était associée à la durée d'évolution de la maladie et à sa sévérité [61,62]. En dehors de la SN, les données sur la perte neuronale sont peu nombreuses et montrent qu'il n'y a que peu ou pas de relation entre perte neuronale et sévérité de la pathologie Lewy (revue dans [25]). Ceci rend donc délicat toute tentative de corrélation entre importance des dépôts d'alpha-synucléine et signes cliniques, comme cela a été proposé dans de nombreuses revues en faveur de l'hypothèse de Braak et de la progression de proche en proche de la pathologie alpha-synucléine [63,64]. Un second argument vient de l'analyse neuropathologique des patients parkinsoniens qui ont eu une greffe striatale de neurones fœtaux. Les deux publications conjointes des équipes de Patrik Brundin (Lund, Suède) [41] et Jeff Kordower (Chicago, Illinois) [42] en montrant la présence de corps de Lewy dans les neurones greffés ont rapidement fait consensus et ont lancé l'hypothèse de diffusion transynaptique de l'alpha-synucléine et donc du processus pathologique. Il convient toutefois de garder à l'esprit qu'une troisième équipe (Ole Isacson, Belmont Massachussets) a publié dans le même numéro de *Nature Medicine* une analyse similaire portant sur trois sujets parkinsoniens décédés 9 à 14 ans après leur greffe et que cette étude a donné des résultats différents. Contrairement aux deux autres publications qui montraient la présence de dépôts d'alpha-synucléine dans 2 à 8 % des neurones greffés [41,42], Isacson et son équipe n'ont trouvé aucun corps de Lewy et ce malgré un examen neuropathologique précis de plusieurs centaines de milliers de neurones greffés au total [65]. Comme souligné par les auteurs, ces résultats divergents qui s'expliquent possiblement par des différences méthodologiques montrent toutefois que les dépôts d'alpha-synucléine sont peu abondants ce qui fait douter de leur implication en physiopathologie. Enfin, si l'alpha-synucléine pathologique se propage de neurone à neurone dans le système nerveux central des patients parkinsoniens, sa diffusion doit normalement suivre les connexions synaptiques et/ou impliquer des neurones qui sont voisins. Dans ce contexte, il est surprenant de constater que les noyaux gris centraux (*globus pallidus*, noyau sous-thalamique et striatum) qui font directement synapse avec des neurones de la SN *pars compacta* ne sont que peu ou pas touchés par le processus pathologique [66,67]. De la même façon, le cervelet qui est intimement connecté au *locus cœruleus* ne contient que peu ou pas d'agrégats d'alpha-synucléine alors que ce dernier est fortement touché par le processus pathologique [68]. Enfin, une caractéristique des pathologies à prions est la transmissibilité interindividuelle, un élément qui n'a pour le moment pas été observé avec l'alpha-synucléine. On notera par exemple qu'aucun cas de maladie de Parkinson n'a été observé chez 7 700 patients ayant été traités par de l'hormone de croissance, et ce malgré la présence de formes agrégées d'alpha-synucléine dans les hypophyses des sujets âgés [69].

Si la diffusion de proche en proche de l'alpha-synucléine n'est pas seule impliquée dans la diffusion de la maladie, quels autres mécanismes peuvent être mis en jeu ? Une explication alternative repose sur l'observation que les neurones qui sont affectés au cours de la maladie de Parkinson ont un phénotype particulier (axone long avec de nombreuses ramifications et activité rythmique) qui les rend particulièrement susceptible au processus neurodégénératif. C'est en particulier le cas des neurones du noyau dorsal moteur du vague, du *locus cœruleus* et de la SN *pars compacta* [70,71]. Dans ce scénario, la progression de la maladie ne suivrait pas (ou pas seulement) une cascade en domino avec une diffusion de proche en proche de l'alpha-synucléine mais se ferait par dégénérescence parallèle de régions particulièrement sensibles au processus pathologique [25]. Les signes cliniques apparaîtraient lorsqu'un certain seuil de perte neuronale est atteint, leur survenue étant plus rapide dans des structures de petite taille et peu connectées comme le noyau dorsal moteur du vague que dans des structures plus complexes et plus intégrées comme la SN *pars compacta* [72].

Conclusion

Le syndrome parkinsonien clinique observé dans la maladie de Parkinson correspond à une perte neuronale au niveau de la SN. L'accumulation d'alpha-synucléine sous la forme de corps et de neurites de Lewy caractérise la maladie. La physiopathologie à l'origine de la neurodégénérescence est encore incomplètement comprise, mais il est désormais bien établi qu'il s'agit d'une maladie systémique et que l'alpha-synucléine joue un rôle important dans son développement. Toutefois, il est essentiel de garder à l'esprit qu'elle ne peut expliquer à elle seule l'ensemble du processus physiopathologique.

Références

[1] Greffard S, Verny M, Bonnet AM, et al. Motor score of the Unified Parkinson Disease Rating Scale as a good predictor of Lewy body-associated neuronal loss in the substantia nigra. Arch Neurol 2006;63:584–8.

[2] Goedert M, Spillantini MG, Del Tredici K. B raak H. 100 years of Lewy pathology. Nat Rev Neurol 2013;9:13–24.

[3] Lees AJ, Selikhova M, Andrade LA, Duyckaerts C. The black stuff and Konstantin Nikolaevich Tretiakoff. Mov Disord 2008;23:777–83.

[4] Brundin P, Melki R. Prying into the Prion Hypothesis for Parkinson's Disease. J Neurosci 2017;37:9808–18.

[5] Surmeier DJ, Obeso JA, Halliday GM. Parkinson's disease is not simply a prion disorder. J Neurosci 2017;37:9799–807.

[6] Dickson DW, Braak H, Duda JE, Duyckaerts C, Gasser T, et al. Neuropathological assessment of Parkinson's disease: refining the diagnostic criteria. Lancet Neurol 2009;8:1150–7.

[7] Liu AKL, Chang RCC, Pearce RKB, Gentleman SM. Nucleus basalis of Meynert revisited: anatomy, history and differential involvement in Alzheimer's and Parkinson's disease. Acta Neuropathol 2015;129: 527–40.

[8] Harding AJ, Stimson E, Henderson JM, Halliday GM. Clinical correlates of selective pathology in the amygdala of patients with Parkinson's disease. Brain 2002;125:2431–45.

[9] Brooks D, Halliday GM. Intralaminar nuclei of the thalamus in Lewy body diseases. Brain Res Bull 2009;78:97–104.

[10] Gómez-Isla T, Growdon WB, McNamara M, et al. Clinicopathologic correlates in temporal cortex in dementia with Lewy bodies. Neurology 1999;53:2003–9.

[11] Hirsch EC, Vyas S, Hunot S. Neuroinflammation in Parkinson's disease. Parkinsonism Relat Disord 2012;18(Suppl 1):S210–2.

[12] Shults CW. Lewy bodies. Proc Natl Acad Sci USA 2006;103:1661–8.

[13] Arima K, Hirai S, Sunohara N, et al. Cellular co-localization of phosphorylated tau- and NACP/alpha-synuclein-epitopes in lewy bodies in sporadic Parkinson's disease and in dementia with Lewy bodies. Brain Res 1999;843:53–61.

[14] Schermelleh L, Ferrand A, Huser T, et al. Super-resolution microscopy demystified. Nat Cell Biol 2019;21:72–84.

[15] Sigal YM, Zhou R, Zhuang X. Visualizing and discovering cellular structures with super-resolution microscopy. Science 2018;361:880–7.

[16] Shahmoradian SH, Lewis AJ, Genoud C, et al. Lewy pathology in Parkinson's disease consists of crowded organelles and lipid membranes. Nat Neurosci 2019;22:1099–109.

[17] Moors TE, Maat CA, Niedieker D, et al. The subcellular arrangement of alpha-synuclein proteoforms in the Parkinson's disease brain as revealed by multicolor STED microscopy. Acta Neuropathol 2021;142:423–48.

[18] Codron P, Letournel F, Marty S, et al. STochastic Optical Reconstruction Microscopy (STORM) reveals the nanoscale organization of pathological aggregates in human brain. Neuropathol Appl Neurobiol 2021;47:127–42.

[19] Vovard B, Bodin A, Gouju J, et al. Stochastic Optical Reconstruction Microscopy Imaging of Multiple System Atrophy Inclusions Suggests Stepwise α-Synuclein Aggregation. Mov Disord 2024. https ://doi.org/10.1002/mds.29744.

[20] Braak H, Del Tredici K, Rüb U, et al. Staging of brain pathology related to sporadic Parkinson's disease. Neurobiol Aging 2003;24:197–211.

[21] Hilton D, Stephens M, Kirk L, et al. Accumulation of α-synuclein in the bowel of patients in the pre-clinical phase of Parkinson's disease. Acta Neuropathol 2014;127:235–41.

[22] Stokholm MG, Danielsen EH, Hamilton-Dutoit SJ, Borghammer P. Pathological α-synuclein in gastrointestinal tissues from prodromal Parkinson disease patients. Ann Neurol 2016;79:940–9.

[23] Del Tredici K, Hawkes CH, Ghebremedhin E, Braak H. Lewy pathology in the submandibular gland of individuals with incidental Lewy body disease

and sporadic Parkinson's disease. Acta Neuropathol 2010;119:703–13.

[24] Sherer TB, Betarbet R, Greenamyre JT. Environment, mitochondria, and Parkinson's disease. Neuroscientist 2002;8:192–7.

[25] Surmeier DJ, Obeso JA, Halliday GM. Parkinson's Disease Is Not Simply a Prion Disorder. J Neurosci 2017;37:9799–807.

[26] Orimo S, Ghebremedhin E, Gelpi E. Peripheral and central autonomic nervous system: does the sympathetic or parasympathetic nervous system bear the brunt of the pathology during the course of sporadic PD? Cell Tissue Res 2018;373:267–86.

[27] Maroteaux L, Campanelli JT, Scheller RH. Synuclein: a neuron-specific protein localized to the nucleus and presynaptic nerve terminal. J Neurosci 1988;8:2804–15.

[28] Maroteaux L, Scheller RH. The rat brain synucleins; family of proteins transiently associated with neuronal membrane. Brain Res Mol Brain Res 1991;11:335–43.

[29] Uéda K, Fukushima H, Masliah E, et al. Molecular cloning of cDNA encoding an unrecognized component of amyloid in Alzheimer disease. Proc Natl Acad Sci USA 1993;90:11282–6.

[30] Polymeropoulos MH, Lavedan C, Leroy E, et al. Mutation in the alpha-synuclein gene identified in families with Parkinson's disease. Science 1997;276:2045–7.

[31] Spillantini MG, Schmidt ML, Lee VM, et al. Alpha-synuclein in Lewy bodies. Nature 1997;388:839–40.

[32] Fujiwara H, Hasegawa M, Dohmae N, et al. alpha-Synuclein is phosphorylated in synucleinopathy lesions. Nat Cell Biol 2002;4:160–4.

[33] Beach TG, White CL, Hamilton RL, et al. Evaluation of alpha-synuclein immunohistochemical methods used by invited experts. Acta Neuropathol 2008;116:277–88.

[34] Burré J, Sharma M, Südhof TC. Cell Biology and Pathophysiology of α-Synuclein. Cold Spring Harb Perspect Med 2018;8.

[35] Sharma M, Burré J. α-Synuclein in synaptic function and dysfunction. Trends Neurosci 2023;46:153–66.

[36] Conway KA, Harper JD, Lansbury PT. Fibrils formed in vitro from alpha-synuclein and two mutant forms linked to Parkinson's disease are typical amyloid. Biochemistry 2000;39:2552–63.

[37] El-Agnaf OMA, Salem SA, Paleologou KE, et al. Alpha-synuclein implicated in Parkinson's disease is present in extracellular biological fluids, including human plasma. FASEB J 2003;17:1945–7.

[38] Lee HJ, Patel S, Lee SJ. Intravesicular localization and exocytosis of alpha-synuclein and its aggregates. J Neurosci 2005;25:6016–24.

[39] Emmanouilidou E, Melachroinou K, Roumeliotis T, et al. Cell-produced alpha-synuclein is secreted in a calcium-dependent manner by exosomes and impacts neuronal survival. J Neurosci 2010;30:6838–51.

[40] Paillusson S, Clairembault T, Biraud M, et al. Activity-dependent secretion of alpha-synuclein by enteric neurons. J Neurochem 2013;125:512–7.

[41] Li JY, Englund E, Holton JL, et al. Lewy bodies in grafted neurons in subjects with Parkinson's disease suggest host-to-graft disease propagation. Nat Med 2008;14:501–3.

[42] Kordower JH, Chu Y, Hauser RA, et al. Lewy body-like pathology in long-term embryonic nigral transplants in Parkinson's disease. Nat Med 2008;14:504–6.

[43] Volpicelli-Daley LA, Luk KC, Patel TP, et al. Exogenous α-synuclein fibrils induce Lewy body pathology leading to synaptic dysfunction and neuron death. Neuron 2011;72:57–71.

[44] Luk KC, Kehm V, Carroll J, et al. Pathological α-synuclein transmission initiates Parkinson-like neurodegeneration in nontransgenic mice. Science 2012;338:949–53.

[45] Holmqvist S, Chutna O, Bousset L, et al. Direct evidence of Parkinson pathology spread from the gastrointestinal tract to the brain in rats. Acta Neuropathol 2014;128:805–20.

[46] Arotcarena ML, Dovero S, Prigent A, et al. Bidirectional gut-to-brain and brain-to-gut propagation of synucleinopathy in non-human primates. Brain 2020;143:1462–75.

[47] Recasens A, Dehay B. Alpha-synuclein spreading in Parkinson's disease. Front Neuroanat 2014;8:159.

[48] Del Tredici K, Rüb U, De Vos RAI, et al. Where does parkinson disease pathology begin in the brain? J Neuropathol Exp Neurol 2002;61:413–26.

[49] Beach TG, Adler CH, Sue LI, et al. Multi-organ distribution of phosphorylated alpha-synuclein histopathology in subjects with Lewy body disorders. Acta Neuropathol 2010;119:689–702.

[50] Gelpi E, Navarro-Otano J, Tolosa E, et al. Multiple organ involvement by alpha-synuclein pathology in Lewy body disorders. Mov Disord 2014;29:1010–8.

[51] Adler CH, Beach TG. Neuropathological basis of nonmotor manifestations of Parkinson's disease. Mov Disord 2016;31:1114–9.

[52] Pouclet H, Lebouvier T, Flamant M, et al. [Autonomic nervous system as a source of biomarkers in Parkinson's disease]. Presse Med 2012;41: 695–701.

[53] Leclair-Visonneau L, Rouaud T, Derkinderen P. Skin biopSYN or how to predict Parkinson's disease. Parkinsonism Relat Disord 2021;86:105–7.

[54] Braak H, de Vos RAI, Bohl J, Del Tredici K. Gastric alpha-synuclein immunoreactive inclusions in Meissner's and Auerbach's plexuses in cases staged for Parkinson's disease-related brain pathology. Neurosci Lett 2006;396:67–72.

[55] Visanji NP, Brooks PL, Hazrati LN, Lang AE. The prion hypothesis in Parkinson's disease: Braak to the future. Acta Neuropathol Commun 2013;1:2.

[56] Fedorova TD, Seidelin LB, Knudsen K, et al. Decreased intestinal acetylcholinesterase in early Parkinson disease: An 11C-donepezil PET study. Neurology 2017;88:775–81.

[57] Borghammer P. The brain-first vs. body-first model of Parkinson's disease with comparison to alternative models. J Neural Transm (Vienna) 2023;130:737–53.

[58] Lionnet A, Leclair-Visonneau L, Neunlist M, et al. Does Parkinson's disease start in the gut? Acta Neuropathol 2018;135:1–12.

[59] Leclair-Visonneau L, Neunlist M, Derkinderen P, Lebouvier T. The gut in Parkinson's disease: Bottom-up, top-down, or neither? Neurogastroenterol Motil 2020;32:e13777.

[60] Duyckaerts C, Clavaguera F, Potier MC. The prion-like propagation hypothesis in Alzheimer's and Parkinson's disease. Curr Opin Neurol 2019;32:266–71.

[61] Ma SY, Röyttä M, Rinne JO, et al. Correlation between neuromorphometry in the substantia nigra and clinical features in Parkinson's disease using disector counts. J Neurol Sci 1997;151:83–7.

[62] Greffard S, Verny M, Bonnet AM, et al. A stable proportion of Lewy body bearing neurons in the substantia nigra suggests a model in which the Lewy body causes neuronal death. Neurobiol Aging 2010;31:99–103.

[63] Brundin P, Melki R. Prying into the Prion Hypothesis for Parkinson's Disease. J Neurosci 2017;37:9808–18.

[64] Houser MC, Tansey MG. The gut-brain axis: is intestinal inflammation a silent driver of Parkinson's disease pathogenesis? NPJ Parkinsons Dis 2017;3:3.

[65] Mendez I, Viñuela A, Astradsson A, et al. Dopamine neurons implanted into people with Parkinson's disease survive without pathology for 14 years. Nat Med 2008;14:507–9.

[66] Duda JE, Giasson BI, Mabon ME, et al. Novel antibodies to synuclein show abundant striatal pathology in Lewy body diseases. Ann Neurol 2002;52:205–10.

[67] Jellinger KA, Attems J. Does striatal pathology distinguish Parkinson disease with dementia and dementia with Lewy bodies? Acta Neuropathol 2006;112:253–60.

[68] Surmeier DJ, Obeso JA, Halliday GM. Selective neuronal vulnerability in Parkinson disease. Nat Rev Neurosci 2017;18:101–13.

[69] Irwin DJ, Abrams JY, Schonberger LB, et al. Evaluation of potential infectivity of Alzheimer and Parkinson disease proteins in recipients of cadaver-derived human growth hormone. JAMA Neurol 2013;70:462–8.

[70] Guzman JN, Sanchez-Padilla J, Wokosin D, et al. Oxidant stress evoked by pacemaking in dopaminergic neurons is attenuated by DJ-1. Nature 2010;468:696–700.

[71] Goldberg JA, Guzman JN, Estep CM, et al. Calcium entry induces mitochondrial oxidant stress in vagal neurons at risk in Parkinson's disease. Nat Neurosci 2012;15:1414–21.

[72] Engelender S, Isacson O. The Threshold Theory for Parkinson's Disease. Trends Neurosci 2017;40:4–14.

Chapitre 4

Aspects génétiques[1]

Suzanne Lesage[a], Mathieu Anheim[b]

[a]Sorbonne université, Inserm U 1127, CNRS UMR 7225, Institut du cerveau et de la moelle épinière (ICM), Paris.
[b]Institut de génétique et de biologie moléculaire et cellulaire, CNRS UMR 7104, Inserm U1258, Université de Strasbourg, Illkirch ; laboratoire de diagnostic génétique, hôpitaux universitaires de Strasbourg ; Centre expert Parkinson, département de neurologie, hôpitaux universitaires de Strasbourg, hôpital de Hautepierre ; Fédération de médecine translationnelle de Strasbourg (FMTS).

Le caractère génétique de la maladie de Parkinson a été suggéré il y a plus d'un siècle par Gowers, qui stipulait que 15 % de ses patients présentaient une histoire familiale de maladie de Parkinson. Il existe par conséquent une opposition entre, d'une part, ce qui est appelé la maladie de Parkinson proprement dite sans cause génétique ou environnementale apparente et, d'autre part, les formes génétiques de la maladie de Parkinson identifiées grâce à l'explosion des connaissances et des technologies de la biologie moléculaire, ce qui suggère qu'il existe, en fait, non pas une maladie mais des maladies de Parkinson. De même, le fait de trouver une mutation chez un patient parkinsonien n'exclut pas qu'il s'agisse d'une authentique maladie de Parkinson dopa-sensible, sujette aux complications dopa-induites et accessible aux différentes options thérapeutiques existantes. Les premières études d'agrégation familiale ou des études des taux de concordance entre jumeaux monozygotes et dizygotes restent controversées [1] ; l'importance des facteurs génétiques dans cette pathologie n'a été démontrée qu'après la découverte de la première mutation dans le gène *SNCA* codant l'alpha-synucléine, en 1997, par cartographie génétique d'une grande famille italo-américaine qui présentait un syndrome parkinsonien à corps de Lewy et une transmission de type autosomique dominante [2]. Depuis, un grand nombre de facteurs génétiques associés à la maladie de Parkinson ont été identifiés, allant des facteurs de susceptibilité fréquents, conférant un risque modéré à faible de développer la maladie, aux formes monogéniques ou mendéliennes rares à forte pénétrance pour lesquelles la présence de mutations est suffisante pour que la maladie se développe. La prise en compte des aspects génétiques devrait permettre de mieux prendre en charge les patients parkinsoniens (conseil génétique, pronostic, indications thérapeutiques, pharmacogénétique) et mieux comprendre les mécanismes physiopathologiques de cette pathologie invalidante, et peut-être un jour de mieux la traiter (thérapies innovantes, traitements ciblés, neuroprotection).

Modes de transmission

Plusieurs analyses de ségrégation ont été entreprises afin de démontrer l'implication potentielle des facteurs génétiques et environnementaux dans la survenue de la maladie de Parkinson. L'analyse de nombreux paramètres (rapport hommes/femmes, taux d'apparentés atteints, taux de transmission paternelle et maternelle) au sein de grandes séries de patients a permis d'explorer les différents modèles de transmission, autosomique dominant ou récessif, lié au chromosome X, ou

1. Ce chapitre a été rédigé pour la première édition par Ebba Lohmann et alexandra Dürr. Pour les éditions successives, les ajouts, mises à jour et corrections ont été apportés par Suzanne Lesage et Mathieu Anheim.

mitochondrial. Le plus souvent, un modèle de transmission autosomique dominant avec pénétrance réduite a été proposé. Mais certaines études indiquent qu'un modèle multifactoriel serait plus adapté [3]. De même, il est bien établi qu'il existe des formes autosomiques récessives authentiques de maladie de Parkinson. Il n'y aurait finalement pas une composante génétique majeure responsable de la maladie, mais plutôt une interaction entre plusieurs facteurs génétiques et environnementaux, chacun responsable d'un effet mineur ou plus important. On comprend que la forme dite « idiopathique » de la maladie de Parkinson devient de plus en plus réduite à mesure que sont identifiés de nouveaux gènes responsables ou des facteurs de risque génétiques, et que l'usage de ce terme peut même être désormais remis en question.

Plusieurs familles dans lesquelles la maladie de Parkinson apparaissait selon un mode mendélien ont été rapportées, mais ces formes familiales multigénérationnelles restent rares. Néanmoins, des progrès dans la compréhension de la physiopathologie de la maladie ont été faits grâce à l'identification et à la caractérisation des gènes responsables des formes familiales de cette pathologie. Dans ce chapitre, nous envisagerons principalement les formes de maladie de Parkinson dites « typiques » (en particulier les dernières avancées concernant les formes monogéniques) et non pas toutes les maladies complexes dans lesquelles un syndrome parkinsonien peut être rencontré, comme les ataxies héréditaires ou les dystonies, même si dans la classification « PARK », certaines entités ne correspondent pas à une maladie de Parkinson selon les critères cliniques de diagnostic. L'avènement des nouvelles stratégies de séquençage à haut débit (*Next Generation Sequencing* ou NGS) permet de trouver de plus en plus de nouveaux gènes responsables de la maladie de Parkinson, de sorte que toute mise à jour exhaustive des gènes connus devient très vite caduque. À ce jour, au moins 25 loci chromosomiques et plus de 30 gènes associés à la maladie de Parkinson ont été identifiés (Tableau 4.1). Parmi eux, six sont irrévocablement associés de façon majoritaire soit à des formes autosomiques dominantes (*SNCA*, *LRRK2*, *VPS35*), soit à des formes autosomiques récessives (*PRKN*, *PINK1*, *DJ-1*). De plus, il existe des formes atypiques à transmission autosomique récessive, associées à des syndromes parkinsoniens complexes, dues à des mutations dans les gènes *ATP13A2*, *FBXO7*, *PLA2G6*, *SYNJ1*, *DNAJC6*, *VPS13C*, *PTRHD1* et plus récemment *DAGLB* et *PTPA*, ainsi que des formes de syndromes parkinsoniens liées au chromosome X et associées soit à une déficience intellectuelle ou à des épilepsies. Alors que pour certains loci assignés comme des « PARK », les gènes associés ne sont pas encore identifiés (PARK3, PARK10, PARK12, PARK16), la causalité d'autres gènes dans la maladie de Parkinson (comme *UCHL1*, *NR4A2/NURR1*, *GIGYF2*, *Omi/HTRA2*, *EIF4G1*, *DNAJC13*, *TMEM230*, *CHCHD2*, *RIC3*, *LRP10*, *PSAP*, *UQCRC1*, *NUS1*, *PPP2R5D*, *PODXL*, *ADORA1*) reste encore controversée, cela étant dû soit à leur découverte récente, soit à l'absence de confirmation des études originales. Dans certains cas, le même gène peut être à la fois associé à des formes mendéliennes de la maladie de Parkinson et aussi contenir des facteurs génétiques de susceptibilité comme les gènes *SNCA* et *LRRK2*. De plus, des mutations dans le gène *GBA1* codant la glucocérébrosidase, ou dans le gène *LRRK2* se situent en position intermédiaire entre une cause monogénique et des facteurs de risque à la maladie de Parkinson. Enfin, certains groupes scientifiques se sont intéressés à la compréhension de l'effet des variants hétérozygotes dans des gènes à transmission autosomique récessive ou des conséquences cliniques chez les patients qui cohéritent des mutations de *GBA1* et *LRRK2*.

Formes autosomiques dominantes

SNCA (PARK1 et 4)

SNCA est le premier gène identifié comme responsable d'une forme de maladie de Parkinson transmise selon un mode autosomique dominant et pouvant être causée par différents types de mutations dont des variants faux-sens et des multiplications au sein du locus contenant *SNCA*.

Tableau 4.1. Loci et gènes impliqués dans la maladie de Parkinson.

Locus PARK	Position chromosomique	Gènes	Age de début de la maladie	Phénotype
Formes autosomiques dominantes confirmées				
PARK1/PARK4	4q22.1	*SNCA*	Précoce à tardif	Démence ou MP typique
PARK8	12q12	*LRRK2*	Tardif	MP typique
PARK17	16q11.2	*VPS35*	Vers 50 ans	MP typique
Formes autosomiques dominantes non confirmées ou en attente de confirmation				
PARK5	4p13	*UCHL1*	Vers 50 ans	MP typique
PARK ?	2q24.1	*NR4A2/NURR1*	Tardif	Troubles neurodéveloppementaux, déficiences intellectuelles, parkinsonisme et dystonie dopa-sensible ou MP typique
PARK11	2q37.1	*GIGYF2*	Précoce à tardif	MP typique
PARK13	2p13.1	*Omi/HTRA2*	Tardif	MP typique
PARK18	3q27.1	*EIF4G1*	Tardif	MP typique
PARK21	3q22.1	*DNAJC13*	Tardif	MP typique
PARK ?	20p13-p12	*TMEM230*	Tardif	MP typique
PARK22	7p11.2	*CHCHD2*	Précoce ou tardif	MP typique
PARK ?	11p15.4	*RIC3*	Précoce à tardif	MP typique
PARK ?	14q11.2	*LRP10*	Tardif	MP typique et DCL
PARK24	10q22.1	*PSAP*	Précoce à tardif	MP typique
PARK ?	3p21.31	*UQCRC1*	Précoce à tardif	MP typique et polyneuropathie
PARK ?	6q22.1	*NUS1*	Précoce	MP typique
PARK ?	6p21.1	*PPP2DR5*	Juvénile à précoce	Troubles neurodéveloppementaux, déficiences intellectuelles, crises d'épilepsie, troubles du spectre autistique, troubles de l'humeur, MP typique
Formes autosomiques récessives associées à une maladie de Parkinson « typique »				
PARK2	6q26	*PRKN*	Juvénile à précoce	MP typique
PARK6	1p36.12	*PINK*	Juvénile à précoce	MP typique
PARK7	1p36.23	*DJ-1*	Juvénile à précoce	MP typique
Formes autosomiques récessives associées à une maladie de Parkinson « atypique »				
PARK9	1p36.13	*ATP13A2*	Juvénile	Démence, signes pyramidaux, paralysie de la verticalité du regard, complications motrices précoces, MP typique
PARK14	22q13.1	*PLA2G6*	Juvénile ou précoce	Démence, signes pyramidaux, troubles psychiatriques, complications motrices précoces, MP typique
PARK15	22q12.3	*FBX07*	Juvénile	Signes pyramidaux, troubles psychiatriques, complications motrices, MP typique
PARK19	1p31.3	*DNAJC6*	Juvénile ou précoce	Démence, signes pyramidaux, épilepsie, dystonie, MP typique
PARK20	21q22.11	*SYNJ1*	Précoce	Démence, épilepsie, MP typique
PARK23	15q22.2	*VPS13C*	Précoce	Démence, signes pyramidaux, MP typique
PARK ?	2p23.3	*PTRHD1*	Précoce	Déficience intellectuelle, signes pyramidaux, troubles psychiatriques, MP typique

▷

Locus PARK	Position chromosomique	Gènes	Age de début de la maladie	Phénotype
PARK25	9q34.11	*PTPA*	Juvénile à précoce	Syndrome parkinsonien, déficience intellectuelle, MP typique
PARK ?	7p22.1	*DAGLB*	Précoce	MP typique
Formes autosomiques récessives en attente de confirmation				
PARK ?	7q32.3	*PODXL*	Juvénile	MP typique, sans autres signes atypiques ni démence
PARK16 ?	1q32.1	*ADORA1*	Précoce	Déficience intellectuelle, MP typique
Formes liées au chromosome X				
PARK ?	Xq28	*RAB39B*	Précoce chez les garçons, plus tardif chez les filles	Troubles cognitifs, macroencéphalie, MP typique
PARK ?	Xq21.1	*PGK1*	Juvénile à précoce	Épilepsie, troubles cognitifs et psychiatriques, dystonies, MP typique
Loci associés à la maladie de Parkinson pour lesquels aucun gène n'a été identifié à ce jour				
PARK3	2p13	?	Tardif	MP typique
PARK10	1p32	Facteur de risque ?	?	MP typique
PARK12	Xq21-q22	?	?	MP typique
PARK16	1q32	Facteur de risque	?	MP typique
Facteurs de risque				
PARK ? associée	1q22	*GBA1* dominant, facteur à haut risque pour MP	Précoce ou tardif	MP fréquemment associée à un risque élevé de démences
PARK ?	11p15.4	*SMPD1* dominant, facteur de risque spécifique à la population juive ashkénaze	Tardif	MP typique
PARK ?	22q13.33	*ARSA* dominant modificateur génétique de la pathogénèse de MP ? Facteur de risque ?	Précoce	Leucodystrophie métachromatique et MP avec légers troubles cognitifs
PARK ?	12q24.12	Expansions trinucléotidiques dans *ATXN2*, dominant	Précoce ou tardif	MP typique
PARK ?	9p21.2	Expansions hexanucléotidiques dans *C9orf72*, dominant	Tardif	MP typique

DCL : démence à corps de Lewy ; MP : maladie de Parkinson.

Le gène *SNCA* est composé de 6 exons et code une protéine de 140 acides aminés. À ce jour, 10 variations faux-sens ont été identifiées : V15A, A30G, A30P, E46K, H50Q, G51D, A53E, A53T, A53V et T72M. En 1997, la mutation ponctuelle faux-sens A53T a été identifiée dans ce gène chez plusieurs familles [2], ainsi que chez quelques cas sporadiques, d'origines diverses, partageant pour la grande majorité des familles, un haplotype commun suggérant un effet fondateur. Cette mutation A53T de *SNCA* est de loin la plus fréquente de toutes les mutations faux-sens identifiées jusqu'à présent. Une autre mutation, A30P a ensuite été détectée dans une autre famille d'origine allemande [4], de même que la mutation E46K retrouvée dans une famille unique basque d'origine espagnole [5]. Par la suite, d'autres mutations faux-sens ont été identifiées telles que G51D (responsable d'un tableau pyramido-parkinsonien) [6], H50Q [7] dont le rôle pathogénique est controversé après des méta-analyses réalisées à partir de larges cohortes de cas parkinsoniens et de témoins sains [8] et compte tenu de sa présence dans des bases de données publiques, telles que la base Genome Aggregation Database (GnomAD[2]). La mutation A53E est plutôt associée à un syndrome parkinsonien et une forme atypique de sclérose en plaques (SEP) [9] ; A53V est responsable d'une maladie de Parkinson associée à des troubles cognitifs et psychiatriques [10] et deux autres mutations, A18T et A29S ont été identifiées chacune, chez deux cas isolés avec une maladie de Parkinson à début tardif, pour lesquelles la pathogénicité reste à prouver à ce jour [11]. Trois autres mutations plus récemment identifiées, V15A [12], A30G [13] et T72M [14] ont été rapportées, chacune chez plusieurs familles indépendantes, dérivant pour certaines mutations, d'un effet fondateur. Ces trois mutations sont le plus souvent associées à une maladie de Parkinson typique débutant en général vers 50 ans, présentant une bonne réponse à la lévodopa et de manière intéressante, associée à des troubles cognitifs et des manifestations psychiatriques variables. Cependant, pour la mutation A30G, le spectre phénotypique associé a été étendu à deux patients présentant un tableau neurologique complexe mais sans symptôme parkinsonien, ni de dénervation dopaminergique [15]. À côté de ces mutations ponctuelles rares, des multiplications (triplications et duplications) de la région chromosomique contenant le gène de *SNCA* ont été identifiées chez 1 à 2 % des formes familiales [16-17]. Les fonctions de l'alpha-synucléine sont imparfaitement connues. De localisation présynaptique, cette protéine semble jouer un rôle dans la production, le stockage et la recapture de la dopamine. L'expression de l'alpha-synucléine mutée se montre sélectivement toxique pour les neurones dopaminergiques dans certains modèles animaux. La pénétrance des multiplications du gène de *SNCA* reste incomplète, puisque des porteurs asymptomatiques, ayant un âge nettement plus élevé que l'âge de début de la maladie des probands et avec un PET (*Positron Emission Tomography*) à la fluorodopa normal, ont été rapportés. Bien que rare, la découverte de duplications du gène de *SNCA* chez des cas sporadiques de maladie de Parkinson est possible.

Certains polymorphismes modulant l'expression du gène *SNCA* sont associés à une augmentation du risque de développer la maladie, comme la répétition NACP-Rep1 dans la région du promoteur du gène de l'alpha-synucléine [18]. Ce polymorphisme de Rep1 est un bon exemple d'interaction gène-environnement puisque le risque de développer une maladie de Parkinson à la suite d'une commotion cérébrale varie en fonction de la taille de la répétition Rep1 [19].

La découverte de mutations du gène de *SNCA* a permis de faire un lien entre l'anatomopathologie et la génétique puisque les corps de Lewy, anomalies anatomopathologiques spécifiques de la maladie de Parkinson [20], contiennent précisément de l'alpha-synucléine, qui est mutée dans ces formes familiales, mais également de relier les cas sporadiques aux formes familiales puisque les cas sporadiques sont caractérisés par la présence de ces corps de Lewy contenant de l'alpha-synucléine à l'autopsie, alors que des formes familiales sont l'objet de mutations au sein du gène de *SNCA*. Enfin, cette découverte permet d'envisager sous une lumière différente les synucléinopathies,

2. https://gnomad.broadinstitute.org

puisque selon le type de mutations du gène de *SNCA*, le phénotype clinique pourra être soit une maladie de Parkinson dite « typique », soit une démence à corps de Lewy (DCL), soit un tableau évoquant une atrophie multisystématisée (AMS), qui sont autant de synucléinopathies. En effet, il est possible de proposer de façon schématique les corrélations génotype-phénotype suivantes concernant les mutations du gène de *SNCA* :

- les duplications sont principalement responsables d'un tableau clinique évoquant une maladie de Parkinson typique ;
- les mutations faux-sens peuvent être à l'origine d'un tableau rappelant une AMS de type parkinsonien ou une DCL de début précoce (vers 45 ans) ou un syndrome pyramido-parkinsonien ;
- les triplications sous-tendent plutôt une DCL précoce (vers 45 ans) de transmission autosomique dominante.

Une étude récente souligne la corrélation entre le dosage de l'alpha-synucléine et l'âge de début de la maladie de Parkinson, avec 3 copies du gène (duplications de *SNCA* à l'état hétérozygote) associées à un âge moyen de début de la maladie de 46,9 ± 10,5 ans versus 4 copies de gène (duplications de *SNCA* à l'état homozygote ou triplications hétérozygotes de *SNCA*) plutôt associées à un âge moyen de début de la maladie de 34,5 ± 7,4 ans [21]. Dans l'ensemble, les duplications de *SNCA* sont plus communes que les mutations ponctuelles et les triplications. Ainsi, les différents types de mutations peuvent être associés, selon l'âge de début de la maladie, à un syndrome parkinsonien de début précoce, intermédiaire et tardif correspondant respectivement à des triplications, mutations faux-sens dans le gène et duplications du locus.

LRRK2 (PARK8)

La découverte du gène *LRRK2 (Leucine-Rich Repeat Kinase 2)* [22,23] a révolutionné la génétique de la maladie de Parkinson puisqu'il explique, selon les études, jusqu'à 10 % des cas familiaux avec transmission autosomique dominante et jusqu'à 3 % des cas isolés. Plus de 120 variations de ce gène sont décrites, mais la pathogénicité n'est pas confirmée pour bon nombre d'entre elles. Seules sept mutations semblent avoir un effet pathogénique confirmé (N1437H, R1441G/C/H, Y1699C, G2019S, I2020T) et se trouvent dans des régions fonctionnellement très importantes du gène. Plus récemment, il a été montré que des mutations « perte de fonction » ne sont pas associées à la maladie de Parkinson, suggérant que le mécanisme d'haploinsuffisance n'est ni causal, ni protecteur de la maladie [24]. La protéine LRRK2 appartient à la famille des ROCO, qui sont des Ras-GTPases comprenant de multiples domaines hautement conservés à travers les espèces. Cette protéine est remarquable par la dualité de ses fonctions, car c'est à la fois une GTPase par son domaine Roc *(Ras Of Complex proteins)* et une kinase par son domaine MAPKKK *(Mitogen-Activated Protein Kinases)*, ce qui suggère un rôle de cette protéine dans une ou plusieurs voies de signalisation intracellulaire.

Certaines de ces mutations semblent être spécifiques d'une population donnée [25]. Ainsi, la mutation la plus récurrente, G2019S, est localisée dans le domaine MAPKKK de la protéine, à activité kinase. Cette mutation a été initialement associée à 6 à 7 % des formes familiales de la maladie de Parkinson d'origine européenne et à 1 à 2 % des cas apparemment isolés. De nombreuses études montrent que la fréquence de la mutation G2019S varie considérablement selon l'origine géographique et ethnique des populations étudiées. Très rare en Asie (< 0,1 %), en Afrique du Sud et dans quelques pays européens (Pologne, Grèce et Allemagne), elle est très fréquente en Afrique du Nord où elle atteint 40 % des formes familiales et 30 % des formes sporadiques de maladie de Parkinson contre 1 % chez des témoins d'origine nord-africaine [26]. La mutation G2019S joue un rôle important non seulement en Afrique du Nord, mais aussi chez des patients d'origine juive ashkénaze : 30 % chez des cas familiaux et 15 % chez des cas isolés [27]. Un effet fondateur unique a été décrit pour la plupart des Européens et tous les Africains du Nord et juifs ashkénazes ; en outre, deux autres haplotypes distincts et rares de G2019S dans *LRRK2* ont été trouvés dans une petite proportion de familles européennes et chez de rares patients japonais et turcs [28]. La mutation R1441G dans le domaine Roc, à activité GTPase semble être restreinte à l'Espagne et plus particulièrement dans la population basque où elle représente près de 20 % des formes familiales de maladie de Parkinson, et est portée sur un haplotype datant du VIIe siècle [29]. Néanmoins, cette même mutation a été récemment retrouvée dans une famille japonaise, présente sur un haplotype différent. La mutation I2020T a été initialement identifiée dans une famille japonaise [30], alors que la mutation N1437H a été décrite dans deux familles norvégiennes et un cas isolé d'origine suédoise [31]. En dehors de ces formes monogéniques, des polymorphismes fréquents dans le gène *LRRK2*, comme G2385R, R1628P, A419V, N551K et R1398H constituent des facteurs de risque ou protecteurs de la maladie de Parkinson dans la population asiatique, alors que les variants M1646T et K1423K sont spécifiquement associés à la maladie dans la population caucasienne [32]. Cependant, dans ces deux types de populations, l'haplotype composé des variants N551K, R1398H et K1423K semble avoir un effet protecteur. De même, des études par GWAS *(Genome Wide Association Study)* ont identifié des facteurs de risque génétiques dans la région 5' du gène dans les formes sporadiques de la maladie de Parkinson. Très récemment, une étude de GWAS chez près de 1 400 patients atteints de paralysie supranucléaire progressive (PSP) a montré que des variations génétiques au locus de *LRRK2* sont associées à la survie dans la PSP [33]. D'autres associations entre des variations dans *LRRK2* et des maladies inflammatoires chroniques de l'intestin ou des maladies auto-immunes ont également été rapportées [34].

Le tableau clinique lié à la mutation récurrente G2019S de *LRRK2* est tout à fait superposable à la maladie de Parkinson typique avec une pénétrance très réduite de la maladie parmi les porteurs de cette mutation, puisque celle-ci va de 14 à 80 % à l'âge de 80 ans [35]. Cette pénétrance réduite pourrait expliquer pourquoi cette mutation est présente chez des individus sains parfois octogénaires et dans des familles de transmission de type autosomique récessive et pourrait suggérer l'implication de facteurs modificateurs de l'âge de début ou de la progression de la maladie, comme cela a été rapporté récemment pour le gène *DNM3 (dynamin 3)* [36]. C'est un message rassurant à donner à un apparenté à risque d'un porteur de cette mutation lors d'un conseil génétique, mais qui rend tout diagnostic présymptomatique très hasardeux et donc encore déconseillé dans la mesure où il n'est pas possible à ce jour de prédire si la maladie va apparaître, ni de la prévenir au moyen d'un traitement neuroprotecteur. En revanche, l'ensemble de ces résultats suggère que, même en l'absence d'une histoire familiale, du fait d'une pénétrance faible [37], une proportion élevée de cas isolés de maladie de Parkinson pourrait résulter d'une mutation à transmission dominante du gène *LRRK2*. En pratique, en dehors du cadre de la recherche, il est recommandé de proposer la recherche de la mutation G2019S de *LRRK2* en cas d'histoire familiale dominante de maladie de Parkinson et/ou si l'individu atteint est d'origine nord-africaine ou juive ashkénaze.

VPS35 (PARK17)

VPS35 (*vacuolar protein sorting 35*) a été le premier gène identifié par la nouvelle technologie de séquençage d'exome. Des mutations, dont celle récurrente, D620N, ont été mises en évidence dans le gène *VPS35* chez des patients atteints de maladie de Parkinson de transmission autosomique dominante mais avec une pénétrance incomplète [38,39] et un début parfois un peu plus précoce que dans les formes dites « idiopathiques ». Notamment, une méta-analyse portant sur 21 824 patients parkinsoniens provenant de 15 études cas/témoins réalisées à travers le monde, entre 2011 et 2016 a montré une fréquence globale de la mutation D620N à 0,12 % (0,29 % dans les formes familiales et 0,023 % chez les cas isolés) [40] et l'absence de cette mutation chez des contrôles sains et de la base publique GnomAD. Des analyses d'haplotypes indiquent que cette mutation provient d'événements mutationnels indépendants. D'autres variants dans le gène *VPS35* ont été identifiés, sans que leur caractère pathogénique ait été prouvé à ce jour. Les patients porteurs de mutations de *VPS35* présentent une maladie de Parkinson typique, sans troubles cognitifs mais avec un âge de début plutôt précoce, vers 50 ans [41]. *VPS35* code une sous-unité du complexe rétromère impliqué dans le transport rétrograde entre l'endosome et l'appareil de Golgi et dans le recyclage des vésicules synaptiques.

Formes autosomiques dominantes dont la causalité des gènes est en attente de confirmation

UCHL1 (PARK5)

En 1998, une substitution I93M a été identifiée dans le gène codant pour *UCHL1 (Ubiquitine Carboxyl-Terminal Hydroxylase)* localisé en 4p13, chez deux individus d'une même famille atteints d'une maladie de Parkinson transmise selon le mode autosomique dominant avec une pénétrance incomplète [42]. Ce gène code une protéine de 212 acides aminés, abondante dans le cerveau, exprimée dans les neurones de la substance noire et présente dans les corps de Lewy. Elle intervient dans la dégradation de l'alpha-synucléine par le protéasome. Aucune autre famille porteuse de mutations dans *UCHL1* n'a été rapportée à ce jour, mettant en cause la pathogénicité de ce gène. En revanche, l'allèle muté « A » du polymorphisme S18Y est moins fréquent chez les patients atteints de maladie de Parkinson. La mutation I93M provoque une baisse de l'activité hydrolase de la protéine d'environ 50 % par rapport à la protéine sauvage. La diminution de l'activité ligase du variant S18Y, en augmentant la quantité d'ubiquitine libre, confère une protection contre le développement de la maladie de Parkinson.

NR4A2

Le gène *NR4A2* (*Nuclear Receptor Subfamily 4 Group A Member 2*) encore connu sous le nom de NURR1 (*Nuclear Receptor Related 1*) code un membre de la super famille des récepteurs nucléaires qui sont des facteurs de transcription activés par un ligand, tel que l'hormone stéroïde, rétinoïde ou l'hormone thyroïdienne. Le gène est largement exprimé dans le cerveau. La génération de souris (*NR4A2 -/-*) a montré que l'absence de ce gène altère le développement et le maintien des neurones dopaminergiques de la substance noire et de l'aire tegmentale ventrale, ainsi que l'expression de plusieurs gènes marqueurs du phénotype dopaminergique. Ces résultats ont placé *NR4A2*, au rang des gènes d'intérêt dans l'étude de la neurodégénérescence des neurones dopaminergiques impliquée dans la maladie de Parkinson. Initialement, deux variants génétiques dans la région non traduite de l'exon 1 du gène *NR4A2* ont été proposés comme cause de la maladie de Parkinson familiale, associés à une diminution de l'expression de l'ARNm dans des lignées cellulaires transfectées et dans des lymphocytes des personnes atteintes [43]. Toutefois, des études ultérieures n'ont pas réussi à reproduire ces résultats, concluant que les altérations de séquence dans l'exon 1 du gène *NR4A2* ne sont pas une cause majeure de la maladie de Parkinson familiale [44]. Ces variants ont donc été par la suite reclassées dans OMIM (MIM*601828) comme des variants de signification inconnue (*Variant of Unknown Significance* ou VUS). D'autre part, Liu et coll. (2017) [45] ont réalisé une revue systématique d'un total de 34 études publiées sur l'association présumée de *NR4A2* avec la maladie de Parkinson. Après méta-analyse, aucune association significative n'a été observée, à l'exception d'une association très modeste avec un variant intronique très fréquent dans le gène *NR4A2* (c.1361 + 18delG, rs35479735) dans l'hypothèse d'un modèle récessif et homozygote (OR de 1,31, p = 0,003) [45]. Il en ressort donc que la contribution des variants génétiques de ce gène à la maladie de Parkinson peut être considérée comme très faible. Plus récemment, des mutations de *NR4A2* (faux-sens, affectant des sites d'épissage, ou décalant le cadre de lecture, ainsi que des délétions exoniques pouvant toucher tout le gène) de novo pour la plupart, ont été rapportées comme responsables de désordres neurodéveloppementaux incluant un syndrome autistique, une déficience intellectuelle, des épilepsies ou des troubles du langage ou des troubles psychiatriques [46]. Une étude récente a rapporté deux cas isolés porteurs de mutations avec perte de fonction du gène *NR4A2*, présentant dans l'enfance, une déficience intellectuelle modérée, et développant vers la trentaine un syndrome parkinsonien et une dystonie dopa-sensible [47].

GIGYF2 (PARK11)

Le locus PARK11 a d'abord été lié à la maladie de Parkinson par des études de liaison de familles d'Amérique du Nord [48], mais le locus n'a pas été confirmé dans la population européenne. Le gène *GIGYF2 (Grb10 GYF-interacting GYF protein-2)*, situé dans la région chromosomique 2q36-q37, a été décrit par la suite comme le gène du locus PARK11 à partir des formes familiales françaises et italiennes [49]. Cependant, ces affirmations ont été contredites par plusieurs études ultérieures sur des populations d'origines diverses, et un des variants fréquents initialement considérés comme pathogéniques, N457T, a été retrouvé chez trois contrôles sains [50]. Plus récemment, une nouvelle mutation faux-sens a été identifiée dans une fratrie de trois cas parkinsoniens typiques de début tardif (78 à 88 ans) présentant des troubles cognitifs [51]. Les mutations dans *GIGYF2* pourraient prédisposer à la maladie de Parkinson en dérégulant la voie de signalisation IGF *(Insulin-like Growth Factor)*.

Omi/HTRA2 (PARK13)

La découverte de mutations dans le gène *Omi/HTRA2 (HTRA-high-temperature requirement-serine peptidase 2)* dans des formes héréditaires de la maladie de Parkinson, confirme le rôle majeur de la mitochondrie dans la physiopathologie de cette maladie [52]. Les souris invalidées pour ce gène présentent une neurodégénérescence avec un phénotype parkinsonien. La mutation G399S et le facteur de risque A141S ont été initialement identifiés [52], mais aucune association entre la maladie de Parkinson et A141S ou G399S n'a été détectée dans d'autres études. Une nouvelle mutation R404W et des variants spécifiques dans les régions 5′ et 3′ du gène *Omi/HTRA2* ont été trouvés chez des patients belges atteints de maladie de Parkinson [53], élargissant le spectre de mutations aux variants affectant probablement l'activité de transcription. Cependant, la preuve génétique que le gène *Omi/HTRA2* muté est responsable de formes monogéniques de la maladie de Parkinson manque encore à ce jour. La protéine *Omi/HTRA2* est une sérine protéase mitochondriale qui est relarguée dans le cytosol au cours de l'apoptose, dépendante des caspases. Utilisant des modèles de drosophiles, Plun-Favreau et coll. ont montré que *Omi/HTRA2* interagit avec PINK1 dans une même voie de signalisation cellulaire [54].

EIF4G1 (PARK18)

Des mutations dans *EIF4G1* (*Eukaryotic Translation Initiation Factor 4 Gamma 1*) ont été décrites dans des familles avec maladie de Parkinson autosomique dominante avec survenue tardive de la maladie et pénétrance incomplète [55]. Ces formes semblent cependant très rares, et certains auteurs de la littérature remettent même en question sa responsabilité dans la maladie de Parkinson, le considérant au mieux comme un facteur de risque, voire comme non relié à la maladie de Parkinson (il s'agirait alors seulement de variants bénins rares) [56]. *EIF4G1* code l'un des composants d'un complexe d'initiation de la traduction appelé eIF4F [55].

DNAJC13 (PARK21) et *TMEM230*

L'analyse d'une même grande famille multigénérationnelle canadienne mennonite, avec une maladie de Parkinson typique de transmission autosomique dominante et un début tardif, a permis à deux groupes indépendants d'identifier la mutation N855S dans le gène *DNAJC13 (DnaJ heat shock protein family (Hsp40) member C13)* pour l'un [57] et la mutation R141L dans le gène *TMEM230 (Trans-Membrane Protein 230)* pour l'autre [58] selon les analyses de ségrégation intrafamiliale effectuées (présence de phénocopies et inclusion d'un patient atteint de PSP dans l'analyse de liaison génétique, pénétrance incomplète). Bien que d'autres mutations rares aient été identifiées dans d'autres petites familles consécutives à ces deux études initiales, aucune autre mutation pathogénique dans *DNAJC13* ou

TMEM230 n'a été retrouvée dans d'autres grandes séries indépendantes de cas parkinsoniens ou dans des méta-analyses [59]. De manière intéressante, comme pour VPS35, les protéines codées par ces deux gènes *DNAJC13* et *TMEM230* ont un même rôle dans le transport endosomal et notamment, en présence de la mutation N855S, la protéine DNAJC13 n'est plus capable d'assurer sa fonction de régulation de la dynamique de constitution de la clathrine dans les endosomes précoces, entraînant une anomalie du transport endosomal [57].

CHCHD2 (PARK22)

Des mutations dans le gène *CHCHD2* (*Coiled-Coil-Helix-Coiled-Coil-Helix Domain Containing 2*), codant une protéine mitochondriale, ont été identifiées dans des familles d'origine japonaise, mais aussi chinoise, notamment la mutation T61I retrouvée chez au moins trois familles [60]. Les patients porteurs de mutations de *CHCHD2* présentent une maladie de Parkinson typique avec une bonne réponse à la lévodopa mais un âge de début plutôt précoce (39 à 52 ans). La mutation T61I coségrége aussi avec le phénotype de tremblement essentiel chez des patients n'ayant pas développé de maladie de Parkinson [60]. Des mutations rares de *CHCHD2* ont également été identifiées dans d'autres pathologies neurodégénératives avec démence, comme les DCL, les démences frontotemporales (DFT) ou encore la maladie d'Alzheimer [61,62]. *CHCHD2* code un facteur de transcription qui lie et active COX412, une protéine mitochondriale de la chaîne respiratoire. Chez les mouches, l'inactivation de *CHCHD2* conduit à des phénotypes mitochondriaux et neuronaux associés à la pathologie de la maladie de Parkinson et provoque un stress oxydatif chronique et donc une dégénérescence dépendante de l'âge dans les neurones dopaminergiques [63]. Cependant, le rôle de *CHCHD2* dans la survenue de la maladie n'est pas clair. Bien que le rôle causal ou en tant que facteurs de risque de *CHCHD2* ait été confirmé dans d'autres études indépendantes, une étude à grande échelle portant sur des milliers de patients d'origine européenne n'a pas permis de mettre en cause *CHCHD2* dans la survenue ou comme facteurs de prédisposition à la maladie de Parkinson [64].

RIC3

L'étude du séquençage d'exome dans une famille multigénérationnelle d'origine indienne a permis d'identifier une mutation dans le gène *RIC3* (*RIC3 Acetylcholine Receptor Chaperone)* qui coségrége parfaitement avec la maladie [65]. Les patients porteurs de cette mutation présentent une maladie de Parkinson typique de début entre 30 et 68 ans, avec des hallucinations, des troubles de comportement associés au sommeil paradoxal et un syndrome des jambes sans repos. *RIC3* code une protéine associée au récepteur cholinergique nicotinique, CHRNA7. Des études *in vitro* ont montré que la protéine RIC3 mutée entraîne une diminution de CHRNA7 au niveau de la fraction membranaire [65]. Là encore, aucune autre étude à ce jour n'a permis de renforcer le rôle causal de ce gène, ni comme facteurs génétiques de risque [66].

LRP10

Le gène *LRP10* (*Low-Density Lipoprotein Receptor-Related Protein 10*) a été identifié par analyse combinée de liaison génétique et de séquençage d'exome d'une grande famille italienne multigénérationnelle comprenant une dizaine de patients parkinsoniens [67]. L'étape de réplication dans une grande cohorte internationale multicentrique a permis d'identifier une dizaine d'autres familles atteintes, non seulement de la maladie de Parkinson typique mais aussi des patients avec maladie de Parkinson et démences et d'autres familles avec DCL, ce qui suggère que *LRP10* serait plutôt associé à des formes héréditaires de synucléinopathies. De manière intéressante, une étude récente a montré une association des variants rares de *LRP10* avec la sclérose latérale amyotrophique (SLA) [68]. Le rôle de cette protéine dans la survenue de la maladie de Parkinson n'est pas clair mais les premiers travaux de surexpression de la protéine LRP10 dans des lignées de neurones dérivés de cellules pluripotentes induites (*induced pluripotent stem cells* ou iPSC) ont montré que les mutations pouvaient affecter la stabilité ou la localisation subcellulaire de la protéine [67]. Comme VPS35, la protéine LRP10 est localisée dans des structures vésiculaires et pourrait jouer un rôle dans le transport endosomal et l'agrégation de l'alpha-synucléine. Cependant, les quelques études de réplication par d'autres groupes indépendants ont là aussi donné des résultats contradictoires quant à la causalité de ce gène dans la maladie de Parkinson et autres synucléinopathies [69].

PSAP (PARK24)

Plusieurs gènes liés à la maladie de Parkinson ont été impliqués dans des troubles de la surcharge lysosomale, causés par un dysfonctionnement de ces organites [70]. Notamment, l'importance des troubles de la surcharge lysosomale dans la pathogénèse de la maladie de Parkinson est née de la découverte de l'implication du gène *GBA1* responsable de la maladie de Gaucher, dans la maladie de Parkinson. Pour que plusieurs hydrolases lysosomales, y compris la glucocérébrosidase, soient pleinement actives, des protéines activatrices des sphingolipides (saposines), produits de dégradation de la prosaposine (PSAP, *Sphingolipid Activator Protein*), doivent être présentes. La PSAP, une protéine de 527 acides aminés, est dégradée en quatre protéines activatrices des sphingolipides homologues (saposines A à D) par protéolyse dans l'endosome. Il est à noter que les saposines A à D participent au processus d'activation de plusieurs hydrolases lysosomales, mais n'hydrolysent pas directement les glycosphingolipides. La saposine C active la glucocérébrosidase et une carence en saposine C peut causer la maladie de Gaucher. Très récemment, Oji et coll. [71] ont identifié trois mutations exoniques hétérozygotes dans le domaine de la saposine D de *PSAP* dans trois familles japonaises non apparentées avec une maladie de Parkinson à transmission de type autosomique dominant. Parmi les huit patients porteurs de ces mutations, six présentent une maladie de Parkinson typique, débutant entre 33 et 60 ans, répondant bien à la lévodopa, évoluant lentement, sans signe évident de troubles cognitifs. Dans une des trois familles, deux fratries porteuses de mutations de *PSAP* présentent des signes extra-pyramidaux, comme un tremblement et une rigidité musculaire, sans être clairement diagnostiquées avec une maladie de Parkinson. L'étude d'association dans une cohorte mixte d'origine japonaise et taïwanaise présentant une maladie de Parkinson typique a permis d'identifier deux variants introniques dans le domaine de la saposine D de *PSAP* avec des fréquences alléliques significativement plus élevées chez les cas parkinsoniens. Des études fonctionnelles réalisées par ce groupe [71] ont montré une accumulation anormale de vacuoles, une altération du flux autophagique, une atteinte de la localisation intracellulaire de la prosaposine et une agrégation de l'alpha-synucléine dans les fibroblastes des patients porteurs de mutations de *PSAP* et dans les neurones dopaminergiques issus des cellules souches pluripotentes. De manière intéressante, il n'y a pas de diminution constante de l'activité de l'hydrolase lysosomale, suggérant que l'activité enzymatique lysosomale n'est pas réduite dans les troubles de surcharge lysosomale impliquant un déficit en saposine. Chez la souris, une mutation de *PSAP* provoque un déclin moteur progressif et une neurodégénérescence dopaminergique. Cependant si l'implication de *PSAP* en tant que formes monogéniques et/ou facteurs de risque à la maladie de Parkinson semble être confirmée dans des études successives dans d'autres populations indépendantes d'origine chinoise ou taïwanaise, l'étude originale n'a pas été répliquée dans la population européenne [72,73].

UQCRC1

Plus récemment, une association entre des mutations de *UQCRC1* (*Ubiquinol-Cytochrome C Reductase Core Protein 1*) et des formes familiales de la maladie de Parkinson a été rapportée par Lin et coll. [74] qui ont identifié la mutation Y314S, coségrégeant dans une large famille taïwanaise multi-générationnelle présentant un syndrome parkinsonien débutant entre 42 et 62 ans et une polyneuropathie. L'étape de réplication a permis d'identifier deux autres variants de *UQCRC1* dont le variant I311L coségrégeant dans la famille. *UQCRC1* code une sous-unité mitochondriale du complexe III de la chaîne respiratoire. Des modèles de souris et de drosophiles invalidés pour le gène *UQCRC1* présentent des anomalies locomotrices dépendantes de l'âge, une perte neuronale dopaminergique, une neuropathie périphérique et une altération de l'activité du complexe III de la chaîne respiratoire. Cependant, aucune autre étude de réplication indépendante n'a permis d'impliquer ce gène dans la maladie de Parkinson, que ce soit dans la population européenne [75] ou asiatique [76].

NUS1

Par études familiales, Guo et coll. [77] ont désigné *NUS1* comme un gène candidat possible pour la maladie de Parkinson parmi les 12 autres gènes identifiés dans la population chinoise Han. Par la suite, des tests d'enrichissement de variants rares de type faux-sens prédits pathogéniques de *NUS1* réalisés dans deux larges cohortes de cas parkinsoniens et de témoins sains ont montré une association significative de ce gène avec la maladie de Parkinson. De même, des études fonctionnelles chez la drosophile invalidée pour le gène *NUS1* montrent des anomalies locomotrices, une diminution du nombre de neurones dopaminergiques et une apoptose dans le cerveau de ces modèles de mouches. *NUS1* code le récepteur NogoB (NgBR) et se localise principalement dans le réticulum endoplasmique. Il interagit également avec la protéine de liaison au cholestérol Niemann-Pick de type C2 (NPC2), une protéine lysosomale essentielle au trafic intracellulaire du cholestérol dérivé des lipoprotéines de basse densité (LDL). Des mutations homozygotes de *NUS1* dans ce gène ont déjà été décrites comme provoquant des troubles congénitaux de la glycosylation de type Iaa (CDG1AA), tandis que de rares mutations hétérozygotes ont été rapportées chez deux cas avec des troubles du développement intellectuel autosomique dominant avec convulsions (MRD55). Là encore, aucune autre étude de réplication indépendante n'a permis d'impliquer ce gène dans la maladie de Parkinson, que ce soit dans la population européenne [78] ou asiatique [79].

PPP2DR5

Des mutations prédites délétères de *PPP2RD5* (*Protein Phophatase 2 Regulatory Subunit 5 Delta*) ont été initialement rapportées chez des patients atteints de troubles neurodéveloppementaux, incluant des déficiences intellectuelles, des crises d'épilepsie, des troubles du spectre autistique et des troubles de l'humeur, ainsi qu'une atteinte visuelle et des troubles du langage. Toutes ces mutations connues à ce jour et identifiées chez une vingtaine de cas sont pour la grande majorité, des variants faux-sens *de novo*, pour la plupart récurrents, qui se situent dans une boucle acide conservée de B56δ, exerçant un effet perte de fonction ou un effet dominant négatif. Plus récemment, le spectre phénotypique associé aux mutations de *PPP2RD5* a été étendu au syndrome parkinsonien à début précoce (de 25 à 43 ans) répondant à la lévodopa, allant d'un syndrome parkinsonien associé à un retard développemental modéré à sévère [80] à une maladie de Parkinson plus pure sans troubles neurodéveloppementaux, spectre autistique ou déficience intellectuelle [81,82]. Ces patients sont porteurs pour la plupart de la mutation récurrente *de novo*, E200K de *PPP2DR5*. L'examen d'un cas neuropathologique porteur de la mutation E200K de *PPP2DR5* a montré une atrophie sévère de la *substantia nigra* mais pas de pathologie à corps de Lewy, de manière similaire à certains cas pathologiques parkinsoniens porteurs de mutations du gène de *PRKN* [80]. Le gène *PPP2DR5* code une sous-unité régulatrice de la sérine/thréonine phosphoprotéine phosphatase, PP2A (protein phosphatase-2A) qui est une holoenzyme hétérotrimérique importante dans le développement neuronal.

Formes autosomiques récessives associées à une maladie de Parkinson typique

PRKN (PARK2)

Plusieurs familles avec un syndrome parkinsonien de début particulièrement précoce, transmis selon le mode autosomique récessif et caractérisé par une dégénérescence de la substance noire sans corps de Lewy à l'examen anatomopathologique du cerveau, ont été décrites au Japon. Dans ces familles, une étude de liaison génétique a conduit à cartographier sur le bras long du chromosome 6, un locus appelé PARK2, puis à identifier le gène responsable appelé *PRKN* [83]. Ce gène exprimé de façon ubiquitaire code une protéine de 465 acides aminés, qui a un rôle de E3-ubiquitine ligase qui s'exerce sur différents substrats dont l'un est une forme O-glycolysée d'alpha-synucléine. Cette observation importante suggère un lien entre l'absence de corps de Lewy chez les cas mutés dans *PRKN* où l'alpha-synucléine ne serait pas ubiquitinylée et la maladie de Parkinson typique, où les corps de Lewy sont formés d'alpha-synucléine ubiquitinylée. En effet, la plupart des observations anatomopathologiques de maladie de Parkinson liées à des mutations de *PRKN* font état d'une dénervation dopaminergique nigrostriatale en l'absence de corps de Lewy et de neurites de Lewy alors même que le phénotype clinique est celui d'une maladie de Parkinson. La parkine, comme la plupart des protéines impliquées dans les formes récessives de la maladie, est également impliquée dans le fonctionnement mitochondrial, en interaction avec PINK1, de même que PINK1 interagit avec DJ-1 et HTRA2 au niveau mitochondrial [84].

Cette forme génétique de maladie de Parkinson est la plus fréquente des formes précoces de la maladie ; elle est retrouvée sur les cinq continents, avec une grande variété des mutations (réarrangements d'exons comme des délétions, duplications et triplications d'exons ou mutations ponctuelles, comme des mutations faux-sens, celles décalant le cadre de lecture de la protéine ou affectant des sites d'épissage ou encore celles conduisant à des codons stop) et près de 200 mutations rapportées à l'état homozygote ou hétérozygote composite dans le gène *PRKN*[3]. Ce gène est responsable de près de 50 % des formes autosomiques récessives (plusieurs individus atteints dans la fratrie alors que les parents sont sains), avec un début avant 45 ans, et de 15 % des cas isolés avec un début avant l'âge de 45 ans [85]. Dans certaines familles, une hérédité autosomique dominante ou une pseudo-dominance a été suggérée et le fait d'être porteur d'une mutation à l'état hétérozygote pourrait constituer un facteur de risque de développer une forme typique (c'est-à-dire débutant vers 55 ou 60 ans) de maladie de Parkinson. La diversité des mutations de *PRKN* rend le diagnostic moléculaire complexe et nécessite l'utilisation de plusieurs techniques qui compliquent son application en routine. Cependant, en absence de mutations détectées par séquençage d'exome et techniques classiques de détection de CNVs (*Copy Number Variations*) comme la technique de MLPA (*Multiplex Ligation-dependent Probe Amplification*) chez des patients présentant une maladie de Parkinson précoce ou chez des patients porteurs d'une seule mutation dans *PRKN* (hétérozygotes), des techniques plus élaborées mais plus coûteuses comme le séquençage du génome *long-read* pourraient être envisagées pour identifier de potentiels réarrangements plus complexes [86,87].

Les patients avec des mutations de *PRKN* débutent précocement, le plus souvent avant 40 ans, voire avant 30 ans, mais des âges compris entre l'enfance et près de 70 ans ont été décrits. Une étude récente réalisée par notre groupe français portant sur 1 587 cas index avec la maladie de Parkinson a rapporté une fréquence de mutations bi-alléliques de *PRKN* de 14,1 %, soit 27,6 % dans les formes familiales et 8 % chez les cas isolés [88]. Nous avons également montré que la proportion de patients porteurs de ces mutations est d'autant plus élevée que les âges de début de la maladie sont plus précoces. En dehors d'un âge de début de la maladie précoce, ces patients avec mutations de *PRKN* débutent souvent par une dystonie des membres inférieurs avec des symptômes moins asymétriques que dans une maladie de Parkinson typique, une excellente dopa-sensibilité au prix de la survenue très précoce, parfois après quelques jours ou semaines de traitement, des dyskinésies souvent très invalidantes. Il est par conséquent très important de donner la dose unitaire minimale de lévodopa permettant un bon déblocage moteur et de fragmenter précocement le traitement. De même, comme il s'agit de sujets jeunes, un agoniste dopaminergique souvent employé justifie de rechercher des troubles du contrôle des impulsions. Ces patients peuvent bénéficier d'une stimulation chronique à haute fréquence du noyau subthalamique en cas de fluctuations

3. https://mdsgene.org

motrices et de dyskinésies invalidantes. Un autre élément phénotypique intéressant est la très lente évolution de la symptomatologie malgré une profonde déplétion neuronale dopaminergique nigrostriatale, avec des fonctions cognitives et dysautonomiques très longtemps préservées.

PINK1 (PARK6)

Le locus PARK6, situé en 1p35-p36 [89] contient le gène *PINK1 (PTEN-induced kinase 1)* responsable d'une forme de transmission autosomique récessive de la maladie de Parkinson [90]. Le gène code une protéine ubiquitaire de 581 acides aminés, localisée dans la mitochondrie et dont les mutations modifient l'activité kinase. Le dysfonctionnement mitochondrial ainsi suggéré a été mis en évidence dans les modèles de drosophiles [91] mais une perte des neurones dopaminergiques a aussi été mise en évidence [92]. Les similitudes entre les protéines PINK1 et parkine suggèrent qu'elles interviendraient dans la même voie assurant l'intégrité et la protection mitochondriales des neurones dopaminergiques. PINK1 semble agir en amont de la parkine car la surexpression de la parkine peut compenser des effets délétères liés à l'absence de PINK1, alors que l'inverse n'est pas vrai [92]. Ensemble, Parkine et PINK1 participent à la régulation de la mitophagie.

Il s'agit aussi d'une forme de début précoce (< 50 ans) de maladie de Parkinson mais qui semble environ 10 fois plus rare que les formes liées à *PRKN*. Néanmoins, les mutations dans *PINK1* représentent la seconde cause des formes autosomiques récessives de la maladie de Parkinson, avec une fréquence de 1 à 9 % quelle que soit l'origine ethnique de la population étudiée. Cependant, nous avons montré que la fréquence de mutations de *PINK1* est plus élevée chez les arabes berbères (6,4 %) que chez les caucasiens (0,9 %) [88]. Chez les patients porteurs de mutations bi-alléliques de *PINK1*, l'évolution de la maladie est lente et la sensibilité à la lévodopa, très bonne, mais comparé au phénotype associé aux mutations de *PRKN*, on observe un taux plus élevé de symptômes psychiatriques et de troubles cognitifs. À ce jour, près d'une cinquantaine de mutations ponctuelles homozygotes ou hétérozygotes composites et plus d'une dizaine de réarrangements exoniques du gène[4] ont été identifiés dans des populations d'origines ethniques différentes.

DJ-1 (PARK7)

Une large délétion génomique et une mutation ponctuelle (L166P) du gène *PARK7* ont été initialement identifiées à l'origine d'une maladie de Parkinson de transmission autosomique récessive et de début précoce dans des familles hollandaises et italiennes [93]. Par la suite, très peu de cas ont été rapportés (< 1 % des formes autosomiques récessives). À ce jour, une vingtaine de mutations de *PARK7* ont été rapportées, dont 2 délétions d'exons[5] ; une troisième délétion complexe comprenant les cinq premiers exons de *PARK7* et les six premiers exons du gène voisin, *TNFRSF9*, a été identifiée dans une famille turque présentant une maladie de Parkinson juvénile [94]. Les mutations à l'état hétérozygote simple pourraient prédisposer au développement de la maladie de Parkinson et certains polymorphismes pourraient moduler le risque de développer la maladie chez la femme. Le phénotype clinique de ces patients ressemble à une maladie de début précoce (vers 45 ans), avec une évolution lente et une très bonne réponse à la lévodopa. Il apparaît assez proche du phénotype observé chez les patients porteurs de mutations de *PRKN* même s'il est nettement plus rare. Le gène *PARK7* est composé de 8 exons dont deux, non codants et code une protéine ubiquitaire de 189 acides aminés qui interviendrait dans la réponse au stress, avec un rôle une fois de plus dans la fonction de l'intégrité mitochondriale. Il est à noter que des mutations de *PARK7*, initialement associées à certains cancers, ont été par la suite identifiées dans d'autres maladies neurodégénératives comme dans le complexe syndrome parkinsonien avec SLA ou avec des démences [95].

---

4. https://mdsgene.org
5. https://mdsgene.org

Formes autosomiques récessives associées à une maladie de Parkinson « complexe » ou « atypique »

ATP13A2 (PARK9)

Les mutations du gène *ATP13A2* au locus PARK9 sur le chromosome 1p36 ont été mises en évidence dans des familles de Jordanie et du Chili présentant un syndrome de Kufor-Rakeb (SKR) de transmission autosomique récessive [96]. Le SKR est une forme autosomique récessive de syndrome parkinsonien de début précoce, associé à un syndrome pyramidal, une démence et une paralysie de la verticalité du regard. Depuis cette première étude, des mutations différentes ont été décrites chez des patients d'origine italienne et brésilienne avec un phénotype évoquant davantage une authentique maladie de Parkinson [97,98]. À ce jour, une vingtaine de mutations différentes dans *ATP13A2* ont été rapportées. Il est à noter que des mutations de *ATP13A2* peuvent également conduire à un spectre phénotypique plus large, incluant notamment une lipofuscinose céroïde neuronale, une paraplésie spastique héréditaire ou encore une SLA. *ATP13A2* code une protéine ATPase lysosomale de type P, constituée de 1 180 acides aminés et 10 domaines transmembranaires. Puisque le mécanisme de dégradation lysosomale initie la macroautophagie des agrégats de l'alpha-synucléine, le dysfonctionnement lysosomal dû aux mutations de *ATP13A2* pourrait contribuer à la pathophysiologie du syndrome parkinsonien dans le SKR. Des études *in vivo*, notamment chez les modèles de drosophiles, suggèrent que la protéine ATP13A2 est impliquée dans l'homéostasie mitochondriale, la dégradation des protéines et le stress oxydatif.

PLA2G6 (PARK14)

Paisan-Ruiz et coll. [99] ont décrit trois patients présentant un tableau de dystonie-parkinsonisme associé à des signes pyramidaux, cérébelleux, des troubles psychiatriques et cognitifs et une atrophie cérébrale et du cervelet (PARK14). Ces patients sont porteurs de mutations homozygotes dans le gène *PLA2G6* codant une phospholipase A2 de groupe VI. Des mutations de ce gène sont depuis plus longtemps décrites dans la dystrophie neuroaxonale infantile (INAD) et dans une forme de neurodégénérescence avec accumulation intracérébrale en fer (NBIA2), ainsi que le syndrome de Karak. Certaines mutations sont associées à un tableau clinique quasi pur de maladie de Parkinson précoce mais dopa-sensible et caractérisé par des manifestations psychiatriques précoces et prononcées [100]. Des études récentes d'inactivation de l'homologue de ce gène dans des modèles de drosophiles ont montré un dysfonctionnement mitochondrial, observé également à partir de fibroblastes de patients porteurs de mutations de *PLA2G6.*

FBXO7 (PARK15)

En 2008, Shojaee et coll. [101] ont identifié un nouveau gène, *FBXO7 (F-Box Only protein 7)*, sur le chromosome 22, dont les mutations sont responsables d'un phénotype à la fois pyramidal et extrapyramidal dans une famille consanguine iranienne. Le phénotype est caractérisé par une dystonie débutant dans l'enfance. Cependant, certains patients ont développé un syndrome parkinsonien akinéto-rigide, sensible au traitement dopaminergique, ainsi que des dyskinésies. Dans la troisième décennie, tous les membres de la famille iranienne avaient développé une paraparésie spastique des membres inférieurs. Une paralysie de la verticalité du regard est parfois rapportée de même qu'une ataxie. Le *Dopamine Active Transporter Scan* (DaTSCAN®) révèle un déficit dopaminergique nigrostriatal. Par la suite, au moins dix autres familles d'origines diverses portant des mutations dans *FBXO7* ont été rapportées [102-104] dont six avec la mutation récurrente R498X, toutes à l'état homozygote et présentant un spectre phénotypique allant d'un syndrome parkinsonien pyramidal à une maladie de Parkinson pure. À ce jour, un total de neuf mutations différentes a été décrit. FBXO7 est un composant du complexe E3 ubiquitine ligase appelé SCFs *(Skp1-Cullin-F-box type 1).*

Des travaux sur des modèles de drosophiles ont montré que FBXO7 interagit directement avec la parkine et PINK1 dans la maintenance mitochondriale et dans la mitophagie dépendante de la parkine. L'immuno-réactivité de FBXO7 dans les corps de Lewy des formes typiques de la maladie de Parkinson, ainsi que dans les inclusions cytoplasmiques des cellules gliales d'AMS suggère une implication de cette protéine dans la pathogénicité des formes communes de synucléinopathies.

DNAJC6 (PARK19)

En 2012, Edvardson et coll. [105] rapportaient des mutations homozygotes dans le gène *DNAJC6 [DnaJ heat shock protein family (Hsp40) member C6]* chez une fratrie issue de parents consanguins et présentant un syndrome parkinsonien juvénile, akinéto-rigide et tremblant, un début de la maladie particulièrement précoce (7 et 11 ans), des troubles de l'adaptation posturale sévères, confinant les patients au fauteuil roulant à 13 et 18 ans. Douze autres mutations variées homozygotes et hétérozygotes composites (affectant des sites d'épissage ou décalant le cadre de lecture de la protéine, non-sens, faux-sens) ont été rapportées dans 13 autres familles différentes présentant des syndromes parkinsoniens plutôt précoces (entre 16 mois et 42 ans) et des signes de début de maladie variables [106,107]. Les signes et symptômes atypiques sont extrêmement variables : troubles cognitifs fréquents, mais aussi épilepsie ou hallucinations induites par la lévodopa, signes pyramidaux et dystonie. La progression de la maladie peut être sévère, surtout en cas de début précoce, les sujets étant alors confinés au fauteuil roulant après une durée de maladie de 2 à 10 ans. Il semble qu'il y ait une corrélation génotype/phénotype claire : les mutations ayant un large impact sur la fonction de la protéine sont plutôt associées à un phénotype très sévère et un âge de début très précoce, voire juvénile, alors que les mutations ayant un effet fonctionnel limité sur la protéine conduisent à une maladie plus pure, avec un âge de début précoce et peu ou pas de symptômes atypiques. *DNAJC6* code l'auxiline qui est une protéine co-chaperonne impliquée dans le recyclage de la clathrine au niveau des vésicules synaptiques [105].

SYNJ1 (PARK20)

Des mutations dans le gène *SYNJ1* codant la synaptojanin 1 sont responsables de syndromes parkinsoniens peu dopa-sensibles, avec dénervation dopaminergique, de début de maladie précoce, entre 20 et 40 ans, se transmettant selon un mode autosomique récessif, souvent associés à des crises d'épilepsie et variablement à une dystonie, une déficience intellectuelle et/ou une détérioration cognitive. Les maladies liées aux mutations de *SYNJ1* sont hétérogènes en termes de symptômes, allant de la maladie de Parkinson typique à début précoce à des formes plus complexes de syndromes parkinsoniens à début précoce (désignées toutes deux comme *PARK20*) et une neurodégénérescence sévère avec des convulsions réfractaires. À ce jour, près d'une vingtaine de mutations différentes ont été rapportées dans ces trois formes de pathologies associées, la mutation R258Q étant la plus fréquente [108-110]. La synaptojanin 1 qui est une phosphoinositide phosphatase, est impliquée dans le recyclage post-endocytose des vésicules synaptiques.

VPS13C (PARK23)

Plus récemment, notre groupe, utilisant la cartographie d'homozygotie et le séquençage d'exome d'une soixantaine de familles consanguines présentant des formes précoces de la maladie de Parkinson (< 55 ans), a identifié des mutations homozygotes et hétérozygotes composites, toutes tronquantes dans le gène *VPS13C (Vacuolar Protein Sorting 13 Homolog C)* [111]. Les trois patients présentent un même phénotype sévère, débutant entre 25 et 46 ans, une bonne réponse initiale à la lévodopa mais avec une progression rapide et sévère des troubles moteurs, les confinant au fauteuil roulant après 6 à 10 ans d'évolution, une atteinte cognitive précoce et sévère et des signes pyramidaux. Des études fonctionnelles *in vitro* ont montré que VPS13C intervient dans le contrôle qualité mitochondrial et la mitophagie dépendante de la voie PINK1/Parkine [111], ainsi que dans le trafic vésiculaire, en régulant l'homéostasie lysosomale. Des mutations faux-sens ou affectant des sites d'épissage dans *VPS13C* ainsi qu'une large délétion du gène ont ensuite été rapportées chez neuf familles débutant la maladie entre 18 et 45 ans mais présentant un phénotype moins sévère que chez les trois patients initialement rapportés [112,113]. D'autres mutations conduisant à des protéines tronquantes ont été récemment identifiées chez deux familles avec un syndrome parkinsonien précoce et une perte de l'audition, des troubles oculomoteurs, un déficit cognitif suggérant une pathologie de type PSP [114]. Cependant le gène *VPS13C* ne semble pas jouer un rôle majeur dans les formes tardives de la maladie de Parkinson [115]. Il est à noter que des mutations de *VPS13C* sont également associées à des formes familiales de DCL [116].

PTRHD1 et *ADORA1*

Deux familles iraniennes consanguines ont été rapportées par deux groupes indépendants, l'une avec la mutation H53Y dans le gène *PTRHD1* *(Peptidyl-TRNA Hydrolase Domain-containing 1/C2ORF79)* [117] et l'autre avec la mutation C52Y dans le même domaine protéique [118]. Tous les patients ont une même présentation clinique : une déficience intellectuelle dans l'enfance, suivi de troubles moteurs et un parkinsonisme autour de 20 ans, une bonne réponse à la lévodopa, des troubles du langage, une anxiété, une dépression et des symptômes pyramidaux associés à un syndrome parkinsonien à transmission autosomique récessive. Cependant, Jaberi et coll. ont plutôt attribué la cause génétique de leur famille à *ADORA1 (Adenosine 1 Receptor)*, l'un des deux gènes candidats identifiés en dehors de *PTRHD1* [118], mais cette affirmation a ensuite été corrigée par Khodadadi et coll., en raison de la similitude des phénotypes de leurs patients, la localisation des deux mutations dans le même domaine protéique [117]. Par ailleurs, des micro-délétions dans le locus 2p23 contenant le gène *PTRHD1* ont déjà été rapportées comme associées à plusieurs syndromes de déficience intellectuelle. Enfin, la découverte d'une troisième famille d'origine subsaharienne portant une mutation homozygote décalant le cadre de lecture de la protéine dans le gène *PTRHD1* et dont les deux patients sur trois ont le même phénotype de déficience intellectuelle et d'une maladie de Parkinson juvénile/précoce, est un argument supplémentaire quant au rôle de ce gène dans les formes récessives de la maladie [119]. Très récemment, des mutations homozygotes de *PTRHD1* ont été retrouvées chez deux autres familles présentant en plus d'une déficience intellectuelle et d'une maladie de Parkinson juvénile ou précoce, une spasticité ou une épilepsie généralisée [120,121]. Néanmoins, des études d'association et de méta-analyse du gène *PTRHD1* avec la maladie de Parkinson n'ont pas permis d'impliquer ce gène dans la population parkinsonienne, au moins d'origine européenne [122]. *PTRHD1* code une protéine avec un domaine PTH2 ; elle joue un rôle dans la voie d'ubiquitine protéasome, voie métabolique déjà connue pour être impliquée dans la maladie de Parkinson par les deux protéines, parkine et *FBXO7*.

DAGLB

Liu et coll. [123] ont récemment rapporté que des mutations bi-alléliques de *DAGLB* (*2-AG Synthase Diacylglycérol Lipase β*) sont responsables d'une forme autosomique récessive de maladie de Parkinson à début précoce. Ils ont d'abord identifié une mutation homozygote d'un site d'épissage de *DAGLB* dans une famille consanguine comprenant deux fratries atteintes, en combinant une cartographie d'homozygotie et un séquençage de l'exome entier. Grâce à l'exploration des données d'exome dans une vaste cohorte de 1 741 cas non apparentés atteints de la maladie de Parkinson, ils ont identifié trois autres cas index porteurs de mutations de *DAGLB* (une mutation faux-sens, une autre décalant le cadre de lecture de la protéine et une délétion de la région 5' et de l'exon 1 du gène). Les six patients sont d'origine chinoise et présentent une maladie de Parkinson typique à début précoce (≤ 40 ans) avec une bonne réponse à la lévodopa. Aucun autre cas parkinsonien n'a été signalé en dehors de la Chine jusqu'à présent, à l'exception d'un patient d'origine nord-africaine [124]. DAGLB est une diacylglycérol (DAG) lipase qui catalyse l'hydrolyse du DAG en 2-arachidonoyl-glycérol, l'endocannabinoïde le plus abondant dans les tissus. Dans le cerveau, l'activité de DAGLB est nécessaire à la croissance axonale au cours du développement et à la signalisation synaptique rétrograde dans les synapses matures.

PTPA (PARK25)

Récemment, deux mutations faux-sens homozygotes dans le gène *PTPA* (*Protein Phosphatase 2 Phosphatase Activator*) ou *PPP2R4*, ont été identifiées comme étant à l'origine de la maladie de Parkinson chez deux familles d'origine africaine [125]. Les quatre patients présentent un syndrome parkinsonien juvénile (11-16 ans) et une déficience intellectuelle. *PTPA* code un activateur spécifique de la phosphotyrosyl phosphatase de la forme dimérique de PP2A, impliquée dans un certain nombre de voies et de fonctions de signalisation, y compris la régulation de protéines importantes impliquées dans la neurodégénérescence. Dans les études fonctionnelles, les deux mutations entraînent une diminution de la stabilité de l'ARN de *PTPA* et une diminution des niveaux de protéines. L'expression de chaque mutation est associée à une activation anormale de la phosphatase PP2A [125]. L'étude a en outre montré que l'inactivation d'un orthologue de *PTPA* dans les neurones de drosophiles induit une altération significative de la locomotion. Une troisième mutation faux-sens homozygote a ensuite été retrouvée chez un patient présentant un syndrome parkinsonien précoce (23 ans) et un déficit intellectuel modéré. L'exploration fonctionnelle avec des études de surexpression de la protéine a suggéré que ce variant est associé à une diminution du taux de PP2A, en affectant sa stabilité [126]. Cependant, le criblage moléculaire de ce gène dans deux larges cohortes comme AMP-PD *(Accelerating Medicines Partnership -Parkinson Disease*[6]) et GP2 (*Global Parkinson's Genetics Program*[7]) regroupant 11 295 patients parkinsoniens et 9 722 contrôles sains n'a pas montré d'association du gène PTPA avec la maladie de Parkinson [127].

Formes autosomiques récessives dont la causalité du gène est en attente de confirmation

PODXL

L'analyse d'exome d'une famille consanguine indienne a permis l'identification d'une mutation homozygote dans le gène *PODXL (podocalyxin-like)* entraînant une perte complète de la protéine [128]. Les trois patients présentent un syndrome parkinsonien juvénile, répondant à la lévodopa avec des dyskinésies et dystonies, sans signes atypiques, ni démence. Aucune autre étude n'a confirmé ou réfuté ce gène [129] codant une glycoprotéine qui régule la croissance des neurites.

Gènes liés au chromosome X

Des mutations dans *RAB39B (ras-associated RAB39B)*, un membre de la famille des oncogènes Ras, ont été rapportées comme responsables de déficience intellectuelle et d'une maladie de Parkinson à début précoce. Initialement, des mutations conduisant à des protéines tronquantes de *RAB39B* ont été décrites dans deux familles avec déficience intellectuelle liée à l'X, associée à des épilepsies, des syndromes autistiques, une macroencéphalie [130]. Des duplications et triplications du locus contenant le gène *RAB39B* ont été ensuite identifiées chez des enfants avec également une déficience intellectuelle, des symptômes moteurs modérés mais aucune maladie de Parkinson chez aucune de ces deux familles [131]. Une étude plus récente a étendu le spectre phénotypique causé

6. https://amp-pd.org
7. https://gp2.org

par des mutations dans *RAB39B* à une maladie de Parkinson à début précoce et une déficience intellectuelle avec divers degrés de sévérité observés chez de jeunes garçons [132]. L'étude anatomopathologique montre une perte massive des neurones dopaminergiques, associée à la présence de corps de Lewy, compatible avec une synucléinopathie. Depuis, d'autres familles et cas sporadiques ont été identifiés, porteurs tous de mutations avec perte de fonction et présentant des phénotypes similaires, voire pour certains, une maladie de Parkinson plus pure et de début plus tardif, sans déficience intellectuelle [133,134]. De plus, des mutations hétérozygotes dans *RAB39B* ont été rapportées chez des femmes, avec pénétrance incomplète ou avec un phénotype modéré et plus tardif [133]. Globalement, les caractéristiques cliniques des pathologies associées aux mutations de *RAB39B* vont d'une maladie de Parkinson classique à des formes syndromiques avec diverses combinaisons de maladie de Parkinson à début précoce, troubles du spectre autistique, macrocéphalie, strabisme et petite taille. Il est à noter que le syndrome parkinsonien lié à *RAB39B* est causé par des larges délétions, des anomalies d'épissage ou de décalage du cadre de lecture ou encore des mutations stop et faux-sens entraînant des pertes de fonction, alors que des duplications ou triplications du gène pourraient conduire à des gains de fonction pathologiques, à l'origine de syndromes complexes avec déficience intellectuelle et anomalies du comportement [135]. RAB39B appartient à la famille des Rab GTPases qui régulent le trafic vésiculaire. Cette protéine est abondante dans les neurones où elle serait impliquée dans la voie du recyclage vésiculaire entre les membranes cellulaires synaptiques, endosomes et l'appareil de Golgi. Une augmentation de son dosage pourrait altérer le développement neuronal, conduisant à des troubles cognitifs chez les patients porteurs de telles mutations. L'invalidation du gène *RAB39B in vitro* perturberait l'homéostasie de l'alpha-synucléine [132].

Des mutations hémizygotes liées à l'X dans le gène *PGK1* sont responsables d'un déficit en phosphoglycérate kinase 1 (PGK1), enzyme glycolytique entraînant un phénotype clinique très variable qui comprend une anémie hémolytique, une myopathie ou une atteinte neurologique due à une régénération insuffisante de l'ATP. La maladie de Parkinson à début précoce a parfois été signalée comme une complication neurologique de cette maladie. D'autres signes cliniques rarement associés comprennent des épilepsies, signes/symptômes cognitifs ou psychiatriques, dystonie des membres, ou un syndrome parkinsonien avec une bonne réponse à la lévodopa. À ce jour, plus de 40 patients avec déficit de PGK1 ont été rapportés dont huit avec un syndrome parkinsonien [136]. Une seule femme porteuse d'une mutation faux-sens de *PGK1* a été décrite récemment comme présentant une maladie de Parkinson typique de début précoce (36 ans), avec une bonne réponse à la lévodopa, une captation de la scintigraphie à MIBG (métaiodobenzylguanidine) normale, l'absence de symptômes hématologiques et un dosage de l'activité de PGK1 normal dans ses érythrocytes [137]. En revanche, son fils qui présente également un syndrome parkinsonien à l'âge de 9 ans répondant partiellement à la lévodopa et une atrophie cérébelleuse à l'imagerie cérébrale présente un effondrement de l'activité de PGK1. D'autres études épidémiologiques seraient nécessaires pour clarifier si plusieurs variants rares de *PGK1* confèrent une susceptibilité à la maladie de Parkinson ou à d'autres syndromes parkinsoniens.

Loci associés à la maladie de Parkinson pour lesquels aucun gène n'a été identifié à ce jour

PARK3

Une étude de liaison génétique effectuée dans six familles originaires du Danemark, d'Italie, d'Angleterre et du nord de l'Allemagne a identifié un locus en 2p13 (PARK3). Dans ces familles [138], le phénotype évoque une maladie de Parkinson typique avec un âge de début moyen de 60 ans, mais dans certaines familles, des patients présentent une démence associée, posant le problème d'une forme frontière avec une DCL. La transmission semble autosomique dominante, mais avec une pénétrance réduite de 40 %.

PARK10

Une étude d'agrégation familiale en Islande a révélé l'existence d'une forte composante génétique au sein des patients atteints de la maladie de Parkinson [139]. Une cartographie du génome a été conduite dans 51 familles comprenant au moins deux membres atteints et a montré une forte liaison génétique [LOD *(Logarithm of the ODds) score* = 4,9] entre un locus situé sur le chromosome 1 (PARK10) et la maladie [140]. Le manque d'information sur les marqueurs utilisés ne permet pas de dire s'il s'agit de la même région que celle identifiée par Destefano et coll. [141]. Il est possible que ce facteur de susceptibilité non identifié soit restreint à la population islandaise (effet fondateur).

PARK12

Une étude du génome entier menée par Pankratz et coll. [142] afin d'identifier des gènes de susceptibilité pour la maladie de Parkinson dans un échantillon de 125 paires de fratrie hommes sans mutations de *PRKN* a mis en évidence une liaison au chromosome X (*LOD score* = 2,5).

PARK16

Une équipe japonaise a mis en évidence, par une étude d'association pangénomique, deux nouveaux loci susceptibles d'être liés à une forme typique de la maladie de Parkinson : 1q32 (PARK16) et *BST1* (*bone marrow stromal cell antigen 1*) sur le chromosome 4p15 [143]. Récemment, Jaberi et coll. ont noté que le gène *ADORA1* est situé au locus PARK16 en 1q32 [118].

Autres gènes associés à la maladie de Parkinson et facteurs de susceptibilité

Les gènes de PARK peuvent contenir des variations plus bénignes qui ne causent pas intrinsèquement la maladie, mais augmentent simplement le risque de développer une maladie de Parkinson. C'est le cas de variants mis en évidence par exemple dans des études d'association de type GWAS, qui sont très fréquents mais n'exposent qu'à un risque faible (OR de 1,15 à 1,5, par exemple). Le gène *LRRK2* est particulier car il contient des variants comme G2019S qui peuvent être considérés soit comme une mutation responsable d'une forme autosomique dominante de maladie mais avec une pénétrance réduite, soit comme un variant rare associé à un risque élevé de voir apparaître une maladie de Parkinson. Certains variants de *LRRK2* sont même des facteurs de protection modestes contre la maladie [32].

L'implication génétique des troubles liés à la surcharge lysosomale dans la maladie de Parkinson est de plus en plus reconnue [70]. Notamment, les produits de plusieurs gènes associés à des troubles de surcharge lysosomale dont ceux codant la bêta-galactosidase (GALC), l'arylsulfatase A (ARSA), glucocérébrosidase (GBA), l'acide sphingomyélinase (SMPD1) et l'acide céramidase (ASAH1) sont impliqués dans le métabolisme des céramides dans les lysosomes. Des données récentes ont montré qu'en plus de *GBA1*, des variations dans *GALC*, *ARSA*, *SMPD1* et *ASAH1* sont des facteurs de risque génétiques de développer la maladie de Parkinson.

Notamment, il a été décrit, en position intermédiaire entre ces mutations très rares et ces variants fréquents, des mutations à l'état hétérozygote de la *glucocérébrosidase 1* (*GBA1*), qui sont relativement rares et confèrent un risque non négligeable mais non systématique de développer une maladie de Parkinson [144]. Soulignons que les mutations homozygotes (ou hétérozygotes composites) de *GBA1* sont responsables de la maladie de Gaucher qui est une maladie lysosomale alors que les mutations à l'état hétérozygote de *GBA1* constituent un facteur de risque à la fois pour la maladie de Parkinson, avec un OR allant de 3 à 8 selon les études et les populations étudiées et pour les DCL avec un OR de 8 [145]. Les formes liées à *GBA1* dans la maladie de Parkinson se transmettent sur le mode autosomique dominant avec une pénétrance de 30 % à 80 ans [146]. En fonction de l'origine des populations parkinsoniennes étudiées, les mutations de *GBA1* sont retrouvées chez 10 à 31 % des patients d'origine juive ashkénaze mais seulement chez 2,3 % de patients d'origine norvégienne. Dans la population européenne non-ashkénaze, la fréquence de ces mutations varie entre 3 et 12 %. Chez les cas neuropathologiques confirmés avec DCL, la fréquence des mutations de *GBA1* représente 13 % [147]. Notamment, *GBA1* représente un locus pléomorphe avec des mutations codantes, structurelles et non codantes, classées comme intermédiaires ou sévères selon le type de maladie de Gaucher qu'elles causent. Les mutations dans *GBA1* affectent de manière variable l'activité lysosomale de l'enzyme et peuvent conduire à l'accumulation d'alpha-synucléine. Les porteurs des mutations hétérozygotes de *GBA1* présentent un âge de début de la maladie un peu plus précoce qu'une maladie de Parkinson typique et un risque plus élevé de démence que ceux sans mutations, faisant de ce gène un facteur important de prédisposition à la démence dans la maladie de Parkinson. Ces formes ne sont donc pas des formes juvéniles, mais correspondent tout à fait à une maladie de Parkinson typique à début précoce (et non à une AMS) pour laquelle certains patients ont bénéficié d'une stimulation des noyaux subthalamiques.

Certains groupes se sont intéressés aux conséquences cliniques des individus porteurs à la fois des mutations de *LRRK2* et des mutations de *GBA1* à l'état hétérozygote. Une étude récente a montré que les patients avec double mutations de *LRRK2* et *GBA1* et ceux avec uniquement des mutations de *LRRK2* présentent un score total UPDRS (*Unified Parkinson Disease Rating Scale*) plus bas et une meilleure fonction olfactive que ceux porteurs des seules mutations de *GBA1*, suggérant un effet dominant de *LRRK2* sur *GBA1* [148]. Une autre étude a rapporté un taux plus élevé de démences, de troubles psychiatriques et de comportement en sommeil paradoxal dans le groupe des patients porteurs des mutations *GBA1* comparé aux groupes avec double mutations, G2019S de *LRRK2* et *GBA1*, ou avec la seule mutation G2019S ou encore sans mutation, ce qui pourrait suggérer un effet protecteur possible de la mutation G2019S de *LRRK2* chez les porteurs de mutations de *GBA1* [149].

Des symptômes parkinsoniens ont également été décrits chez des patients avec d'autres maladies lysosomales. Ainsi, le variant récurrent L302P dans le gène *SMPD1* (*Sphyngomyelin-Phosphodiesterase 1*), responsable de la maladie de Niemann-Pick de type A et B, a été rapporté comme un facteur de risque élevé à la maladie de Parkinson dans la population juive ashkénaze [150]. Une telle association avec le gène *SMPD1* semble être spécifique de ce type de population car elle n'a pas été reproduite dans d'autres populations.

De même, des mutations bi-alléliques dans le gène *ARSA* (*arylsulfatase A*) ont été identifiées chez une famille japonaise présentant une co-occurrence de leucodystrophie métachromatique et de la maladie de Parkinson de type autosomique dominant [151]. La mutation L300S dans *ARSA* semble coségréger dans la famille avec la maladie de Parkinson et des troubles cognitifs modérés. *ARSA* code une hydrolase lysosomale qui convertit le sulfatide (sulfogalactosylcéramide) en galactosylcéramide, et comme pour la glucocérébrosidase, le déficit total de cette enzyme causé par des mutations homozygotes ou hétérozygotes composites dans le gène *ARSA*, provoque une leucodystrophie métachromatique, maladie autosomique récessive de surcharge lysosomale. Des études *in vitro* et *in vivo* chez des modèles de drosophiles et de nématodes ont montré que la protéine ARSA agit comme un chaperon moléculaire cytosolique régulant l'accumulation et la propagation de l'alpha-synucléine [151]. Le criblage de ce gène dans d'autres familles et cas isolés a permis à ces auteurs d'identifier le variant exonique, N352S comme un facteur protecteur face à la maladie de Parkinson, ce qui suggère un rôle modificateur de ARSA dans la pathogénèse de la maladie de Parkinson. Cependant, bien que ces données supportent le rôle de la voie lysosomale dans la physiopathologie de la maladie de Parkinson, des études de réplication utilisant de larges consortia internationaux n'ont pas permis d'impliquer ce gène comme causal ou facteurs de risque ou de protection à la maladie de Parkinson [152].

Par ailleurs, des expansions dans les gènes *ATXN2* et *ATXN3*, déjà connus pour causer des ataxies spinocérébelleuses (*spinocerebellar ataxias* ou SCA) autosomiques dominantes, peuvent être associées à des formes pures de la maladie de Parkinson répondant à la lévodopa. La fréquence des formes familiales parkinsoniennes avec des expansions dans *ATXN2* varie entre 1,5 et 10 % et est particulièrement élevée chez les patients d'origine asiatique [153,154]. La nature des expansions dans *ATXN2* joue un rôle important : les grandes expansions CAG sans interruption sont responsables des formes ataxiques, alors que les expansions intermédiaires interrompues par des codons CAA sont plutôt associées à la maladie de Parkinson [153]. D'autres grandes expansions, comme les répétitions hexanucléotidiques dans le gène *C9orf72* connues pour être responsables de DFT et de SLA [155], sont également associées à de rares formes de maladie de Parkinson typique sans aucun signe de déclin cognitif [156].

Depuis 2005, un grand nombre de GWAS et de méta-analyses de GWAS ont été rapportés. Dans les GWAS, la technologie des puces à ADN de densité variable est utilisée pour génotyper des marqueurs de type SNPs (*Single Nucleotide Polymorphism*), relativement fréquents (*Minor Allele Frequency ou MAF* > 5 %). La dernière étude de méta-analyses de GWAS dans de larges cohortes de 37 688 cas parkinsoniens, 18 618 apparentés sains de la base de données *UK Biobank* et 1,4 million de contrôles sains a permis d'identifier plus de 90 facteurs génétiques à risque provenant de 78 loci chromosomiques associés à la maladie de Parkinson. Ces 90 variants expliquent 16 à 36 % du risque héréditaire de la maladie de Parkinson en fonction de la prévalence [157]. Pour obtenir plus d'informations sur la fonction biologique des loci identifiés par GWAS, une approche prometteuse consiste à faire des GWAS pour certains traits cliniques, tels que l'âge de début et la progression longitudinale de la maladie. Un GWAS de l'âge de début portant sur une large cohorte de plus de 28 000 patients parkinsoniens montre que les gènes *GBA1*, *SNCA* et *TMEM175* sont associés à un âge de début précoce alors que *MAPT*, *RAB29* et *GCH1* ne sont pas associés à l'âge de début de la maladie [158]. De même, le plus large GWAS portant sur la progression de la maladie de Parkinson impliquant plus de 4 000 patients parkinsoniens suivis sur plus de 25 000 visites et dérivant de 12 cohortes différentes, a permis d'identifier deux variants : un variant intronique de *SLC44A1* associé à une progression plus rapide de la maladie mesurée par le score Hoehn et Yahr et un variant intergénique proche de *ADRA2A* associé à un taux plus bas d'insomnies à l'état basal [159].

Bien que ces variants identifiés par GWAS aient un effet faible individuellement, l'utilisation du score de risque polygénique (PRS) permet d'attribuer un score de risque génétique total connu à un individu, permettant ainsi de prédire à la fois le risque à la maladie et des traits cliniques continus. Le PRS est construit en sommant un grand nombre de variants de type SNP, hiérarchisés selon les résultats de GWAS [157], pondérés par les estimations de la taille de l'effet correspondante et les valeurs-p dérivées des statistiques du GWAS. Ce PRS visant à quantifier l'effet conjoint des variants génétiques communs et à développer des outils prédictifs utilisables en soin courant à l'avenir et qui mesurent la charge génétique cumulée chez les individus, va faciliter la stratification des populations et l'identification des individus à haut risque. Ainsi, par rapport au quartile du score de risque le plus bas, le risque génétique pour le quartile le plus élevé est multiplié par 4 [157]. Il est primordial de comprendre que ce n'est pas parce que le sur-risque associé à ces variants est faible qu'ils n'en demeurent pas moins très informatifs sur la physiopathologie de la maladie de Parkinson. Ce point est fondamental pour comprendre l'importance majeure de la génétique dans la maladie de Parkinson. Plusieurs études ont tenté d'estimer un score PRS fiable capable de prédire les différences d'âge d'apparition de la maladie de Parkinson, le pronostic, les biomarqueurs et les effets thérapeutiques. Ces études, pour la plupart, confirment qu'un score PRS élevé est significativement associé à un âge de début de la maladie de Parkinson plus précoce [160]. En fin de compte, beaucoup d'efforts ont été faits pour stratifier les patients en fonction de leur PRS, ainsi qu'en fonction de l'expression de l'ARN et des profils biochimiques. Des exemples proviennent d'études récentes qui ont appliqué de puissants algorithmes d'apprentissage automatique et d'intelligence artificielle [161] afin de prédire le stade de la maladie de Parkinson, les sous-types et la progression relative de la maladie sur la base de réseaux multimodaux. En particulier la génomique, la transcriptomique, la métabolomique et les caractéristiques cliniques ont été interconnectées pour construire des classificateurs robustes des caractéristiques et de la progression de la maladie, le véritable objectif de telles études étant la stratification potentielle des patients en fonction de leurs caractéristiques, visant ainsi à améliorer leur prise en charge. De plus, ces études sont fondamentales pour offrir la meilleure configuration pour les essais cliniques afin de développer des schémas thérapeutiques spécifiques en fonction de la génétique des patients, d'éviter des mauvaises réponses aux traitements et d'améliorer les interventions médicales.

Stratégie de diagnostic génétique en pratique clinique

Il convient de différencier d'une part l'identification de gènes responsables dans le cadre de la recherche fondamentale, et d'autre part le diagnostic génétique permettant de rendre un résultat au patient, avec des possibilités de conseil génétique et parfois d'adaptations des mesures thérapeutiques ou des modalités de suivi. Ces deux activités sont parfois intriquées, un résultat négatif en diagnostic pouvant ensuite être basculé en recherche, et inversement un résultat de recherche pure peut aussi être dans un second temps confirmé par une analyse de laboratoire de diagnostic. En tout état de cause, la stratégie diagnostique peut être variable. Les stratégies les plus fréquemment employées sont :

- l'étude d'un panel de gènes (analyse en même temps d'une centaine de gènes responsables de mouvements anormaux et/ou syndromes parkinsoniens ou maladie de Parkinson) ;
- l'analyse de l'exome entier (étude lors d'une seule analyse de la région codante des 25 000 gènes environ contenus dans le génome) ;
- l'analyse du génome entier (nettement plus vaste encore que l'exome).

L'étude du panel de gènes reste une technique moins onéreuse (même si le coût d'un exome a nettement baissé ces dernières années), moins chronophage, et aboutira notamment à une moindre quantité de variants de signification indéterminée (VUS) dont l'interprétation est fastidieuse. Un panel de gènes doit cependant être remis à jour régulièrement pour tenir compte des nouveaux gènes identifiés comme associés à une maladie de Parkinson ou des gènes anciennement connus pour être associés à un autre phénotype (déficience intellectuelle, épilepsie, dystonie) mais dont des explorations récentes ont montré l'association possible à une maladie de Parkinson ou un syndrome parkinsonien. L'analyse de l'exome entier expose au risque d'identifier des mutations dans des gènes non concernés par le phénotype du patient. En France, seule l'étude du panel de gènes est proposée dans quelques centres pour le diagnostic génétique de maladie de Parkinson ou syndromes parkinsoniens [162]. Une étude très récente de survie à grande échelle chez les patients parkinsoniens d'origine française a montré qu'elle diffère selon les formes génétiques de la maladie de Parkinson, avec une mortalité plus élevée pour les patients porteurs de mutations de *SNCA* ou *GBA1*, et une mortalité plus faible pour ceux porteurs de mutations de *PRKN* ou *LRRK2* [163]. Les différences de sévérité et de progression de la maladie entre les formes monogéniques de la maladie de Parkinson expliquent probablement ces résultats qui ont des conséquences importantes pour le conseil génétique et le choix des critères d'évaluation pour les futurs essais cliniques de thérapies ciblées.

Conclusion

Le nombre de gènes identifiés est en expansion, notamment du fait des nouvelles stratégies de séquençage de l'ADN. Cependant, les derniers gènes identifiés par NGS sont rares et leur causalité reste souvent douteuse en raison d'un manque de confirmation dans d'autres études indépendantes. Il est possible de grouper les gènes impliqués en fonction de considérations cliniques, anatomopathologiques et physiopathologiques (Figure 4.1). Ainsi, les gènes de transmission

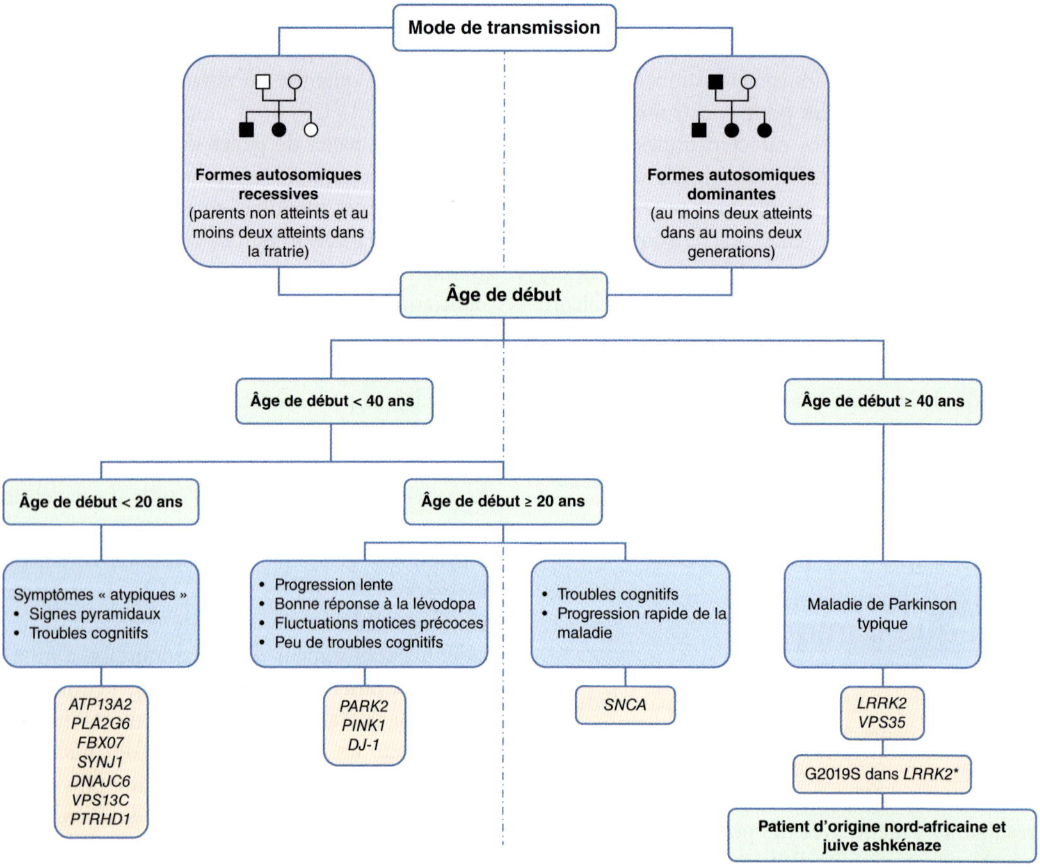

Figure 4.1. **Arbre décisionnel pouvant aider au diagnostic moléculaire en fonction de l'histoire familiale de la maladie de Parkinson, de l'âge de début de la maladie, des caractéristiques cliniques et de l'origine ethnique du patient.**
Les hommes sont symbolisés par un carré, les femmes par un cercle ; les patients sont représentés par un symbole noir, les individus sains, par un symbole blanc. La pénétrance incomplète de cette mutation doit impérativement être prise en compte lors du conseil génétique. *LRRK2* : *leucine-Rich Repeat Kinase* ; *PINK1* : *PTEN-Induced Kinase 1.*

autosomique dominante sont volontiers associés à des formes tardives (c'est-à-dire apparaissant vers 55 ou 60 ans, comme les formes dites idiopathiques), avec un risque non négligeable d'évolution vers la démence, et l'existence de corps de Lewy à l'examen anatomopathologique, avec une anomalie de l'autophagie, du système endosomal et des systèmes de maintenance de l'intégrité des organelles et des protéines (alpha-synucléine, glucocérébrosidase, VPS35, DNAJC13, TMEM230, LRP10, PSAP). À l'inverse, les formes autosomiques récessives sont souvent caractérisées par un début précoce, une évolution lente et une préservation prolongée des fonctions cognitives, une absence fréquente des corps de Lewy et un dysfonctionnement mitochondrial (parkine, Pink1, DJ-1, FBXO7). Les résultats des études moléculaires dans les formes monogéniques de la maladie de Parkinson ont déjà révélé la grande hétérogénéité génétique de cette affection. Il reste certainement de nombreuses formes monogéniques dont les bases moléculaires sont inconnues actuellement. Les gènes identifiés ont fourni des informations cruciales qui dépassent le cadre de l'entité génétique correspondante et mettent en lumière certains mécanismes impliqués dans la maladie de Parkinson dite idiopathique, justifiant pleinement les efforts et espoirs placés dans la génétique. Dans les prochaines années, les analyses génétiques permettront probablement de confirmer certains gènes candidats, de mieux rendre compte de l'héritabilité de la maladie de Parkinson, mais aussi de continuer à contribuer à une meilleure compréhension physiopathologique de la maladie ainsi qu'à la mise en évidence de formes distinctes de maladie de Parkinson. L'identification de voies physiopathologiques pourrait paver la voie pour des essais cliniques innovants et l'apport combiné de la génétique, de données issues du suivi de cohortes longitudinal et de l'intelligence artificielle, d'avancer vers la médecine prédictive et personnalisée.

Références

[1] Farrer MJ. Genetics of Parkinson disease: paradigm shifts and future prospects. Nat Rev Genet 2006;7:306–18.

[2] Polymeropoulos MH, Lavedan C, Leroy E, et al. Mutation in the alpha-synuclein gene identified in families with Parkinson's disease. Science 1997;276:2045–7.

[3] Taylor CA, Saint-Hilaire MH, Cupples LA, et al. Environmental, medical, and family history risk factors for Parkinson's disease: A New England-based case control study. Am J Med Genet 1999;88:742–9.

[4] Krüger R, Kuhn W, Muller T, et al. Ala30Pro mutation in the gene encoding alpha-synuclein in Parkinson's disease. Nat Genet 1998;18:106–8.

[5] Zarranz JJ, Alegre J, Gomez-Esteban JC, et al. The new mutation, E46K, of alpha-synuclein causes Parkinson and Lewy body dementia. Ann Neurol 2004;55:164–73.

[6] Lesage S, Anheim M, Letournel F, et al. . Ann Neurol 2013;73:459–71.

[7] Appel-Cresswell S, Vilarino-Guell C, Encarnacion M, et al. Alpha-synuclein p.H50Q, a novel pathogenic mutation for Parkinson's disease. Mov Disord 2013;28:811–3.

[8] Blauwendraat C, Kia DA, Pihlstrøm L, et al. Insufficient evidence for pathogenicity of SNCA His50Gln (H50Q) in Parkinson's disease. Neurobiol Aging 2018;64. 159.e5-8.

[9] Pasanen P, Myllykangas L, Siitonen M, et al. Novel α-synuclein mutation A53E associated with atypical multiple system atrophy and Parkinson's disease-type pathology. Neurobiol Aging 2014;35. 2180.e1-5.

[10] Yoshino H, Hirano M, Stoessl AJ, et al. Homozygous alpha-synuclein p.A53V in familial Parkinson's disease. Neurobiol Aging 2017;57. 248.e7-12.

[11] Hoffman-Zacharska D, Koziorowski D, Ross OA, et al. Novel A18T and pA29S substitutions in α-synuclein may be associated with sporadic Parkinson's disease. Parkinsonism Relat Disord 2013;19:1057–60.

[12] Daida K, Shimonaka S, Shiba-Fukushima K, et al. a-Synuclein V15A variant in familial Parkinson's disease exhibits a weaker lipid-binding property. Mov Disord 2022;37:2075–85.

[13] Liu H, Koros C, Strohäker T, et al. A novel SNCA A30G mutation causes familial Parkinson's disease. Mov Disord 2021;36:1624–33.

[14] Fevga C, Park Y, Lohmann E, et al. A new alpha-synuclein missense variant (Thr72Met) in two Turkish families with Parkinson's disease. Parkinsonism Relat Disord 2021;89:63–72.

[15] Sokratous M, Breza M, Senkevich K, et al. a-Synuclein (SNCA) A30G mutation as a cause of a complex phenotype without Parkinsonism. Mov Disord 2021;36:2209–12.

[16] Singleton AB, Farrer M, Johnson J, et al. Alpha-synuclein locus triplication causes Parkinson's disease. Science 2003;302:841.

[17] Ibanez P, Bonnet AM, Debarges B, et al. Alpha-synuclein gene duplication is responsible for familial Parkinson's disease. Lancet 2004;364:1169–71.

[18] Maraganore DM, de Andrade M, Lesnick TG, et al. High-resolution whole-genome association study of Parkinson disease. Am J Hum Genet 2005;77:685–93.

[19] Goldman SM, Kamel F, Ross GW, et al. Head injury, α-synuclein Rep1, and Parkinson's disease. Ann Neurol 2012;71:40–8.

[20] Book A, Spillantini MG, Schmidt ML, et al. Alpha-synuclein in Lewy bodies. Nature 1997;388:839–40.

[21] Book A, Guella I, Candido T, et al. A meta-analysis of α-Synuclein multiplication in familial parkinsonism. Front Neurol 2018;9:1021.

[22] Zimprich A, Biskup S, Leitner P, et al. Mutations in LRRK2 cause autosomal-dominant parkinsonism with pleomorphic pathology. Neuron 2004;44:601–7.

[23] Paisan-Ruiz C, Jain S, Evans EW, et al. Cloning of the gene containing mutations that cause PARK8-linked Parkinson's disease. Neuron 2004;44: 595–600.

[24] Blauwendraat C, Reed X, Kia DA, et al. Frequency of loss of function variants in LRRK2 in Parkinson disease. JAMA Neurol 2018;75:1416–22.

[25] Simpson C, Vinikoor-Imler L, Nassan FL, et al. Prevalence of ten LRRK2 variants in Parkinson's disease: A comprehensive review. Parkinsonism Relat Disord 2022;98:103–203.

[26] Lesage S, Durr A, Tazir M, et al. LRRK2 G2019S as a cause of Parkinson's disease in North African Arabs. N Engl J Med 2006;354:422–3.

[27] Ozelius LJ, Senthil G, Saunders-Pullman R, et al. LRRK2 G2019S as a cause of Parkinson's disease in Ashkenazi Jews. N Engl J Med 2006;354:424–5.

[28] Lesage S, Patin E, Condroyer C, et al. Parkinson's disease-related LRRK2 G2019S mutation results from independent mutational events in humans. Hum Mol Genet 2010;19:1998–2004.
[29] Simon-Sanchez J, Marti-Masso JF, Sanchez-Mut JV, et al. Parkinson's disease due to the R1441G mutation in Dardarin: a founder effect in the Basques. Mov Disord 2006;21:1954–9.
[30] Funayama M, Hasegawa K, Ohta E, et al. An LRRK2 mutation as a cause for the parkinsonism in the original PARK8 family. Ann Neurol 2005;57:918–21.
[31] Aasly JO, Vilariño-Güell C, Dachsel JC, et al. Novel pathogenic LRRK2 p. Asn1437His substitution in familial Parkinson's disease. Mov Disord 2010;25:2156–63.
[32] Ross OA, Soto-Ortolaza AI, Heckman MG, et al. Association of LRRK2 exonic variants with susceptibility to Parkinson's disease: a case-control study. Lancet Neurol 2011;10:898–908.
[33] Jabbari E, Koga S, Valentino RR, et al. Genetic determinants of survival in progressive supranuclear palsy: a genome-wide association study. Lancet Neurol 2021;20:107–16.
[34] Lee HS, Lobbestael E, Vermeire S, et al. Inflammatory bowel disease and Parkinson's disease: common pathophysiological links. Gut 2021;70:408–17.
[35] Trinh J, Guella I, Farrer MJ. Disease penetrance of late-onset parkinsonisms: a meta-analysis. JAMA Neurol 2014;71:1535–9.
[36] Trinh J, Gustavsson EK, Vilariño-Güell C, et al. DNM3 and genetic modifiers of age of onset in LRRK2 Gly2019Ser parkinsonism: a genome-wide linkage and association study. Lancet Neurol 2016;15:1248–56.
[37] Troiano AR, Elbaz A, Lohmann E, et al. Low disease risk in relatives of North African LRRK2 Parkinson disease patients. Neurology 2010;75:1118–9.
[38] Zimprich A, Benet-Pagès A, Struhal W, et al. A mutation in VPS35, encoding a subunit of the retromer complex, causes late-onset Parkinson disease. Am J Hum Genet 2011;89:168–75.
[39] Vilariño-Güell C, Wider C, Ross OA, et al. VPS35 mutations in Parkinson disease. Am J Hum Genet 2011;89:162–7.
[40] Gambardella S, Biagioni F, Ferese R, et al. Vacuolar protein sorting genes in Parkinson's disease: a re-appraisal of mutations detection rate and neurobiology of disease. Front Neurosci 2016;10:532.
[41] Lesage S, Houot M, Mangone G, et al. Genetic and phenotypic basis of autosomal dominant Parkinson's disease in a large multi-center cohort. Front Neurol 2020;11:682.
[42] Leroy E, Boyer R, Auburger G, et al. The ubiquitin pathway in Parkinson's disease. Nature 1998;395:451–2.
[43] Le WD, Xu P, Jankovic J, et al. Mutations in *NR4A2* associated with familial Parkinson disease. Nat Genet 2003;33:85–9.
[44] Ibáñez P, Lohmann E, Pollak P, et al. Absence of *NR4A2* exon 1 mutations in 108 families with autosomal dominant Parkinson disease. Neurology 2004;62:2133–4.
[45] Liu H, Liu H, Li T, et al. *NR4A2* genetic variation and Parkinson's disease: Evidence from a systematic review and meta-analysis. Neurosci Lett 2017;650:25–32.
[46] Gabaldon-Albero A, Mayo S, Martinez F. *NR4A2* as a novel target gene for developmental and epileptic encephalopathy: a systematic review of related disorders and therapeutic strategies. Int J Mol Sci 2024;25:5198.
[47] Wirth T, Mariani LL, Bergant G, et al. Loss-of-function mutations in *NR4A2* cause dopa-responsive dystonia parkinsonism. Mov Disord 2020;35:880–5.
[48] Pankratz N, Nichols WC, Uniacke SK, et al. Significant linkage of Parkinson disease to chromosome 2q36-37. Am J Hum Genet 2003;72:1053–7.
[49] Lautier C, Goldwurm S, Durr A, et al. Mutations in the *GIGYF2* (TNRC15) gene at the PARK11 locus in familial Parkinson disease. Am J Hum Genet 2008;82:822–33.
[50] Lesage S, Condroyer C, Lohman E, et al. Follow-up study of the *GIGYF2* gene in French families with Parkinson's disease. Neurobiol Aging 2010;31:1069–71.
[51] Ruiz-Martinez J, Krebs CE, Makarov V, et al. *GIGYF2* mutation in late-onset Parkinson's disease with cognitive impairment. J Hum Genet 2015;60:637–40.
[52] Strauss KM, Martins LM, Plun-Favreau H, et al. Loss of function mutations in the gene encoding *Omi/HTRA2* in Parkinson's disease. Hum Mol Genet 2005;14:2099–111.
[53] Bogaerts V, Nuytemans K, Reumers J, et al. Genetic variability in the mitochondrial serine protease HTRA2 contributes to risk for Parkinson disease. Hum Mutat 2008;29:832–40.
[54] Plun-Favreau H, Gandhi S, Wood-Kaczmar A, et al. What have PINK1 and HtrA2 genes told us about the role of mitochondria in Parkinson's disease? Ann N Y Acad Sci 2008;1147:30–6.
[55] Chartier-Harlin MC, Dachsel JC, Vilariño-Güell C, et al. Translation initiator *EIF4G1* mutations in familial Parkinson disease. Am J Hum Genet 2011;89:398–406.
[56] Lesage S, Condroyer C, Klebe S, et al. EIF4G1 in familial Parkinson's disease: Pathogenic mutations or rare benign variants? Neurobiol Aging 2012;33.2233.e1-5.
[57] Vilariño-Güell C, Rajput A, Milnerwood AJ, et al. DNAJC13 mutations in Parkinson disease. Hum Mol Genet 2014;23:1794–801.

[58] Deng HX, Shi Y, Yang Y, et al. Identification of TMEM230 mutations in familial Parkinson's disease. Nat Genet 2016;48:733–9.

[59] Saini P, Rudakou U, Yu E, et al. Association study of DNAJC13, *UCHL1*, HTRA2 *GIGYF2*, and *EIF4G1* with Parkinson's disease. Neurobiol Aging 2021;100. 119.e7-3.

[60] Funayama M, Ohe K, Amo T, et al. *CHCHD2* mutations in autosomal dominant late-onset Parkinson's disease: a genome-wide linkage and sequencing study. Lancet Neurol 2015;14:274–82.

[61] Ogaki K, Koga S, Heckman MG, et al. Mitochondrial targeting sequence variants of the *CHCHD2* gene are a risk for Lewy body disorders. Neurology 2015;85:2016–25.

[62] Che XQ, Zhao QH, Huang Y, et al. Mutation screening of the *CHCHD2* gene for Alzheimer's disease and frontotemporal dementia in Chinese mainland population. J Alzheimers Dis 2018;61:1283–8.

[63] Meng H, Yamashita C, Shiba-Fukushima K, et al. Loss of Parkinson's disease-associated protein *CHCHD2* affects mitochondrial crista structure and destabilizes cytochrome c. Nat Commun 2017;8:15500.

[64] Jansen IE, Bras JM, Lesage S, et al. *CHCHD2* and Parkinson's disease. Lancet Neurol 2015;14:678–9.

[65] Sudhaman S, Muthane UB, Behari M, et al. Evidence of mutations in RIC3 acetylcholine receptor chaperone as a novel cause of autosomal-dominant Parkinson's disease with non-motor phenotypes. J Med Genet 2016;53:559–66.

[66] Brolin K, Bandres-Ciga S, Leonard H, et al. RIC3 variants are not associated with Parkinson's disease in large European, Latin American, or East Asian cohorts. Neurobiol Aging 2022;109:264–8.

[67] Quadri M, Mandemakers W, Grochowska MM, et al. LRP10 genetic variants in familial Parkinson's disease and dementia with Lewy bodies: a genome-wide linkage and sequencing study. Lancet Neurol 2018;17:597–608.

[68] Ni J, Liu Z, Li W, et al. Rare, pathogenic variants in LRP10 are associated with amyotrophic lateral sclerosis in patients from mainland China. Neurobiol Aging 2021;97. 145.e17-22.

[69] Kia DA, Sabir MS, Ahmed S, et al. LRP10 in alpha-synucleinopathies. Lancet Neurol 2018;17:1032.

[70] Robak LA, Jansen IE, van Rooij J, et al. Excessive burden of lysosomal storage disorder gene variants in Parkinson's disease. Brain 2017;140:3191–203.

[71] Oji Y, Hatano T, Ueno SI, et al. Variants in saposin D domain of prosaposin gene linked to Parkinson's disease. Brain 2020;143:1190–205.

[72] Ouled Amar Bencheikh B, Leveille E, Ruskey JA, et al. Sequencing of the GBA coactivator, Saposin C, in Parkinson disease. Neurobiol Aging 2018;72. 187.e1-3.

[73] Sosero YL, Yu E, Estiar MA, et al. Rare PSAP variants and possible interaction with GBA in REM sleep behavior disorder. J Parkinsons Dis 2022;12:333–40.

[74] Lin CH, Tsai PI, Lin HY, et al. Mitochondrial UQCRC1 mutations cause autosomal dominant parkinsonism with polyneuropathy. Brain 2020;143:3352–73.

[75] Senkevich K, Bandres-Ciga S, Gan-Or Z, et al. Lack of evidence for association of UQCRC1 with Parkinson's disease in Europeans. Neurobiol Aging 2021;101. 297.e1-4.

[76] Zhao YW, Pan HX, Wang CY, et al. UQCRC1 variants in Parkinson's disease: a large cohort study in Chinese mainland population. Brain 2021;144:e54.

[77] Guo JF, Zhang L, Li K, et al. Coding mutations in NUS1 contribut to Parkinson's disease. Proc Natl Acad Sci USA 2018;115:11567–72.

[78] Bustos BI, Bandres-Ciga S, Gibbs JR, et al. Replication assessment of NUS1 variants in Parkinson's disease. Neurobiol Aging 2021;101. 300.e1-3.

[79] Yuan L, Chen X, Song Z, et al. Extended study of NUS1 gene variants in Parkinson's disease. Front Neurol 2020;11:583182.

[80] Kim CY, Wirth T, Hubsch C, et al. Early-onset parkinsonism is a manifestation of the PPP2R5D p.E200K mutation. Ann Neurol 2020;88:1028–33.

[81] Ning P, Li K, Ren H, et al. Rare missense variants in the PPP2R5D gene associated with Parkinson's disease in the Han Chinese population. Neurosci Lett 2022;776:136564.

[82] Mahale R, Arunachal G, Chadha D, et al. Early-onset lévodopa responsive parkinsonism in PPP2R5D mutation. Parkinsonism Relat Disord 2024;123:106952.

[83] Kitada T, Asakawa S, Hattori N, et al. Mutations in the parkin gene cause autosomal recessive juvenile parkinsonism. Nature 1998;392:605–8.

[84] Corti O, Lesage S, Brice A. What genetics tells us about the causes and mechanisms of Parkinson's disease. Physiol Rev 2011;91:1161–218.

[85] Lohmann E, Periquet M, Bonifati V, et al. How much phenotypic variation can be attributed to parkin genotype? Ann Neurol 2003;54:176–85.

[86] Mor-Shaked H, Paz-Ebstein E, Basal A, et al. Lévodopa-responsive dystonia caused by biallelic *PRKN* exon inversion invisible to exome sequencing. Brain Commun 2021;3:fcab197.

[87] Daida K, Funayama M, Billingsley KJ, et al. Long-read sequencing resolves a complex structural variant in PRKN Parkinson's disease. Mov Disord 2023;38:2249–57.

[88] Lesage S, Lunati A, Houot M, et al. Characterization of recessive Parkinson disease in a large multicenter study. Ann Neurol 2020;88:843–50.

[89] Valente EM, Bentivoglio AR, Dixon PH, et al. Localization of a novel locus for autosomal recessive early-onset parkinsonism, PARK6, on human chromosome 1p35-p36. Am J Hum Genet 2001;68:895–900.

[90] Valente EM, Abou-Sleiman PM, Caputo V, et al. Hereditary early-onset Parkinson's disease caused by mutations in PINK1. Science 2004;304:1158–60.

[91] Clark IE, Dodson MW, Jiang C, et al. Drosophila PINK1 is required for mitochondrial function and interacts genetically with parkin. Nature 2006;441:1162–6.
[92] Park J, Lee SB, Lee S, et al. Mitochondrial dysfunction in Drosophila PINK1 mutants is complemented by parkin. Nature 2006;441:1157–61.
[93] Bonifati V, Rizzu P, Van Baren MJ, et al. Mutations in the DJ-1 gene associated with autosomal recessive early-onset parkinsonism. Science 2003;299:256–9.
[94] Güler S, Gül T, Güler ⊠, Haerle MC, Bas¸ak AN. Early-Onset Parkinson's Disease :A Novel Deletion Comprising the DJ-1 and TNFRSF9 Genes. Mov Disord 2021;36:2973–6.
[95] Hanagasi HA, Giri A, Kartal E, et al. A novel homozygous DJ1 mutation causes parkinsonism and ALS in a Turkish family. Parkinsonism Relat Disord 2016;29:117–20.
[96] Hampshire DJ, Roberts E, Crow Y, et al. Kufor-Rakeb syndrome, pallido-pyramidal degeneration with supranuclear upgaze paresis and dementia, maps to 1p36. J Med Genet 2001;38:680–2.
[97] Ramirez A, Heimbach A, Gründemann J, et al. Hereditary parkinsonism with dementia is caused by mutations in ATP13A2, encoding a lysosomal type 5 P-type ATPase. Nat Genet 2006;38:1184–91.
[98] Di Fonzo A, Chien HF, Socal M, et al. ATP13A2 missense mutations in juvenile parkinsonism and young onset Parkinson disease. Neurology 2007;68: 1557–62.
[99] Paisan-Ruiz C, Bhatia KP, Li A, et al. Characterization of PLA2G6 as a locus for dystonia-parkinsonism. Ann Neurol 2009;65:19–23.
[100] Wirth T, Weibel S, Montaut S, et al. Severe early-onset impulsive compulsive behavior and psychosis in PLA2G6-related juvenile Parkinson's disease. Parkinsonism Relat Disord 2017;41:127–9.
[101] Shojaee S, Sina F, Banihosseini SS, et al. Genome-wide linkage analysis of a Parkinsonian-pyramidal syndrome pedigree by 500 K SNP arrays. Am J Hum Genet 2008;82:1375–84.
[102] Di Fonzo A, Dekker MC, Montagna P, et al. FBXO7 mutations cause autosomal recessive, early-onset parkinsonian-pyramidal syndrome. Neurology 2009;20:240–5.
[103] Paisán-Ruiz C, Guevara R, Federoff M, et al. Early-onset L-dopa-responsive parkinsonism with pyramidal signs due to ATP13A2, PLA2G6, FBXO7 and spatacsin mutations. Mov Disord 2010;25:1791–800.
[104] Lohmann E, Coquel A-S, Honoré A, et al. A new F-box protein 7 gene mutation causing typical Parkinson's disease. Mov Disord 2015;30:1130–3.
[105] Edvardson S, Cinnamon Y, Ta-Shma A, et al. A deleterious mutation in DNAJC6 encoding the neuronal-specific clathrin-uncoating co-chaperone auxilin, is associated with juvenile parkinsonism. PLoS One 2012;7:e36458.
[106] Olgiati S, Quadri M, Fang M, et al. DNAJC6 mutations associated with early-onset Parkinson's disease. Ann Neurol 2016;79:244–56.
[107] Elsayed LEO, Drouet V, Usenko T, et al. A novel nonsense mutation in DNAJC6 expands the phenotype of autosomal-recessive juvenile-onset Parkinson's disease. Ann Neurol 2016;79:335–7.
[108] Quadri M, Fang M, Picillo M, et al. Mutation in the SYNJ1 gene associated with autosomal recessive, early-onset Parkinsonism. Hum Mutat 2013;34:1208–15.
[109] Olgiati S, De Rosa A, Quadri M, et al. PARK20 caused by SYNJ1 homozygous Arg258Gln mutation in a new Italian family. Neurogenetics 2014;15:183–8.
[110] Lesage S, Mangone G, Tesson C, et al. Clinical variability of SYNJ1-associated early-onset parkinsonism. Front Neurol 2021;12:648457.
[111] Lesage S, Drouet V, Majounie E, et al. Loss of VPS13C function in autosomal-recessive parkinsonism causes mitochondrial dysfunction and increases PINK1/Parkin-dependent mitophagy. Am J Hum Genet 2016;98:500–13.
[112] Schormair B, Kemlink D, Mollenhauer B, et al. Diagnostic exome sequencing in early-onset Parkinson's disease confirms VPS13C as a rare cause of autosomal-recessive Parkinson's disease. Clin Genet 2018;93:603–12.
[113] Darvish H, Bravo P, Tafakhori A, et al. Identification of a large homozygous VPS13C deletion in a patient with early-onset Parkinsonism. Mov Disord 2018;33:1968–70.
[114] Monfrini E, Spagnolo F, Canesi M, et al. VPS13C-associated Parkinson's disease: Two novel cases and review of the literature. Parkinsonism Relat Disord 2022;94:37–9.
[115] Rudakou U, Ruskey JA, Krohn L, et al. Analysis of common and rare VPS13C variants in late-onset Parkinson disease. Neurol Genet 2020;6:385.
[116] Smolders S, Philtjens S, Crosiers D, et al. Contribution of rare homozygous and compound heterozygous VPS13C missense mutations to dementia with Lewy bodies and Parkinson's disease. Acta Neuropathol Commun 2021;9:25.
[117] Khodadadi H, Azcona LJ, Aghamollaii V, et al. PTRHD1 (C2orf79) mutations lead to autosomal-recessive intellectual disability and parkinsonism. Mov Disord 2017;32:287–91.
[118] Jaberi E, Rohani M, Shahidi GA, et al. Mutation in ADORA1 identified as likely cause of early-onset parkinsonism and cognitive dysfunction. Mov Disord 2016;31:1004–11.
[119] Kuipers DJS, Carr J, Bardien S, et al. PTRHD1 Loss-of-function mutation in an african family with

juvenile-onset Parkinsonism and intellectual disability. Mov Disord 2018;33:1814–9.
[120] Al-Kasbi G, Al-Saegh A, Al-Qassabi A, et al. Biallelic PTRHD1 frameshift variants associated with intellectual disability, spasticity, and parkinsonism. Mov Disord Clin Pract 2021;8:1253–7.
[121] Gebert J, Brunet T, Wagner M, et al. A homozygous PTRHD1 missense variant (p.Arg122Gln) in an individual with intellectual disability, generalized epilepsy, and juvenile parkinsonism. Neuropediatrics 2024;55:209–12.
[122] Sosero YL, Bandres-Ciga S, Gan-Or Z, et al. Analysis of PTRHD1 common and rare variants in European patients withParkinson's disease. Neurobiol Aging 2021;107:178–80.
[123] Liu Z, Yang N, Dong J, et al. Deficiency in endocannabinoid synthase DAGLB contributes to early onset Parkinsonism and murine nigral dopaminergic neuron dysfunction. Nat Commun 2022;13:3490.
[124] Tesson C, Bouchetara MS, Ferrien M, et al. Identification of DAGLB mutation in a non-Chinese patient with Parkinson's disease. Mov Disord 2023;38:1756–7.
[125] Fevga C, Tesson C, Carreras Mascaro A, et al. PTPA variants and impaired PP2A activity in early-onset parkinsonism with intellectual disability. Brain 2023;146:1496–510.
[126] Li C, Lin J, Jiang Q, et al. Cross-ethnic variant screening and burden analysis of PTPA in Parkinson's disease. Mov Disord 2023;38:1099–104.
[127] Ostrožovičová M, Mecheri Y, Al-Mubarak BR, et al. PTPA variants and the risk for Parkinson's disease in diverse ancestry populations. Brain 2023;146: e120–124.
[128] Sudhaman S, Prasad K, Behari M, et al. Discovery of a frameshift mutation in podocalyxin-like (PODXL) gene, coding for a neural adhesion molecule, as causal for autosomal-recessive juvenile Parkinsonism. J Med Genet 2016;53:450–6.
[129] Chen SJ, Wu RM, Ho CH, et al. Genetic analysis of PODXL gene in patients with familial and young-onset Parkinson's disease in a Taiwanese population. Neurobiol Aging 2019;84. 235.e9-10.
[130] Giannandrea M, Bianchi V, Mignogna ML, et al. Mutations in the small GTPase gene RAB39B are responsible for X-linked mental retardation associated with autism, epilepsy, and macrocephaly. Am J Hum Genet 2010;86:185–95.
[131] Vanmarsenille L, Giannandrea M, Fieremans N, et al. Increased dosage of RAB39B affects neuronal development and could explain the cognitive impairment in male patients with distal Xq28 copy number gains. Hum Mutat 2014;35:377–83.
[132] Wilson GR, Sim JCH, McLean C, et al. Mutations in RAB39B cause X-Linked intellectual disability and early-onset Parkinson disease with α-synuclein pathology. Am J Hum Genet 2014;95:729–35.
[133] Mata IF, Jang Y, Kim CH, et al. The RAB39B p.G192R mutation causes X-linked dominant Parkinson's disease. Mol Neurodegener 2015;10:50.
[134] Lesage S, Bras J, Cormier-Dequaire F, et al. Loss-of-function mutations in RAB39B are associated with typical early-onset Parkinson disease. Neurol Genet 2015;1:e9.
[135] Ballout RA, El-Hattab AW. The *int22h1/int22h2*-mediated Xq28 duplication syndrome : an intersection between neurodevelopment, immunology, and cancer. Genes 2021;12:860.
[136] Guimarães TG, Parmera JB, Castro MAA, et al. X-linked lévodopa-responsive parkinsonism-epilepsy syndrome: A novel PGK1 mutation and literature review. Mov Disord Clin Pract 2024;11:556–66.
[137] Sakaue S, Kasai T, Mizuta I, et al. Early-onset parkinsonism in a pedigree with phosphoglycerate kinase deficiency and a heterozygous carrier: do PGK-1 mutations contribute to vulnerability to parkinsonism? NPJ Parkinsons Dis 2017;3:13.
[138] Gasser T, Muller-Myhsok B, Wszolek ZK, et al. A susceptibility locus for Parkinson's disease maps to chromosome 2p13. Nat Genet 1998;18:262–5.
[139] Sveinbjornsdottir S, Hicks AA, Jonsson T, et al. Familial aggregation of Parkinson's disease in Iceland. N Engl J Med 2000;343:1765–70.
[140] Hicks AA, Petursson H, Jonsson T, et al. A susceptibility gene for late-onset idiopathic Parkinson's disease. Ann Neurol 2002;52:549–55.
[141] DeStefano AL, Golbe LI, Mark MH, et al. Genome-wide scan for Parkinson's disease: The GenePD Study. Neurology 2001;57:1124–6.
[142] Pankratz N, Nichols WC, Uniacke SK, et al. Genome screen to identify susceptibility genes for Parkinson disease in a sample without parkin mutations. Am J Hum Genet 2002;71:124–35.
[143] Satake W, Nakabayashi Y, Mizuta I, et al. Genome-wide association study identifies common variants at four loci as genetic risk factors for Parkinson's disease. Nat Genet 2009;41:1303–7.
[144] Sidransky E, Nalls MA, Aasly JO, et al. Multicenter analysis of glucocerebrosidase mutations in Parkinson's disease. N Engl J Med 2009;361:1651–61.
[145] Nalls MA, Duran R, Lopez G, et al. A multicenter study of glucocerebrosidase mutations in dementia with Lewy bodies. JAMA Neurol 2013;70:727–35.
[146] Anheim M, Elbaz A, Lesage S, et al. Penetrance of Parkinson disease in glucocerebrosidase gene mutation carriers. Neurology 2012;78:417–20.
[147] Gámez-Valero A, Prada-Dacasa P, Santos C, et al. Mutations are associated with earlier onset and male sex in dementia with Lewy bodies. Mov Disord 2016;31:1066–70.
[148] Omer N, Giladi N, Gurevich T, et al. A possible modifying effect of the G2019S mutation in the LRRK2 gene on GBA Parkinson's disease. Mov Disord 2020;35:1249–53.

[149] Yahalom G, Greenbaum L, Israeli-Korn S, et al. Carriers of both GBA and LRRK2 mutations, compared to carriers of either, in Parkinson's disease: Risk estimates and genotype-phenotype correlations. Parkinsonism Relat Disord 2019;62:179–84.
[150] Gan-Or Z, Ozelius LJ, Bar-Shira A, et al. The p. L302P mutation in the lysosomal enzyme gene SMPD1 is a risk factor for Parkinson disease. Neurology 2013;80:1606–10.
[151] Lee JS, Kanai K, Suzuki M, Arylsulfatase A. et al. a genetic modifier of Parkinson's disease, is an alpha-synuclein chaperone. Brain 2019;142.
[152] Makarious MB, Diez-Fairen M, Krohn L, et al. ARSA variants in α-synucleinopathies. Brain 2019;142:e70.
[153] Charles P, Camuzat A, Benammar N, et al. Are interrupted SCA2 CAG repeat expansions responsible for parkinsonism ? Neurology 2007;69:1970–5.
[154] Wang JL, Xiao B, Cui XX, et al. Analysis of SCA2 and SCA3/MJD repeats in Parkinson's disease in mainland China: genetic, clinical, and positron emission tomography findings. Mov Disord 2009;24: 2007–11.
[155] Renton AE, Majounie E, Waite A, et al. A hexanucleotide repeat expansion in C9ORF72 is the cause of chromosome 9p21-linked ALS-FTD. Neuron 2011;72:257–68.
[156] Lesage S, Le Ber I, Condroyer C, et al. C9orf72 repeat expansions are a rare genetic cause of parkinsonism. Brain 2013;136:385–91.
[157] Nalls MA, Blauwendraat C, Vallerga CL, et al. Identification of novel risk loci, causal insights, and heritable risk for Parkinson's disease: a meta-analysis of genome-wide association studies. Lancet Neurol 2019;18:1091–102.
[158] Blauwendraat C, Heilbron K, Vallerga CL, et al. Parkinson's disease age at onset genome-wide association study: Defining heritability, genetic loci, and alpha-synuclein mechanisms. Mov Disord 2019;34:866–75.
[159] Iwaki H, Blauwendraat C, Leonard HL, et al. Genomewide association study of Parkinson's disease clinical biomarkers in 12 longitudinal patients' cohorts. Mov Disord 2019;34:1839–50.
[160] Dehestani M, Liu H, Gasser T. Polygenic Risk Scores Contribute to Personalized Medicine of Parkinson's Disease. J Pers Med 2021;11:1030.
[161] Yu E, Larivière R, Thomas RA, et al. Machine learning nominates the inositol pathway and novel genes in Parkinson's disease. Brain 2024;147:887–99.
[162] Montaut S, Tranchant C, Drouot N, et al. Assessment of a targeted gene panel for identification of genes associated with movement disorders. JAMA Neurol 2018;75:1234–45.
[163] Lanore A, Casse F, Tesson C, et al. Differences in survival across monogenic forms of Parkinson's Disease. Ann Neurol 2023;94:123–32.

Chapitre 5

Physiopathologie : organisation anatomo-fonctionnelle des ganglions de la base

Léon Tremblay[1]

Institut des sciences cognitives Marc Jeannerod, CNRS-Université Claude Bernard, Lyon.

Les ganglions de la base (GB), aussi appelés noyaux gris centraux, se composent d'un ensemble de structures sous-corticales en intime relation avec le cortex cérébral, avec lequel ils forment différents circuits impliqués dans le contrôle du mouvement (régions motrices) et les processus sous-jacents au contrôle de l'action volontaire (cortex frontal). Les GB, également regroupés sous le terme de système extrapyramidal en clinique neurologique, ne possèdent pas de projection directe vers la moelle épinière. Tout comme le cervelet, qui est l'autre structure cérébrale qui participe à la motricité somatique, les GB exercent leur influence en projetant vers le cortex cérébral, via le thalamus, ainsi que vers des noyaux du tronc cérébral impliqués dans des activités motrices automatiques.

Nos connaissances de l'organisation des GB, de leur fonctionnement ainsi que du rôle qu'ils exercent dans la réalisation de mouvements ou comportements normaux et pathologiques, ont beaucoup évolué au courant de ces trente dernières années. L'interaction entre recherche fondamentale sur l'animal et recherche appliquée à la clinique, réalisée aussi bien sur des modèles animaux de pathologie que chez les patients, a été déterminante pour nous amener à une meilleure compréhension de la physiopathologie des troubles du mouvement et du comportement qui découlent de dysfonctionnements de ces GB [1]. Deux concepts d'organisation de ces GB ont vu le jour et seront présentés dans ce chapitre. Il s'agit du concept d'organisation des GB en circuits parallèles distincts reliant le cortex à différents territoires des GB [2], et le concept d'organisation intrinsèque en voie directe et indirecte [3,4] qui nous a permis de comprendre l'implication de ces GB dans la production et la suppression de mouvements, dans un contexte normal et pathologique (Figure 5.1, A).

L'étude spécifique de l'activité des neurones sécrétant la dopamine (DA) à l'état normal sur le primate non humain (PNH) [5] ainsi que les études abordant l'impact d'une déplétion en DA sur l'activité des GB, furent primordiales pour comprendre la double fonction de ce modulateur. La libération tonique et phasique de la DA au sein des GB l'implique respectivement dans un rôle de filtre ou de sélecteur d'informations pertinentes pour l'action ainsi que dans un rôle de renforçateur positif permettant l'apprentissage procédural et la formation d'automatismes qui disparaissent précocement dans la maladie

1. Léon Tremblay remercie les coordinnateurs, L. Defebvre et M. Vérin pour lui avoir confié la tâche de reprendre ce chapitre sur l'organisation anatomo-fonctionnelle des ganglions de la base précédemment admirablement écrit par François Viallet.

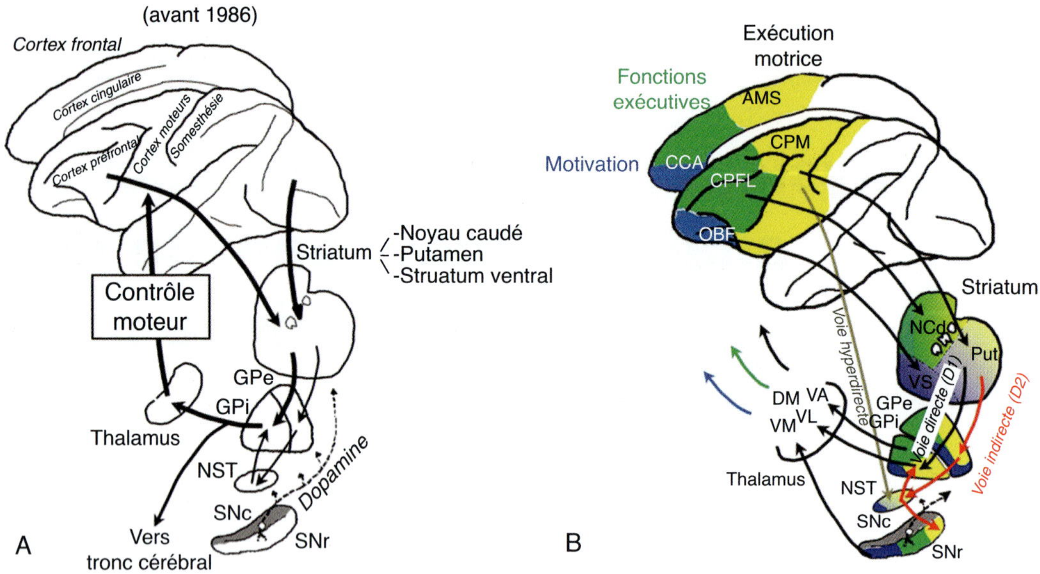

Figure 5.1. Évolution de l'organisation anatomo-fonctionnelle des GB, précédant la proposition d'Alexander, DeLong et Strick (1986) [2].
A. Structures comme étant uniquement impliqués dans le contrôle moteur par projection sur les aires corticales motrices.
B. Illustration en circuits parallèles distincts traitant différentes fonctions. Trois des circuits sont représentés : en bleu, vert et jaune les territoires traitant la motivation, les processus exécutifs et la préparation et l'exécution de l'action mais aussi les voies directe (noir) et indirecte (rouge) ainsi que la projection dite, hyperdirecte du cortex vers le NST (gris). Abréviations.
AMC : aire motrice supplémentaire ; CCA : cortex cingulaire antérieur ; CPFL : cortex préfrontal latéral ; CPM : cortex prémoteur ; DM : noyau dorso-médian ; GPe : globus pallidus externe ; GPi : globus pallidus interne ; NCd : noyau caudé ; NST : noyau subthalamique ; OBF : cortex orbitofrontal ; Put : putamen ; SNc : substance noire compacta ; SNr : substance noire reticulata ; VA : noyau ventral-antérieur ; VL : ventral-latéral ; VP : ventral-postérieur du thalamus ; VS : ventral striatum.
Source : Alexander GE, DeLong MR, Strick PL. Parallel organization of functionally segregated circuits linking basal ganglia and cortex. Annual Review of Neuroscience 1986;9:357-81. Reproduced with permission from the Annual Review of Neuroscience, Volume 9 © 1986 by Annual Reviews,www.annualreviews.org.

de Parkinson. Un résumé non exhaustif des travaux qui ont amené à ces connaissances sur la DA sera présenté dans la troisième partie de ce chapitre.

Pour clore ce chapitre sur l'organisation anatomo-fonctionnelle des GB, nous aborderons brièvement les raisons qui font que les GB peuvent être des sites d'actions privilégiés pour traiter des désordres du mouvement et du comportement par des approches thérapeutiques pharmacologiques ou par stimulation cérébrale profonde, et même par remédiation cognitive ou thérapie comportementale. Il importe donc, auparavant, de décrire les structures qui composent ces GB, leurs neurotransmetteurs ainsi que les interactions qu'ils ont entre eux et avec d'autres structures cérébrales, dont le cortex qui est leur principal interlocuteur.

Structures, neurotransmetteurs et projections des ganglions de la base

Les GB sont formés de trois grandes structures d'origine télencéphalique que l'on regroupe sous le terme de striatum [6-7]. Le striatum qui est la principale voie d'entrée des informations provenant du cortex cérébral inclus :

1. le noyau caudé (NCd) positionné médialement, avec une forme en virgule (voir Figure 5.3, A) dont la partie antérieure porte le nom de « tête » du NCd, son extension dorsale est le « corps » et sa partie postéro-ventrale qui redescend dans les lobes temporaux est la « queue » du NCd ;

2. le putamen occupe pour sa part une position latérale et reçoit surtout des afférences des régions corticales sensorimotrices voisines ;
3. le striatum ventral (SV) aussi appelé noyau Accumbens chez les rongeurs occupe, comme son nom l'indique, toute la partie ventrale du striatum.

En ce qui concerne leur composition cellulaire, ces trois territoires sont relativement homogènes. La population majoritaire du striatum est constituée à plus de 95 % par les neurones épineux de taille moyenne appelé *medium spiny neurons* (MSN) dont l'axone comporte une arborisation collatérale très dense qui contacte d'autres neurones épineux voisins et exercent sur eux un processus d'inhibition latérale (Figure 5.2, B) avant de sortir du striatum et de se diriger vers leurs structures cibles. Ce sont ces neurones de projection qui dégénèrent prématurément dans la chorée de Huntington [8]. Ces MSN sont GABAergiques et contiennent aussi des neuropeptides co-localisés, la substance P et la dynorphine pour certains et l'enképhaline pour d'autres. Ils se divisent en trois groupes selon les structures sur lesquelles ils projettent :

1. les neurones dits de la voie directe et exprimant préférentiellement des récepteurs DAergique de type D1 projettent sur les deux noyaux de sortie des GB, le *Globus Pallidus* interne (GPi) et la substance noire *pars reticulata* (SNr) ;
2. les neurones de la voie indirecte, préférentiellement D2, projettent pour leur part sur le segment externe du GP (GPe) ;
3. les neurones provenant d'un compartiment appelé striosome projettent sur les neurones DAergiques de la substance noire *pars compacta* (SNc) [9]. En retour ces neurones DAergiques peuvent moduler les afférences corticales glutamatergiques arrivant sur la tête des épines dendritiques des MSN en faisant synapse en aval sur le pédicule des épines (voir Figure 5.5, B) [10].

Comme nous pourrons le voir dans la quatrième partie de ce chapitre, c'est grâce à cette position stratégique que la libération phasique de DA pourra renforcer les liens synaptiques cortico-striataux ayant menés à l'obtention d'une récompense. Il faut souligner que les MSN sont aussi sous le contrôle d'une autre afférence glutamatergique provenant du complexe CM/Pf du thalamus [11]. Le striatum est aussi composé d'interneurones dont deux populations apparaissent particulièrement importantes, les interneurones cholinergiques sont aussi appelés *Tonic Activity Neurons* (TANs) puisqu'ils ont une activité tonique [12-13]. Ils sont à l'origine de l'activité cholinergique striatale, ciblée dans les traitements cholinergiques de la maladie de Parkinson ou des dystonies [14], avec une action en balance de l'action DAergique, et opposée à la deuxième population d'interneurone, les neurones GABAergiques parvalbumine-positifs (Figure 5.2, B). Ce deuxième type d'interneurone que l'on appelle aussi *fast-spiking interneuron* [15], a comme principale caractéristique d'exercer un fort potentiel inhibiteur sur les *MSN*. Une altération dans la migration de cette population d'interneurones pourrait être à l'origine des tics moteurs et vocaux observés chez les patients atteints du syndrome de Gilles de la Tourette [16] (Figure 5.2).

Le striatum est bordé médialement par le pallidum (ou GP pour globus pallidus) qui est divisé en deux segments, un externe (GPe) et un interne (GPi) recevant tous deux des projections venant principalement du striatum. Deux petits noyaux viennent compléter l'ensemble des structures qui composent les GB, le noyau subthalamique (NST), situé sous le thalamus, et de la substance noire (SN). Bien que difficilement visible en imagerie cérébrale chez l'homme, le NST est devenu très important puisqu'il est une des cibles les plus efficaces de l'approche de stimulation cérébrale profonde pour réduire les symptômes de la maladie de Parkinson lorsque les thérapies pharmacologiques deviennent moins efficaces [17]. Le NST occupe une place particulière au sein des GB, puisqu'il est la seconde voie d'entrée des informations corticales et la seule structure des GB à utiliser le Glutamate (Glu) comme neurotransmetteur. Et comme nous pouvons le voir sur les figures 5.1 à 5.3, le NST est une composante importante de la voie indirecte des GB ainsi que de la voie dite « hyperdirecte », par laquelle des informations

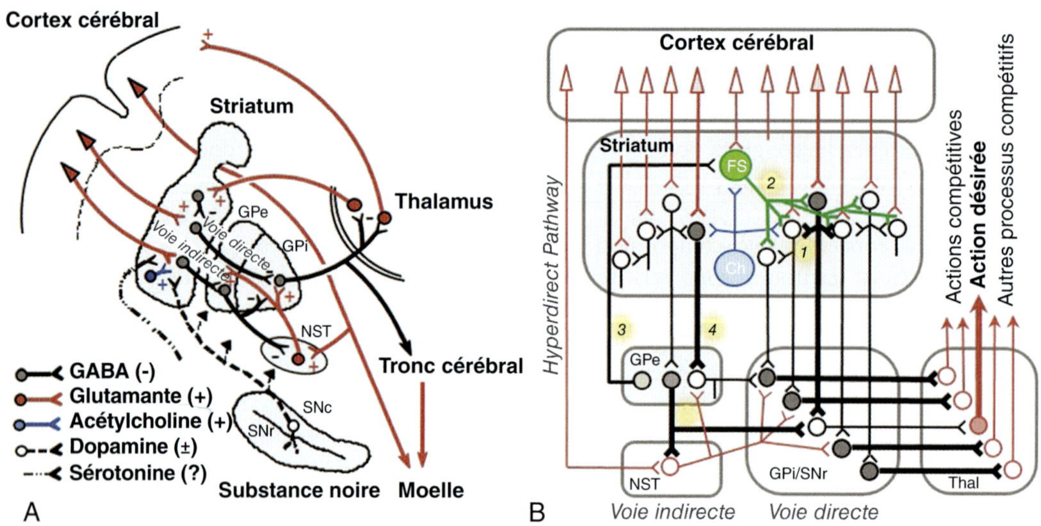

Figure 5.2. Organisation neurochimique des GB avec les neurotransmetteurs utilisés et les effets connus ou présumés sur l'excitabilité cellulaire (**A**) et la représentation des multiples contrôles inhibiteurs (**B**).
Le GABA est inhibiteur et le principal transmetteur utilisé par les GB pour exercer leur rôle de sélecteur d'informations. Cinq de ces processus inhibitions sont marqués en jaune [1] (autorisation de *Movement disorders*). (**B**) : **1**) le processus d'inhibition latéral produit par les collatérales récurrentes des *MSN*s, **2**) le tonus inhibiteur des interneurones fast spiking (FS) sur les *MSN*s, **3**) ces FS sont eux-mêmes contrôlés par les neurones inhibiteurs du GPe qui exercent un contrôle en *feedback* sur le striatum, **4**) les *MSN*s de la voie indirecte, désinhibent indirectement les neurones de sortie des GB (GPi et SNr), **5**) contrôle des neurones du GPe qui inhibent des neurones de sortie et ceux du NST favorisant la production d'une action. En contrepartie, il n'y a que les interneurones cholinergiques (Ch) et les afférences (glutamate) du cortex et du thalamus qui augmentent l'excitabilité cellulaire des *MSN*s. Pour les deux segments du pallidum et la SNr, la seule innervation excitatrice (glutamate) provient du NST. Abréviations : voir légende de la figure 5.1.
Source : Tremblay L, Worbe Y, Thobois S, Sgambato-Faure V, Feger J. Selective dysfunction of basal ganglia subterritories: from movement to behavioral disorders. Mov Disord 2015;30(9):1155–70.

corticales peuvent influencer directement les deux structures de sortie des GB, le GPi et la SNr.

La dernière structure des GB, la SN, se divise en deux parties, la *pars reticulata* (SNr) composée de neurones GABAergiques et la *pars compacta* (SNc) qui contient les neurones DA. Cette dernière région DAergique est subdivisée en trois sous-territoires dépendants de la localisation des corps cellulaires et de leurs cibles de projections axonales :

- la région A10 ou l'aire tegmentaire ventrale (ATV) forme le système dit méso-limbique ou méso-corticale qui projette vers le SV et les régions corticales limbiques ;
- la région A9 ou SNc est communément appelé le système nigrostrié qui projette sur le striatum sensorimoteur (putamen postérieur) ;
- la région A8 ou rétrorubrale, qui projette sur le pallidum et le SV [18].

Implication de l'organisation des GB en circuits fonctionnels distincts

Bien que les premiers travaux d'anatomie des projections corticales sur les GB aient pu montrer que ceux-ci reçoivent une grande diversité d'information provenant de presque l'entière surface corticale, l'importance des troubles du mouvement attribuable à des lésions ou dysfonctionnement des GB, a longtemps limité le rôle des GB au seul contrôle des fonctions motrices (Figure 5.1, A). Ceci a conduit plusieurs chercheurs ou éminents cliniciens spécialistes de la maladie de Parkinson, dont Marsden, à dire que les GB possèdent de « mystérieuses fonctions motrices » [19] et qu'ils occupent une position d'interface où motivation, émotion et cognition convergent pour structurer et animer nos mouvements et comportements moteurs [20].

En 1986, Alexander, DeLong et Strick [2] amènent une version alternative à cette organisation des GB, en proposant une organisation modulaire avec plusieurs boucles cortico-GB parallèles, fonctionnellement distinctes, qui divergeait grandement de la vision intégrative basée sur la convergence des afférences corticales uniquement orientée sur le contrôle moteur (Figure 5.1, A). Conformément à ce nouveau modèle, les neurones de différents territoires de chacune des structures des GB (Striatum, GPe, NST et GPi/SNr) coderaient et traiteraient différents types d'informations qui resteraient séparées à l'intérieur de territoires distincts, pour remonter vers des régions corticales spécifiques, via le thalamus. Ce modèle suggérait donc l'implication des GB dans la motivation et les fonctions cognitives en amont de l'exécution motrice (Figure 5.1, B). Ce modèle révolutionnaire d'organisation des GB a par la suite été renforcé par des études anatomiques chez le PNH montrant que :

1. les voies de sortie des BG vers le cortex sont véritablement organisées en circuits parallèles distincts, où différents domaines fonctionnels sont traités séparément ;
2. les voies de sortie des GB se projettent bien sur le cortex moteur, mais également sur le cortex préfrontal [21] lié au traitement des informations cognitives et motivationnelles et finalement ;
3. les GB peuvent aussi exercer un contrôle sur les processus perceptifs en mettant en évidence des canaux de projection vers des régions du cortex pariétal [22] et temporal [23] expliquant des phénomènes de préparation perceptive et d'hallucinations provoquées par des agents DAergiques [23-24].

Des 5 circuits initialement proposés, seuls 3 principaux circuits ont été retenus. Ils sont regroupés sur la figure 5.1, B. Le premier, dit limbique (en bleu), relie les cortex orbitofrontal et cingulaire antérieur ventral au SV et le modèle suggère que ces territoires soient uniquement impliqués dans les processus liés à la motivation en permettant de sélectionner le but de l'action (ce qui motive à agir), sans influencer directement la sélection ou la réalisation de l'action. Un deuxième circuit (Figure 5.1, B en vert), partant des cortex, préfrontal dorsolatéral et cingulaire antérieur dorsal vers la tête du NCd, est associé aux processus cognitifs et exécutifs, incluant la mémoire de travail, les processus attentionnels et décisionnels permettant de sélectionner l'action appropriée au besoin. Enfin, un troisième circuit dit sensorimoteur (en jaune sur la figure 5.1, B) implique le putamen postérieur et les cortex pré-moteur spécifiquement dédiés à la préparation et l'exécution des mouvements. Par conséquent, au moins trois boucles cortico-GB sont impliquées dans ces processus fonctionnels qui vont de l'intention à l'exécution du mouvement pour obtenir le but recherché et que l'on qualifie, en anglais, de *volition* ou action volontaire (voir Figure 5.5, A).

L'approche d'enregistrement neuronal sur les PNH [25] et les études de neuro-imagerie chez l'homme [26-28] ont largement contribué à confirmer et délimiter ces domaines fonctionnels à l'intérieur du striatum. En bref, ces études ont montré que :

- le SV traite les informations liées à la motivation et à l'attente des résultats de l'action (voir Figure 5.5, A), l'attente de stimuli primaires qu'ils soient de valence positive (stimulus appétitif ou événement recherché ou récompense) [29-31] ou de valence négative (stimulus aversif ou événement à éviter ou punition) [32-34] ;
- les aspects cognitifs concernant la sélection des stimuli conditionnés qui guident l'action vers le but sont traités dans le NCd [26,35] ;
- la préparation et l'exécution du mouvement sont traitées dans le putamen [27,36-37]. Il faut préciser que cette subdivision des GB en territoires fonctionnels illustrée et décrite ici chez les primates (humain et non humain) a aussi été largement décrite et observée chez les rongeurs, chez qui la partie *core* du noyau Accumbens, correspondant au SV aussi impliqué dans les processus motivationnels qui guident les comportements d'approche vers des stimuli agréables ou d'évitement face à des événements désagréables [38]. Le striatum dorsal des rongeurs, se divise selon un axe médio-latéral avec dans sa partie dorso-médiale (DM), l'équivalent du NCd impliqué dans les processus cognitifs et la partie dorso-latérale

(DL) correspondant au putamen des primates, qui est impliquée dans le contrôle et l'exécution des comportements, aussi appelé en anglais *habit* [39].

Ce modèle d'organisation des GB proposé par Alexander, De Long et Strick [2] est sans aucun doute le modèle ayant eu le plus fort impact sur notre compréhension de la physiopathologie des troubles neurologiques et psychiatriques. En effet, depuis ce modèle nous n'hésitons plus à impliquer les GB dans plusieurs troubles dits neuropsychiatriques, comme nous l'avons souligné dans une revue récente de Tremblay et coll [1]. Pour ne citer que quelques exemples, nous savons maintenant que les territoires associatifs et limbiques des GB sont impliqués dans les symptômes cognitifs de la schizophrénie, les troubles obsessionnels compulsifs (TOC), les troubles de l'impulsivité et de l'attention observés chez les enfants avec un trouble déficitaire de l'attention et d'hyperactivité (TDAH), des troubles anxieux (anxiété généralisée, syndrome de stress post-traumatique, phobies et attaques de panique), sans oublier les troubles de la conduite alimentaire, comme l'anorexie ou la boulimie ainsi que les états dépressifs. À cette longue liste de troubles psychiatriques, il ne faut pas oublier d'ajouter l'implication du SV (ou noyau Accumbens) et sa projection DAergique provenant de l'ATV bien connue pour son rôle dans l'addiction aux drogues et la toxicomanie [40-41].

Ce modèle d'organisation des GB en plusieurs circuits fonctionnellement distincts peut expliquer la forte comorbidité entre troubles moteurs et cognitifs ou comportementaux qui existe dans des pathologies comme la maladie de Parkinson, la chorée de Huntington, le syndrome de Gilles de la Tourette (SGT) et la maladie de Wilson. Ainsi, le SGT est un trouble neuro-développemental caractérisé par des tics moteurs et vocaux simples et complexes qui sont souvent associés au TDAH et à des TOCs qui seraient dus à un même dysfonctionnement inhibiteur au sein du striatum mais impliquant différents territoires, qui affecterait ainsi l'activité de circuits cortico-GB associatif et limbique en plus du circuit cortico-GB moteur qui produit les tics moteurs [42-43]. Dans la maladie de Parkinson, la dégénérescence des neurones DAergiques entraîne la triade de symptômes moteurs (akinésie, rigidité, tremblements de repos) auxquels on associe des déficits cognitifs mais aussi la dépression, l'apathie et l'anxiété [1,44-46]. De plus, chez certains patients parkinsoniens qui suivent un traitement de remplacement avec de la L-dopa, mais surtout avec des agonistes D2/D3, l'apparition d'un syndrome de dysrégulation DAergique ou des troubles du contrôle des impulsions renforce l'idée que des altérations de la transmission DAergique localisées dans des sous-territoires des GB (Figure 5.4, B) autres que le territoire sensorimoteur (putamen postérieur) puissent déclencher ce type de troubles du comportement [1,47-48].

Nous verrons dans le paragraphe suivant que le processus dégénératif chez les patients parkinsoniens est hétérogène et qu'il n'affecte pas de la même façon les différents territoires fonctionnels des GB. Ceci est particulièrement important, car cela permet d'expliquer la variabilité dans l'expression des symptômes non moteurs entre les patients en début du processus dégénératif ainsi qu'une vulnérabilité différente dans le développement des troubles comportementaux induit par les traitements pharmacologiques.

Physiopathologique et organisation des GB en voie directe/indirecte

L'étude de la maladie de Parkinson et le rôle de la DA dans les GB furent un moteur de recherche pour découvrir quelles anomalies fonctionnelles au sein des GB permettent d'expliquer l'implication de ces structures dans l'expression des symptômes de la maladie. Deux modèles animaux sont particulièrement importants pour comprendre les anomalies fonctionnelles induites par la lésion des neurones DAergiques de la SNc : le modèle rat avec injection de 6-OHDA [49] administré par voie intracérébrale et le modèle PNH sur lequel le 1-methyl-4 phenyl-1, 2, 3, 6-tetrahydropyridine (MPTP) administré de façon systémique, produit une lésion spécifique des neurones DAergiques de la SNc (Figure 5.3, A) [24,50-51]. Ce dernier

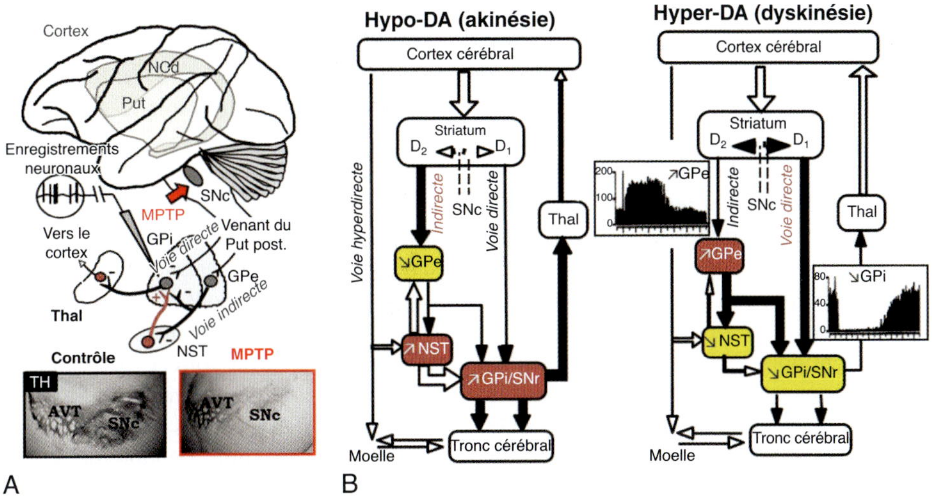

Figure 5.3. Représentation du modèle animal, le primate non humain intoxiqué au MPTP (A), sur lequel des enregistrements de l'activité neuronale ont pu être réalisés pour découvrir les modifications d'activités hypo- et hyper-dopaminergiques qui ont amené le concept de déséquilibre entre la voie directe et indirecte des GB (B), proposé par De Long en 1990 [4].
Le MPTP induit une lésion préférentielle des neurones de la SNc avec préservation de l'aire ventrale tegmentaire (AVT), induisant une atteinte de la projection nigrostriée vers le putamen (Put) postérieur impliqué dans le contrôle du mouvement. La partie **A** illustre la lésion de la SNc avec un marquage de la tyrosine hydroxylase (TH). Ce schéma ne représente que les structures sur lesquelles des enregistrements ont été réalisés (GPi, GPe et NST). Le concept de De Long illustré en (**B**) inclus les résultats de Filion, Tremblay et Bédard [56], obtenus sous l'effet de l'apomorphine, un agoniste mixte D1-D2. L'épaisseur des flèches représente les niveaux d'activités des projections (mince/épaisse = faible/forte activité) et la couleur (jaune/brun = diminution/augmentation de l'activité) de ces structures (flèches pleines : neurones GABAergiques inhibiteurs, flèches vides : neurones glutamatergiques excitateurs). Abréviations : voir légende de la figure 5.1.
Source : Adapté de DeLong MR. Primate models of movement disorders of basal ganglia origin. TINS 1990;13:281–5.

modèle a l'avantage d'exprimer tous les symptômes moteurs de la maladie (akinésie, rigidité, tremblement de repos) [52]. Il est également possible d'inverser les symptômes générés par la lésion en traitant les animaux avec des agents DAergiques, comme la L-dopa ou l'apomorphine. C'est grâce à ces modèles animaux que le second concept d'organisation anatomo-fonctionnelle des GB en voie directe et indirecte a été développé. Ce nouveau modèle a d'abord été proposé par Albin, Penney et Young à partir de modifications métaboliques observées sur les rongeurs [3], puis transposé à la physiopathologie de la maladie de Parkinson grâce aux enregistrements neuronaux réalisés au sein des GB sur le modèle PNH intoxiqué au MPTP (Figure 5.3) (Figure 5.3, B) [4].

Ces travaux furent d'une importance capitale dans la compréhension des états hypokinétique mais aussi hyperkinétique déclenchés par les traitements. À l'état normal, l'activité des neurones de sortie des GB, les neurones du GPi/SNr ont une activité élevée (≈ 60 potentiels d'action/sec) mais similaire à celle du GPe, qui est un noyau qui reçoit aussi des projections striatales mais qui ne projette à son tour qu'indirectement sur les sorties des GB par l'intermédiaire du NST. Comme le montre la figure 5.3, B, durant l'état hypo-DAergique, les neurones du GPe deviennent hypoactifs tandis que ceux du NST et du GPi deviennent hyperactifs, suggérant un débalancement entre la voie de projection striatale sur le GPi (neurone de la voie directe préférentiellement D1) et celle projetant indirectement en passant par le GPe et le NST. Il n'est pas rare d'observer chez ces animaux exprimant un état hypokinétique, des fréquences d'activité dans le GPi de plus de 100 potentiels d'action/seconde.

Ce qui constitue un changement d'activité considérable, sachant que ces neurones du GPi/SNr sont GABAergiques et donc inhibiteurs sur des noyaux du thalamus ainsi que du tronc cérébral. On comprend ainsi que cette sur-inhibition entraîne un état hypokinétique en exerçant un effet suppresseur sur la production de mouvements. À l'opposé, sous médication DAergique, qui inverse l'état parkinsonien et produit des mouvements dyskinétiques, l'activité des neurones du GPi diminue et ceux-ci peuvent devenir complètement silencieux (Figure 5.3, B). Les neurones de sortie des GB réduisent donc l'inhibition tonique qu'ils exercent sur leurs cibles et favorisent ainsi la production de dyskinésies. Bien que ce modèle d'organisation en voie directe et indirecte ait subi de nombreuses critiques, il reste encore le modèle le plus cité pour expliquer la physiopathologie des états hypo- et hyper-kinétiques de la maladie de Parkinson.

Ce modèle simple facilitant ou supprimant le mouvement a deux caractéristiques qui ont fait son succès et sa longévité :

- il est basé sur des données expérimentales solides faisant le lien entre différentes modifications d'activités neuronales corrélées à l'expression des symptômes moteurs parkinsoniens reproduits sur le PNH et confirmées chez les patients [53] ;
- il s'intègre parfaitement dans nos connaissances de la physiologie des GB, démontré par les travaux pionniers de Deniau et Chevalier (chez le rongeur) [54] et ceux d'Hikosaka et Wurtz [55] (chez le PNH réalisant des tâches de saccades oculaires mémorisés), sur le mécanisme de désinhibition par lequel cette voie directe des GB favorise le mouvement. Il est cependant trop simple, car il ne permet pas d'expliquer tous les symptômes de la maladie notamment la rigidité, le tremblement et le *freezing*. De plus, ces modifications d'activité, basées uniquement sur les niveaux d'activité (fréquence moyenne), n'ont pas été retrouvées dans le thalamus [57], la cible des BG qui aurait dû être affectée selon ce modèle de transmission passive d'une structure à l'autre.

Parmi les différentes modifications d'activités observées lors d'un état hypo-DAergique, seule la perte de sélectivité des informations transitant par les différentes structures des GB vers le cortex, a été observée sur toutes les structures étudiées (GPi, GPe, NST, thalamus) et dans le cortex moteur supplémentaire (voir la discussion de la revue Tremblay et al. 2015) [1]. Comme illustré dans la figure 5.4, A, cette perte de sélectivité de l'information transitant par les GB entraîne une surcharge d'informations sortant des GB et remontant vers le cortex, empêchant ainsi une sélection des informations pertinentes pour initier le mouvement, comportement ou l'action appropriée au contexte et formée par apprentissage. C'est la fonction de sélecteur d'information des GB qui est affectée après réduction du niveau de DA. La libération tonique de DA agirait ainsi comme un filtre d'information, modulant le rapport signal/bruit, favorisant les informations pertinentes pour l'action au détriment d'informations de faible amplitude, non pertinente (Figure 5.4, A). Ce déficit de sélection nous permet de comprendre le retard dans l'initiation des mouvements et la rigidité des parkinsoniens, provenant d'une mauvaise sélection et activant des programmes moteurs antagonistes. Cette perte de sélectivité de l'information au sein GB explique également le niveau plus élevé d'activités synchronisées entre neurones pallidaux et thalamiques [57] produisant les activités rythmiques liées au tremblement [52] de repos. Comme illustré dans la figure 5.5, B, lorsque ces troubles de focalisation de l'information, induit par une baisse de DA, affectent les territoires associatifs des GB, ils induisent des troubles cognitifs et exécutifs caractérisant les stades précoces de la maladie. Si la déplétion en DA touche le territoire limbique, elle peut entraîner une apathie [58] et des troubles de l'humeur. À l'inverse, un niveau trop élevé de DA favorisera une hyper-focalisation des informations en augmentant le rapport signal/bruit, ce qui favorisera la production de dyskinésies à partir du territoire sensorimoteur, d'actions ou comportements répétitifs (*punding* ou hyperactivité) ou de perceptions anormales (hallucinations) à partir des territoires associatifs et des troubles du contrôle des impulsions à partir du territoire limbique (voir Figure 5.4, B) [1]. (Figure 5.4)

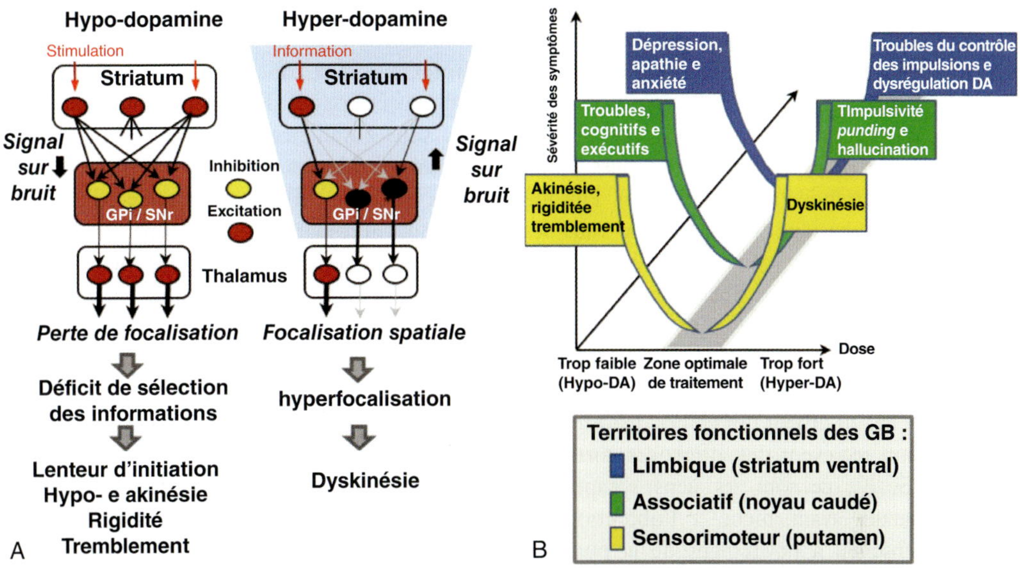

Figure 5.4. Représentation schématique des dysfonctionnements sous-jacents aux symptômes moteurs induits par des perturbations de la sélectivité d'information observés dans les GB lors d'état hypo- et hyper-DAergique (**A**) et diversité des désordres que ces changements d'activités peuvent produire dépendant du niveau de la dopa-thérapie et des territoires affectés (**B**).

A) État hypo-DAergique, induit une perte de la focalisation des informations prioritaires, ce qui laisse passer trop d'informations non pertinentes en sortie du thalamus (vers le cortex) pour la sélection des mouvements. Ce déficit de sélection créé un retard dans l'initiation des mouvements et active simultanément 2 programmes moteurs antagonistes expliquant la rigidité. Cette perte de sélectivité explique également les activités synchronisées entre neurones du GPi (inhibés en même temps) et du thalamus (excités) liées aux activités rythmiques du tremblement de repos. **B**) Lorsque ces perturbations affectent les territoires associatifs, elles produisent des troubles cognitifs et exécutifs tandis que la déplétion en DA des territoires limbiques, entraîne états dépressifs, apathie et anxiété. À l'inverse, un niveau trop élevé de DA ou d'agents DAergiques sur les GB (schématisé par la zone grise), favorisant la production de dyskinésies à partir du territoire sensorimoteur, ou d'actions (impulsivité et punding) et perceptions anormales (hallucination) à partir de territoires associatifs et des troubles du contrôle des impulsions à partir du territoire limbique.

Source : schéma A : auteur. Le schéma B est tiré de Tremblay et al. 2015 [1] avec l'autorisation de Mov. Disorders. figure b tirée de Tremblay L, Worbe Y, Thobois S, Sgambato-Faure V, Feger J. Selective dysfunction of basal ganglia subterritories: from movement to behavioral disorders. Mov Disord 2015; 30(9): 1155-70.

Les recherches les plus récentes montrent que l'hétérogénéité d'expression des symptômes non moteurs provient d'une hétérogénéité des atteintes des systèmes DAergique [59,60] et sérotoninergique [44,45] projetant sur ces territoires associatifs et limbiques, ce qui induit une hypersensibilité compensatrice de ces mêmes territoires qui deviennent plus réactifs au traitement pharmacologique. Le rétablissement d'un niveau de transmission DAergique adapté à chaque patient est donc indispensable pour le maintenir dans une zone optimale de bénéfice thérapeutique (Figure 5.4, B) sans induire d'effets indésirables qui limiteront progressivement, avec l'évolution du processus dégénératif, l'efficacité thérapeutique des médicaments.

Dopamine : un renforçateur positif dans l'apprentissage et la formation d'automatismes

Nous venons de voir que le DA joue un rôle essentiel dans les GB, comme filtre ou sélecteur d'information permettant de réguler le flux d'information passant par les GB. Ce premier rôle provient d'une libération tonique produite par l'activité de base des neurones de la SNc. Grâce aux travaux de Wolfram Schultz et coll [5,61], nous savons que les neurones DAergiques peuvent aussi avoir une activité phasique caractérisée par l'émission d'une bouffée de potentiels d'action, en réponse à des stimuli conditionnés prédicteurs de récompense ou en réponse à une récompense inattendue (Figure 5.5, B). Puisque cette réponse phasique s'observe sur tous les neurones DAergiques (ceux de la SNc et de l'AVT), une large vague de libération de DA [61] déferlera sur l'ensemble des territoires striataux lorsqu'un stimulus prédicteur de récompense se produira (Figure 5.5, A). Puisque cette libération phasique se fait au niveau des épines dendritiques des *MSN* qui reçoivent des afférences corticales (Figure 5.5, B), ce sont les liens synaptiques cortico-striataux ayant mené à l'obtention de la récompense ou à l'évitement de la punition qui seront renforcés. Ainsi par répétitions d'une action volontaire ou de comportements dirigés vers un but, des associations stimulus-récompense et stimulus-réponse (mouvement d'approche) ou contexte-habitude [62] seront formées pour réduire et automatiser les processus de sélection nécessaire à chaque étape qui mène à une action motivée et adaptée au contexte (Figure 5.5, A). Ainsi la DA joue un rôle clé de renforçateur positif ou récompense (stimulus appétitif incitant des comportements d'approche) pour l'apprentissage procédural, la formation d'automatismes dans des contextes connus ainsi que pour l'adaptation comportementale face à de nouvelles situations ou nouveaux contextes [62,63] (Figure 5.5).

Le rôle de renforçateur des neurones DAergiques repose sur la détection de la différence entre un événement prévu et la réalité [61]. La détection de cette « erreur de prédiction » [61,64] se fait selon un modèle dit d'acteur-critique [65,66] dans lequel la détection d'événement signifiant, considéré comme motivant, entraîne une réponse phasique des neurones DAergiques, dont la libération de DA dans le striatum interviendra comme renforçateur positif par potentialisation à long terme des synapses cortico-striatales qui étaient actives. Par cette action renforçatrice, la DA consolide ainsi la transmission au travers des GB des informations ou événements signifiants provenant du cortex, qui répondent au besoin ou à l'intention de l'individu et qui auront été adaptées au contexte ou aux contraintes de l'environnement par apprentissage (Figure 5.5, A). C'est ainsi que sous l'influence de la DA chaque individu engramme dans les circuits des GB ses apprentissages de gestes, d'actions et même d'intentions devenus automatiques par répétitions et qui seront sélectionnés et initiés de façon implicite ou inconsciente en réponse à un besoin ou une situation connue. Ainsi chez les parkinsoniens, la dégénérescence DAergique induit une altération des processus d'apprentissage par insuffisance de la libération phasique de DA. L'altération du système DAergique produit aussi une perte progressive de l'utilisation des automatismes découlant de ces apprentissages [19,67] ainsi que la possibilité de réaliser deux mouvements ou actions simultanées [68]. Pour les patients en début de maladie ou sans traitement, prendre un objet sans le regarder, donner la main à une personne tout en discutant avec une autre, écrire un texte en pensant à la suite de son texte, ou encore marcher tout en pensant à résoudre ses problèmes du quotidien ne sont plus des automatismes ou actions déclenchées implicitement et que les patients peuvent réaliser simultanément, sans risquer des difficultés (lenteur d'exécution, enrayage moteur). La marche, qui est un exemple bien connu d'automatisme d'action découlant d'un apprentissage, nécessite une attention soutenue de la part des parkinsoniens pour être réalisée. En cas d'obstacle ils devront réfléchir à la solution pour le contourner, entraînant un épisode de *freezing*.

Il n'y a pas de doute que la libération phasique de DA au sein des GB est un élément essentiel pour former des automatismes et consolider les apprentissages. Ce système peut-il cependant être aussi responsable des différentes formes d'addiction et de troubles du contrôle des impulsions ? Il semble que oui. O'Sullivan et coll. [69] ont montré que la simple vision d'image de valence positive (comparativement à des images neutres et de valence négative) déclenchait une plus forte libération de DA à l'intérieur du SV chez des parkinsoniens souffrant de troubles du contrôle

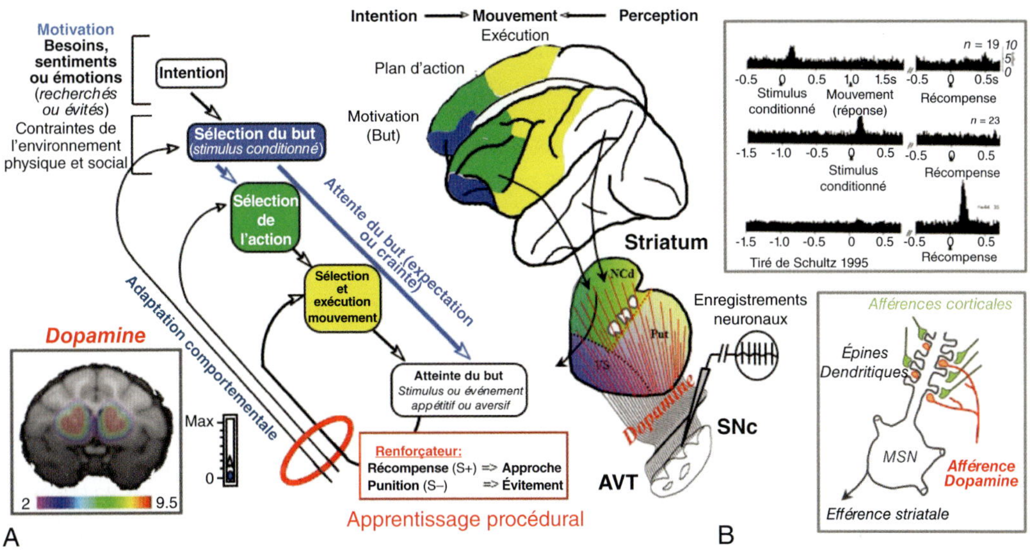

Figure 5.5. Illustration des processus et territoires cortico-striataux impliqués dans l'action volontaire soulignant l'apport du système DAergique (en rouge) sur le striatum comme renforçateur positif dans l'apprentissage procédural **(A)** et l'illustration des résultats établissant les mécanismes d'action sous-jacents à la formation d'automatismes par libération phasique de dopamine (DA) au niveau de la jonction synaptique des afférences corticales sur les épines dendritiques des *MSN* **(B)**.

Chaque action volontaire découlant d'une intention passe par une chaîne de processus impliquant des territoires du cortex frontal et du striatum, impliqués dans la sélection du but (ce qui motive l'action, en bleu), la sélection du plan d'action (en vert) et la sélection des mouvements à exécuter (en jaune) pour atteindre le but, et ainsi en évaluer le résultat obtenu par rapport à l'attente (ou crainte) qui était estimée. Si le résultat obtenu est égal ou supérieur à celui attendu, l'action ou le comportement d'approche sera renforcé. Au contraire, si le résultat est perçu négativement (perte ou punition), il y aura évitement de cette situation et adaptation comportementale. L'imagerie du transporteur de la DA (**A :** encadré du bas) obtenue chez le primate non humain (PNH) montre bien que le striatum et ses trois territoires (NCd, Put et SV) sont les principales cibles des neurones DAergiques. L'enregistrement de ces neurones chez le PNH par Schultz et ses coll [71] a démontré que ces neurones ont une réponse phasique à l'obtention d'une récompense inattendue et qu'ils la transfèrent vers des stimuli conditionnés qui permettent d'en prédire l'occurrence (encadré du haut). Ces stimuli conditionnés deviennent des prédicteurs de récompense qui induisent une réponse phasique générale des neurones DAergiques permettant à la DA d'exercer son action renforçatrice sur les épines dendritiques des MSN, en aval des afférences corticales [10] (B : encadré du bas).
Source : image en haut à droite tirée d'un article de W. Schultz paru 1995 dans Physiological Review. Volkmann J, Daniels C, Witt K. Neuropsychiatric effects of subthalamic neurostimulation in Parkinson disease. Nat Rev Neurol 2010;6:487-498.

des impulsions comparativement à des patients sans troubles. Ceci suggère que la volonté ou le plaisir d'obtenir l'objet de l'impulsion (*wanting and liking* ou vouloir et aimer obtenir) qui est dépendant du SV [69,70], est renforcé chez ces patients par la simple vision de stimuli conditionnés prédicteurs de récompense (image de valence positive). Ces derniers travaux sont d'une importance considérable car ils s'inscrivent dans l'hypothèse que de nombreux désordres comportementaux observés en cliniques psychiatriques donc l'addiction aux drogues et à l'alcool, qui sont des déviances de l'action volontaire, puissent aussi résulter d'un excès d'activité DAergique phasique sur le SV et le pallidum ventral, territoires limbiques des GB [70,71].

Ganglions de la base, cible pour différentes approches thérapeutiques

Nous avons vu que les GB sont impliqués dans un ensemble de processus fonctionnels qui compose l'action volontaire et que l'activité de ces différents territoires est sous la dépendance d'une modulation DAergique très importante pour réguler ou sélectionner le flux d'information transitant dans les GB. Ceci explique l'utilisation d'agent pharmacologique ciblant la transmission DAergique pour traiter la maladie de Parkinson, le syndrome de Gilles de la Tourette mais aussi des troubles psychiatriques (schizophrénie, troubles obsessionnels compulsifs, TDAH). Les GB sont les régions cérébrales qui expriment les plus fortes densités de transporteurs (voir l'encadré de la Figure 5.5, A) et récepteurs DAergiques libres, sur lesquelles les médicaments ciblant la transmission DAergique peuvent agir. Sans être exhaustif, nous mentionnerons la L-dopa (précurseur de la DA) et les agonistes DAergiques qui miment l'action de la DA en agissant sur les récepteurs D1, D2 localisés sur les voies directe et indirecte et les récepteurs D3, plus abondants dans les territoires limbiques [72].

Soulignons que contrairement à ce qui est fréquemment mentionné dans la littérature, l'action thérapeutique des psychostimulants (par exemple le méthylphénidate) s'exercerait plutôt en agissant sur les transporteurs de la DA situés au niveau du striatum antérieur (SV et NCd), connus pour être impliqués dans l'impulsivité et les processus attentionnels, plutôt qu'au niveau du cortex préfrontal [73,74]. Finalement, il y a le cas des neuroleptiques dont l'action antagoniste sur les récepteurs DAergiques passe aussi vraisemblablement par une réduction de l'activité DAergique des territoires associatifs des GB, et non en agissant au niveau du cortex préfrontal [75]. Les neuroleptiques de deuxième (clozapine) et de troisième génération (aripiprazole) peuvent aussi agir sur d'autres voies de transmission sérotoninergique et noradrénergique. Les GB reçoivent effectivement une projection sérotoninergique importante [76]. Il est possible qu'une partie des effets thérapeutiques des neuroleptiques et des inhibiteurs de recaptures sélectifs de la sérotonine comme la fluoxétine, puisse s'exercer sur les territoires limbiques des GB [1,77]. Les GB sont aussi riches en récepteurs benzodiazépines qui modulent la transmission GABA [78]. Il est intéressant de noter que les deux structures de sorties des GB – le GPi et la SNr – sont les sites cérébraux possédant les taux de récepteurs aux cannabinoïdes les plus élevés [79]. Finalement sur le plan thérapeutique, il est essentiel de comprendre que les GB sont des structures d'une grande diversité en neurotransmetteurs et récepteurs spécifiques et peuvent donc être le lieu d'action pour de nombreux agents pharmacologiques.

Conclusion

Au-delà de l'approche pharmacologique, la recherche sur les GB dans le cadre de la maladie de Parkinson a permis de développer la stimulation cérébrale profonde proposée également dans d'autres pathologies (dystonies généralisées, troubles obsessionnels compulsifs, syndrome de Gilles de la Tourette, dépression) [80-82]. Les GB étant impliqués dans différentes fonctions, altérées dans ces pathologies et n'étant pas impliqués dans leur production finale, ils peuvent être des cibles d'action de cette approche, capable de supprimer ou de réduire les activités anormales sortant des GB et remontant vers le cortex, génératrices des troubles observés. Parmi les structures des GB, le NST est un maillon de choix pour supprimer ces anomalies fonctionnelles qui peut agir sur les deux sorties des GB (GPi/SNr), et ainsi réduire les anomalies fonctionnelles, qu'elles soient sur le contrôle moteur ou sur les processus en amont qui contrôlent l'action volontaire [1,83]. Finalement, nos connaissances sur le rôle des GB et de la DA dans l'apprentissage, la formation d'automatismes d'action et l'adaptation comportementale, ouvrent la porte à une meilleure compréhension des mécanismes sous-jacents aux approches thérapeutiques de remédiation cognitive et de thérapie comportementale. La libération phasique de la DA et son action de renforcement sur l'activité des GB occupent certainement un rôle prépondérant dans le succès thérapeutique de ces approches. Des études devront être menées pour en déterminer l'implication et pour comprendre la complémentarité de ces approches de remédiation avec l'approche pharmacologique qui ciblent la transmission DAergique. C'est l'avenir d'une médecine rationnelle et intégrée qui utilise les connaissances des structures cérébrales impliquées dans la pathologie mais aussi les effets bénéfiques de chacune des approches thérapeutiques.

Références

[1] Tremblay L, Worbe Y, Thobois S, et al. Selective dysfunction of basal ganglia subterritories: from movement to behavioral disorders. Mov Disord 2015;30(9):1155–70. https://doi.org/10.1002/mds.26199.

[2] Alexander GE, DeLong MR, Strick PL. Parallel organization of functionally segregated circuits linking basal ganglia and cortex. Annual review of neuroscience 1986;9:357–81. https://doi.org/10.1146/annurev.ne.09.030186.002041.

[3] Albin RL, Penney JB, Young AB. The functional anatomy of basal ganglia disorders. TINS 1989;12:366–75.

[4] De Long MR. Primate models of movement disorders of basal ganglia origin. TINS 1990;13:281–5.

[5] Schultz W. Neuronal Reward and Decision Signals: From Theories to Data. Physiol Rev 2015 Jul;95(3):853–951. https://doi.org/10.1152/physrev.00023.2014.

[6] Parent A, Hazrati LN. Functional anatomy of the basal ganglia. I. The cortico-basal ganglia-thalamo-cortical loop. Brain Res Brain Res Rev 1995 Jan;20(1):91–127.

[7] Haber SN. The primate basal ganglia: parallel and integrative networks. J Chem Neuroanat 2003;26:317e30.

[8] Glass M, Dragunow M, Faull RL. The pattern of neurodegeneration in Huntington's disease: a comparative study of cannabinoid, dopamine, adenosine and GABA(A) receptor alterations in the human basal ganglia in Huntington's disease. Neuroscience 2000;97(3):505–19.

[9] Crittenden JR, Graybiel AM. Basal Ganglia disorders associated with imbalances in the striatal striosome and matrix compartments. Front Neuroanat 2011 Sep 7;5:59. https://doi.org/10.3389/fnana.2011.00059.

[10] Smith AD, Bolam JP. The neural network of the basal ganglia as revealed by the study of synaptic connections of identified neurons. TINS 1990;13:259–65.

[11] Bolam JP, Hanley JJ, Booth PA, et al. Synaptic organization of the basal ganglia. J Anat 2000;4:527–42.

[12] Apicella P. Leading tonically active neurons of the striatum from reward detection to context recognition. Trends Neurosci 2007 Jun;30(6):299–306. https://doi.org/10.1016/j.tins.2007.03.011.

[13] Aosaki T, Kimura M, Graybiel AM. Temporal and spatial characteristics of tonically active neurons of the primate's striatum. J Neurophysiol 1995;73:1234–52. https://doi.org/10.1152/jn.1995.73.3.1234.

[14] Eskow Jaunarajs KL, Bonsi P, Chesselet MF, et al. Striatal cholinergic dysfunction as a unifying theme in the pathophysiology of dystonia. Prog Neurobiol 2015 Apr;127-128:91–107. https://doi.org/10.1016/j.pneurobio.2015.02.002.

[15] Plenz D. When inhibition goes incognito: feedback interaction between spiny projection neurons in striatal function. Trends Neurosci 2003;26(8):436–43.

[16] Kalanithi PS, Zheng W, Kataoka Y, et al. Altered parvalbuminpositive neuron distribution in basal ganglia of individuals with Tourette syndrome. Proc Natl Acad Sci USA 2005;102:13307–12.

[17] Benabid AL, Chabardes S, Mitrofanis J, Pollak P. Deep brain stimulation of the subthalamic nucleus for the treatment of Parkinson's disease. Lancet Neurol 2009 Jan;8(1):67–81. https://doi.org/10.1016/S1474-4422(08)70291-6.

[18] Jan C, François C, Tandé D, et al. Dopaminergic innervation of the pallidum in the normal state, in MPTP-treated monkeys, in parkinsonian patients. Eur J Neurosci 2000 Dec;12(12):4525–35.

[19] Marsden CD. The mysterious motor function of the basal ganglia : Wartenberg Lecture. Neurology 1982 May;32(5):514–39. https://doi.org/10.1212/wnl.32.5.514.

[20] Mogenson GJ, Jones DL, Yim CY. From motivation to action: functional interface between the limbic system and the motor system. Prog Neurobiol 1980;14(2–3):69–97.

[21] Middleton FA, Strick PL. Basal-ganglia 'projections' to the prefrontal cortex of the primate. Cereb Cortex 2002 Sep;12(9):926–35. https://doi.org/10.1093/cercor/12.9.926.

[22] Clower DM, Dum RP, Strick PL. Basal ganglia and cerebellar inputs to 'AIP'. Cereb Cortex 2005 Jul;15(7):913–20. Doi: 10.1093/cercor/bhh190.

[23] Middleton FA, Strick PL. The temporal lobe is a target of output from the basal ganglia. Proc Natl Acad Sci USA 1996 Aug 6;93(16):8683–7. https://doi.org/10.1073/pnas.93.16.8683.

[24] Sgambato V, Tremblay L. Pathophysiology of dyskinesia and behavioral disorders in non-human primates: the role of serotonergic fibers. J Neural Transm (Vienna) 2018 Aug;125(8):1145–56. https://doi.org/10.1007/s00702-018-1871-7.

[25] Tremblay L, Worbe Y, Hollerman R. The ventral striatum: a heterogeneous structure involved in reward processing, motivation and decision-making. In: Jean-Claude Dreher Dr, Léon Tremblay, editors. Handbook of Reward and Decision Making. Oxford: Academic Press. 2009:p. 51–77.

[26] Lehéricy S, Bardinet E, Tremblay L, et al. Motor control in basal ganglia circuits using fMRI and brain atlas approaches. Cereb Cortex 2006 Feb;16(2):149–61. https://doi.org/10.1093/cercor/bhi089.

[27] Gerardin E, Pochon JB, Poline JB, et al. Distinct striatal regions support movement selection, preparation and execution. Neuroreport 2004 Oct 25;15(15):2327–31.

[28] Haber SN, Knutson B. The reward circuit: linking primate anatomy and human imaging.

Neuropsychopharmacology 2010 Jan;35(1):4–26. https://doi.org/10.1038/npp.2009.129.
[29] Schultz W, Tremblay L, Hollerman JR. Reward processing in primate orbitofrontal cortex and basal ganglia. Cereb Cortex 2000 Mar;10(3):272–84. https://doi.org/10.1093/cercor/10.3.272.
[30] O'Doherty JP, Deichmann R, Critchley HD, Dolan RJ. Neural responses during anticipation of a primary taste reward. Neuron 2002;33(5):815–26.
[31] Ernst M, Nelson EE, McClure EB, et al. Choice selection and reward anticipation: an fMRI study. Neuropsychologia 2004;42(12):1585–97.
[32] Saga Y, Tremblay L. Ventral Striatopallidal Pathways Involved in Appetitive and Aversive Motivational Processes. (Chapter 4). In: Dreher JC, Tremblay L, editors. Decision Neuroscience: An Integrative Approach; 2017p. 47–58. https://doi.org/10.1016/B978-0-12-805308-9.00004-X.
[33] Jensen J, McIntosh AR, Crawley AP, et al. Direct activation of the ventral striatum in anticipation of aversive stimuli. Neuron 2003;18(40(6)):1251–7.
[34] Delgado MR, Jou RL, Ledoux JE, Phelps EA. Avoiding negative outcomes : tracking the mechanisms of avoidance learning in humans during fear conditioning. Front Behav Neurosci 2009; 3(1):33.
[35] Hollerman JR, Tremblay L, Schultz W. Influence of reward expectation on behavior-related neuronal activity in primate striatum. J Neurophysiol 1998;80(2):947–63.
[36] Alexander GE, Crutcher MD. Preparation for movement: neural representations of intended direction in three motor areas of the monkey. J Neurophysiol 1990;64(1):133–50.
[37] Romo RE, Scarnati E, Schultz W. Role of primate basal ganglia and frontal cortex in the internal generation of movements. II. Movement-related activity in the anterior striatum. Exp. Brain Res 1992;91(3):385–95.
[38] Berridge KC, Kringelbach ML. Neuroscience of affect: brain mechanisms of pleasure and displeasure. Curr Opin Neurobiol 2013;23(3):294–303.
[39] Burton AC, Nakamura K, Roesch MR. From ventral-medial to dorsal-lateral striatum: neural correlates of reward-guided decision-making. Neurobiol Learn Mem 2015 Jan;117:51–9. https://doi.org/10.1016/j.nlm.2014.05.003.
[40] Koob GF, Volkow ND. Neurocircuitry of addiction. Neuropsychopharmacology 2010;35(1):217–38. https://doi.org/10.1016/S2215-0366(16)00104-8.
[41] Everitt BJ, Robbins TW. From the ventral to the dorsal striatum: Devolving views of their roles in drug addiction. Neurosci Biobehav Rev 2013;21.
[42] Worbe Y, Sgambato-Faure V, Epinat J, et al. Towards a primate model of Gilles de la Tourette syndrome: anatomo-behavioural correlation of disorders induced by striatal dysfunction. Cortex 2013 Apr;49(4):1126–40. https://doi.org/10.1016/j.cortex.2012.08.020.
[43] Worbe Y, Gerardin E, Hartmann A, et al. Distinct structural changes underpin clinical phenotypes in patients with Gilles de la Tourette syndrome. Brain 2010 Dec;133(Pt 12):3649–60. https://doi.org/10.1093/brain/awq293.
[44] Maillet A, Krack P, Lhommée E, et al. The prominent role of serotonergic degeneration in apathy, anxiety and depression in de novo Parkinson's disease. Brain 2016 Sep;139(Pt 9):2486–502. https://doi.org/10.1093/brain/aww162.
[45] Maillet A, Météreau E, Tremblay L, et al. Serotonergic and Dopaminergic Lesions Underlying Parkinsonian Neuropsychiatric Signs. Mov Disord 2021 Dec;36(12):2888–900. https://doi.org/10.1002/mds.28722.
[46] Rodriguez-Oroz MC, Jahanshahi M, Krack P, et al. Initial clinical manifestations of Parkinson's disease: features and pathophysiological mechanisms. Lancet Neurol 2009 Dec;8(12):1128–39. https://doi.org/10.1016/S1474-4422(09)70293-5.
[47] Weintraub D, Koester J, Potenza MN, Siderowf AD, et al. Impulse control disorders in Parkinson disease: a cross-sectional study of 3090 patients. Arch Neurol 2010 May;67(5):589–95. https://doi.org/10.1001/archneurol.2010.65.
[48] Antonelli F, Ko JH, Miyasaki J, et al. Dopamine-agonists and impulsivity in Parkinson's disease: impulsive choices vs. impulsive actions. Hum Brain Mapp 2014 Jun;35(6):2499–506. https://doi.org/10.1002/hbm.22344.
[49] Tronci E, Francardo V. Animal models of L-DOPA-induced dyskinesia: the 6-OHDA-lesioned rat and mouse. J Neural Transm (Vienna) 2018 Aug;125(8):1137–44. https://doi.org/10.1007/s00702-017-1825-5.
[50] Morissette M, Di Paolo T. Non-human primate models of PD to test novel therapies. J Neural Transm (Vienna) 2018 Mar;125(3):291–324. https://doi.org/10.1007/s00702-017-1722-y.
[51] Blesa J, Trigo-Damas I, Del Rey NL, Obeso JA. The use of nonhuman primate models to understand processes in Parkinson's disease. J Neural Transm (Vienna) 2018 Mar;125(3):325–35. https://doi.org/10.1007/s00702-017-1715-x.
[52] Guehl D, Pessiglione M, François C, et al. Tremor-related activity of neurons in the 'motor' thalamus: changes in firing rate and pattern in the MPTP vervet model of parkinsonism. Eur J Neurosci 2003 Jun;17(11):2388–400.
[53] Hutchinson WD, Levy R, Dostrovsky JO, et al. Effects of apomorphine on globus pallidus neurons in parkinsonian patients. Ann Neurol 1997 Nov;42(5):767–75. https://doi.org/10.1002/ana.410420513.

[54] Deniau JM, Chevalier G. Disinhibition as a basic process in the expression of striatal functions. II. The striato-nigral influence on thalamocortical cells of the ventromedial thalamic nucleus. Brain Res 1985;334:227–33. https://doi.org/10.1016/0006-8993(85)90214-8.

[55] Hikosaka O, Wurtz RH. Modification of saccadic eye movements by GABA-related substances. I. Effect of muscimol and bicuculline in monkey superior colliculus. J Neurophysiol 1985;53:266–91. https://doi.org/10.1152/jn.1985.53.1.266.

[56] Filion M, Tremblay L, Bédard PJ. Effects of dopamine agonists on the spontaneous activity of globus pallidus neurons in monkeys with MPTP-induced parkinsonism. Brain Res 1991 Apr 26;547(1):152–61.

[57] Pessiglione M, Guehl D, Rolland AS, et al. Thalamic neuronal activity in dopamine-depleted primates: evidence for a loss of functional segregation within basal ganglia circuits. J Neurosci 2005;25:1523–31. Doi: 10.1523/JNEUROSCI.4056-04.2005.

[58] Levy R, Dubois B. Apathy and the functional anatomy of the prefrontal cortex-basal ganglia circuits. Cereb Cortex 2006 Jul;16(7):916–28. https://doi.org/10.1093/cercor/bhj043.

[59] Remy P, Doder M, Lees A, et al. Depression in Parkinson's disease: loss of dopamine and noradrenaline innervation in the limbic system. Brain 2005 Jun;128(Pt 6):1314–22. Doi: 10.1093/brain/awh445.

[60] Thobois S, Ardouin C, Lhommée E, et al. Non-motor dopamine withdrawal syndrome after surgery for Parkinson's disease: predictors and underlying mesolimbic denervation. Brain 2010 Apr;133(Pt 4): 1111–27. https://doi.org/10.1093/brain/awq032.

[61] Schultz W. Reward functions of the basal ganglia. J Neural Transm (Vienna) 2016 Jul;123(7):679–93. https://doi.org/10.1007/s00702-016-1510-0.

[62] Graybiel AM, Habits. rituals, and the evaluative brain. Annu Rev Neurosci 2008;31:359–87. https://doi.org/10.1146/annurev.neuro.29.051605.112851.

[63] Kim HF, Hikosaka O. Parallel basal ganglia circuits for voluntary and automatic behaviour to reach rewards. Brain 2015 Jul;138(Pt 7):1776–800. https://doi.org/10.1093/brain/awv134.

[64] Pessiglione M, Seymour B, Flandin G, et al. Dopamine-dependent prediction errors underpin reward-seeking behaviour in humans. Nature 2006;442(7106):1042–5. https://doi.org/10.1038/nature05051.

[65] Pessiglione M, Tremblay L. Chapter 12 - Effects of dopamine depletion on reward-seeking behavior: evidence from human and non-human primates. In: Dreher JC, Tremblay L, editors. Handbook of: Reward and decision-making. Academic Press, Elsevier; 2009. p. 271–89. https://doi.org/10.1016/B978-0-12-374620-7.00012-1.

[66] Joel D, Niv Y, Ruppin E. Actor-critic models of the basal ganglia: new anatomical and computational perspectives. Neural Netw 2002 Jun-Jul;15(4-6): 535–47.

[67] Pessiglione M, Guehl D, Agid Y, et al. Impairment of context-adapted movement selection in a primate model of presymptomatic Parkinson's disease. Brain 2003 Jun;126(Pt 6):1392–408. https://doi.org/10.1093/brain/awg139.

[68] Pessiglione M, Guehl D, Hirsch EC, et al. Disruption of self-organized actions in monkeys with progressive MPTP-induced parkinsonism. I. Effects of task complexity. Eur J Neurosci 2004 Jan;19(2): 426–36.

[69] O'Sullivan SS, Wu K, Politis M, et al. Cue-induced striatal dopamine release in Parkinson's disease-associated impulsive-compulsive behaviours. Brain 2011 Apr;134(Pt 4):969–78. https://doi.org/10.1093/brain/awr003.

[70] Berridge KC, Robinson TE. What is the role of dopamine in reward: hedonic impact, reward learning, or incentive salience? Brain Res Brain Res Rev 1998 Dec;28(3):309–69. Review.

[71] Schultz W. The primate Basal Ganglia: Between the intention and outcome of action. Functions of the Cortico-Basal Ganglia Loop. Springer-Verlag Tokyo 1995;31–48.

[72] Graff-Guerrero A, Willeit M, Ginovart N, et al. Brain region binding of the D2/3 agonist [11C]-(+)-PHNO and the D2/3 antagonist [11C]raclopride in healthy humans. Hum Brain Mapp 2008 Apr;29(4):400–10. doi: 10.1002/hbm.20392.

[73] Volkow ND, Wang GJ, Tomasi D, et al. Methylphenidate-elicited dopamine increases in ventral striatum are associated with long-term symptom improvement in adults with attention deficit hyperactivity disorder. J Neurosci 2012 Jan 18;32(3):841–9. https://doi.org/10.1523/JNEUROSCI.4461-11.2012.

[74] Kodama T, Kojima T, Honda Y, et al. Oral Administration of Methylphenidate (Ritalin) Affects Dopamine Release Differentially Between the Prefrontal Cortex and Striatum: A Microdialysis Study in the Monkey. J Neurosci 2017 Mar 1;37(9):2387–94. https://doi.org/10.1523/JNEUROSCI.2155-16.2017.

[75] Kaar SJ, Natesan S, McCutcheon R, Howes OD, Antipsychotics: Mechanisms underlying clinical response and side-effects and novel treatment approaches based on pathophysiology. Neuropharmacology 2019 Jul 9;107704. https://doi.org/10.1016/j.neuropharm.2019.107704.

[76] Parent M, Wallman MJ, Gagnon D, Parent A. Serotonin innervation of basal ganglia in monkeys and humans. J Chem Neuroanat 2011 Jul;41(4):256–65. https://doi.org/10.1016/j.jchemneu.2011.04.005.

[77] Sgambato-Faure V, Tremblay L. Dopamine and serotonin modulation of motor and non-motor functions of the non-human primate striato-pallidal circuits in normal and pathological states. J Neural Transm (Vienna) 2018 Mar;125(3):485–500. https://doi.org/10.1007/s00702-017-1693-z.

[78] Faull RL, Villiger JW. Multiple benzodiazepine receptors in the human basal ganglia: a detailed pharmacological and anatomical study. Neuroscience 1988 Feb;24(2):433–51. https://doi.org/10.1016/0306-4522(88)90340-5.

[79] Glass M, Dragunow M, Faull RL. Cannabinoid receptors in the human brain: a detailed anatomical and quantitative autoradiographic study in the fetal, neonatal and adult human brain. Neuroscience 1997 Mar;77(2):299–318. https://doi.org/10.1016/s0306-4522(96)00428-9.

[80] Volkmann J, Daniels C, Witt K. Neuropsychiatric effects of subthalamic neurostimulation in Parkinson disease. Nat Rev Neurol 2010 Sep;6(9):487–98. https://doi.org/10.1038/nrneurol.2010.111.

[81] Wichmann T, DeLong MR. Deep Brain Stimulation for Movement Disorders of Basal Ganglia Origin: Restoring Function or Functionality ? Neurotherapeutics 2016 Apr;13(2):264–83. https://doi.org/10.1007/s13311-016-0426-6.

[82] Graat I, Figee M, Denys D. The application of deep brain stimulation in the treatment of psychiatric disorders. Int Rev Psychiatry 2017 Apr;29(2):178–90. https://doi.org/10.1080/09540261.2017.1282439.

[83] Baup N, Grabli D, Karachi C, et al. High-frequency stimulation of the anterior subthalamic nucleus reduces stereotyped behaviors in primates. J Neurosci 2008 Aug 27;28(35):8785–8. https://doi.org/10.1523/JNEUROSCI.2384-08.2008.

3

Signes cliniques

Chapitre 6

Signes moteurs et critères diagnostiques

Guillaume Carey, Luc Defebvre

Service de neurologie et pathologie du mouvement, Centre Expert Parkinson, unité Inserm 1172, CHU et Université de Lille.

Nous aborderons dans ce chapitre les critères diagnostiques de la maladie de Parkinson, les signes inauguraux puis ses principales étapes évolutives en développant les complications motrices (fluctuations et dyskinésies), et les signes moteurs tardifs. Les autres signes : non moteurs, troubles cognitifs et troubles du comportement, ainsi que leur prise en charge thérapeutique, seront abordés dans d'autres chapitres de cet ouvrage.

Critères diagnostiques

Le diagnostic de maladie de Parkinson repose sur des critères cliniques internationaux édités par la *Movement Disorder Society* (MDS) où la triade bradykinésie, tremblement de repos et rigidité, sensible aux traitements dopaminergiques reste essentielle, associée à l'apparition de dyskinésies [1]. Les critères d'exclusion correspondent aux symptômes évocateurs classiques d'autres syndromes parkinsoniens dégénératifs. Des « drapeaux rouges » peuvent être contrebalancés par des critères positifs supplémentaires. C'est principalement leur précocité d'apparition qui doit remettre en cause le diagnostic de maladie de Parkinson. Deux niveaux de critères sont définis : critères établis (bonne spécificité aux dépens d'une sensibilité plus faible) et critères probables (équilibre entre spécificité et sensibilité). Ces critères sont détaillés dans les encadrés 6.1 à 6.4.

Une étude de validation de ces critères a montré une excellente sensibilité (96 %) et une excellente spécificité (95 %) pour un diagnostic de maladie de Parkinson cliniquement probable. La spécificité d'un diagnostic de maladie de Parkinson cliniquement établi était encore plus élevée (98,5 %), mais comme prévu au détriment d'une sensibilité réduite (59,3 %). Pour les patients dont la maladie existait depuis moins de 5 ans, la spécificité d'un diagnostic de maladie de Parkinson cliniquement probable était de 87 % [2]. Ces critères sont maintenant régulièrement utilisés en clinique et de façon systématique dans les protocoles thérapeutiques pour une meilleure sélection des patients.

Des critères de diagnostic de recherche de la phase prodromale [3] ont été également définis par la MDS à l'aide d'un cadre conceptuel fondé sur des preuves, qui a été conçu pour être mis à jour quand de nouvelles preuves deviennent disponibles [4]. Un premier calculateur de risque de maladie de Parkinson prodromale a permis de définir la probabilité pour un sujet donné de développer la maladie[1]. Il est basé notamment sur des facteurs de risque (exposition à des solvants, consommation de tabac, de café, etc.), des manifestations cliniques prodromiques (trouble du comportement en sommeil paradoxal, somnolence, troubles de l'odorat, quantification

1. www.movementdisorders.org/pdcalculator

Encadré 6.1

Les principales catégories de critères diagnostiques de la maladie de Parkinson

Critère essentiel

Bradykinésie associée, soit à un tremblement de repos, soit à une rigidité. Cette triade clinique doit correspondre à la description faite dans l'échelle MDS-UPDRS (cf. texte).

Critères de diagnostic établi

- Au moins deux critères positifs.
- Absence de critère d'exclusion.
- Absence de drapeaux rouges.

Critères de diagnostic probable

- Absence de critère d'exclusion.
- Présence de drapeaux rouges compensée par la présence de critères positifs :
  - si un drapeau rouge est présent, présence nécessaire d'au moins un critère positif,
  - si deux drapeaux rouges sont présents, deux critères positifs sont nécessaires,
  - pas plus de deux drapeaux rouges sont acceptés.

Encadré 6.2

Les critères positifs

1. Présence d'une réponse positive au traitement dopaminergique. À l'initiation du traitement, le patient doit revenir à un état neurologique normal. En l'absence de documentation de cette réponse initiale significative, un bénéfice du traitement dopaminergique sera défini selon les critères suivants :
   a. amélioration marquée lorsque les doses de traitement sont augmentées ou nette aggravation lorsque les doses sont diminuées. Un changement minime ne peut pas être considéré. L'amélioration doit être de plus de 30 % sur le score moteur de l'échelle MDS-UPDRS ou une évaluation subjective sera clairement documentée par l'histoire du patient ou par une amélioration très significative mentionnée par le patient ou son aidant,
   b. présence de fluctuations significatives ou marquées (phénomène *on/off*) qui doivent inclure également des fluctuations prévisibles (phénomène de fin de dose).
2. Présence de dyskinésies induites par la L-dopa.
3. Tremblement de repos d'un membre documenté à l'examen clinique (dossier du malade ou à l'examen).
4. Présence d'un déficit de l'odorat ou d'une dénervation sympathique par la scintigraphie MIBG (métaiodobenzylguanidine).

motrice, etc.), la recherche d'anomalies à l'échographie de la substance noire, des biomarqueurs génétiques et des données d'imagerie fonctionnelle [5].

Plusieurs études de cohortes prospectives ont fourni des preuves de la validité de ces critères [6-8]. Un nouvel algorithme a été développé pour évaluer le risque de maladie de Parkinson ; il a été testé et validé dans le cadre du projet PREDICT (étude prospective communautaire de population impliquant plus de 1000 participants [9-10]. Actuellement, ces critères sont utilisés dans la recherche clinique. Leur utilisation dans le cadre clinique reste à valider et nécessite beaucoup de prudence.

Symptômes inauguraux

Si les éléments de la triade parkinsonienne constituent les signes initiaux les plus fréquents, il existe cependant des formes cliniques inaugurales trompeuses. Les premiers signes apparaissent souvent de façon insidieuse avec un caractère intermittent entraînant des difficultés pour dater précisément le début réel de la phase symptomatique (Tableau 6.1).

Tremblement de repos

C'est un signe initial classique, décrit d'abord comme une sensation de vibration interne, puis visible, il se majore ou apparaît à l'émotion, en cas de stress ou de fatigue et à l'épreuve du calcul mental. Il est unilatéral ou asymétrique, débutant à la main ou au pied. Il peut toucher les lèvres, la mâchoire et la langue. Il est de fréquence lente

Encadré 6.3

Les critères d'exclusion

La présence de l'un de ces critères exclut le diagnostic de maladie de Parkinson.

1. Syndrome cérébelleux (ataxie, syndrome cérébelleux cinétique ou trouble oculomoteur : nystagmus, saccades hypermétriques, ondes carrées).
2. Ophtalmoplégie supranucléaire de la verticalité ou ralentissement sélectif des saccades vers le bas.
3. Diagnostic de démence fronto-temporale probable ou d'aphasie progressive primaire selon les critères de consensus, dans les 5 premières années d'évolution.
4. Syndrome parkinsonien limité aux membres inférieurs depuis plus de 3 ans.
5. Traitement neuroleptique ou antagoniste dopaminergique avec une évolution compatible avec le diagnostic de syndrome parkinsonien iatrogène.
6. Absence de réponse du syndrome parkinsonien pour de fortes doses de L-dopa malgré une sévérité modérée de la maladie.
7. Atteinte corticale (trouble de la graphestésie, astéréognosie, apraxie idéo-motrice).
8. Imagerie fonctionnelle des marqueurs présynaptiques normale.
9. Document en faveur de l'hypothèse diagnostique d'un autre syndrome parkinsonien dégénératif évalué par un expert.

(4 à 6 cycles par seconde). Il disparaît au maintien postural, au mouvement (pour réapparaître au bout de quelques secondes après son exécution) et au cours du sommeil.

Un *tremblement postural* des membres supérieurs est dans certains cas isolé quelques semaines à quelques mois.

Un tremblement du chef est rare [11], présent au repos et à la posture, s'atténuant de façon significative ou disparaissant lors des mouvements de rotation de la tête ; sa fréquence est lente et synchrone au tremblement de la main. La dopathérapie permet de le contrôler avec l'apparition dans quelques cas de dyskinésies de la région cervicale.

Dans le cours évolutif de la maladie, on peut observer des tremblements en position orthostatique des membres inférieurs dont les caractéris-

Encadré 6.4

Les drapeaux rouges

1. Évolution rapide des troubles de la marche justifiant l'utilisation d'un fauteuil roulant dans les 5 premières années d'évolution.
2. Absence complète de progression des symptômes moteurs ou du syndrome parkinsonien après 5 ans d'évolution ou plus, sauf si la stabilité de la symptomatologie est liée à l'adaptation du traitement.
3. Atteinte bulbaire précoce avec dysphonie ou dysarthrie sévère (voix peu compréhensible) ou dysphagie sévère justifiant une alimentation mixée, une nutrition entérale les 5 premières années d'évolution.
4. Insuffisance respiratoire, stridor respiratoire diurne ou nocturne, ou soupirs inspiratoires fréquents.
5. Dysautonomie sévère dans les 5 premières années d'évolution incluant :
   a. hypotension orthostatique, chute de 3 points de la systolique ou de 15 points sur la diastolique après 3 minutes de position debout en l'absence de déshydratation, de traitement ou de pathologie susceptible d'expliquer cette dysautonomie,
   b. rétention urinaire sévère ou incontinence urinaire dans les 5 premières années d'évolution (excluant l'incontinence urinaire d'effort chez la femme). Chez l'homme, la rétention urinaire ne doit pas être en lien avec une pathologie prostatique et doit être associée à une dysfonction érectile.
6. Plus d'une chute par an en lien avec une instabilité posturale dans les 3 premières années d'évolution.
7. Antécolis ou dystonie fixée des mains et des pieds dans les 10 premières années d'évolution.
8. Absence d'un syndrome non moteur classique de la MP dans les 5 premières années d'évolution : troubles du sommeil (insomnie, SDE, TCSP), dysautonomie (constipation, urgenturie, hypotension orthostatique), hyposmie, troubles du comportement (dépression, anxiété ou hallucination).
9. Syndrome pyramidal inexpliqué (déficit et asymétrie des réflexes, syndrome pyramidal et signe de Babinski).
10. Syndrome parkinsonien bilatéral, le patient ou l'aidant rapporte une symptomatologie bilatérale d'emblée et aucune asymétrie n'est décelée à un examen neurologique.

Tableau 6.1. Principaux signes inauguraux de la maladie de Parkinson.

Signes classiques	Signes moins fréquents	Formes trompeuses et signes précurseurs de la phase prodromale
– Tremblement de repos (plus rarement postural) – Syndrome akinéto-rigide latéralisé – Micrographie – Dystonie (surtout sujet jeune)	– Marche hypokinétique (sujet âgé) – Dysarthrie	– Modifications du comportement : syndrome dépressif, anxiété, apathie – Syndrome algique (épaules) – Amaigrissement – Hyposmie – Constipation – Troubles du comportement en sommeil paradoxal, insomnie, somnolence

tiques électrophysiologiques peuvent être celles d'un tremblement parkinsonien (4 à 6 Hz), d'un tremblement de fréquence intermédiaire (8 à 9 Hz) ou de fréquence rapide (13 et 18 Hz), ou parfois de myoclonies en position orthostatique influencée par le traitement par lévodopa [12].

Syndrome akinéto-rigide

Akinésie et rigidité sont volontiers associées. D'apparition insidieuse, source d'un retard diagnostique, ils sont plus gênants s'ils touchent le côté dominant. Unilatérale, cette symptomatologie peut être bilatérale d'emblée mais asymétrique. Selon les critères diagnostiques, la bradykinésie est définie par une lenteur du mouvement et un décrément de la vitesse ou de l'amplitude (ou hésitations ou enrayages) dans différentes taches (tapotement des doigts, mouvements de la main, mouvements de pronation et supination des mains, tapotement des orteils, agilité de la jambe) [1]. Elle peut concerner aussi des taches automatiques et affecter la voix (monotone et de faible intensité), la mimique avec rareté du clignement, l'axe du corps et la marche (perte du ballant d'un bras). La perturbation des mouvements volontaires se caractérise initialement par une gêne fonctionnelle lors de la réalisation des actes moteurs de la vie courante ou aussi d'une pratique sportive qui se limite au membre supérieur (gestes répétitifs tels que se raser, battre des œufs, simple lenteur gestuelle) ou inférieur (simple fatigabilité ou raideur à la marche avec l'impression d'un pied qui traîne, difficulté pour battre la mesure). Une micrographie progressive peut précéder les autres signes moteurs dans les formes touchant la main dominante.

La rigidité est évaluée sur des mouvements lents et passifs des principales articulations, quand le patient est en position relâchée et que l'investigateur lui manipule les membres et le cou. C'est une résistance en tuyau de plomb prédominant sur les muscles fléchisseurs, indépendante de la vitesse du mouvement passif. Bien que le phénomène de la roue dentée soit souvent présent (et puisse refléter un tremblement ressenti incidemment lors de l'évaluation du tonus), sa présence isolée sans la résistance en tuyau de plomb ne répond pas aux exigences minimales de rigidité.

Troubles de la marche

Ils sont discrets au stade initial de la maladie, sauf lorsque l'akinésie prédomine aux membres inférieurs (altération de la course, par exemple). L'amplitude du pas est réduite, et le demi-tour est discrètement décomposé. Ces troubles sont plus précoces dans les formes tardives (après 70 ans), dont l'évolution est classiquement, mais pas toujours, plus sévère [13]. Leur apparition isolée doit faire rechercher systématiquement une autre étiologie que la maladie de Parkinson (atrophie multisystématisée, paralysie supranucléaire progressive, hydrocéphalie chronique de l'adulte, syndrome parkinsonien vasculaire).

Formes précoces (avant 40 ans)

Classiquement, on considère que la maladie de Parkinson est à début précoce (*young onset parkinsonism*) quand les premiers symptômes sont observés entre 20 et 40 ans, la forme juvénile débutant avant 20 ans et très rarement dans l'enfance (forme génétique Park2) [14]. Ces formes précoces sont plus souvent d'origine génétique (plus de 40 % des cas avant 30 ans) et débutent volontiers par une dystonie focalisée (dystonie de la main ou du pied, entraînant par exemple une gêne au cours d'une activité sportive). Les fluctuations motrices et les dyskinésies sont souvent très précoces (voir chapitre 4).

Signes précurseurs de la phase prodromale [3]

Il s'agit de symptômes non moteurs ou parfois moteurs qui précèdent de plusieurs années, voire plusieurs décades, l'apparition de la triade motrice constituant la phase prodromale de la maladie. Les données épidémiologiques de cette phase ont été développées dans le chapitre 2 de cet ouvrage.

Modifications du comportement

Une dysthymie est présente dans 40 % des cas (majoration d'une anxiété, tristesse de l'humeur). Un réel syndrome dépressif, résistant aux traitements antidépresseurs et en l'absence d'antécédents personnels ou familiaux, est présent dans 20 % des cas [15]. Une apathie peut aussi s'installer progressivement [16].

Syndrome algique

Un syndrome algique est révélateur dans 10 à 20 % des cas [17] sous forme de douleurs d'épaule pseudo-rhumatismales, mécaniques, unilatérales prenant parfois un caractère radiculaire résistant aux antalgiques et aux anti-inflammatoires. La symptomatologie évoque parfois une capsulite rétractile sensible à la dopathérapie. Des douleurs rachidiennes ou radiculaires sont également décrites.

Amaigrissement

C'est un signe non spécifique qui apparaît progressivement dans un contexte d'asthénie évoquant bien souvent une autre pathologie. Il peut retarder de quelques semaines le diagnostic. Il est cependant plus fréquent au stade des complications motrices (dyskinésies) et en cas de troubles de déglutition limitant les apports. L'évaluation du poids doit constituer un paramètre régulier de surveillance chez le parkinsonien. À l'inverse, une prise de poids est favorisée par les agonistes dopaminergiques, après stimulation cérébrale profonde ou en cas de boulimie dans le cadre de troubles du contrôle des impulsions.

Constipation

Le risque de maladie de Parkinson est 2,3 fois plus élevé chez les personnes souffrant de constipation [18]. Ce symptôme non spécifique peut précéder de plus de 10 ans l'apparition de la maladie de Parkinson.

Troubles de l'odorat

Un déficit de l'odorat peut être détecté très précocement par atteinte du noyau du nerf olfactif [19]. La prévalence de ces troubles de l'olfaction est importante, variant entre 70 et 80 % des cas [20]. Tous les domaines de l'olfaction sont perturbés : le seuil de détection, l'identification et la discrimination des odeurs. L'évolution est variable : certains patients mentionnent une aggravation progressive alors que d'autres ne constatent aucun changement dans le cours évolutif de la maladie. Ces troubles ne sont pas spécifiques mais semblent plus fréquents dans les synucléinopathies (démence à corps de Lewy et atrophie multisystématisée). Une hyposmie associée à une constipation chez les hommes est associée à un déficit dopaminergique identifiée par le DatScan dans plus de 40 % des cas [21].

Troubles du comportement en sommeil paradoxal (TCSP)

Ils sont liés à des lésions touchant les systèmes non dopaminergiques (complexe *locus cœruleus-subcoeruleus* et peut-être du noyau pédonculopontin). Il s'agit de rêves animés ou de cauchemars avec agitation verbale et/ou motrice s'intégrant dans le cadre de parasomnies mais sans déambulation. Ils surviennent en phase de sommeil paradoxal [22]. Ce symptôme entraîne un risque de développer les signes moteurs ou cognitifs de synucléinopathie de 50 % après 6 ans et 92 % après 15 ans (risque relatif : 50) [23]. Le même taux de conversion est de 60 % à 5 ans quand un TCSP est associé à une hyposmie [24].

Voir aussi chapitre 10 : Troubles du sommeil et de la vigilance.

Troubles moteurs de la phase prodromale

Certains symptômes moteurs discrets, et qui passent donc inaperçus, précèdent le diagnostic de maladie de Parkinson : tremblement minime, réduction du ballant du bras, troubles de l'équilibre, modifications du timbre de la voix, rigidité, fatigue physique sont plus fréquents 5 ans avant le diagnostic chez des patients parkinsoniens par rapport aux témoins [25]. Ils sont difficiles à distinguer de changements de mobilité liés à l'âge. L'étude Honolulu-Asia Aging Study a montré que l'incidence de la maladie de Parkinson augmente avec le nombre de symptômes non moteurs [26].

Étapes évolutives [14]

On distingue : la *phase prodromale* précédemment décrite, la *phase diagnostique*, où les signes cliniques moteurs apparaissent progressivement, puis la *phase initiale de bonne sensibilité au traitement* où les symptômes sont contrôlés par les traitements dopaminergiques, le patient est peu gêné et mène une vie pratiquement normale (stades I et II de Hoehn et Yahr). Après quelques années (trois à cinq ans selon les cas, parfois plus tôt notamment chez le sujet jeune) apparaissent les *fluctuations motrices et non motrices et les dyskinésies induites par la L-dopa*. La variabilité des réponses thérapeutiques au cours de la journée entraîne l'alternance de périodes de bonne mobilité (*on*), de mobilité réduite (*off* plus sou moins sévère) ou de périodes intermédiaires. Les signes non moteurs deviennent plus fréquents et peuvent également contribuer à l'altération de la qualité de vie (stades III et IV de Hoehn et Yahr). Les signes axiaux et le déclin cognitif associés à des troubles du comportement (voir chapitre 8 : Troubles cognitifs et chapitre 9 :Troubles du comportement) caractérisent la *phase tardive* de la maladie. Nous verrons cependant que les signes axiaux ne sont pas toujours tardifs dans le cours évolutif de la maladie. *Au dernier stade*, la marche devient impossible (stade V de Hoehn et Yahr), le patient a perdu son autonomie et doit être aidé pour les différents gestes de la vie quotidienne. La durée de chacune de ces phases est variable d'un patient à l'autre. L'enjeu actuel de la recherche clinique est de définir des paramètres pronostiques pour le mode d'évolution future chez un patient donné.

Formes cliniques

La maladie de Parkinson est hétérogène en ce qui concerne l'âge d'apparition, la présentation clinique, le taux de progression et la réponse au traitement. Plusieurs sous-types cliniques ont été proposés. De plus, la découverte de formes génétiquement définies de la maladie (voir chapitre 4 : Aspects génétiques), qui diffèrent des formes sporadiques dans un certain nombre de variables cliniques, ont remis en question la vision unitaire de la maladie de Parkinson. Ainsi des caractéristiques cliniques variées ont été proposées pour ces sous-typages incluant : âge de début (précoce ou tardif), phénotype moteur dominant (cas avec tremblements dominants ou sans tremblements, précocité des signes axiaux), complications motrices précoces en réponse au traitement par la lévodopa, phénotype non moteur prédominant (dysfonctionnement autonome, dysfonctionnement cognitif, trouble du comportement en sommeil paradoxal), ainsi que leur taux de progression [27].

Selon l'âge de début

Les formes à début précoce se caractérisent par la rareté des formes tremblantes pures, la précocité d'apparition des mouvements involontaires et des fluctuations de la symptomatologie sous dopathérapie (en lien avec des lésions dopaminergiques pures) ; les troubles posturaux et cognitifs sont plus tardifs mais des troubles du comportement sont possibles précocement parfois favorisées par la prescription d'agonistes dopaminergiques. À l'inverse, les formes à début tardif ont une évolution parfois plus sévère en raison d'une moindre dopasensibilité, de la précocité de signes axiaux et cognitifs et de l'association à des comorbidités. Dans cette forme, les fluctuations de la symptomatologie et les mouvements involontaires sous lévodopa sont plus rares. Il existe cependant des formes tardives, débutant insidieusement dans la 7e ou la 8e décennie, qui entraînent un handicap limité et qui sont peu évolutives.

Selon la symptomatologie motrice prédominante

Un des signes de la *triade parkinsonienne* peut être le symptôme prédominant au cours de l'évolution de la maladie. Les patients parkinsoniens dont le tremblement inaugural reste le signe le plus net après plusieurs années d'évolution ont classiquement un meilleur pronostic en termes de handicap moteur ; les fluctuations apparaissent plus tardivement, de même que les déficits cognitifs ; enfin, leur espérance de vie est plus longue (elles sont parfois désignées à **tort** comme des « formes bénignes » alors que le tremblement est très gênant). Cependant, ce tremblement représente une gêne sociale indéniable avec parfois un contrôle imparfait malgré des doses élevées de L-dopa justifiant de recourir à un geste de chirurgie fonctionnelle. Les *formes akinéto-hypertoniques* ont en revanche classiquement une évolution plus rapide avec une perte d'autonomie plus précoce. Dans certaines formes les signes axiaux s'installent précocement (PIGD : *Postural Instability Gait Difficulty*) souvent associés à des troubles cognitifs. Les formes mixtes akinéto-rigides et trémulantes restent les plus fréquentes.

Selon la symptomatologie non motrice prédominante

Ces symptômes sont développés dans les chapitres 7 (Signes non moteurs), 8 (Troubles cognitifs), 9 (Troubles psychiques et comportementaux) et 10 (Troubles du sommeil et de la vigilance). Différents phénotypes non moteurs prédominants ont été rapportés : cognitif, apathique, dépressif et/ou anxieux, douloureux, phénotype avec trouble du comportement en sommeil paradoxal [28]. En fonction de ces phénotypes l'âge de début, la durée d'évolution, l'expression motrice (signes cardinaux, dyskinésies, signes axiaux), la dysautonomie et la sensibilité au traitement peuvent varier.

Selon l'évolution

La vitesse de progression de la symptomatologie reste très variable d'un patient à l'autre. Il existe des formes d'évolution lente où le patient reste peu gêné pendant de longues années, le maintien d'une vie sociale et professionnelle restant proche de la normale sous couvert de la prise régulière d'un traitement antiparkinsonien (« forme bénigne »). Dans ce cas, les complications motrices apparaissent plus tardivement. À l'inverse, il existe des formes d'évolution rapide où les fluctuations de la symptomatologie et les dyskinésies apparaissent précocement au bout de deux à trois ans ; les mouvements involontaires, le déclin moteur, les troubles axiaux et les chutes majorant alors le handicap moteur. On parle aussi parfois de formes malignes avec une progression rapide de la maladie et une survie plus limitée [29]. Ainsi un déficit cognitif léger, un trouble du comportement en sommeil paradoxal et une hypotension orthostatique dépistés précocement correspondent volontiers à ces formes d'évolution plus rapide de la maladie, dont l'expression motrice et non motrice est plus sévère. Entre ces deux formes, il existe un troisième sous-type qualifié d'intermédiaire [30-31].

Complications motrices : fluctuations et dyskinésies

Les complications motrices sont constantes dans le cours évolutif de la maladie de Parkinson. Il faut distinguer les fluctuations motrices (et aussi non motrices) qui se définissent comme la résurgence des signes parkinsoniens, et les *dyskinésies* induites par la lévodopa qui s'associent souvent

Tableau 6.2. Fluctuations motrices et non motrices.

Fluctuations motrices	Fluctuations non motrices[a]
Fluctuations prévisibles : – Akinésie de fin de dose – Akinésie matinale – Akinésie nocturne **Fluctuations imprévisibles** : – Akinésie nycthémérale – Akinésie paradoxale – Effets « *on*/*off* »	– Fluctuations mentales (cognitives et/ou comportementales) – Fluctuations dysautonomiques – Fluctuations sensitives et douloureuses

[a] Voir chapitre 5.

dans un second temps. À ce stade, le traitement dopaminergique n'agit plus que par intermittence, il s'agit donc spécifiquement de fluctuations d'efficacité du traitement. Ces complications sont observées chez 60 à 80 % des patients après trois à cinq ans de traitement. Une recherche plus systématique démontre que la fréquence respective des fluctuations et des dyskinésies serait de 50 % et 28 % à 18 mois et 30 % et 16 % à 10 mois de traitement [32].

Fluctuations motrices et non motrices [33]

Elles sont tantôt prévisibles, rythmées par les prises médicamenteuses ou d'horaire invariable, tantôt imprévisibles (Tableau 6.2).

On explique les fluctuations par des modifications de la cinétique de la dopamine cérébrale (réduction des capacités de stockage), et par une modification induite au long cours des inter-neurones épineux striataux (*medium spiny neurons*) [34]. En début de maladie, les neurones dopaminergiques survivants fournissent un effort supplémentaire dans le métabolisme de la lévodopa (la stimulation dopaminergique est stable, même s'il existe des variations de concentrations plasmatiques de lévodopa), mais ensuite, la dénervation nigro-striée plus marquée et la stimulation pulsatile non physiologique des récepteurs dopaminergiques post-synaptiques par les traitements entraînent une modification des interneurones épineux, responsable des dyskinésies et de fluctuations motrices. Les taux de dopamine cérébrale se rapprochent alors des variations des taux plasmatiques de lévodopa.

Cliniquement, on distingue :

- *l'akinésie de fin de dose* en lien avec le raccourcissement progressif de la réponse à court terme de la dopathérapie ; le malade perçoit progressivement le besoin de lévodopa à distance des prises, constatant la réapparition progressive du syndrome extrapyramidal avant la prise suivante. Cette akinésie de fin de dose devient ensuite plus rapide et peut même apparaître soudainement ;
- *l'akinésie matinale* constatée au premier réveil, associée à d'autres symptômes moteurs (dystonie, par exemple) ou non moteurs traduit un sevrage médicamenteux. Il s'agit souvent du premier type de fluctuations à apparaître ;
- *l'akinésie nocturne* (difficultés à se retourner dans le lit ou de se déplacer) traduit aussi cette insuffisance de stimulation dopaminergique ; elle ne devient évidente que chez des parkinsoniens évolués, avec une expression plus marquée des signes axiaux de la maladie ;
- *les fluctuations imprévisibles* apparaissent plus tardivement et sont sans relation évidente avec les prises médicamenteuses ;
- *l'akinésie nycthémérale* survient à horaire régulier, le plus souvent en début ou en fin d'après-midi ;
- *l'akinésie paradoxale* survenant après une prise de lévodopa était initialement considérée comme une forme d'akinésie de fin de dose, l'avant-dernière prise perdant son efficacité avant que la prise suivante ne contrôle les symptômes. Cette akinésie, qui apparaît 10 à 20 min après la prise et qui persiste 10 à 20 min, est assimilable à un retard d'efficacité.

Les effets on/off sont également imprévisibles et se caractérisent par le passage en quelques minutes ou quelques secondes, d'un état moteur normal (*on*) avec ou sans mouvements involontaires à un état parkinsonien parfois très sévère (*off*).

Fluctuations non motrices

La résurgence des signes parkinsoniens (Tableau 6.2) moteurs peut également s'accompagner de symptômes non moteurs pour lesquels

Tableau 6.3. Les dyskinésies induites par la L-dopa.

Dystonies des périodes *off*	Dyskinésies de début et de fin de dose	Dyskinésies de milieu de dose	Dyskinésies plus rares
– **Dystonie matinale** : Extension du gros orteil Pied en varus équin Flexion des orteils – **Dystonies *off* parfois plus sévères** : Hémicorps, tronc, cou, membre supérieur	– Mouvements balliques de début de dose – RAM : *Rapid Aternative Movements* de début de dose – Mouvements dystoniques de fin de dose	– Mouvements choréiques ou choréo-athétosiques (membres, tronc, cou) – Mouvements dystoniques de l'extrémité céphalique (visage, blépharospasme, torticolis)	– Myoclonies – Dyskinésies respiratoires diaphragmatiques – Akathisie

il est difficile d'établir un lien avec les variations de stimulation dopaminergique : ce sont les fluctuations non motrices. Tous les patients présentant des fluctuations motrices présentent aussi une ou plusieurs fluctuations non motrices. Leur identification est facilitée par les questionnaires des signes non moteurs (voir chapitre 12 : Échelles et questionnaires). Elles sont importantes à connaître, car leur expression peut parfois être plus handicapante que les fluctuations motrices. On les classe en trois sous-groupes : les fluctuations mentales, dysautonomiques et sensitivo-douloureuses. Elles seront développées dans le chapitre 7.

Dyskinésies induites par la lévodopa [35]

Les principaux facteurs de risque pour la survenue des dyskinésies sont : un âge jeune, le sexe féminin, un poids faible, et une maladie plus sévère au diagnostic [36]. L'intensité de la dénervation en lien avec la durée de la maladie intervient également, ce qui explique que les dyskinésies prédominent du côté où les symptômes sont plus sévères. Le dernier facteur est le traitement par lévodopa (même si les agonistes dopaminergiques en monothérapie peuvent également entraîner des dyskinésies avec une sévérité moindre), surtout la prescription de fortes doses de lévodopa (sans cependant pouvoir définir de seuil à l'échelon individuel) alors que la durée d'exposition ne constitue pas un facteur de risque à long terme. La fréquence des dyskinésies est comparable que la stratégie initiale du traitement soit basée sur une dopathérapie d'emblée ou sur le recours à des agonistes dopaminergiques [37]. La présence d'un tremblement de repos initial serait aussi un facteur protecteur dans leur développement [38]. Soulignons aussi que si la prescription d'agonistes dopaminergiques réduit la fréquence des complications motrices à court terme, la fréquence de ces complications est comparable à long terme (après une durée moyenne de suivi de 14 ans [39].

La classification des dyskinésies est basée à la fois sur leurs caractéristiques séméiologiques et sur l'évolution temporelle par rapport aux prises de L-dopa (Tableau 6.3).

Dystonies des périodes *off*

La forme la plus classique est la dystonie matinale au réveil ou en fin de nuit (*early morning dystonia*), caractérisée par une posture dystonique en varus équin, une extension spontanée du gros orteil, une flexion des autres orteils ou une simple tension douloureuse du mollet. Cette dystonie est précoce dans les formes juvéniles. Plus rarement, les manifestations dystoniques intéressent le tronc, le cou ou le membre supérieur [40].

Mouvements involontaires de début et de fin de dose (dyskinésies biphasiques)

Ces mouvements annoncent l'efficacité thérapeutique (début de dose) ou au contraire le retour à un état parkinsonien (fin de dose) lorsque le taux plasmatique, et donc de concentration intracérébrale de dopamine, atteint un seuil proche de 30 %. Ces dyskinésies sont de survenue plus tardive. En début de dose, les mouvements prédominent à la partie proximale des membres inférieurs, évoquant des mouvements balliques, mais ils s'en distinguent par une moindre brusquerie, l'absence de rotation et souvent un caractère stéréotypé, répétitif [41]. Leur durée est souvent de quelques minutes, annonçant le bénéfice thérapeutique. Parfois ils se propagent au membre supérieur homolatéral, au membre inférieur controlatéral, voire au tronc et à la totalité du corps, s'accompagnant d'une tachycardie, de sueurs et d'anxiété. Ils sont présents au repos ou pendant la réalisation de mouvements occasionnant une perturbation de la marche. On observe plus rarement des mouvements répétés de pédalage des deux membres inférieurs (*Repetitive Alternative Movements* ou RAM). En fin de dose, il s'agit volontiers de postures dystoniques, le plus souvent des membres inférieurs, douloureuses, plus prolongées que les mouvements de début de dose ; handicapantes, elles annoncent un retour à l'état parkinsonien. Elles sont comparables aux dystonies observées le matin au réveil.

Mouvements involontaires de milieu de dose

Les mouvements involontaires de milieu de dose apparaissent en période d'amélioration maximale des symptômes parkinsoniens, ils sont contemporains de taux plasmatique élevé de lévodopa. Ces dyskinésies peuvent apparaître précocement. Elles se caractérisent par des mouvements choréiques des membres (prédominant à l'extrémité), du cou ou du tronc, ou par des manifestations dystoniques de l'extrémité céphalique (visage grimaçant, blépharospasme, torticolis) [42-43]. Initialement ces symptômes restent d'intensité modérée, survenant dans des circonstances émotionnelles particulières, lors d'efforts intellectuels ou lors de l'exécution de gestes fins. Le patient est souvent anosognosique et ne présente pas de gêne fonctionnelle significative. Par la suite, l'intensité des mouvements s'accentue pendant la réalisation d'un mouvement ; participant au handicap, ces dyskinésies peuvent alors devenir douloureuses.

Autres formes de dyskinésies plus rares

Les myoclonies nocturnes ou diurnes des membres peuvent être ressenties par le parkinsonien en dehors de tout traitement. Cependant, des myoclonies spontanées et d'action, de distribution multifocale, sont parfois observées dans les minutes qui suivent l'absorption d'une prise de lévodopa, disparaissant partiellement ou totalement lorsque l'efficacité clinique est obtenue, suggérant que ces myoclonies traduisent une stimulation dopaminergique intermédiaire.

Des *dyskinésies respiratoires diaphragmatiques* apparaissent parfois au cours des périodes *on* et sont responsables d'une gêne respiratoire.

Certains patients souffrent d'*akathisie* se traduisant par une difficulté à rester immobile, avec des mouvements de pédalage ou de balancement du tronc. Ils éprouvent alors un besoin irrésistible de bouger, avec fréquemment un sentiment d'anxiété. Même si ce symptôme peut apparaître avant l'introduction d'un traitement par lévodopa, il est plus courant chez les patients traités et à tendance à s'aggraver au cours du temps.

L'évaluation des fluctuations motrices et des dyskinésies est facilitée par des auto-cotations après des séances d'éducation thérapeutique proposées aux patients et par l'utilisation d'une actimétrie (voir chapitre 15).

Physiopathologie des dyskinésies [44]

Le modèle actuel expliquant la physiopathologie des dyskinésies est basé sur l'observation et la modélisation des dyskinésies de pic de dose, et suppose les événements suivants au niveau du striatum : une stimulation pulsatile des récepteurs dopaminergiques, un turn-over trop important de la dopamine pré-synaptique entraînant une saturation des récepteurs, une dissociation entre des taux intra-striataux faibles de dopamine et des taux sanguins et extra-cellulaires élevés, des changements en aval du compartiment post-synaptique mais également des anomalies des autres neurotransmetteurs non dopaminergiques. L'ensemble de ces déséquilibres vont modifier les patterns de décharges et activités oscillatoires entre les ganglions de la base et le cortex moteur, entrainant une désinhibition excessive des neurones thalamo-corticaux et une hyperactivation du cortex moteur (sous médication dopaminergique l'activité des neurones du pallidum interne diminue et ces neurones de sortie des ganglions de la base réduisent donc l'inhibition tonique qu'ils exercent sur leurs cibles et favorisent la production de dyskinésies). Des altérations des réseaux neuronaux ont été identifiées par des études de potentiels de champs locaux (*local field potential*), de stimulation magnétique transcrânienne et d'imagerie par résonance magnétique, révélant des anomalies des patterns de décharge des globus pallidus pars interna et des noyaux subthalamiques secondaires à une stimulation non physiologique des récepteurs dopaminergiques du striatum dénervé. Pour les neurotransmetteurs, en plus du rôle de la dopamine, des anomalies des systèmes sérotoninergique, cholinergique, de la phosphodiesterase 10A et du système glutamatergique striatal ont été mises en évidence, suggérant un potentiel anti dyskinétique du N-methyl-D-Aspartate.

Signes axiaux

Les signes axiaux sont des signes touchant l'axe médian du corps : troubles de la parole, de la déglutition, de la respiration et troubles de la marche et de l'équilibre (blocages ou *freezing*, chutes et instabilité posturale). Classiquement décrits comme tardifs (i.e. après au moins 10 ans d'évolution) et non dopaminergiques, on sait aujourd'hui qu'ils peuvent être mieux pris en charge par un dépistage plus précoce, dès les premières plaintes du patient selon les formes cliniques. L'enjeu de la recherche repose sur la capacité à prédire l'apparition de ces troubles afin de mieux les prévenir.

Troubles de la marche [45-46]

Le premier symptôme est une réduction de la longueur des pas (incapacité de générer une longueur de pas constante) avec augmentation compensatrice de la cadence. Il existe une perte du ballant des bras, le plus souvent unilatérale. Ces premiers symptômes sont dopasensibles et peu invalidants.

Après 5 à 10 ans d'évolution, le *freezing* de la marche apparaît dans 50 à 80 % des cas (80 % à 10 ans d'évolution). Ce symptôme est défini par un arrêt brutal et involontaire de la marche, en dépit de l'intention d'avancer. Il est parfois précédé de petits pas sur la pointe des pieds (ou phénomène de *festination)*, le patient donnant l'impression de courir derrière son centre de gravité).

Caractéristiques cliniques et circonstances d'apparition du *freezing* [47]

Le *freezing* se manifeste au cours de la locomotion dans différentes circonstances. Il apparaît à l'initiation de la marche, après le lever d'une chaise ou du lit, au cours du déplacement ou au demi-tour. Cliniquement, on observe de très petits pas, avec l'impression de tremblements des membres inférieurs sur place. La durée moyenne des épisodes de *freezing* de la marche excède rarement plusieurs secondes. Il est majoré par le stress, l'émotion, la peur, la fatigue, et peut être aussi déclenché par un stimulus visuel ou auditif. Dans d'autres cas, c'est le déroulement de la marche qui s'interrompt brutalement, induit par le franchissement d'un obstacle même virtuel (encadrement d'une porte), à l'approche du but ou le changement de direction (demi-tour, virage). La réalisation d'une double tâche, motrice ou cognitive, représente un facteur classique de déclenchement d'un enrayage cinétique (porter en objet en marchant, s'exprimer en marchant, etc.). Les facteurs émotionnels contribuent également à sa survenue : stress, anxiété, peur, joie, contrainte de se déplacer rapidement pour répondre à un appel téléphonique, pour traverser un passage piéton.

Le *freezing* de la marche peut être amélioré par l'obscurité. Ainsi, la fermeture des yeux peut le faire disparaître. Le déblocage peut être facilité en réalisant un mouvement volontaire tel qu'une flexion ample de la cuisse sur le bassin, comme si le patient souhaitait enjamber un obstacle imaginaire. L'indiçage à la marche permet également de faciliter ce déblocage. On peut donc proposer des indices visuels (ex. : utilisation d'une canne munie près du sol d'une languette de cuir que le patient doit franchir ou de lunettes munies de laser) ou des indices auditifs (ex. : décompte des pas, utilisation d'un métronome, suivi d'un rythme musical). La rééducation du *freezing* se repose sur ce principe d'indiçage. Il arrive parfois que, lors de la montée des escaliers, le parkinsonien puisse retrouver spontanément un rythme d'ascension. Un tel phénomène traduit l'influence bénéfique potentielle des facteurs sensoriels sur ces blocages moteurs (amélioration de la marche en franchissant des lignes parallèles régulières sur le sol, par exemple). La montée des escaliers serait également plus contrôlée qu'une marche classique, faisant appel à des programmes moteurs moins automatiques et donc moins perturbés. De même, la marche est souvent plus aisée en milieu extérieur qu'à l'intérieur du domicile, où le patient est souvent moins attentif et doit se déplacer dans des espaces plus étroits et connus.

Le retentissement fonctionnel est souvent majeur puisque le *freezing* est un facteur de risque de chute important mais limite aussi plusieurs activités du quotidien des patients qui nécessite un temps de réaction rapide à la marche (ex. : sortir du métro, traverser la route, changement de direction devant un obstacle imprévu, etc.).

Notons enfin que la préexistence de troubles axiaux, de troubles cognitifs et/ou de troubles psycho-comportementaux (anxiété, dépression, hallucinations) semble être un facteur de risque de développement du *freezing* dans la maladie de Parkinson.

Ainsi, le *freezing* constitue l'un des enjeux majeurs en termes de recherche et de prise en charge clinique selon un sondage auprès des patients et des soignants [48].

Soulignons que le *freezing* de la marche n'est pas spécifique de la maladie de Parkinson ; il est plus fréquent au cours des syndromes parkinsoniens atypiques.

Principales hypothèses physiopathologiques du *freezing* [45]

Plusieurs hypothèses sont suggérées. Il serait lié à une inhibition ou à un défaut d'exécution de programmes moteurs automatiques. Le *freezing* peut être considéré comme un trouble du contrôle rythmique des mouvements, comme en témoigne l'existence d'anomalies des paramètres spatiaux et/ou temporels de la marche. Ainsi la cadence de marche augmente de façon exponentielle juste avant un épisode de *freezing* et de *festination*, avec une diminution de la longueur du pas et de la vitesse [49]. Il existe également chez ces patients des troubles discrets de la coordination temporelle et spatiale des deux membres inférieurs pendant la marche [50]. Une hypervariabilité des paramètres temporels (cadence et durée des cycles) et spatiaux (longueur des cycles) pourrait témoigner d'une atteinte spécifique du système des ganglions de la base.

En analysant les paramètres cinématiques des six pas précédant un *freezing* et en comparant la marche en condition imposée par des bandes au sol de plus en plus rapprochées chez des patients *freezers* et non freezers, Chee et coll. ont démontré que le *freezing* résultait de la combinaison de l'hypokinésie de la marche et d'une tendance à générer inexorablement des pas de plus en plus petits. Il existe une relation linéaire entre ces paramètres qui peut être influencée par des stimuli visuels au sol mais pas par la lévodopa ni par d'autres types d'indicages. Il s'agit du *sequence effect*, qui traduirait le défaut de communication entre l'aire motrice supplémentaire et les ganglions de la base [51].

Une autre approche de la compréhension du mécanisme de *freezing* de la marche est basée sur l'analyse fréquentielle des mouvements des membres inférieurs et des activations musculaires précédant et accompagnant ce phénomène. L'analyse spectrale est basée sur le signal de capteurs de pression dans les semelles précédant et accompagnant le *freezing* [52]. La marche normale en dehors de tout *freezing* est caractérisée par une fréquence dominante dont le pic étroit est situé aux alentours de 1 Hz. Lors des phénomènes de *freezing*, un pic large dans la bande 3-6 Hz était retrouvé.

Une revue systématique de la littérature a récemment proposé un résumé de ces différents modèles [47].

1. *Le modèle à seuil :* les patients atteints de *freezing* présentent des troubles de la marche avec une amplitude de foulée réduite, une coordination de la marche altérée et une variabilité accrue du timing des pas. Ce modèle suppose que lorsque ces déficits moteurs s'accumulent jusqu'à un point seuil, un *freezing* se produit.
2. *Le modèle d'interférence* : la relation entre les circuits moteurs, cognitifs et limbiques est proposée comme à la fois concurrente et complémentaire. Comme les neurones dopaminergiques sont pour la plupart épuisés chez les patients parkinsoniens, le traitement simultané des informations cognitives et/ou limbiques au cours d'une tâche motrice surchargera la capacité de traitement de l'information au sein des noyaux gris centraux, conduisant ainsi un déséquilibre neuronal entre ces circuits. L'interférence entre les circuits neuronaux expliquerait le phénomène selon lequel l'augmentation de la charge cognitive lors de l'exécution d'une double tâche interromprait la locomotion.
3. *Le modèle cognitif* met l'accent sur les difficultés de résolution des conflits, qui est un aspect du dysfonctionnement exécutif. Dans des conditions normales, les gens éviteront toute action prématurée et retarderont la réponse adaptée jusqu'à la résolution du conflit. En revanche, les patients atteints de *freezing* ne parviennent pas à traiter le conflit, imposent une décision de réponse plus rapide mais avec une moins bonne adaptation à la situation, ce qui déclenche le *freezing*.
4. *Le modèle de découplage* considère le *freezing* comme une déconnexion entre le schéma moteur planifié et la réponse motrice.

L'imagerie par résonnance magnétique (IRM), avec séquences anatomiques, de diffusion ou fonctionnelles, et l'imagerie métabolique (TEP, SPECT) ont permis d'étudier les structures et mécanismes sous-jacents du *freezing*. Les principaux résultats montrent un découplage entre les ganglions de la base avec une hyperactivité de certaines régions (ganglions de la base) contrastant avec un hypométabolisme cortical (régions pariéto-préfrontales) lors d'un épisode de *freezing*. Une revue systématique de la littérature a cherché à identifier tous les résultats des récents études en imagerie sur le *freezing* [53]. Plutôt que de démontrer un substrat neuroanatomique spécifique responsable du *freezing* dans la maladie de Parkinson, les données de cette étude indiquent des anomalies structurelles et fonctionnelles généralisées dans les structures cérébrales corticales et sous-corticales. Dans l'ensemble, ces observations soutiennent fortement l'hypothèse selon laquelle le *freezing* nécessite des lésions structurelles ou des anomalies fonctionnelles au sein des structures spécifiques impliquées dans le réseau responsable de la locomotion humaine. Parmi ces anomalies des noyaux du tronc cérébral (région locomotrice mésencéphalique : noyau pédonculo-pontin, cunéiforme et sub-cunéiforme), les régions motrices du cervelet, les ganglions de la base mais également des structures corticales telles que les régions frontales et préfrontales, pariéto-occipitales et le cortex cingulaire.

Troubles de la posture et instabilité posturale [54]

Les troubles de la statique rachidienne sont fréquents et s'intègrent dans le cadre des atteintes de la posture qui associent non seulement des troubles de l'orientation du rachis, mais aussi des troubles du contrôle postural responsable d'une altération de l'équilibre en lien avec la perte des réflexes de correction posturale.

Les déformations posturales sont fréquentes et invalidantes dans la maladie de Parkinson et dans les syndromes parkinsoniens : scoliose, antécolis, syndrome de la tour de Pise et camptocormie.

La *scoliose* est définie par une courbure anormale de la colonne vertébrale dans l'axe coronal, associée à une rotation le plus souvent. Les radiographies dévoilent un angle > 10°.

L'*antecolis* est une flexion antérieure de la tête et du cou, couplée à une hypertonie musculaire.

Le *syndrome de Pise* est défini par une flexion latérale du tronc de plus de 15° lorsque le sujet est

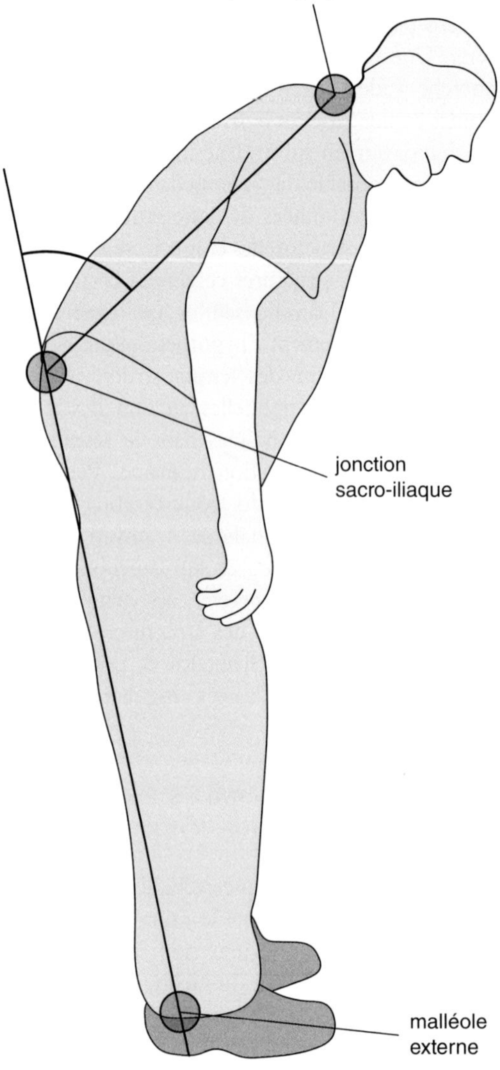

Figure 6.1. Camptocomie.
Source : d'après Margraf et coll. 2016 [59].

assis ou debout, réductible lors des manœuvres de mobilisation passives sur le plan du lit. Il se complique lorsqu'il est très évolué de douleur et d'instabilité à la marche.

La camptocormie (Figure 6.1) se caractérise par une flexion majeure du tronc sur le bassin, de 15 à 45 degrés aggravée par la station debout et la marche, et qui a pour particularité de disparaître totalement en décubitus dorsal ou lorsque le patient prend appui sur un support ou des cannes. Le spectre clinique de la camptocormie est défini par des caractéristiques myopathologiques dans les muscles paravertébraux (rigidité musculaire, troubles proprioceptifs, effet des médicaments, modification des tissus mous) ainsi que radiologiques (angle C7/ jonction sacro-iliaque/malléole externe > 45°) [55]. Des théories portant sur la participation d'une dystonie ou d'une myopathie ont également été émises, et de rares cas de myosites ont été rapportés, mais dans la grande majorité des cas, l'étude éléctromyographique est non contributive [56-58].

Il n'existe pas de définition uniciste de la camptocormie : dans certaines publications, le sous-item 28 de l'UPDRS III ≥ 2 est utilisé, mais la plupart du temps la camptocormie est définie par l'angle de flexion antérieur du tronc (30 à 45 degrés selon les études). Elle serait présente dans 3 à 17,6 % des cas, les patients ne s'en plaignant que lorsque cette dernière affecte leur mobilité ou leur vision. La survenue est assez rapide, de quelques semaines à quelques mois.

Dans une étude récente basée sur des auto-questionnaires envoyés aux patients parkinsoniens, il apparaît clairement que le degré d'incapacité engendré par la camptocormie est très corrélé à l'angle de cette dernière : au-delà de 30°, elle est significativement associée à des douleurs dorsales lombo-sacrées, des troubles de la déambulation nécessitant une aide ainsi que des troubles visuels [59].

En général, ce phénomène ne répond pas ou peu aux traitements classiquement proposés dans la maladie de Parkinson : lévodopa, toxine botulique, stimulation cérébrale profonde des noyaux gris centraux [58].

Plusieurs approches non pharmacologiques peuvent être proposées telles que l'utilisation d'un corset qui peut engendrer un bénéfice transitoire, notamment sur les douleurs mais avec peu d'efficacité sur le retentissement fonctionnel, ou de manière moins fréquente l'utilisation d'un sac lesté ou d'un déambulateur adapté. La rééducation par kinésithérapie reste indispensable mais, de la même manière, avec un effet principalement sur les douleurs.

Sur le plan pharmacologique, la sensibilité à la lévodopa doit être évaluée et des injections ciblées de toxine botulique ou de lidocaïne peuvent se discuter au cas par cas.

Enfin, plusieurs approches chirurgicales sont discutées. D'abord la chirurgie rachidienne est envisageable mais doit néanmoins être discutée au cas par cas et réalisée par une équipe entraînée avec un matériel adapté pour éviter les nombreuses complications post opératoires (échec (35 %), ostéoporose sous-jacente, infection (37 %), pneumopathie d'inhalation, aggravation de la dysautonomie en post-opératoire, révision chirurgicale (33 %), etc.). Plusieurs études ont évoqué la possibilité de stimulation cérébrale profonde, de stimulation médullaire ou de stimulation magnétique trans-spinale répétitive mais les résultats restent encore à confirmer.

Instabilité posturale

Souvent décrite comme l'un des signes cardinaux de la maladie de Parkinson, c'est un signe tardif dans l'évolution [60]. Cette instabilité posturale en rétropulsion, particulièrement évidente en station debout se manifeste également en station assise, rendant difficile le relèvement d'un siège, ou encore lors des activités motrices impliquant l'ensemble du corps (retournement, demi-tour). Elle se manifeste plus fréquemment dans les formes akinétorigides que dans les formes tremblantes de la maladie. Elle peut être spontanée ou favorisée par certaines circonstances (passage étroit, obstacle imprévu) ; le malade est alors déséquilibré tantôt vers l'avant, tantôt vers l'arrière. Cette instabilité posturale traduit la détérioration des réactions posturales correctrices et la perte des coordinations entre posture et mouvement. Elle découle d'une désorganisation de la perception des référentiels posturaux verticaux. La restriction d'autonomie joue également un rôle, en particulier chez les malades qui passent beaucoup de temps au lit ou au fauteuil. Elle a pour conséquence de les maintenir appuyés en arrière en permanence, ce qui contribue à l'installation de la rétropulsion. Elle est également aggravée par certains troubles orthopédiques (équin des pieds, hyperlordose cervicale). Elle favorise les chutes avec des risques de traumatisme, source d'un handicap fonctionnel.

L'instabilité posturale est le plus souvent peu sensible, voire résistante aux traitements dopaminergiques, suggérant l'implication d'autres systèmes, cholinergique et noradrénergique notamment.

Chutes

Elles constituent une situation très fréquente, surtout à un stade évolué. Leurs conséquences traumatiques sont source d'aggravation du handicap. La plupart des chutes en rétropulsion sont dues à une *instabilité posturale* et sont donc peu influencées par les thérapeutiques dopaminergiques. Les chutes en antépulsion sont en lien avec des épisodes de *freezing* ou de festination. Seule une minorité des chutes est en rapport avec la bradykinésie en lien avec les réponses posturales compensatrices trop lentes ou trop limitées qu'elle entraîne. Dans ce cas, les chutes s'améliorent avec les traitements dopaminergiques. Un autre facteur majeur est la rigidité ; chez les chuteurs, les phénomènes compensateurs sont dépassés par l'hypertonie, avec des effets prononcés sur les adducteurs de hanche et/ou la diminution de la rotation et de l'inclinaison du bassin.

Les chutes peuvent également résulter d'autres mécanismes :

- chute accidentelle contre un obstacle, favorisée par la baisse d'acuité visuelle ;
- chute liée à l'hypotension orthostatique, immédiate après le lever ou après quelques mètres, s'accompagnant alors de sensations de malaise et témoignant de la dysautonomie ;
- chute liée à un déficit des ajustements posturaux survenant en l'absence de sensations vertigineuses, de syndrome cérébelleux ou de déficit proprioceptif (vers l'avant ou vers l'arrière à l'occasion d'un changement de direction ou d'un simple ralentissement ou même au cours de l'arrêt) ;
- chute par surdosage médicamenteux contemporaine d'épisodes aigus de mouvements involontaires choréiques (période de milieu de dose) ou balliques (période de début de dose).

Si les chutes apparaissent précocement dans le cours évolutif de la maladie, on évoquera une autre pathologie, telle qu'une paralysie supranucléaire progressive ou une atrophie multisystématisée.

Des facteurs prédictifs de chutes ont pu être définis sur une large cohorte de patients : sexe féminin, fluctuations motrices, traitement par lévodopa, traitement antidépresseur, traitement par amantadine, stimulation cérébrale profonde antérieure, qualité de vie dégradée, stades de Hoehn et Yahr ≥ 2, baisse des fluences, référence à des services sociaux, diagnostics de cancer ou d'arthrose et fréquence des visites aux urgences [61].

Troubles de la parole

La dysarthrie caractérise un trouble de l'exécution motrice de la parole. La dysarthrie hypokinétique de la maladie de Parkinson est caractérisée par une insuffisance prosodique qui se manifeste par une monotonie d'intensité et de hauteur, une diminution de l'accentuation, un débit variable et une possible imprécision des phonèmes [62].

La dysarthrie touche plus de 80 % des patients. Dans une étude rétrospective de confrontation anatomoclinique, le délai moyen de survenue de la dysarthrie a été retrouvé à 84 mois après le début de la maladie, illustrant la prise en compte insuffisante des troubles de la parole qui apparaissent en fait dès le début de la maladie et même au cours de la période pré-symptomatique [63].

La dysphonie est précoce, la progression de la maladie s'exprime ensuite davantage par les troubles de l'articulation et du débit, lesquels perturbent l'intelligibilité de façon plus nette [64]. Cette précession de la dysphonie, mais aussi de la dysprosodie (trouble de la mélodie de la parole) a été rapportée chez des patients parkinsoniens avec handicap moteur faible.

Par la suite surviennent des troubles du débit articulatoire : *festination* de la parole, palilalie et pseudo-bégaiements avec dysfluences [65], modification des pauses avec allongement, de survenue inappropriée. Ces symptômes sont assez spécifiques de la maladie de Parkinson, et pourraient avoir un intérêt en tant que marqueurs d'évolution de la maladie. Les parkinsoniens signalent une plainte en matière de communication, attestée par les modifications du profil d'impact de la dysarthrie (*Dysarthria Impact Profile*) [66].

D'un point de vue physiopathologique, les études en tomographie par émission de positrons ont permis de mettre en évidence une diminution d'activation dans le cortex moteur primaire orofacial droit et les hémisphères cérébelleux bilatéraux ; une augmentation anormale du débit sanguin cérébral régional dans le cortex prémoteur supérieur droit et le cortex préfrontal dorsolatéral bilatéral, enfin une hyperactivation de l'aire motrice supplémentaire [67].

La prise en charge orthophonique de ces troubles est donc indispensable (chapitre 23).

Troubles de déglutition

Contrairement aux idées répandues, la déglutition est précocement perturbée dans la maladie de Parkinson. En utilisant la vidéofluoroscopie, il a été démontré que 100 % des patients présentaient des anomalies [68]. Il existe un allongement du temps de déglutition, avec une stase possible au niveau des sinus piriformes et une diminution du réflexe de déglutition.

Ces troubles sont méconnus et l'absence de plainte ne signifie pas l'absence de troubles : une évaluation objective est nécessaire [69]. La présence d'une hypersialorrhée est un marqueur fiable de la présence de fausses routes silencieuses mais pouvant conduire à des pneumopathies d'inhalation.

Le test du verre d'eau est un test simple rapide qui peut être réalisé en consultation avec mesure du temps, mesure du nombre de fausses routes et écoute de la qualité de la voix après avoir bu d'une seule traite 200 ml d'eau fraîche (risque si < 10 ml/s). La présence d'une voix « mouillée » après avoir bu le verre d'eau est rapportée dans 40 % des cas [70].

D'un point de vue physiopathologique, les principales anomalies rapportées sont une mauvaise coordination entre respiration et déglutition avec une prépondérance d'expiration avant l'apnée de déglutition. La durée de cette apnée est plus courte que chez les contrôles et il existe une tendance à inspirer après la déglutition favorisant l'inhalation [71]. Une diminution de la force des muscles expiratoires est également un facteur de risque d'aspiration dans la maladie de Parkinson [72].

Références

[1] Postuma RB, Berg D, Stern M, et al. MDS Clinical Diagnostic Criteria for Parkinson's Disease. Mov Disord 2015;30:1591–9.

[2] Postuma RB, Poewe W, Litvan I, et al. Validation of the MDS clinical diagnostic criteria for Parkinson's disease. Mov Disord 2018;33:1601–8.

[3] Mahlknecht P, Seppi K, Poewe W. The concept of prodromal Parkinson's disease. J. Parkinsons Dis 2015;5:681–97.

[4] Heinzel S, Berg D, Gasser T, et al. MDS Task Force on the Definition of Parkinson's Disease. Update of the MDS research criteria for prodromal Parkinson's disease. Mov Disord 2019 Oct;34(10):1464–70.

[5] Berg D, Postuma RB, Adler CH, et al. MDS research criteria for prodromal Parkinson's disease. Mov Disord 2015;30:1600–11.

[6] Mahlknecht P, Gasperi A, Willeit P, et al. Prodromal Parkinson's disease as defined per MDS research criteria in the general elderly community. Mov Disord 2016;31:1405–8.

[7] Tolosa Mahlknecht P, Gasperi A, Djamshidian A, et al. Performance of the Movement Disorders Society criteria for prodromal Parkinson's disease: a population-based 10-year study. Mov Disord 2018;33:405–13.

[8] Pilotto A, Heinzel S, Suenkel U, et al. Application of the movement disorder society prodromal Parkinson's disease research criteria in 2 independent prospective cohorts. Mov Disord 2017;32:1025–34.

[9] Noyce AJ, Bestwick JP, Silveira-Moriyama L, et al. PREDICT-PD: identifying risk of Parkinson's disease in the community: methods and baseline results. J Neurol Neurosurg Psychiatry 2014;85:31–7.

[10] Noyce AJ, R'Bibo L, Peress L, et al. PREDICT-PD: an online approach to prospectively identify risk indicators of Parkinson's disease. Mov Disord 2017;32:219–26.

[11] Roze E, Coelho-Braga MC, Gayraud D, et al. Head tremor in Parkinson's disease. Mov Disord 2006;21:1245–8.

[12] Leu-Semenescu S, Roze E, Vidailhet M, et al. Myoclonus or tremor in orthostatism : An under-recognized cause of unsteadiness in Parkinson's disease. Mov Disord 2007;22:2063–9.

[13] Moreau C, Cantiniaux S, Delval A, et al. Les troubles de la marche dans la maladie de Parkinson: problématique clinique physiopathologique. Rev Neurol 2010;166:158–67.

[14] Poewe W, Seppi K, Tanner CM, et al. Parkinson's disease. Nat Rev Dis Primers 2017;23(3):17013.

[15] Aarsland D, Bronnick K, Ehrt U, et al. Neuropsychiatric symtoms in patients with Parkinson's disease and dementia: Frequency, profile and associated care giver stress. JNNP 2007;78:36–42.

[16] Dujardin K, Langlois C, Plomhause L, et al. Apathy in untreated early-stage Parkinson disease: relationship with other non-motor symptoms. Mov Disord 2014;29:1796–801.

[17] Defebvre L. Douleur et maladie de Parkinson. La Lettre du neurologue 2009;(6-7):185–90.

[18] Adams-Carr KL, Bestwick JP, Shribman S, et al. Constipation preceding Parkinson's disease: a systematic review and meta-analysis. J Neurol Neurosurg Psychiatry 2015. https://doi.org/10.1136/jnnp-2015-311680.

[19] Del Tredici K, Rub U, De Vos RA, et al. Where does Parkinson's disease pathology begin in the brain? J Neuropathol Exp Neurol 2002;61:413–26.

[20] Doty RL. Olfaction and Parkinson's disease. Parkinsonism Relat Disord 2007;13(Suppl. 3):S225–8.

[21] Jennings D, Siderowf A, Stern M, et al. Imaging prodromal Parkinson disease: the Parkinson Associated Risk Syndrome Study. Neurology 2014;19:1739–46.

[22] Olson EJ, Boeve BF, Silber MH. Rapid eye movement sleep behaviour disorder: Demographic, clinical and laboratory findings in 93 cases. Brain 2000;123:331–9.

[23] Zhang H, Iranzo A, Högl B, et al. Risk Factors for Phenoconversion in Rapid Eye Movement Sleep Behavior Disorder. Ann Neurol 2022.

[24] Mahlknecht P, Iranzo A, Högl B, et al. Olfactory dysfunction predicts early transition to a Lewy body disease in idiopathic RBD. Neurology 2015;84:654–8.

[25] Schrag A, Horsfall L, Walters K, et al. Prediagnostic presentations of Parkinson's disease in primary care: a case-control study. Lancet Neurol 2015;14(1):57–64.

[26] Ross GW, Abbott RD, Petrovitch H, et al. Pre-motor features of Parkinson's disease: the Honolulu-Asia Aging Study experience. Parkinsonism Relat Disord 2012;18(Suppl 1):S199–202. https://doi.org/10.1016/S1353-8020(11)70062-1.

[27] Tolosa E, Garrido A, Scholz SW, Poewe W. Challenges in the diagnosis of Parkinson's disease. Lancet Neurol 2021 May;20(5):385–97.

[28] Sauerbier A, Jenner P, Todorova A, Chaudhuri KR. Non motor subtypes and Parkinson's disease. Parkinsonism Relat Disord 2016 Jan;22(Suppl 1):S41–6.

[29] De Pablo-Fernández E, Lees AJ, Holton JL, Warner TT. Prognosis and neuropathologic correlation of clinical subtypes of Parkinson disease. JAMA Neurol 2019;76:470–9.

[30] Mu J, Chaudhuri KR, Bielza C, et al. Parkinson's disease subtypes identified from cluster analysis of motor and non-motor symptoms. Front Aging Neurosci 2017;9:301.
[31] Fereshtehnejad SM, Romenets SR, Anang JB, et al. New clinical subtypes of Parkinson disease and their longitudinal progression: a prospective cohort comparison with other phenotypes. JAMA Neurol 2015;72:863–73.
[32] Fahn S, Oakes D, Shoulson I, et al. Levodopa and the progression of Parkinson's disease. N Engl J Med 2004;351:2498–508.
[33] Quinn NP. Classification of fluctuations in patients with Parkinson's disease. Neurology 1998;51(Suppl. 2): S25–9.
[34] Bravi D, Mouradian MM, Roberts JW, et al. Wearing-*off* fluctuations in Parkinson's disease: Contribution of post synaptic mechanisms. Ann Neurol 1994;36:27–31.
[35] Derkinderen P, Vidailhet M. Dyskinésies provoquées par la L-dopa. Rev Neurol 2002;158:7S92–7101.
[36] Cerasa A, Salsone M, Morelli M, et al. Age at onset influences neurodegenerative proces underlying PD with levodopa-induced dyskinesias. Parkinsonism Relat Disord 2013;19:883–8.
[37] Cilia R, Akpalu A, Sarfo FS, et al. The modern prelevodopa era of Parkinson's disease: insights into motor complications from sub-Saharan Africa. Brain 2014;137:2731–42.
[38] Kipfer S, Stefan MA, Schüpbach WM, et al. Resting tremor in Parkinson's disease: A negative predictor of lévodopa induced dyskinesia. Arch Neurol 2011;68:1037–9.
[39] Katzenschlager R, Head J, Schrag A, et al. Parkinson's Disease Research Group of the United Kingdom. Fourteen-year final report of the randomized PDRG-UK trial comparing three initial treatments in PD. Neurology 2008;71:474–80.
[40] Poewe WH, Lees AJ, Stem GM. Dystonia in Parkinson's disease: Clinical and pharmacogical features. Ann Neurol 1988;23:73–8.
[41] Lhermitte F, Agid Y, Signoret J-L. Onset and end-of-dose levodopa-induced dyskinesias. Arch Neurol 1998;35:261–3.
[42] Nutt JG. L-dopa induced dyskinesias : Review, observations, and speculations. Neurology 1990;40: 340–5.
[43] Poewe WH. Clinical aspects of motor fluctuations in Parkinson's disease. Neurology 1994;44(Suppl. 6): S6–9.
[44] Espay AJ, Morgante F, Merola A, et al. Lévodopa-induced dyskinesia in Parkinson disease: Current and evolving concepts. Ann Neurol 2018;84:797–811.
[45] Nutt J, Bloem BR, Giladi N, et al. Freezing of gait: Moving forward a mysterious clinical phenomenon. Lancet Neurol 2011;10:734–44.
[46] Mirelman A, Bonato P, Camicioli R, et al. Gait impairments in Parkinson's disease. Lancet Neurol 2019 Jul;18(7):697–708. https://doi.org/10.1016/S1474-4422(19)30044-4.
[47] Gao C, Liu J, Tan Y, Chen S. Freezing of gait in Parkinson's disease: pathophysiology, risk factors and treatments. Transl Neurodegener 2020 Apr 15;9:12. https://doi.org/10.1186/s40035-020-00191-5.
[48] Deane KHO, Flaherty H, Daley DJ, et al. Priority setting partnership to identify the top 10 research priorities for the management of Parkinson's disease. BMJ Open 2014;4:e006434.
[49] Nieuwboer A, Dom R, De Weerdt W, et al. Abnormalities of the spatiotemporal characteristics of gait at the onset of freezing in Parkinson's disease. Mov Disord 2001;16:1066–75.
[50] Plotnik M, Giladi N, Hausdorff JM. Bilateral coordination of walking and freezing of gait in Parkinson's disease. Eur J Neurosci 2008;27:1999–2006.
[51] Chee R, Murphy A, Danoudis M, et al. Gait freezing in Parkinson's disease and the stride length sequence effect interaction. Brain 2009;132:2151–60.
[52] Hausdorff JM, Schaafsma JD, Balash Y, et al. Impaired regulation of stride variability in PD subjects with freezing of gait. Exp. Brain Res 2003;149:187–94.
[53] Bharti K, Suppa A, Tommasin S, et al. Neuroimaging advances in Parkinson's disease with freezing of gait: A systematic review. Neuroimage Clin 2019;24:102059. Epub 2019 Nov 9. https://doi.org/10.1016/j.nicl.2019.102059.
[54] Tiffreau V, Preudhomme M, Defebvre L. Troubles de la statique au cours des affections neurologiques évolutives: syndromes parkinsoniens et pathologies musculaires. Rev Rhum Monographies 2011;78:26–31.
[55] Ruttiman R, Eltorai AEM, Daniels AH. Etiology and Management of Spinal Deformity in Patients With Parkinson's Disease. Int J Spine Surg 2018;12:15–21.
[56] Lepoutre A-C, Devos D, Blanchard-Dauphin A, et al. A specific clinical pattern of camptocormia in Parkinson's disease. J Neurol Neurosurg Psychiatry 2006;77:1229–34.
[57] Doherty KM, van de Warrenburg BP, Peralta MC, et al. Postural deformities in Parkinson's disease. Lancet Neurol 2011;10:538–49.
[58] Srivanitchapoom P, Hallett M. Camptocormia in Parkinson's disease : definition, epidemiology, pathogenesis and treatment modalities. J Neurol Neurosurg Psychiatry 2016 Jan;87(1):75–85. https://doi.org/10.1136/jnnp-2014-310049.
[59] Margraf NG, Granert O, Hampel J, et al. Clinical Definition of Camptocormia in Parkinson's Disease. Mov Disord Clin Pract 2016;4:349–57.
[60] Benatru I, Vaugoyeau M, Azulay JP. Postural disorders in Parkinson's disease. Neurophysiol Clin 2008;38:459–65.

[61] Parashos SA, Bloem BR, Browner NM, et al. What predicts falls in Parkinson disease? Observations from the Parkinson's Foundation registry. Neurol Clin Pract 2018;8:214–22.
[62] Pinto S, Ghio A, Teston B, et al. La dysarthrie au cours de la maladie de Parkinson. Histoire naturelle et composantes : dysphonie dysprosodie et dyarthrie. Revue Neurol 2010;166:800–10.
[63] Harel B, Cannizzaro M, Snyder PJ. Variability in fundamental frequency during speech in prodromal and incipient Parkinson's disease: A longitudinal case study. Brain Cogn 2004;56:24–9.
[64] Ho AK, Iansek R, Marigliani C, et al. Speech impairment in a large sample of patients with Parkinson's disease. Behav Neurol 1998;11:131–7.
[65] Montfrais-Pfauwadel MC. Palilalies et pseudo bégaiements. In: Ozcansak C, Auzou P, editors. Les Troubles de la parole et de la déglutition dans la maladie de ParkinsonMarseille : Solal ; 2005. p. 213–22.
[66] Atkinson-Clement C, Letanneux A, Baille G, et al. Psychosocial impact of dysarthria: the patient-reported outcome as part of the clinical management. Neurodegener Dis 2019;21:1–10.
[67] Pinto S, Thobois S, Costes N, et al. Subthalamic nucleus stimulation and speech production in PD: A PET study. Brain 2004;127:602–15.
[68] Bird MR, Woodward MC, Gibson EM, et al. Asymptomatic swallowing disorders in elderly patients with Parkinson's disease: A description of findings on clinical examination and videofluoroscopy in 16 patients. Age Ageing 1994;23:251–4.
[69] Miller N, Allcock L, Hildreth AJ, et al. Swallowing problems in PD: Frequency and clinical correlates. JNNP 2009;80:1047–9.
[70] Volonté MA, Porta M, Comi G. Clinical assessment of dysphagia in early phases of Parkinson's disease. Neurol Sci 2002;23:S121–2.
[71] Troche MS, Huebner I, Rosenbek JC, et al. Respiratory swallowing coordination and swallowing safety in patients with Parkinson's disease. Dysphagia 2011;26:218–24.
[72] Pitts T, Bolser D, Rosenbek J, et al. Impact of expiratory muscle strength training on voluntary cough and swallow function in PD. Chest 2009;135:1301–8.

Chapitre 7

Signes non moteurs

Jean-Philippe Azulay, Tatiana Witjas, Stephan Grimaldi

Service de neurologie et pathologie du mouvement, hôpital de la Timone, Marseille.

Dans la maladie de Parkinson, les signes moteurs ont longtemps été au centre de la prise en charge de la maladie. Depuis plusieurs années, les troubles non moteurs suscitent un nombre croissant de travaux de recherche et de développement et un regain d'intérêt chez les cliniciens qui désormais les recherchent plus systématiquement. Ces troubles sont de diagnostic et de prise en charge plus difficiles que les signes moteurs et sont parfois ressentis comme plus gênants par les patients. Ces signes sont polymorphes, survenant parfois avant les signes moteurs mais compliquant toujours les stades les plus tardifs. Ils peuvent fluctuer comme les signes moteurs, étant alors sous contrôle des voies dopaminergiques, ou être liés à la dégénérescence d'autres circuits neuronaux. Ces manifestations cliniques, qu'elles soient fluctuantes ou non, sont classées en trois grandes catégories : psycho-cognitives comprenant les troubles du sommeil, dysautonomiques et sensitivo-douloureuses. Nous n'aborderons pas toutes les manifestations dans ce chapitre, certaines étant traitées dans les trois chapitres suivants de cet ouvrage, en particulier les signes cognitifs, les troubles comportementaux et le sommeil.

Signes prémoteurs

Avant l'apparition du syndrome parkinsonien qui permet cliniquement de poser le diagnostic de la maladie, d'autres manifestations peuvent être mises évidence. Ces signes sont en lien avec l'installation, lentement progressive, de la neurodégénéresence et peuvent ainsi apparaître entre 10 et 20 ans avant les symptômes moteurs.

Les plus fréquents sont les troubles du comportement en sommeil paradoxal, la diminution de l'odorat (altération du seuil de perception, des capacités de discrimination et d'identification des odeurs), quelques signes dysautonomiques (constipation qui peut être sévère, hypotension orthostatique, à l'inverse, plutôt légère voire asymptomatique mais dépistée sur un test tensionnel postural, troubles de l'érection), l'apathie, l'anxiété, les troubles de l'humeur, la somnolence et des troubles visuels (vision des couleurs, accommodation) [1].

Le risque de développer la maladie (exprimé en ratio de probabilité (sensibilité/1-spécificité)) est variable en fonction de chacun de ces symptômes. Être atteint d'un trouble du comportement en sommeil paradoxal prouvé par polysomnographie confère un risque de 130 par rapport à un sujet non atteint (cependant risque de seulement 2,8 si ce trouble du sommeil est dépisté par un questionnaire dédié). Ce risque est de 18,5 pour l'hypotension orthostatique neurogène, 6,4 pour un trouble olfactif, 3,4 pour la dysfonction érectile, 2,7 pour la somnolence, 2,5 pour la constipation et 1,6 pour la dépression (± anxiété). L'association de plusieurs de ces symptômes augmente nettement la probabilité de développer la maladie [2].

Récemment, des travaux ont proposé un double modèle identifiant les lieux inauguraux et de progression de la neurodégénérescence par accumulation d'alpha-synucléine : ils opposent l'atteinte *body first* versus *brain first*. Dans le premier scénario, l'agrégation d'alpha-synucléine anormale se produirait dans l'intestin et se propagerait à travers le système nerveux autonome jusqu'au tronc cérébral, affectant alors la substance noire. La dysautonomie et les troubles du comportement en sommeil paradoxal seraient donc des symptômes prémoteurs dans cette catégorie de patients. Dans le second scénario, l'alpha-synucléine pathologique s'accumulerait initialement dans le système limbique (via une entrée probablement olfactive) et s'étendrait au tronc cérébral, vers la substance noire. Ici, les troubles du comportement en sommeil paradoxal et la dysautonomie se développeraient après l'apparition d'un trouble olfactif et du syndrome parkinsonien [3].

Grands types de signes non moteurs

Dysautonomie

Les troubles du système nerveux autonome [4] sont très variables d'un patient à l'autre, témoignant de l'extension des lésions anatomopathologiques à différentes structures : noyaux latéraux de l'hypothalamus, noyau dorsal du vague, *locus cœruleus*, noyau d'Edinger-Westphal, colonnes *intermediolateralis* de la moelle et ganglions sympathiques périphériques. Si la dysautonomie est fréquente (50-70 %) mais en règle discrète les premières années dans la maladie de Parkinson, ce qui la distingue de l'atrophie multisystématisée, les signes neurovégétatifs deviennent constants au cours de l'évolution. Parfois sévères, ils altèrent principalement les fonctions digestives, cardiovasculaires, vésicosphinctériennes et respiratoires. L'intensité des symptômes est très variable d'un patient à l'autre. Les traitements antiparkinsoniens sont susceptibles de révéler ou de majorer cette symptomatologie végétative, plus rarement de la contrôler.

Sialorrhée

Elle est fréquente dans la maladie de Parkinson, présente dans près de 80 % des cas et de façon assez précoce. Très gênante, elle entraîne un inconfort social indéniable car elle est très mal tolérée par l'entourage. La sécrétion salivaire est normale, cette sialorrhée résulte d'une stase salivaire par diminution des mouvements automatiques de déglutition, d'une continence labiale incomplète du fait de l'amimie et d'un défaut de clairance salivaire. Initialement nocturne, elle peut devenir permanente. Sur le plan thérapeutique, les anticholinergiques peuvent réduire la production salivaire mais sont mal tolérés. L'instillation sublinguale d'un collyre atropinique ou l'application d'un patch de Scopoderm® (scopolamine) sont parfois efficaces. Dans le cadre d'un essai pivot de phase 3 (SIAXI), Jost et al. ont mené la plus grande étude multicentrique prospective, randomisée et contrôlée par placebo portant sur l'utilisation de l'incobotulinumtoxin A qui a montré sa très grande efficacité pour traiter la sialorrhée chez 184 patients atteints de la maladie de Parkinson [5,6]. La réduction de la production de salive expose cependant à une altération importante de l'état bucco-dentaire (voir chapitre 11).

Troubles gastro-intestinaux

Gastroparésie

Les motricités gastriques et œsophagiennes sont ralenties entraînant une symptomatologie variable à type de gêne épigastrique post-prandiale, de sensation de réplétion gastrique, de nausées ou de vomissements [7-10]. Cette gastroparésie est présente à des degrés variables dans 100 % des cas. Les prises de L-dopa peuvent accentuer ces symptômes en retardant la vidange gastrique et en relâchant le sphincter du bas œsophage dont le dysfonctionnement peut être lié à la dégénérescence du noyau dorsal du vague. Ce dysfonctionnement peut être source d'un reflux gastro-œsophagien (brûlures et régurgitations acides). Le retard de vidange gastrique peut retentir significativement sur l'efficacité de la dopathérapie car il ralentit l'arrivée de la L-dopa au niveau de son site d'absorption jéjunale et l'expose plus longuement à l'activité dopa-décarboxylase de la muqueuse gastrique. La dompéridone, antagoniste dopaminergique, accélère la vidange gastrique et peut améliorer les symptômes. Cette thérapeutique, qui doit être prescrite transitoirement, contrôle également les nausées qui sont le plus souvent d'origine iatrogène. Un traitement antireflux peut être envisagé selon les cas.

Constipation

Elle touche de 60 à 90 % des patients parkinsoniens et la moitié d'entre eux en rapporte le début 10 ans avant le commencement des signes moteurs, alors qu'on la rencontre dans 20 à 30 % de la population générale. Le temps de transit est allongé chez 80 % des patients pour se situer en moyenne au double de la normale (40 h/20 h) (11). Par ailleurs, le suivi d'une cohorte de 10 000 sujets sur 24 ans a montré que ceux ayant moins d'une selle par jour avaient un risque multiplié par deux de développer une maladie de Parkinson, suggérant que la constipation pouvait être une manifestation initiale prémotrice de la maladie. La constipation peut être également considérée comme un signe primaire de la maladie du fait de la présence de corps de Lewy et d'une réduction du nombre de neurones dopaminergiques au sein des plexus mésentériques du côlon et de la sous-muqueuse [11].

La constipation a un fort impact négatif sur la qualité de vie et peut être responsable de complications : mégacôlon avec distension abdominale, pseudo-obstructions, occlusions mécaniques subaiguës par volvulus du côlon sigmoïde engageant le pronostic vital et justifiant une opération en urgence. De causes multiples, sa fréquence augmente avec la durée et la sévérité de la maladie. Les principaux facteurs extrinsèques sont la réduction d'activité, la limitation des apports alimentaires et hydriques. Ont été également incriminés une baisse de la sécrétion digestive, un ralentissement de la motilité intestinale susceptible d'être majorée par un traitement anticholinergique, une déficience de la sangle abdominale et un dysfonctionnement de l'exonération rectale. Une diarrhée est plus rare parfois provoquée par la L-dopa et surtout par les inhibiteurs de la catéchol-O-méthyltransférase (ICOMT). La correction des troubles du transit chez le parkinsonien n'est pas différente de celle qui peut être proposée dans la population générale. Une altération marquée du microbiote intestinal, principalement une augmentation des protéobactéries et des bactéroïdètes, est observée dans la constipation liée à la maladie mais la relation de cause à effet entre les modifications du microbiote intestinal et la constipation reste douteuse, ce qui souligne la nécessité de poursuivre les recherches dans ce domaine en pleine expansion. Les interventions microbiologiques telles que les prébiotiques, les probiotiques et la transplantation de microbiote fécal présentent un potentiel thérapeutique [12].

Troubles de déglutition

La prévalence de la dysphagie dans la maladie de Parkinson est de 38 %. L'examen du transit oropharyngé est perturbé chez deux tiers des patients. On constate une altération des temps buccal (chute des aliments de la bouche ou accumulation des aliments, rarement fausses routes nasales) et pharyngolaryngé (lenteur de passage du temps buccal au temps pharyngé, spasme diffus de l'œsophage, dilatation). Les anomalies salivaires et dentaires, de même que certains symptômes (le tremblement de la langue et des lèvres, l'hypertonie des masséters, les dyskinésies linguales au stade des complications motrices) contribuent également aux difficultés de déglutition. Cependant l'akinésie bucco-linguale est le principal facteur responsable, souvent conséquence des lésions du noyau du X. Les fausses routes sont fréquentes, parfois graves, compliquées d'épisodes de blocages des voies aériennes supérieures et de pneumopathies de déglutition. Les troubles de déglutition sont la première cause de décès dans la maladie au stade avancé. Les signes de gravité des troubles de la déglutition sont : déshydratation, perte de poids récente et évolutive. La sensibilité de ces troubles à la L-dopa est, comme pour les autres signes axiaux de la maladie, souvent limitée. Néanmoins des injections sous-cutanées d'apomorphine juste avant le repas peuvent être bénéfiques. Une forme oro-dispersible de L-dopa peut également être utile. La texture alimentaire sera très souvent modifiée (aliments hachés ou mixés) avec pour les boissons l'utilisation d'eau gazeuse ou gélifiée, d'une paille ou d'un verre à bec verseur. Un traitement adapté des troubles dentaires ne doit pas être négligé (cf. chapitre 11, « cavité buccale »), de même que la prise en charge de l'hypersialorrhée et d'un reflux gastro-œsophagien. La rééducation orthophonique précoce est indispensable pour corriger la position de la tête qui au moment de la déglutition doit être penchée en avant (« menton bas »), en axant le travail de rééducation sur la motricité oro-bucco-linguale. La méthode *Lee Silverman Voice Treatment* (LSVT), méthode de rééducation de la dysarthrie, est susceptible d'améliorer la mobilité linguale et le temps de transit pharyngé (cette méthode est abordée dans le chapitre 23 consacré à la prise en charge orthophonique). Un défaut d'ouverture et de relaxation du sphincter supérieur de l'œsophage peut être traité par dilatation ou par injection de toxine botulinique dans le muscle crico-pharyngien. Dans les formes plus évoluées avec fausses routes itératives et amaigrissement important, l'indication d'une gastrostomie sera discutée au cas par cas avec le malade et sa famille, sans attendre un état de dénutrition avancé mais sans que l'espérance de vie ne soit augmentée [13]. Quand toute alimentation orale est devenue impossible, il peut être envisagé pour soulager la raideur et l'akinésie d'utiliser l'apomorphine sous-cutanée en perfusion continue à faible dose [14].

Hypotension artérielle orthostatique

L'hypotension orthostatique [15-20] est définie par la perte lors des trois premières minutes du passage en orthostatisme (mais il est nécessaire de prolonger le test à 10 minutes dans la maladie de Parkinson pour le rendre plus sensible) de 20 mmHg de pression artérielle systolique ou de 10 mmHg de pression diastolique, éventuellement associée à des symptômes et corrigée par le retour en clinostatisme, ne s'accompagnant pas d'une accélération du rythme cardiaque si elle est d'origine neurogénique, ce qui est la règle dans le syndromes parkinsoniens. Elle est assez fréquente avec une prévalence de près de 60 % dans la maladie de Parkinson, corrélée, quand elle est symptomatique, avec la durée d'évolution, la sévérité de la maladie et les doses de L-dopa et d'agoniste dopaminergique. L'hypotension orthostatique idiopathique fait partie des signes précurseurs des synucléopathies, par exemple {1/3} des patients ayant des troubles du comportement en sommeil paradoxal ont une hypotension othostatique. Elle est fréquemment associée à une hypotension post-prandiale et à une hypertension de décubitus.

Sur le plan physiopathologique, elle est due à une dénervation adrénergique cardiaque et extracardiaque et à une absence de baroréflexes artériels. Elle peut exister spontanément et sera, à un stade plus évolué, aggravée par les traitements antiparkinsoniens. L'hypotension peut être asymptomatique, ou causer dans un tiers des cas des symptômes variés : lipothymies voire syncopes au lever ou en position debout prolongée et en période post-prandiale, asthénie, douleurs en cintre de la nuque et des épaules, majoration des troubles cognitifs, chutes avec ou sans perte de connaissance.

Un traitement médicamenteux sera indiqué si l'hypotension est symptomatique mais il faut proposer systématiquement l'application de moyens non pharmacologiques : adaptation des médicaments susceptibles d'induire ou d'aggraver une hypotension chez un patient hypertendu traité, port de bas de contention et/ou d'une contention abdominale, surélévation de la tête du lit pour stimuler pendant la nuit le système rénine-angiotensine, éviter la station debout immobile prolongée, éviter les levers brusques, mais aussi les bains trop chauds qui provoquent une vasodilatation cutanée, favoriser les apports sodés pour augmenter le volume intravasculaire, fractionner les repas, réduire les apports d'hydrate de carbone d'absorption rapide et d'alcool et proposer un café à la fin du repas pour limiter la vasodilatation post-prandiale. La fludrocortisone augmente la volémie, elle est administrée en une prise (de 50 à 200 µg par jour, par paliers de 50 µg/) en association avec un apport de NaCl. Ces principaux effets secondaires sont une hypokaliémie, des œdèmes des membres inférieurs, une hypertension artérielle de décubitus et une possible décompensation cardiaque incitant à la prudence chez les patients insuffisants cardiaques. La midodrine (Gutron®), est un sympathicomimétique, qui élève les résistances artérielles et veineuses (posologie de 2,5 à 15 mg 2 à 3 fois par jour, soit 10 à 45 mg/j ; prendre le médicament 30 à 45 minutes avant le lever et le repas et jamais après 16 h). Elle peut être responsable de flushs, de frissons, d'horripilation et surtout d'une hypertension artérielle nocturne. La midodrine ne doit pas être associée aux inhibiteurs de la monoamine oxydase B (IMAO-B) et à la bromocriptine (Parlodel® ; risque de poussées hypertensives), elle est déconseillée en association avec les digitaliques en raison du risque de bradycardie et de troubles de la conduction.

La droxydopa est une pro-drogue de la noré-pinéphrine qui a une AMM aux USA. Elle est délivrée en ATU en France. La dose est de 100 à 600 mg 3 fois par jour. L'atomoxetine inhibiteur de la recapture de la norépinéphrine peut être prescrite en dernier recours mais n'est disponible en France que pour le TDHA.

Troubles vésico-sphinctériens

Compte tenu de l'âge moyen élevé des malades atteints de maladie de Parkinson, les troubles vésico-sphinctériens sont fréquents [21–23], d'origine neurologique et non neurologique comme un obstacle prostatique chez l'homme ou un trouble de la statique pelvienne chez la femme rendant le diagnostic difficile. La fréquence des troubles urinaires est comprise entre 30 et 40 % de l'ensemble des patients mais peut atteindre 70 % après 5 ans d'évolution. Ces troubles témoignent de perturbations des mécanismes réflexes de la miction contrôlés au niveau spinal par le système sympathique thoracique et par le système parasympathique sacré, et au niveau supraspinal par des centres du déclenchement et de la continence situés dans le tegmentum pontis dorso-latéral et par deux zones corticales préfrontales, les ganglions de la base exerçant également un contrôle inhibiteur. La perte du contrôle inhibiteur exercé par ces structures sur les centres mictionnels de la vessie facilite des contractions désinhibées du détrusor à l'origine des signes irritatifs qui sont les plus fréquents. Dans une méta-analyse récente, les auteurs ont rapporté que le symptôme de stockage le plus fréquent est la nycturie (59 %), suivie de la pollakiurie (52 %), de l'urgenturie (46 %) et de l'incontinence urinaire (32 %). Un tiers des patients atteints de la maladie de Parkinson peuvent souffrir d'hyperactivité vésicale.

La dysurie, l'existence d'un résidu post-mictionnel, et les épisodes de rétention urinaire sont rares contrairement à l'AMS.

La tenue d'un calendrier mictionnel et la réalisation d'un bilan urodynamique (débitmétrie, cystomanométrie, urétromanométrie), parfois la réalisation d'explorations électrophysiologiques périnéales et systématiquement d'une échographie des voies urinaires et du pelvis comportant une évaluation du résidu post-mictionnel permettront de mieux comprendre la nature des troubles urinaires et d'orienter la prise en charge thérapeutique. Le bilan montre en général une hyperactivité du détrusor expliquant les troubles irritatifs.

Au début les mictions impérieuses peuvent être acceptées lorsqu'elles n'entraînent pas de gêne fonctionnelle. La première ligne de traitement de l'hyperactivité vésicale consiste à optimiser le traitement dopaminergique. Bien qu'il ne s'agisse pas d'un traitement direct, il a été démontré que le traitement par la lévodopa améliorait les symptômes de stockage chez les patients atteints de la maladie. Les injections d'apomorphine et la stimulation cérébrale profonde des noyaux subthalamiques ont montré dans des études non contrôlées une amélioration de la débitmétrie pour l'apomorphine et de la capacité vésicale pour la chirurgie.

Les thérapies de seconde ligne peuvent inclure des agents antimuscariniques et des agonistes β3 (par exemple, le mirabegron). Cependant, les effets indésirables (constipation et troubles cognitifs) des antimuscariniques sont fréquents, en particulier pour l'oxybutynine. La desmopressine (un analogue de l'arginine vasopressine) pour la polyurie nocturne et la tamsulosine (un α1-bloquant) pour les symptômes d'obstruction peuvent être indiqués.

Après un bilan urodynamique du dysfonctionnement vésical, des thérapies de troisième ligne peuvent être proposées aux patients chez qui le traitement médicamenteux n'est pas suffisamment efficace ou mal toléré comme l'injection intra-détrusorienne de toxine botulique, la neuromodulation sacrée et la stimulation percutanée du nerf tibial, cette dernière technique très prescrite étant proposée par certains en deuxième ligne avant même les traitements pharmacologiques.

Il faut rappeler dans ce chapitre l'échec fréquent des interventions sur la prostate chez le parkinsonien et le risque élevé d'incontinence postopératoire justifiant une discussion collégiale avec les urologues.

Troubles sexuels

La fréquence des troubles sexuels [24-28] est certainement sous-estimée dans la maladie de Parkinson, car ils ne sont pas systématiquement évoqués lors de la consultation alors qu'ils représentent une gêne indéniable et un facteur important de perte de qualité de vie. Les symptômes moteurs constituent une gêne importante mais la fonction sexuelle est perturbée chez 68 % des hommes et 53 % des femmes sans relation directe avec la sévérité de la maladie. Il s'agit le plus souvent chez l'homme d'une dysfonction érectile qui s'aggrave progressivement avec à terme une impuissance, un trouble de l'éjaculation (prématurée, retardée ou absente) ou une diminution de la sensation orgasmique. Chez la femme, les troubles les plus fréquents sont le vaginisme favorisé par la perte de lubrification, une dyspareunie et une anorgasmie à l'origine de conduites d'évitement. Une diminution de la libido est également observée dans la moitié des cas. Ces troubles sexuels sont d'origine mixte organique et psychogène (anxiété, dépression, tension au sein du couple). Ils justifient une prise en charge spécialisée et parfois un bilan étiologique à la recherche d'une cause vasculaire, métabolique (diabète) ou endocrinienne (déficit androgénique chez l'homme). Il faut toujours rechercher des traitements médicamenteux susceptibles de majorer ces troubles (antidépresseurs + +, antihypertenseurs, bêtabloquants prescrits pour contrôler un tremblement). Aucune corrélation n'a été mise en évidence entre les différents troubles de la fonction sexuelle et les doses ou la durée du traitement par L-dopa. Sur le plan thérapeutique, on peut proposer, en l'absence de contre-indications, la prescription de sildénafil (Viagra®) dont l'efficacité a été démontrée dans une étude chez 20 patients parkinsoniens ayant une dysfonction érectile. Les autres inhibiteurs de la phosphodiestérase ont certainement une efficacité comparable mais n'ont pas fait l'objet d'une étude spécifique. Chez la femme, la maladie de Parkinson n'est pas une contre-indication à un traitement hormonal local ou général. Des thérapies de couple peuvent être également conseillées.

Des conduites d'hypersexualité avec augmentation de la libido sont observées chez 10 % des malades surtout des hommes prenant des agonistes dopaminergiques, sujet traité dans le chapitre 9.

Troubles respiratoires

Les troubles respiratoires observés dans la maladie de Parkinson sont multiples et de gravité variable [29,30]. Souvent méconnus ou sous-estimés, ils peuvent faire suspecter une maladie pulmonaire ou cardiaque associée. L'altération de la fonction pulmonaire et des muscles respiratoires est fréquente chez les parkinsoniens, et les patients se plaignent de dyspnée dans 40 % des cas. Les plaintes fonctionnelles sont variées : simple difficulté respiratoire à l'effort, parfois sensations d'oppression thoracique, de blocage respiratoire avec dyspnée, de précordialgies associées. Ces troubles respiratoires sont corrélés à la sévérité du syndrome parkinsonien et à la durée de la maladie. Ils s'observent essentiellement lors des périodes *off* dans le cadre de fluctuations non motrices dysautonomiques (voir plus loin). Plus rarement, ils apparaissent au cours des périodes *on*, on parle alors de dyskinésies respiratoires liées à une mauvaise coordination entre les muscles de la cage thoracique et des voies aériennes supérieures. Ils peuvent être la conséquence des troubles de déglutition avec des épisodes d'hypoxie ou de perte de connaissance contemporains des fausses routes. La nuit, les difficultés respiratoires sont liées aux fausses routes salivaires nocturnes, au reflux gastro-œsophagien ou au syndrome d'apnées du sommeil. Les principales conséquences sont une stase des sécrétions bronchiques entraînant des risques de surinfection. Les épreuves fonctionnelles respiratoires mettent en évidence une diminution de la force effective des muscles respiratoires (syndrome restrictif) et une tendance à l'obstruction des voies aériennes supérieures (syndrome obstructif), conséquence d'une dysynergie entre les muscles lisses des voies aériennes supérieures et les muscles striés de la cage thoracique. Ces perturbations restent parfois infracliniques. Chez le parkinsonien, si la perception subjective de la dyspnée est émoussée au repos, elle se majore à l'effort avec une réduction de la force des muscles respiratoires (les pressions inspiratoires et expiratoires maximales par mesure buccale sont diminuées). La L-dopa a un effet bénéfique sur cette sensation subjective de dyspnée, alors que l'augmentation des pressions respiratoires et expiratoires maximales reste minime.

L'efficacité des traitements antiparkinsoniens sur ces troubles est variable d'un patient à l'autre avec une importante diversité des réponses ventilatoires après administration de L-dopa. La kinésithérapie respiratoire est souvent utile.

Autres troubles neurovégétatifs [31-33]

Les troubles cutanés chez les patients atteints de la maladie de Parkinson peuvent être divisés en deux groupes principaux :

- *les troubles non iatrogènes*, notamment le mélanome, la dermatite séborrhéique, les troubles de la transpiration, la pemphigoïde bulleuse et la rosacée ;
- *les troubles iatrogènes* liés soit aux effets secondaires systémiques des médicaments antiparkinsoniens, soit au système d'administration du traitement antiparkinsonien, incluant principalement la rotigotine, l'amantadine, l'apomorphine sous-cutanée, le gel intestinal de lévodopa/carbidopa et la stimulation cérébrale profonde. Les troubles vasomoteurs se caractérisent par une froideur des extrémités associée à un œdème des membres inférieurs ou plus rarement des mains, avec un aspect cyanosé des téguments. Les œdèmes sont facilités par la station assise prolongée et l'absence d'exercice physique. Ils sont parfois majorés par certains traitements tels que l'amantadine (Mantadix®), s'associant alors à un livedo reticularis, et les agonistes dopaminergiques.

L'atteinte des systèmes dopaminergiques est responsable d'anomalies de la thermorégulation. Les parkinsoniens se plaignent volontiers de sensations de froid ou de chaud et de troubles de la sudation (hyper- ou hypohidrose), en particulier de la tête, du cou, du tronc et des mains, parfois de tout le corps avec un caractère asymétrique. Ces troubles peuvent disparaître sous dopathérapie. Des crises sudorales parfois intenses peuvent survenir accompagnées d'hyperthermie, de thermophobie, de tachycardie et de tachypnée dans les formes évoluées de la maladie, notamment au cours de périodes de blocage sévère avec ou sans tremblement (ces crises sont améliorées par l'augmentation du traitement antiparkinsonien), mais également au cours des périodes *on* avec dyskinésies intenses. Des épisodes hyperthermiques avec confusion, proches du syndrome malin des neuroleptiques, sont également rapportés après un sevrage brutal en agents dopaminergiques (per os ou en pompe) ou en cas d'arrêt intempestif d'une stimulation cérébrale profonde chez des parkinsoniens évolués. Ils constituent une véritable urgence médicale. Il faut alors reprendre la dopathérapie (toujours donner au patient une ordonnance de secours), en association aux mesures de réanimation et au dantrolène. Des états d'hypothermie sévères ont également été décrits.

L'amaigrissement reste non spécifique puisqu'il peut accompagner de nombreuses affections neurodégénératives. Il résulte le plus souvent de l'association de nausées et d'une anorexie souvent induites par le traitement et les altérations de l'odorat et du goût, de difficultés d'alimentation liées aux troubles moteurs, d'une gêne à la déglutition, d'un syndrome dépressif. Parfois inaugurale, la perte de poids se corrige souvent après l'instauration d'un traitement antiparkinsonien. Le poids est un bon indice à surveiller tout au long de la maladie. Un amaigrissement rapide est souvent contemporain d'une majoration de la symptomatologie motrice, surtout au stade des complications motrices quand les dyskinésies sont importantes, ou d'une majoration du syndrome dépressif. À l'inverse le poids peut s'accroître sous agonistes dopaminergiques du fait de comportements alimentaires compulsifs ou chez les patients traités par stimulation cérébrale profonde.

Douleur

Les douleurs et les troubles sensitifs [34-45] sont très fréquents et concernent 30 à 85 % des patients parkinsoniens selon les études. La présence de douleur est corrélée à une altération de la qualité de vie et à la sévérité de la dépression. La douleur est plus fréquemment observée chez la femme, en présence de dyskinésies, d'anomalies posturales, de complications motrices et de dépression. La relation à la durée d'évolution dépend du type de douleur en cause, elle peut faire partie des signes pré moteurs dans environ 16 % des cas.

La relation avec l'état *on/off* est inconstant, seulement 17 % des malades évaluent l'intensité douloureuse comme la plus gênante en phase *off*.

Plusieurs classifications des douleurs présentes dans la maladie de Parkinson ont été proposées, la plus classique est celle de Ford [34] qui distingue douleurs musculo-squelettiques, radiculaires/neuropathiques, dystoniques, centrales et akathisie. Une autre classification se fonde sur la distinction entre douleur liée ou indépendante de la maladie de Parkinson selon l'effet du traitement dopaminergique.

Finalement, il est recommandé aujourd'hui d'utiliser la classification de la douleur chronique en population générale et de classer la douleur dans la maladie de Parkinson en nociceptive (douleur musculo-squelettique et dystonique), neuropathique (douleur radiculaire) et nociplastique (syndrome des jambes sans repos, douleur centrale). Pour cette dernière, un algorythme diagnostique des douleurs centrales a été proposé [38].

Du point vu physiopathologique, la douleur nociceptive et la douleur neuropathique sont liées à une lésion sur les voies somatosensitives alors que la douleur nociplastique résulte d'un trouble fonctionnel sans lésion.

Ce trouble fonctionnel a été objectivé en montrant une baisse des seuils de perception à la douleur qui peut être corrigée par la L-dopa ou la stimulation des noyaux subthalamiques, et une hyperactivation en PET H2O des aires nociceptives chez le parkinsonien non douloureux en *off*. Ces résultats localisent le dysfonctionnement au niveau central. Les études en imagerie structurelle et fonctionnelle permettent également de distinguer les patients parkinsoniens présentant une douleur chronique des patients non douloureux en particulier au niveau des réseaux médians impliqués dans la composante affective de la douleur. Ces modifications de la perception douloureuse ne sont pas uniquement liées au déficit dopaminergique mais impliquent également d'autres neurotransmetteurs comme la norépinephrine, la sérotonine et le système opioïde.

Les douleurs centrales sont présentes chez 10 à 12 % des malades, il peut s'agir de paresthésies, de sensations d'étau, de brûlures ou de froid intense. Elles prédominent du côté le plus atteint et peuvent toucher les viscères (abdomen, thorax, bouche, vagin, anus, testicules). Dans certains cas, elles peuvent faire craindre une pathologie viscérale aiguë. La prise en charge de ces douleurs est difficile alors que leur retentissement sur la qualité de vie est important. La réponse aux traitements dopaminergiques est inconstante mais doit être recherchée en priorité. Les antidépresseurs tricycliques et les traitements des douleurs neuropathiques (gabapentine, prégabaline) peuvent être efficaces, les stratégies adoptées dans la douleur neuropathique chronique peuvent être appliquées également (psychothérapie, relaxation, neurostimulation à visée antalgique). Les patients se plaignent également parfois de céphalées de siège postérieur (occipito-nuquale). Présentes le matin au réveil, elles sont habituellement dopasensibles, étendues en cintre aux épaules, elles évoquent une hypotension orthostatique.

Les douleurs musculo-squelettiques sont très fréquentes (45-73 % des patients), les manifestations douloureuses sont souvent liées au statut dopaminergique. Il s'agit le plus souvent de torsions douloureuses des orteils ou du pied, parfois de la main, plus rarement de la région cervicale et du tronc. Ces douleurs peuvent être dans ce cas contrôlées par l'adaptation des traitements antiparkinsoniens. Les douleurs articulaires intéressent les épaules, le rachis cervical et lombaire, les genoux justifiant le recours à un traitement symptomatique (antalgiques et/ou anti-inflammatoires) et à une kinésithérapie. Des douleurs liées directement aux déformations articulaires existent surtout chez la femme et dans les formes akinéto-hypertoniques. Les déformations les plus typiques de la main peuvent donner une main pseudo-rhumatismale avec coup de vent cubital, adduction du pouce et flexion des articulations métacarpophalangiennes et extension des interphalangiennes proximales et distales. Il existe souvent des troubles vasomoteurs associés. Pour le pied, l'attitude la plus classique est en varus équin avec orteils en griffe et parfois coup de vent péronier. Au niveau du rachis, on peut observer à un stade évolué de l'affection une scoliose dorsale ou dorso-lombaire (30 à 60 % des cas). Une cyphose dorsale s'associe fréquemment à une attitude en flexum des hanches et des genoux. Plus rarement apparaît une flexion majeure du tronc sur le bassin (camptocormie) ou une inclinaison latérale très marquée (syndrome de la tour de Pise) dont les mécanismes ne sont pas univoques (hypertonie, dystonie, déficit, atteinte musculaire, etc.) et sont à l'origine de douleurs mécaniques importantes en orthostatisme.

Les dystonies douloureuses prédominent le matin au réveil et surviennent surtout durant les périodes *off*. Elles touchent les extrémités et le pharynx. Particulièrement intenses, elles peuvent justifier la prescription d'injections sous-cutanées d'apomorphine ou de toxine botulinique. Les douleurs musculaires sont rares au cours des dyskinésies de milieu de dose.

Les douleurs radiculaires, neuropathiques (névralgie cervico-brachiale, sciatalgie) ou tronculaires sont fréquentes dans cette tranche d'âge justifiant de rechercher une pathologie associée (hernie discale, canal lombaire étroit) mais en restant prudent quant aux indications chirurgicales souvent mises en échec.

Certains patients souffrent également d'akathisie : impression désagréable les obligeant à bouger et à changer de position sans cesse, frictionner et étirer leurs membres. Ces symptômes sont à rapprocher du syndrome des jambes sans repos, impatience des membres inférieurs qui se traduit par des paresthésies ou des sensations de brûlure des extrémités distales des membres inférieurs apparaissant au décubitus, calmées par la marche, obligeant les patients à déambuler sans cesse et responsables parfois d'insomnies. Cette symptomatologie douloureuse peut être contrôlée par les traitements antiparkinsoniens classiques, particulièrement les agonistes dopaminergiques [44].

Troubles du sommeil et de la vigilance

(Traités dans le chapitre 10).

Fatigue [45-47]

La maladie de Parkinson est souvent associée à une fatigue invalidante qui apparaît au cours de la maladie mais qui est difficile à différencier de la somnolence d'autant que les deux symptômes peuvent s'intriquer. De même, l'apathie est souvent traduite par le malade par une plainte fatigue. Une étude italienne multicentrique [46] portant sur 394 patients a retrouvé chez 136 patients (34 %) une fatigue invalidante associée à un score moteur plus sévère, une moins bonne qualité de vie, plus de dépression et de troubles du sommeil. La fatigue est souvent considérée comme l'un des trois symptômes les plus invalidants de la maladie. Il existe une échelle d'évaluation de la fatigue spécifiquement adaptée à la maladie de Parkinson *(multidimensionnal fatigue inventory)* [47] et les différentes dimensions de la fatigue évaluées par cette échelle sont prises en compte : fatigue générale, fatigue physique, réduction d'activité, réduction de la motivation, fatigue mentale. Cependant la sévérité de la fatigue physique n'est pas corrélée à celle de la fatigue mentale. Ces deux symptômes sont donc indépendants et résultent probablement de mécanismes différents qui justifient une prise en charge thérapeutique spécifique. La fatigue physique est traitée par la L-dopa, alors que la fatigue mentale nécessite surtout le contrôle de la dépression et des troubles du sommeil et semble secondaire à un déficit sérotoninergique. Une hypotension orthostatique peut également être une cause de fatigue chronique et de perte de capacité à l'effort [48].

Les possibilités thérapeutiques apparaissent limitées et ont fait l'objet de peu d'études. En cas d'association aux troubles moteurs, une adaptation du traitement antiparkinsonien sera proposée pour renforcer la stimulation dopaminergique. Il semble que les agonistes dopaminergiques lorsqu'ils ne provoquent pas d'effets secondaires à type de somnolence diurne excessive aient des effets psychotropes plus marqués que la L-dopa. Dans la dernière revue de l'*evidence-based medicine* des troubles non moteurs, seule la rasagiline est évaluée comme potentiellement efficace.

Fluctuations non motrices

Une des difficultés thérapeutiques de la maladie de Parkinson, est la prise en charge des dyskinésies et des fluctuations motrices. Il existe également d'autres symptômes fluctuants de nature non motrice qui surviennent de façon concomitante ou indépendante des fluctuations motrices [50-55]. Longtemps sous-estimées, ces fluctuations non motrices (FNM) peuvent néanmoins être au premier plan et parfois mimer des symptômes cardiaques, digestifs ou psychiatriques. L'ensemble des FNM est classé en quatre sous-groupes : les fluctuations cognitives, psychiques, dysautonomiques et sensitivo-douloureuses.

Fluctuations cognitives

Les fluctuations cognitives les plus fréquentes sont le ralentissement idéatoire ainsi que les difficultés de mémorisation au moment de la phase *off*.

Fluctuations psychiques

Parmi les fluctuations psychiques, l'anxiété liée au blocage moteur est très fréquemment rapportée (70 %) et la gêne engendrée serait parfois plus sévère que celle produite par les fluctuations motrices. Cette anxiété fluctuante peut parfois aboutir à de véritables attaques de panique. Les fluctuations de l'humeur se manifestent par des épisodes aigus de tristesse voire d'idées suicidaires pendant les phases *off*. En phase *on*, ces symptômes peuvent céder la place à une hyperactivité ou même à une hypomanie avec euphorie. La fatigue fluctuante est un des symptômes le plus fréquemment décrit, parfois de façon précoce. Elle peut être rapportée en condition *off* ou *on* [56]. Un auto-questionnaire a montré que la fatigue avec le tremblement et les troubles de l'équilibre étaient les trois symptômes les plus fréquemment associés à l'akinésie de fin de dose chez des patients souffrant d'une maladie de Parkinson depuis moins de 5 ans [57].

Fluctuations dysautonomiques

Les fluctuations dysautonomiques sont les plus fréquentes et peuvent être regroupées selon l'appareil concerné. Elles sont considérées comme les fluctuations les plus gênantes. Ce type de fluctuation est important à reconnaître car elles peuvent mimer des urgences médicales ou chirurgicales. Ainsi des douleurs thoraciques ou des crises de dyspnée liées aux phases *off* sévères peuvent être prises pour une urgence cardiovasculaire. Certains patients peuvent présenter des douleurs abdominales aiguës isolées entraînant de nombreuses explorations. Les crises sudorales sont des fluctuations dysautonomiques très fréquentes et sont liées au stade *off* ou aux crises de dyskinésies. Les troubles urinaires fluctuants sont moins fréquemment rapportés.

Fluctuations sensitivo-douloureuses

Les fluctuations douloureuses sont fréquentes et parfois plus pénibles que les symptômes moteurs. Elles surviennent pour la majorité d'entre elles pendant les phases *off*. Tous les symptômes douloureux évoqués plus haut dans ce chapitre peuvent fluctuer mais l'akathisie, les sensations d'étau ou de brûlures, les paresthésies, sont les plus fréquentes et sont souvent améliorées par le traitement dopaminergique.

La majorité des FNM sont corrélées à un état *off* sauf l'euphorie et l'hyperactivité liées à l'état *on*.

L'impact des FNM sur la qualité de vie est important. Près d'un tiers des patients rapportent que les fluctuations non motrices sont plus gênantes que les motrices et entraînaient un handicap plus sévère [51,55].

La prévalence des FNM est variable, selon des premières études, allant de 17 % (sans questionnaire) à 100 % (avec un questionnaire dirigé chez des patients au stade des fluctuations motrices) [49,51]. Récemment, plusieurs échelles de détection des FNM ont été publiées (NMS Quest, NoMoFA, NMF-Park) [53,55,57–59]. L'échelle NMF2S permet l'évaluation de la sévérité des signes non moteurs et leurs réponses aux différentes thérapeutiques [54].

La physiopathologie des FNM est peu connue. Leur histoire naturelle analysée récemment montre qu'elles apparaissent en même temps ou après les fluctuations motrices. La fréquence des FNM est liée à la sévérité de la maladie de Parkinson ainsi qu'au sexe féminin [53].

Le traitement des FNM n'est pas spécifique et correspond aux adaptations thérapeutiques réalisées habituellement pour les fluctuations motrices notamment le recours à une stratégie dite de seconde ligne (pompes à débit continu d'apomorphine ou de lévodopa ou stimulation cérébrale profonde). En cas de doute diagnostique, notamment devant une sensation d'oppression thoracique ou lors de manifestations d'anxiété sévère, l'utilisation de traitements dopaminergiques rapidement actifs tels que l'apomorphine en sous-cutanée ou la forme oro-dispersible de L-dopa permet souvent d'améliorer la symptomatologie et de conclure à sa nature. La stimulation cérébrale profonde des noyaux subthalamiques est une des thérapeutiques les plus efficaces à la fois sur les signes moteurs mais aussi non moteurs. Les fluctuations sensitivo-douloureuses sont les plus améliorées, suivies des fluctuations dysautonomiques et cognitives [60,61]. Les fluctuations psychiques sont les moins sensibles à la stimulation. La fatigue reste une des fluctuations les plus fréquentes chez les patients opérés [63]. L'amélioration des fluctuations non motrices, particulièrement psychiques, est corrélée aux bons résultats de la stimulation sur les conduites addictives [62].

Conclusion

Les signes non moteurs sont toujours associés aux signes moteurs dans la maladie de Parkinson mais si de nombreuses études récentes les ont mieux évalués, peu d'essais thérapeutiques leur sont dédiés et les bases de la prise en charge relèvent de la bonne pratique plutôt que de la médecine fondée sur les preuves. Les signes non moteurs participent considérablement à la complexité de la prise en charge de la maladie.

L'importance des signes non moteurs a amené également un comité d'experts à reconnaître sur la même base que les signes moteurs des sous-types « non moteurs » de la maladie chez les patients *de novo* avant que certaines manifestations puissent être induites par les traitements de substitution dopaminergique [64,65]. Sept sous-types sont décrits : Park cognitif, Park apathie, Park dépression/anxiété, Park sommeil, Park douleur, Park fatigue et Park dysautonomique.

Ces sous-types correspondent à des profils évolutifs plus ou moins spécifiques qui pourraient déboucher à terme sur des traitements adaptés. Il faut souligner toutefois de nombreux chevauchements entre ces formes et la faiblesse des arguments épidémiologiques qui sous-tendent ces théories.

Références

[1] Postuma RB, Berg D. Prodromal Parkinson's Disease: the Decade Past, the Decade to Come. Mov Disord 2019;34(5):665–75.

[2] Heinzel S, Berg D, Gasser T, et al. Task Force on the Definition of Parkinson's Disease. Update of the MDS research criteria for prodromal Parkinson's disease. Mov Disord 2019;34(10):1464–70.

[3] Berg D, Borghammer P, Fereshtehnejad SM, et al. Postuma "Prodromal Parkinson Disease Subtypes - Key to Understanding Heterogeneity.". Nat Rev Neurol2021;17(6):349–61.https://doi.org/10.1038/s41582-021-00486-9.

[4] Coon EA, Cutsforth-Gregory JK, Benarroch EE. Neuropathology of autonomic dysfunction in synucleinopathies. Mov Disord 2018;33(3):349–58.

[5] Chinnapongse R, Gullo K, Nemeth P, et al. Safety and efficacy of botulinum toxin type B for treatment of sialorrhea in Parkinson's disease: a prospective double-blind trial. Mov Disord 2012;27(2):219–26.

[6] Ondo WG, Hunter C, Moore W. A double-blind placebo-controlled trial of botulinum toxin B for sialorrhea in Parkinson's disease. Neurology 2004;62:37–40.

[7] Marrinan S, Emmanuel AV, Burn DJ. Delayed gastric emptying in Parkinson's disease. Mov Disord 2014;29(1):23–32.

[8] Fasano A, Visanji NP, Liu LW, et al. Gastrointestinal dysfunction in Parkinson's disease. Lancet Neurol 2015;14(6):625–39.

[9] Pfeiffer RF, Gastrointestinal. urological, and sexual dysfunction in Parkinson's disease. Mov Disord 2010;1(25 Suppl):S94–7.

[10] Avica R, Bradley BF, Mielke MM. When do α- synucleinopathies start ? An epidemiological timeline: a review. JAMA Neurol 2018;75(4):503–9.

[11] Quigley EMM. Constipation in Parkinson's Disease. Semin Neurol 2023;43(4):562–71.

[12] Yuan XY, Chen YS, Liu Z. Relationship among Parkinson's disease,constipation, microbes, and microbiological therapy. World J Gastroenterol 2024;30(3):225–37.

[13] Marois C, Amador MDM, Payan C, et al. Outcome of gastrostomy in parkinsonism: a retrospective study. Parkinsonism Relat Disord 2017;43:110–3.

[14] Azoia C, Borges C, Velon AG, Raimundo R. Apomorphine at the End-of-Life-A Role to Play. Mov Disord Clin Pract 2023;10(12):1827–9.

[15] Wieling W, Kaufmann H, Claydon VE, et al. Diagnosis and treatment of orthostatic hypotension. Lancet Neurol 2022;21(8):735–46.

[16] White WB, Hauser RA, Rowse GJ, et al. Cardiovascular safety of droxidopa in patients with symptomatic neurogenic orthostatic hypotension. Am J Cardiol 2017;119(7):1111–5.

[17] Wamelen DJV, Rukavina K, Podlewska AM, Chaudhuri KR. Advances in the Pharmacological and Non-pharmacological Management of Non-motor Symptoms in Parkinson's Disease: An Update Since 2017. Curr Neuropharmacol 2023;21(8):1786–805.

[18] Elliott JE, Lim MM, Keil AT, et al. North American Prodromal Synucleinopathy (NAPS) Consortium. Baseline characteristics of the North American prodroma Synucleinopathy cohort. Ann Clin Transl Neurol 2023;10(4):520–35.

[19] Vidal-Petiot E, Pathak A, Azulay JP, et al. Orthostatic hypotension: Review and expert position statement. Rev Neurol 2024;180(1–2):53–64.

[20] Li FF, Cui YS, Yan R, et al. Prevalence of lower urinary tract symptoms, urinary incontinence and retention in Parkinson's disease: A systematic review and meta-analysis. Front Aging Neurosci 2022;14:1–18.

[21] Araki I, Kitahara M, Oida T, Kuno S. Voiding dysfunction and Parkinson's disease: urodynamic abnormalities and urinary symptoms. J Urol 2000;164:1640–3.

[22] Wang J, Cao R, Huang T, et al. Urinary Dysfunction Is Associated with Nigrostriatal Dopaminergic Degeneration in Early and Untreated Patients with Parkinson's Disease. Parkinsons Dis 2020.

[23] Sakakibara R, Panicker J, Finazzi-Agro E, et al. Parkinson's Disease Subcomittee, The Neurourology Promotion Committee in The International Continence Society. A guideline for the management of bladder dysfunction in Parkinson's disease and other gait disorders. Neuro urol Urodyn 2016;35(5):551–63.

[24] Bernard BA, Metman LV, Levine L, et al. Sildenafil in the treatment of erectile dysfunction in Parkinson's disease. Mov Disord Clin Pract 2016;4(3):412–5.

[25] Yang Y, Liu H, Lin T, et al. Relationship between erectile dysfunction, comorbidity, and Parkinson's disease: evidence from a population-based longitudinal study. J Clin Neurol 2017;13(3):250–8.

[26] Sakakibara R, Shinotoh H, Uchiyama T, et al. Questionnaire-based assessment of pelvic organ dysfunction in Parkinson's disease. Auton Neurosci 2001;92:76–85.

[27] Raciti L, De Cola MC, Ortelli P, et al. Sexual Dysfunction in Parkinson Disease: A Multicenter Italian Cross-sectional Study on a Still Overlooked Problem. J Sex Med 2020;17(10):1914–2192.

[28] Kinateder T, Marinho D, Gruber D, et al. Sexual Dysfunctions in Parkinson's Disease and Their Influence on Partnership-Data of the PRISM Study. Brain Sci 2022;12(2):159.

[29] Baille G, Chenivesse C, Perez T, et al. Dyspnea: an underestimated symptom in Parkinson's disease. Parkinsonism Relat Disord 2019;60:162–6.

[30] McMahon L, Blake C, Lennon O. A systematic review and meta-analysis of respiratory dysfunction in Parkinson's disease. Eur J Neurol 2023;30(5):1481–504.

[31] Niemann N, Billnitzer A, Jankovic J. Parkinson's disease and skin. Parkinsonism Relat Disord 2021;82:61–76.

[32] De Marinis M, Stocchi F, Testa SR, et al. Alterations of thermoregulation in Parkinson's disease. Funct Neurol 1991;6:279–83.

[33] Swinn L, Schrag A, Viswanathan R, et al. Sweating dysfunction in Parkinson's disease. Mov Disord 2003;12:1459–63.

[34] Ford B. Pain in Parkinson's disease. Mov Disord 2010;25(Suppl 1):S98–103.

[35] Marques A, Attal N, Bouhassira D, et al. How to diagnose parkinsonian central pain? Parkinsonism Relat Disord 2019;64:50–3.

[36] Nègre-Pagès L, Regragui W, Bouhassira D, et al. DoPaMiP Study Group. Chronic pain in Parkinson's disease: the cross-sectional French DoPaMiP survey. Mov Disord 2008;23(10):1361–9.

[37] Buhmann C, Kassubek J, Jost WH. Management of Pain in Parkinson's Disease. J Parkinsons Dis 2020;10(s1):S37–48.

[38] Marques A, Brefel-Courbon C. Chronic pain in Parkinson's disease: Clinicaland pathophysiological aspects. Rev Neurol 2021;177(4):394–9.

[39] Viseux FJF, Delval A, Simoneau M, Defebvre L. Pain and Parkinson's disease: Current mechanism and management updates. Eur J Pain 2023;27(5):[553]67.

[40] Sung S, Vijiaratnam N, Chan DWC, et al. Parkinson disease: a systemic review of pain sensitivities and its association with clinical pain and response to dopaminergic stimulation. J Neurol Sci 2018;395:172–206.

[41] Gerdelat-Mas A, Simonetta-Moreau M, Thalamas C, et al. Lévodopa raises objective pain threshold in Parkinson's disease: a RIII reflex study. J Neurol Neurosurg Psychiatry 2007;78(10):1140–2.

[42] Schestatsky P, Kumru H, Valls-Solé J, et al. Neurophysiologic study of central pain in patients with Parkinson disease. Neurology 2007;69:2162–9.

[43] Djaldetti R, Shifrin A, Rogowski Z, et al. Quantitative measurements of pain sensation in patients with Parkinson's disease. Neurology 2004;62:2171–5.

[44] Suzuki K, Okuma Y, Uchiyama T, et al. Kanto NMPD investigators. Characterizing restless legs syndrome and leg motor restlessness in patients with Parkinson's disease: a multicenter case-controlled study. Parkinsonism Relat Disord 2017;44:18–22.

[45] Friedman JH, Friedman H. Fatigue in Parkinson's disease. Mov Disord 2001;16:1120–2.

[46] Stocchi F, Abbruzzese G, Ceravolo R, et al. FORTE Study Group. Prevalence of fatigue in Parkinson

disease and its clinical correlates. Neurology 2014;83(3):215–20.
[47] Brown RG, Dittner A, Findley L, Wessely SC. The Parkinson fatigue scale. Parkinsonism Relat Disord 2005;11:49–55.
[48] Riley DE, Lang AE. The spectrum of lévodopa-related fluctuations in Parkinson's disease. Neurology 1993;43:1459–64.
[49] WitjasT, Kaphan E, Azulay JP, et al. Nonmotor fluctuations in Parkinson's disease: frequent and disabling. Neurology 2002;59(3):408–13.
[50] Martínez-Fernández R, Schmitt E, Martinez-Martin P, Krack P. The hidden sister of motor fluctuations in Parkinson's disease: A review on nonmotor fluctuations. Mov Disord 2016 Aug;31(8):1080–94.
[51] Kim A, Kim HJ, Shin CW, et al. Emergence of non-motor fluctuations with reference to motor fluctuations in Parkinson's disease. Parkinsonism Relat Disord 2018;54:79–83.
[52] Seki M, Takahashi K, Uematsu D, et al. Clinical features and varieties of non-motor fluctuations in Parkinson's disease: a Japanese multicenter study. Parkinsonism Relat Disord 2013;19(1):104–8.
[53] Faggianelli F Jr, Loundou A, Baumstarck K, et al. Validation of a non-motor fluctuations questionnaire in Parkinson's disease. Rev Neurol 2022;178(4):347–54.
[54] Faggianelli F, Witjas T, Azulay JP, et al. On/off non-motor evaluation: a new way to evaluate non-motor fluctuations in Parkinson's disease. J Neurol Neurosurg Psychiatry. 2024 Jan 25. Online ahead of print.
[55] Stacy M, Bowron A, Guttman M, et al. Identification of motor and nonmotor wearing-off in Parkinson's disease: comparison of a patient questionnaire versus a clinician assessment. Mov Disord 2005;20(6):726–33.
[56] Hillen ME, Sage JI. Nonmotor fluctuations in patients with Parkinson's disease. Neurology 1996;47(5):1180–3.
[57] Chaudhuri KR, Schrag A, Weintraub D, et al. The movement disorder society nonmotor rating scale: Initial validation study. Mov Disord 2020;35(1):116–33.
[58] Kleiner G, Fernandez HH, Chou KL, et al. Non-Motor Fluctuations in Parkinson's Disease: Validation of the Non-Motor Fluctuation Assessment Questionnaire. Mov Disord 2021;36(6):1392–400.
[59] Witjas T, Kaphan E, Régis J, et al. Effects of chronic subthalamic stimulation on nonmotor fluctuations in Parkinson's disease. Mov Disord 2007;22(12):1729–34.
[60] Azulay JP, Witjas T, Eusebio A. Effect of subthalamic deep brain stimulation on non-motor fluctuations in Parkinson's disease. J Neural Transm 2013;120(4):655–7.
[61] Kurtis MM, Rajah T, Delgado LF, Dafsari HS. The effect of deep brain stimulation on the non-motor symptoms of Parkinson's disease: a critical review of the current evidence. NPJ Parkinsons Dis 2017;12(3):16024.
[62] Eusebio A, Witjas T, Cohen J, et al. Subthalamic nucleus stimulation and compulsive use of dopaminergic medication in Parkinson's disease. J Neurol Neurosurg Psychiatry 2013;84(8):868–74.
[63] Lhommée E, Klinger H, Thobois S, et al. Subthalamic stimulation in Parkinson's disease: restoring the balance of motivated behaviours. Brain 2012;135(Pt 5):1463–77.
[64] Sauerbier A, Jenner P, Todorova A, Chaudhuri KR. Non motor subtypes and Parkinson's disease. Parkinsonism Relat Disord 2016;1(22 Suppl):S41–6.
[65] Sauerbier A, Rosa-Grilo M, Qamar MA, Chaudhuri KR. Nonmotor subtyping in Parkinson's disease. Int Rev Neurobiol 2017;133:447–78.

Chapitre 8

Troubles cognitifs

Kathy Dujardin[a], Julie Péron[b], Quentin Devignes[c]

[a]Centre Expert Parkinson, CHU de Lille, Faculté de médecine, Université de Lille.
[b]Laboratoire de neuropsychologie clinique et expérimentale, Faculté de psychologie et des sciences de l'éducation, Université de Genève, Suisse.
[c]Department of Psychiatry, University of Michigan Medical School, USA.

Il est aujourd'hui admis que les troubles cognitifs participent pleinement au tableau clinique de la maladie de Parkinson, s'inscrivent dans sa physiopathologie et influencent de façon considérable le degré de handicap et la qualité de vie des personnes vivant avec cette maladie.

Épidémiologie

Les données épidémiologiques sont peu nombreuses et assez variables. Les études transversales rapportent une répartition par tiers (Figure 8.1, A). Environ 30 % des personnes vivant avec la maladie de Parkinson ont une cognition intacte. Elles ont éventuellement quelques déficits isolés associés ou pas à une gêne subjective dans la vie quotidienne mais rien de significatif comparativement à des personnes de même âge et de même niveau socioéducatif. C'est plus souvent le cas en début de maladie mais la cognition peut rester préservée relativement longtemps. Entre 30 et 40 % des patients ont des troubles cognitifs légers. Ils peuvent être présents dès le diagnostic (20 % des patients) ou apparaître progressivement. Il s'agit de déficits significatifs touchant un ou plusieurs domaines cognitifs mais n'entravant pas l'autonomie cognitive. Après plusieurs années d'évolution, environ 30 % des personnes vivant avec la maladie de Parkinson ont des troubles cognitifs sévères répondant aux critères de démence de la maladie de Parkinson. Ils touchent tous les domaines cognitifs et conduisent à une perte d'autonomie. Les études longitudinales montrent que le risque de développer des troubles cognitifs sévères est entre 2,5 et 6 fois plus élevé dans la maladie de Parkinson que chez les individus du même âge, non atteints [1]. Elles montrent aussi que la prévalence de la démence de la maladie de Parkinson augmente progressivement avec la durée d'évolution pour atteindre jusqu'à 83 % après 20 ans d'évolution. L'évolution est néanmoins très variable d'un individu à l'autre (Figure 8.1, B). Les principaux facteurs de risque de développer des troubles cognitifs sévères sont l'avancée en âge, la sévérité des symptômes moteurs, l'aggravation des signes axiaux, la présence d'hallucinations, un début tardif de la maladie, un faible niveau socioéducatif, la dépression et le sexe masculin. Des facteurs génétiques sont aussi impliqués. Certaines mutations du gène codant pour la glucocerebrosidase (GBA) sont associées au développement de troubles cognitifs dans la maladie de Parkinson. L'allèle ε4 de l'*APOE* codant pour l'apolipoprotéine E accélère la progression vers le déclin cognitif [2]. Certains polymorphismes d'autres gènes impliqués dans le transport, la synthèse ou la dégradation de la dopamine cérébrale prédisposent aussi au déclin cognitif.

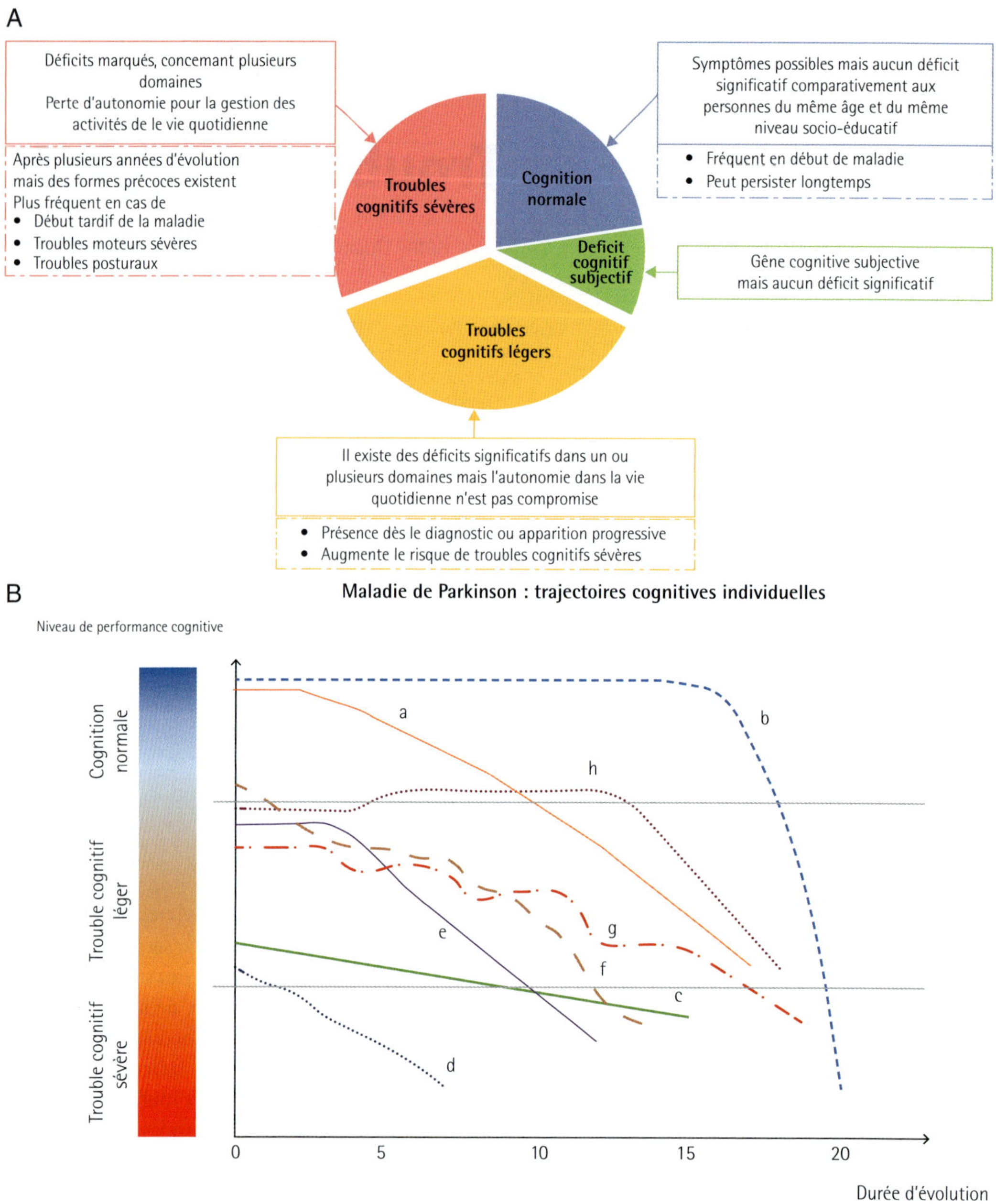

Figure 8.1. **Les sous-types cognitifs associés à la maladie de Parkinson sont décrits dans la partie A. La partie B schématise l'hétérogénéité de leur évolution au cours du temps.**
Certains patients avec un haut niveau de performance initial vont décliner rapidement, de façon progressive (a) alors que d'autres vont conserver ce haut niveau pendant de nombreuses années avant de décliner rapidement (b), certains auront un trouble cognitif léger dès le début de la maladie et déclineront progressivement (c) alors que d'autres déclineront très rapidement (d, e). Certains auront un déclin lent passant par des paliers plus ou moins longs (f, g). D'autres auront un trouble cognitif léger au moment du diagnostic, pourront s'améliorer et rester stables pendant plusieurs années avant de décliner (h). La figure rend compte de quelques scénarios possibles mais chaque patient aura une trajectoire propre.

Manifestations cognitives associées à la maladie de Parkinson

Dans la majorité des cas, la maladie de Parkinson n'entraîne pas de déclin cognitif global. L'autonomie intellectuelle des individus est préservée, assurant le maintien d'une adaptation globale aux exigences de la vie quotidienne ainsi qu'une intégration familiale et sociale satisfaisante. La plainte cognitive traduit la plupart du temps une perte de rendement intellectuel, accompagnée de difficultés mnésiques et attentionnelles. Les individus se sentent ralentis, ont besoin de plus de temps pour réagir, pour réfléchir, tout leur demande un effort volontaire et ils ont l'impression de manquer d'organisation. Comme beaucoup de personnes du même âge, ils rapportent des oublis fréquents mais ceux-ci ont peu ou pas de retentissement dans la vie quotidienne. Cette plainte est cohérente avec les résultats de l'examen neurocognitif qui met en évidence une constellation de troubles touchant essentiellement l'attention, les fonctions exécutives, la mémoire et les fonctions visuospatiales. Le langage est touché dans une moindre mesure. La réduction de la vitesse de traitement de l'information joue un rôle dans les déficits constatés. Enfin, la cognition sociale est aussi concernée.

Ces différents domaines cognitifs sont évoqués ci-après.

Attention

L'attention correspond à l'effort mental produit afin de sélectionner les informations pertinentes pour l'action en cours. Cette sélection constitue une adaptation aux capacités limitées de nos systèmes de traitement puisqu'elle n'autorise l'accès à un traitement conscient et élaboré qu'aux informations les plus pertinentes. La nature et l'ampleur de cet effort varient selon le contexte, ce qui amène à distinguer plusieurs composantes attentionnelles. L'attention soutenue renvoie aux capacités à maintenir durablement un niveau d'éveil et d'efficience adéquat et stable, comme dans les situations de surveillance, par exemple. L'attention sélective est mise en œuvre lorsque nous sommes soumis à plusieurs sources d'information (plusieurs stimuli ou des stimuli multidimensionnels) et devons répondre adéquatement à une seule d'entre elles en ignorant les autres. La complexité de cette sélection varie selon différents facteurs tels que la vitesse de présentation, la proximité perceptive ou conceptuelle des informations à discriminer, etc. L'attention partagée permet de traiter simultanément plusieurs sources d'information, comme dans les situations dites « multitâches ». Enfin, en cas d'erreur ou face à des informations nouvelles ou contradictoires ou lorsqu'il faut alterner entre des modes de traitement, un système de supervision attentionnelle, représentant la composante exécutive de l'attention, est indispensable à la bonne gestion des ressources attentionnelles. Cette composante est fortement liée à la mémoire de travail et aux fonctions exécutives évoquées ci-après.

Dans la maladie de Parkinson, *les systèmes de vigilance et d'alerte sont préservés* et, malgré un allongement général des temps de réponse, *les capacités d'attention soutenue sont intactes.* En revanche, dès les stades précoces de la maladie, les personnes vivant avec la maladie de Parkinson éprouvent des difficultés à focaliser leurs ressources attentionnelles sur l'information pertinente et à résister aux sources de distraction. Le déplacement d'un centre de focalisation à un autre serait particulièrement difficile. Des déficits dans les situations de double tâche sont souvent rapportés. Enfin, *la composante exécutive de l'attention est particulièrement vulnérable.*

Mémoires

Même si la plainte mnésique est fréquente, la maladie de Parkinson ne touche pas tous les systèmes de mémoire mais affecte plus particulièrement la mémoire de travail, la mémoire épisodique et la mémoire procédurale.

La mémoire de travail est un système à capacité limitée qui assure simultanément le maintien temporaire et la manipulation des représentations cognitives nécessaires à la réalisation de tâches complexes. L'élément central de ce système, l'administrateur central, agit comme un superviseur, intégrant l'information en provenance de sources diverses et sélectionnant les stratégies de réponse les plus appropriées. Très consommateur en ressources attentionnelles, il n'interviendrait que dans les situations impliquant une planification de l'action ou une prise de décision, les tâches peu ou nouvellement apprises pour lesquelles il n'existe pas de schéma de réponse préprogrammé ou les situations qui nécessitent l'abandon de réponses fortement automatisées. La mémoire de travail est donc difficilement dissociable du système de supervision attentionnelle ou des fonctions exécutives. Elle est impactée dans la maladie de Parkinson, dès les stades précoces et entraîne des difficultés dans toutes les situations non routinières, qui nécessitent l'élaboration d'un plan d'action et le recours à l'utilisation implicite de stratégies d'organisation. Par exemple, quand on ne trouve pas son chemin dans une ville et qu'il faut suivre les indications du système de guidage tout en restant attentif à la circulation.

La mémoire épisodique ou mémoire des événements est spécialisée dans l'acquisition et la rétention à long terme d'informations rattachées à un contexte temporel et spatial d'acquisition précis. Elle permet de se rappeler consciemment des événements ou expériences personnellement vécues en les resituant dans leur contexte. Elle est donc hautement spécifique à l'individu. Lors d'un examen neurocognitif, on l'évalue le plus souvent au moyen d'épreuves d'apprentissage et de rappel d'une liste de mots comme le test de rappel libre/rappel indicé ou le test de Californie qui ont l'avantage de permettre une distinction entre les processus d'encodage, de stockage et de récupération du contenu de la mémoire. En effet, dans ces tests, chaque mot est associé à un indice ou une catégorie sémantique, fournissant ainsi une stratégie d'encodage. Ces mêmes indices sont utilisés lors du rappel afin de différencier les déficits de stockage des déficits de récupération. Le rappel différé permet d'évaluer la qualité de la consolidation.

Dans la maladie de Parkinson, le rappel libre (lorsque l'évocation du souvenir doit se faire sans aide) peut être déficitaire alors que le rappel indicé (lorsque l'on fournit un indice en rapport avec l'information recherchée) et la reconnaissance sont préservés. L'analyse des performances montre que *les capacités à encoder, consolider et stocker les souvenirs sont intactes. En revanche, les opérations de récupération de ces souvenirs sont déficitaires.* On assiste donc à un déficit des processus impliqués dans l'utilisation fonctionnelle du contenu de la mémoire, se manifestant par une baisse des capacités à générer spontanément des stratégies internes d'encodage et de recherche active des informations en mémoire. Le simple fait de rendre explicite une telle stratégie, par exemple en fournissant des indices sémantiques, permet de normaliser la performance. *La maladie de Parkinson perturbe donc essentiellement les processus stratégiques d'organisation des contenus mnésiques.* Des déficits de consolidation et de stockage des informations en mémoire épisodique peuvent toutefois s'observer et leur présence doit attirer l'attention en raison du risque accru d'évolution vers des troubles cognitifs sévères [3].

La mémoire de travail et la mémoire épisodique sont des composantes de la mémoire déclarative (faisant appel à une acquisition et un rappel conscient des informations). La maladie de Parkinson affecte aussi la mémoire procédurale, une composante implicite, non déclarative de la mémoire. Ce concept fait référence à l'acquisition de connaissances ou de compétences de façon graduelle, implicite, sans que l'individu en ait véritablement conscience. Ces savoir-faire sont acquis soit par l'exposition répétée à une procédure spécifique obéissant à des règles maintenues constantes (on parle alors d'apprentissage séquentiel), soit par essais et erreurs, dans un contexte soumis à des règles probabilistes (on parle alors d'apprentissage par renforcement). L'apprentissage séquentiel permet la mise en place de routines relativement automatisées, libérant ainsi des ressources attentionnelles. L'apprentissage par renforcement favorise le maintien de comportements dont l'issue est bénéfique pour l'individu et réduit ceux dont les conséquences sont néfastes. De nombreuses données montrent l'implication du striatum dans la mise en place de ces apprentissages et soulignent le rôle capital joué par les systèmes dopaminergiques. En effet, les projections dopaminergiques vers le striatum, en particulier sa partie ventrale, sont cruciales pour apprendre à prédire qu'un choix va conduire à une issue favorable ou défavorable et agir en conséquence. Ce type d'apprentissage est particulièrement perturbé dans la maladie de Parkinson. Privés de traitement dopaminergique, les individus ne tirent pas profit des issues favorables alors que sous traitement, ils ne tiennent pas compte des conséquences défavorables de leurs choix [4]. Ces déficits de l'apprentissage par renforcement participent à certaines perturbations psycho-comportementales, comme les troubles du contrôle des impulsions ou encore l'apathie [5].

Fonctions exécutives

On entend par fonctions exécutives l'ensemble des processus impliqués dans le contrôle cognitif de l'action et la réalisation des comportements volontaires, dirigés par un but. Elles interviennent chaque fois qu'une situation nécessite le déploiement de conduites nouvelles, non routinières. Grâce à elles, l'individu est capable de planifier son action et d'anticiper le résultat. Elles permettent d'élaborer des stratégies afin d'atteindre le but poursuivi. En cas de divergences entre résultat attendu et résultat obtenu, elles assurent une réorientation ou une adaptation du comportement, c'est-à-dire une certaine flexibilité cognitive. Elles permettent un rejet volontaire (inhibition) des informations non pertinentes pour atteindre l'objectif fixé et facilitent donc la résistance à l'interférence. Elles interviennent aussi dans la coordination de l'action, c'est-à-dire à chaque fois qu'en situation multitâche, il faut gérer simultanément plusieurs sources d'information ou produire simultanément des réponses différentes. Les fonctions exécutives permettent le contrôle de l'action et garantissent à l'individu une adaptation cognitive, sociale et affective. De nombreux travaux ont montré qu'elles sont sous-tendues par un large réseau fonctionnel impliquant la boucle cortico-sous-corticale associative, au sein de laquelle le cortex préfrontal dorsolatéral occupe une place centrale. Compte tenu des importantes associations fonctionnelles entre le striatum et les régions corticales de ce réseau, il est légitime de penser que, dans la maladie de Parkinson, le dysfonctionnement des régions striatales, notamment du noyau caudé, aura un impact sur les fonctions exécutives.

De fait, de très nombreux travaux ayant recours à une gamme diversifiée de tests cliniques (par exemple, le test de classement de cartes du Wisconsin, le test de la tour de Londres, etc.) ou d'épreuves expérimentales relatent l'existence de déficits exécutifs chez les personnes atteintes de maladie de Parkinson. Elles ont une sensibilité accrue à l'interférence, ce qui gêne leurs capacités à ignorer les dimensions non pertinentes d'un stimulus. Elles intègrent difficilement les informations en provenance de sources multiples, optant pour une stratégie de traitement séquentiel plutôt que parallèle, ce qui réduit leurs capacités à réaliser simultanément des tâches différentes. Le manque de flexibilité cognitive se traduit par des difficultés à alterner entre différents schémas d'action et à maintenir l'utilisation de nouvelles règles de réponse. *Ce syndrome dysexécutif est souvent présent précocement.* Initialement discret, il s'aggrave de façon inexorable avec l'évolution de la maladie.

Fonctions visuospatiales

La maladie de Parkinson entraîne des troubles oculaires et visuels. Ils concernent l'acuité visuelle, la vision des contrastes, la discrimination des couleurs, l'oculomotricité, la perception des distances et des formes, entre autres. Ils vont notamment retentir sur les capacités de traitement des informations visuelles et spatiales et, par conséquent, sur l'ensemble des processus cognitifs impliquant ce type d'information [6]. Les fonctions visuospatiales constituent un domaine cognitif assez vaste et transversal, impliqué dans la mise en œuvre d'activités complexes fondées sur des informations visuelles, comme le raisonnement, la rotation mentale, etc. Elles sont particulièrement touchées dans la maladie de Parkinson. L'atteinte des fonctions visuospatiales est liée à des modifications structurales et fonctionnelles des régions postérieures du cortex [7]. La présence de troubles visuospatiaux aux stades précoces de la maladie a été montrée à plusieurs reprises comme un facteur de risque d'évolution défavorable de l'état cognitif [3]. Ils influencent aussi la sévérité des troubles de la posture et de la marche dont ils peuvent compromettre la rééducation [6].

Vitesse de traitement de l'information

Le ralentissement moteur ou bradykinésie est un des signes majeurs de la maladie. Les personnes vivant avec cette pathologie se disent aussi plus lentes à réagir ou à réfléchir si bien qu'il n'est pas toujours aisé de dissocier les composantes motrices et cognitives du ralentissement. Lorsqu'on compare la performance de personnes vivant avec la maladie de Parkinson et de témoins à des épreuves de temps de réaction simple et de temps de réaction de choix de complexité croissante en veillant à ce que les aspects perceptifs et d'exécution de la réponse soient constants dans toutes les conditions afin de neutraliser les aspects sensorimoteurs, on constate une *augmentation globale des temps de réponse* chez les personnes atteintes de maladie de Parkinson. Cependant, ce ralentissement est nettement accentué lorsque la complexité de la tâche augmente (par exemple, lorsque la prise de décision est conditionnelle à plusieurs dimensions du stimulus). Le fait que le temps de réponse soit influencé de façon proportionnelle par la complexité de la tâche, alors que les caractéristiques perceptives du stimulus et le mode de réponse sont constants, suggère que la maladie de Parkinson entraîne un *retard des processus d'identification des caractéristiques du stimulus et de prise de décision. Ce ralentissement est présent dès les stades précoces de la maladie, retentit globalement sur les processus cognitifs et s'aggrave progressivement.*

Cognition sociale

Les troubles de la cognition sociale et des émotions font référence à des altérations dans la capacité à comprendre, interpréter et réagir aux signaux sociaux ainsi qu'à des changements dans l'expression et la régulation des émotions. Chez les personnes vivant avec la maladie de Parkinson, les troubles de la cognition sociale peuvent se manifester par des difficultés à interpréter les expressions faciales ou vocales, à reconnaître les émotions chez autrui et à comprendre les indices sociaux subtils. Elles peuvent éprouver des changements dans la régulation émotionnelle et le sentiment subjectif et présenter des symptômes d'alexithymie (c'est-à-dire une difficulté ou une incapacité à identifier et à exprimer les émotions de manière adéquate). Les fluctuations des niveaux de dopamine, liées à la maladie, peuvent jouer un rôle dans ces altérations émotionnelles et l'implication de la boucle cortico-sous-corticale limbique a été soulignée pour expliquer ces troubles (pour une revue, voir [8]). Ces difficultés émotionnelles et de cognition sociale peuvent être présentes à un stade très précoce de la maladie et des manifestations affectivo-comportementales peuvent même être observées avant l'apparition d'autres troubles cognitifs [9]. Des fluctuations de l'humeur peuvent survenir, avec des périodes de tristesse, d'irritabilité ou d'euphorie. Les résultats hétérogènes rapportés dans la littérature plaident en faveur de l'existence de phénotypes cliniques distincts. Une variable discriminante semblerait être la latéralisation motrice de la maladie puisque les personnes dont les premiers symptômes moteurs sont apparus dans l'hémicorps droit semblent présenter des capacités de reconnaissance des émotions intactes contrairement aux personnes avec un côté de début moteur gauche [10].

Au total, le retentissement de ces troubles cognitifs sur la vie quotidienne est très variable d'une personne à l'autre. S'ils ne gênent en général que faiblement un individu au mode de vie très routinier, ils pourront constituer une entrave importante au maintien d'une vie professionnelle exigeante demandant une adaptation permanente, allant parfois jusqu'à la nécessité d'un aménagement du poste de travail. Leur mise en évidence lors d'un bilan neurocognitif est importante à plusieurs titres. Ce sera l'occasion de quantifier ce handicap cognitif, d'en estimer la portée dans la vie quotidienne mais aussi d'y sensibiliser les malades et leur entourage. En effet, le lien entre les troubles moteurs qui amènent à consulter et ce vécu d'une perte de rendement intellectuel n'est pas automatique. C'est aussi un moyen de repérer rapidement des atypies ou des éléments de mauvais pronostic nécessitant une surveillance régulière. Enfin, les résultats du bilan neurocognitif prendront en compte l'influence d'autres facteurs tels que la dépression, l'anxiété, l'apathie, l'hypotension orthostatique qui aggravent les symptômes cognitifs ainsi que les fluctuations motrices et non motrices, certains traitements comme les anticholinergiques et bien sûr les pathologies associées, notamment les troubles vasculaires, métaboliques ou autres qui peuvent dégrader la cognition.

Avec l'évolution de la maladie, les troubles cognitifs vont progressivement s'aggraver. Leur sévérité plus importante avec l'âge ou en cas de début tardif de la maladie de Parkinson appelle à une vigilance particulière, compte tenu du risque de troubles cognitifs sévères chez cette catégorie de personnes.

Physiopathologie des troubles cognitifs

D'un point de vue neuropathologique, le principal facteur contribuant au déclin cognitif dans la maladie de Parkinson est la présence d'agrégats d'alphasynucléine mal conformée et de corps de Lewy, notamment au niveau cortical. Toutefois, d'autres types de lésions sont aussi incriminés, notamment les plaques amyloïdes et les dégénérescences neurofibrillaires, caractéristiques de la maladie d'Alzheimer, ainsi que l'angiopathie amyloïde [11]. Les dysfonctionnements induits par ces processus vont se répercuter de façon inégale sur les principaux systèmes de neurotransmission. Ainsi, la dégénérescence nigro-striée va entraîner une perte progressive de transmission dopaminergique au sein des noyaux gris centraux, selon un gradient dorso-ventral, touchant de façon inégale les différentes boucles cortico-striato-thalamo-corticales. Parallèlement, se développent aussi des déficits de la transmission dopaminergique mésocorticale et mésolimbique. D'autres noyaux sont aussi touchés comme le *locus cœruleus*, les noyaux dorsaux du raphé et le noyau basal de Meynert, entraînant une altération de la transmission noradrénergique, sérotoninergique et cholinergique, respectivement. L'ensemble de ces anomalies va retentir sur les systèmes cognitifs, ce qui, associé aux différences interindividuelles, explique probablement l'hétérogénéité des profils cognitifs rencontrés dans la maladie de Parkinson. Au début de la maladie, c'est probablement le *dysfonctionnement de la voie associative nigro-striato-thalamo-corticale reliant le striatum aux régions associatives du cortex préfrontal*, qui explique les difficultés attentionnelles et exécutives, observées chez un certain nombre de patients. L'origine dopaminergique de ces troubles et les conséquences cognitives des traitements dopaminergiques restent cependant débattues. Selon Cools et Robbins [12], les effets apparemment discordants de la L-dopa selon le type de tâche refléteraient la progression dorso-ventrale de la déplétion dopaminergique striatale. En effet, en début de maladie, seule la région dorsale du striatum serait touchée, la région ventrale serait concernée progressivement à mesure que la maladie évoluerait. Or, les régions dorsales et ventrales du striatum sont respectivement interconnectées aux régions dorsales et ventrales du cortex préfrontal latéral dont l'implication cognitive diffère puisque les premières sous-tendent la mémoire de travail, la planification, l'alternance rapide entre routines comportementales, alors que les secondes seraient impliquées dans l'adaptation progressive au contexte et l'apprentissage par renforcement. En comparant des personnes en début d'évolution avec et sans L-dopa, on observe que la prise du traitement entraîne une amélioration des performances au premier groupe d'épreuves mais une dégradation au second. Le traitement dopaminergique viendrait ainsi restaurer la neurotransmission au sein des circuits dorsaux mais entraînerait un surdosage au sein des circuits ventraux moins touchés. Cette hypothèse de surdosage dopaminergique peut aussi rendre compte des modifications de sensibilité au renforcement, de troubles émotionnels et de l'augmentation de l'impulsivité, observées chez les personnes atteintes de maladie de Parkinson traitées, via un effet sur la voie dopaminergique mésolimbique qui projette de l'aire tegmentale ventrale vers le striatum ventral et l'amygdale. Le traitement entraînerait une augmentation globale de stimulation dopaminergique tonique qui estomperait les décharges phasiques nécessaires à la prise en compte des *feedbacks* pour corriger les erreurs.

Enfin, la voie mésocorticale, est également à prendre en compte pour comprendre l'implication du système dopaminergique dans l'expression des troubles cognitifs des personnes vivant avec la maladie de Parkinson. En effet, en tout début de maladie de Parkinson, il existe une suractivation compensatrice au niveau de la voie dopaminergique mésocorticale, capable de masquer les déficits d'origine nigro-striée. Avec l'évolution, cette voie sera touchée à son tour par la déplétion dopaminergique et contribuera à l'aggravation des troubles cognitifs aux stades plus avancés de la maladie.

Évaluer l'état cognitif dans la maladie de Parkinson

La nécessité de disposer d'une procédure de référence, standardisée, pour évaluer les fonctions cognitives dans la maladie de Parkinson est apparue à la suite de la publication par un groupe de travail de la *Movement Disorders Society* de critères pour dépister les troubles cognitifs légers (voir ci-après). Il s'est rapidement dégagé un consensus autour du fait qu'en plus d'évaluer l'efficience cognitive globale, l'examen neurocognitif devait renseigner sur cinq grands domaines de la cognition : attention/mémoire de travail, mémoire épisodique, fonctions exécutives, fonctions visuospatiales et langage, et inclure deux tests par domaine [13]. En France, à l'initiative du réseau de recherche clinique NS-Park, un groupe d'experts s'est réuni et a proposé une procédure consensuelle d'évaluation [14]. Cette procédure suit les recommandations internationales. Elle est présentée dans le tableau 8.1. Cette évaluation des fonctions cognitives doit systématiquement s'accompagner d'une évaluation psycho-comportementale que nous n'évoquerons pas ici puisqu'elle est abordée dans le chapitre 9.

Le principal écueil aujourd'hui est de disposer pour chacun de ces tests de données normatives solides, tenant compte de l'âge, du sexe et du niveau socio-culturel du sujet. Comme l'a montré une large étude internationale, les normes utilisées sont très variables d'un centre à l'autre, selon les caractéristiques de la population utilisée pour les établir [15]. Cela conduit souvent à sur- ou sous-estimer les déficits. Or, pour améliorer la prise en charge des troubles cognitifs par un dépistage précoce et progresser dans le développement de thérapeutiques, il est indispensable de disposer d'une procédure d'évaluation sensible au déclin, qui puisse être administrée en pratique courante mais aussi dans le cadre d'essais internationaux multisites.

Maladie de Parkinson et trouble cognitif léger

Une assez large proportion de personnes vivant avec la maladie de Parkinson présente des troubles cognitifs, d'expression plus ou moins marquée, dont le retentissement est variable. Peut-on pour autant parler de trouble cognitif léger ou *Mild Cognitive Impairment* (MCI) ? Si oui, le risque de troubles cognitifs sévères est-il accru chez les personnes concernées ? Le concept de MCI fut initialement développé pour désigner un état transitoire entre une diminution des capacités cognitives liée à un vieillissement normal et une diminution liée à un processus pathologique de type maladie d'Alzheimer. Par la suite, ce concept fut adapté à la maladie de Parkinson pour désigner les déficits cognitifs qui, bien que significatifs, ne répondent pas aux critères diagnostiques de démence de la maladie de Parkinson. En réponse à l'utilisation de définitions assez variables pour opérationnaliser le concept de MCI dans la maladie de Parkinson, un groupe de travail de la *Movement Disorders Society* a conduit une revue systématique des études sur ce sujet et proposé des critères de diagnostic de MCI adaptés à la maladie de Parkinson (*Parkinson's Disease-Mild Cognitive Impairment* ou PD-MCI) [16].

Selon ces critères, on évoquera le diagnostic de PD-MCI dans un contexte de maladie

Tableau 8.1. Procédure consensuelle francophone d'évaluation des fonctions cognitives dans la maladie de Parkinson [14].

Efficience cognitive globale	
Montreal Cognitive Assessment (MoCA)	Test de dépistage rapide du déclin cognitif. Il fournit un score sur 30, Des scores seuils ont été proposés dans la littérature pour déterminer le caractère normal ou déficitaire de l'état cognitif du sujet évalué. L'épreuve est disponible sur le site *https://mocacognition.com* Son utilisation nécessite une autorisation délivrée après un court entraînement en ligne et l'obtention d'une certification.
Attention et mémoire de travail	
Symbol Digit Modalities Test (oral)	Test de vitesse de traitement de l'information et d'attention soutenue. Le sujet doit associer des symboles à des nombres en suivant une clé de codage. On mesure le nombre de symboles correctement transcodés en 90 s. La version orale est utilisée pour limiter l'implication motrice.
Rappel de séries de chiffres en ordre direct et inverse	Test de mémoire de travail. C'est la version de la Wechsler for Adults Intelligence Scale-version 4 (WAIS-IV) qui a été choisie. Le sujet doit rappeler des séries de chiffres de taille croissante en ordre direct ou en ordre inverse. Il y a deux séries par taille et on s'arrête lorsque le sujet échoue aux deux séries d'une même taille.
Mémoire épisodique	
Rappel libre/rappel indicé à 16 items	Test de mémoire épisodique verbale. Cette procédure contrôle l'encodage des mots à mémoriser dont chacun est associé à un indice sémantique spécifique. Après la phase d'apprentissage, le sujet est invité à rappeler librement les mots dont il se souvient. Ce rappel libre est suivi d'un rappel indicé au cours duquel l'examinateur fournit les indices sémantiques des items manquants. L'épreuve comporte trois essais successifs de rappel libre et indicé. Après un délai de 20 min, on procède à un nouveau rappel.
10/36	Test de mémoire épisodique visuelle. Le sujet mémorise pendant un temps bref la localisation de dix pastilles sur une grille de 6 $\times$ 6 cases. Il est ensuite invité à rappeler les localisations dont il se souvient. L'épreuve comporte trois essais successifs de rappel immédiat et un rappel différé à 7 min.
Fonctions exécutives	
Trail Making Test (version orale)	Test évaluant la flexibilité cognitive. Après avoir récité l'alphabet et compté de 1 à 26, le sujet est invité à citer alternativement une lettre et un nombre en respectant l'ordre des lettres et des nombres (A-1, B-2...). On l'arrête après 26 items. Chaque phase du test est chronométrée et on calcule le coût occasionné par l'alternance comparativement à la récitation des séries automatiques. La version orale est utilisée pour limiter l'implication motrice.
Test de Stroop (version Delis-Kaplan)	Test évaluant les capacités de résistance à l'interférence. Il comprend quatre phases de 50 items chacune : désignation de la couleur de carrés, lecture de noms de couleur écrits en noir, dénomination de la couleur des mots « vert », « rouge » ou « bleu » écrits dans une couleur différente de celle qu'ils désignent, alternance entre la dénomination de la couleur et la lecture de mots. À chaque phase, on note le temps et le nombre d'erreurs.
Fonctions visuospatiales	
Benton judgment of line orientation	Test de perception visuospatiale. Le sujet doit déterminer la position spatiale par deux lignes par rapport à un repère. L'épreuve n'implique aucune participation motrice et n'est pas chronométrée. Une version abrégée à 15 items est utilisée.
Dessin et copie d'une horloge	Test d'évaluation des capacités visuoconstructives. Le sujet est invité à dessiner une horloge qui indique 1 h 45. Ensuite, on lui fournit un modèle d'horloge qu'il doit recopier. La comparaison des deux phases permet de déterminer si les troubles sont réellement visuoconstructifs ou en lien avec un syndrome dysexécutif. La cotation est standardisée.
Capacités langagières	
Fluence verbale	Test d'initiation verbale. On demande au sujet d'évoquer le plus possible de noms d'animaux en 60 s. Cette évocation à partir d'un indice sémantique est complétée par l'épreuve de fluence verbale de la MoCA où le sujet doit évoquer le plus possible de mots commençant par la lettre « F » en 60 s.
New Boston Naming Test (version abrégée)	Test de mémoire sémantique. On présente au sujet une série de dessins d'objets qu'il est invité à nommer. Une version abrégée à 15 items est utilisée.

de Parkinson établie, lorsqu'un patient ou son entourage évoquent un déclin cognitif ou que celui-ci est cliniquement constaté, avec des déficits objectivés lors d'une évaluation cognitive et sans retentissement significatif sur l'autonomie fonctionnelle. Deux niveaux de précision du diagnostic sont proposés. Le constat des déficits cognitifs établi sur la performance à une échelle globale comme la *Montreal Cognitive Assessment* (MoCA) ou une batterie courte (i.e., moins de deux tests par domaine cognitif, ou moins de cinq domaines cognitifs évalués) explorant les principaux domaines cognitifs (voir ci-dessus) permettra le diagnostic de PD-MCI probable (niveau I). L'utilisation d'une batterie approfondie incluant au moins deux tests par domaine cognitif permettra un diagnostic de PD-MCI plus fiable (niveau II). Ce diagnostic requiert une performance inférieure aux normes d'au moins 1,5 écart type, à au moins deux tests d'un même domaine cognitif ou de domaines cognitifs différents. Seule cette dernière procédure permet de distinguer différents sous-types de PD-MCI selon la nature et le nombre de domaines cognitifs altérés. Depuis leur publication, plusieurs études ont appliqué ces critères diagnostiques. Ces études, principalement transversales, ont rapporté des taux de prévalence instantanée allant de 9 à 47 % pour le niveau I et de 20 à 65 % pour le niveau II (voir [17] pour une revue). Une méta-analyse de 41 études utilisant les critères ci-dessus pour établir le diagnostic de PD-MCI a rapporté une prévalence de 40 %, estimation qui n'était pas significativement affectée par le niveau de précision du diagnostic [18]. Plusieurs facteurs peuvent expliquer en partie l'hétérogénéité des taux de prévalence rapportés tels que les caractéristiques démographiques et cliniques des patients recrutés, les tests utilisés ou le seuil appliqué pour considérer que les performances sont déficitaires (1,5 ou 2 écarts types). De plus, des études longitudinales confortent l'hypothèse que *le trouble cognitif léger prédispose à la démence de la maladie de Parkinson*. Ainsi, une méta-analyse incluant 39 études (dont 27 utilisant les critères diagnostiques de la *Movement Disorder Society*) a rapporté un taux moyen de conversion de PD-MCI vers la démence de 31 %, les taux augmentant avec la durée du suivi [19]. Ces données soulignent la nécessité de porter une attention particulière aux personnes présentant un PD-MCI. À noter qu'un taux moyen de réversion de PD-MCI à l'absence de troubles cognitifs significatifs de 24 % était également rapporté, soulignant le caractère transitoire, voire fluctuant, du PD-MCI. Le taux moyen de réversion était significativement plus élevé dans les études utilisant les critères diagnostiques de PD-MCI de niveau I comparativement au niveau II, en accord avec un niveau de fiabilité du diagnostic moindre associé aux critères de niveau I [19].

La figure 8.1 représente de façon schématique les différents types d'états cognitifs rencontrés dans la maladie de Parkinson et leur potentielle évolution.

Par ailleurs, quels que soient les critères utilisés, il est évident que les déficits cognitifs observés chez les patients PD-MCI sont hétérogènes, à la fois en termes de survenue, d'expression clinique, de sévérité et d'évolution [20]. Les critères de la *Movement Disorder Society* pour le diagnostic de PD-MCI fournissent des recommandations pour l'identification de sous-types sur la base du nombre de domaines cognitifs altérés, distinguant « PD-MCI domaine unique » et « PD-MCI domaines multiples » [16]. Malgré des données divergentes, il semble que le sous-type « domaines multiples » soit plus fréquent, avec une prévalence estimée à 31 %, comparativement au sous-type « domaine unique » dont la prévalence est estimée à 6 % [18].

Outre le nombre de domaines cognitifs altérés, la nature des domaines cognitifs touchés est également essentielle à considérer. Deux grandes approches peuvent être distinguées pour déterminer les domaines cognitifs altérés dans le PD-MCI : une approche basée sur des hypothèses *a priori* et une approche guidée par les données, sans hypothèse *a priori*. La première consiste à déterminer des sous-types cognitifs sur la base d'hypothèses théoriques *a priori*. Ainsi, la majorité des études ayant identifié des sous-types de PD-MCI en fonction des domaines cognitifs altérés a utilisé une dichotomie entre amnésique (i.e. incluant au moins des déficits mnésiques) versus non amnésique (i.e. n'incluant pas de déficits mnésiques), très certainement influencée par le développement initial du concept de MCI dans le cadre de la maladie d'Alzheimer. Si certaines études ont rapporté le sous-type non amnésique comme étant le plus fréquent chez les patients PD-MCI, les données sont divergentes. L'identification de sous-types centrée sur la présence ou absence de déficits mnésiques ne semble pas la plus pertinente pour capter l'hétérogénéité des troubles cognitifs dans la maladie de Parkinson. De plus, si les déficits mnésiques ont été associés à un risque accru d'évolution vers des troubles cognitifs sévères, d'autres domaines cognitifs l'ont été également tels que les fonctions visuospatiales et les capacités sémantiques.

Sur la base du suivi prospectif, à partir du diagnostic, d'une cohorte de 142 personnes atteintes de maladie de Parkinson, un modèle intitulé « l'hypothèse du double syndrome » a été proposé, suggérant l'existence de deux sous-types cognitifs majeurs dans le PD-MCI :

- un sous-type dit « fronto-striatal », caractérisé essentiellement par des troubles de l'attention, de la mémoire de travail et des fonctions exécutives reflétant le dysfonctionnement dopaminergique fronto-striatal, et modulé par le génotype de la COMT (catéchol-O-méthyltransférase) ;
- un sous-type dit « cortical postérieur », caractérisé précocement par des troubles mnésiques, visuospatiaux et/ou langagiers suggérant un dysfonctionnement des régions corticales postérieures et du lobe temporal, non dopaminergique, et influencé par le génotype de la MAPT (*Microtubule-Associated Protein Tau*) [21].

Le principal intérêt de ce modèle réside dans la valeur prognostique associée à chaque sous-type : le sous-type cortical postérieur a été associé à un risque accru d'évolution rapide vers la démence, tandis que le sous-type fronto-striatal a été associé à une évolution plus progressive [21]. Si ce modèle semble pertinent pour capter l'hétérogénéité des troubles cognitifs légers dans la maladie de Parkinson, des études, notamment longitudinales, sont encore nécessaires pour valider sa pertinence clinique et confirmer son potentiel prédictif quant au risque d'évolution vers la démence.

L'approche guidée par les données consiste à identifier des sous-types cognitifs sur la base des performances aux tests neuropsychologiques via des méthodes statistiques telles que le clustering. L'utilisation de cette approche sur des données cognitives recueillies sur un large échantillon de personnes présentant une maladie de Parkinson retrouve une hétérogénéité en termes de sévérité des troubles cognitifs mais sans identification de profils spécifiques [22].

De surcroît, comme indiqué dans le paragraphe concernant les troubles de la cognition sociale, l'asymétrie des symptômes moteurs serait un facteur à considérer pour discriminer des profils, notamment cognitifs, distincts chez les personnes vivant avec la maladie de Parkinson. Le récent modèle *alpha-Synuclein Origin and Connectome Model* de Borghammer [23] propose de distinguer deux phénotypes de maladie de Parkinson en fonction du site d'apparition des premiers agrégats d'alpha-synucléine mal conformée. Le phénotype dit *brain-first* se caractériserait par l'apparition de lésions au niveau du bulbe olfactif et des régions temporales médianes, serait associé à peu de signes prodromaux et à une dénervation dopaminergique asymétrique conduisant à des symptômes moteurs latéralisés. La progression de la maladie serait plus lente et le déclin cognitif moindre. Dans le phénotype dit *body-first*, le processus pathologique débuterait dans le système nerveux entérique avant de se propager vers le noyau dorsal du vague et ensuite la substance noire. Ce phénotype se caractérise par l'apparition prodromale d'une dysautonomie et de troubles du comportement en sommeil paradoxal ainsi qu'une déplétion dopaminergique plus symétrique conduisant à des symptômes moteurs symétriques. Il serait associé à une progression rapide de la maladie et un déclin cognitif. Une étude post-mortem récente suggère qu'un début symétrique de la maladie augmente le risque de développer des troubles cognitifs sévères, notamment la démence à corps de Lewy [24].

Maladie de Parkinson et trouble cognitif sévère

L'état cognitif des personnes vivant avec la maladie de Parkinson peut parfois s'aggraver significativement en quelques mois, ce qui conduit la personne mais surtout ses proches à signaler ce changement. L'examen neurocognitif peut alors dévoiler des troubles cognitifs sévères, entraînant une perte d'autonomie pour les principaux actes de la vie quotidienne. On assiste la plupart du temps à une *majoration du ralentissement cognitif ainsi qu'une aggravation notable des troubles attentionnels, exécutifs, mnésiques et visuospatiaux*. Les fonctions instrumentales sont relativement préservées, même s'il est possible d'observer des signes d'aphasie sémantique. L'altération de l'orientation dans le temps et l'espace est variable. Cet état cognitif est parfois *fluctuant*, le patient alternant entre des périodes de quasi-normalité et des périodes où sa conduite manque d'adaptation aux exigences de la vie quotidienne. S'il est possible d'observer ces fluctuations au cours de l'examen neurocognitif, c'est souvent l'entourage qui décrit des « lacunes » attentionnelles correspondant à des périodes où le patient semble déconnecté de la réalité alternant avec des périodes de normalité. Ces lacunes surviennent en général dans un contexte de vigilance altérée. Certains malades manifestent en effet une somnolence diurne excessive, s'accompagnant d'une confusion passagère au réveil suivie d'un retour progressif à la normale. À la différence des variations de l'état cognitif que l'on retrouve dans la plupart des démences (les jours avec et les jours sans), il s'agit ici de fluctuations rapides (d'une heure à l'autre ou parfois plus rapides) qui frappent par l'ampleur de la différence entre le meilleur et le pire état de la personne. La principale difficulté à l'heure actuelle réside en l'absence de critères établis d'opérationnalisation du concept de fluctuations et de moyens consensuels pour les identifier et les quantifier. L'usage d'agendas ou de questionnaires destinés aux proches aidants est recommandé [25].

Cette aggravation de l'état cognitif s'accompagne le plus souvent de l'apparition ou de l'aggravation de *troubles du comportement*. Il s'agit d'hallucinations majoritairement visuelles, mais parfois multimodales. Elles sont récurrentes et détaillées. Leur apparition est favorisée par les épisodes confusionnels associés à la somnolence diurne excessive. Elles peuvent s'associer à des idées délirantes, le plus souvent sur des thématiques de persécution, d'escroquerie ou de jalousie. Les manifestations anxio-dépressives ne sont pas rares. *Les troubles du sommeil sont très fréquents*. Il s'agit en général de cauchemars, de confusion au réveil, de comportements anormaux souvent symptomatiques d'un trouble du comportement en sommeil paradoxal. À noter que les troubles du comportement en sommeil paradoxal font partie des marqueurs prodromaux de la maladie de Parkinson [26] et de la démence à corps de Lewy [27] et constituent un facteur de risque d'évolution cognitive défavorable. L'apathie particulièrement invalidante et mal tolérée par l'entourage est également fréquente et majore les conséquences du déclin cognitif. Elle peut dans certains cas être annonciatrice du déclin cognitif [28].

Le délai d'apparition de ces troubles cognitifs sévères est variable. Ils peuvent être concomitants voire précéder l'apparition des symptômes moteurs - on parle alors de démence à corps de Lewy [29] – ou survenir après une ou plusieurs années d'évolution des autres symptômes de la maladie – on parle alors de démence de la maladie de Parkinson [30].

Il existe actuellement un vif débat pour déterminer s'il s'agit de sous-types d'une seule et même pathologie ou si ce sont deux pathologies différentes [31]. En effet, il s'agit dans les deux cas de synucléinopathies dont les tableaux cognitifs se chevauchent et sont bien difficiles à distinguer à la phase d'état. De plus, les phases prodromales de ces deux entités sont très proches également, caractérisées par des déficits cognitifs, des manifestations psychiatriques, des troubles du comportement en sommeil paradoxal, une perte d'olfaction et des troubles du système nerveux autonome. Leur séparation est essentiellement basée sur la règle arbitraire du délai d'un an entre l'apparition du syndrome parkinsonien et des troubles cognitifs sévères. La dernière mise à jour des critères de diagnostic de la maladie de Parkinson [32] stipule d'ailleurs que l'existence d'une démence au moment du diagnostic ne doit pas faire écarter le diagnostic de maladie de Parkinson. Il est même proposé de requalifier le diagnostic de démence à corps de Lewy de « sous-type démence à corps de Lewy de la maladie de Parkinson ». Les vulnérabilités génétiques sont les mêmes dans les deux pathologies. Par ailleurs, en plus de la baisse significative du transporteur de la dopamine retrouvée chez la majorité des personnes atteintes de démence à corps de Lewy et de maladie de Parkinson lors d'une tomographie par émission monophotonique (DATscan positif), les tests d'amplification des fibrilles d'alpha-synucléine (*Seed Amplification Assay*, SAA), un autre biomarqueur in vivo retrouvé dans le liquide cérébrospinal, la peau ou le sang, sont aussi très largement positifs dans les deux cas [33]. Ces éléments plaident en faveur d'une pathologie unique dont la terminologie ne fait pas encore consensus actuellement. Les bases biologiques seraient donc identiques mais le spectre clinique assez large, selon la nature et le moment d'apparition des symptômes moteurs, cognitifs, psychiatriques ou des autres symptômes non moteurs.

Traitements des troubles cognitifs

La prise en charge des troubles cognitifs associés à la maladie de Parkinson reste très limitée. En dehors du fait qu'une stimulation dopaminergique suffisante et stable est indispensable pour soulager les patients des manifestations cognitives et émotionnelles liées à la dénervation nigro-striée et/ou méso-cortico-limbique, aucun traitement pharmacologique n'a pour l'instant montré son efficacité sur les troubles cognitifs légers. Les interventions cognitives suscitent de l'intérêt mais les résultats sont mitigés. Si une première méta-analyse [34] concluait à une amélioration modeste mais significative de la mémoire de travail, des fonctions exécutives et de la vitesse de traitement de l'information, une autre plus récente [35] concluait à une absence d'effet. Bien que ces interventions soient généralement bien acceptées par les patients et n'entraînent pas d'effets indésirables, il n'existe pas de transfert dans la vie quotidienne. C'est pourquoi il semble primordial de se tourner vers une réhabilitation cognitive, adaptée aux déficits propres du patient, mais dont la démonstration d'efficacité reste à faire et nécessite probablement le recours à des méthodes qualitatives.

L'activité physique semble améliorer l'état cognitif des personnes vivant avec la maladie de Parkinson. Une récente méta-analyse portant sur plus d'une vingtaine études contrôlées, randomisées conclut à un bénéfice sur l'efficience globale et les fonctions exécutives des programmes d'exercices combinés, d'intensité légère à modérée, pratiqués régulièrement pendant au moins 60 minutes [36]. D'autres approches non pharmacologiques (stimulation transcrânienne, ultrasons, etc.) ont été testées mais n'ont pas fait preuve d'efficacité pour l'instant [37].

En cas de troubles cognitifs sévères, il est aujourd'hui licite de proposer un traitement par *inhibiteurs de l'acétylcholinestérase* et ce, malgré le déremboursement en 2018 par l'Assurance maladie de ces traitements. En effet, une étude en double aveugle contre placebo sur un large échantillon de personnes vivant avec la maladie de Parkinson associée à une démence a démontré que la rivastigmine, administrée à la dose moyenne de 8,6 mg/j, améliorait de façon significative l'efficience cognitive et les troubles du comportement, notamment en réduisant les hallucinations. Une analyse plus spécifique révélait que cette amélioration globale de l'état cognitif après 24 semaines de traitement était essentiellement liée à une réduction des troubles attentionnels, visuospatiaux et exécutifs chez les personnes traitées, alors que le déclin cognitif progressif se poursuivait chez les personnes recevant un placebo [38]. Ces résultats qui complétaient ceux d'études menées en ouvert, sur des échantillons plus restreints, ont été confirmés ultérieurement par d'autres essais contrôlés ainsi que dans une méta-analyse [39]. Les résultats de cette méta-analyse montraient une amélioration de l'efficience globale mais aussi un bénéfice sur les principaux domaines cognitifs, notamment l'attention et les fonctions exécutives. Bien que le risque de complications cardiovasculaires soit extrêmement faible, un contrôle de la fonction cardiaque est recommandé avant l'instauration du traitement. Les effets indésirables sont essentiellement de nature digestive (nausées, vomissements), généralement transitoires et la prescription conjointe d'un antiémétisant permet de les atténuer. L'aggravation des signes extrapyramidaux est rare. La prescription *per os* sera progressive par paliers d'augmentation tous les mois à adapter en fonction de la tolérance : 1,5 mg 2 × /j, puis 3 mg 2 × /j, puis 4,5 mg 2 × /j, enfin le dernier mois 6 mg ×x/j. La disponibilité d'un dispositif transdermique permet de réduire les effets secondaires et de maintenir durablement la dose thérapeutique efficace (4,6 mg/j pendant 1 mois puis 9,5 mg/j les jours suivants). La prescription de la forme transdermique est cependant hors autorisation de mise sur le marché, puisqu'elle ne concerne que la maladie d'Alzheimer. Compte tenu des bénéfices obtenus, l'arrêt du traitement ne doit être qu'exceptionnel. En effet, l'interruption brutale même transitoire du traitement est généralement préjudiciable, entraînant une aggravation brutale du déclin cognitif et des troubles du comportement aussi bien dans la démence de la maladie de Parkinson que la démence à corps de Lewy.

En cas d'hallucinations, leur contrôle par un ajustement du traitement dopaminergique ou la prescription de rivastigmine, voire de clozapine, permet en général une légère amélioration de l'état cognitif via un effet sur les capacités attentionnelles. L'hypotension orthostatique doit aussi être prise en charge en raison de son effet délétère sur l'état cognitif.

Enfin, il faut être attentif à éviter toute iatrogénie susceptible d'aggraver les troubles cognitifs. Les anticholinergiques, quelle qu'en soit l'indication, sont à proscrire en cas de troubles cognitifs. De même, les psychotropes de type benzodiazépines, doivent être réduits au maximum.

Conclusion

La fréquence des troubles cognitifs associés à la maladie de Parkinson n'est pas négligeable puisqu'elle concerne à des degrés divers plus de 50 % des personnes vivant avec cette maladie. Elle augmente nettement avec l'âge, lorsque la maladie débute tardivement et quand les troubles moteurs s'aggravent. Ces troubles sont spécifiques et ne peuvent être évalués au cours d'un simple examen clinique. Ils requièrent l'utilisation d'instruments adaptés et donc l'expertise de praticiens formés à la neuropsychologie et habitués à leur utilisation et interprétation. La mise en évidence et l'évaluation de la sévérité de ces troubles sont fondamentales et constitueront probablement un enjeu de plus en plus important en raison de la disponibilité de substances ou de prises en charge agissant de façon bénéfique sur les fonctions cognitives. Une prise en charge précoce des conséquences cognitives de la maladie de Parkinson a bien évidemment un effet bénéfique sur l'état général et la qualité de vie des personnes qui en souffrent mais elle permet aussi de réduire le fardeau des proches et de retarder un placement en institution. L'examen neurocognitif a donc toute sa place dans la prise en charge pluridisciplinaire des personnes vivant avec la maladie de Parkinson. Il contribue à la personnalisation des soins dans une démarche de médecine de précision.

Références

[1] Aarsland D, Batzu L, Halliday GM, et al. Parkinson disease-associated cognitive impairment. Nat Rev Dis Prim 2021;7:47. https://doi.org/10.1038/s41572-021-00280-3.

[2] Tan MMX, Lawton MA, Jabbari E, et al. Genome-Wide Association Studies of Cognitive and Motor Progression in Parkinson's Disease. Mov Disord 2021;36:424–33. https://doi.org/10.1002/mds.28342.

[3] Williams-Gray CH, Mason SL, Evans JR, et al. The CamPaIGN study of Parkinson's disease: 10-year outlook in an incident population-based cohort. J Neurol Neurosurg Psychiatry 2013;84:1258–64. https://doi.org/10.1136/jnnp-2013-305277.

[4] Frank MJ, Samanta J, Moustafa AA, Sherman SJ. Hold your horses: impulsivity, deep brain stimulation, and medication in parkinsonism. Science 2007;318:1309–12. https://doi.org/10.1126/science.1146157.

[5] Heron CL, Plant O, Manohar S, et al. Distinct effects of apathy and dopamine on effort-based decision-making in Parkinson's disease. Brain: A Journal of Neurology 2018;141:1455–69. https://doi.org/10.1093/brain/awy110.

[6] Weil RS, Schrag AE, Warren JD, et al. Visual dysfunction in Parkinson's disease. Brain: A Journal of Neurology 2019;139:2827–43. https://doi.org/10.1093/brain/aww175.

[7] Garcia-Diaz AI, Segura B, Baggio HC, et al. Cortical thinning correlates of changes in visuospatial and visuoperceptual performance in Parkinson's disease: A

4-year follow-up. Parkinsonism & Related Disorders 2018;46:62–8.https://doi.org/10.1016/j.parkreldis.2017.11.003.

[8] Péron J, Dondaine T, Jeune FL, et al. Emotional processing in Parkinson's disease: a systematic review. Mov Disord 2012;27:186–99. https://doi.org/10.1002/mds.24025.

[9] Czernecki V, Benchetrit E, Houot M, et al. Social cognitive impairment in early Parkinson's disease: A novel "mild impairment"? Park Relat Disord 2021;85:117–21. https://doi.org/10.1016/j.parkreldis.2021.02.023.

[10] Stirnimann N, N'Diaye K, Jeune FL, et al. Hemispheric specialization of the basal ganglia during vocal emotion decoding: Evidence from asymmetric Parkinson's disease and 18FDG PET. Neuropsychologia 2018;119:1–11. https://doi.org/10.1016/j.neuropsychologia.2018.07.023.

[11] Jellinger KA. Morphological basis of Parkinson disease-associated cognitive impairment: an update. J Neural Transm 2022;129:977–99. https://doi.org/10.1007/s00702-022-02522-4.

[12] Cools R, Robbins TW. Chemistry of the adaptive mind. Philosophical Transactions. Series A, Mathematical, Physical, and Engineering. Sciences 2004;362:2871–88. https://doi.org/10.1098/rsta.2004.1468.

[13] Goldman JG, Holden S, Ouyang B, et al. Diagnosing PD-MCI by MDS Task Force criteria: how many and which neuropsychological tests? Mov Disord 2015;30:402–6. https://doi.org/10.1002/mds.26084.

[14] Dujardin K, Auzou N, Lhommée E, et al. Network, French consensus procedure for assessing cognitive function in Parkinson's disease. Rev Neurol 2016;172:696–702. https://doi.org/10.1016/j.neurol.2016.05.001.

[15] Hoogland J, van Wanrooij LL, Boel JA, et al. Validation-of-Mild-Cognitive-Impairment-in-Parkinson-Disease," Detecting Mild Cognitive Deficits in Parkinson's Disease: Comparison of Neuropsychological Tests. Mov Disord 2018;33:1750–9. https://doi.org/10.1002/mds.110.

[16] Litvan I, Goldman JG, Tröster AI, et al. Diagnostic criteria for mild cognitive impairment in Parkinson's disease: Movement Disorder Society Task Force guidelines. Mov Disord 2012;27:349–56. https://doi.org/10.1002/mds.24893.

[17] Goldman JG, Holden SK, Litvan I, et al. Evolution of diagnostic criteria and assessments for Parkinson's disease mild cognitive impairment. Mov Disord 2018;33:503–10. https://doi.org/10.1002/mds.27323.

[18] Baiano C, Barone P, Trojano L, Santangelo G. Prevalence and Clinical Aspects of Mild Cognitive Impairment in Parkinson's Disease: A Meta-Analysis. Movement Disord 2020;35:45–54. https://doi.org/10.1002/mds.27902.

[19] Saredakis D, Collins-Praino LE, Gutteridge DS, et al. Conversion to MCI and dementia in Parkinson's disease: a systematic review and meta-analysis. Park Relat Disord 2019;65:20–31. https://doi.org/10.1016/j.parkreldis.2019.04.020.

[20] Kehagia AA, Barker RA, Robbins TW. Neuropsychological and clinical heterogeneity of cognitive impairment and dementia in patients with Parkinson's disease. Lancet Neurology 2010;9:1200–13. https://doi.org/10.1016/s1474-4422(10)70212-x.

[21] Kehagia AA, Barker RA, Robbins TW. Cognitive Impairment in Parkinson's Disease: The Dual Syndrome Hypothesis. Neurodegenerative Diseases 2013;11:79–92. https://doi.org/10.1159/000341998.

[22] Dujardin K, Leentjens AFG, Langlois C, et al. The spectrum of cognitive disorders in Parkinson's disease: a data-driven approach. Movement Disord 2013;28:183–9. https://doi.org/10.1002/mds.25311.

[23] Borghammer P. The α-Synuclein Origin and Connectome Model (SOC Model) of Parkinson's Disease: Explaining Motor Asymmetry, Non-Motor Phenotypes, and Cognitive Decline. J Park's Dis 2021;11:455–74. https://doi.org/10.3233/jpd-202481.

[24] Borghammer P, Just MK, Horsager J, et al. A postmortem study suggests a revision of the dual-hit hypothesis of Parkinson's disease. NPJ Park's Dis 2022;8:166. https://doi.org/10.1038/s41531-022-00436-2.

[25] Ferman TJ, Smith GE, Boeve BF, et al. DLB fluctuations: specific features that reliably differentiate DLB from AD and normal aging. Neurology 2004;62:181–7.

[26] Berg D, Postuma RB, Adler CH, et al. MDS research criteria for prodromal Parkinson's disease. Mov Disord 2015;30:1600–11. https://doi.org/10.1002/mds.26431.

[27] McKeith IG, Ferman TJ, Thomas AJ, et al. Tiraboschi, for the prodromal DDS Group. Research criteria for the diagnosis of prodromal dementia with Lewy bodies. Neurology 2020;94:743–55. https://doi.org/10.1212/wnl.0000000000009323.

[28] Dujardin K, Sockeel P, Delliaux M, et al. Apathy may herald cognitive decline and dementia in Parkinson's disease. Movement Disord 2009;24:2391–7. https://doi.org/10.1002/mds.22843.

[29] McKeith IG, Boeve BF, Dickson DW, et al. Diagnosis and management of dementia with Lewy bodies: Fourth consensus report of the DLB Consortium. Neurology 2017;89:88–100. https://doi.org/10.1212/wnl.0000000000004058.

[30] Emre M, Aarsland D, Brown R, et al. Clinical diagnostic criteria for dementia associated with Parkinson's disease. Mov Disord 2007;22:1689–707. https://doi.org/10.1002/mds.21507.
[31] Weintraub D. What's in a Name ? The Time Has Come to Unify Parkinson's Disease and Dementia with Lewy Bodies. Mov Disord 2023;38:1977–81. https://doi.org/10.1002/mds.29590.
[32] Postuma RB, Berg D, Stern M, et al. MDS clinical diagnostic criteria for Parkinson's disease. Mov Disord 2015;30:1591–601. https://doi.org/10.1002/mds.26424.
[33] Okuzumi A, Hatano T, Matsumoto G, et al. Propagative α-synuclein seeds as serum biomarkers for synucleinopathies. Nat Med 2023;29:1448–55. https://doi.org/10.1038/s41591-023-02358-9.
[34] Leung IHK, Walton CC, Hallock H, et al. Cognitive training in Parkinson disease: A systematic review and meta-analysis. Neurology 2015;85:1843–51. https://doi.org/10.1212/wnl.0000000000002145.
[35] Orgeta V, McDonald KR, Poliakoff E, et al. Cognitive training interventions for dementia and mild cognitive impairment in Parkinson's disease. Cochrane Database Syst Rev 2020;. CD011961. https://doi.org/10.1002/14651858.cd011961.pub2.
[36] Kim R, Lee TL, Lee H, et al. Effects of physical exercise interventions on cognitive function in Parkinson's disease: An updated systematic review and meta-analysis of randomized controlled trials. Park Relat Disord 2023;117:105–908. https://doi.org/10.1016/j.parkreldis.2023.105908.
[37] Sun C, Armstrong MJ. Treatment of Parkinson's Disease with Cognitive Impairment: Current Approaches and Future Directions. Behav Sci 2021;11:54. https://doi.org/10.3390/bs11040054.
[38] Emre M, Aarsland D, Albanese A, et al. Rivastigmine for dementia associated with Parkinson's disease. N Engl J Med 2004;351:2509–18. https://doi.org/10.1056/nejmoa041470.
[39] Meng YH, Wang PP, Song YX, Wang JH. Cholinesterase inhibitors and memantine for Parkinson's disease dementia and Lewy body dementia: A meta-analysis. Experimental and Therapeutic Medicine 2019;17:1611–24. https://doi.org/10.3892/etm.2018.7129.

Chapitre 9

Troubles psychiques et comportementaux

Jean-Luc Houeto[a], Ana-Raquel Marques[b]

[a]Centre Expert Parkinson, NS-Park/FCRIN Network, CHU de Limoges, Université de Limoges.
[b]Université de Clermont Auvergne, CNRS, IGCNC, Institut Pascal, CHRU Clermont-Ferrand, Centre Expert Parkinson, NS-PARK/FCRIN Network, Clermont-Ferrand.

L'expression neuropsychiatrique de la maladie de Parkinson a longtemps été méconnue, néanmoins, les symptômes neuropsychiatriques de la maladie de Parkinson sont fréquents et retentissent fortement sur la qualité de vie des patients et celle des aidants [1]. Ce chapitre a pour objectif de décrire les principaux d'entre eux ainsi que leur prise en charge.

Dépression

Séméiologie

Il n'y a pas de spécificité diagnostique de l'épisode dépressif majeur (EDM) dans la maladie de Parkinson. Selon le *Diagnostic and Statistical Manual of Mental Disorders, 5thedition* (DSM-V) [2], l'EDM repose sur la présence d'au moins un des deux symptômes primaires de la dépression : tristesse de l'humeur et perte d'intérêt/de plaisir. À ces critères primaires doivent s'associer au moins cinq symptômes secondaires parmi les suivants : modifications du poids (l'amaigrissement est le plus fréquent), modifications du sommeil (l'insomnie à type de réveil précoce est le plus fréquent), ralentissement psychomoteur, fatigue, anxiété, sentiment de culpabilité ou d'inutilité, perte de la capacité décisionnelle, trouble de la concentration et idées suicidaires. Le critère temporel est primordial pour le diagnostic : les symptômes doivent être présents tous les jours pendant au moins 2 semaines.

Le diagnostic de dépression dans la maladie de Parkinson est difficile du fait des chevauchements symptomatiques entre les symptômes dépressifs et ceux de la maladie de Parkinson. Par exemple, il peut être difficile de dissocier l'anhédonie (c'est-à-dire la perte de plaisir) dans la dépression de l'apathie (c'est-à-dire la perte d'intérêt). De même, amaigrissement, fatigue et troubles du sommeil peuvent être présents au cours de la maladie sans dépression associée. En pratique clinique, il est donc important de se centrer sur la tristesse de l'humeur et les distorsions cognitives dépressives (anxiété, sentiment de culpabilité et d'inutilité, autodévalorisation et idées suicidaires) [3]. De même, il faut savoir évoquer et rechercher une dépression devant un patient anxieux avec des préoccupations somatiques persistantes, ou des idées délirantes de persécution. Enfin, il convient de différencier les fluctuations thymiques concomitantes des fluctuations motrices parkinsoniennes de la tristesse persistante de la dépression. Le taux de suicide au cours de la maladie de Parkinson a fait l'objet de rares études dont les résultats sont contradictoires, mais il existerait une fréquence élevée d'idées suicidaires chez les patients – cependant le suicide est plutôt rare [4].

Évaluation

Il existe de nombreuses échelles destinées au dépistage ou à l'évaluation de la sévérité de la dépression. Les avantages et inconvénients de dix échelles ont été passés au crible par un comité d'experts mandaté par la *Movement Disorder Society* [5]. Le choix de l'échelle dépend d'abord de son usage : dépistage *(screening)* ou cotation de sa sévérité. Parmi les auto-questionnaires, le *Beck Depression Inventory* (BDI) est l'un des plus utilisés à ces deux fins. Cependant, les échelles remplies par l'examinateur sont à privilégier lorsque la situation s'y prête, car elles ont des propriétés psychométriques plus intéressantes (exemple : échelle de dépression de Hamilton et *Montgomery-Åsberg Depression Rating Scale* ou MADRS) [6]. Chez les patients fluctuants, la passation d'une échelle de dépression doit se faire en période *on*.

Prévalence et évolution

Les estimations de la prévalence de la dépression ont beaucoup varié (de 2,7 à 90 %) [7], ce qui s'explique par des différences de méthode d'évaluation et de population. Une revue systématique qui regroupe 36 études aboutit à une prévalence d'EDM à 17 % et de dysthymie à 13 % [7]. Une étude dans un échantillon large suggère que les caractéristiques de la dépression varient chez l'homme (apathie et perte de la libido) et chez la femme (tristesse de l'humeur) [8].

Facteurs associés

On retrouve un début de maladie plus précoce, une durée de maladie plus importante, la sévérité des symptômes moteurs, la présence de complications motrices (fluctuations et dyskinésies), un stade plus élevé de la maladie (Hoehn et Yahr) et de handicap (Schwab et England), un traitement antiparkinsonien plus important, l'atteinte motrice axiale (trouble de la posture et chute), la présence d'autres symptômes psychiatriques et des troubles du sommeil [9,10]. La prévalence de la dépression est plus importante dans la maladie de Parkinson que dans d'autres maladies chroniques, et la dépression peut inaugurer la maladie de Parkinson, suggérant des arguments physiopathologiques communs [11,12].

Even et Weintraub proposent trois sous-types de dépression dans la maladie de Parkinson [13] :

- dépression non spécifique mais comorbide (apparition d'une dépression indépendante de la maladie de Parkinson) ;
- dépression non spécifique réactionnelle à la maladie chronique ;
- dépression spécifique comorbide dont la physiopathologie recouvre celle de la maladie de Parkinson.

Physiopathologie

Les arguments en faveur d'un lien étiopathogénique entre dépression et maladie de Parkinson (situation 3 selon Even et Weintraub) sont nombreux :

- la dépression peut précéder le diagnostic de l'affection (confirmée par une méta-analyse récente) [14] ;
- la prévalence de la dépression est plus élevée au cours de la maladie de Parkinson qu'au cours d'autres affections invalidantes ;
- il existe des arguments pour un effet antidépresseur des traitements antiparkinsoniens ;
- chez des patients avec fluctuations motrices, la thymie peut varier de façon concomitante aux fluctuations motrices.

Les travaux visant à caractériser précisément les aspects biologiques de la dépression de la maladie de Parkinson suggèrent que la dépression et l'anxiété sont associées à une réduction spécifique non seulement de l'innervation dopaminergique, mais également noradrénergique et sérotoninergique, de plusieurs régions corticales et sous-corticales du système limbique [15-17].

Traitements médicamenteux

Les preuves sous forme d'essais thérapeutiques randomisés et contrôlés manquent dans le cadre de la maladie de Parkinson. Toutes les classes d'antidépresseurs peuvent être légitimes. Cependant, le praticien doit garder à l'esprit les contre-indications et effets indésirables de ce type de thérapeutique chez la personne âgée. Ainsi, les tricycliques doivent être maniés avec prudence en raison du syndrome anticholinergique qui leur est associé. Les atteintes autonomes de la maladie de Parkinson (trouble du rythme cardiaque, hypotension orthostatique, constipation) ainsi que les troubles cognitifs représentent un terrain de fragilité en regard de ce type de prescription. Chez les hommes, l'hypertrophie bénigne de la prostate est une contre-indication aux tricycliques. Les différentes revues de littérature qui résument les études randomisées et contrôlées ne mettent pas en évidence une efficacité claire des inhibiteurs de la recapture de la sérotonine (IRS) contre placebo, mais nombre d'entre elles manquent de puissance, au vu de la taille de l'effet placebo dans la dépression [18]. En pratique, devant un EDM chez le patient parkinsonien, il convient d'essayer un IRS en première intention malgré le faible niveau de preuve [19]. Il n'y a pas d'argument pour préférer un inhibiteur de la sérotonine et de la noradrénaline à un IRS [20]. Il ne faut pas associer un IRS ou un tricyclique à un inhibiteur de la monoamine oxydase B ou IMAO-B (sélégiline : Déprényl®, Otrasel® ; rasagiline : Azilect®), sauf à tenir compte des précautions détaillées dans les mentions légales des IMAO-B, en raison du risque de syndrome sérotoninergique. Cette complication est rare car aux doses thérapeutiques, les IMAO-B ne provoquent pas d'inhibition de la monoamine oxydase A (MAO-A). Le syndrome sérotoninergique associe des troubles comportementaux (confusion, agitation), moteurs (tremblement, myoclonies) et généraux (fièvre, sueurs, diarrhée, nausées). Les antidépresseurs appartenant à la classe des IMAO-A (moclobémide : Moclamine®) ne doivent pas non plus être associés à un IMAO-B.

Certains agents dopaminergiques auraient, en plus de leur action antiparkinsonienne, un effet antidépresseur. Ainsi, dans une méta-analyse, le pramipexole a démontré une action antidépressive chez des patients non parkinsoniens et parkinsoniens dans des études contrôlées [19,21].

Traitement non médicamenteux

Une méta-analyse rapporte 37 études centrées sur l'amélioration de la dépression secondaire à la stimulation cérébrale profonde. Les résultats suggèrent une amélioration dans 83 % des cas [22]. Une étude rapporte que l'intensité des symptômes dépressifs (avant la chirurgie) est un facteur prédictif de troubles axiaux (après la chirurgie) [23].

Un effet bénéfique de la stimulation magnétique transcrânienne répétée a été suggéré [24], mais les résultats restent inconsistants, notamment à cause d'une difficulté à identifier un effet antidépresseur spécifique compte tenu des effets procognitifs, de l'amélioration des symptômes moteurs associée à la *repetitive Transcranial Magnetic Stimulation* (rTMS) et d'une variabilité des schémas de stimulation. On retrouve un effet contre-placebo [25] et contre-IRS [26] lors de la stimulation du cortex préfrontal dorso-latéral gauche.

Enfin, les dépressions avec caractéristique psychotique (mélancolie délirante) relèvent de l'électro-convulsivo-thérapie, qui a aussi un effet positif transitoire sur les symptômes moteurs.

La thérapie cognitivo-comportementale s'est révélée efficace pour réduire les symptômes dépressifs et les distorsions cognitives [27]. L'éducation des patients à la régulation du stress et de la dépression a également démontré des résultats positifs [28]. La pratique d'une activité physique a un effet bénéfique sur la qualité de vie, mais les effets sur les symptômes thymiques restent modestes [29]. Un essai est en cours pour tester l'efficacité de la luminothérapie [30].

Anxiété

L'anxiété revêt plusieurs formes, tels le trouble anxieux généralisé, le trouble panique, l'agoraphobie, l'anxiété sociale, les troubles obsessionnels compulsifs et les phobies spécifiques. Les études transversales rapportent une prévalence de 20 à 49 % [31,32]. Les troubles les plus fréquents sont le trouble anxieux généralisé, le trouble panique, l'agoraphobie et l'anxiété sociale ou bien une anxiété chronique non catégorisée dans le DSM-V (anxiété trait).

Comme la dépression, les mauvaises performances cognitives sont associées à une anxiété plus sévère [33,34] et une approche longitudinale suggère que les troubles cognitifs induisent les troubles affectifs et non l'inverse [34]. Au cours des fluctuations motrices, l'anxiété est fréquente [35], peut précéder l'aggravation motrice de plusieurs minutes et conduire à des prises anticipées de lévodopa. Il a été récemment démontré que l'anxiété est un facteur indépendant de troubles de la posture et de l'équilibre [36]. Le trouble anxieux constitue une des causes d'insomnie d'endormissement chez les patients atteints de maladie de Parkinson et doit être systématiquement recherché [37]. Comme la dépression et l'apathie, l'anxiété participe à l'altération de la qualité de vie des patients [38].

Les bases cérébrales de l'anxiété, trait dans la maladie de Parkinson, suggèrent une réduction de la transmission sérotoninergique au sein des thalami [39] mais également dopaminergique au sein du noyau caudé droit [40]. Enfin, l'anxiété est associée à une altération du métabolisme [41] de la connectivité du système limbique et du cortex frontal [42].

Les études récentes sur l'anxiété ont utilisé les catégories et critères diagnostiques du DSM-V. Lors d'une revue de la littérature qui date de 2008 portant sur les échelles de cotation d'anxiété, aucune n'a été considérée par un groupe d'experts de la *Movement Disorders Society* comme suffisamment validée dans la maladie de Parkinson pour en recommander l'usage [43]. Plus récemment, ces mêmes auteurs ont développé la *Parkinson Anxiety Scale*, qui offre les avantages d'être une auto-évaluation courte (12 items) évaluant l'anxiété persistante, l'anxiété d'apparition rapide et les comportements d'évitements [44].

Le traitement de l'anxiété de la maladie de Parkinson n'a pas fait l'objet d'essai contrôlé. Lorsque des crises d'angoisse sont rythmées par les fluctuations motrices, le traitement est d'abord celui des fluctuations. Lorsqu'il est nécessaire, le traitement pharmacologique fait généralement appel à un antidépresseur (certains IRS ou IRSN), éventuellement associé à de petites doses d'anxiolytique, en évitant les benzodiazépines, surtout chez les sujets âgés, en raison du risque de chute, d'aggravation de la somnolence et de confusion. Des abords non pharmacologiques peuvent être utiles : respiration [45], relaxation ou autre activité physique relaxante non médicalisée (yoga, sophrologie, gymnastiques chinoises), et dans certains cas psychothérapie, notamment la thérapie cognitivo-comportementale [46].

Apathie

L'apathie est définie comme un trouble de la motivation qui impacte les dimensions cognitives, comportementales et émotionnelles du quotidien. Selon la définition de Marin, elle ne peut pas être la conséquence de troubles de la vigilance et/ou de troubles cognitifs [47]. Les premières définitions de l'apathie ont identifié la perte de motivation comme facteur central de l'apathie [48,49] mais cette notion a été critiquée car difficilement objectivable [50]. De ce fait, la révision récente des critères a défini l'apathie comme une réduction des comportements dirigés vers un but, ce qui permet de les quantifier.

L'évaluation quantifiée de l'apathie repose sur des échelles spécifiques, passées en revue par un groupe d'experts de la *Movement Disorders Society* [51]. Pour eux, les deux échelles les plus intéressantes sont l'échelle d'apathie de Starkstein et l'échelle de Lille (*Lille Apathy Rating Scale* ou LARS), plus récente. La prévalence de l'apathie varie en fonction de la co-occurrence de dépression et de troubles cognitifs. On retrouve une prévalence de 32 % en présence de troubles cognitifs et de dépression et de 56 % en cas de démence, mais il est possible d'identifier une apathie isolée dans 3 % des cas, indépendante de la dépression et de la démence. Néanmoins, l'apathie est fréquemment associée à des troubles cognitifs, notamment du domaine exécutif (attention, mémoire de travail, inhibition de la réponse et changement de stratégies) [52]. De surcroît, l'existence d'une apathie serait prédictive de la survenue ultérieure d'un déclin cognitif, voire d'une démence [53].

Certains font de l'apathie une composante d'un fonctionnement hypodopaminergique, à côté de l'anxiété et de la dépression [54]. L'apathie se traduit par une réduction quantifiable des aspects cognitifs, émotionnels et/ou d'activation d'un comportement dirigé vers un but. Ainsi, au plan phénoménologique, une apathie en lien avec un dysfonctionnement émotionnel se traduit par l'incapacité à associer et intégrer correctement les aspects émotionnels et affectifs d'un comportement dirigé vers un but. De la même manière, une apathie en lien avec un dysfonctionnement cognitif ou un défaut d'activation se traduit respectivement par l'incapacité à associer et intégrer les aspects cognitifs (fonctions exécutives), ou d'auto-activation d'un comportement dirigé vers un but. Chez un patient donné, la combinaison variable d'un dysfonctionnement émotionnel, cognitif, ou d'auto-activation rendrait compte de l'hétérogénéité des symptômes apathiques car sous-tendue par l'hétérogénéité et la variabilité des lésions en cause [50].

Au plan neurobiologique, les régions impliquées dans l'apathie concernent principalement les cortex frontaux inférieurs (cortex orbito-frontal et cortex préfrontal latéral inférieur), le cortex cingulaire antérieur et postérieur et l'insula [55]. De façon moins constante, on retrouve le cortex prémoteur et le cervelet [56,57]. De nombreux arguments expérimentaux plaident pour le rôle d'un dysfonctionnement de l'innervation dopaminergique [58,59] mais également sérotoninergique, au sein de circuit de la récompense [60,61] et de prise de décisions orientées vers un but [62].

Au plan thérapeutique, les inhibiteurs de l'acétylcholinestérase ont été testés comme traitement médicamenteux de l'apathie. Ceux-ci semblent avoir montré leur efficacité chez les patients avec maladie de Parkinson indemne de troubles cognitifs [63]. Cependant, ces derniers travaux ont été réalisés parmi des échantillons particulièrement petits et d'autres données de la littérature ne montrent pas d'efficacité chez les patients non déments [64]. Le traitement dopaminergique substitutif peut améliorer l'apathie chez le patient parkinsonien de novo mais n'a pas d'effet sur l'apathie du patient en phase avancé de la maladie [65]. Malgré ces éléments, aucun traitement médicamenteux n'a clairement montré son efficacité dans une étude randomisée contre placebo dans un grand échantillon et sur un suivi qui correspond à la réalité clinique. D'où l'intérêt de valoriser les approches non médicamenteuses pour traiter l'apathie des maladies dégénératives, y compris la maladie de Parkinson.

Troubles du contrôle des impulsions et autres désordres compulsifs

Définitions et critères

Les troubles du contrôle des impulsions (TCI) [66-70], également appelés addictions comportementales (AC), comprennent *stricto sensu* l'addiction aux jeux, l'hypersexualité, les achats compulsifs et la consommation excessive (*binge eating*) et/ou compulsive d'aliments. D'autres désordres compulsifs, tels que des comportements répétitifs simples (*punding*) ou plus complexes (*hobbyisme*), ainsi que la consommation compulsive de L-dopa (syndrome de dysrégulation dopaminergique) sont également associés aux addictions comportementales. Ces troubles ont en commun la production d'activités répétitives ou compulsives, en réponse à un besoin (ou une pression interne), voire une recherche inappropriée de récompense. Le caractère pathologique se définit alors par la perte du contrôle volontaire et la poursuite des comportements malgré ses conséquences néfastes sur le plan social, familial ou professionnel. L'ensemble de ces troubles du comportement, en raison du rôle favorisant de la stimulation dopaminergique, s'intègre aujourd'hui dans le spectre des comportements dits *hyperdopaminergiques*.

Phénoménologies

Dans l'addiction aux jeux, le patient développe un intérêt croissant pour le jeu – quel que soit le support (machines à sous, jeux en ligne, billets de grattage, etc.) – et peut y investir progressivement du temps et des sommes importantes malgré les pertes subies et les conséquences socio-familiales et professionnelles désastreuses. Il a conscience du caractère inadapté de son comportement mais ne peut s'y désengager. Les tentatives de sevrage sont infructueuses et s'accompagnent d'une dysphorie. Dans les cas extrêmes, le patient peut cacher ses pertes et mentir à l'entourage, voire recourir à des actes illégaux pour financer le jeu. Le sexe masculin, les antécédents personnels prémorbides ou familiaux de bipolarité, de jeu ou de dépendance à l'alcool, ainsi que les traits de personnalité avec recherche de nouveauté (*novelty seeker*) constituent les facteurs de risque ou de susceptibilités qui ont été identifiés.

L'hypersexualité s'exprime par une majoration – inhabituelle – de la pulsion libidineuse qui peut se traduire par une préoccupation permanente de recherche de contact sexuel avec le(la) partenaire habituel(le). Le refus du conjoint de se soumettre à l'acte sexuel peut provoquer frustrations, tensions ou conflits, voire générer, dans les formes sévères, un délire de jalousie. Ailleurs, le patient peut développer beaucoup d'énergie à la recherche d'un(e) partenaire sexuel(le) ou s'adonner à une activité compulsive de masturbation en s'aidant ou non de supports pornographiques variés. Certains patients présentent dans les formes sévères des paraphilies. Le trouble n'est pas toujours spontanément rapporté et il faut donc le rechercher systématiquement. Le sexe masculin, une maladie de Parkinson à début précoce ainsi qu'une détérioration cognitive sont les principaux facteurs de susceptibilité rapportés.

Les achats compulsifs consistent en une préoccupation – inadaptée – permanente d'achats. Les pulsions d'achat sont vécues comme irrésistibles et le patient peut passer beaucoup de temps à réaliser des achats souvent de biens dont il n'a nul besoin ou qu'il a déjà acquis parfois même en plusieurs exemplaires. Le trouble n'accompagne pas systématiquement un état hypomaniaque ou maniaque et son caractère pathologique est indiqué par la souffrance du patient – conscient du caractère inadapté d'un comportement auquel il ne peut résister –, ainsi que par l'impact délétère sur le fonctionnement socio-familial.

Les consommations alimentaires compulsives se traduisent par l'ingestion rapide (*binge eating*), en dehors de la faim, d'importantes quantités d'aliments durant au moins 2 jours par semaine et pendant plus de 6 mois. Au terme de sa consommation, le patient ressent un fort sentiment de culpabilité voire de dégoût. Il peut s'agir également d'une incontrôlable tendance à consommer de larges quantités d'aliments, au-delà de ce qui est nécessaire pour arriver à satiété. Ces pulsions alimentaires sont souvent nocturnes et comportent une nette préférence pour les aliments sucrés chez un patient qui présente souvent une hyperactivité nocturne. Il en résulte dans les formes sévères une prise de poids conséquente.

Le terme *punding* a été initialement utilisé pour désigner les comportements stéréotypés de patients cocaïnomanes. Dans la maladie de Parkinson, il désigne l'installation progressive d'une intense activité répétitive de manipulation, organisation, collection, classement, rangement, montage et/ou démontage [66]. La thématique de la manipulation concerne souvent l'ancienne activité professionnelle du patient. Ainsi, l'ancien facteur manipule une collection de timbres postaux et l'ancien horloger monte et démonte des montres. Le comportement, qui s'accompagne d'une hyperactivité, est souvent stérile et sans but, et peut être si envahissant que le patient en oublie les repas, les prises médicamenteuses, et de répondre aux sollicitations de son entourage. Il ressent un apaisement durant son activité stéréotypée et les tentatives de l'en soustraire provoquent tension et agressivité [69]. Le *hobbyisme* comporte des caractéristiques phénoménologiques similaires au *punding* si ce n'est que l'activité répétitive concernée est plus complexe : jardinage, accumulations d'objets divers, écriture répétitive de textes dépourvus de sens, activités de nettoyage, etc. Ces comportements répétitifs traduisent en somme l'expression, au-delà de tout contrôle volontaire, de comportements automatisés ou stratégies procédurales précédemment acquis par le patient [69]. Des cas de cyberaddiction et plus rarement de kleptomanie ont aussi été décrits.

Le syndrome de dysrégulation dopaminergique [67,68,70] désigne une addiction à la L-dopa avec consommations compulsives sources de complications sévères. Le trouble est décrit chez environ 4 % des patients. Il est observé le plus souvent chez un homme avec maladie de Parkinson précoce, qui développe rapidement une tendance à l'automédication, ainsi qu'une appétence pour des formes de L-dopa à action rapide. Des fluctuations non motrices affectives et douloureuses sont souvent présentes et favorisent l'anticipation et la majoration des doses médicamenteuses. Il en résulte des dyskinésies sévères ainsi que des fluctuations thymiques incluant euphorie et excitation psychique en phase *on*, avec des périodes d'agitation et d'agressivité voire de délire, alternant avec dépression, anxiété, dysphorie et apathie en phase *off*. Le trouble s'accompagne en règle de plusieurs addictions comportementales ainsi que de fugues avec périodes d'errance. L'ensemble constitue alors souvent un tableau sévère où les troubles comportementaux peuvent provoquer des difficultés médico-légales [70].

Évaluation

De nombreux instruments permettent d'évaluer les addictions comportementales dans la maladie de Parkinson (pour revue, voir [71]). Le *Questionaire for Impulsive-Compulsives Disorder in Parkinson's Disease* ou QUIP (auto- ou hétéro-admnistration), validé en langue française, permet un dépistage des addictions comportementales, tandis que le *Questionaire for Impulsive-Compulsives Disorder in Parkinson's Disease Rating Scale* (QUIP-RS) en quantifie la sévérité [71]. L'échelle d'Ardouin, qui évalue plus largement le comportement parkinsonien (*Ardouin Scale of behavior in Parkinson's disease*) est l'instrument de référence. Il s'agit d'un instrument semi-structuré hétéro-administré, évaluant les symptômes présents au cours du mois précédent. Les items sont évalués sur une échelle en 5 points de 0 (absence du trouble) à 4 (trouble sévère) et regroupés en trois facteurs principaux :

- comportements « hypodopaminergiques » (dépression-anxiété, irritabilité, agressivité, apathie) ;
- fluctuations non motrices neuropsychiatriques ;
- comportements « hyperdopaminergiques » (hypomanie, symptômes psychotiques, hyperactivité, somnolence diurne, addictions comportementales et syndrome de dysrégulation dopaminergique) [72].

Prévalence et facteurs associés

La prévalence des addictions comportementales varie selon les critères utilisés, le type de patient et les instruments de mesure. Une étude multicentrique américaine a identifié la présence d'addictions comportementales chez 14 % des patients sous tous types de traitements dopaminergiques et 17 % de ceux qui recevaient un agoniste dopaminergique (addiction aux jeux 5 %, hypersexualité 3,5 %, achats compulsifs 6 % et consommations alimentaires compulsives 4 %) [66-68]. Une étude prospective multicentrique italienne concernant 1096 patients parkinsoniens [73] a identifié une prévalence d'addictions comportementales d'environ 30 % sur 2 ans. Une étude prospective française [74] concernant 411 patients parkinsoniens a identifié une prévalence de 19,7 % au début du suivi à 32,8 % après 5 ans d'évolution, alors que l'incidence cumulée des troubles avoisinait 46 % [74]. La majorité des études souligne le rôle favorisant des agonistes dopaminergiques (D2/3). Leur durée de prescription ainsi que la dose cumulée constituent des facteurs de risque indépendants. L'adjonction de la rasagiline au traitement par agoniste dopaminergique majore le risque d'addiction comportementale. Le sexe masculin, les antécédents personnels (prémorbide) et familiaux d'addiction ou de dépendance à une substance toxique ainsi que la présence d'un trait de personnalité avec recherche de nouveauté/de sensation sont les facteurs de risque individuels communément admis [66-70,73,74]. Les patients avec addictions comportementales présentent plus fréquemment des troubles du comportement en sommeil paradoxal, ont en majorité des scores plus élevés que les patients sans addiction aux échelles de dépression-anxiété, d'anhédonie, et présentent une impulsivité de choix, ce qui souligne le rôle crucial de l'impulsivité et de l'anhédonie dans la physiopathologie des troubles [75].

Physiopathologie

Sur le plan neurobiologique, une diminution de la captation du transporteur de la dopamine au sein du striatum ventral prédit le risque d'addiction comportementale chez les patients parkinsoniens [76], ce qui suggère un *pattern* particulier de dénervation (méso-limbique versus nigro-striatal ?). Les études d'imagerie métabolique et fonctionnelle démontrent la présence chez les patients avec addiction d'une altération de la connectivité striato-cingulaire [77] et du métabolisme/*pattern* d'activation du cortex cingulaire antérieur et orbito-frontal ainsi que de l'amygdale et du striatum ventral, régions constituant les circuits associatif et limbique, impliquées dans le contrôle inhibiteur et le système de la récompense [67,68,75,78]. Ainsi, la conjonction de l'interaction complexe entre des facteurs de vulnérabilité individuels, le processus dégénératif (méso-limbique versus nigro-striatal) et le traitement dopaminergique D2/3 est à l'origine d'un processus maladaptatif qui provoque un déséquilibre entre le circuit associatif (impliqué dans le contrôle inhibiteur) et limbique (impliqué dans la sensibilité à la récompense et les processus de décision) au profit du circuit limbique. Il en résulte une altération du contrôle inhibiteur au profit de comportements fondés sur une prise de risque, des pertes à long terme ainsi qu'une altération des capacités à faire des choix, avec notamment une préférence pour les gratifications immédiates, d'où les troubles du contrôle des pulsions et addictions [67,68,75,78].

Traitements

Le traitement est d'abord préventif : identifier et informer les patients à risque (ainsi que leur entourage) est primordial, sans oublier de prendre en charge un éventuel facteur de susceptibilité sous-jacent (dont une dépression et/ou une affection bipolaire méconnue). La réduction ou l'arrêt des doses d'agoniste au profit de la L-dopa permet d'améliorer les troubles mais expose le patient au syndrome de sevrage [79]. Il associe anxiété, attaque de panique, dépression, dysphorie, apathie, fatigue, sueur et douleur diffuse, tandis que la L-dopa introduite paraît insuffisamment compenser la symptomatologie akinéto-hypertonique. Une dose équivalente L-dopa d'agoniste dopaminergique supérieure ou égale à 150 mg majore le risque de syndrome de sevrage [79].

L'amantadine, antagoniste des récepteurs N-méthyl-D-aspartate, a amélioré la sévérité de l'addiction aux jeux dans une étude contrôlée mais peut par elle-même provoquer des addictions comportementales. De même, la naltrexone, antagoniste opioïde, a permis une réduction, cependant non significative, de l'addiction aux jeux [67,68]. Des antiandrogènes et les IRS peuvent être proposés pour réduire l'hypersexualité. Les antipsychotiques atypiques comme la quétiapine ou la clozapine sont utilisés avec des résultats variables, mais aucune étude n'a démontré leur efficacité [67,68]. La perfusion continue sous-cutanée d'apomorphine peut améliorer, aggraver ou provoquer des addictions comportementales. Des observations ont évoqué le rôle favorable de l'infusion intra-jéjunale d'une forme gélifiée de L-dopa. La stimulation cérébrale profonde permet, notamment en raison de la diminution des doses de traitements dopaminergique, d'améliorer les addictions comportementales (à l'exception des compulsions alimentaires qui peuvent s'aggraver), au prix d'un risque d'apathie postopératoire [80]. La qualité du management postopératoire des traitements dopaminergiques et des paramètres de stimulation ainsi que la position des électrodes au sein des circuits associativo-limbique versus sensorimoteur jouent probablement un rôle crucial [81]. En cas de syndrome de dysrégulation dopaminergique, une combinaison variable d'antipsychotique atypique, de thymorégulateur (valpromide), d'anxiolytique et de thérapie cognitivo-comportementale peut être proposée [70].

Troubles psycho-comportementaux après stimulation cérébrale profonde

La stimulation bilatérale à haute fréquence du noyau subthalamique, via la modulation favorable des circuits striato-pallido-thalamo-corticaux, améliore significativement le handicap moteur parkinsonien ainsi que les complications motrices provoquées par le traitement dopaminergique [80,82,83]. Avec l'expertise croissante des investigateurs et l'amélioration des critères de sélection des patients, les complications psychiatriques graves initialement rapportées (accès maniaque, dépression grave avec suicide) sont devenues rares

[82,83], à l'exception de l'apathie. En période postopératoire immédiate et d'adaptation des réglages du stimulateur, la stimulation peut cependant favoriser une prise de poids ainsi qu'une désinhibition comportementale et cognitive. Elle est plus importante chez les patients présentant avant l'opération une impulsivité. Lorsqu'elle est majorée par les traitements et la stimulation, elle peut provoquer des états hypomaniaques (devenus rares), voire une instabilité émotionnelle. À moyen terme (environ 6 mois), on peut observer, chez ces mêmes types de patients, l'émergence d'un syndrome d'apathique (reflet en partie du sevrage médicamenteux) associé à des degrés divers à un trouble anxieux et/ou une dépression [83]. Pour de nombreux patients, ainsi que leur entourage, la rapidité et l'amplitude de l'amélioration motrice peuvent s'accompagner de difficultés d'adaptation socio-familiale. La conjonction de plusieurs facteurs en rend compte : perturbation de l'image du corps, persistance d'un statut de malade et isolement social relatif malgré une amélioration motrice importante, aggravation d'un conflit de couple préexistant, absence de soutien social, déception concernant le résultat moteur en raison d'attentes non réalistes [82]. À l'instar de la modulation des circuits moteurs cortico-striato-pallido-thalamo-corticaux qui améliore la motricité, la modulation chronique des circuits associatifs et/ou limbiques favorise l'amélioration des troubles anxieux (phobie sociale, attaque de panique, anxiété généralisée, stress post-traumatique et troubles obsessionnels compulsifs) [82] et des addictions comportementales (à l'exclusion de la consommation compulsive d'aliments) [80].

Si les cibles thalamique et pallidale sont bien tolérées sur le plan non moteur, en revanche la cible subthalamique possède un statut particulier du fait de son petit volume, du continuum anatomo-fonctionnel entre ses portions sensorimotrice, associative et limbique, de la présence de nombreux interneurones reliant directement les trois compartiments, enfin de l'existence spécifique à cette structure de neurones multimodaux. Probablement du fait de la diffusion à la fois ortho- et anti-dromique du courant de stimulation, la cible subthalamique fait souvent l'objet de modifications comportementales postopératoires [84] dans le domaine de la cognition sociale (modification de la reconnaissance et de l'expérience émotionnelle, altération de la théorie de l'esprit, apathie) [85-87] et des fonctions exécutives (réduction de la fluence verbale, déficit de la résistance aux interférences) [88-89]. Il est désormais impératif que le risque de telles modifications postopératoires soient présentées aux patients avant toute prise de décision.

Hallucinations et psychose

Une large variété de troubles de la perception visuelle sont rapportés dans la maladie de Parkinson, au premier rang desquelles les illusions et hallucinations. Les hallucinations visuelles dans la maladie de Parkinson ont été longtemps considérées comme des complications des traitements dopaminergiques. De tels phénomènes hallucinatoires étaient cependant déjà rapportés chez des patients parkinsoniens à l'ère précédant la dopathérapie [81] et peuvent être observés dès la phase prodromale de la maladie de Parkinson [82]. Ces manifestations font donc partie des manifestations non motrices de la maladie de Parkinson et s'intègrent dans l'évolution naturelle de cette pathologie dont elles marquent souvent une évolution péjorative avec un risque accru de troubles cognitifs, de chutes et d'institutionnalisation [83].

Définitions et manifestation clinique

Les hallucinations sont définies comme des expériences sensorielles survenant en l'absence de stimulus externe réel. Elles peuvent concerner toutes les dimensions sensorielles, voire être multimodales, mais sont le plus fréquemment visuelles dans la maladie de Parkinson. Les hallucinations visuelles dans la maladie de Parkinson peuvent se présenter de façon très hétérogène, allant d'hallucinations mineures (pouvant être décrites comme des points, des taches, des formes géométriques) bien critiquées, jusqu'aux hallucinations complexes (animaux, personnes familières ou non) pouvant être non critiquées. On rapproche souvent certains phénomènes des hallucinations visuelles mineures dans la maladie de Parkinson : les impressions de passage, les sensations de présence (ou syndrome de l'ange gardien) et les illusions visuelles [90]. Les impressions de passage sont décrites comme la perception d'une ombre ou d'une forme passant furtivement sur le côté du champ visuel du patient. Les sensations de présence sont plus proches d'une idée délirante ou d'une hallucination sociale que d'une hallucination visuelle car elles n'impliquent pas réellement de perception visuelle mais correspondent à la croyance qu'une personne (généralement ressentie comme bienveillante) se tient derrière soi [91]. Enfin, les illusions, contrairement aux hallucinations visuelles, sont définies comme une perception déformée d'un stimulus visuel existant. Ainsi, bien que correspondant à une définition clinique différente, les illusions ont souvent été considérées comme une manifestation prodromale des hallucinations visuelles. Plusieurs études récentes suggèrent toutefois qu'il s'agirait de deux entités distinctes avec des manifestations psycho-sensorielles différentes, des mécanismes physiopathologiques différents, sans gradation de sévérité, et sans évolution longitudinale d'un phénomène vers l'autre lorsqu'on suit les patients après deux ans d'évolution [92-94].

Les hallucinations auditives sont plus rares dans la maladie de Parkinson. Elles peuvent être verbales mais, à la différence de celles des affections psychiatriques, elles ont alors un contenu neutre, voire inintelligible. Les hallucinations tactiles (par exemple, la sensation du passage d'un animal sur la peau) et olfactives sont encore plus rares. Des hallucinations dans plusieurs modalités sensorielles sont possibles, soit simultanément (par exemple, des personnages sont vus et entendus), soit de manière séquentielle. Des idées délirantes sont possibles, habituellement paranoïdes, avec des thèmes de jalousie, de vol, d'abandon ou de persécution. Les troubles de l'identification (tels que le syndrome de Capgras ou conviction forte qu'un proche a été remplacé par un sosie) sont plus rares, et s'observent chez des sujets déments.

Les hallucinations peuvent survenir à tout moment de la journée, mais ont une prédominance vespérale ou nocturne (à l'inverse des illusions qui surviennent à tout moment de la journée) [91]. Elles surviennent sous la forme d'épisodes brefs, souvent stéréotypés, dont la fréquence est variable. La critique, c'est-à-dire la conscience du caractère hallucinatoire des phénomènes, est également variable. Éventuellement différée, la critique est la règle chez les patients indemnes de troubles cognitifs sévères. Les hallucinations sont alors généralement bien supportées et vécues avec un certain détachement. Chez les patients atteints de troubles cognitifs, la critique peut être abolie, ou ambiguë et fluctuante, laissant supposer une part résiduelle d'adhésion [92].

Prévalence

D'après une méta-analyse récente, les hallucinations concernent 28 % des patients parkinsoniens.[95] Les hallucinations visuelles sont de loin les plus fréquentes et sont rapportées chez 16 à 75 % des patients [96], suivies des sensations de présence et illusions visuelles, puis des autres modalités (hallucinations auditives observes chez environ 10 % des patients, hallucinations olfactives et cénesthésiques beaucoup plus rares) [97].

Quelques études longitudinales dans la maladie de Parkinson soulignent la nature persistante et progressive des hallucinations : en effet la prévalence passait de 33 % à l'évaluation initiale, 44 % à 18 mois, puis 63 % à 48 mois dans une cohorte de 60 patients parkinsoniens traités par agents dopaminergiques [98]. De façon plus précise, il semble que les hallucinations complexes cèdent rarement une fois apparues si elles ne sont pas traitées, alors que les hallucinations mineures ou illusions semblent plus labiles au cours du temps [99].

Facteurs de risque

L'association entre la présence d'un traitement par agents dopaminergiques, en particulier par agonistes dopaminergiques, et la survenue d'hallucinations est bien démontrée dans la maladie de Parkinson [100] mais le lien de causalité reste débattu [101]. Ainsi, certaines caractéristiques liées à la maladie, en particulier la durée d'évolution, la présence de troubles cognitifs et de troubles visuels, semblent plus fortement corrélées à la survenue de phénomènes hallucinatoires. Finalement, les hallucinations résultent probablement d'interactions complexes entre les traitements et les facteurs liés au patient et à sa maladie.

Facteurs pharmacologiques

Les hallucinations peuvent apparaître à l'instauration ou l'augmentation d'un traitement dopaminergique, et régresser à la diminution ou à l'arrêt de celui-ci. Le rôle favorisant de la L-dopa est possible, mais non démontré. En revanche le rôle des agonistes dopaminergiques dans la survenue d'hallucinations a été clairement mis en évidence [102-103]. Il existe toutefois une exception pour l'apomorphine, un agoniste dopaminergique qui de par son affinité préférentielle pour les récepteurs D1 et son activité antagoniste sérotoninergique semble associé à un risque moindre d'hallucinations [104]. On notera par ailleurs que bien que les agonistes dopaminergiques puissent favoriser la survenue d'hallucinations, il n'existe pas d'effet dose. Les patients hallucinés ne reçoivent pas de doses plus élevées de traitement dopaminergique que les patients indemnes d'hallucinations. Ceci suggère l'existence d'autres facteurs prédisposants pour un patient donné, probablement en rapport avec les caractéristiques de la maladie elle-même.

Facteurs liés à la maladie

Les facteurs de risques cliniques identifiés pour la survenue d'hallucinations dans la maladie de Parkinson sont l'âge avancé, la durée d'évolution et la sévérité de la maladie, la présence d'une atteinte cognitive [105], notamment frontale et visuo-perceptive [106,107] la présence d'un syndrome anxiodépressif ou d'apathie [100], d'une dysautonomie ou encore la somnolence diurne excessive avec irruption d'activité onirique durant l'éveil [108].

La présence de pathologie oculaire est également un facteur de risque de survenue d'hallucinations visuelles ou illusions [109]. En particulier, la présence d'hallucinations visuelles serait corrélée à une atrophie rétinienne plus marquée, tandis que la présence d'illusions visuelles serait associée fréquemment à des anomalies du segment antérieur de l'œil, qu'il est important de rechercher car la plupart sont traitables [94].

Physiopathologie

Les données neurobiologiques disponibles sont d'une faible contribution à la compréhension des mécanismes des symptômes « psychotiques », et elles ne concernent que les hallucinations visuelles [110]. Celles-ci sont associées à une densité plus élevée de corps de Lewy dans la région parahippocampique et le complexe amygdalien, mais aussi dans d'autres régions corticales. Il existe de plus une association avec la charge en lésions de type Alzheimer. On a par ailleurs proposé un lien entre hallucinations visuelles et diverses altérations neurochimiques corticales : hyperstimulation dopaminergique, déficit cholinergique, déséquilibre entre monoamines et acétylcholine, ou encore déficit en *Gamma-aminobutyric acid* (GABA). Dans tous les cas, les arguments sont indirects, pharmacologiques ou théoriques. Aucun facteur prédisposant génétique n'est démontré. Finalement, il est difficile d'avancer un schéma pathophysiologique simple intégrant toutes les données disponibles. On peut concevoir les hallucinations visuelles comme un phénomène multifactoriel, résultant de l'activation anormale du cortex visuel associatif. Cette activation résulte probablement de facteurs pharmacologiques, mais aussi d'une altération de la perception visuelle touchant aussi bien le traitement des stimuli à partir de la périphérie (mécanismes *bottom-up*) que la modulation de l'intégration de ces stimuli par des structures frontales, pariétales et temporales (mécanismes *top-down*). L'implication de ces deux grands mécanismes de la vision consciente est étayée par les travaux d'imagerie comparant des sujets parkinsoniens hallucinés et non hallucinés [111]. Sur le plan structurel, des techniques morphométriques ont mis en évidence chez les sujets hallucinés une atrophie de la substance grise au sein de régions corticales impliquées dans le traitement des informations visuelles, le long des voies ventrale et dorsale. Les études d'imagerie de métabolisme ou fonctionnelle suggèrent chez les patients ayant des hallucinations un dysfonctionnement des régions impliquées dans la perception visuelle, avec des résultats plus disparates concernant les régions frontales potentiellement impliquées dans des mécanismes de contrôle *top-down*. Enfin, une dérégulation des mécanismes contrôlant veille, sommeil et rêves joue probablement aussi un rôle, au moins chez certains patients. Les données récentes confirment la convergence de plusieurs facteurs pathologiques prédisposants, périphériques comme centraux, à l'origine des hallucinations visuelles [112].

Évaluation

Les hallucinations et les phénomènes apparentés ne sont rapportés spontanément que dans une minorité de cas. Leur recherche repose sur l'interrogatoire systématique des patients ou, en cas de troubles cognitifs sévères, de leur entourage. La plupart des études de prévalence ont utilisé soit des questionnaires structurés ou semi-structurés, soit l'item unique correspondant aux hallucinations dans la section I de l'*Unified Parkinson's Disease Rating Scale* (UPDRS) ou de sa version plus récente, la *Movement Disorders Society-Unified Parkinson's Disease Rating Scale* (MDS-UPDRS), ou encore dans le *Neuropsychiatric Inventory* (NPI). Dans les essais thérapeutiques, la quantification des hallucinations et autres phénomènes psychotiques a été le plus souvent réalisée à l'aide d'échelles utilisées en psychiatrie pour évaluer les symptômes positifs de la schizophrénie. Il existe plusieurs échelles spécifiquement construites pour la maladie de Parkinson, telles que la *Scale for Outcomes in Parkinson's Disease - Psychiatric Complications* (SCOPA-PC) évaluant les complications psychiatriques dans la maladie de Parkinson mais non spécifiques aux hallucinations [113], la *PsychoSensory hAllucinations Scale* (PSAS), développée et validée spécifiquement pour évaluer qualitativement et quantitativement les différentes modalités d'hallucinations dans la maladie de Parkinson et la schizophrénie [114]. Toutefois, aucune des échelles n'est actuellement pleinement satisfaisante, et l'élaboration et la validation d'un nouvel outil sont attendues [115].

Traitement

Dans la majorité des cas, les hallucinations ne nécessitent pas d'intervention thérapeutique, car elles sont intermittentes et bien supportées. Elles justifient néanmoins de réviser le traitement et de réaliser un bilan cognitif à l'aide de tests brefs. Les stratégies de *coping* consistent par exemple à se réassurer auprès d'un proche, à fermer et rouvrir les yeux, à s'approcher de l'hallucination ou encore à laisser une veilleuse allumée la nuit. D'autres mesures sont nécessaires lorsque les hallucinations sont angoissantes et/ou s'accompagnent de troubles du comportement compromettant le maintien à domicile. Dans un premier temps, tout médicament non indispensable et potentiellement aggravant (anticholinergiques, amantadine, antalgiques opiacés) est supprimé, et le traitement antiparkinsonien est réduit et simplifié. Chez les patients ayant une détérioration intellectuelle, on tendra vers une monothérapie utilisant la L-dopa à la plus faible dose possible, en prenant toutefois garde de ne jamais compromettre le bon contrôle moteur. S'il existe des troubles cognitifs, la prescription de rivastigmine peut avoir un effet favorable sur les hallucinations, mais cet effet n'a pas été confirmé par des essais contrôlés et le déremboursement de la rivastigmine limite sa prescription. En cas d'échec des mesures précédentes, en cas d'impossibilité de diminuer le traitement dopaminergique sans compromettre le contrôle moteur, ou d'emblée en cas de situation menaçante, un traitement antipsychotique est indispensable. Les neuroleptiques classiques et la plupart des « atypiques » (par exemple, rispéridone, olanzapine ou aripiprazole) sont proscrits en raison de leurs effets moteurs indésirables. Le traitement repose sur la clozapine qui, seule, possède en France une autorisation de mise sur le marché (AMM) dans cette indication. Elle a démontré son efficacité dans cette indication dans deux études contrôlées. Sa prescription doit se faire sous couvert d'une surveillance codifiée de la numération formule sanguine (NFS), en raison du risque d'agranulocytose : NFS hebdomadaire pendant 18 semaines, puis mensuelle pendant toute la durée du traitement. Des cas de myocardite, de myocardiopathie et de péricardite ont été rapportés, surtout au cours des deux premiers mois de traitement. Il faut réaliser un électrocardiogramme (ECG) avant le début du traitement, et informer le patient et son entourage qu'il doit consulter rapidement en cas de syncope, palpitations, dyspnée ou douleur thoracique. L'effet secondaire le plus fréquent est une sédation excessive. Des effets anticholinergiques, dont un iléus paralytique, sont possibles. Le traitement est commencé à très faibles doses (6,25 ou 12,5 mg) en une prise au coucher, et la titration est lente, hormis les cas de troubles psychotiques aigus : pas plus de 12,5 mg par semaine. La dose moyenne nécessaire est de 25 mg par jour, et ne dépasse que rarement 75 mg. L'arrêt du traitement est souvent suivi de la réapparition des hallucinations. Malgré l'échec de plusieurs essais contrôlés, la quétiapine, une molécule au profil pharmacologique proche de celui de la clozapine mais dépourvue de risque hématologique, est parfois utilisée comme alternative à la clozapine. Elle est considérée comme « possiblement utile » par un comité de la *Movement Disorders Society* [116], mais ne dispose pas de l'AMM dans cette indication. La pimavansérine, un antagoniste sélectif des récepteurs 5-HT2A. a également démontré son efficacité et une bonne tolérance dans le traitement de la psychose parkinsonienne [117] mais elle n'est pas encore disponible en France.

Les hallucinations ne contre-indiquent pas formellement une stimulation cérébrale profonde dès lors qu'elles ne sont pas associées à des troubles cognitifs francs. Il n'existe pas de recommandations, l'analyse se fait au cas par cas. Les cas de déclenchement d'hallucinations ou autres symptômes psychotiques (en l'absence de confusion) par la stimulation sont très rares. Chez des patients ayant des hallucinations avant la procédure, on peut observer au contraire une amélioration ou une absence d'aggravation après mise en place de la stimulation cérébrale profonde [118]. De même, la perfusion continue sous-cutanée d'apomorphine pourrait être associée à un moindre risque d'hallucinations [104].

Confusions

Les états confusionnels (ou *delirium* des Anglo-Saxons) doivent être distingués des psychoses associées à la maladie de Parkinson précédemment décrites. Ils sont caractérisés par une altération de la conscience de l'environnement associée à des troubles de l'attention, de la cognition et/ou de la perception, ces anomalies étant d'installation rapide (en quelques heures ou jours) et d'évolution fluctuante. Les confusions ont donné lieu à très peu de travaux récents [119]. Les études réalisées au début de la dopathérapie, qui rapportaient une incidence élevée de confusions, étaient biaisées par l'inclusion de patients âgés recevant souvent de fortes doses de Ldopa. Les grands essais thérapeutiques récents présentent le biais inverse, les patients les plus fragiles (âgés ou atteints de troubles cognitifs) en étant exclus.

Les confusions mentales sont plus fréquentes chez les parkinsoniens âgés ou atteints d'une détérioration intellectuelle. Survenant précocement au cours du traitement, la confusion mentale a une valeur prédictive d'un déclin cognitif ultérieur. On trouve habituellement à l'origine de la confusion un facteur déclenchant : intervention chirurgicale (même sous anesthésie locorégionale), infection intercurrente, traumatisme ou modification récente du traitement. De nombreux médicaments peuvent être en cause, principalement les psychotropes et les antiparkinsoniens. En l'absence d'explication patente, a fortiori s'il existe un trouble de la vigilance, un hématome sous-dural subaigu ou chronique doit être recherché par l'imagerie. Bien que les états confusionnels soient réversibles, ils peuvent s'accompagner d'une détérioration motrice durable [120].

Le traitement des états confusionnels fait d'abord appel à la correction d'un éventuel facteur favorisant (par exemple, une infection ou un trouble hydro-électrolytique), au maintien d'une hydratation correcte et à la réduction du traitement antiparkinsonien. On arrête en priorité les anticholinergiques et l'amantadine puis, si nécessaire, les doses d'agonistes dopaminergiques sont diminuées. Une réduction de la dopathérapie est parfois nécessaire mais il faut maintenir une mobilité suffisante. Si les hallucinations ou les idées délirantes constituent le problème majeur, le recours à la clozapine peut être justifié, pour la durée la plus brève possible. Le traitement des états confusionnels est aussi préventif, en particulier chez les parkinsoniens à risque (sujets âgés ou détériorés) : éviter tout changement brutal de traitement antiparkinsonien, proscrire les anticholinergiques et n'utiliser les agonistes dopaminergiques qu'avec prudence.

Références

[1] Martinez-Martin P, Carod-Artal FJ, de Pedro Cuesta J. Non-motor symptoms and health related quality of life: an overview. In: Chaudhuri KR, Tolosa E, Schapira AHV, Poewe W, editors. Non-motor symptoms of Parkinson's disease. 2nd ed. Oxford: Oxford University Press; 2014. p. 357–74.

[2] American Psychiatric Association. Diagnostic and Statistical Manual of Mental Disorders. 5th ed. Arlington (VA): American Psychiatric Publishing; 2013.

[3] Leentjens AFG, Marinus J, Van Hilten JJ, et al. The contribution of somatic symptoms to the diagnosis of depressive disorder in Parkinson's disease: a discriminant analytic approach. J Neuropsychiatry Clin Neurosci 2003;15:74–7.

[4] Nazem S, Siderowf AD, Duda JE, et al. Suicidal and death ideation in Parkinson's disease. Mov Disord 2008;23:1573–9.

[5] Schrag A, Barone P, Brown RG, et al. Depression rating scales in Parkinson's disease: critique and recommendations. Mov Disord 2007;22:1077–92.

[6] Burn DJ. Depression in Parkinson's disease. Eur J Neurol 2002;3(9 Suppl):44–54.

[7] Reijnders JSAM, Ehrt U, Weber WEJ, et al. A systematic review of prevalence studies of depression in Parkinson's disease. Mov Disord 2008;23:183–9. quiz 313.

[8] Perrin AJ, Nosova E, Co K, et al. Gender differences in Parkinson's disease depression. Parkinsonism Relat Disord 2017;36:93–7.

[9] Dissanayaka NNW, Sellbach A, Silburn PA, et al. Factors associated with depression in Parkinson's disease. J Affect Disord 2011;132:82–8.

[10] Kay DB, Tanner JJ, Bowers D. Sleep disturbances and depression severity in patients with Parkinson's disease. Brain Behav 2018;6:e00967.

[11] Shiba M, Bower JH, Maraganore DM, et al. Anxiety disorders and depressive disorders preceding Parkinson's disease: a case-control study. Mov Disord 2000;15:669–77.

[12] Ishihara L, Brayne C. A systematic review of depression and mental illness preceding Parkinson's disease. Acta Neurol Scand 2006;113:211–20.

[13] Even C, Weintraub D. Is depression in Parkinson's disease (PD) a specific entity? J Affect Disord 2012;139:103–12.

[14] Wang S, Mao S, Xiang D, Fang C. Association between depression and the subsequent risk of Parkinson's disease: a meta-analysis. Prog Neuropsychopharmacol Biol Psychiatry 2018;86:186–92.

[15] Remy P, Doder M, Lees A, et al. Depression in Parkinson's disease: loss of dopamine and noradrenaline innervation in the limbic system. Brain 2005;128:1314–22.

[16] Kerenyi L, Ricaurte GA, Schretlen DJ, et al. Positron emission tomography of striatal serotonin transporters in Parkinson's disease. Arch Neurol 2003;60:1223–9.

[17] Weintraub D, Newberg AB, Cary MS, et al. Striatal dopamine transporter imaging correlates with anxiety and depression symptoms in Parkinson's disease. J Nucl Med 2005;46:227–32.

[18] Weintraub D, Morales KH, Moberg PJ, et al. Antidepressant studies in Parkinson's disease: a review and meta-analysis. Mov Disord 2005;9:1161–9.

[19] Seppi K, Weintraub D, Coelho M, et al. The Movement Disorder Society Evidence-Based Medicine Review Update: Treatments for the non-motor symptoms of Parkinson's disease. Mov Disord 2011;26(Suppl 3):S42–80.

[20] Takahashi M, Tabu H, Ozaki A, et al. REBORN study group. Antidepressants for depression, apathy, and gait instability in Parkinson's Disease: a multicenter randomized study. Intern Med 2019;58:361–8.

[21] Aiken CB. Pramipexole in psychiatry: a systematic review of the literature. J Clin Psychiatry 2007;68: 1230–6.

[22] Appleby BS, Duggan PS, Regenberg A, Rabins PV. Psychiatric and neuropsychiatric adverse events associated with deep brain stimulation: a meta-analysis of ten years experience. Mov Disord 2007;22:1722–8.

[23] Kim R, Kim HJ, Kim A, et al. Depression may negatively affect the change in freezing of gait following subthalamic nucleus stimulation in Parkinson's disease. Parkinsonism Relat Disord 2017;44:133–6.

[24] Zhou L, Guo Z, Xing G, et al. Antidepressant effects of repetitive transcranial magnetic stimulation over prefrontal cortex of Parkinson's disease patients with depression: a meta-analysis. Front Psychiatry 2018;9:769.

[25] Pal E, Nagy F, Aschermann Z, et al. The impact of left prefrontal repetitive transcranial magnetic stimulation on depression in Parkinson's disease: a randomized, double-blind, placebo-controlled study. Mov Disord 2010;25:2311–7.

[26] Cardoso EF, Fregni F, Martins Maia F, et al. TMS treatment for depression in Parkinson's disease increases BOLD responses in the left prefrontal cortex. Int J Neuropsychopharmacol 2008;11:173–83.

[27] Dobkin RD, Allen LA, Menza M. Cognitive-behavioral therapy for depression in Parkinson's disease: a pilot study. Mov Disord 2007;22:946–52.

[28] Macht M, Brandstetter S, Ellgring H. Stress affects hedonic responses but not reaching-grasping in Parkinson's disease. Behav. Brain Res 2007;177:171–4.

[29] Goodwin VA, Richards SH, Taylor RS, et al. The effectiveness of exercise interventions for people with Parkinson's disease: a systematic review and meta-analysis. Mov Disord 2008;23:631–40.

[30] Rutten S, Vriend C, Smit JH, et al. A double-blind randomized controlled trial to assess the effect of bright light therapy on depression in patients with Parkinson's Disease. BMC Psychiatry 2016;16:355.

[31] Dissanayaka NNW, Sellbach A, Matheson S, et al. Anxiety disorders in Parkinson's disease: prevalence and risk factors. Mov Disord 2010;25:838–45.

[32] Pontone GM, Williams JR, Anderson KE, et al. Prevalence of anxiety disorders and anxiety subtypes in patients with Parkinson's disease. Mov Disord 2009;24:1333–8.

[33] Ehgoetz Martens KA, Silveira CRA, Intzandt BN, Almeida QJ. State anxiety predicts cognitive performance in patients with Parkinson's disease. Neuropsychology 2018;32:950–7.

[34] Petkus AJ, Filoteo JV, Schiehser DM, et al. Worse cognitive performance predicts increased anxiety and depressive symptoms in patients with Parkinson's diseases: a bidirectional analysis. Neuropsychology 2019;33:35–46.

[35] van der Velden RMJ, Broen MPG, Kuijf ML, Leentjens AFG. Frequency of mood and anxiety fluctuations in Parkinson's disease patients with motor fluctuations: a systematic review. Mov Disord 2018;33:1521–7.

[36] Jazaeri SZ, Azad A, Mehdizadeh H, et al. The Effects of anxiety and external attentional focus on postural control in patients with Parkinson's disease. PLoS One 2018;13:e0192168.

[37] Rutten S, Vriend C, van der Werf YD, et al. The bidirectional longitudinal relationship between insomnia, depression and anxiety in patients with early-stage, medication-naïve Parkinson's disease. Parkinsonism Relat Disord 2017;39:31–6.

[38] D'Iorio A, Vitale C, Piscopo F, et al. Impact of anxiety, apathy and reduced functional autonomy on perceived quality of life in Parkinson's disease. Parkinsonism Relat Disord 2017;43:114–7.

[39] Joling M, van den Heuvel OA, Berendse HW, et al. Serotonin transporter binding and anxiety symptoms in Parkinson's disease. J Neurol Neurosurg Psychiatry 2018;89:89–94.

[40] Picillo M, Santangelo G, Erro R, et al. Association between dopaminergic dysfunction and anxiety in de novo Parkinson's disease. Parkinsonism Relat Disord 2017;37:106–10.

[41] Wang X, Zhang J, Yuan Y, et al. Cerebral metabolic change in Parkinson's disease patients with anxiety: A FDG-PET Study. Neuroscience Letters 2017;653:202–7.

[42] Dan R, Růžička F, Bezdicek O, et al. Separate neural representations of depression, anxiety and apathy in Parkinson's disease. Sci Rep 2017;7:12164.

[43] Leentjens AFG, Dujardin K, Marsh L, et al. Anxiety rating scales in Parkinson's disease: critique and recommendations. Mov Disord 2008;23:2015–25.

[44] Leentjens AF, Dujardin K, Pontone GM, et al. The Parkinson Anxiety Scale (PAS): development and validation of a new anxiety scale. Mov Disord 2014;29:1035–43.

[45] Chandler SK, Robins JL, Kinser PA. Nonpharmacologic interventions for the self-management of anxiety in Parkinson's disease: a comprehensive review. Behav Neurol 2019;2019:8459579.

[46] Reynolds GO, Saint-Hilaire M, Thomas CA, et al. Cognitive-behavioral therapy for anxiety in Parkinson's disease. Behav Modif 2019;145445519838828.

[47] Marin RS, Apathy : a neuropsychiatric syndrome. J Neuropsychiatry Clin Neurosci 1991;3:243–54.

[48] Mulin E, Leone E, Dujardin K, et al. Diagnostic criteria for apathy in clinical practice. Int J Geriatr Psychiatry 2011;26:158–65.

[49] Marin RS. Differential diagnosis and classification of apathy. Am J Psychiatry 1990;147:22–30.

[50] Levy R, Dubois B. Apathy and the functional anatomy of the prefrontal cortex-basal ganglia circuits. Cereb Cortex 2006;16:916–28.

[51] Leentjens AFG, Dujardin K, Marsh L, et al. Apathy and anhedonia rating scales in Parkinson's disease : critique and recommendations. Mov Disord 2008;23:2004–14.

[52] Starkstein SE, Merello M, Jorge R, et al. The syndromal validity and nosological position of apathy in Parkinson's disease. Mov Disord 2009;24:1211–6.

[53] Dujardin K, Sockeel P, Delliaux M, et al. Apathy may herald cognitive decline and dementia in Parkinson's disease. Mov Disord 2009;24:2391–7.

[54] Ardouin C, Chéreau I, Llorca PM, et al. Groupe évaluation comportementale de la maladie de Parkinson. Assessment of hyper- and hypodopaminergic behaviors in Parkinson's disease. Rev Neurol (Paris) 2009;165:845–56.

[55] Robert G, Lozachmeur C, Le Jeune F, et al. Apathy neural bases in neurodegenerative disorders. Rev Neurol (Paris) 2012;168:605–19.

[56] Robert G, Le Jeune F, Lozachmeur C, et al. Apathy in patients with Parkinson disease without dementia or depression: a PET study. Neurology 2012;79:1155–60.

[57] Robert G, Le Jeune F, Dondaine T, et al. Apathy and impaired emotional facial recognition networks overlap in Parkinson's disease: a PET study with conjunction analyses. J Neurol Neurosurg Psychiatry 2014;85:1153–8.

[58] Muhammed K, Manohar S, Ben Yehuda M, et al. Reward Sensitivity Deficits Modulated by Dopamine Are Associated with Apathy in Parkinson's Disease. Brain 2016;139(Pt 10):2706–21.

[59] Muhammed K, Manohar S, Husain M. Mechanisms underlying apathy in Parkinson's disease. Lancet 2015;1(385 Suppl).

[60] Le Heron C, Holroyd CB, Salamone J, Husain M. Brain mechanisms underlying apathy. J Neurol Neurosurg Psychiatry 2019;90:302–12.

[61] McGuigan S, Zhou SH, Brosnan MB, et al. Dopamine restores cognitive motivation in Parkinson's disease. Brain 2019;142:719–32.

[62] Maillet A, Krack P, Lhommée E, et al. The prominent role of serotonergic degeneration in apathy, anxiety and depression in de novo Parkinson's disease. Brain 2016;139(Pt 9):2486–502.

[63] Devos D, Moreau C, Maltête D, et al. Rivastigmine in apathetic but dementia and depression-free patients with Parkinson's disease: a double-blind, placebo-controlled, randomised clinical trial. J Neurol Neurosurg Psychiatry 2014;85:668–74.

[64] Grace J, Amick MM, Friedman JH. A double-blind comparison of galantamine hydrobromide ER and placebo in Parkinson disease. J Neurol Neurosurg Psychiatry 2009;80:18–23.

[65] Czernecki V, Pillon B, Houeto JL, et al. Motivation, reward, and Parkinson's disease: influence of dopatherapy. Neuropsychologia 2002;40:2257–67.

[66] Voon V, Fox SH. Medication-related impulse control and repetitive behaviors in Parkinson disease. Arch Neurol 2007;64:1089–96.

[67] Voon V, Napier TC, Frank MJ, et al. Impulse control disorders and levodopa-induced dyskinesias in Parkinson's disease: an update. Lancet Neurol 2017;16:238–50.

[68] Evans AH, Katzenschlager R, Paviour D, et al. Punding in Parkinson's disease: its relation to the dopamine dysregulation syndrome. Mov Disord 2004;19:397–405.

[69] Djamshidian A, Averbeck BB, Lees AJ, O'Sullivan SS. Clinical aspects of impulsive compulsive behaviours in Parkinson's disease. J Neurol Sci 2011;310:83–188.

[70] Warren N, O'Gorman C, Lehn A, Siskind D. Dopamine dysregulation syndrome in Parkinson's disease: a systematic review of published cases. J Neurol Neurosurg Psychiatry 2017;88:1060–4.

[71] Evans AH, Okai D, Weintraub D, et al. Members of the International Parkinson and Movement Disorder Society (IPMDS) Rating Scales Review Committee. Scales to assess impulsive and compulsive behavior in Parkinson's disease: critique and recommendations. Mov Disord 2019;34:791–8.

[72] Rieu I, Martinez-Martin P, Pereira B, et al. International validation of a behavioral scale in Parkinson's disease without dementia. Mov Disord 2015;30:705–13.

[73] Antonini A, Barone P, Bonuccelli U, et al. ICARUS study: prevalence and clinical features of impulse control disorders in Parkinson's disease. J Neurol Neurosurg Psychiatry 2017;88:317–24.

[74] Corvol JC, Artaud F, Cormier-Dequaire F, et al. DIGPD Study Group. Longitudinal analysis of impulse control disorders in Parkinson disease. Neurology 2018;91–201.

[75] Houeto JL, Magnard R, Dalley JW, et al. Trait impulsivity and anhedonia: two gateways for the development of impulse control disorders in Parkinson's disease? Front Psychiatry 2016;7:91.

[76] Cilia R, Ko JH, Cho SS, et al. Reduced dopamine transporter density in the ventral striatum of patients with Parkinson's disease and pathological gambling. Neurobiol Dis 2010;39:98–104.

[77] Carriere N, Lopes R, Defebvre L, et al. Impaired corticostriatal connectivity in impulse control disorders in Parkinson disease. Neurology 2015;84(21):2116–23.

[78] Martini A, Dal Lago D, Edelstyn NMJ, et al. Dopaminergic neurotransmission in patients with Parkinson's disease and impulse control disorders: a systematic review and meta-analysis of PET and SPECT studies. Front Neurol 2018;9:1018.

[79] Solla P, Fasano A, Cannas A, Marrosu F. Dopamine agonist withdrawal syndrome in Parkinson's disease. J Neurol Sci 2017;382:47–8.

[80] Lhommée E, Wojtecki L, Czernecki V, et al. EARLYSTIM study group. Behavioural outcomes of subthalamic stimulation and medical therapy versus medical therapy alone for Parkinson's disease with early motor complications (EARLYSTIM trial): secondary analysis of an open-label randomised trial. Lancet Neurol 2018;17:223–323.

[81] Fénelon G, Goetz CG, Karenberg A. Hallucinations in Parkinson disease in the prelevodopa era. Neurology 2006;66:93–8.

[82] Frei K, Truong DD. Hallucinations and the spectrum of psychosis in Parkinson's disease. J Neurol Sci 2017;374:56–62.

[83] Kempster PA, O'Sullivan SS, Holton JL, Revesz T, Lees AJ. Relationships between age and late progression of Parkinson's disease: a clinico-pathological study. Brain 2010;133:1755–62.

[84] Péron J, Frühholz S, Vérin M, Grandjean D. Subthalamic nucleus: a key structure for emotional component synchronization in humans. Neurosci Biobehav Rev 2013;37(3):358–73.

[85] Le Jeune F, Péron J, Biseul I, et al. Subthalamic nucleus stimulation affects orbitofrontal cortex in facial emotion recognition: a PET study. Brain 2008;131(Pt 6):1599–608.

[86] Le Jeune F, Drapier D, Bourguignon A, et al. Subthalamic nucleus stimulation in Parkinson disease induces apathy: a PET study. Neurology 2009;73(21):1746–51.

[87] Péron J, Le Jeune F, Haegelen C, et al. Subthalamic nucleus stimulation affects theory of mind network: a PET study in Parkinson's disease. PLoS One 2010;5(3).
[88] Kalbe E, Voges J, Weber T, et al. Frontal FDG-PET activity correlates with cognitive outcome after STN-DBS in Parkinson disease. Neurology 2009;72(1):42–9.
[89] Schroeder U, Kuehler A, Haslinger B, et al. Subthalamic nucleus stimulation affects striato-anterior cingulate cortex circuit in a response conflict task: a PET study. Brain 2002;125(Pt 9):1995–2004.
[90] Chendo I, Silva C, Duarte GS, et al. Frequency and Characteristics of Psychosis in Parkinson's Disease: A Systematic Review and Meta-Analysis. J Parkinsons Dis 2022;12:85–94.
[91] Marques A, Beze S, Lambert C, et al. Psycho-sensory modalities of visual hallucinations and illusions in Parkinson's disease. 2021.
[92] Reid RC, Karim R, McCrory E, Carpenter BN. Self-reported differences on measures of executive function and hypersexual behavior in a patient and community sample of men. Int J Neurosci 2010;120:120–7.
[93] Beze S, Castellani L, Pereira B, et al. Two-year longitudinal follow-up of visual illusions and hallucinations in Parkinson's disease. J Neurol 2022;269:4546–54.
[94] Marques A, Beze S, Pereira B, et al. Visual hallucinations and illusions in Parkinson's disease: the role of ocular pathology. J Neurol 2020. https://doi.org/10.1007/s00415-020-09925-x.
[95] Ravandi SN, Kouchaki E, Asgarian FS. Prevalence of hallucinations in Parkinson's patients; meta-analysis of International studies. Neurol Sci 2023;44:3389–94. https://doi.org/10.1007/s10072-023-06831-8.
[96] Diederich NJ, Fénelon G, Stebbins G, Goetz CG. Hallucinations in Parkinson disease. Nat Rev Neurol 2009;5:331–42. https://doi.org/10.1038/nrneurol.2009.62.
[97] Llorca P, Pereira B, Jardri R, et al. Hallucinations in schizophrenia and Parkinson's disease: an analysis of sensory modalities involved and the repercussion on patients. Sci Rep 2016;6:38152. https://doi.org/10.1038/srep38152.
[98] Goetz CG, Leurgans S, Pappert EJ, Raman R, Stemer AB. Prospective longitudinal assessment of hallucinations in Parkinson's disease. Neurology 2001;57:2078–82. https://doi.org/10.1212/wnl.57.11.2078.
[99] Doé De Maindreville A, Fénelon G, Mahieux F. Hallucinations in Parkinson's disease: A follow-up study. Mov Disord 2005;20:212–7. https://doi.org/10.1002/mds.20263.
[100] Fénelon G, Mahieux F, Huon R, Ziégler M. Hallucinations in Parkinson's disease: prevalence, phenomenology and risk factors. Brain 2000;123(Pt 4):733–45.
[101] Powell A, Ireland C, Lewis SJG. Visual Hallucinations and the Role of Medications in Parkinson's Disease: Triggers, Pathophysiology, and Management. J Neuropsychiatry Clin Neurosci 2020;32:334–43. https://doi.org/10.1176/appi.neuropsych.19110316.
[102] Gibson G, Mottram PG, Burn DJ, et al. Frequency, prevalence, incidence and risk factors associated with visual hallucinations in a sample of patients with Parkinson's disease: a longitudinal 4-year study. Int J Geriatr Psychiatry 2013;28:626–31. https://doi.org/10.1002/gps.3869.
[103] Baker WL, Silver D, White CM, et al. Dopamine agonists in the treatment of early Parkinson's disease: a meta-analysis. Parkinsonism Relat Disord 2009;15:287–94. https://doi.org/10.1016/j.parkreldis.2008.07.004.
[104] Borgemeester RWK, Lees AJ, van Laar T. Parkinson's disease, visual hallucinations and apomorphine: A review of the available evidence. Parkinsonism Relat Disord 2016;27:35–40. https://doi.org/10.1016/j.parkreldis.2016.04.023.
[105] Merims D, Shabtai H, Korczyn AD, et al. Antiparkinsonian medication is not a risk factor for the development of hallucinations in Parkinson's disease. J Neural Transm (Vienna) 2004;111:1447–53. https://doi.org/10.1007/s00702-004-0209-9.
[106] Barnes J, Boubert L, Harris J, et al. Reality monitoring and visual hallucinations in Parkinson's disease. Neuropsychologia 2003;41:565–74.
[107] Ozer F, Meral H, Hanoglu L, et al. Cognitive impairment patterns in Parkinson's disease with visual hallucinations. J Clin Neurosci 2007;14:742–6. https://doi.org/10.1016/j.jocn.2006.05.006.
[108] Arnulf I, Bonnet AM, Damier P, et al. Hallucinations, REM sleep, and Parkinson's disease: a medical hypothesis. Neurology 2000;55:281–8.
[109] O'Brien J, Taylor JP, Ballard C, et al. Visual hallucinations in neurological and ophthalmological disease: pathophysiology and management. J Neurol Neurosurg Psychiatry 2020;91:512–9. https://doi.org/10.1136/jnnp-2019-322702.
[110] Ffytche DH, Creese B, Politis M, et al. The psychosis spectrum in Parkinson disease. Nat Rev Neurol 2017;13:81–95. https://doi.org/10.1038/nrneurol.2016.200.
[111] Lenka A, Jhunjhunwala KR, Saini J, Pal PK. Structural and functional neuroimaging in patients with Parkinson's disease and visual hallucinations: A critical review. Parkinsonism Relat Disord 2015;21:683–91. https://doi.org/10.1016/j.parkreldis.2015.04.005.
[112] Diez-Cirarda M, Cabrera-Zubizarreta A, Murueta-Goyena A, et al. Multimodal visual system analysis as a biomarker of visual hallucinations in Parkinson's disease. J Neurol 2023;270(1):519–29.

[113] Visser M, Verbaan D, van Rooden SM, et al. Assessment of psychiatric complications in Parkinson's disease: The SCOPA-PC. Mov Disord 2007;22:2221–8. https://doi.org/10.1002/mds.21696.
[114] de Chazeron I, Pereira B, Chereau-Boudet I, et al. Validation of a Psycho-Sensory Hallucinations Scale (PSAS) in schizophrenia and Parkinson's disease. Schizophr Res 2015;161:269–76. https://doi.org/10.1016/j.schres.2014.11.010.
[115] Fernandez HH, Aarsland D, Fénelon G, et al. Scales to assess psychosis in Parkinson's disease: Critique and recommendations. Mov Disord 2008;23:484–500. https://doi.org/10.1002/mds.21875.
[116] Seppi K, Ray Chaudhuri K, Coelho M, et al. Update on treatments for nonmotor symptoms of Parkinson's disease: an evidence-based medicine review. Mov Disord 2019;34:180–98. https://doi.org/10.1002/mds.27602.
[117] Cummings J, Isaacson S, Mills R, et al. Pimavanserin for patients with Parkinson's disease psychosis: a randomised, placebo-controlled phase 3 trial. Lancet 2014;383:533–40. https://doi.org/10.1016/S0140-6736(13)62106-6.
[118] Dafsari HS, Reddy P, Herchenbach C, et al. Beneficial effects of bilateral subthalamic stimulation on non-motor symptoms in Parkinson's disease. Brain Stimul 2016;9:78–85. https://doi.org/10.1016/j.brs.2015.08.005.
[119] Serrano-Dueñas M, Bleda MJ. Delirium in Parkinson's disease patients: a five-year follow-up study. Parkinsonism Relat Disord 2005;11:387–92. https://doi.org/10.1016/j.parkreldis.2005.05.002.
[120] Umemura A, Oeda T, Tomita S, et al. Delirium and high fever are associated with subacute motor deterioration in Parkinson disease: a nested case-control study. PLoS One 2014;9. https://doi.org/10.1371/journal.pone.0094944.

Chapitre 10

Troubles du sommeil et de la vigilance

Pauline Dodet, Isabelle Arnulf

Service des pathologies du sommeil, Hôpital Pitié Salpêtrière, Paris

Les problèmes de sommeil dans la maladie de Parkinson comprennent principalement l'insomnie, le sommeil agité (dont la principale cause est le trouble comportemental en sommeil paradoxal ou TCSP) et la somnolence diurne excessive. Ils sont très répandus (plus de 90 % des patients en présentent au moins un) et pénibles : ils altèrent la qualité de vie des patients et souvent des conjoints qui partagent leur lit. Par ailleurs ils se chevauchent souvent entre eux et nécessitent une prise en charge spécialisée.

Leur mécanisme est plurifactoriel : les systèmes cérébraux qui génèrent l'éveil et le sommeil (dans le tronc cérébral, l'hypothalamus et le thalamus), tout comme l'horloge biologique (dans le noyau suprachiasmatique hypothalamique) sont le siège de neurodégénérescence. Les troubles moteurs (bradykinésie et mictions difficiles, dystonies, tremblements, syndrome des jambes sans repos) perturbent les nuits et réduisent le temps de sommeil. L'anxiété et la dépression, fréquentes dans la maladie, altèrent aussi le sommeil et la veille. Enfin, les traitements dopaminergiques peuvent maintenir trop en éveil la nuit les patients (en lien avec le syndrome de dysrégulation dopaminergique), favoriser une insomnie si pris le soir comme l'amantadine, les agonistes dopaminergiques et la sélégiline, ou au contraire entraîner une somnolence en journée (agonistes dopaminergiques notamment).

Ces troubles sont explorés par un interrogatoire dirigé des patients et de leur conjoint, éventuellement des échelles d'intensité (comme l'échelle de somnolence d'Epworth pour dépister la somnolence ou l'échelle de dépistage du TCSP), un agenda de sommeil et/ou une actimétrie (voire les nouvelles applications de suivi du sommeil contrôlées par les smartphones) et dans des cas très sélectifs, la vidéo-polysomnographie nocturne, parfois suivie de tests de vigilance en journée (Tableau 10.1).

Tableau 10.1. Indication raisonnée des différentes explorations du sommeil.

Plainte	Insomnie	Somnolence	Agitation nocturne
Échelle de somnolence d'Epworth	Utile	Indispensable	Utile
Échelle de dépistage du TCSP	Inutile	Inutile	Indispensable
Agenda de sommeil	Utile	Utile	Inutile
Actimétrie	Parfois utile	Peu utile	Peu utile
Polysomnographie	Peu utile	Indispensable	Utile
Vidéo-polysomnographie	Si agitation	Utile	Indispensable
Tests itératifs de latence d'endormissement	Inutile	Indispensable	Inutile

TCSP : trouble comportemental en sommeil paradoxal.

Insomnie

Définition

L'insomnie est définie par une difficulté récurrente à initier ou maintenir le sommeil de nuit, qui retentit sur la forme en journée sous divers aspects : fatigue, somnolence, mauvais fonctionnement cognitif, humeur instable, irritabilité, ou baisse de motivation et d'énergie. C'est un trouble du sommeil très courant en population générale (une personne sur deux a déjà fait l'expérience d'une insomnie aiguë durant quelques semaines) mais aussi pervasif et auto-entretenu : les {3/4} des personnes qui en souffrent au-delà d'un mois sont toujours insomniaques un an après. L'insomnie chronique (pendant plus de 3 mois) affecte 6 % de la population mondiale, quatre fois plus les femmes que les hommes ; elle augmente avec l'âge et les comorbidités psychiatriques et reste difficile à traiter [1]. Elle est conceptualisée comme un syndrome d'hyperéveil. L'insomnie chronique est associée à un risque trois fois plus élevé de développer une maladie de Parkinson dans les 10 années qui suivent [2].

Fréquence

Dans la maladie de Parkinson, la plainte de mauvais sommeil est très répandue et dépasse largement les proportions que l'on attend à cet âge. Dès le début de la maladie, 41 % des patients se plaignent d'insomnie [3]. Elle se développe progressivement dans les cinq premières années principalement comme un problème du maintien (longs éveils dans la nuit ou réveil précoce) plutôt que de l'installation du sommeil [3,4]. À un stade avancé de la maladie, 60 à 80 % des patients se plaignent d'un sommeil fractionné en plusieurs morceaux [5].

Causes et traitements au stade débutant de la maladie

Les causes de l'insomnie varient en fonction du stade de la maladie et sont souvent plurielles. Une étude récente systématique chez 162 patients permet de mieux comprendre les causes de l'insomnie au stade débutant (c'est à dire sans gêne motrice nocturne). Il y a plus de marqueurs d'insomnie « organique » que ce que l'on voit chez l'insomniaque classique : le sommeil enregistré en polysomnographie est moins continu et raccourci de presque une heure mais il n'y a pas plus de symptômes anxieux ou dépressifs que chez les parkinsoniens sans insomnie [3]. On retrouve quand même une prédisposition des femmes à en souffrir un peu plus souvent, et une association modeste au syndrome des jambes sans repos, mais pas de lien avec la dose des traitements dopaminergiques ou avec d'éventuelles apnées du sommeil.

Ces données de cohorte ne doivent pas masquer le raisonnement diagnostique individuel sur l'insomnie au stade précoce. Les difficultés d'endormissement peuvent être liées à une anxiété (il y a alors des ruminations dans le noir) et au syndrome des jambes sans repos (besoin impérieux de sortir les jambes du drap, de les bouger et de marcher le soir et la nuit), mais aussi à un effet éveillant ou excitant de la sélégiline, des agonistes dopaminergiques et de l'amantadine en début de traitement [4]. Si c'est une insomnie avec hyperactivité (patients qui jouent sur écran des heures la nuit, qui cuisinent ou bricolent la nuit), elle est un signe d'alerte d'une dysrégulation dopaminergique débutante et/ou d'un trouble du contrôle des impulsions. On commencera donc par revoir avec les patients les règles du bon sommeil : pas d'écran avant le coucher et dans la nuit (les LED sont de la lumière bleue qui simule le plein soleil et bloque la mélatonine, les jeux excitent l'éveil), mais un livre (en utilisant une lumière rouge sans effet sur la mélatonine) ou de l'audio calme, une chambre fraiche, des couvertures lourdes, des heures régulières de lever et coucher, de l'activité physique et de la relaxation en journée, et pas de caféine après 15 h. L'activité physique régulière en journée (pas le soir) a bien prouvé son efficacité contre le mauvais sommeil dans la maladie de Parkinson [6].

Causes et traitement au stade avancé de la maladie

Au stade des fluctuations motrices, l'insomnie est surtout liée aux troubles moteurs. Son traitement va comprendre des adaptations de la chambre et des médicaments. Le sommeil du conjoint peut être interrompu fréquemment par les troubles moteurs nocturnes : faire chambre à part peut être un choix judicieux dans le couple. Comme beaucoup de personnes handicapées, les malades peuvent être tentés de s'allonger au lit un peu trop tôt, ne serait-ce que pour reposer leur corps, et ont du mal à s'endormir de bonne heure ou s'endorment tôt pour vite se réveiller : fermer la lumière plus tard les recalera. Surtout, les réveils nocturnes spontanés que tout un chacun présente avec l'âge pour uriner, se retourner dans le lit, mettre ou enlever la couette, et qui sont normalement très brefs vont être prolongés par la bradykinésie, les dystonies, les tremblements, les douleurs et l'inquiétude que ces signes engendrent. Les patients dorment alors quasi uniquement sur le dos (une position qui favorise les apnées obstructives et la sécheresse de bouche ; un lit médical avec potence pour se tracter aidera les retournements), ont du mal à attraper et remettre le drap en place (dormir en pyjama couvrant et chaussettes), à allumer la lumière pour uriner et à aller aux toilettes (ne pas boire après le dîner ; un siège percé près du lit, voire des couches aidera les dames, un pistolet ou un étui pénien aidera les hommes). Quand il y a une polyurie ou pollakiurie nocturne, la desmopressine est efficace (Minirin® en une prise par voie nasale ou plutôt orale, administrée le soir au coucher) en surveillant une éventuelle hyponatrémie dont le risque est élevé après 65 ans.

La couverture dopaminergique nocturne est souvent insuffisante au stade des fluctuations motrices, et l'on observe lors des réveils nocturnes des épisodes d'akinésie marquée, des dystonies douloureuses axiales ou des orteils, et une reprise du tremblement de grande amplitude qui engendrent douleurs et difficultés de ré-endormissement. La prise de L-dopa à libération prolongée au coucher n'a pas de réelle efficacité. En matière d'agoniste dopaminergique, la rotigotine en patch transdermique dopaminergique [7] et surtout, avec une efficacité supérieure, l'infusion sous-cutanée par pompe d'apomorphine nocturne [8] ont montré un effet positif sur la qualité du sommeil, principalement grâce à leurs effets moteurs. La prise nocturne de L-dopa sous forme dispersible dans un verre d'eau est aussi proposée dans la nuit en cas d'éveil spontané avec signes moteurs invalidants. Cette même logique explique pourquoi la stimulation cérébrale profonde des noyaux subthalamiques (qui n'agit pas directement sur les systèmes de sommeil) améliore si franchement le sommeil [9].

Enfin, une stratégie parallèle à tous les stades de la maladie (propre à toutes les formes d'insomnie) est d'agir directement sur le système circadien (mélatonine le soir à heure fixe 1,9 mg ; exposition le matin à la lumière vive de 10 000 Lux sous la forme de panneaux lumineux ou de lunettes spéciales type Luminette®), de forcer l'endormissement avec un « starter » de type zolpidem ou zopiclone (dont l'usage devrait être intermittent pour éviter l'accoutumance [10]) et de réduire les éveils nocturnes et l'anxiété en utilisant des antidépresseurs quadricycliques ou sérotoninergiques sédatifs comme la miansérine ou la paroxétine à petite dose le soir. On notera par expérience que l'usage de clozapine à petites doses contre la psychose parkinsonienne procure aussi un franc bénéfice sur le sommeil.

Syndrome des jambes sans repos

Dans cette stratégie contre l'insomnie, le syndrome des jambes sans repos occupe une place à part. C'est un besoin impératif de bouger les jambes (souvent associé à des paresthésies ou des dysesthésies au niveau des muscles des mollets), le soir ou la nuit, soulagés par la marche. En population générale, ce n'est pas un prodrome de la maladie de Parkinson, même si les traitements comportent de petites doses d'agonistes dopaminergiques. Dans la maladie de Parkinson, il faut le différencier de l'inconfort physique des périodes *off*, et des douleurs des membres. Il peut être associé à des mouvements périodiques de jambes pendant le sommeil, qui n'ont souvent pas de grande conséquence sur le sommeil mais peuvent gêner le conjoint (par frottement régulier du drap ou mouvements répétés de flexion du pied ou de la jambe, à ne pas confondre avec le TCSP).

Le syndrome des jambes sans repos est un peu plus fréquent (12-15 %) dans la maladie de Parkinson qu'en population générale, et 9 % des patients ont à la fois une insomnie et un syndrome des jambes sans repos [3]. L'impulsivité à bouger les jambes au repos dans le lit est plus marquée chez les patients avec trouble du contrôle des impulsions [11]. De façon intéressante, on peut suspecter deux mécanismes (et traitements) différents selon le stade de la maladie. Au stade avancé de la maladie, le syndrome peut être la conséquence du déficit dopaminergique mais surtout de l'immobilité forcée en période *off* qui l'exacerbe. Dans ce cas, on cherchera à maintenir la transmission dopaminergique nocturne (avec de la rotigotine ou l'infusion d'apomorphine), on recherchera la prise d'antidépresseurs et le manque de fer (ferritinémie < 75 mcg/L) qui le favorisent et on pourra proposer de la gabapentine ou coucher. Au stade précoce, c'est l'inverse : il peut apparaître comme l'effet secondaire d'une dose trop élevée d'agoniste dopaminergique chez une personne prédisposée, par hypersensibilisation des récepteurs D3. Dans ce cas, l'approche sera au contraire de réduire la quantité d'agoniste. L'infusion d'apomorphine nocturne ne le soulage pas à ce stade [12].

Comportements anormaux nocturnes

Près d'un tiers des patients parkinsoniens ont des rêves très marquants ou des cauchemars sous traitement dopaminergique, mais les rêves désagréables peuvent aussi anticiper la maladie de Parkinson de quelques années [13]. Les rêves anormaux sont souvent précurseurs d'hallucinations diurnes. Les patients s'en plaignent peu et, dans le cas contraire, il faut réduire la dose nocturne d'agents dopaminergiques. De brefs épisodes confusionnels et d'hallucinations peuvent accompagner les réveils la nuit ou lors des siestes. La manifestation cardinale de la maladie est le trouble comportemental en sommeil paradoxal TCSP (*Rapid Eye Movement Sleep Behavior Disorder* ou RBD), un trouble très spécifique qui, s'il survient après 50 ans, confère un risque de développer les signes moteurs ou cognitifs de synucléinopathie de 50 % après 6 ans et 92 % après 15 ans (risque relatif : 50) [14]. Il s'agit de cauchemars agités : les patients donnent des coups, jurent, parlent, rient, sont en colère ou gesticulent alors qu'ils sont endormis, les yeux fermés et sans la déambulation nocturne propre au somnambulisme. Réveillés, ils se souviennent souvent d'un rêve (d'attaque, d'animaux ou un contenu plus ordinaire) qui correspond bien a posteriori aux séquences de mouvements. Les blessures (lacérations, hématome, fractures, strangulation) de soi ou du conjoint ne sont pas rares. Au stade prodromal (TCSP isolé), la vidéo-polysomnographie est indispensable au diagnostic, et les patients doivent être suivis régulièrement sur le plan du sommeil, mais aussi moteur, cognitif, psychologique (dépression, anxiété, apathie), autonomique (hypotension orthostatique, constipation, dysurie, dysfonction érectile) et sensoriel (hyposmie). Même sans le moindre syndrome parkinsonien, un sur deux a déjà un DaT scan anormal [15]. Sur le plan physiopathologique, le verrou qui bloque normalement le tonus et mouvements en sommeil paradoxal (situé dans le locus subcœruleus du pont) est défaillant par perte neuronale dans le TCSP [16]. Il n'y a pas de bradykinésie lors des TCSP et l'hypophonie parkinsonienne disparaît [17].

L'évolution clinique est moins bonne chez les malades parkinsoniens avec que sans TCSP sur le plan cognitif (démence plus rapide et risque doublé d'hallucinations [18]), moteur axial (plus de chutes) et autonomique. Ainsi la présence de TCSP chez les malades en début de maladie est associée à un début plus précoce de la maladie, des signes non moteurs plus précoces, une bradykinésie plus tardive et une progression plus rapide vers la démence [19]. Ceci indique une maladie plus diffuse et plus sévère. Cette forme de maladie de Parkinson avec TCSP est plus souvent associée aux mutations dans le gène de la glucocérébrosidase (maladie de Gaucher).

Sur le plan thérapeutique, il faut sécuriser l'environnement du lit et dormir en lit séparé. Le clonazépam (0,5 à 2 mg) le soir au coucher, ainsi que la mélatonine (3-12 mg à heure fixe) et la gabapentine (100-300 mg) réduisent les agitations nocturnes.

Syndrome d'apnées obstructives du sommeil

Plus de 40 % de la population de plus de 40 ans présente un nombre trop important (plus de 15/h) d'apnées et hypopnées, qui peuvent contribuer chez environ 1 sur 5 à une somnolence diurne excessive et constituent alors un syndrome. Ce syndrome touche surtout les hommes de plus de 50 ans obèses. Cependant, il est bien plus rare dans la maladie de Parkinson (12 % au stade débutant [3], 21 % plus tard [20]) sans doute car la maladie est peu associée à l'obésité, mais les apnées sont plus fréquentes si les patients akinétiques dorment trop sur le dos [21]. Il faut raisonner avec prudence devant une élévation du nombre d'apnées du sommeil : dans beaucoup de cas dormir sur le côté, ne pas traiter si le cas est léger à modéré, et ré-évaluer rapidement la balance bénéfices (sur la somnolence ou la qualité du sommeil)/risques (de détériorer au contraire le sommeil) après appareillage par pression positive continue nocturne (air en surpression délivré à travers un masque nasal).

Somnolence diurne excessive et attaques de sommeil

La somnolence diurne excessive, définie par un score de somnolence d'Epworth supérieur à 10, touche un tiers des patients. Plus rarement, elle peut culminer sous la forme d'attaques de sommeil irrépressibles même en situation active (plutôt chez les patients jeunes sous agonistes dopaminergiques), d'attaques de sommeil « narcoleptiques », c'est-à-dire directement en sommeil paradoxal [22], ou sous la forme d'accès prolongés pendant 2 h de sommeil à chaque prise de L-dopa (plutôt chez les patients âgés [23]). Les agonistes dopaminergiques sont plus fréquemment responsables de ces accès de sommeil que la L-dopa. Outre de gêner les activités quotidiennes, la somnolence au volant entraîne un fort risque d'accident de voiture et doit impérativement contre-indiquer la conduite automobile tant qu'elle n'est pas traitée. Au-delà du rôle sédatif des agents dopaminergiques (surtout au début, pendant leur titration) et des anxiolytiques, la somnolence peut être la conséquence directe d'une perte neuronale dans les circuits de l'éveil (hypocrétine comme dans la narcolepsie, noradrénaline, sérotonine). Le manque de sommeil lié aux troubles moteurs nocturnes y contribue aussi. Enfin il peut y avoir de courts épisodes de sommeil autant la nuit que le jour (un sommeil « ultradien » comme dans le modèle primate de syndrome parkinsonien [24]), possiblement en lien avec une horloge biologique plus faible, marquée par une baisse de la mélatonine la nuit [25].

Conclusion

La prise en charge thérapeutique de la somnolence est parfois difficile. Le café n'apporte pas de bénéfice. Par contre, la luminothérapie (s'exposer 20 minutes le matin à un panneau de lumière vive ou porter des lunettes de luminothérapie Luminette®) réduit franchement la somnolence diurne et améliore le sommeil de nuit [26]. Si un lien est établi avec la prise des traitements dopaminergiques, on propose une diminution des doses ou un arrêt de l'agoniste dopaminergique en augmentant si nécessaire parallèlement les doses de L-dopa. On essaiera systématiquement d'améliorer la qualité du sommeil nocturne et il faudra dépister et traiter si besoin une dépression associée. Dans les formes sévères et rebelles à ces aménagements, aucun traitement stimulant de l'éveil n'a d'autorisation de mise sur le marché (AMM), leurs effets sont souvent décevants (pitolisant, modafinil, solriamfétol) ou ils sont objectivement efficaces mais à manier avec prudence en raison de leurs effets secondaires chez ces patients (methylphenidate [27], oxybate de sodium [28]). Il faut toujours informer le patient de ce risque potentiel de somnolence et d'attaques de sommeil.

Références

[1] Riemann D, Nissen C, Palagini L, et al. The neurobiology, investigation, and treatment of chronic insomnia. Lancet Neurol 2015;14:547–58.

[2] Hsiao YH, Chen YT, Tseng CM, et al. Sleep disorders and an increased risk of Parkinson's disease in individuals with non-apnea sleep disorders: a population-based cohort study. J Sleep Res 2017;26:623–8.

[3] Dodet P, Houot M, Leu-Semenescu S, et al. Sleep disorders in Parkinson's disease, an early and multiple problem. NPJ Parkinson's Disease 2024;in press.

[4] Tholfsen LK, Larsen JP, Schulz J, et al. Changes in insomnia subtypes in early Parkinson disease. Neurology 2017;88:352–8.

[5] Gjerstad MD, Wentzel-Larsen T, Aarsland D, Larsen JP. Insomnia in Parkinson's disease : frequency and progression over time. J Neurol Neurosurg Psychiatry 2007;78:476–9.

[6] Amara AW, Wood KH, Joop A, et al. Randomized, Controlled Trial of Exercise on Objective and Subjective Sleep in Parkinson's Disease. Mov Disord 2020.

[7] Trenkwalder C, Kies B, Rudzinska M, et al. Rotigotine effects on early morning motor function and sleep in Parkinson's disease: a double-blind, randomized, placebo-controlled study (RECOVER). Mov Disord 2011;26:90–9.

[8] De Cock VC, Dodet P, Leu-Semenescu S, et al. Safety and efficacy of subcutaneous night-time only apomorphine infusion to treat insomnia in patients with Parkinson's disease (APOMORPHEE): a multicentre, randomised, controlled, double-blind crossover study. Lancet Neurol 2022;21:428–37.

[9] Arnulf I, Bejjani PB, Garma L, et al. Improvement of sleep architecture in PD with subthalamic nucleus stimulation. Neurology 2000;55:1732–5.

[10] Menza M, Dobkin RD, Marin H, et al. Treatment of insomnia in Parkinson's disease: a controlled trial of eszopiclone and placebo. Mov Disord 2010;25: 1708–14.

[11] Marques A, Figorilli M, Lambert C, et al. The urge to move: From restless legs syndrome to impulse control disorders in Parkinson's disease. J Sleep Res 2021;30:e13127.

[12] De Cock VC, Dodet P, Leu-Semenescu S, et al. Safety and efficacy of subcutaneous night-time only apomorphine infusion to treat insomnia in patients with Parkinson's disease (APOMORPHEE): a multicentre, randomised, controlled, double-blind crossover study. Lancet Neurol 2022;21:428–37.

[13] Otaiku AI. Distressing dreams, cognitive decline, and risk of dementia: A prospective study of three population-based cohorts. EClinicalMedicine 2022;52:101640.

[14] Zhang H, Iranzo A, Högl B, et al. Risk Factors for Phenoconversion in Rapid Eye Movement Sleep Behavior Disorder. Annals of Neurology 2022.

[15] Arnaldi D, Chincarini A, Hu MT, et al. Dopaminergic imaging and clinical predictors for phenoconversion of REM sleep behaviour disorder. Brain 2021;144:278–87.

[16] Ehrminger M, Latimier A, Pyatigorskaya N, et al. The coeruleus/subcoeruleus complex in idiopathic rapid eye movement sleep behaviour disorder. Brain 2016;139:1180–8.

[17] De Cock VC, Vidailhet M, Leu S, et al. Restoration of normal motor control in Parkinson's disease during REM sleep. Brain 2007;130:450–6.

[18] Anang JB, Gagnon JF, Bertrand JA, et al. Predictors of dementia in Parkinson disease: A prospective cohort study. Neurology 2014;83:1253–60.

[19] Di Folco C, Couronne R, Arnulf I, et al. Charting Disease Trajectories from Isolated REM Sleep Behavior Disorder to Parkinson's Disease. Mov Disord 2024;39:64–75.

[20] Cochen De Cock V, Abouda M, Leu S, et al. Is obstructive sleep apnea a problem in Parkinson's disease? Sleep Medicine 2010;11:247–52.

[21] Cochen De Cock V, Benard-Serre N, Driss V, et al. Supine sleep and obstructive sleep apnea syndrome in Parkinson's disease. Sleep Medicine 2015;16:1497–501.

[22] Arnulf I, Bonnet AM, Damier P, et al. Hallucinations, REM sleep and Parkinson's disease. Neurology 2000;55:281–8.

[23] De Cock VC, Vidailhet M, Arnulf I. Sleep disturbances in patients with parkinsonism. Nat Clin Pract Neurol 2008;4:254–66.

[24] Belaid H, Adrien J, Laffrat E, et al. Sleep disorders in Parkinsonian macaques: effects of L-dopa treatment and pedunculopontine nucleus lesion. J Neurosci 2014;34:9124–33.

[25] Videnovic A, Noble C, Reid KJ, et al. Circadian melatonin rhythm and excessive daytime sleepiness in Parkinson disease. JAMA Neurol 2014;71:463–9.

[26] Videnovic A, Klerman EB, Wang W, et al. Timed Light Therapy for Sleep and Daytime Sleepiness Associated With Parkinson Disease: A Randomized Clinical Trial. JAMA Neurol 2017;74:411–8.

[27] Moreau C, Delval A, Defebvre L, et al. Methylphenidate for gait hypokinesia and freezing in patients with Parkinson's disease undergoing subthalamic stimulation: a multicentre, parallel, randomised, placebo-controlled trial. Lancet Neurol 2012;11: 589–96.

[28] Buchele F, Hackius M, Schreglmann SR, et al. Sodium Oxybate for Excessive Daytime Sleepiness and Sleep Disturbance in Parkinson Disease: A Randomized Clinical Trial. JAMA Neurol 2018;75:114–8.

Chapitre 11

Santé bucco-dentaire

Émile Boyer[a], Vincent Meuric[b], Manon Auffret[c]

[a]UFR Santé, département odontologie, Université de Caen Normandie ; Inserm, INRAE, Université de Rennes, Institut NUMECAN (Nutrition Métabolismes et Cancer) UMR-A 1341, UMR-S 1317, Rennes.
[b]Inserm, INRAE, Université de Rennes, Institut NUMECAN UMR-A 1341, UMR-S 1317, Rennes.
[c]France Développement Électronique (FDE), Monswiller ; Service de Neurologie, CHU d'Orléans. Laboratoire LI2RSO, Équipe B Cline, Université d'Orléans. Chercheur hébergé au CIC1414, CHU de Rennes & Université de Rennes.

Introduction

La santé bucco-dentaire des patients parkinsoniens n'apparaît pas comme un sujet prioritaire dans le parcours de soins tel qu'il est défini actuellement [1,2]. Les patients, leur entourage et la communauté médicale se concentrent généralement sur d'autres symptômes jugés plus prioritaires, comme les troubles du mouvement ou les atteintes cognitives [1,3–5], alors même que la santé bucco-dentaire est une composante essentielle de la santé globale, du bien-être et de la qualité de vie [6,7]. Or, de nombreux troubles oro-faciaux sont recensés chez les patients, et ce dès le stade précoce. Loin d'être anodins, ces troubles figurent pour certains parmi les symptômes rapportés par les patients comme étant les plus gênants (hyposmie, agueusie, écoulement involontaire de salive, dysphagie) [8]. Bien que la santé bucco-dentaire des patients parkinsoniens demeure à ce jour encore relativement peu documentée (manque d'études de qualité, résultats contradictoires), la littérature internationale met en évidence une situation clinique préoccupante, résultant à la fois du retentissement de la maladie de Parkinson et de ses traitements sur la sphère orale (symptomatologie motrice et non motrice, iatrogénie), mais également de difficultés à maintenir des soins bucco-dentaires quotidiens et spécialisés de qualité [1,9–11]. Du fait de leur retentissement fonctionnel (difficultés de mastication, douleur, risque infectieux, réduction des apports alimentaires) et social (esthétisme, difficultés de communication, crainte du regard des autres), les atteintes bucco-dentaires doivent être recherchées et prises en charge dès le diagnostic, au travers d'une collaboration étroite entre équipes de neurologie et d'odontologie, en ambulatoire comme en services spécialisés [1,12–14].

Santé bucco-dentaire et maladie de Parkinson : une relation bidirectionnelle

Multidimensionnelle (physique, psychologique, émotionnelle et sociale), subjective et dynamique, la santé bucco-dentaire est essentielle aux fonctions quotidiennes que sont la mastication, la déglutition, la phonation et les relations sociales [15–17]. Pourtant, relativement peu d'études ont été publiées sur le plan international sur la santé bucco-dentaire des patients parkinsoniens. Des différences en termes de méthodologies (évaluations subjectives vs objectives, questionnaires, définitions cliniques ambiguës), de populations étudiées (variables cliniques, pharmacologiques et environnementales) et de localisations (qui sous-tendent des différences dans la qualité, l'accessibilité et le coût des soins dentaires) sont notables, ce qui complique à la fois l'interprétation et la comparaison des résultats [1]. Ces études mettent cependant en lumière un état bucco-dentaire significativement affaibli et préoccupant, augmentant le fardeau global de la maladie à mesure que celle-ci progresse [1].

Comparativement à la population générale, les patients parkinsoniens souffrent ainsi plus souvent de caries dentaires, de maladies parodontales (gingivite, parodontite), et présentent un nombre plus élevé de dents mobiles ou manquantes [1,2,9–11]. Les patients font état d'un plus grand inconfort (douleurs, sécheresse buccale, problèmes de prothèse) ainsi que de difficultés de mastication (liées aux dents, aux prothèses ou à la fonction masticatoire) et de déglutition [1]. Ils ont une perception moins bonne de leur santé bucco-dentaire et une qualité de vie (liée à la santé bucco-dentaire) moindre [1]. Des modifications du microbiote oral ont par ailleurs été récemment mises en évidence à tous les stades de la maladie, bien que l'importance et l'étendue de ces changements, ainsi que leur lien avec la MP (causal/corrélatif/consécutif ?) restent à déterminer [1,18–21].

Effets de la maladie de Parkinson sur la sphère bucco-dentaire

Par ses composantes physiques, cognitivo-psychiatriques et iatrogènes, la maladie de Parkinson altère l'homéostasie de la cavité orale de façon directe et indirecte (Figure 11.1). La sévérité et la durée d'évolution de la maladie sont ainsi associées à une sévérité accrue des atteintes orofaciales et dentaires [1].

Une maladie à retentissement bucco-dentaire

Les atteintes dopaminergiques comme non-dopaminergiques associées à la maladie de Parkinson n'épargnent pas la sphère oro-faciale. Si l'hyposmie est un prodrome bien connu, d'autres troubles peuvent également précéder l'apparition de la triade motrice, parmi lesquels une hyposialorrhée, un tremblement de la langue, ou, plus rarement, une dysphagie [1,23]. Dysarthrie, dysphagie et sialorrhée (qui résulte non pas d'une hypersalivation, mais d'une *perte du réflexe de déglutition*) sont les troubles oro-faciaux les plus souvent décrits dans la maladie de Parkinson tout au long de l'évolution de la maladie [1]. La présence de l'un de ces symptômes a été observée chez 65 % des 419 patients de la cohorte française COPARK, et une combinaison de ces symptômes chez un tiers de ces patients [24]. Quelle que soit la durée de la maladie, sialorrhée, troubles de l'appétit, du poids, dysarthrie, perte d'odorat/de goût et troubles de la déglutition figurent dans la liste des « 24 symptômes les plus incommodants liés à la maladie de Parkinson » tels qu'évalués par les patients eux-mêmes [8]. Fait à noter, la perte de l'odorat/du goût est l'une des cinq plaintes les plus fréquentes en début de maladie (< 6 ans), tandis que la sialorrhée est l'une des cinq plaintes les plus fréquemment rapportées à mesure que la maladie évolue (durée depuis le diagnostic ≥ 6 ans) [8]. Une association entre présence de salive buccale en excès et bradykinésie, dysphagie et dysautonomie a récemment été mise en évidence [25], ce phénomène étant par ailleurs aggravé lors des périodes de *off*, et par l'évolution de la maladie.

De nombreuses modifications fonctionnelles du système anatomique comprenant les dents, les mâchoires et les tissus mous associés sont par ailleurs retrouvées dans la maladie de Parkinson : troubles articulaires masticatoires et temporo-mandibulaires (rigidité et incoordination musculaires, tonus musculaire réduit), hypomimie, tremblements, dyskinésies, dystonie faciale [26], festination orale [27] et douleurs oro-faciales [1]. Des sensations de brûlure buccale (*burning mouth syndrome*) sont régulièrement rapportées par les patients [1], bien qu'aucun lien direct avec la maladie de Parkinson n'ait à ce jour été mis en évidence [28].

En outre, les troubles de la marche, du sommeil, l'instabilité posturale et l'hypotension orthostatique exposent les patients au risque de chutes [29,30], sources croissantes de traumatismes maxillo-faciaux et dentaires en gériatrie [31,32]. Troubles digestifs, altérations du microbiote, dysphagie et atteintes comportementales (troubles du contrôle des impulsions/boulimie, habitudes de grignotage, consommation régulière de produits sucrés [33]) sont par ailleurs susceptibles d'entraîner des modifications du comportement alimentaire (appétence, texture, choix alimentaires, consommation de compléments nutritionnels oraux), favorisant de fait un environnement cariogène [1].

Iatrogénie bucco-dentaire des traitements antiparkinsoniens

Les traitements proposés dans la maladie de Parkinson peuvent également conduire à des altérations de l'environnement bucco-dentaire [1]. Xérostomie (sécheresse de la bouche), bruxisme, sensation de gorge sèche, nausées, gingivite, modifications du goût, glossite (inflammation

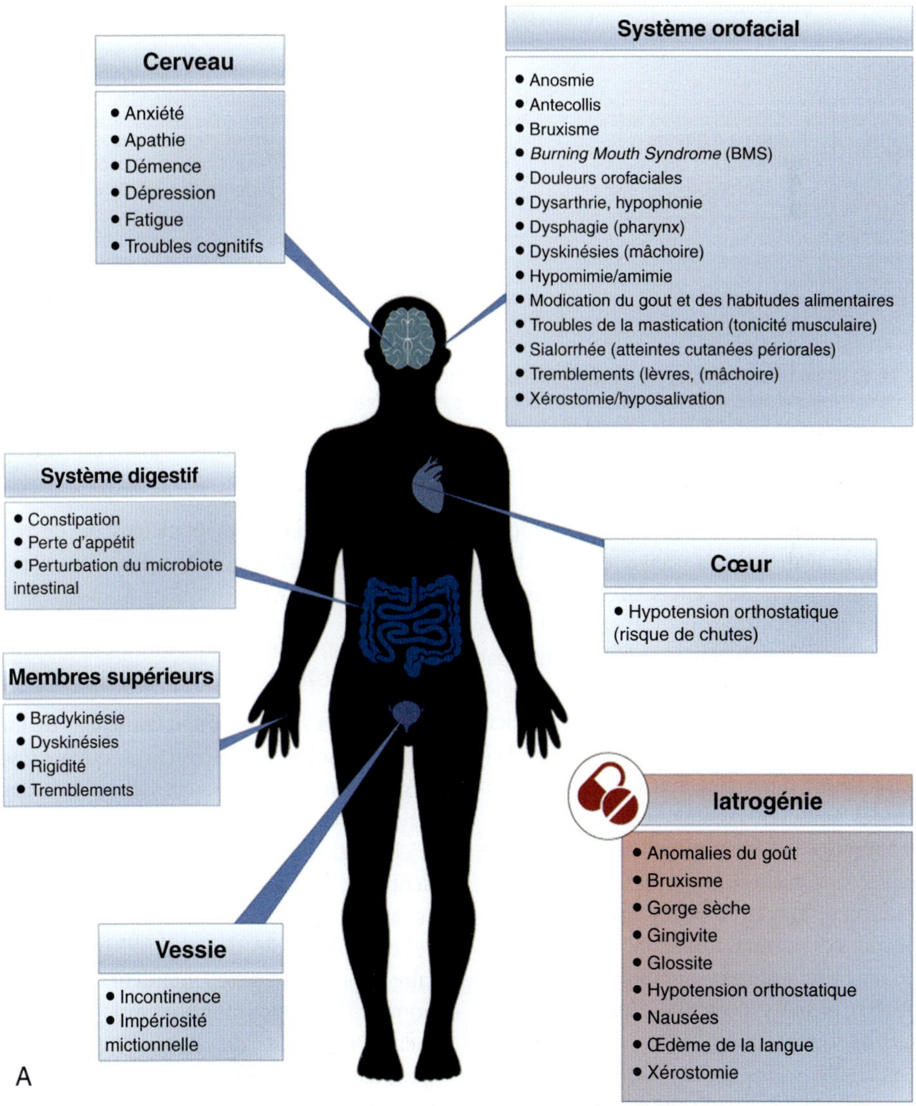

▷

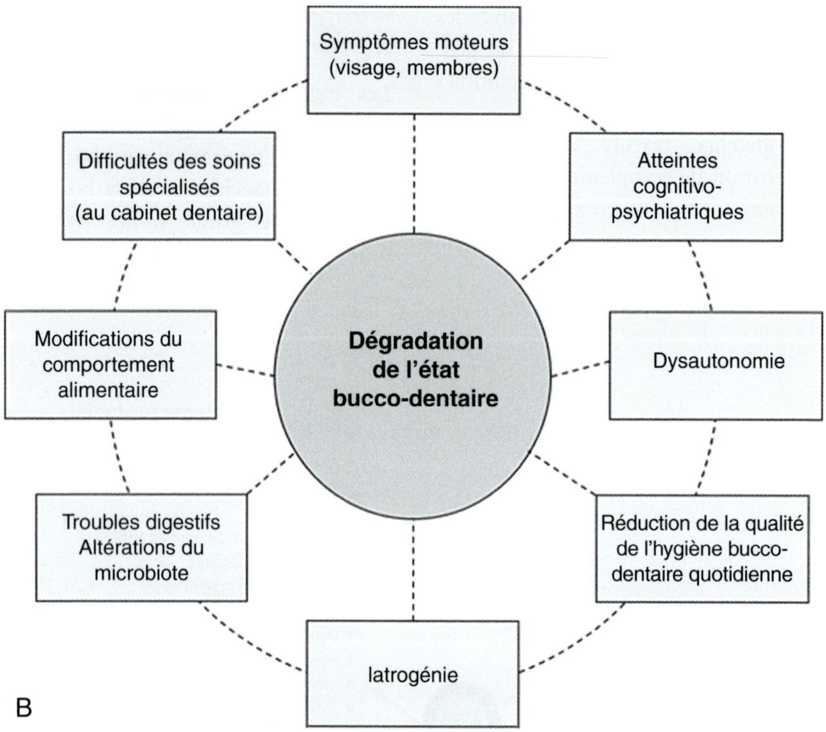

Figure 11.1. Santé bucco-dentaire et maladie de Parkinson.
A. Symptomatologie et iatrogénie à retentissement potentiel sur la sphère orale. B. Intrication des facteurs impactant l'état bucco-dentaire dans la maladie de Parkinson.
Source : Auffret M, et al, Oral Health Disorders in Parkinson's Disease: More than Meets the Eye. Journal of Parkinson's Disease. 2021;11(4):1507-1535.

de la langue), œdème de la langue, ou encore coloration brunâtre de la salive et des dents figurent ainsi parmi les effets secondaires des traitements antiparkinsoniens (Tableau 11.1). Ces effets doivent être recherchés de façon active par les équipes soignantes (neurologie, odontologie, pharmacie), la sous-déclaration de ces derniers étant fréquente dans la maladie de Parkinson [34].

Les injections de toxine botulique au niveau des glandes salivaires, largement utilisées en pratique courante [35], sont par ailleurs susceptibles d'entraîner une sécheresse de la bouche et une modification de la texture de la salive. Le retentissement de ces modifications de l'homéostasie buccale n'a, à ce jour, pas été étudié.

Pour les patients porteurs d'un stimulateur (stimulation cérébrale profonde), les soins dentaires nécessitent des précautions particulières. Il est en effet impératif de prévenir de manière systématique le chirurgien-dentiste du port d'une telle stimulation. Les praticiens ne devront pas utiliser d'appareil de diathermie (tout comme les kinésithérapeutes)

Des difficultés à réaliser des soins quotidiens et spécialisés

Bien que les patients soient conscients de l'importance des soins bucco-dentaires, qu'ils présentent des habitudes de brossage de dents normales à élevées, et qu'ils se rendent régulièrement chez le chirurgien-dentiste, la *qualité* des soins bucco-dentaires, qu'ils soient quotidiens ou spécialisés, est altérée [1].

Le brossage des dents, l'utilisation de fil dentaire et le brossage interdentaire (également nommé brossage interproximal) sont des éléments essentiels de l'hygiène bucco-dentaire quotidienne [36–38]. Ces manœuvres d'hygiène nécessitent cependant une bonne coordination, une dextérité manuelle et une motricité fine

Tableau 11.1. Traitements antiparkinsoniens : effets secondaires à potentiel retentissement bucco-dentaire.

Classes médicamenteuses	Effets indésirables pouvant affecter la sphère bucco-dentaire
Lévodopa (associée ou non au benzéraside ou à la carbidopa)	Nausées/vomissements, coloration foncée de la salive, troubles du goût, bouche sèche, hypotension orthostatique, bruxisme, glossite
Anticholinergiques : biperidène	Bouche sèche, sensation de gorge sèche, perte de l'appétit
Agonistes dopaminergiques : apomorphine, bromocriptine, pramipexole, ropinirole	Nausées/vomissements, troubles digestifs, consommation excessive de nourriture (TCI), hypotension orthostatique, sécheresse de la bouche, salivation (apomorphine)
ICOMT : entacapone, tolcapone	Nausées/vomissements, troubles digestifs, anorexie, sécheresse de la bouche, vertiges
IMAO : rasagiline, sélégiline, safinamide	Nausées/vomissements, diminution de l'appétit, troubles digestifs, consommation excessive de nourriture (TCI), hypotension orthostatique, sécheresse de la bouche, troubles du goût, infections dentaires (safinamide)
Amantadine	Nausées/vomissements, perte de l'appétit, constipation, sécheresse de la bouche, hypotension orthostatique

Source : Adapté du Vidal®, base de données publique des médicaments, Haute Autorité de Santé - HAS.

pour être efficaces. De telles actions deviennent plus difficiles à réaliser pour les patients à mesure que la maladie de Parkinson progresse, en raison de tremblements (mains, lèvres, langue), de la bradykinésie, de dyskinésies (mains, mâchoires, langue), des fluctuations, de la raideur musculaire et/ou de déformations posturales [1]. Le déclin de la qualité du brossage des dents et la réduction (voire l'absence) de nettoyage interdentaire [1,33] réduisent l'efficacité du contrôle de la plaque dentaire, favorisant l'apparition de caries dentaires et/ou de gingivite, initiant ou aggravant une parodontite [39]. Par ailleurs, les altérations des mouvements fins causées par la maladie de Parkinson induisent plus de difficultés dans l'hygiène des prothèses, ce qui favorise une accumulation de biofilm microbien [40]. Un inconfort et une réticence à l'utilisation des bains de bouche (possiblement dus à la dysphagie et à la peur de s'étouffer) ont également été signalés chez des patients parkinsoniens [41]. Ces mesures d'hygiène bucco-dentaire inefficaces s'ajoutent donc aux perturbations déjà existantes des mécanismes d'autonettoyage buccaux (dysphagie, troubles de la mastication, dyskinésies et modifications qualitatives et quantitatives de la salive). Enfin, les troubles neuropsychiatriques tels que l'apathie, la dépression, la fatigue, l'anosognosie, le déclin cognitif et la démence peuvent mener à la négligence dans les soins du quotidien, rendant difficile l'observance d'un régime de soins à domicile [1].

Au cabinet dentaire, les soins spécialisés parodontaux et dentaires s'avèrent également plus difficiles : les spécificités propres à la maladie de Parkinson ne sont pas toujours bien connues des chirurgiens-dentistes [42] et la symptomatologie (motrice comme non motrice) vient perturber le bon déroulement des plans de traitements [1,43]. Akinésie, hypokinésie, bradykinésie, troubles de la marche, hypotension orthostatique, déformations posturales et problèmes musculaires (spasmes, rigidité, tremblements et dyskinésies) entraînent des difficultés d'installation et de positionnement du patient sur le fauteuil dentaire, et/ou des difficultés à rester immobile pendant la séance [1,44]. Rigidité, déficit de contrôle musculaire (lèvres, mâchoire, langue), festination buccale, dystonie faciale, tremblement oro-lingual, dyskinésies bucco-linguo-faciales, anomalies posturales et dysphagie entraînent des difficultés pour l'examen et les traitements dentaires [1]. La position couchée pendant les interventions peut par ailleurs augmenter le risque d'aspiration et d'ingestion d'instruments [45], ce qui s'ajoute aux facteurs de risque déjà existants liés à la maladie de Parkinson (dysphagie). La fatigue, les troubles urinaires (incontinence) et intestinaux, ainsi que les fluctuations motrices et non motrices (aggravées, voire précipitées par l'anxiété et le stress) peuvent également nécessiter l'arrêt prématuré de la séance [1]. L'ensemble de ces éléments empêche la mise en place de plans de traitement optimaux qui nécessiteraient un temps opératoire prolongé [1], et peuvent même imposer dans certains cas le recours à l'anesthésie générale et un avis en stomatologie [46].

Enfin, les chirurgiens-dentistes peuvent avoir une connaissance et une expérience limitées des besoins spécifiques et de la prise en charge des patients parkinsoniens [43]. La relation patient-soignant est entravée par les altérations de communication non verbale (amimie, perturbation de la reconnaissance des émotions faciales, altérations de l'expression faciale de la douleur) et verbale (dysarthrie, hypophonie, déclin cognitif) [1]. Bien que cela ne surprenne pas le neurologue, ces problèmes peuvent devenir très difficiles à surmonter et entraîner des situations frustrantes tant pour le patient que pour le chirurgien-dentiste si le professionnel n'en est pas conscient et est donc incapable de s'adapter. De tels défis font que les patients et les praticiens hésitent à se lancer dans des procédures dentaires complexes. Par conséquent, les symptômes orofaciaux de la maladie de Parkinson sont rarement évalués et détectés, de sorte qu'ils restent trop longtemps sans traitement et exposent les patients à des complications.

Effets des atteintes bucco-dentaires sur la maladie de Parkinson

La présence d'affections bucco-dentaires est susceptible d'aggraver de façon significative l'état clinique des patients. Elles peuvent entraîner des déficits fonctionnels (réduction de la prise alimentaire, en particulier chez le sujet âgé [14]), contribuer à un isolement social, favoriser la survenue de phénomènes infectieux et inflammatoires, et exposer à des comorbidités [1]. Les maladies parodontales, affections inflammatoires chroniques et progressives, sont en effet associées à de nombreuses pathologies systémiques, telles que le diabète, les maladies cardiovasculaires (athérosclérose, accident vasculaire cérébral), le cancer, la maladie d'Alzheimer ou les infections des voies respiratoires [6,39]. De façon similaire, des prothèses dentaires mal entretenues peuvent devenir un réservoir pour agents pathogènes respiratoires (formation d'un biofilm), favorisant les infections opportunistes [39,40]. Par ailleurs, certaines modifications du microbiote (présence de bacilles à Gram négatif) sont susceptibles de faciliter les infections par des bactéries résistantes aux antibiotiques (expression de gènes de résistance à la β-lactamine) [47]. Ce dernier point est majeur, les patients parkinsoniens étant particulièrement concernés par les phénomènes d'aspiration et les pneumopathies, en particulier au stade avancé de la maladie [48,49] par les pneumopathies constituant d'ailleurs l'une des causes principales de décès dans la maladie de Parkinson [50,51]. Enfin, les bactériémies et infections d'origine buccale sont à considérer au regard de la détérioration motrice pouvant accompagner des phénomènes infectieux chez les patients [52–54]. Outre le risque accru de maladies systémiques, les maladies parodontales induisent une inflammation périphérique systémique via divers médiateurs (endotoxines, cytokines pro-inflammatoires, etc.), contribuant ainsi au stress oxydatif [6,39,55,56]. Il n'est donc pas exclu que ces phénomènes concourent au processus neurodégénératif déjà présent dans la maladie de Parkinson [1,57–60].

Enfin, la cavité buccale est aujourd'hui présentée comme une alternative prometteuse à l'administration orale de traitements antiparkinsoniens (formes sublinguales, orodispersibles, etc.) [61] : il apparaît donc nécessaire de veiller à son intégrité, notamment pour des raisons d'ordre pharmacocinétique [62].

Place des équipes de neurologie dans la prise en charge bucco-dentaire

La relation bidirectionnelle entre maladie de Parkinson et atteintes bucco-dentaires nécessite un suivi multidisciplinaire, incluant les équipes de neurologie, les équipes d'odontologie, le pharmacien d'officine, l'orthophoniste et le diététicien. Des efforts ont récemment été entrepris pour orienter la prise en charge des patients parkinsoniens, conseiller ces derniers[1] (alimentation, hygiène bucco-dentaire), éduquer les équipes d'odontologie et inclure les chirurgiens-dentistes dans un nouveau modèle de soins ambulatoires intégrés [1,2,13,63–66].

Conseils aux patients et éducation thérapeutique [22]

D'une façon générale, il est crucial de sensibiliser précocement le patient à l'importance d'une bonne hygiène bucco-dentaire, indispensable au maintien de la santé générale et de la qualité de vie. Différents arguments peuvent être exposés lors de cette démarche d'éducation thérapeutique : maintien de bonnes capacités alimentaires permettant de lutter contre la dénutrition (capacités masticatoires), confort, réduction du risque infectieux, maintien de bonnes capacités de communication verbale (articulation) et non verbale (sourire, esthétisme).

Lors des consultations de suivi, l'équipe de neurologie doit s'enquérir de la présence et/ou de l'apparition de symptômes touchant la cavité orale (ex. : troubles moteurs, troubles de déglutition). Selon l'origine de ces derniers (symptômes de *off*, iatrogénie), des ajustements du traitement antiparkinsonien pourront avoir un effet bénéfique. Dans tous les cas, il est conseillé d'orienter le patient vers un chirurgien-dentiste devant l'apparition de troubles touchant la cavité orale afin de réaliser un bilan. Du fait d'un risque plus élevé d'atteintes bucco-dentaires, un suivi dentaire régulier est impératif, quel que soit le stade de la maladie. Un minimum de deux consultations annuelles est préconisé (l'idéal étant d'un rendez-vous par trimestre) pour prévenir et corriger précocement toute anomalie (maladie carieuse, gingivite, parodontite), vérifier l'état et l'hygiène des prothèses le cas échéant, réaliser au besoin un détartrage, et renouveler les conseils d'hygiène bucco-dentaire appropriés.

1. Une fiche conseil réalisée par les auteurs pour France Parkinson est téléchargeable en suivant ce lien : https://formaparkinson.fr/theme/boosted/files/pdf/Pharmapark_Fiche_conseil_Maladie_de_Parkinson_et_sante_buccodentaire.pdf

Alimentation

L'alimentation doit être variée, équilibrée et fournir un apport nutritionnel suffisant. On conseillera au patient de limiter les aliments cariogènes et de préférer l'eau aux boissons acides. Le grignotage et la consommation d'aliments sucrés, fréquents chez les patients souffrant de troubles du contrôle des impulsions (TCI) mais également présents chez certains patients ayant bénéficié d'une stimulation cérébrale profonde (en particulier en cas de stimulation de la partie limbique du noyau sous-thalamique [67]) [68–70], participent à un environnement cariogène. Une vigilance particulière est à apporter chez ces patients. Selon les cas, des ajustements nutritionnels peuvent être nécessaires (TCI, apports protéiques, dénutrition) ; ils sont à valider avec le chirurgien-dentiste, le diététicien et l'ensemble de l'équipe médicale.

En cas de difficultés alimentaires, il faudra veiller à rechercher la cause (difficultés masticatoires, troubles de la déglutition, perte d'appétit, etc.). L'utilisation de couverts lestés ou adaptés et de petits équipements (ouvre bouteille, sets antidérapants, contenant isotherme, etc.) pourra être proposée, en lien avec l'ergothérapeute.

En présence de troubles de la déglutition, une orientation vers une prise en charge orthophonique est nécessaire.

Hygiène bucco-dentaire [1,22,38,64]

Le brossage des dents doit être effectué deux à trois fois par jour, pendant une durée de 3 minutes, en utilisant des dispositifs adaptés. Il faut privilégier une brosse à dents souple, à changer tous les 2 à 3 mois. En cas d'utilisation de brosse à dents manuelle, il est possible de prévoir un manche adapté à la prise en main (manche en mousse, en silicone, ou autre adaptation proposée par l'ergothérapeute). Une brosse à dents électrique peut être conseillée ; elle présente l'intérêt d'un poids supérieur, facilitant la prise en main, ainsi que la possibilité d'associer un capteur de pression, permettant de limiter l'irritation des gencives. Si le patient présente des troubles de l'équilibre, on peut lui conseiller de se brosser les dents en position assise. En institution, les bâtonnets ouatés imprégnés de solution glycéro-citronnée pour soins de bouches et les compresses imbibées de bains de bouche sont à proscrire : il faut réaliser dans la mesure du possible un réel brossage des dents.

Du fait d'un risque carieux plus élevé, le dentifrice utilisé doit impérativement contenir du fluor (≥ 1 450 ppm), les fluorures jouant un rôle essentiel dans la prévention des caries (renforcement de l'émail et action bactériostatique). En présence de symptômes de type sensibilité dentaire ou saignements gingivaux, un dentifrice adapté à ces problématiques peut être conseillé. Face à des difficultés de préhension, on conseillera un presse-tube pour faciliter l'utilisation des tubes de dentifrice. En cas de persistance des symptômes, une consultation dentaire devra s'imposer, une gingivite non traitée pouvant évoluer vers la parodontite.

Comme dans la population générale, l'hygiène interdentaire est trop souvent négligée dans cette pathologie. Très importante, elle permet pourtant de déloger les résidus alimentaires qui se déposent entre les dents lors des repas, résidus qui favorisent alors le développement de la plaque dentaire et du tartre. Selon la taille des espaces interdentaires, on conseillera l'utilisation de brossettes interdentaires (taille à adapter aux espaces, bien rincer après utilisation) ou de fil dentaire. Devant les difficultés motrices des patients parkinsoniens, on préfèrera le porte-fil au fil dentaire (plus facile à utiliser). Un jet hydropulseur peut être intéressant en complément mais il demeure facultatif. Les cure-dents en bois sont bien sûr à proscrire (risque de blessure gingivale et de saignements).

L'usage des bains de bouche doit être limité, et réservé à la prescription du chirurgien-dentiste. Une formule sans alcool sera à privilégier du fait de la xérostomie. Hors prescription, les bains de bouche sont à éviter : en usage régulier, ils peuvent entraîner un déséquilibre de la flore microbienne buccale et présentent un risque chez les patients souffrant de troubles de la déglutition (fausse route et dysbiose).

Les prothèses amovibles et/ou totales non entretenues constituent des réservoirs de pathogènes, particulièrement à risque chez le patient parkinsonien. Le port continu d'une prothèse est déconseillé. On conseillera d'adopter une hygiène rigoureuse, avec un nettoyage de toutes les faces par brossage manuel après chaque repas (3 fois par jour). Une solution de trempage peut être utilisée en complément du brossage. Elle ne doit pas se substituer à l'action mécanique du brossage, nécessaire à la rupture du biofilm se formant à la surface de la prothèse. En cas de difficultés motrices, il peut être conseillé au patient de nettoyer sa prothèse dans une serviette ou un lavabo rempli d'eau, cela évitera qu'elle s'abîme en cas de chute. Il n'est pas rare que le patient signale une gêne avec sa prothèse (défaut de maintien, gencive sensible) : solutions adhésives ou crème fixative peuvent être conseillées, mais une consultation sera impérative face à une gêne persistante.

Conseils aux équipes d'odontologie et aux chirurgiens-dentistes

Les chirurgiens-dentistes jouent un rôle essentiel dans la prise en charge bucco-dentaire des patients et doivent être sollicités dès le diagnostic, et aussi souvent que nécessaire, afin de favoriser des interventions rapides et complètes (y compris réparatrices au besoin) et de prévenir d'autres complications. Les interventions doivent être adaptées aux besoins dentaires immédiats et à long terme, tenir compte des traitements en cours, du pronostic, des capacités du patient, de son environnement, ainsi que des dimensions psychosociales (anxiété, besoins cosmétiques) [1]. Les équipes d'odontologie, surtout celles non spécialisées dans la prise en charge de patients complexes, peuvent cependant rencontrer des difficultés dans la prise en charge des patients parkinsoniens [1,63,71]. En tant qu'experts de la maladie de Parkinson, les équipes de neurologies (neurologues et infirmiers spécialisés) ont un rôle majeur dans l'initiation et la coordination de soins adaptés, continus et individualisés [13], mais aussi dans l'éducation et la sensibilisation des équipes d'odontologie aux spécificités de la maladie de Parkinson, levier de motivation pour les praticiens [63].

Les équipes de neurologie doivent également soutenir les équipes d'odontologie dans la modification des plans de traitements imposés par la maladie [1,22,43,64], afin de proposer la prise en charge la plus adaptée à la situation du patient (Tableau 11.2). De façon plus générale, les initiatives universitaires et hospitalières rapprochant les expertises médicales (en particulier neurologiques) et odontologiques doivent être encouragées et valorisées, de telles collaborations faisant malheureusement cruellement défaut à l'heure actuelle, malgré d'importants enjeux cliniques directs (douleur, problèmes oro-fonctionnels, bien-être psychosocial) et indirects (risque accru d'infections, d'inflammation et de maladies systémiques) [1,72–75].

Tableau 11.2. Conseils adaptés pour la prise en charge du patient parkinsonien au cabinet dentaire [1].

Spécificités liées à la maladie de Parkinson	Conseils associés
Troubles moteurs ; Atteintes posturales ; Troubles de l'équilibre	Adapter les rendez-vous à l'état de chaque patient, en prenant soin de rechercher au préalable les symptômes pouvant gêner la réalisation des soins (fluctuations, dyskinésies, troubles de la déglutition, hypotension orthostatique) Environnement calme (exacerbation des symptômes avec le stress) Planifier une série de consultations brèves plutôt qu'une longue consultation (en sachant que la réalisation des procédures prendra probablement plus de temps qu'avec d'autres patients) : rendez-vous brefs (< 45 min) Best ON = 60-90 minutes après la prise d'antiparkinsoniens, favoriser une consultation le matin Aider le patient (si nécessaire) à s'installer au fauteuil et/ou à se lever Laisser suffisamment de temps au patient pour changer de position Remonter lentement le fauteuil en position verticale (hypotension orthostatique) Adapter la position du dentiste et/ou du fauteuil, travailler à quatre mains (troubles posturaux, dysphagie) → fauteuil dentaire incliné à 30-45° pour faciliter la déglutition (ajuster si nécessaire pour éviter toute fausse route) Interrompre le traitement dentaire dès que cela est nécessaire (tremblements, dyskinésies, inconfort)
Troubles de la communication verbale et non verbale (amimie, dysarthrie, troubles cognitifs)	Communication en face à face (contact visuel), dans un environnement calme Utiliser des questions fermées, des mots simples et des phrases courtes Laisser suffisamment de temps au patient pour répondre Utiliser des aides visuelles et des documents écrits si nécessaire Permettre la présence de l'aidant (peut rassurer et aider à interpréter le discours du patient), sans pour autant ignorer le patient en ne parlant qu'à l'aidant Orientation vers un orthophoniste si nécessaire
Troubles non moteurs	Incontinence : s'assurer que les toilettes sont accessibles dans le cabinet dentaire ; s'assurer d'une vessie vide avant de débuter toute procédure dentaire Troubles cognitifs : faire en sorte que le patient soit pris en charge par la même équipe (dentiste référent), laisser suffisamment de temps au patient pour répondre, utiliser des questions fermées, des mots simples et des phrases courtes Anxiété : expliquer chaque étape de la procédure avant de la réaliser ; permettre au patient de verbaliser les peurs éventuelles (fausse route) ; rassurer régulièrement le patient et s'enquérir d'un éventuel inconfort ; assurer une bonne gestion du temps (éviter le sentiment de précipitation) ; utiliser si nécessaire des techniques (non) pharmacologiques de relaxation
Iatrogénie médicamenteuse	Vigilance quant aux interactions médicamenteuses : sédatifs, neuroleptiques, antibiotiques, etc. Rechercher la présence de dispositifs pouvant présenter une contre-indication avec le matériel utilisé (diathermie/stimulation cérébrale profonde) Rechercher les potentiels effets indésirables bucco-dentaires liés aux traitements antiparkinsoniens (xérostomie, gingivite, altérations du goût, bruxisme, etc.) et adapter la thérapeutique au besoin en lien avec le neurologue

Les patients (ainsi que les aidants) doivent être éduqués et motivés à maintenir de bonnes habitudes d'hygiène bucco-dentaire à la maison, tant par les équipes neurologiques qu'odontologiques. Les démonstrations au fauteuil, les instructions verbales et écrites répétées et le renforcement positif sont efficaces [76]. En contribuant à une meilleure santé bucco-dentaire, ils diminuent le risque de complications locales et générales – réduisant ainsi les coûts de santé associés.

Conclusion

Les troubles oro-faciaux dans la maladie de Parkinson se situent à l'intersection de la neurologie et de l'odontologie, et influent directement ou indirectement sur le bien-être général et la qualité de vie des patients, quel que soit le stade de la maladie. De nombreuses initiatives restent à mener pour :

- sensibiliser les équipes de neurologie et les patients à l'importance du maintien de la santé bucco-dentaire ;
- évaluer et traiter spécifiquement les troubles bucco-dentaires des patients parkinsoniens ;
- comprendre les mécanismes physiopathologiques et chronologiques sous-jacents ;
- développer une coopération pluridisciplinaire efficace.

Les équipes de neurologie doivent donc être conscientes des implications cliniques des troubles bucco-dentaires dans la maladie de Parkinson, et être proactives dans l'initiation et la coordination de soins intégrés. De leur côté, les chirurgiens-dentistes doivent s'impliquer davantage dans les soins aux patients parkinsoniens et adapter leurs plans d'examen et de traitements aux besoins particuliers des patients. Des interventions précoces, proactives et préventives sont nécessaires pour éviter l'accumulation de problèmes bucco-dentaires. Compte tenu de la relation bidirectionnelle entre la santé bucco-dentaire et la santé générale, et de la multimorbidité sous-jacente, il apparaît aujourd'hui nécessaire de rapprocher la neurologie et l'odontologie, en travaillant de concert à la santé globale des patients. À cet effet, des séances de formation professionnelle entre les équipes pourront favoriser la prise en charge des patients.

Références

[1] Auffret M, Meuric V, Boyer E, et al. Oral Health Disorders in Parkinson's Disease: More than Meets the Eye. J Park Dis 2021;11:1507–35.

[2] Chaudhuri KR, Titova N, Qamar MA, et al. The Dashboard Vitals of Parkinson's: Not to Be Missed Yet an Unmet Need. J Pers Med 2022;12:1994.

[3] Lauritano D, Moreo G, Carinci F, et al. Aging and Oral Care: An Observational Study of Characteristics and Prevalence of Oral Diseases in an Italian Cohort. Int J Environ Res Public Health 2019;16:3763.

[4] Fereshtehnejad SM, Garcia-Ptacek S, Religa D, et al. Dental care utilization in patients with different types of dementia: A longitudinal nationwide study of 58,037 individuals. Alzheimers Dement J Alzheimers Assoc 2018;14:10–9.

[5] Baram S, Rosing K, Bakke M, et al. Dental care utilization among persons with Parkinson's disease in Denmark. Community Dent Oral Epidemiol 2023;51:527–34.

[6] Bui FQ, Almeida-da-Silva CLC, Huynh B, et al. Association between periodontal pathogens and systemic disease. Biomed J 2019;42:27–35.

[7] Peres MA, Macpherson LMD, Weyant RJ, et al. Oral diseases: a global public health challenge. Lancet Lond Engl 2019;394:249–60.

[8] Politis M, Wu K, Molloy S, et al. Parkinson's disease symptoms : the patient's perspective. Mov Disord Off J Mov Disord Soc 2010;25:1646–51.

[9] Baram S, Thomsen CE, Øzhayat EB, et al. Orofacial function and temporomandibular disorders in Parkinson's Disease: a case-controlled study. BMC Oral Health 2023;23:381.

[10] de Araújo SRS, Castelo PM, Said A, de V, et al. Orofacial myofunctional assessment and quality of life of individuals with Parkinson's disease. Spec Care Dent Off Publ Am Assoc Hosp Dent Acad Dent Handicap Am Soc Geriatr Dent 2023;43:425–34.

[11] Verhoeff MC, Lobbezoo F, van Leeuwen AM, et al. Oral health-related quality of life in patients with Parkinson's disease. J Oral Rehabil 2022;49:398–406.

[12] Camacho LO, Jahangiri L, Iseringhausen J, Goldstein GR. Parkinson's disease - The dentist's role as part of the healthcare team. J Prosthodont Off J Am Coll Prosthodont 2024.

[13] Radder DLM, de Vries NM, Riksen NP, et al. Multidisciplinary care for people with Parkinson's disease: the new kids on the block! Expert Rev Neurother 2019;19:145–57.

[14] Bert E, Bodineau-Mobarak A. Importance de l'état bucco-dentaire dans l'alimentation des personnes âgées. Gérontologie Société 2010;33(134):73–86.

[15] Petersen PE, Baehni PC. Periodontal health and global public health. Periodontol 2012;60:7–14.

[16] Petersen PE, Bourgeois D, Ogawa H, et al. The global burden of oral diseases and risks to oral health. Bull World Health Organ 2005;83:661–9.

[17] Haag DG, Peres KG, Balasubramanian M, Brennan DS. Oral Conditions and Health-Related Quality of Life: A Systematic Review. J Dent Res 2017;96:864–74.

[18] Fleury V, Zekeridou A, Lazarevic V, et al. Oral Dysbiosis and Inflammation in Parkinson's Disease. J Park Dis 2021;11:619–31.

[19] Jo S, Kang W, Hwang YS, et al. Oral and gut dysbiosis leads to functional alterations in Parkinson's disease. Npj Park Dis 2022;8:1–12.
[20] Yay E, Yilmaz M, Toygar H, et al. Parkinson's disease alters the composition of subgingival microbiome. J Oral Microbiol 2023;15. 2250650.
[21] Rozas NS, Tribble GD, Jeter CB. Oral Factors That Impact the Oral Microbiota in Parkinson's Disease. Microorganisms 2021;9:1616.
[22] Auffret M. Conseiller et accompagner le patient atteint de la maladie de Parkinson à l'officine. Puteaux : Le Moniteur des pharmacies éditions ; 2023.
[23] Simonet C, Schrag A, Lees AJ, Noyce AJ. The motor prodromes of parkinson's disease: from bedside observation to large-scale application. J Neurol 2021;268: 2099–108.
[24] Perez-Lloret S, Nègre-Pagès L, Ojero-Senard A, et al. Oro-buccal symptoms (dysphagia, dysarthria, and sialorrhea) in patients with Parkinson's disease: preliminary analysis from the French COPARK cohort. Eur J Neurol 2012;19:28–37.
[25] Rascol O, Negre-Pages L, Damier P, et al. Excessive buccal saliva in patients with Parkinson's disease of the French COPARK cohort. J Neural Transm 2020;127:1607–17.
[26] Miranda M, Chaná P. Severe off-period facial dystonia in Parkinson's disease. Mov Disord Off J Mov Disord Soc 2000;15:163–4.
[27] Moreau C, Ozsancak C, Blatt J-L, et al. Oral festination in Parkinson's disease : biomechanical analysis and correlation with festination and freezing of gait. Mov Disord Off J Mov Disord Soc 2007;22:1503–6.
[28] Balasubramaniam R, Klasser GD. Burning mouth disorder and Parkinson's disease: A scoping review of the literature. J Oral Rehabil 2023;50:488–500.
[29] Koller WC, Glatt S, Vetere-Overfield B, Hassanein R. Falls and Parkinson's disease. Clin Neuropharmacol 1989;12:98–105.
[30] Schrag A, Choudhury M, Kaski D, Gallagher DA. Why do patients with Parkinson's disease fall? A cross-sectional analysis of possible causes of falls. Npj Park Dis 2015;1:1–6.
[31] Burkhard JPM, Pitteloud C, Klukowska-Rötzler J, et al. Changing trends in epidemiology and management of facial trauma in a Swiss geriatric population. Gerodontology 2019;36:358–64.
[32] Kannus P, Niemi S, Parkkari J, Sievänen H. Rising incidence of fall-induced maxillofacial injuries among older adults. Aging Clin Exp Res 2016;28: 1127–31.
[33] García-De-La-Fuente AM, Lafuente-Ibáñez-de-Mendoza I, Lartitegui-Sebastián MJ, et al. Facts and controversies regarding oral health in Parkinson's disease: A case-control study in Spanish patients. Med Oral Patol Oral Cirugia Bucal 2022;27:e419–25.
[34] Perez-Lloret S, Rey MV, Fabre N, et al. . Do Parkinson's disease patients disclose their adverse events spontaneously? Eur J Clin Pharmacol 2012;68:857–65.
[35] Bergmans B, Clark V, Isaacson SH, Bäumer T. Recommendations for a paradigm shift in approach to increase the recognition and treatment of sialorrhea in Parkinson's disease. Clin Park Relat Disord 2023;9:100223.
[36] Löe H. Oral hygiene in the prevention of caries and periodontal disease. Int Dent 2000;50:129–39.
[37] Bonetti D, Hampson V, Queen K, et al. Improving oral hygiene for patients. Nurs Stand R Coll Nurs GB 2015;29:44–50.
[38] Glenny AM, Walsh T, Iwasaki M, et al. Development of Tooth Brushing Recommendations Through Professional Consensus. Int Dent J 2023.
[39] Boyer É, Bonnaure-Mallet M, Meuric V. Le microbiote buccal: bases fondamentales et applications en physiopathologie. EMC - Médecine Buccale 2019;12:1–13.
[40] Ribeiro GR, Campos CH, Garcia RCMR. Removable prosthesis hygiene in elders with Parkinson's disease. Spec Care Dent Off Publ Am Assoc Hosp Dent Acad Dent Handicap Am Soc Geriatr Dent 2017;37:277–81.
[41] Cicciù M, Risitano G, Lo Giudice G, Bramanti E. Periodontal health and caries prevalence evaluation in patients affected by Parkinson's disease. Park Dis 2012:541908.
[42] Delourmel J, Meuric V, Auffret M. Enquête auprès des chirurgiens-dentistes visant à évaluer la prise en charge en cabinet libéral des patients parkinsoniens. 2021.
[43] Browner NM, Frucht S. Movement Disorders in Dental Practice. In: Lamster IB, Northridge ME, editors. Improving Oral Health for the Elderly: An Interdisciplinary Approach. New York, NY: Springer; 2008. p. 79–97.
[44] DeBowes SL, Tolle SL, Bruhn AM. Parkinson's disease: considerations for dental hygienists. Int J Dent Hyg 2013;11:15–21.
[45] Deliberador TM, Marengo G, Scaratti R, et al. Accidental aspiration in a patient with Parkinson's disease during implant-supported prosthesis construction: a case report. Spec Care Dent Off Publ Am Assoc Hosp Dent Acad Dent Handicap Am Soc Geriatr Dent 2011;31:156–61.
[46] Kaka S, Lane H, Sherwin E. Dentistry and Parkinson's disease: learnings from two case reports. Br Dent J 2019;227:30–6.
[47] Dupin C, Tamanai-Shacoori Z, Ehrmann E, et al. Oral Gram-negative anaerobic bacilli as a reservoir of β-lactam resistance genes facilitating infections with multiresistant bacteria. Int J Antimicrob Agents 2015;45:99–105.
[48] Won JH, Byun SJ, Oh B-M, et al. Risk and mortality of aspiration pneumonia in Parkinson's disease: a nationwide database study. Sci Rep 2021;11:6597.

[49] Nóbrega AC, Rodrigues B, Melo A. Is silent aspiration a risk factor for respiratory infection in Parkinson's disease patients? Parkinsonism Relat Disord 2008;14:646–8.
[50] Pennington S, Snell K, Lee M, Walker R. The cause of death in idiopathic Parkinson's disease. Parkinsonism Relat Disord 2010;16:434–7.
[51] Sipilä JOT, Kaasinen V, Rautava P, Kytö V. Case-Fatality Rate in Parkinson's Disease: A Nationwide Registry Study. Mov Disord Clin Pract 2024;11: 152–8.
[52] Brugger F, Erro R, Balint B, et al. Why is there motor deterioration in Parkinson's disease during systemic infections-a hypothetical view. Npj Park Dis 2015;1:1–5.
[53] Hogg E, Frank S, Oft J, et al. Urinary Tract Infection in Parkinson's Disease. J Park Dis 2022;12:743–57.
[54] Zheng KS, Dorfman BJ, Christos PJ, et al. Clinical Characteristics of Exacerbations in Parkinson Disease. The Neurologist 2012;18:120–4.
[55] Hajishengallis G, Chavakis T. Local and systemic mechanisms linking periodontal disease and inflammatory comorbidities. Nat Rev Immunol 2021;21:426–40.
[56] Martínez-García M, Hernández-Lemus E. Periodontal Inflammation and Systemic Diseases: An Overview. Front Physiol 2021;12:709438.
[57] Ermini F, Low VF, Song JJ, et al. Ultrastructural localization of Porphyromonas gingivalis gingipains in the substantia nigra of Parkinson's disease brains. Npj Park Dis 2024;10:1–16.
[58] Brown GC, Camacho M, Williams-Gray CH. The Endotoxin Hypothesis of Parkinson's Disease. Mov Disord Off J Mov Disord Soc 2023;38:1143–55.
[59] van Vuuren MJ, Nell TA, Carr JA, et al. Iron Dysregulation and Inflammagens Related to Oral and Gut Health Are Central to the Development of Parkinson's Disease. Biomolecules 2020;11:30.
[60] Hashioka S, Inoue K, Miyaoka T, et al. The Possible Causal Link of Periodontitis to Neuropsychiatric Disorders: More Than Psychosocial Mechanisms. Int J Mol Sci 2019;20:3723.
[61] Gupta HV, Lyons KE, Pahwa R. Old Drugs, New Delivery Systems in Parkinson's Disease. Drugs Aging 2019;36:807–21.
[62] Harris D, Robinson JR. Drug Delivery via the Mucous Membranes of the Oral Cavity. J Pharm Sci 1992;81:1–10.
[63] Rozas NS, Strassner HD, Sadowsky JM, Jeter CB. Barriers and Motivations to Provide Dental Care to Adult Patients with Movement Disorders. Int J Environ Res Public Health 2022;19:5256.
[64] Gosnell R, Lazear J, Hemphill JC, Dotson D. Development of guidelines for improving oral health in individuals with Parkinson's disease. Gerodontology 2019;36:229–35.
[65] Rajan R, Brennan L, Bloem BR, et al. Integrated Care in Parkinson's Disease: A Systematic Review and Meta-Analysis. Mov Disord Off J Mov Disord Soc 2020;35:1509–31.
[66] Martimbianco ALC, Prosdocimi FC, Anauate-Netto C, et al. Evidence-Based Recommendations for the Oral Health of Patients with Parkinson's Disease. Neurol Ther 2021;10:391–400.
[67] Steinhardt J, Hanssen H, Heldmann M, et al. Sweets for my sweet: modulation of the limbic system drives salience for sweet foods after deep brain stimulation in Parkinson's disease. J Neurol Neurosurg Psychiatry 2022;93:324–31.
[68] Zahodne LB, Susatia F, Bowers D, et al. Binge eating in Parkinson's disease: prevalence, correlates and the contribution of deep brain stimulation. J Neuropsychiatry Clin Neurosci 2011;23:56–62.
[69] Miwa H, Kondo T. Alteration of eating behaviors in patients with Parkinson's disease: Possibly overlooked? Neurocase 2008;14:480–4.
[70] de Chazeron I, Durif F, Chereau-Boudet I, et al. Compulsive eating behaviors in Parkinson's disease. Eat Weight Disord EWD 2019;24:421–9.
[71] Verhoeff MC, Thymi M, Brandwijk AN, et al. Clinicians' view on the management of oral health in Parkinson's disease patients : a qualitative study. BDJ Open 2023;9:20.
[72] Miyagami T, Teranaka S, Mine Y, et al. Lack of Physician-Dentist Collaboration in Aspiration Pneumonia Prevention. Int J Gen Med 2024;17:1293–5.
[73] Mühlbäck A, van Walsem M, Nance M, et al. Multidisciplinary Care and Treatment Working Group of the European Huntington's Disease Network. What we don't need to prove but need to do in multidisciplinary treatment and care in Huntington's disease: a position paper. Orphanet J Rare Dis 2023;18:19.
[74] Simon L. Overcoming Historical Separation between Oral and General Health Care: Interprofessional Collaboration for Promoting Health Equity. AMA J Ethics 2016;18:941–9.
[75] Elangovan S, Hertzman-Miller R, Karimbux N, Giddon D. A Framework for Physician-Dentist Collaboration in Diabetes and Periodontitis. Clin Diabetes Publ Am Diabetes Assoc 2014;32:188–92.
[76] Baram S, Karlsborg M, Bakke M. Improvement of oral function and hygiene in Parkinson's disease: A randomised controlled clinical trial. J Oral Rehabil 2020;47:370–6.

Chapitre 12

Échelles et questionnaires

Mickael Aubignat[a], Michel Lefranc[b], Mélissa Tir[a]

[a]Service de neurologie, Centre Expert Parkinson, CHU Amiens-Picardie.
[b]Service de neurochirurgie, Centre Expert Parkinson, CHU Amiens-Picardie.

Les échelles et questionnaires représentent des outils indispensables dans la prise en charge de la maladie de Parkinson. Ils fournissent un cadre standardisé pour évaluer de manière exhaustive et objective l'état des patients, allant au-delà des symptômes cliniques pour embrasser les aspects qualitatifs et subjectifs de l'expérience vécue. Ces instruments sont essentiels non seulement pour le diagnostic et le suivi, mais aussi pour la gestion des traitements et la conduite de recherches cliniques. La diversité des échelles et questionnaires disponibles reflète la complexité de la maladie de Parkinson, avec des outils dédiés à évaluer les symptômes moteurs, non moteurs, les dyskinésies, ainsi que l'impact global sur la qualité de vie. Ce chapitre vise à fournir une compréhension approfondie des outils d'évaluation les plus utilisés, sans pouvoir être exhaustif au vu du nombre important d'échelles et questionnaires existants. Notre objectif est d'offrir une ressource instructive et pratique pour tous les acteurs impliqués dans la prise en charge de la maladie de Parkinson. Le but est de convaincre les personnes non spécialisées dans la maladie de Parkinson qu'avec un minimum d'entraînement, l'utilisation de ces échelles est simple et parfaitement intégrable dans la pratique quotidienne. Contrairement aux idées reçues, avec un minimum de pratique elles ne sont pas chronophages. Le temps de passation des hétéro-questionnaires est souvent très raisonnable, tandis que les auto-questionnaires peuvent être réalisés en salle d'attente parfois avec le proche aidant. Ce temps investi est largement compensé par une appréciation beaucoup plus fine de la situation du patient, conduisant à une meilleure prise en charge.

Échelle globale : la MDS-UPDRS

Présentation générale

La *Movement Disorder Society Unified Parkinson's Disease Rating Scale* (MDS-UPDRS) est une évolution de l'originale *Unified Parkinson's Disease Rating Scale* (UPDRS), une échelle historiquement reconnue pour l'évaluation de la maladie de Parkinson [1,2]. Initialement introduite dans les années 1980, l'UPDRS est devenue la norme pour l'évaluation clinique de la maladie, fournissant une méthode structurée pour mesurer les symptômes moteurs et non moteurs. Cependant, avec l'évolution des connaissances sur la maladie de Parkinson, la nécessité d'une échelle plus complète et plus nuancée est apparue, menant à la révision et à la création de la MDS-UPDRS [2]. Cette nouvelle version améliorée, lancée en 2008, conserve la structure globale de l'UPDRS tout en offrant des améliorations significatives en termes de sensibilité et de spécificité, notamment pour les symptômes non moteurs. La MDS-UPDRS est devenue l'échelle de référence pour l'évaluation de la maladie de Parkinson. Cette échelle, validée en version française, est accessible sur le site Internet de la MDS, offrant ainsi une ressource précieuse pour les praticiens francophones [3]. En outre, pour garantir une utilisation correcte et efficace de la MDS-UPDRS, la MDS propose sur son site un programme de certification [4]. Ce programme, enrichi de vidéos explicatives, est conçu pour former les professionnels de santé à coter correctement l'échelle [5]. Ces ressources éducatives sont particulièrement utiles pour ceux qui souhaitent se familiariser avec l'échelle ou perfectionner leur technique d'évaluation. La MDS-UPDRS comporte quatre parties, tous les items sont cotés de 0 à 4 et sont clairement définis (0 = normal, 1 = minime, 2 = léger, 3 = modéré, 4 = sévère).

Partie I : symptômes non moteurs

La partie I de la MDS-UPDRS se focalise sur les symptômes non moteurs, qui jouent un rôle crucial dans la qualité de vie des patients. Elle évalue les troubles cognitifs, les variations émotionnelles, les problèmes de sommeil, et autres symptômes non moteurs sous forme de 13 questions. La partie IA est administrée par l'évaluateur (6 questions : altération cognitive ; hallucinations et psychose ; humeur dépressive ; état anxieux ; apathie ; signes du syndrome de dysrégulation dopaminergique) et se focalise sur des comportements complexes. La partie IB est une composante d'un questionnaire auto-administré par le patient et, si nécessaire, son aidant couvrant 7 questions sur les expériences non motrices dans la vie quotidienne (sommeil ; somnolence ; douleurs ; problèmes urinaires ; constipation ; sensations de tête vide au lever ; fatigue). Notons qu'il manque dans cette partie une question sur le syndrome des jambes sans repos et sur la dyspnée, symptômes assez fréquents dans la maladie de Parkinson.

Partie II : symptômes moteurs autoévalués

La partie II permet aux patients d'autoévaluer l'impact des symptômes moteurs sur leur vie quotidienne. Cette auto-évaluation offre une perspective directe sur la manière dont la maladie affecte les activités quotidiennes et l'autonomie des patients. Cette partie comporte 13 questions (parole ; salivation ; mastication et déglutition ; tâches alimentaires ; habillage ; hygiène ; écriture ; passe-temps favoris ; se retourner dans le lit ; tremblement ; sortir du lit, d'une voiture ou d'un siège profond ; marche et équilibre ; blocage à la marche). Notons que pour les parties 1A, 1B et 2 de la MDS-UPDRS, les mêmes questions peuvent être employées séparément pour évaluer le patient en condition *on* et *off.*

Partie III : évaluation motrice clinique

La partie III, effectuée par un professionnel de santé, consiste en un examen moteur clinique approfondi. Elle évalue les symptômes moteurs tels que la rigidité, le tremblement, la bradykinésie, la marche et la posture. Cette partie de 18 items est remplie complètement par l'évaluateur en période *on* ou *off* en notant l'horaire de la dernière prise de lévodopa. C'est notamment cette partie qui évaluée en états *off* puis *on* permet de calculer la DOPA-sensibilité des signes moteurs parfois utile dans la démarche diagnostique et la prise en charge thérapeutique, notamment chirurgicale [6]. À la fin de l'évaluation, il est indiqué la présence de dyskinésies et leur éventuelle interférence avec l'examen moteur, ainsi que l'échelle globale de Hoehn & Yahr [7].

Partie IV : complications motrices

La partie IV aborde les complications motrices telles que les dyskinésies et les fluctuations motrices, des aspects critiques pour ajuster le traitement et améliorer la gestion de la maladie. Cette partie Intègre des informations provenant du patient avec les observations et les jugements cliniques de l'évaluateur ; elle est remplie par l'évaluateur. Elle comporte 6 items évaluant les dyskinésies (temps et retentissement fonctionnel), les fluctuations motrices (durée, retentissement, complexité), la présence de dystonie douloureuse en période *off* (durée).

Utilisation en pratique clinique

Bien que la MDS-UPDRS soit couramment utilisée dans la recherche, son application en pratique clinique est tout aussi essentielle, notamment pour l'évaluation et le suivi des patients. Son utilisation en milieu clinique est fortement encouragée, notamment en raison de sa capacité à évaluer de manière exhaustive les symptômes moteurs et non moteurs dès les stades initiaux de la maladie. Ainsi, l'établissement de scores de référence spécifiques à chaque phénotype moteur ou non moteur devient un outil précieux pour le suivi personnalisé du patient.

L'évaluation régulière des patients à l'aide de la MDS-UPDRS permet de mesurer l'évolution des symptômes au fil du temps et d'ajuster les traitements en conséquence, en particulier lors de la gestion des fluctuations motrices et des dyskinésies. Cette échelle offre une image fidèle de l'impact de la maladie sur la qualité de vie des patients, et aide à corréler et à distinguer plus clairement certains symptômes non moteurs, comme les troubles cognitifs, la fatigue, ou la somnolence diurne excessive.

La partie III de la MDS-UPDRS se révèle particulièrement précieuse dans l'évaluation de la réponse aux traitements, notamment lors de la réalisation de tests d'administration aigus à la lévodopa destinés à évaluer la sensibilité dopaminergique des symptômes moteurs. Ces tests sont essentiels pour déterminer l'état basal du patient en période *off*, c'est-à-dire en dehors de l'influence des traitements, ainsi que sa réponse à la lévodopa en période *on*, après administration d'une dose supraliminale de lévodopa prise à jeun (habituellement 1,5 fois la dose matinale). Le calcul du pourcentage d'amélioration apporté par la lévodopa fournit des données cruciales sur la sensibilité dopaminergique des symptômes moteurs segmentaires et axiaux. Cette évaluation est non seulement utile en cas de diagnostic difficile, notamment pour distinguer la maladie de Parkinson des autres syndromes parkinsoniens, mais elle est également essentielle dans la démarche thérapeutique [6]. Par exemple, cette analyse est déterminante pour établir l'indication d'une stimulation cérébrale profonde et est même prédictive de l'efficacité de ce traitement [9]. L'évaluation précise de la réponse à la lévodopa grâce à la MDS-UPDRS partie III offre ainsi une information clé pour personnaliser le traitement de la maladie de Parkinson.

Autres échelles motrices et spécifiques

Échelle de Hoehn & Yahr

L'échelle de Hoehn & Yahr est largement utilisée pour classer les stades de progression de la maladie de Parkinson (Tableau 12.1) [7, 8]. Elle est d'ailleurs intégrée à la partie III de la MDS-UPDRS. Simple et directe, elle décrit la progression de la maladie en cinq stades, allant du stade 1 (symptômes légers et unilatéraux) au stade 5 (invalidité sévère). Cette échelle est particulièrement utile pour fournir une vue d'ensemble rapide de l'état général d'un patient et pour suivre l'évolution globale de la maladie. Elle met l'accent sur deux critères essentiels de la maladie de Parkinson : un critère diagnostique – l'unilatéralité – et un critère évolutif – l'apparition de l'instabilité posturale. Elle est établie à l'examen clinique, qui permet de répondre avec certitude à la question portant sur l'instabilité posturale. Elle permet une évaluation globale, peu sensible, ne pouvant pas être utilisée seule pour le suivi d'un traitement antiparkinsonien (les patients étant rarement améliorés au point de passer d'un stade à un autre). Elle est cependant utile pour le classement de patients inclus dans un essai thérapeutique. Cette échelle a été rendue plus sensible par l'adjonction de deux stades intermédiaires (1,5 et 2,5).

Tableau 12.1. Échelle de Hoehn & Yahr.

Stade 0	Pas de signe de la maladie
Stade 1	Maladie unilatérale
Stade 1,5	Maladie unilatérale, plus atteinte axiale
Stade 2	Maladie bilatérale sans trouble de l'équilibre
Stade 2,5	Maladie bilatérale légère avec rétablissement lors du test de la poussée
Stade 3	Maladie bilatérale légère à modérée : une certaine instabilité posturale, physiquement autonome
Stade 4	Handicap sévère : toujours capable de marcher ou de se tenir debout sans aide
Stade 5	Malade en fauteuil roulant ou alité sauf s'il est aidé

Source : D'après Hoehn MM et al., 1967 [8].

Échelles de dyskinésies

Les dyskinésies sont des mouvements involontaires souvent observés chez les patients atteints de la maladie de Parkinson au stade des fluctuations. L'évaluation propre des dyskinésies induites par la lévodopa tient compte de deux paramètres : leur intensité (amplitude et vitesse du mouvement, répercussion sur la motricité volontaire et les activités journalières) et leur durée en heures dans la journée. Plusieurs échelles sont disponibles, divisées en échelles objectives (examen clinique des dyskinésies) et en échelles subjectives (perception subjective des dyskinésies fondée sur l'interrogatoire du patient) [10]. L'échelle subjective spécifique la plus courante est la partie IV de l'échelle MDS-UPDRS déjà évoquée plus haut [2]. La MDS a proposé des recommandations à partir de l'évaluation de huit échelles utilisées ou validées dans la maladie de Parkinson : l'*Abnormal Involuntary Movement Scale* (AIMS), la partie IV de l'échelle MDS-UPDRS, l'échelle de cotation des dyskinésies d'Obeso, la *Rush Dyskinesia Rating Scale de Goetz* (RDRS), la *Clinical Dyskinesia Rating Scale* (CDRS), l'échelle de cotation des dyskinésies dans la vie quotidienne de Lang et Fahn, la *Parkinson's Disease Dyskinesia Scale* (PDYS26) et l'*Unified Dyskinesia Rating Scale* (UDysRS) [10]. Seules deux échelles, l'AIMS et l'échelle de Goetz, remplissent les critères pouvant conduire à une recommandation. Cependant ces recommandations datent de 2010 et les deux échelles les plus récentes que sont la PDYS26 et l'UDysRS ont d'excellentes propriétés métrologiques et sont de plus en plus utilisées dans les études. De plus, les recommandations stipulaient à l'époque que si ces deux échelles étaient utilisées au-delà des équipes qui les ont proposées, elles passeraient probablement du stade « d'échelle suggérée » au stade « d'échelle recommandée ». Dans la pratique, c'est l'UDysRS qui peut désormais raisonnablement être « recommandée ».

L'UdysRS est une échelle spécifiquement conçue pour évaluer de manière exhaustive les dyskinésies chez les patients atteints de la maladie de Parkinson [11]. Elle mélange des items sous forme d'auto-questionnaire (patient et/ou soignant) et des items nécessitant un examen clinique objectif. L'échelle est structurée en plusieurs parties, chacune ciblant un aspect différent des dyskinésies :

- *historique* (parties 1 et 2) : cette section comprend des questions sur les dyskinésies *on* (mouvements involontaires lors de l'effet maximal des médicaments) et les dystonies de *off* (spasmes ou crampes lors de l'inefficacité des médicaments). Elle évalue l'impact de ces symptômes sur la vie quotidienne du patient ;
- *évaluation objective* (parties 3 et 4) : cette partie se concentre sur l'observation directe du patient par le clinicien. Elle inclut l'évaluation de l'intensité et de l'invalidité liées aux dyskinésies lors de la réalisation de diverses activités quotidiennes.

Chaque section de l'UDysRS est cotée séparément, et les scores sont ensuite combinés pour obtenir un score global. Les scores plus élevés indiquent une présence plus significative et un impact plus important des dyskinésies sur le patient. L'UDysRS est reconnue pour sa capacité à fournir une évaluation complète, incluant à la fois des mesures objectives et subjectives des dyskinésies, ce qui en fait un outil précieux dans l'évaluation et le suivi des patients parkinsoniens traités. Il s'agit d'une échelle très complète, regroupant finalement tous les avantages des autres échelles et palliant leurs inconvénients : perception subjective du patient, évaluation objective de la sévérité et du handicap, évaluation fine de la phénoménologie et de la topographie des dyskinésies au cours des phases *off* et *on*, qui plus est lors de tâches de la vie quotidienne. L'échelle a été traduite et validée en français et tout comme pour la MDS-UPDRS un programme de formation et de certification est disponible sur le site de la MDS [12,13]. Ce programme, enrichi de vidéos explicatives, est conçu pour former les professionnels de santé à coter correctement l'échelle. Ces ressources éducatives sont particulièrement utiles pour ceux qui souhaitent se familiariser avec l'échelle ou perfectionner leur technique d'évaluation.

Échelles de qualité de vie

L'évaluation de la qualité de vie est essentielle pour appréhender l'impact de la maladie de Parkinson dans le quotidien des patients. Ce critère est parfois retenu comme critère principal dans certaines études. Pour mesurer cet impact, plusieurs échelles spécifiques et génériques ont été développées, permettant aux professionnels de santé et aux chercheurs de saisir les multiples dimensions affectées par la maladie. La MDS recommande actuellement cinq échelles spécifiques de la maladie de Parkinson (39-*Item Parkinson's Disease Questionnaire* (PDQ39), *Parkinson's Disease Questionnaire Short Form* (PDQ8), *Parkinson's Disease Quality of Life Questionnaire* (PDQL37), *Scales for Outcomes in Parkinson's Disease- Psychosocial et Parkinson's Impact Scale* (PIMS)) et quatre échelles génériques (EuroQoL, Nottingham Health Profile, 36-Item Short-Form Health Survey (SF36) et Sickness Impact Profile) [14]. En France, parmi ces outils spécifiques, seul le PDQ-39 a été validé et est largement utilisé [15]. Nous ne détaillerons pas ici les différentes échelles génériques également utilisables dans d'autres pathologies.

Échelle PDQ-39

Le PDQ-39 est l'une des échelles spécifiques les plus répandues pour évaluer la qualité de vie dans la maladie de Parkinson (Tableau 12.2). Composé de 39 items concernent le mois précédant la passation, elle aborde divers domaines tels que la mobilité (questions 1 à 10), les activités de la vie quotidienne (questions 11 à 16), le bien-être affectif (questions 17 à 22), la gêne psychologique (questions 23 à 26), le soutien social (questions 27 à 29), les troubles cognitifs (questions 30 à 33), la communication (questions 34 à 36) et l'inconfort physique (questions 37 à 39). Cette échelle a été conçue pour être appliquée par le patient lui-même (auto-questionnaire), ce qui est un avantage indéniable en pratique quotidienne. Chaque item est coté de 0 (normal) à 4 (perturbation maximale). Pour chaque domaine, on divise la somme des scores de chaque item par 4 (score maximum par item) multiplié par le nombre d'items dans la dimension. On multiplie alors le tout par 100 et on obtient un score allant de 0 (normal) à 100 (perturbation maximale). Cette échelle permet également le calcul d'un score global de qualité de vie, le PDQ-39 Summary Index ou PDQ-39 SI. Cette échelle est simple, assez rapide à appliquer, elle est fiable et validée. Elle a l'avantage de prendre en compte le point de vue du patient dans sa globalité physique et mentale, et pas seulement le point de vue du thérapeute, qui peut rencontrer des difficultés à évaluer le retentissement de la maladie sur l'ensemble des activités courantes. Ses qualités métrologiques sont bonnes mais elle présente quelques inconvénients : elle est peu sensible au stade initial de la maladie ; elle peut nécessiter l'aide du conjoint pour certains items ; les problèmes sexuels ne sont pas abordés ; elle ne tient compte ni de l'âge ni du sexe.

Autres échelles de qualité de vie

Échelle PDQ-8

La PDQ-8 est une forme abrégée de la PDQ-39 avec uniquement 8 items [16]. Elle a été créée dans le but principal de réduire le temps de passation du questionnaire. Elle a été validée comme ayant les mêmes performances que l'échelle à 39 items. Le PDQ-8 comprend 8 items, chacun étant le plus représentatif des 8 domaines explorés par le PDQ-39. Un score (le PDQ-8 SI) peut être calculé en sommant les scores obtenus aux 8 questions. Ce score est bien corrélé au PDQ-39 SI. Cette échelle est un outil facile d'emploi en pratique quotidienne.

Échelle de Schwab & England

L'échelle d'activités quotidiennes de Schwab & England correspond à la simplification d'une échelle établie en 1956. Elle faisait partie de l'échelle UPDRS sous la dénomination UPDRS partie VI [1,17]. Elle ne fait désormais plus partie de l'échelle MDS-UPDRS mais reste néanmoins très utilisée. Cette échelle de qualité de vie spécifique de la maladie de Parkinson apprécie surtout le niveau de dépendance d'un patient à son environnement. En effet, elle apprécie globalement le degré d'autonomie et n'évalue que la possibilité d'effectuer des activités. C'est une échelle en

Tableau 12.2. Échelle PDQ-39.

	J	R	P	F	T
Avez-vous eu des difficultés dans la pratique de vos loisirs ?	□	□	□	□	□
Avez-vous eu des difficultés à vous occuper de votre maison : ménage, cuisine, bricolage, etc.	□	□	□	□	□
Avez-vous eu des difficultés à porter des sacs de provisions ?	□	□	□	□	□
Avez-vous eu des problèmes pour faire 1 km à pied ?	□	□	□	□	□
Avez-vous eu des problèmes pour faire 100 m à pied ?	□	□	□	□	□
Avez-vous eu des problèmes à vous déplacer chez vous, aussi aisément que vous l'auriez souhaité ?	□	□	□	□	□
Avez-vous eu des problèmes à vous déplacer dans les lieux publics ?	□	□	□	□	□
Avez-vous eu besoin de quelqu'un pour vous accompagner quand vous sortez ?	□	□	□	□	□
Avez-vous eu peur ou avez-vous été inquiet à l'idée de tomber en public ?	□	□	□	□	□
Avez-vous été confiné(e) chez vous plus que vous ne l'auriez souhaité ?	□	□	□	□	□
Avez-vous eu des difficultés pour vous laver ?	□	□	□	□	□
Avez-vous eu des difficultés pour vous habiller ?	□	□	□	□	□
Avez-vous eu des difficultés pour boutonner vos vêtements ou pour lacer vos chaussures ?	□	□	□	□	□
Avez-vous eu des difficultés pour écrire lisiblement ?	□	□	□	□	□
Avez-vous eu des difficultés pour couper la nourriture ?	□	□	□	□	□
Avez-vous eu des difficultés pour tenir un verre sans le renverser ?	□	□	□	□	□
Vous êtes-vous senti(e) déprimé(e) ?	□	□	□	□	□
Vous êtes-vous senti(e) isolé(e) et seul(e) ?	□	□	□	□	□
Vous êtes-vous senti(e) au bord des larmes ou avez-vous pleuré ?	□	□	□	□	□
Avez-vous ressenti de la colère ou de l'amertume ?	□	□	□	□	□
Vous êtes-vous senti(e) anxieux(se) ?	□	□	□	□	□
Vous êtes-vous senti(e) inquiet(e) pour votre avenir ?	□	□	□	□	□
Avez-vous ressenti le besoin de dissimuler aux autres votre maladie ?	□	□	□	□	□
Avez-vous évité des situations où vous deviez manger ou boire en public ?	□	□	□	□	□
Vous êtes-vous senti(e) gêné(e) en public à cause de votre maladie ?	□	□	□	□	□
Vous êtes-vous senti(e) inquiet(e) des réactions des autres à votre égard ?	□	□	□	□	□
Avez-vous eu des problèmes dans vos relations avec vos proches ?	□	□	□	□	□
Avez-vous manqué du soutien dont vous aviez besoin, de la part de votre époux(se) ou conjoint(e) (si pas de conjoint, cochez la case prévue à cet effet) ?	□	□	□	□	□
Avez-vous manqué du soutien dont vous aviez besoin, de la part de votre famille ou de vos ami(e)s proches ?	□	□	□	□	□
Vous êtes-vous endormi(e) dans la journée d'une façon inattendue ?	□	□	□	□	□
Avez-vous eu des problèmes de concentration, par exemple en lisant ou en regardant la télévision ?	□	□	□	□	□
Avez-vous senti que votre mémoire était mauvaise ?	□	□	□	□	□
Avez-vous fait de mauvais rêves ou eu des hallucinations ?	□	□	□	□	□
Avez-vous des difficultés pour parler ?	□	□	□	□	□
Vous êtes-vous senti(e) incapable de communiquer normalement avec les autres ?	□	□	□	□	□

▷

	J	R	P	F	T
Vous êtes-vous senti(e) ignoré(e) par les autres ?	□	□	□	□	□
Avez-vous eu des crampes ou spasmes musculaires douloureux ?	□	□	□	□	□
Avez-vous eu mal ou avez-vous eu des douleurs dans les articulations ou dans le corps ?	□	□	□	□	□
Avez-vous eu la sensation désagréable de chaud ou de froid ?	□	□	□	□	□

Pour chaque question, veuillez cocher la case qui décrit le mieux votre situation actuelle. J = Jamais ; R = Rarement ; P = Parfois ; F = Fréquemment ; T = Toujours.
Source : Auquier, P., Sapin, C., Ziegler, M., et al. Validation of the French language version of the Parkinson's Disease Questionnaire-PDQ-39. Revue neurologique, 2002, vol. 158, no 1, p. 41-50.

11 points, cotée de 0 % (perturbation maximale, c'est-à-dire état végétatif) à 100 % (normal, c'est-à-dire autonomie totale). Elle résulte de l'interrogatoire du patient et du soignant. Elle est très rapide à faire passer mais peu discriminante et ne tient compte que de l'akinésie. Elle permettait de définir des grands groupes de patients en recherche clinique mais n'a que peu d'intérêt dans le suivi individuel.

Parkinson's Well-Being Map™

Bien que non recommandé officiellement par la MDS, la Parkinson's Well-Being Map™ peut être un outil intéressant à remettre aux patients en vue de préparer les consultations [18], sa présentation peut facilement se faire au cours d'une séance d'éducation thérapeutique. C'est un auto-questionnaire validé en français permettant au patient de bien cibler les symptômes moteurs ou non moteurs les plus handicapants pour lui avant la consultation. L'outil se compose d'une liste de symptômes, regroupés par catégories et associés à des couleurs pour faciliter leur identification. Les patients évaluent la fréquence de chaque symptôme sur une échelle de 0 à 4 et entourent les symptômes les plus gênants dans chaque catégorie. Cette approche vise à offrir une vue d'ensemble visuelle des symptômes actuels du patient, facilitant la communication avec les professionnels de santé.

Évaluation des symptômes non moteurs

Ignorés pendant de longues années, les symptômes non moteurs ont pourtant une place et un impact prépondérants sur la qualité de vie des patients atteints de la maladie de Parkinson [19]. Leur prise en compte est cruciale dans le suivi des patients. Pour cela, de nombreuses échelles spécifiques ont été élaborées, certaines évaluent les symptômes non moteurs de manière globale, d'autres sont centrées sur un symptôme non moteur spécifique. Nous nous concentrerons ici sur les échelles évaluant les symptômes non moteurs dans leur globalité et sur quelques échelles spécifiques de certains symptômes non moteurs ayant un intérêt clinique important.

Échelles non motrices globales

Plusieurs échelles et questionnaires ont été développés pour évaluer les symptômes non moteurs de manière globale, nous pouvons citer le *Non-Motor Symptoms Questionnaire* (NMSQ), la *Non-Motor Symptoms Scale for Parkinson's Disease* (NMSS), le *Non-Motor Fluctuation Assessment* (NoMoFA) Questionnaire et la MDS Non-Motor Rating Scale (MDS-NMS). Il n'existe actuellement aucune recommandation pour utiliser une échelle plus qu'une autre. Cependant la MDS-NMS semble être l'échelle la plus complète, la plus mise en avant et celle ayant les meilleures propriétés métrologiques [20]. Des analyses factorielles et des études de validation ont démontré que la plupart des sous-échelles de la MDS-NMS sont unidimensionnelles, soutenant ainsi la cohérence interne de l'instrument [21]. De plus, des études de validation ont confirmé sa fiabilité et sa validité dans différentes populations de patients parkinsoniens. La MDS-NMS semble être un outil clinimétrique robuste pour l'évaluation globale des symptômes non moteurs chez les patients atteints de la maladie de Parkinson. Elle a peut-être l'inconvénient d'un temps de passation un peu long (15 min). De plus la MDS-NMS disposera prochainement d'une version validée en français (étude de validation en cours). En outre, pour garantir une utilisation correcte et efficace de la MDS-NMS, la MDS propose sur son site un programme de certification [22].

La MDS-NMS est un hétéro-questionnaire administré par le soignant. Elle se compose de 52 items regroupés en 13 domaines couvrant une large gamme de symptômes (dépression, anxiété, apathie, psychose, troubles du contrôle des impulsions, hypotension orthostatique, troubles urinaires, troubles sexuels, troubles gastro-intestinaux, sommeil et éveil, douleur, etc.). Chaque item est évalué sur la base de la fréquence et de la sévérité, avec des scores variant de 0 (normal) à 4 (intensité maximale). Le score global est calculé en additionnant les scores de chaque domaine, permettant ainsi une représentation quantitative de la charge globale des symptômes non moteurs. La MDS-NMS contient également une sous-échelle permettant d'évaluer les fluctuations non motrices en relation avec le timing des médicaments antiparkinsoniens. Cette sous-échelle se concentre sur huit domaines spécifiques (dépression, anxiété, cognition, symptômes urinaires, impatiences, douleur, fatigue et transpiration). Chaque domaine est évalué sur la base de l'impact et de la fréquence des fluctuations non motrices. La cotation prend en compte à la fois la régularité de ces fluctuations et leur sévérité, offrant ainsi une mesure précise de l'impact des fluctuations non motrices sur la qualité de vie du patient.

Échelles non motrices spécifiques

Une multitude d'échelles et questionnaires ont été développés pour évaluer spécifiquement certains symptômes non moteurs de la maladie de Parkinson. Citons par exemple la *Parkinson's Disease Sleep Scale 2* (PDSS-2) pour les troubles du sommeil, la *Scale for Outcomes in Parkinson's Disease - Autonomic Dysfunction* (SCOPA-AUT) pour la dysautonomie, la *Gastrointestinal Dysfunction Scale for Parkinson's Disease* (GIDS-PD) pour les troubles gastro-intestinaux ou encore la *Questionnaire for Impulsive-Compulsive Disorders in Parkinson's Disease-Rating Scale* (QUIP-RS) pour les troubles du contrôle des impulsions [23–26]. Bien que certaines de ces échelles soient utilisées en pratique clinique, la plupart sont actuellement employées principalement à des fins de recherche ou par les équipes spécialisées. Il n'est pas possible de couvrir tous ces instruments dans ce chapitre, mais pour plus d'informations, la littérature scientifique actuelle offre une ressource précieuse. Pour les évaluations spécifiques des troubles cognitifs ou neuropsychiatriques, d'autres chapitres de cet ouvrage fournissent des orientations détaillées.

Références

[1] Movement Disorder Society Task Force on Rating Scales for Parkinson's Disease. The Unified Parkinson's Disease Rating Scale (UPDRS): status and recommendations. Mov Disord Off J Mov Disord Soc 2003 Jul;18(7):738–50.

[2] Goetz CG, Tilley BC, Shaftman SR, et al. Movement Disorder Society-sponsored revision of the Unified Parkinson's Disease Rating Scale (MDS-UPDRS): scale presentation and clinimetric testing results. Mov Disord Off J Mov Disord Soc 2008 Nov 15;23(15):2129–70.

[3] Goetz CG, Fahn S, Martinez-Martin P, et al. MDS-UPDRS. The MDS-sponsored Revision of the Unified Parkinson's Disease Rating Scale. Official MDS French Translation. International Parkinson and Movement Disorder Society. 2017 [cited 2024 Apr 7]. Disponibilité sur Internet : www.movementdisorders.org/MDS-Files1/PDFs/Rating-Scales/MDS-UPDRS_French_Official_Translation_FINAL.pdf.

[4] MDS-UPDRS [Internet]. [cited 2024 Apr 7]. Disponibilité sur Internet: https ://mds.movementdisorders.org/updrs.

[5] Goetz CG, Stebbins GT, Chmura TA, et al. Teaching program for the Movement Disorder Society-sponsored revision of the Unified Parkinson's Disease Rating Scale : (MDS-UPDRS). Mov Disord Off J Mov Disord Soc 2010 Jul 15;25(9):1190–4.

[6] Postuma RB, Berg D, Stern M, et al. MDS clinical diagnostic criteria for Parkinson's disease. Mov Disord Off J Mov Disord Soc 2015 Oct;30(12):1591–601.

[7] Goetz CG, Poewe W, Rascol O, et al. Movement Disorder Society Task Force report on the Hoehn and Yahr staging scale: status and recommendations. Mov Disord Off J Mov Disord Soc 2004 Sep;19(9):1020–8.

[8] Hoehn MM, Yahr MD. Parkinsonism: onset, progression and mortality. Neurology 1967 May;17(5):427–42.
[9] Lau B, Meier N, Serra G, et al. Axial symptoms predict mortality in patients with Parkinson disease and subthalamic stimulation. Neurology 2019 May 28;92(22):e2559–70.
[10] Colosimo C, Martínez-Martín P, Fabbrini G, Hauser RA, Merello M, Miyasaki J, et al. Task force report on scales to assess dyskinesia in Parkinson's disease: critique and recommendations. Mov Disord Off J Mov Disord Soc 2010 Jul 15;25(9):1131–42.
[11] Goetz CG, Nutt JG, Stebbins GT. The Unified Dyskinesia Rating Scale: presentation clinimetric profile. Mov Disord Off J Mov Disord Soc 2008 Dec 15;23(16):2398–403.
[12] Goetz CG, Nutt JG, Stebbins GT. Unified Dyskinesia Rating Scale [Internet]. 2016 [cited 2024 Apr 7]. https://doi.org/apa.org/doi/10.1037/t35376-000.
[13] UDysRS: Unified Dyskinesia Rating Scale Certificate Program - OverView [Internet]. [cited 2024 Apr 7]. Disponibilité sur Internet: https ://education.movementdisorders.org/Detail/411/UDysRS-Training-Program~Certificate-Course.
[14] Martinez-Martin P, Jeukens-Visser M, Lyons KE, et al. Health-related quality-of-life scales in Parkinson's disease: critique and recommendations. Mov Disord Off J Mov Disord Soc 2011 Nov;26(13):2371–80.
[15] Auquier P, Sapin C, Ziegler M, et al. [Validation of the French language version of the Parkinson's Disease Questionnaire - PDQ-39]. Rev Neurol 2002 Jan;158(1):41–50.
[16] Katsarou Z, Bostantjopoulou S, Peto V, et al. Assessing quality of life in Parkinson's disease: can a short-form questionnaire be useful? Mov Disord Off J Mov Disord Soc 2004 Mar;19(3):308–12.
[17] Ramaker C, Marinus J, Stiggelbout AM, Van Hilten BJ. Systematic evaluation of rating scales for impairment and disability in Parkinson's disease. Mov Disord Off J Mov Disord Soc 2002 Sep;17(5):867–76.
[18] Béatrice S, Zouitina Y, Michel L, et al. Intérêt de la Well Being Map dans le suivi des patients présentant une maladie de Parkinson. Rev Neurol 2016 Apr 1;172:A104.
[19] Aubignat M, Tir M, Krystkowiak P. [Non-motor symptoms of Parkinson's disease from pathophysiology to early diagnosis]. Rev Med Interne 2021 Apr;42(4):251–7.
[20] Martinez-Martin P, Schrag A, Weintraub D, et al. Pilot Study of the International Parkinson and Movement Disorder Society-sponsored Non-motor Rating Scale (MDS-NMS). Mov Disord Clin Pract 2019 Mar;6(3):227–34.
[21] Martinez-Martin P, Rojo-Abuín JM, Weintraub D, et al. Factor Analysis and Clustering of the Movement Disorder Society-Non-Motor Rating Scale. Mov Disord Off J Mov Disord Soc 2020 Jun;35(6):969–75.
[22] MDS-NMS: MDS Non-Motor Rating Scale Certificate Program - OverView [Internet]. [cited 2024 Apr 7]. Disponibilité sur Internet: https://education.movementdisorders.org/Detail/449/MDS-Non-Motor-Rating-Scale-Training-Program.
[23] Bostantjopoulou S, Katsarou Z, Danglis I, et al. Self-reported autonomic symptoms in Parkinson's disease: properties of the SCOPA-AUT scale. Hippokratia 2016;20(2):115–20.
[24] Camacho M, Greenland JC, Williams-Gray CH. The Gastrointestinal Dysfunction Scale for Parkinson's Disease. Mov Disord Off J Mov Disord Soc 2021 Oct;36(10):2358–66.
[25] Weintraub D, Mamikonyan E, Papay K, et al. Questionnaire for Impulsive-Compulsive Disorders in Parkinson's Disease-Rating Scale. Mov Disord Off J Mov Disord Soc 2012 Feb;27(2):242–7.
[26] Trenkwalder C, Kohnen R, Högl B, et al. Parkinson's disease sleep scale-validation of the revised version PDSS-2. Mov Disord Off J Mov Disord Soc 2011 Mar;26(4):644–52.

4

Investigations paracliniques

Chapitre 13

Imagerie cérébrale

Lydia Chougar[a,b], Stéphane Lehericy[a], Stéphane Thobois[c], Stéphane Prange[c]

[a]Sorbonne Université , Institut du cerveau - ICM, CNRS, Inserm, AP-HP, Hôpital de la Pitié Salpêtrière, DMU DIAMENT, service de neuroradiologie, Paris.
[b]The Neuro (Montreal Neurological Institute-Hospital), McGill University, Montreal H3A 2B4, Canada.
[c]Université Claude-Bernard Lyon I, Faculté de médecine Lyon Sud-Charles-Mérieux ; Hospices Civils de Lyon, service de neurologie C, Centre Expert Parkinson, Hôpital neurologique Pierre-Wertheimer, Lyon, NS-PARK/FCRIN ; Inserm, Centre de recherche en neurosciences de Lyon, Bron.

L'imagerie cérébrale occupe une place de choix en recherche pour l'étude de la physiopathologie de la maladie de Parkinson, ainsi qu'en clinique, pour la prise en charge diagnostique des syndromes parkinsoniens, principalement pour distinguer la maladie de Parkinson des syndromes parkinsoniens atypiques. L'imagerie par résonance magnétique (IRM) apporte une analyse morphologique et identifie plusieurs marqueurs quantitatifs de cette pathologie cérébrale. Les techniques d'imagerie fonctionnelle comprennent la tomographie par émission de positons (TEP), la tomographie par émission monophotonique (TEMP) et l'IRM fonctionnelle (IRMf). La TEP et la TEMP nécessitent l'injection de divers traceurs ou ligands marqués par un isotope radioactif émetteur soit de positons (TEP), soit de simples photons (TEMP). Nous présentons dans ce chapitre les apports essentiels, dans la pratique quotidienne, de l'imagerie dans le cadre de la maladie de Parkinson et de ses principaux diagnostics différentiels.

Imagerie morphologique

Depuis quelques années, l'IRM cérébrale est devenue un outil indispensable dans l'exploration de la maladie de Parkinson grâce au développement de biomarqueurs sensibles à différents processus pathologiques. Ces approches incluent l'imagerie structurelle anatomique, l'imagerie sensible au fer et à la neuromélanine, l'imagerie de diffusion, de perfusion et l'IRMf au repos. Ces marqueurs sont utiles pour le diagnostic différentiel des syndromes parkinsoniens, pour suivre la progression de la maladie dès les stades précoces, voire prodromaux, et pour mieux comprendre les bases neurobiologiques des déficits cliniques moteurs et non moteurs.

Imagerie par résonance magnétique

Outils

L'IRM fournit des biomarqueurs *in vivo* qui renseignent sur les processus cérébraux de neurodégénération et de neuroinflammation à l'œuvre dans la maladie de Parkinson. L'atrophie cérébrale, corrélat macroscopique de la perte neuronale, est détectée à l'aide de séquences anatomiques en trois dimensions (3D) pondérées en T1 écho de gradient. L'imagerie sensible à la neuromélanine permet d'étudier la dégénérescence de la substance noire *pars compacta* (SNpc), lésion histologique commune aux syndromes parkinsoniens dégénératifs à l'origine du déficit dopaminergique et des symptômes moteurs de la maladie. Les mesures dérivées de l'imagerie de diffusion reflètent la présence d'altérations microstructurales en relation avec les phénomènes de neuroinflammation, tandis que l'imagerie sensible au fer détecte la présence de dépôts de fer dans les tissus. Ces séquences ont été largement utilisées pour étudier la physiopathologie de la maladie de Parkinson, suivre sa progression, et aider au diagnostic différentiel des syndromes parkinsoniens.

D'autres techniques comme l'IRMf et l'imagerie de perfusion restent du domaine de la recherche, avec peu d'applications cliniques. L'IRMf de repos permet d'explorer les altérations de la connectivité cérébrale entre des régions corticales anatomiquement distantes, mais fonctionnellement liées. L'imagerie de perfusion avec marquage des spins artériels (*Arterial Spin Labeling*, ASL) fournit une quantification de la perfusion cérébrale à l'aide d'un marquage magnétique des protons du sang artériel [1–3].

Les anomalies cérébrales peuvent être explorées selon deux approches :

- qualitativement, à l'échelle du patient, par l'inspection visuelle des patterns d'atrophie cérébrale régionale et des variations de signal ;
- quantitativement, à l'échelle du groupe, par l'extraction des biomarqueurs quantitatifs susdécrits en comparaison à un groupe de sujets sains [1,2].

Imagerie de la substance noire

Différentes techniques IRM permettent de détecter la dégénérescence de la SNpc et de suivre sa progression au cours du temps.

Imagerie sensible *à* la neuromélanine

L'imagerie sensible à la neuromélanine utilise une séquence pondérée en T1 Turbo Spin Echo (TSE) ou écho de gradient avec transfert de magnétisation. Son contraste est généré par l'effet de raccourcissement du temps de relaxation longitudinale T1 lié à la présence la neuromélanine. Les neurones dopaminergiques de la SNpc contiennent de façon physiologique de la neuromélanine, un pigment impliqué dans le métabolisme de la dopamine. Sa liaison à des ions métalliques, comme le fer ou le cuivre, lui confère des propriétés paramagnétiques à l'origine d'un raccourcissement du temps de relaxation T1, générant une hyperintensité ou hypersignal sur les images dites sensibles à la neuromélanine [4,5]. Une corrélation directe a été établie entre l'intensité du signal d'échantillons post-mortem de SNpc sur les séquences sensibles à la neuromélanine et la densité de neurones contenant de la neuromélanine [6]. La SNpc apparaît comme une zone d'hypersignal chez les sujets sains. À l'inverse, sa taille et son signal sont diminués chez les patients atteints de syndrome parkinsonien dégénératif, reflétant la perte de neurones dopaminergiques sous-jacente (Figure 13.1) [4,5]. Cette technique présente une sensibilité et une spécificité supérieures à 80 % pour la différentiation de patients avec maladie de Parkinson des sujets sains. Ces performances sont similaires entre l'inspection visuelle des images par des radiologues entraînés et la quantification du volume et de l'intensité du signal [7]. Il existe une corrélation négative entre ces mesures dérivées de l'imagerie de la neuromélanine et la durée d'évolution de la maladie et les scores de sévérité clinique comme le score MDS-UPDRS III (*Movement Disorder Society-Unified Parkinson's Disease Rating Scale* III) [8–10]. En outre, ces mesures sont sensibles à la progression de la maladie, avec une baisse longitudinale du volume et du signal de la SNpc détectée après un suivi de deux ans [10]. Elles pourraient ainsi être utilisées comme critères de jugement secondaires dans le cadre d'essais thérapeutiques [3].

En accord avec la littérature neuropathologique [11], en utilisant l'imagerie sensible à la neuromélanine, il a été montré une sélectivité régionale de la dégénérescence nigrale dans la maladie de Parkinson, avec une atteinte précoce du territoire sensorimoteur dorso-latéral de la SNpc, puis une extension aux territoires associatif ventro-médial, puis limbique dorso-médial [8,9]. Une diminution du signal de la neuromélanine a également été observée chez les patients atteints de trouble du comportement en sommeil paradoxal (TCSP) isolé, ce qui en fait un biomarqueur précoce de dégénérescence nigrale [1]. En effet, le TCSP isolé est reconnu comme étant une phase prodromale des synucléinopathies, avec un risque de conversion de 33,5 % à 5 ans et de 82,4 % à 10 ans, vers une maladie de Parkinson le plus souvent, ou plus rarement, vers une démence à corps de Lewy ou une atrophie multisystématisée [12].

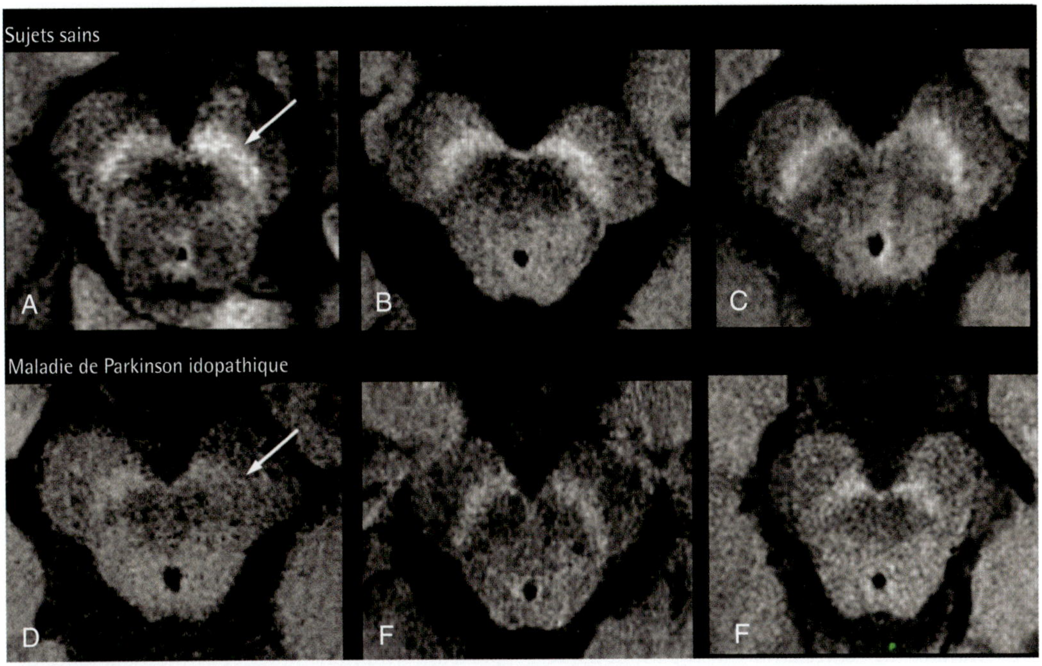

Figure 13.1. **Imagerie sensible à la neuromélanine : substance noire.**
Coupes axiales pondérées en T1 Turbo spin echo (TSE) illustrant la substance noire *pars compacta* chez trois sujets sains âgés (**A-C**), et trois patients atteints de maladie de Parkinson (**D-F**). La neuromélanine contenue dans la substance noire *pars compacta* apparaît hyperintense en raison de ses propriétés paramagnétiques lorsqu'elle est liée à certains métaux comme le fer (**B**, flèche). Chez les patients atteints de maladie de Parkinson, la taille et l'intensité du signal sont diminuées (**D**, flèche). L'atteinte prédomine dans la partie postéro-latérale de la substance noire.

L'imagerie sensible à la neuromélanine permet également l'étude du complexe *cœruleus/subcœruleus*, petit noyau ponto-mésencéphalique impliqué dans le contrôle du mouvement pendant la phase paradoxale du sommeil (*locus subcoeruleus*) et dans la cognition (*locus coeruleus*). Le complexe *cœruleus/subcœruleus* contient des neurones catécholaminergiques noradrénergiques riches en neuromélanine, à l'origine de son aspect hyperintense sur les images sensibles à la neuromélanine chez les sujets sains. Ce signal est abaissé chez les patients avec TCSP isolé et ceux avec maladie de Parkinson et TCSP (Figure 13.2) [13].

Imagerie sensible au fer

L'imagerie sensible au fer consiste en l'acquisition d'une séquence pondérée en T2* multi-écho à partir de laquelle trois types d'informations peuvent être extraites :

- des cartes quantitatives de temps (T2*) ou de taux (R2*, R2* = 1/T2*) de relaxation (également dites relaxométrie) ;
- des cartes quantitative de susceptibilité magnétique (*Quantitative Susceptibility Mapping*, QSM) ;
- des images anatomiques pondérée en susceptibilité magnétique (*Susceptibility-Weighted Imaging*, SWI).

Ces deux dernières techniques sont reconstruites à partir d'une combinaison des informations de magnitude et de phase tandis que la première n'utilise que l'information de magnitude.

Approche qualitative

Les images anatomiques de susceptibilité magnétique montrent chez les sujets sains la présence physiologique d'une zone d'hypersignal située à la partie dorsolatérale de la SNpc, également connue sous le nom de signe de la queue d'hirondelle

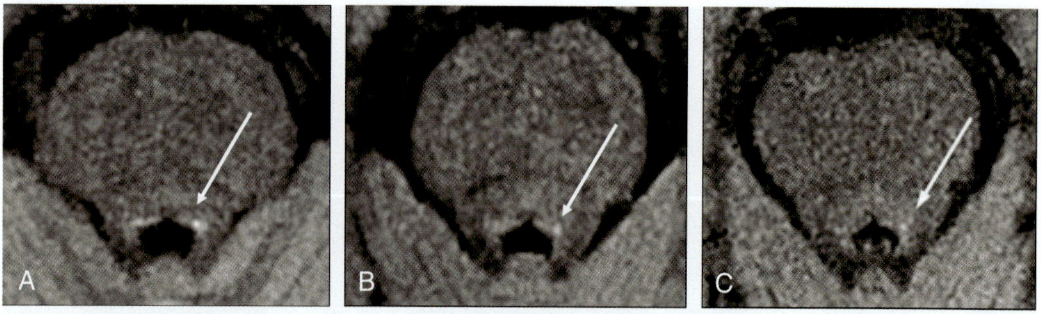

Figure 13.2. Imagerie sensible à la neuromélanine : complexe cœruleus/subcœruleus.
Coupes axiales pondérées en T1 Turbo spin echo (TSE) passant par le complexe *cœruleus/subcœruleus*. **A**. Aspect normal du complexe chez un sujet sain. Le complexe est visible sous la forme de deux zones d'hypersignal de part et d'autre de la partie supérieure du quatrième ventricule (flèche). **B**, **C**. Baisse du signal chez un patient atteint de trouble du comportement en sommeil paradoxal dans le cadre d'une maladie de Parkinson (**B**, flèche) et avec trouble du comportement en sommeil paradoxal isolé (**C**, flèche).

(*swallow tail sign*) ou hypersignal nigral dorsolatéral (*dorsolateral nigral hyperintensity*) [14]. Des travaux de corrélation histopathologique ont montré que l'hypersignal nigral dorsolatéral correspondrait en partie au nigrosome-1, une région de faible marquage calbindine de la SNpc qui est atteinte précocement et sévèrement au cours la maladie de Parkinson [15]. L'accumulation de dépôts de fer expliquerait la perte de cet hypersignal. L'absence de ce signe serait prédictive d'une déficience controlatérale du transporteur de la dopamine (DAT) en scintigraphie, avec une sensibilité et une spécificité élevées (87,5 % et 83,6 %) [16]. Ses performances sont excellentes pour la différenciation des syndromes parkinsoniens dégénératifs par rapport aux sujets sains, avec une sensibilité de 79-100 % et une spécificité de 85-100 % (Figure 13.3) [1,14]. Ce signe est également un marqueur précoce de dégénérescence nigrale, observé chez deux tiers des patients atteints de TCSP isolé [17] et chez les porteurs asymptomatiques de la mutation du gène LRRK2 [18].

Approche quantitative

Les méthodes quantitatives de relaxométrie T2* ou R2* et de susceptibilité magnétique (*QSM*) ont permis de mettre en évidence une augmentation de la charge en fer dans la substance noire dès le stade précoce de la maladie [3,19,20]. Cette surcharge en fer a également été observée chez les porteurs symptomatiques et asymptomatiques des mutations des gènes *LRRK2* et de la parkine, suggérant que l'accumulation de fer pourrait débuter dès la phase préclinique de la maladie [21]. Le taux de relaxation R2* serait un biomarqueur de progression à un stade modéré à avancé de la maladie, avec une augmentation longitudinale observée après un suivi de 18 mois [3,19,20].

Malgré une variabilité des résultats selon les études, une méta-analyse suggère que le QSM est une technique plus robuste et reproductible que la relaxométrie R2* [20], avec une corrélation entre les valeurs de susceptibilité magnétique dans la SN et la durée d'évolution de la maladie et des scores de sévérité clinique (UPDRS III, dose équivalente quotidienne de lévodopa) [3,19,20].

Dans un essai thérapeutique récent évaluant l'efficacité du Défériprone, un chélateur du fer, sur une population de 372 patients avec maladie de Parkinson *de novo* randomisés en groupe traité (n = 186) et groupe placebo (n = 186), il a été montré une diminution significative des valeurs de temps de relaxation T2* dans le groupe Défériprone par rapport au groupe placebo [22]. Les biomarqueurs dérivés de l'imagerie sensible au fer se révèlent donc utiles dans le cadre des essais cliniques bien qu'ils n'aient pas encore d'application en clinique à ce jour.

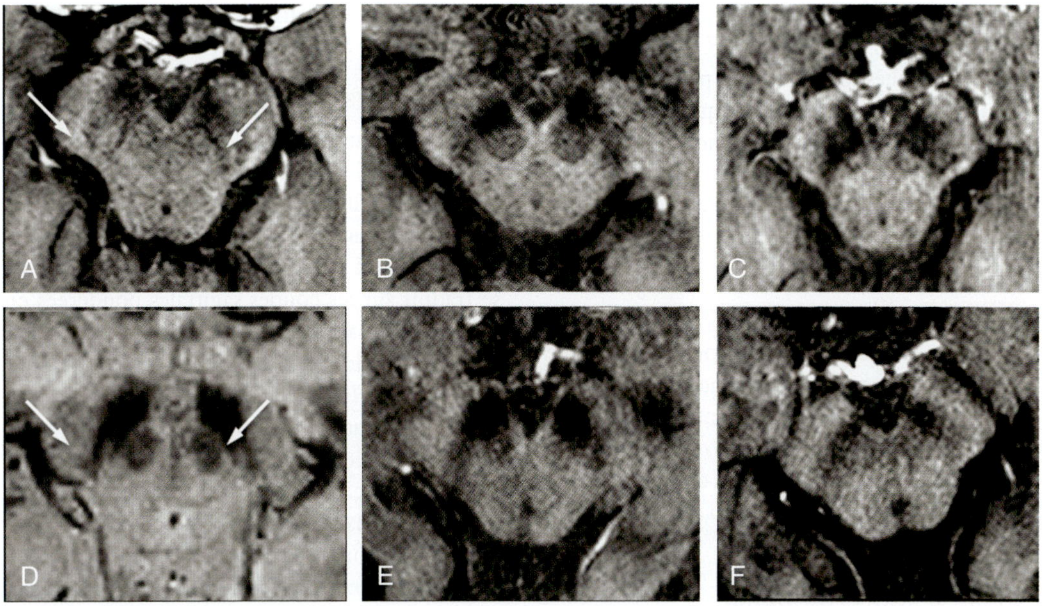

Figure 13.3. Hypersignal nigral dorso-latéral de la substance noire.
Coupes IRM pondérées en susceptibilité magnétique (**A**) et en T2* (**D**) chez deux sujets sains âgés montrant l'hypersignal nigral dorso-latéral à la partie postéro-latérale de la substance noire *pars compacta* (flèches) sous la forme d'une zone d'hypersignal au sein de l'hyposignal de la substance noire. Cet aspect a été décrit comme le *signe de la queue d'hirondelle (swallow tail sign)*. Coupes pondérées en susceptibilité chez quatre patients différents atteints de la maladie de Parkinson (**B**, **C**, **E**, **F**) révélant la perte de l'hypersignal nigral dorso-latéral.

Imagerie de diffusion

La diffusion des molécules d'eau est altérée dans la substance noire, charactérisée par une modification de l'orientation de la diffusion (baisse de l'anisotropie fractionnelle, *Fractional Anisotropy* ou FA – avec une grande variabilité des résultats selon les études) et une augmentation de la diffusivité et de la teneur en eau libre (*free water*), reflétant des anomalies microstructurales sous-jacentes [3]. Cette dernière serait un marqueur plus performant que l'anisotropie et la diffusivité [3,23,24]. L'élévation de la teneur en eau libre est visible au stade précoce de la maladie de Parkinson et dans le TCSP. Ces anomalies de diffusion prédominent à la partie postérieure de la substance noire, là où la neurodégénérescence est la plus importante, avant de s'étendre à la partie antérieure de la substance noire à mesure que la maladie progresse [3,23,24], en accord avec le pattern de dégénérescence nigrale mis en évidence en histologie [11] et avec l'imagerie sensible à la neuromélanine [8,9]. La teneur en eau libre est aussi sensible à la progression de la maladie, avec une augmentation longitudinale à un an et 4 ans de suivi [3,23,24].

Autres techniques

Connectivité fonctionnelle

L'étude de la *connectivité fonctionnelle* cérébrale par IRMf au repos a montré que la déplétion dopaminergique conduisait à une diminution du couplage fonctionnel au sein du réseau sensorimoteur cortico-striatal et entre le striatum et le tronc cérébral avec une augmentation du couplage probablement compensatoire dans les circuits associatifs [25]. La lévodopa a tendance à restaurer la connectivité fonctionnelle [26]. Des modifications de la connectivité fonctionnelle sans changements structurels associés ont également été détectées chez des porteurs asymptomatiques de la mutation G2019S du gène *LRRK2*, suggérant que les anomalies fonctionnelles peuvent survenir tôt au cours de la phase préclinique de la maladie [27]. Enfin, la connectivité fonctionnelle des ganglions de la base est également performante pour distinguer patients et sujets sains avec une grande précision [25].

Perfusion ASL

Les études de *perfusion ASL* ont montré une hypoperfusion corticale symétrique dans la maladie de Parkinson avec ou sans démence impliquant principalement les régions pariéto-occipitales et le cortex préfrontal dorso-latéral, dans une topographie similaire à celle observée en TEP au fluorodésoxyglucose [28].

Études morphométriques

Les *études morphométriques* ont montré qu'il existait une atteinte corticale dans la maladie de Parkinson avec une diminution de l'épaisseur corticale dans plusieurs régions frontales et temporales. Ces anomalies corticales sont associées à la présence de troubles cognitifs et sont plus sévères dans les formes plus avancées de la maladie [29]. Des travaux basés sur la connectivité anatomique et fonctionnelle ont montré que les régions corticales les plus atteintes étaient celles qui étaient connectées avec les régions sous-corticales les plus altérées. Ces données soutiennent l'hypothèse selon laquelle le processus neurodégénératif se propagerait le long des réseaux de neurones dans la maladie de Parkinson, reflétant la propagation de protéines toxiques d'alpha-synucléine selon un mode « prion » [30].

Diagnostic différentiel

Syndromes parkinsoniens dégénératifs

Les syndromes parkinsoniens « plus », ou syndromes parkinsoniens atypiques, incluent la paralysie supranucléaire progressive (PSP), l'atrophie multisystématisée (AMS) et la dégénérescence cortico-basale (DCB). Ces pathologies se caractérisent par des patterns IRM distincts dont l'identification aide au diagnostic différentiel [1,2]. Le tableau 13.1 résume ces données.

Paralysie supranucléaire progressive

Les patients atteints de PSP dans la forme classique de syndrome de Steele-Richardson (PSP-RS) présentent une atteinte du mésencéphale et des pédoncules cérébelleux supérieurs au premier plan (Figure 13.4). L'atrophie du mésencéphale se traduit sur les coupes sagittales pondérées en T1 par un aplatissement, voir un aspect concave vers le haut de son bord supérieur, connu sous le *signe du colibri* ou *signe du pingouin*, et, sur les coupes axiales, par un creusement du bord latéral des pédoncules cérébraux, dit *morning glory sign* avec un élargissement de la citerne interpédonculaire. Ces signes qualitatifs sont rapportés comme spécifiques (99,5 % pour le *signe du colibri* et 97,7 % pour le *morning glory sign*), mais peu sensibles (51,6 et 36,8 %, respectivement) [1,2,31].

Plusieurs index morphométriques permettent de quantifier cette atrophie. La surface sagittale du mésencéphale différencie les sujets avec PSP-RS des sujets sains et ceux avec maladie de Parkinson (seuil < 122 mm^2) avec une sensibilité et une spécificité supérieures à 80 %, et des patients atteints d'AMS (seuil < 114 mm^2) avec une sensibilité légèrement inférieure. Le ratio des surfaces sagittales du mésencéphale et du pont (seuil $< 0,18$) présente une sensibilité et une spécificité supérieures à 90 % pour différencier les sujets avec PSP-RS des autres groupes, bien que certaines études aient trouvé des précisions plus faibles [1,32].

Le *Magnetic Resonance Parkinsonism Index* ou MRPI est un index composite, défini par le produit entre le ratio des surfaces sagittales du pont (P) et du mésencéphale (M, P/M) et le ratio entre l'épaisseur des pédoncules cérébelleux moyens (PCM) et les pédoncules cérébelleux supérieurs (PCS, PCM/PCS). Comparativement au ratio des surfaces mésencéphalique et pontique, le MRPI a montré de meilleures performances pour différencier les patients avec PSP-RS de ceux avec maladie de Parkinson (seuil $> 13,6$) et AMS de forme parkinsonienne (seuil $> 12,9$), avec une sensibilité et une spécificité excellentes [1,32].

Tableau 13.1. Principales anomalies IRM retrouvées dans les syndromes parkinsoniens.

Régions		MP	PSP	AMS-P	AMS-CS
Substance noire	Perte de l'hypersignal nigral dorso-latéral	+	+	+	+
	Baisse du signal neuromélanine	+	+	+	+
Putamen postérieur	Volume	Normal	Normal	Atrophie	Variable
	Charge en fer	-	Discrète	Importante	
	Anomalies de signal T2	-	-	Hyposignal cerné d'un hypersignal	
	ADC	-	-	Augmenté	
Mésencéphale	Volume	Normal	Atrophie (colibri)	Variable	Peu diminué
	Ratio mésencéphale/pont	Normal	Diminué		Augmenté
	MRPI	Normal	Augmenté		Diminué
Pont		Normal	Normal	Variable	Atrophie, signe de la croix
Pédoncules cérébelleux		-	Supérieurs	Moyens (variable)	Moyens
Cervelet		-	-	Variable	Atrophie
					Hypersignal FLAIR des pédoncules cérébelleux moyens
					ADC augmenté
Cortex	Atrophie	Discrète (F, A, H)	Frontal dominant	Inconstante	Inconstante

A : amygdale ; ADC : *apparent diffusion coefficient* ; AMS-C : atrophie multisystématisée forme cérébelleuse, AMS-P : atrophie multisystématisée forme parkinsonienne ; F : frontal ; H : hippocampe ; MP : maladie de Parkinson ; MRPI : *Magnetic Resonance Parkinsonian Index* ; PSP : paralysie supranucléaire progressive.

Plus récemment introduit, le MRPI 2.0 semblerait améliorer la discrimination des patients avec PSP de forme parkinsonienne (PSP-P, sensibilité : 100 % pour le MRPI 2.0 contre 73,5 % pour le MRPI) [33].

Un autre biomarqueur d'intérêt est la diffusivité mesurée dans les pédoncules cérébelleux supérieurs dont l'élévation permet de distinguer les patients avec PSP-RS des sujets sains et ceux avec maladie de Parkinson (sensibilité : 90-100 %, spécificité : 85-100 %) et des patients atteints d'AMS-P (sensibilité : 96,4 %, spécificité : 93,3 %). Une augmentation de la diffusivité et une diminution de la fraction d'anisotropie ont également été rapportées dans le mésencéphale, le thalamus, les ganglions de la base, et la substance blanche frontale [1].

Il existe par ailleurs une atrophie corticale atteignant électivement les régions frontales [1].

Atrophie multisystématisée

Les patients atteints d'AMS dans sa *forme parkinsonienne* présentent une atteinte élective de la portion postérieure des putamen associant :

- une atrophie avec aplatissement de son bord latéral ;
- un hyposignal sur les séquences pondérées en T1 ;
- un hyposignal sur les séquences T2* et de susceptibilité magnétique (SWI) traduisant une surcharge en fer ;
- un liseré d'hypersignal T2 sur son bord latéral visible en densité de protons et reflétant des phénomènes de gliose ;
- une augmentation de la diffusivité ou du coefficient de diffusion apparent corrélée aux altérations microstructurales sous-jacentes (Figure 13.5) [1,2].

Les patients atteints d'AMS dans sa *forme cérébelleuse* présentent une atrophie du cervelet et

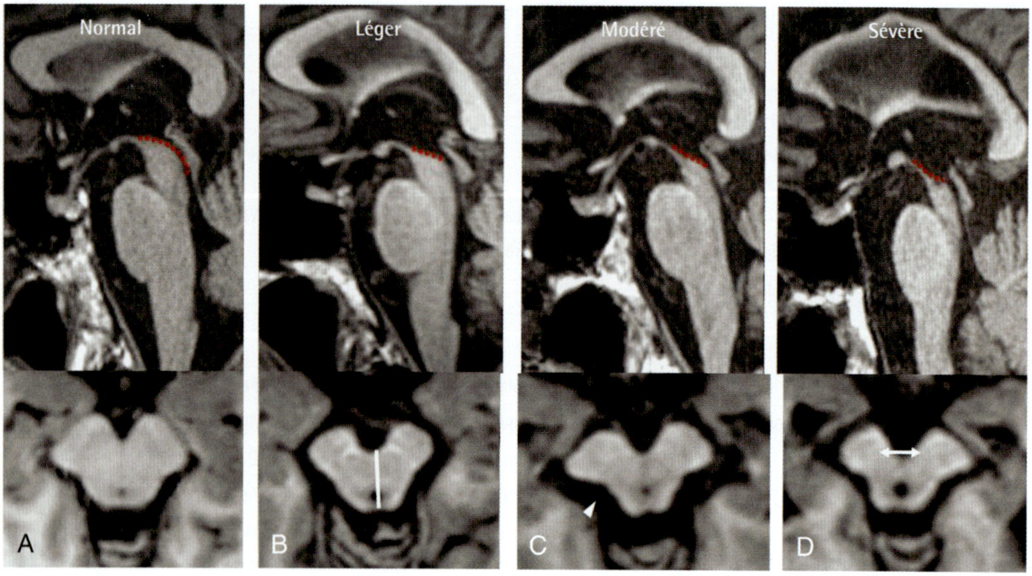

Figure 13.4. Atteinte caractéristique du mésencéphale dans la paralysie supranucléaire progressive (PSP).
En haut, coupes sagittales médianes pondérées en T1 chez un sujet sain (A) et trois patients atteints de PSP présentant une atrophie croissante du tronc cérébral (B-D) : léger à sévère). Les sujets âgés sains (et les patients avec maladie de Parkinson) présentent un profil convexe normal du bord supérieur du mésencéphale. Les patients atteints de PSP présentent un aspect plat (forme légère), voire concave (formes modérées et sévères). Cette forme a été décrite comme le signe du « colibri ». **En bas,** coupes axiales pondérées en T1 du mésencéphale dans la PSP chez un sujet normal (à gauche) et chez trois patients atteints de PSP. Les patients atteints de PSP présentent une atrophie croissante du tronc cérébral allant de légère à sévère (de gauche à droite). L'atrophie du tronc cérébral est visible sous la forme d'un diamètre antéro-postérieur réduit (ligne blanche), d'un amincissement des pédoncules cérébraux (têtes de flèches), et d'un élargissement de la citerne interpédonculaire (double flèche).

des pédoncules cérébelleux moyens, accompagnée d'un hypersignal des fibres transverses du pont visible en densité de protons, connu sous le nom de *signe de la croix pontique* (*hot cross bun sign*). Il existe aussi de façon inconstante un hypersignal T2/FLAIR des pédoncules cérébelleux moyens (Figure 13.6) [1,2].

Dégénérescence cortico-basale

Les patients atteints de DCB présentent une atrophie corticale asymétrique à prédominance pariéto-centrale (Figure 13.7) pouvant s'accompagner d'une atrophie mésencéphalique en cas de syndrome cortico-basal [34].

Concernant l'atteinte de la SNpc, il faut noter que les anomalies nigrales sont retrouvées dans tous les syndromes parkinsoniens dégénératifs, associant une baisse du signal et du volume de la SN sur les séquences sensibles à la neuromélanine et une perte de l'hypersignal nigral dorso-latéral, ainsi que des anomalies de diffusion et une surcharge en fer (Figure 13.8) [1]. Ces anomalies ne permettent donc pas une différenciation des syndromes parkinsoniens, du moins en clinique. Néanmoins, une analyse par territoire fonctionnelle de la substance noire avec l'imagerie sensible à la neuromélanine a montré des différences topographiques, avec une atteinte élective des territoires sensorimoteur, puis associatif dans la maladie de Parkinson et l'AMS, et une atteinte préférentielle du territoire associatif dans la PSP, suggérant des patterns de dégénérescence nigrale distincts entre les synucléinopathies et les tauopathies [35].

Classification automatisée des syndromes parkinsoniens

L'*apprentissage automatique* (*machine learning*) est une technique d'intelligence artificielle permettant à un programme d'effectuer une tâche

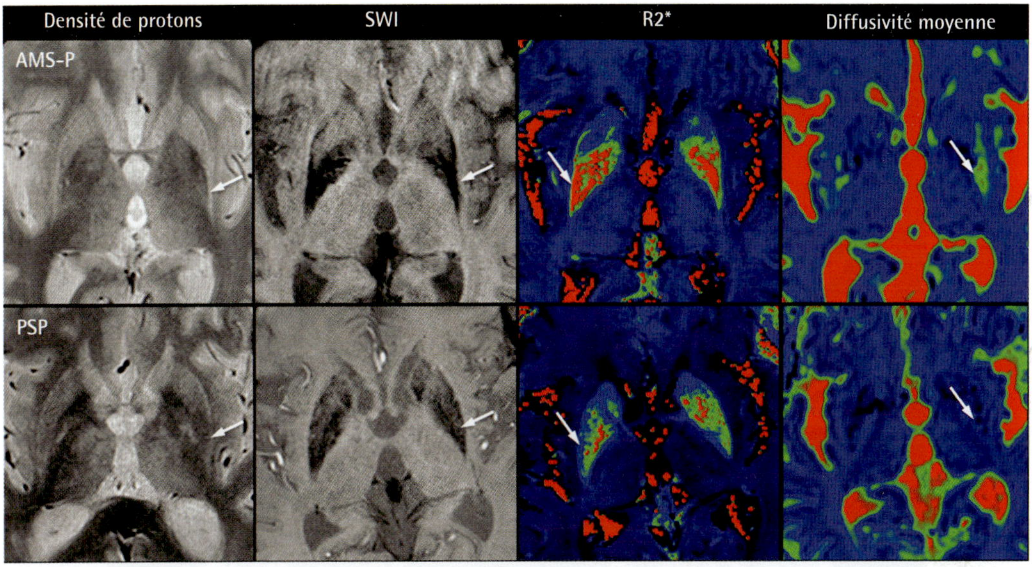

Figure 13.5. Aspect caractéristique du putamen postérieur dans la forme parkinsonienne de l'atrophie multisystématisée (AMS-P).

Coupes axiales passant par le putamen pondérées en densité de protons, susceptibilité (*susceptibility-weighted imaging* ou SWI), et cartes paramétriques de R2* et de diffusivité moyenne. **En haut,** patient atteint d'AMS-P. Il existe une atrophie du putamen postérieur, apparaîssant hypo-intense en susceptibilité, avec un bord externe aplati, cerné d'un liseré hyperintense en densité de protons (flèches). Le taux de relaxation R2* (couleur rouge indiquée par la flèche) et la diffusivité moyenne sont augmentés (couleur vert/rouge indiquée par la flèche). **En bas,** patient atteint de PSP. Le putamen n'est pas atrophique (bord externe convexe, flèche), il n'existe pas de surcharge en fer significative (hyposignal normal du putamen postérieur en susceptibilité qui apparaît en rouge sur la carte de R2*, flèche) ni d'augmentation de la diffusivité moyenne (flèche).

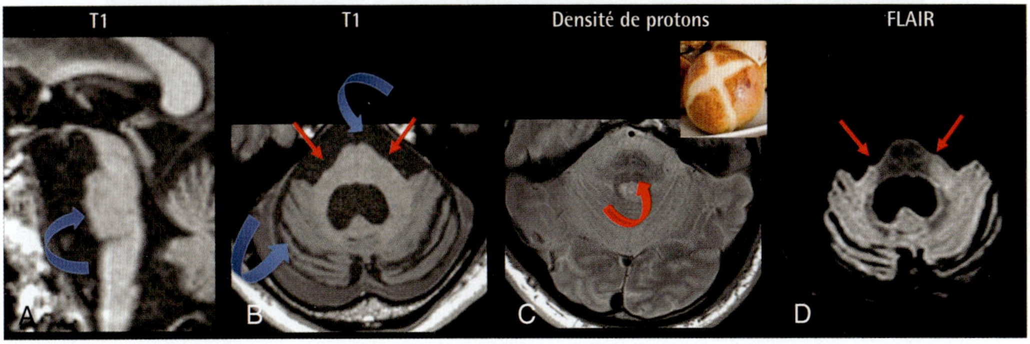

Figure 13.6. Atteinte ponto-cérébelleuse dans la forme cérébelleuse de l'atrophie multisystématisée (AMS-C).

Atrophie du pont sur une coupe sagittale (A), du cervelet et des pédoncules cérébelleux moyens sur une coupe axiale (B) d'images pondérées en T1, accompagnée d'un hypersignal en croix du pont en densité de protons (C) et d'un hypersignal FLAIR des pédoncules cérébelleux moyens (D).

sans avoir été explicitement programmé à cet effet. Les techniques d'apprentissage automatique incluent notamment les *machines à vecteurs de support* (*support vector machine*), les *forêts aléatoires* (*random forest*), la *régression logistique* et l'*apprentissage profond* (*deep leaning*). Le développement d'un algorithme d'apprentissage automatique comprend deux étapes. D'abord, une phase d'entraînement où l'algorithme apprend automatiquement à partir d'un jeu de données

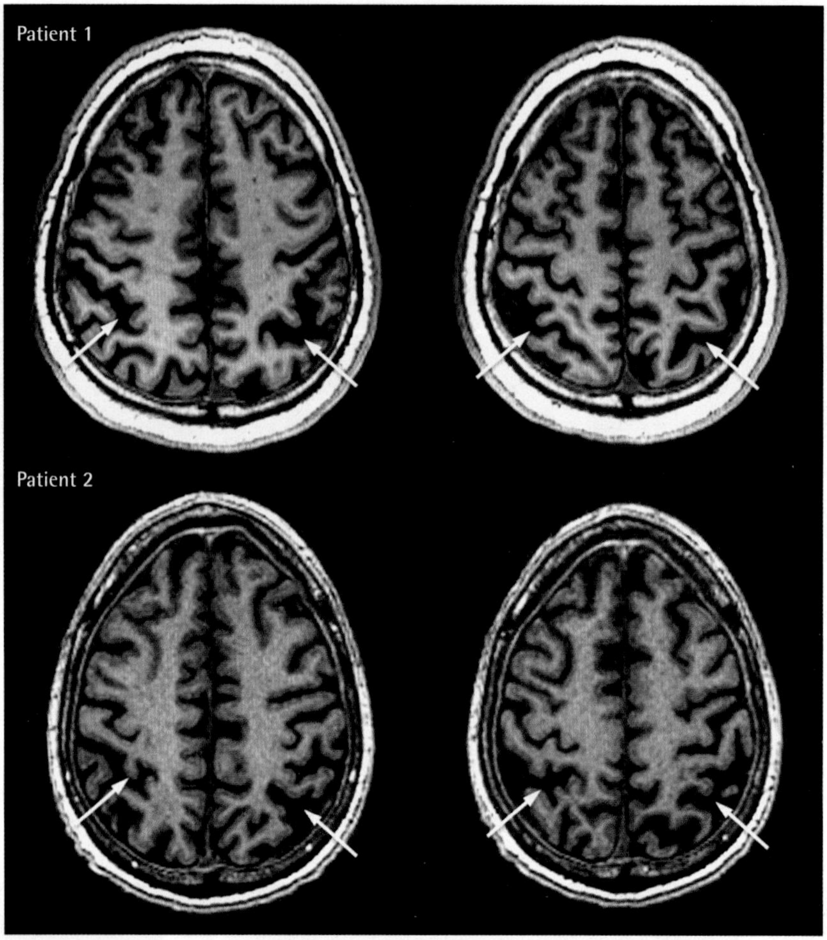

Figure 13.7. Atrophie pariéto-centrale asymétrique dans la dégénérescence cortico-basale (DCB).
Dans la DCB, il existe une atrophie corticale à nette prédominance pariéto-centrale en règle générale asymétrique (flèches). Une atrophie du mésencéphale est également retrouvée en cas de syndrome cortico-basal.

d'entraînement les valeurs optimales des paramètres pour une tâche donnée (par exemple, différencier les syndromes parkinsoniens). Ensuite, une phase de test, où les performances de l'algorithme sont évaluées sur un nouveau jeu de données dit « test » [1,36].

Dans une large étude multicentrique (n = 464) comprenant des sujets sains (n = 73) et des patients atteints de maladie de Parkinson (204), PSP-RS (109), AMS de forme parkinsonienne (20) et AMS de forme cérébelleuse (59), des précisions diagnostiques supérieures à 80 % ont été obtenues en utilisant une machine à vecteurs de support entraînée avec des données volumétriques. Les volumes du mésencéphale, des ganglions de la base et des pédoncules cérébelleux avaient la plus grande contribution pour la différenciation entre les groupes [37].

Une autre étude multicentrique d'envergure a utilisé des mesures d'eau libre et d'anisotropie fractionnelle corrigées par l'eau libre pour entraîner une machine à vecteurs de support sur une cohorte de 1002 sujets collectés dans 17 sites internationaux et scannés sur des machines IRM issus de différents constructeurs. Le modèle était performant pour discriminer les

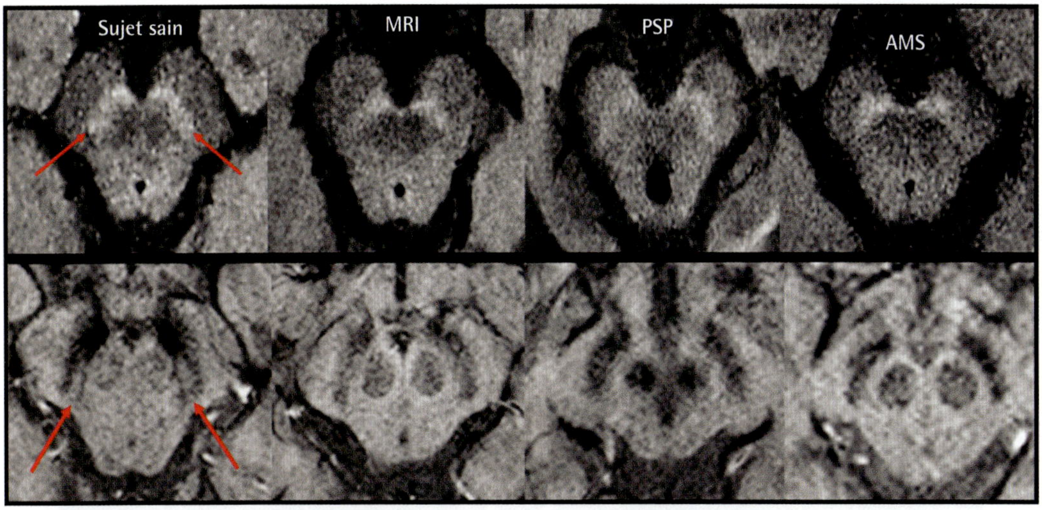

Figure 13.8. Anomalies de signal de la substance noire dans les syndromes parkinsoniens dégénératifs.
Comme dans la maladie de Parkinson, les patients atteints de PSP et AMS présentent une baisse du signal de neuromélanine (**en haut**) et une disparition de l'hypersignal nigral dorso-latéral dans la substance noire (**en bas**).

patients avec maladie de Parkinson de ceux avec PSP et AMS, d'une part, et pour différencier PSP et AMS, d'autre part, avec des aires sous la courbe ROC (AUC) supérieures à 0,90. Ces résultats suggèrent que la teneur en eau serait un biomarqueur robuste pour la différenciation des syndromes parkinsoniens et que l'approche pourrait être généralisable à différents sites [38].

Plus récemment, une étude a évalué la généralisabilité en pratique clinique d'une classification diagnostique basée sur des algorithmes d'apprentissage automatique supervisé entraînés avec des données de volumétrie et de diffusion. Cette étude a utilisé une population de 322 participants répartis en une cohorte d'apprentissages de recherche (n = 179) et une cohorte clinique de tests (n = 143) constituée de patients atteints de maladie de Parkinson, PSP ou AMS recrutés dans le cadre de leur parcours de soins et examinés sur des machines IRM issues de différents constructeurs. Des performances élevées ont été obtenues pour la plupart des tâches de classification (précisions équilibrées : 77-98 %). Ces résultats prometteurs suggèrent que les algorithmes développés dans un contexte de recherche pourraient peut-être à l'avenir être transférés en routine clinique [39].

Syndromes parkinsoniens acquis d'origine non dégénérative

Le *syndrome parkinsonien d'origine vasculaire* résulte de la topographie des lésions. L'*hydrocéphalie chronique de l'adulte*, les *tumeurs frontotemporales* ou le *syndrome de Fahr* (calcifications extensives des ganglions de la base, Figure 13.9 A-C) peuvent aussi se révéler par un syndrome parkinsonien et leur diagnostic est aisé en scanner ou en IRM. La *maladie de Wilson,* caractérisée par une accumulation de cuivre dans les ganglions de la base, peut également se manifester par un syndrome parkinsonien. L'IRM cérébrale révèle le plus souvent des hypersignaux en T2 de l'ensemble des ganglions de la base. Dans le tronc cérébral, les hypersignaux épargnent les noyaux rouges donnant alors une image en « tête de panda » (Figure 13.9 d-g). La *neurodégénérescence avec accumulation de fer dans le cerveau* (*Neurodegeneration With Brain Iron Accumulation*, NBIA) regroupe des pathologies neurologiques héréditaires. Une dizaine de types et leurs gènes associés sont reconnus. L'IRM cérébrale montre une accumulation anormale de fer dans les ganglions de la base, les noyaux rouges, les noyaux dentelés et les thalamus à des degrés variables selon les types (Figure 13.9 h-j). L'atrophie

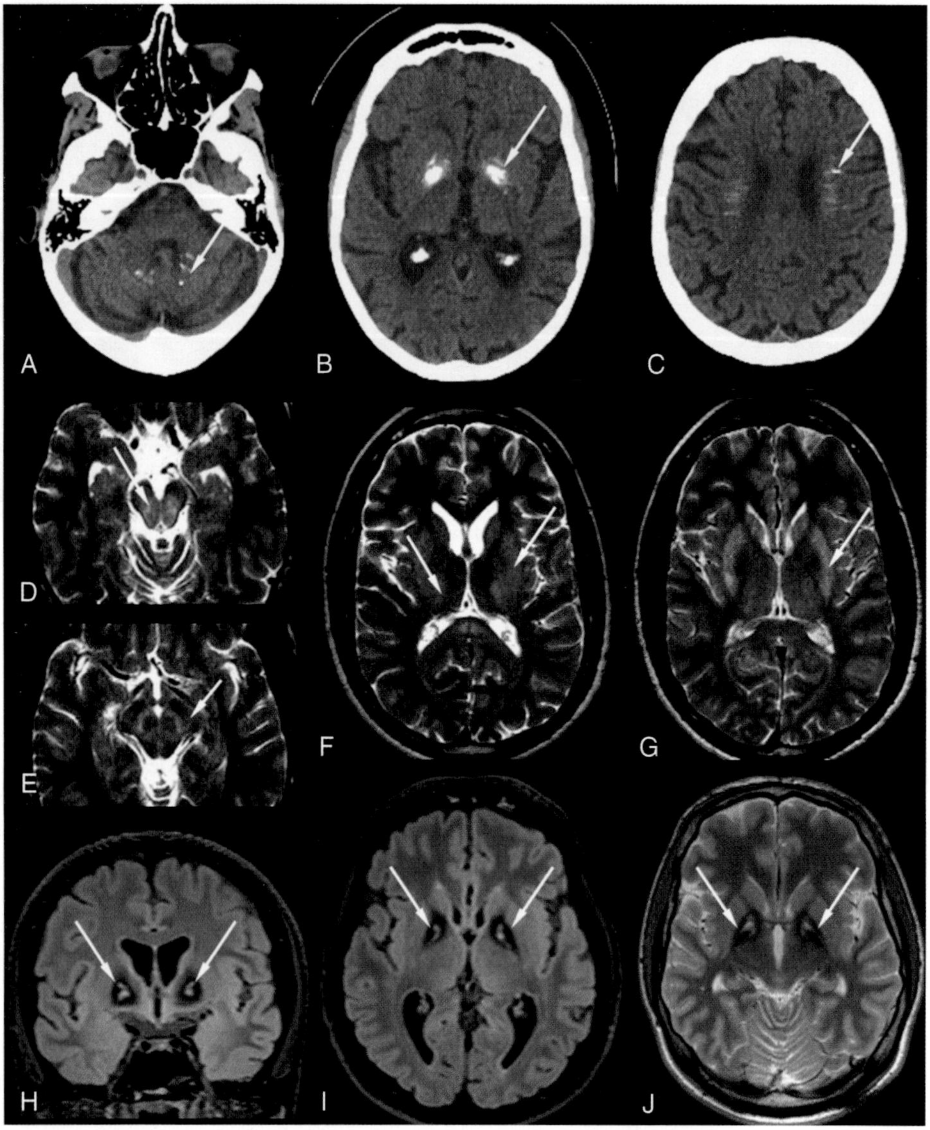

Figure 13.9. Imagerie des syndromes parkinsoniens acquis d'origine non dégénérative.
A-C. Syndrome de Fahr : dépôts de calciques (flèches) dans le cervelet, les ganglions de la base et la substance blanche du centre ovale chez un patient atteint du syndrome de Fahr. **D-G.** Maladie de Wilson : coupes axiales pondérées en T2 montrant l'hypersignal (flèches) du mésencéphale (**D**) avec un aspect en tête de panda au niveau des noyaux rouges (**E**), dans les thalamus (**F**) et les noyaux lenticulaires (**F-G**). **H-J.** Neurodégénérescence avec accumulation de fer dans le cerveau (*neurodegeneration with brain iron accumulation* - NBIA) due à un déficit de l'enzyme panthotenate kinase (PKAN) : aspect caractéristique en œil de tigre avec un hypersignal T2 pallidal entouré d'une couronne d'hyposignal (flèches) sur des coupes coronale (**H**) et axiales (**I**) pondérées en FLAIR et axiale pondérée en T2 (**J**).
Source : images h à j du Pr Emmanuel Flamand-Roze, hôpital Pitié-Salpêtrière, Paris.

cérébelleuse est fréquente dans certains sous-types [40]. Les patients avec *syndrome parkinsonien post-neuroleptique* présentent une imagerie cérébrale normale avec une préservation du signal de la neuromélanine et de l'hypersignal nigral dorsolatéral [41].

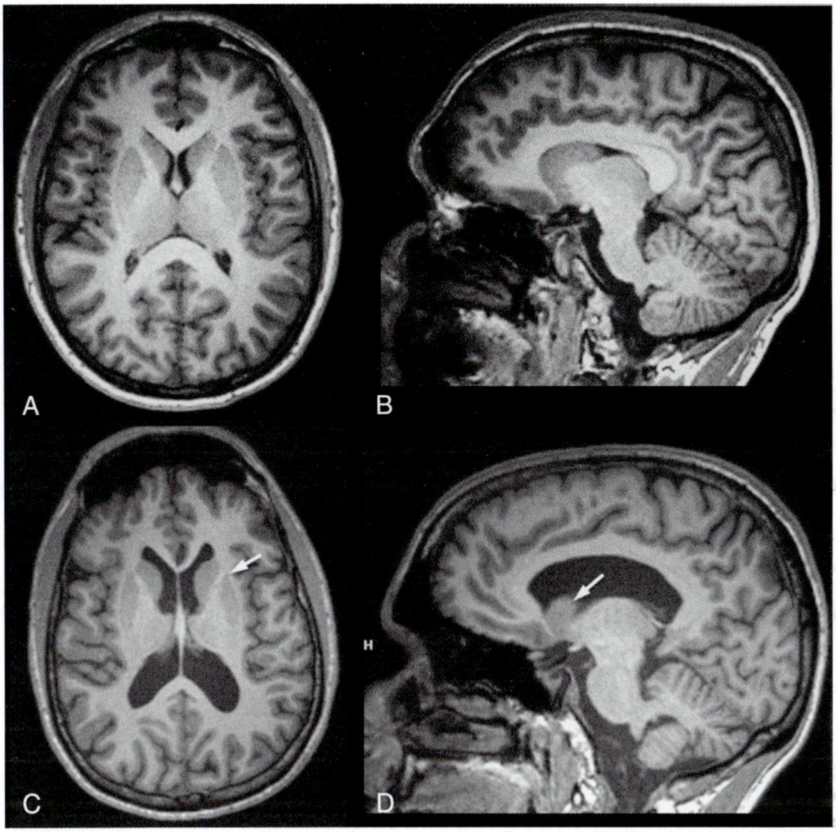

Figure 13.10. Maladie de Huntington.
Coupes axiale et sagittale chez un sujet sain (**A** et **B**, respectivement), et chez un patient atteint de maladie de Huntington (**C** et **D**). Il existe une atrophie sévère et précoce du striatum (flèches) dès le stade présymptomatique de la maladie.

Autres diagnostics différentiels

Dans le tremblement essentiel, aucune anomalie morphologique n'est visible en IRM et le signal de la neuromélanine est préservé [1].

Dans la maladie de Huntington qui peut se présenter sous une forme akinéto-rigide, notamment dans sa forme juvénile, l'IRM montre une atrophie du noyau caudé et du putamen, associée à un stade plus avancé à une atrophie cortico-sous-corticale plus ou moins marquée (Figure 13.10) [42].

Échographie de la substance noire

L'échographie est une autre méthode de mesure de la teneur en fer dans la substance noire. Dans la maladie de Parkinson, la substance noire devient hyperéchogène probablement en raison de l'augmentation du fer dans le tissu (Figure 13.11). Les avantages de l'échographie seraient une sensibilité élevée et une facilité d'utilisation. Chez les sujets sains de plus de 50 ans, l'hyperéchogénicité de la substance noire serait associée à un risque plus de 20 fois supérieur de développer une maladie de Parkinson en 5 ans. La spécificité reste modeste par rapport aux autres syndromes parkinsoniens comme la PSP et la démence à corps de Lewy et 10 à 15 % de la population en bonne santé présente une substance noire hyperéchogène. L'échographie est cependant peu utilisée en clinique car elle est opérateur-dépendante, peu répandue en neuroradiologie et la fenêtre osseuse temporale est insuffisante chez plus de 10 % des personnes âgées ne permettant pas de voir la substance noire [43].

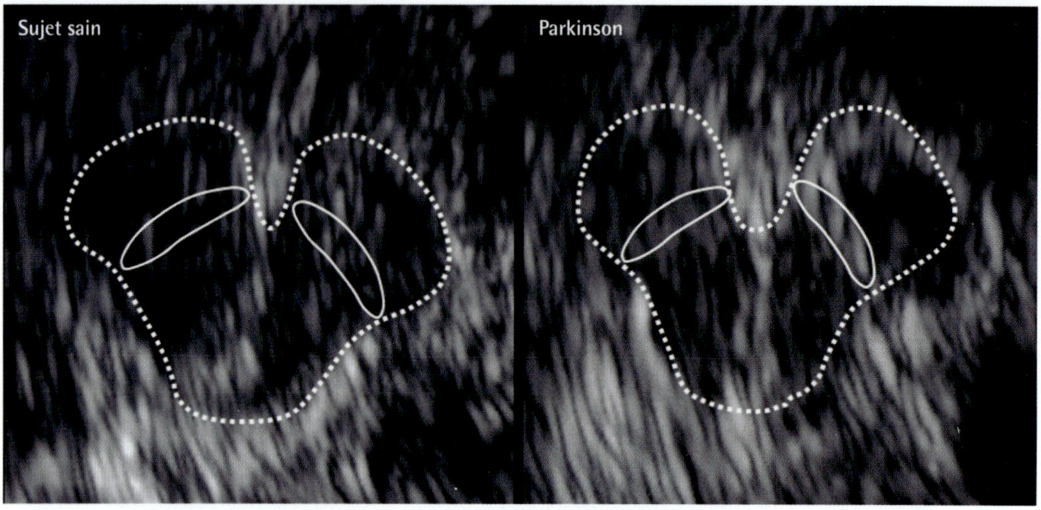

Figure 13.11. **Hyperéchogénicité de la substance noire dans la maladie de Parkinson.**
Échographie transcrânienne du mésencéphale chez un sujet témoin (**a**) et chez un patient atteint de maladie de Parkinson (**b**). La ligne en pointillé souligne les contours du mésencéphale et la ligne blanche les contours de la substance noire. Les images échographiques sont obtenues à travers la fenêtre de l'os temporal. Le mésencéphale est globalement hypo-échogène. La substance noire est hypo-échogène chez le sujet sain. Il devient hyperéchogène dans la maladie de Parkinson (ligne blanche).

Imagerie fonctionnelle

Deux techniques d'imagerie fonctionnelle, faisant appel à des traceurs faiblement radioactifs en médecine nucléaire, sont utiles pour le neurologue : l'imagerie par tomographie d'émission monophotonique (TEMP, dite aussi scintigraphie) et la tomographie par émission de positons (TEP).

Outils

Étude du système dopaminergique

Grâce à leur stabilité et commercialisation permettant une large disponibilité (Tableau 13.2), plusieurs traceurs permettent d'étudier l'intégrité fonctionnelle des terminaisons dopaminergiques, via leur fixation de forte affinité au transporteur de la dopamine (DAT) qui permet la recapture de la dopamine et est présent sur les terminaisons présynaptiques des voies dopaminergiques nigrostriées et mésocorticolimbiques. Les traceurs les plus utilisés sont des analogues structurels de la cocaïne : le ^{123}I-β-CIT et surtout le ^{123}I-FP-β-CIT ou *Dopamine Active Transporter Scan* (DaTSCAN®), permettant une évaluation visuelle et semi-quantitative de la présence des transporteurs dopaminergiques présynaptiques au sein du striatum.

Ainsi, la scintigraphie au DaTSCAN® peut être réalisée sans qu'il soit nécessaire de sevrer les traitements dopaminergiques habituels, qui se lient au récepteurs post-synaptiques (lévodopa, agonistes dopaminergiques) ou inhibent la dégradation de la dopamine (inhibiteurs de la MAO ou de la COMT), de même que les antidépresseurs (ISRS, IRSNA, tricycliques). À l'inverse, il est impératif d'arrêter en amont les ligands du transporteur de la dopamine tels que le méthyphénidate, modafinil et les drogues (cocaïne, amphétamine, etc.) pour une durée de cinq demi-vies [44]. Non disponible en routine, la TEMP au ^{123}I-iodobenzamide (IBZM) permet d'analyser la densité des récepteurs dopaminergiques D2, qui est altérée dans certains syndromes parkinsoniens atypiques.

La TEP à la ^{18}F-FDOPA permet de mesurer l'activité présynatique de la dopadécarboxylase nécessaire à la synthèse de la dopamine, et est donc aussi un marqueur de l'intégrité des terminaisons dopaminergiques. Il est préférable d'arrê-

Tableau 13.2. Principaux traceurs TEP et TEMP utilisés dans la maladie de Parkinson et autres pathologies du mouvement.

Traceur et conditions de réalisation	Acquisition	Disponibilité	Intérêts	Diagnostic différentiel	Limites
Traceurs dopaminergiques présynaptiques = Mise en évidence de l'atteinte dopaminergique présynaptique de la voie nigro-striée					
^{123}I-FP-β-CIT (DaTSCAN®) Blocage de la thyroïde. Arrêt des ligands du transporteur de la dopamine (méthylphenydate, modafinil, cocaïne, amphétamines)	TEMP 3-6 h +30 min	+++ (AMM)	Dans le cadre de l'AMM : 1. permet de distinguer un tremblement atypique d'un syndrome parkinsonien dégénératif 2. distinguer la maladie à corps de Lewy d'une maladie d'Alzheimer Distinguer les syndromes parkinsoniens dégénératifs des syndromes parkinsoniens post-neuroleptiques, psychogènes ou vasculaires	**Anormal :** syndromes parkinsoniens dégénératifs (maladie de Parkinson sporadique et génétique, MCL, AMS, PSP, DCB) **Normal :** syndrome parkinsonien non dégénératif (iatrogène, vasculaire, psychogène, dystonie dopasensible), tremblement essentiel, maladie d'Alzheimer	Coût. L'analyse semi-quantitative ne remplace pas l'analyse visuelle. Ne distingue pas les différents syndromes parkinsoniens dégénératifs. Difficultés d'interprétation (SWEDDs, patients prodromaux).
^{18}F-FDOPA (IASOdopa®) Arrêt des traitements dopaminergiques 12 h avant l'examen	TEP 90 +20 min	+ (AMM)	Idem supra	Idem supra	Coût. Faible disponibilité
Traceurs dopaminergiques post-synaptiques					
^{123}I-IBZM Blocage de la thyroïde. Arrêt prolongé des traitements dopaminergiques	TEMP 90 +20 min	-	Distingue les syndromes parkinsoniens « plus » de la maladie de Parkinson (avant traitement)	**Anormal** : AMS, PSP, DCB **Normal** : maladie de Parkinson et MCL (sans traitements)	Non remboursé. Est modifié par la prise des traitements au long cours.
Traceurs du métabolisme cérébral					
^{18}F-FDG (METATRACE FDG®) Matin à jeun depuis 4 h. Repos 30 min avant l'examen.	TEP 30 +10 min	+ (AMM)	Dans le cadre de l'AMM : Diagnostic entre maladie d'Alzheimer, démence fronto-temporale et démence à corps de Lewy ou pour confirmer l'absence d'un dysfonctionnement cérébral Distinguer la maladie de Parkinson des syndromes parkinsoniens « plus »	**Maladie de Parkinson :** hypermétabolisme putaminal (relatif). **MCL** : hypométabolisme pariéto-occipital (avec préservation d'un « ilôt » cingulaire). **AMS** : hypométabolisme striatal, pontique ou cérébelleux **PSP** : hypométabolisme frontal, caudé et mésencéphalique **DCB** : hypométabolisme asymétrique frontopariétal périrolandique et thalamo-striatal.	L'accessibilité reste faible. Difficultés d'interprétation.

▷

Traceur et conditions de réalisation	Acquisition	Disponibilité	Intérêts	Diagnostic différentiel	Limites
Débits sanguins cérébraux					
^{99m}Tc-HMPAO (CERESTAB®) Repos 30 min avant l'examen	TEMP 30 +20 min	++ (AMM)	Dans le cadre de l'AMM : diagnostic différentiel entre maladie d'Alzheimer et autres démences dégénératives. Distinguer la maladie de Parkinson des syndromes parkinsoniens « plus »		Moins bonne définition spatiale que le TEP FDG. Fixation extra-cérébrale
Étude de l'innervation cardiaque sympathique (post-ganglionnaire)					
^{123}I-MIBG Blocage de la thyroïde. Arrêt des traitements nora-drénergiques	TEMP 4 h +20 min Rapport cœur/ médiastin	+	Distinguer la maladie de Parkinson et MCL de l'AMS et PSP	**Anormal** : maladie de Parkinson et MCL **Normal** : AMS	Faux positifs (30 % d'examens anormaux dans l'AMS). Spécificité moindre pour PSP et DCB.
Traceurs amyloïdes					
^{11}C-PiB	TEP	--	Distinguer la maladie d'Alzheimer et autres démences dégénératives	**Anormal** : MA (MCL)	Non remboursé.

AMM : autorisation de mise sur le marché ; AMS : atrophie multisystématisée ; DCB : dégénérescence cortico-basale ; FDG : fluorodéoxyglucose ; HMPAO : hexa-méthyl-propylène-amine-oxyme ; IBZM : iodobenzamide ; MA : maladie d'Alzheimer; MCL : maladie à corps de Lewy ; MIBG : méta-iodo-benzyl-guanidine ; PiB : Pittsburgh Compound-B ; PSP : paralysie supranucléaire progressive ; TEP : tomographie par émission de positons ; TEMP : tomographie par émission monophotonique.

ter 12 heures avant la L-dopa pour réaliser un TEP ^{18}F-dopa.

Mesure de la perfusion cérébrale et du métabolisme

Il est possible de mesurer le débit sanguin cérébral en TEMP, préférentiellement avec l'hexa-méthyl-propylène-amine-oxyme (^{99m}Tc-HMPAO, CERESTAB®) qui a l'AMM pour le diagnostic différentiel des démences dégénératives. La TEP au ^{18}F-FDG permet elle l'étude de la consommation de glucose, reflet du métabolisme énergétique des cellules cérébrales. Ces deux marqueurs sont liés à l'activité neuronale, fortement corrélés entre eux (couplage métabolique et perfusionnel) et souvent diminués de façon plus précoce que l'atrophie visible en IRM [45].

Autres traceurs

La mesure de l'innervation sympathique périphérique post-ganglionnaire du myocarde est possible grâce au ^{123}I-MIBG, analogue structurel de la noradrénaline, et nécessite l'arrêt prolongé (de 7 à 28 jours) des traitements interférant avec le système sympathique, en particulier sympathicomimétique (dopamine, amphétamines, éphédrine, salbutamol, terbutaline), cardiotropes (labetalol, réserpine, inhibiteurs calciques), les antidépresseurs tricycliques, les antipsychotiques (halopéridol, loxapine, trazolone, chlorpromazine, etc.) et les drogues (cocaïne, opioïde et tramadol) [46].

Par ailleurs, de nombreux autres traceurs TEP sont utilisés en recherche, et permettent l'exploration fonctionnelle des systèmes de neurotransmission sérotoninergique, noradrénergique, cholinergique et autres (opioïdes, cannabinoïdes), altérés dans les syndromes parkinsoniens dégénératifs [45,47,48]. De plus, certains traceurs TEP se fixent aux agrégats protéiques anormaux, avec une spécificité variable, dont le ^{11}C-PIB pour la protéine amyloïde, les traceurs de première génération (^{18}F-AV-1451, flortaucipir) ou de seconde génération (^{18}F-PI-2620, plus spécifique) pour la

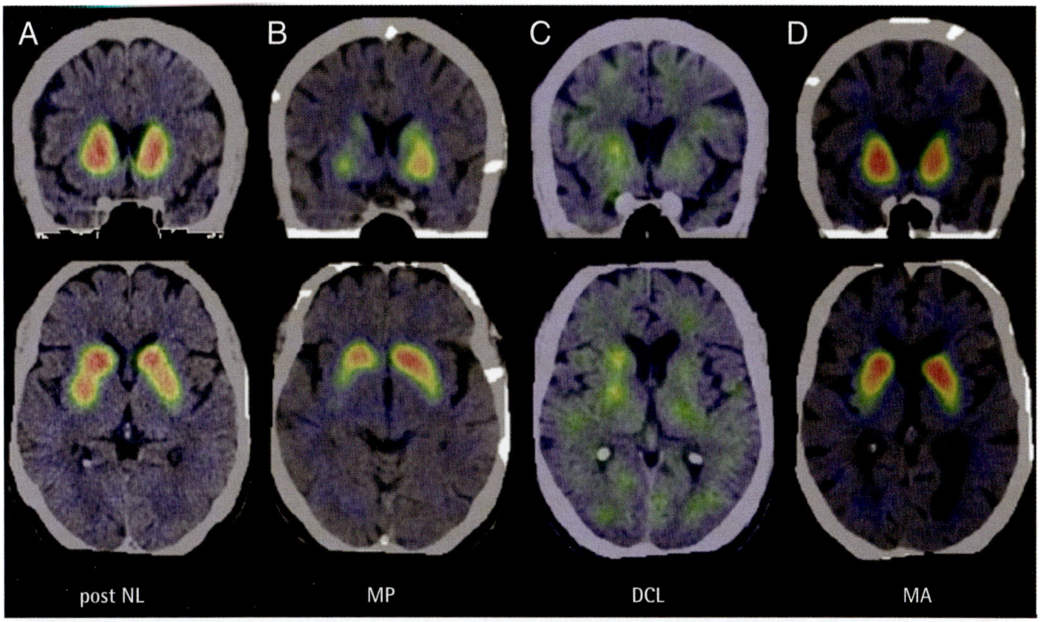

Figure 13.12. Scintigraphie au ^{123}I-FP-β-CIT en coupes axiales et coronales superposées sur des images en tomodensitométrie cérébrale par rayons X acquises simultanément.

a. Fixation normale du traceur au niveau striatal dans le cadre d'un syndrome parkinsonien post-neuroleptique (post NL) ; **b.** Hypofixation asymétrique avec gradient antéro-postérieur dans le cadre d'une maladie de Parkinson (MP) ; **c.** Hypofixation majeure dans le cadre d'une démence à corps de Lewy (DCL) ; **d.** fixation normale dans le cadre d'une maladie d'Alzheimer.

Source : examens fournis par le Pr Christian Scheiber (CHU de Lyon).

protéine tau, ou les traceurs se fixant à la protéine de translocation (TSPO) pour l'inflammation [45].

Aucun traceur spécifique de l'α-synucléine n'est actuellement disponible, même si certains traceurs semblent prometteurs (^{18}F ACI-12589 pour l'AMS) [49].

Apports de l'imagerie fonctionnelle en pratique

Existe-t-il une dénervation dopaminergique ?

L'atteinte présynaptique de la voie dopaminergique nigro-striée signe les syndromes parkinsoniens dégénératifs, incluant la maladie de Parkinson et les syndromes parkinsoniens plus. L'imagerie fonctionnelle par DaTSCAN® ou TEP à la ^{18}F-FDOPA, qui permet d'évaluer l'intégrité des terminaisons dopaminergiques présynaptiques, permet donc de répondre à cette question. Il existe aussi d'autres traceurs du transporteur de la dopamine en TEP tels que le ^{11}C-PE2I [50]. Ainsi, en cas de dégénérescence des neurones dopaminergiques de la voie nigro-striée, il existe une diminution, visible à l'œil et en analyse semi-quantitative, de la fixation des traceurs dopaminergiques présynaptiques au sein du striatum [51] (Figure 13.12). En comparaison avec le DaTSCAN®, la diminution de fixation au sein du striatum peut être moindre la TEP à la ^{18}F-FDOPA et rendre l'analyse visuelle plus difficile pour les patients en début de maladie [52].

Un DaTSCAN® normal exclut donc le diagnostic de maladie de Parkinson selon les critères récents de la Movement Disorder Society [53]. Néanmoins, ces examens ne sont pas nécessaires au diagnostic de la maladie de Parkinson, qui reste clinique, et, en aucun cas, ne permettent de distinguer les syndromes parkinsoniens dégénératifs entre eux.

Classiquement, la diminution de fixation de ces traceurs est le plus souvent asymétrique pour la maladie de Parkinson, touche préférentiellement le putamen, et est moindre pour le noyau caudé, dit gradient putamino-caudé [50]. Ces résultats sont observés à la fois dans les formes sporadiques de maladie de Parkinson, mais aussi dans les formes génétiques [54]. L'analyse semi-quantitative (et en comparaison avec une population de référence de même âge) permet d'estimer la diminution à plus de 50 % pour le putamen le plus atteint lors de l'apparition des signes moteurs de l'hémicorps controlatéral, très supérieures à la perte liée à l'âge estimée à 10 % par décennie [55]. Ces examens permettent donc de confirmer la dégénérescence dopaminergique, y compris à un stade présymptomatique, en amont des signes moteurs, et prédisent une très forte probabilité de conversion (maladie de Parkinson, maladie à corps de Lewy, atrophie multi-systématisée) dans les années suivantes, notamment pour les patients atteints de troubles du comportement en sommeil paradoxal ou présentant une hyposmie [56]. Cette information précoce peut être utile au patient, mais reste à prendre avec précaution, et ne modifie pas actuellement la prise en charge en l'absence de traitement neuroprotecteur [57]. En particulier, ces examens ne sont pas recommandés pour le diagnostic à la phase prodromale et pour le suivi des patients.

La corrélation entre diminution de fixation de ces traceurs présynaptiques et sévérité des signes moteurs n'est pas constante et parfois faible car ces traceurs ne sont pas « simplement » des reflets de la dégénérescence mais sont aussi des marqueurs fonctionnels [50]. À l'inverse il existe une bonne corrélation avec la durée d'évolution [50] pouvant permettre un suivi longitudinal de l'évolution de la dégénérescence [58]. De plus, à l'échelle individuelle, il n'y a pas de correspondance entre la sévérité clinique et l'imagerie dopaminergique présynaptique, et on peut être surpris par une dénervation importante malgré des signes cliniques modérés, et inversement [59]. Une atteinte dopaminergique présynaptique est aussi observée pour les patients présentant un syndrome parkinsonien associé à la maladie de Wilson [60], certaines ataxies cérébelleuses et dégénérescences liées à l'accumulation de fer intracérébral [61].

Indications du DaTSCAN® et PET à la ^{18}F-FDOPA

Le DaTSCAN® a deux indications reconnues dans le cadre de l'autorisation de mise sur le marché (AMM). Il s'agit :

- du diagnostic différentiel entre tremblement essentiel et syndromes parkinsoniens dégénératifs ;
- du diagnostic différentiel entre maladie à corps de Lewy et maladie d'Alzheimer.

Cet examen permet donc de distinguer un syndrome parkinsonien dégénératif d'un tremblement atypique (tremblement asymétrique, doute sur une composante de repos) avec une sensibilité de 97 % et une spécificité de 100 % (Figure 13.12) [62]. De même, il est possible de distinguer la maladie de Parkinson juvénile ou à début précoce liée à une mutation du gène de la parkine (DaTSCAN® anormal) de la dystonie dopasensible (DaTSCAN® normal) (Figure 13.12) [63]. La maladie à corps de Lewy comporte une atteinte dopaminergique présynaptique, ce qui permet avec une bonne sensibilité (87 %) et spécificité (94 %) de la distinguer de la maladie d'Alzheimer (Figure 13.12) [64,65]. Dans les syndromes parkinsoniens vasculaires liés à un état multilacunaire, on observe le plus souvent une fixation normale du DaTSCAN® ou parfois une baisse discrète et symétrique de captation du traceur (Figure 13.12) [66]. Dans les cas très rares de lésion de la substance noire (infarctus, tumeur, traumatisme), la fixation est effondrée de manière homolatérale.

À l'inverse, devant un syndrome parkinsonien iatrogène (notamment post-neuroleptique) ou psychogène, il n'existe pas de diminution de la fixation striatale des traceurs dopaminergiques présynaptiques (Figure 13.12) [67].

Il existe toutefois des cas où, malgré un diagnostic clinique de syndrome parkinsonien, l'examen fonctionnel est normal, dits *Subjects With Scans Without Evidence Of Dopamine Deficiency* (SWEDDS), représentant entre 1 et 15 %, notamment pour les patients à début tardif [68].

Cependant, le suivi révèle qu'il s'agit le plus souvent de dystonie tremblante ou de syndromes parkinsoniens « non présynaptiques » et que ces patients n'ont pas le profil évolutif de la maladie de Parkinson [69,70].

L'imagerie par DaTSCAN® ou par TEP ^{18}F-FDOPA permet donc de corriger précocement des erreurs de diagnostic en démontrant l'existence ou l'absence d'une dénervation dopaminergique, ce qui, pour le patient et le clinicien, a un intérêt majeur [71]. Dans 90 % des cas, les données d'un examen DaTSCAN® réalisé initialement sont corrélées au diagnostic clinique établi 2 ans plus tard [72], et il est donc inutile de répéter un examen concordant avec la clinique. Devant une évolution clinique atypique et en particulier très lente et sans aggravation attendue, il peut en revanche être utile de recontrôler l'examen. Si la TEP permet une meilleure résolution spatiale, celle-ci est avant tout utile pour la recherche, et il n'est pas possible à ce stade d'exploiter, en pratique clinique, les différences régionales de fixation au sein du striatum pour le diagnostic différentiel des syndromes parkinsoniens [73]. Plusieurs études se sont attachées à analyser l'impact en termes de prise en charge mais aussi le rapport coût-efficacité de ces outils. Il a ainsi été démontré un impact positif, lié au changement des choix thérapeutiques (instauration d'un traitement dans 35 % des cas ; arrêt d'un traitement dans 15 % des cas) et une modification du suivi dans 21 % des cas [74], avec des enjeux économiques [75].

Maladie de Parkinson ou syndromes parkinsoniens « plus » ?

Le DaTSCAN® ne permet en aucune manière, à l'échelle individuelle, de différencier une maladie de Parkinson d'un autre syndrome parkinsonien dégénératif, même si dans la PSP ou l'AMS l'atteinte est en général plus symétrique et globale (Figure 13.12) [76].

Néanmoins, plusieurs examens d'imagerie sont utiles pour aider au diagnostic différentiel des syndromes parkinsoniens, dont le meilleur est l'étude du métabolisme cérébral du glucose par la TEP au ^{18}F-FDG, avec une sensibilité de 91,4 % et une spécificité de 90,6 % [77]. De plus, cet examen est avantageux pour le diagnostic différentiel des démences dégénératives dans le respect du cadre des recommandations de l'HAS et européennes [78], notamment en cas de démence atypique ou de doute sur une démence frontotemporale (DFT), pouvant comporter un syndrome parkinsonien.

En effet, la TEP au ^{18}F-FDG permet de reconnaître en analyse visuelle simple, à l'échelle individuelle, des profils caractéristiques d'atteinte du métabolisme cortical et sous-cortical propres aux atteintes dégénératives. En particulier, la maladie de Parkinson est caractérisée par un hypermétabolisme relatif cérébelleux et putaminal, tandis que les patients présentant une MCL ont un hypométabolisme pariéto-occipital, avec préservation d'un « ilôt » cingulaire postérieur [79]. Par ailleurs, l'AMS est associée à un hypométabolisme striatal, pontique ou cérébelleux ; la PSP est associée à un hypométabolisme frontal, caudé et mésencéphalique, et la DCB à un hypométabolisme étendu frontopariétal périrolandique et thalamo-striatal [77,80,81]. Dans la maladie de Parkinson, il a par ailleurs été démontré deux profils métaboliques différents : l'un est corrélé aux troubles moteurs et associe un hypométabolisme prémoteur (notamment de l'aire motrice supplémentaire) et pariétal associatif et un hypermétabolisme relatif putaminal, tandis que l'autre est lié aux troubles cognitifs et consiste en un hypométabolisme pariétal postérieur, du *précuneus*, de la pré-aire motrice supplémentaire et du cortex préfrontal [82].

La mesure des débits sanguins cérébraux en TEMP peut, quant à elle, montrer des hypodébits dans ces mêmes régions dans la PSP ou la DCB, mais la précision spatiale est moins bonne que celle de la TEP FDG. L'étude de la perfusion cérébrale a l'intérêt de pouvoir être étudiée pour les traceurs TEP lors de la phase de perfusion, nécessitant une acquisition dynamique prolongée, constituant une imagerie TEP duale prometteuse [45]. De plus, l'imagerie en PET des isoformes tau anormales indiquent des dépôts au sein du cervelet, tronc cérébral et ganglions de la base pour les patients présentant une tauopathie de type PSP, très augmentés en comparaison avec les synucléinopathies (maladie de Parkinson, MCL, AMS) [83].

L'étude des récepteurs dopaminergiques postsynaptiques, en particulier D2 par la TEMP au ^{123}I-IBZM est utile pour différencier l'AMS ou la PSP de la maladie de Parkinson, mais n'est pas disponible en routine. Typiquement, on observe une baisse de densité et disponibilité des récepteurs dopaminergiques D2 dans la PSP ou AMS, ce qui les distingue de la maladie de Parkinson, en l'absence de traitement [84]. Cependant, lorsqu'un patient parkinsonien reçoit des traitements dopaminergiques chroniques, ces traitements entraînent une *downregulation* des récepteurs postsynaptiques qui peut « fausser » les résultats en montrant une réduction de densité des récepteurs dopaminergiques D2 [76,84,85]. Enfin, la captation du ^{123}I-IBZM en TEMP n'apparaît pas bien corrélée à la réponse à la L-dopa, qui est pourtant un des marqueurs cliniques les plus utiles pour distinguer maladie de Parkinson et syndrome parkinsonien « plus » [81].

La scintigraphie myocardique à la méta-iodo-benzyl-guanidine (^{123}I-MIBG) qui mesure l'innervation sympathique postganglionnaire montre une hypofixation myocardique du traceur dans la maladie de Parkinson et la maladie à corps de Lewy, tandis que la fixation est normale dans l'AMS (atteinte pré-ganglionnaire), la PSP et la maladie d'Alzheimer, avec une sensibilité et spécificité de 82-88 % et 77-89 % respectivement [86–88]. Toutefois cet examen, comme tous ceux mentionnés auparavant, comporte des faux positifs (30 % d'examens anormaux dans l'AMS ; faux positifs liés aux traitements ou au diabète) et des faux négatifs, et des chevauchements existent entre ces différentes pathologies. Ainsi, une approche combinant par exemple DaTSCAN®, scintigraphie au ^{123}I-IBZM et scintigraphie myocardique au ^{123}I-MIBG améliorerait la précision diagnostique [89]. Le tableau 13.2 résume ces données.

Conclusion

L'imagerie cérébrale est devenue la pierre angulaire de l'étude de la maladie de Parkinson. L'IRM offre des biomarqueurs sensibles à différentes altérations tissulaires, utiles au suivi de la progression de la maladie et dans le cadre des essais thérapeutiques. En clinique, elle apporte une aide précieuse pour le diagnostic différentiel des syndromes parkinsoniens. Le domaine de l'imagerie fonctionnelle a vu ces dernières années l'émergence de radiotraceurs spécifiques de la plaque amyloïde et de la protéine Tau qui permettent un gain en spécificité dans l'étude des syndromes parkinsoniens. L'arrivée de ces outils en clinique promet d'améliorer la prise en charge des syndromes parkinsoniens, notamment lorsqu'il sera nécessaire de détecter de plus en plus tôt ces pathologies afin de proposer des traitements neuroprotecteurs.

Références

[1] Chougar L, Pyatigorskaya N, Degos B, Grabli D, Lehéricy S. The Role of Magnetic Resonance Imaging for the Diagnosis of Atypical Parkinsonism. Front Neurol 2020;11:665.

[2] Chougar L, Pyatigorskaya N, Lehéricy S. Update on neuroimaging for categorization of Parkinson's disease and atypical parkinsonism. Curr Opin Neurol 2021;. Publish Ahead of Print.

[3] Mitchell T, Lehéricy S, Chiu SY, et al. Emerging Neuroimaging Biomarkers Across Disease Stage in Parkinson Disease: A Review. JAMA Neurol 2021;78:1262–72.

[4] Lehéricy S, Bardinet E, Poupon C, et al. 7 Tesla magnetic resonance imaging: a closer look at substantia nigra anatomy in Parkinson's disease. Mov Disord Off J Mov Disord Soc 2014;29:1574–81.

[5] Cassidy CM, Zucca FA, Girgis RR, et al. Neuromelanin-sensitive MRI as a noninvasive proxy measure of dopamine function in the human brain. Proc Natl Acad Sci USA 2019;116:5108–17.

[6] Kitao S, Matsusue E, Fujii S, et al. Correlation between pathology and neuromelanin MR imaging in Parkinson's disease and dementia with Lewy bodies. Neuroradiology 2013;55:947–53.

[7] Pyatigorskaya N, Magnin B, Mongin M, et al. Comparative Study of MRI Biomarkers in the substantia nigra to Discriminate Idiopathic Parkinson Disease. Am J Neuroradiol 2018;39:1460–7.

[8] Biondetti E, Gaurav R, Yahia-Cherif L, et al. Spatiotemporal changes in substantia nigra neuromelanin content in Parkinson's disease. Brain J Neurol 2020. https://doi.org/10.1093/brain/awaa216.

[9] Biondetti E, Santin MD, Valabrègue R, et al. The spatiotemporal changes in dopamine, neuromelanin and iron characterizing Parkinson's disease. Brain 2021;144:3114–25.

[10] Gaurav R, Yahia-Cherif L, Pyatigorskaya N, et al. Longitudinal Changes in Neuromelanin MRI Signal

in Parkinson's Disease : A Progression Marker. Mov Disord Off J Mov Disord Soc 2021. https://doi.org/10.1002/mds.28531.

[11] Fearnley JM, Lees AJ. Ageing and Parkinson's disease: substantia nigra regional selectivity. Brain J Neurol 1991;114(Pt 5):2283–301.

[12] Galbiati A, Verga L, Giora E, et al. The risk of neurodegeneration in REM sleep behavior disorder: A systematic review and meta-analysis of longitudinal studies. Sleep Med Rev 2019;43:37–46.

[13] Ehrminger M, Latimier A, Pyatigorskaya N, et al. The coeruleus/subcoeruleus complex in idiopathic rapid eye movement sleep behaviour disorder. Brain J Neurol 2016;139:1180–8.

[14] Schwarz ST, Afzal M, Morgan PS, et al. The "swallow tail" appearance of the healthy nigrosome - a new accurate test of Parkinson's disease : a case-control and retrospective cross-sectional MRI study at 3T. PloS One 2014;9:e93814.

[15] Damier P, Hirsch EC, Agid Y, Graybiel AM. The substantia nigra of the human brain. I. Nigrosomes and the nigral matrix, a compartmental organization based on calbindin D(28K) immunohistochemistry. Brain J Neurol 1999;122(Pt 8):1421–36.

[16] Mahlknecht P, Krismer F, Poewe W, Seppi K. Meta-analysis of dorsolateral nigral hyperintensity on magnetic resonance imaging as a marker for Parkinson's disease. Mov Disord Off J Mov Disord Soc 2017;32:619–23.

[17] De Marzi R, Seppi K, Högl B, et al. Loss of dorsolateral nigral hyperintensity on 3.0 tesla susceptibility-weighted imaging in idiopathic rapid eye movement sleep behavior disorder. Ann Neurol 2016;79:1026–30.

[18] Ceravolo R, Antonini A, Frosini D, et al. Nigral anatomy and striatal denervation in genetic Parkinsonism: A family report. Mov Disord Off J Mov Disord Soc 2015;30:1148–9.

[19] Du G, Lewis MM, Sica C, et al. Distinct progression pattern of susceptibility MRI in the substantia nigra of Parkinson's patients. Mov Disord Off J Mov Disord Soc 2018;33:1423–31.

[20] Pyatigorskaya N, Sanz-Morère CB, Gaurav R, et al. Iron Imaging as a Diagnostic Tool for Parkinson's Disease: A Systematic Review and Meta-Analysis. Front Neurol 2020;11:366.

[21] Pyatigorskaya N, Sharman M, Corvol JC, et al. High nigral iron deposition in LRRK2 and Parkin mutation carriers using R2* relaxometry. Mov Disord Off J Mov Disord Soc 2015;30:1077–84.

[22] Devos D, Labreuche J, Rascol O, et al. Trial of Deferiprone in Parkinson's Disease. N Engl J Med 2022;387:2045–55.

[23] Burciu RG, Chung JW, Shukla P, Functional MRI. et al. of disease progression in Parkinson disease and atypical parkinsonian syndromes. Neurology 2016;87:709–17.

[24] Ofori E, Krismer F, Burciu RG, et al. Free water improves detection of changes in the substantia nigra in parkinsonism: A multisite study. Mov Disord Off J Mov Disord Soc 2017;32:1457–64.

[25] Gargouri F, Gallea C, Mongin M, et al. Multimodal magnetic resonance imaging investigation of basal forebrain damage and cognitive deficits in Parkinson's disease. Mov Disord Off J Mov Disord Soc 2019;34:516–25.

[26] Esposito F, Tessitore A, Giordano A, et al. Rhythm-specific modulation of the sensorimotor network in drug-naive patients with Parkinson's disease by levodopa. Brain J Neurol 2013;136:710–25.

[27] Helmich RC, Thaler A, van Nuenen BFL, et al. Reorganization of corticostriatal circuits in healthy G2019S LRRK2 carriers. Neurology 2015;84:399–406.

[28] Teune LK, Renken RJ, de Jong BM, et al. Parkinson's disease-related perfusion and glucose metabolic brain patterns identified with PCASL-MRI and FDG-PET imaging. NeuroImage Clin 2014;5:240–4.

[29] Fereshtehnejad SM, Zeighami Y, Dagher A, Postuma RB. Clinical criteria for subtyping Parkinson's disease: biomarkers and longitudinal progression. Brain J Neuro 2017;140:1959–76.

[30] Rahayel S, Mišic´ B, Zheng YQ, Differentially targeted seeding reveals unique pathological alpha-synuclein propagation patterns, Brain J. et al. Neurol 2022;145:1743–56.

[31] Mueller C, Hussl A, Krismer F, et al. The diagnostic accuracy of the hummingbird and morning glory sign in patients with neurodegenerative parkinsonism. Parkinsonism Relat Disord 2018;54:90–4.

[32] Quattrone A, Nicoletti G, Messina D, et al. MR imaging index for differentiation of progressive supranuclear palsy from Parkinson disease and the Parkinson variant of multiple system atrophy. Radiology 2008;246:214–21.

[33] Quattrone A, Morelli M, Nigro S, et al. A new MR imaging index for differentiation of progressive supranuclear palsy-parkinsonism from Parkinson's disease. Parkinsonism Relat Disord 2018;54:3–8.

[34] Constantinides VC, Paraskevas GP, Paraskevas PG, et al. Corticobasal degeneration and corticobasal syndrome: A review. Clin Park Relat Disord 2019;1:66–71.

[35] Chougar L, Arsovic E, Gaurav R, et al. Regional Selectivity of Neuromelanin Changes in the substantia nigra in Atypical Parkinsonism. Mov Disord 2022;. https://doi.org/10.1002/mds.28988.

[36] Faouzi J, Colliot O, Corvol JC. Machine Learning for Parkinson's Disease and Related Disorders. In Machine Learning for Brain Disorders. Edited by Colliot O. Humana; 2023.

[37] Huppertz HJ, Möller L, Südmeyer M, et al. Differentiation of neurodegenerative parkinsonian syndromes by volumetric magnetic resonance imaging analysis and support vector machine classification. Mov Disord Off J Mov Disord Soc 2016;31:1506–17.

[38] Archer DB, Bricker JT, Chu WT, et al. Development and Validation of the Automated Imaging Differentiation in Parkinsonism (AID-P): A Multi-Site Machine Learning Study. Lancet Digit Health 2019;1:e222–31.
[39] Chougar L, Faouzi J, Pyatigorskaya N, et al. Automated Categorization of Parkinsonian Syndromes Using Magnetic Resonance Imaging in a Clinical Setting. Mov Disord 2020;.
[40] Lehéricy S, Roze E, Goizet C, Mochel F. MRI of neurodegeneration with brain iron accumulation. Curr Opin Neurol 2020;33:462–73.
[41] Sung YH, Noh Y, Lee J, Kim EY. Drug-induced Parkinsonism versus Idiopathic Parkinson Disease: Utility of Nigrosome 1 with 3-T Imaging. Radiology 2016;279:849–58.
[42] Kinnunen KM, Schwarz AJ, Turner EC, et al. Volumetric MRI-Based Biomarkers in Huntington's Disease: An Evidentiary Review. Front Neurol 2021;12.
[43] Tao A, Chen G, Deng Y, Xu R. Accuracy of Transcranial Sonography of the substantia nigra for Detection of Parkinson's Disease: A Systematic Review and Meta-analysis. Ultrasound Med Biol 2019;45:628–41.
[44] Booij J, Kemp P. Dopamine transporter imaging with [123I] FP-CIT SPECT: potential effects of drugs. Eur J Nucl Med Mol Imaging 2008;35:424–38.
[45] Prange S, Theis H, Banwinkler M, van Eimeren T. Molecular Imaging in Parkinsonian Disorders-What's New and Hot? Brain Sci 2022;12:1146.
[46] Novellino F, Arabia G, Bagnato A, et al. Combined use of DAT-SPECT and cardiac MIBG scintigraphy in mixed tremors. Mov Disord 2009;24:2242–8.
[47] Laurencin C, Lancelot S, Brosse S, et al. Noradrenergic alterations in Parkinson's disease: a combined 11 C-yohimbine PET/neuromelanin MRI study. Brain J Neurol 2023. https://doi.org/10.1093/brain/awad338.
[48] Schumacher J, Kanel P, Dyrba M, et al. Structural and molecular cholinergic imaging markers of cognitive decline in Parkinson's disease. Brain 2023;146:4964–73.
[49] Smith R, Capotosti F, Schain M, et al. The α-synuclein PET tracer [18F] ACI-12589 distinguishes multiple system atrophy from other neurodegenerative diseases. Nat Commun 2023;14:6750.
[50] Kaasinen V, Vahlberg T. Striatal dopamine in P arkinson disease: A meta-analysis of imaging studies. Ann Neurol 2017;82:873–82.
[51] Vlaar AM, Van Kroonenburgh MJ, Kessels AG, Weber WE. Meta-analysis of the literature on diagnostic accuracy of SPECT in parkinsonian syndromes. BMC Neurol 2007;7:27.
[52] Wallert E, Letort E, van der Zant F. Comparison of [18F] -FDOPA PET and [123I] -FP-CIT SPECT acquired in clinical practice for assessing nigrostriatal degeneration in patients with a clinically uncertain parkinsonian syndrome. EJNMMI Res 2022;12:68.
[53] Postuma RB, Berg D, Stern M, et al. MDS clinical diagnostic criteria for Parkinson's disease. Mov Disord Off J Mov Disord Soc 2015;30:1591–601.
[54] Simuni T, Uribe L, Cho HR, et al. Clinical and dopamine transporter imaging characteristics of non-manifest LRRK2 and GBA mutation carriers in the Parkinson's Progression Markers Initiative (PPMI): a cross-sectional study. Lancet Neurol 2020;19:71–80.
[55] Neill M, Fisher JM, Brand C, et al. Practical Application of DaTQUANT with Optimal Threshold for Diagnostic Accuracy of Dopamine Transporter SPECT. Tomography 2021;7:980–9.
[56] Postuma RB, Iranzo A, Hu M, et al. Risk and predictors of dementia and parkinsonism in idiopathic REM sleep behaviour disorder: a multicentre study. Brain J Neurol 2019;142:744–59.
[57] de Natale ER, Wilson H, Politis M. Predictors of RBD progression and conversion to synucleinopathies. Curr Neurol Neurosci Rep 2022;22:93–104.
[58] Bajaj N, Hauser RA, Grachev ID. Clinical utility of dopamine transporter single photon emission CT (DaT-SPECT) with (123I) ioflupane in diagnosis of parkinsonian syndromes. J Neurol Neurosurg Psychiatry 2013;84:1288–95.
[59] Saari L, Kivinen K, Gardberg M, et al. Dopamine transporter imaging does not predict the number of nigral neurons in Parkinson disease. Neurology 2017;88:1461–7.
[60] Barthel H, Sorger D, Kühn H-J, et al. Differential alteration of the nigrostriatal dopaminergic system in Wilson's disease investigated with [123 I] β-CIT and high-resolution SPET. Eur J Nucl Med Mol Imaging 2001;28:1656–63.
[61] Leclert V, Laurencin, Chloé, Amelie R, et al. Globus pallidus lesion with iron deposition and dopaminergic denervation in a patient with a pathogenic SLC6A1 variant: a case report. Neurology Genetics 2024.
[62] Benamer TS, Patterson J, Grosset DG, et al. Accurate differentiation of parkinsonism and essential tremor using visual assessment of [123I] -FP-CIT SPECT imaging: the [123I] -FP-CIT study group. Mov Disord Off J Mov Disord Soc 2000;15:503–10.
[63] Naumann M, Pirker W, Reiners K, et al. [123I] bêta-CIT single-photon emission tomography in DOPA-responsive dystonia. Mov Disord Off J Mov Disord Soc 1997;12:448–51.
[64] McKeith I, O'Brien J, Walker Z, et al. Sensitivity and specificity of dopamine transporter imaging with 123I-FP-CIT SPECT in dementia with Lewy bodies: a phase III, multicentre study. Lancet Neurol 2007;6:305–13.
[65] Papathanasiou ND, Boutsiadis A, Dickson J, Bomanji JB. Diagnostic accuracy of 123I-FP-CIT (DaTSCAN)

in dementia with Lewy bodies: A meta-analysis of published studies. Parkinsonism Relat Disord 2012;18:225–9.

[66] Benítez-Rivero S, Marín-Oyaga VA, García-Solís D, et al. Clinical features and 123I-FP-CIT SPECT imaging in vascular parkinsonism and Parkinson's disease. J Neurol Neurosurg Psychiatry 2013;84:122–9.

[67] Lorberboym M, Treves TA, Melamed E, et al. [123I] -FP/CIT SPECT imaging for distinguishing drug-induced parkinsonism from Parkinson's disease. Mov Disord Off J Mov Disord Soc 2006;21:510–4.

[68] Palermo G, Giannoni S, Depalo T, et al. Negative DAT-SPECT in Old Onset Parkinson's Disease: An Additional Pitfall? Mov Disord Clin Pract 2022;9:530–4.

[69] Nicastro N, Burkhard PR, Garibotto V. Scan without evidence of dopaminergic deficit (SWEDD) in degenerative parkinsonism and dementia with Lewy bodies : A prospective study. J Neurol Sci 2018;385:17–21.

[70] Marek K, Seibyl J, Eberly S, et al. Longitudinal follow-up of SWEDD subjects in the PRECEPT Study. Neurology 2014;82:1791–7.

[71] Kupsch AR, Bajaj N, Weiland F, et al. Impact of DaTscan SPECT imaging on clinical management, diagnosis, confidence of diagnosis, quality of life, health resource use and safety in patients with clinically uncertain parkinsonian syndromes: a prospective 1-year follow-up of an open-label controlled study. J Neurol Neurosurg Psychiatry 2012;83:620–8.

[72] Tolosa E, Borght TV, Moreno E. DaTSCAN Clinically Uncertain Parkinsonian Syndromes Study Group: Accuracy of DaTSCAN (123I-Ioflupane) SPECT in diagnosis of patients with clinically uncertain parkinsonism : 2-year follow-up of an open-label study. Mov Disord Off J Mov Disord Soc 2007;22:2346–51.

[73] Stormezand GN, Chaves LT, Vállez García D, et al. Intrastriatal gradient analyses of 18F-FDOPA PET scans for differentiation of Parkinsonian disorders. NeuroImage Clin 2020;25:102161.

[74] Catafau AM, Tolosa E. DaTSCAN Clinically Uncertain Parkinsonian Syndromes Study Group: Impact of dopamine transporter SPECT using 123I-Ioflupane on diagnosis and management of patients with clinically uncertain Parkinsonian syndromes. Mov Disord Off J Mov Disord Soc 2004;19:1175–82.

[75] Stoessl AJ. Radionuclide scanning to diagnose Parkinson disease: is it cost-effective? Nat Clin Pract Neurol 2009;5:10–1.

[76] Plotkin M, Amthauer H, Klaffke S, et al. Combined 123I-FP-CIT and 123I-IBZM SPECT for the diagnosis of parkinsonian syndromes: study on 72 patients. J Neural Transm Vienna Austria 2005;112:677–92.

[77] Meyer PT, Frings L, Rücker G, Hellwig S. 18F-FDG PET in Parkinsonism: Differential Diagnosis and Evaluation of Cognitive Impairment. J Nucl Med Off Publ Soc Nucl Med 2017;58:1888–98.

[78] Walker Z, Gandolfo F, Orini S, et al. Clinical utility of FDG PET in Parkinson's disease and atypical parkinsonism associated with dementia. Eur J Nucl Med Mol Imaging 2018;45:1534–45.

[79] Lim SM, Katsifis A, Villemagne VL, et al. The 18F-FDG PET cingulate island sign and comparison to 123I-bêta-CIT SPECT for diagnosis of dementia with Lewy bodies. J Nucl Med Off Publ Soc Nucl Med 2009;50:1638–45.

[80] Nobili F, Arbizu J, Bouwman F, et al. Disorders the E-ETF for the P of F-P for DN: European Association of Nuclear Medicine and European Academy of Neurology recommendations for the use of brain 18F-fluorodeoxyglucose positron emission tomography in neurodegenerative cognitive impairment and dementia: Delphi consensus. Eur J Neurol 2018;25:1201–17.

[81] Hellwig S, Amtage F, Kreft A, et al. [18F] FDG-PET is superior to [123I] IBZM-SPECT for the differential diagnosis of parkinsonism. Neurology 2012;79:1314–22.

[82] Poston KL, Eidelberg D. Functional brain networks and abnormal connectivity in the movement disorders. NeuroImage 2012;62:2261–70.

[83] Jin J, Su D, Zhang J, Li X, Feng T. Tau PET imaging in progressive supranuclear palsy: a systematic review and meta-analysis. J Neurol 2023;270:2451–67.

[84] van Royen E, Verhoeff NF, Speelman JD, et al. Multiple system atrophy and progressive supranuclear palsy. Diminished striatal D2 dopamine receptor activity demonstrated by 123I-IBZM single photon emission computed tomography. Arch Neurol 1993;50:513–6.

[85] Thobois S, Vingerhoets F, Fraix V, et al. Role of dopaminergic treatment in dopamine receptor down-regulation in advanced Parkinson disease: a positron emission tomographic study. Arch Neurol 2004;61:1705–9.

[86] Orimo S, Suzuki M, Inaba A, Mizusawa H. 123I-MIBG myocardial scintigraphy for differentiating Parkinson's disease from other neurodegenerative parkinsonism : a systematic review and meta-analysis. Parkinsonism Relat Disord 2012;18:494–500.

[87] Treglia G, Cason E, Stefanelli A, et al. MIBG scintigraphy in differential diagnosis of Parkinsonism: a meta-analysis. Clin Auton Res Off J Clin Auton Res Soc 2012;22:43–55.

[88] Tiraboschi P, Corso A, Guerra UP, et al. (123) I-2β-carbomethoxy-3β-(4-iodophenyl)-N-(3-fluoropropyl) nortropane single photon emission computed tomography and (123) I-metaiodobenzylguanidine myocardial scintigraphy in differentiating dementia with lewy bodies from other dementias: A comparative study. Ann Neurol 2016;80:368–78.

[89] Südmeyer M, Antke C, Zizek T, et al. Diagnostic accuracy of combined FP-CIT, IBZM, and MIBG scintigraphy in the differential diagnosis of degenerative parkinsonism: a multidimensional statistical approach. J Nucl Med Off Publ Soc Nucl Med 2011;52:733–40.

Chapitre 14

Électrophysiologie revisitée : enregistrements profonds et EEG de haute résolution

Mahmoud Hassan[a], Alexandre Eusebio[b]

[a]minDIG, Rennes. School of Science and Engineering, Reykjavik University, Reykjavik, Iceland.
[b]Service de neurologie et pathologie du mouvement, GH La Timone, APHM, CHU de Marseille. Institut de neurosciences de La Timone, UMR 7289, Aix-Marseille Université-CNRS, Marseille.

Introduction

Les principales méthodes de neuro-imagerie non invasive utilisées pour explorer l'activité cérébrale sont l'imagerie par résonance magnétique fonctionnelle (IRMf) ainsi que la magnétoencéphalographie (MEG) et l'électroencéphalographie (EEG). Alors que l'EEG et la MEG enregistrent directement l'activité neuronale, l'IRMf infère indirectement le niveau d'activation d'une région cérébrale spécifique en mesurant les variations hémodynamiques du sang oxygéné (signal BOLD, pour *Blood Oxygen Level-Dependent*).

L'IRMf propose une précision spatiale remarquable, atteignant environ le millimètre près, mais elle souffre d'une résolution temporelle limitée, se situant à environ une seconde près. Cette limitation restreint sa bande passante aux fréquences comprises entre 0,001 et 0,5 Hz, bien loin des 1 à 100 Hz de l'EEG/MEG. En contraste, l'EEG et la MEG offrent une résolution spatiale moins précise, variant du millimètre au centimètre. L'EEG se distingue de la MEG par sa facilité d'accès et son coût moindre. L'extension du nombre d'électrodes, passant de 21 dans l'EEG classique à jusqu'à 256 dans la recherche, dite EEG à Haute Résolution spatiale (EEG-HR), illustré dans la figure 14.1, a permis d'améliorer considérablement la résolution spatiale et de réaliser des analyses avancées telles que la localisation de sources corticales et l'analyse de la dynamique des réseaux cérébraux fonctionnels.

Toutefois, ces techniques permettent essentiellement d'enregistrer les structures superficielles (corticales), les structures sous-corticales (notamment les ganglions de la base GB) restent hors d'atteinte de l'EEG comme de la MEG. La compréhension de la physiologie du réseau des GB a connu un essor important ces quinze dernières années grâce à la neurochirurgie fonctionnelle. En effet, l'implantation d'électrodes de stimulation dans les GB à visée thérapeutique représente une occasion unique d'enregistrer directement l'activité au sein de ces structures chez l'homme. Plusieurs types d'enregistrements électrophysiologiques peuvent être réalisés et parfois associés. L'enregistrement multi-unitaire réalisé au bloc opératoire par l'intermédiaire de micro-électrodes permet avant tout en routine clinique de localiser précisément le noyau à implanter (Chapitre 5). L'enregistrement des potentiels de champs locaux (*Local Field Potentials*, LFP) peut être obtenu par

La maladie de Parkinson

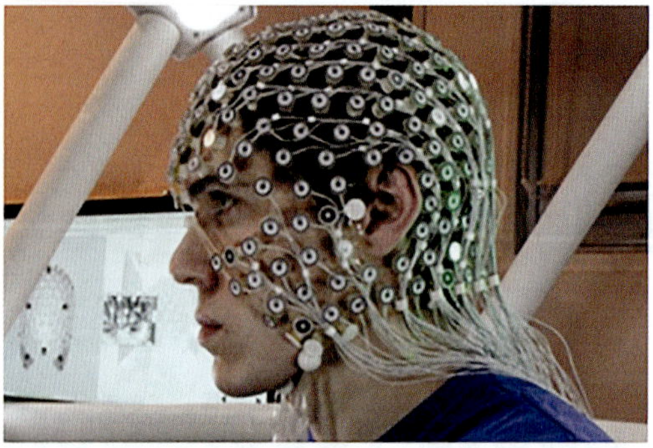

Figure 14.1. EEG à haute densité (256 électrodes, système EGI).

l'intermédiaire de l'électrode de stimulation dans les quelques jours suivant l'implantation avant la connexion au stimulateur sous-cutané. Enfin, ces enregistrements profonds peuvent être couplés à des enregistrements de surface (EEG comme MEG) afin d'obtenir des informations sur le transfert d'informations entre structures corticales et sous-corticales.

Électroencéphalographie à haute résolution et maladie de Parkinson

L'EEG-HR combinée avec des méthodes avancées de traitement de signal, a donné des résultats très intéressants pour :

1. mieux localiser la zone épileptique ;
2. accéder aux structures sous-corticales ;
3. prédire la progression des maladies neurodégénératives.

Cette technique a grandement amélioré notre capacité à accéder avec plus de précision aux réseaux cérébraux fonctionnels (Figure 14.2) et de résoudre le problème de volume de conduction, historiquement connu pour l'EEG de scalp [1-3]. Il n'y a cependant pas d'accord définitif sur le moment où l'appeler HD mais plusieurs études ont montré qu'au-delà de 64 électrodes, il était possible de faire des analyses de connectivité fonctionnelle pour explorer les réseaux cérébraux [3-4].

EEG-HR dans la maladie de Parkinson

En utilisant l'EEG classique, des études ont montré que des augmentations de la connectivité fonctionnelle (au niveau scalp) dans la bande bêta sont associées aux déficits moteurs, notamment l'akinésie. De plus, cette connectivité pathologique dans la bande bêta semble également influencer la connectivité fonctionnelle entre les régions corticales, comme en témoigne la corrélation signalée entre l'augmentation de la cohérence dans la bande bêta de l'EEG entre différentes régions cérébrales et la sévérité des symptômes moteurs de la maladie de Parkinson évaluée par l'échelle UPDRS partie III [5]. Dans diverses études, le traitement, qu'il s'agisse de la dopamine ou de stimulation cérébrale profonde, a été associé à une correction de cette augmentation de cohérence dans la bande bêta, simultanément à une amélioration de la rigidité et de la bradykinésie.

Cette étude et bien d'autres ont fourni des résultats importants et encourageants. Mais le principal problème méthodologique réside dans la

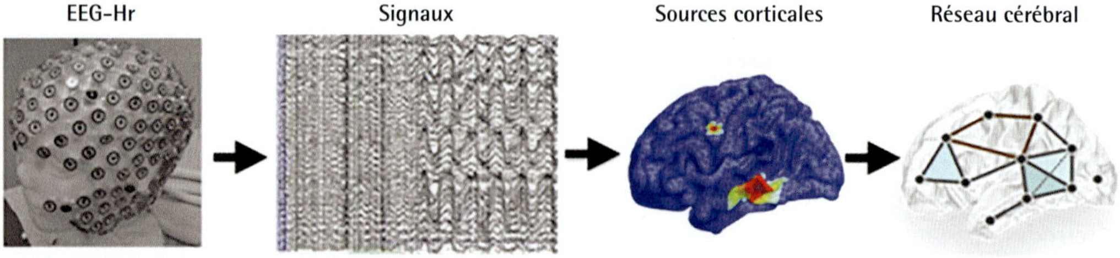

Figure 14.2. Du signal EEG-HR aux réseaux corticaux.

méthode d'étude de la connectivité fonctionnelle au niveau du scalp (capteurs), connu sous le nom de volume de conduction. Grâce à la disponibilité de l'EEG-HR et des méthodes avancées d'analyse des données, il est devenu possible de réduire, voire d'éliminer ce problème critique en allant au niveau cortical, en résolvant ce que l'on appelle le problème inverse [6-7].

En conséquence, nous avons remarqué au cours de la dernière décennie une hausse notable de l'adoption de l'EEG-HR dans la recherche sur la maladie de Parkinson. Ceci s'explique d'une part par le besoin de mieux comprendre les mécanismes électro-physio-pathologiques liés à la maladie, et d'autre part par la nécessité de développer d'outils visant à faciliter le diagnostic précoce et à anticiper l'évolution de la maladie. Les études (peu nombreuses en raison de la nouveauté de cette technique) indiquent que le plus grand intérêt en termes de méthodes était d'étudier la connectivité fonctionnelle (c.à.d. comment les régions du cerveau interagissent fonctionnellement). Dans le contexte de la maladie de Parkinson, les perturbations de la connectivité fonctionnelle ont d'abord été liées aux symptômes moteurs. L'EEG-HR a été utilisé pour identifier les réseaux cérébraux associés au *freezing* (une incapacité de bouger temporaire et involontaire). Les chercheurs ont trouvé une augmentation de la connectivité entre régions visuelles et exécutives chez les patients parkinsoniens avec *freezing* comparé aux autres patients et aux sujets contrôles [8].

L'utilisation de l'EEG-HR pour étudier la relation entre le degré d'atteinte cognitive et les modifications de connectivité fonctionnelle du réseau cérébral est très récente. La première étude [2] a mis en évidence une différence entre les réseaux cérébraux enregistrés au repos de patients avec une efficience cognitive normale comparés à des patients avec un déclin cognitif modéré ou sévère. L'altération du réseau cérébral a été corrélée avec l'altération cognitive sur la base des performances aux différents tests neuropsychologiques. L'EEG-HR a permis aussi de mettre en évidence des changements dynamiques dans la connectivité cérébrale lors de l'exécution de tâches cognitives, éclairant ainsi les mécanismes sous-jacents de la déficience cognitive dans la maladie de Parkinson [9]. Récemment, l'EEG-HR a mis en évidence des altérations dans les réseaux frontaux, temporaux et limbiques [10] associées à l'anxiété chez les patients parkinsoniens.

EEG-HR prédit l'évolution de la maladie de Parkinson

La maladie de Parkinson est un trouble neurologique qui peut se manifester de manière limitée, affectant principalement les circuits neuronaux impliqués dans la transmission de la dopamine, ou peut progresser vers une détérioration étendue du cortex cérébral, caractéristique des cas dits « diffus ». La neuroplasticité, soit la capacité du cerveau à s'adapter en remplaçant les neurones perdus, rend difficile la détection précoce des variantes plus sévères de cette affection. Par conséquent, un individu souffrant d'une forme diffuse de la maladie peut apparaître comme ne présentant aucune anomalie lors des évaluations cognitives. Récemment, l'efficacité supérieure de l'EEG-HR par rapport aux tests cognitifs traditionnels a été mise en lumière. Dans cette étude [11], des patients atteints de Parkinson ont été observés sur une période de cinq ans, période durant laquelle leur activité cérébrale a été mesurée via EEG-HR au repos, en plus d'une série d'évaluations cliniques (motrices, cognitives, et psychiatriques). Les participants ont été regroupés en fonction de leur activité cérébrale, révélant l'existence de trois groupes distincts. L'analyse de l'activité électrique a montré des différences notables entre ces groupes dès le début de l'étude, soit il y a cinq ans, bien que les indicateurs cliniques aient été similaires pour tous (Figure 14.3). Autrement dit, l'EEG-HR a détecté des anomalies que les évaluations cliniques n'ont pas pu identifier, offrant ainsi un potentiel futur en tant qu'outil clinique pour prédire l'évolution de la maladie, à condition que ces résultats soient confirmés par des études sur des données indépendantes.

Conclusion

Grâce à l'EEG-HR, il pourra être possible de classifier les patients avec une exactitude remarquable

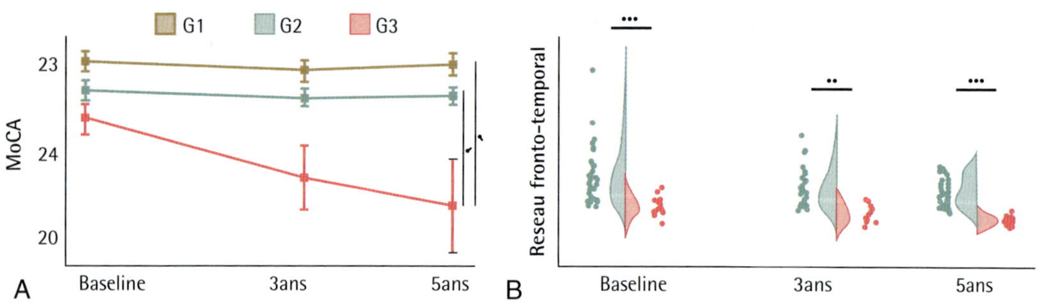

Figure 14.3. A) Évolution de l'échelle de MoCA score avec le temps pour les trois groupes G1, G2 et G3. B) La différence entre les groupes (bleu : G1 et G2 combinés, rouge : G3) en terme du réseau fronto-temporal identifié par l'EEG-HR, adapté de [11].
Source : Yassine S, Gschwandtner U, Auffret M, et al. Identification of Parkinson's Disease Subtypes from Resting-State Electroencephalography. Mov Disord. 2023;38(8):1451-1460.

et de vérifier rapidement l'efficacité d'un traitement.

Le passage de l'EEG classique à l'EEG-HR représente une évolution cruciale dans le champ de la neuro-imagerie, offrant de nouvelles perspectives pour une compréhension plus fine à travers des méthodes avancées comme la localisation des sources d'activité cérébrale et l'étude de la connectivité neuronale. Une fois bien analysée et combinée avec les méthodes adaptées, l'EEG-HR équipe les chercheurs pour sonder avec une finesse et une précision sans précédent les intrications de la pathologie de la maladie de Parkinson. Cela va de la détection de biomarqueurs pour les symptômes moteurs et non moteurs jusqu'au suivi de l'évolution de la maladie, pavant ainsi le chemin vers des diagnostics plus précoces et des traitements sur mesure.

Enregistrements électrophysiologiques des structures cérébrales profondes dans la maladie de Parkinson

Un certain nombre de techniques électrophysiologiques sont utilisées en routine clinique dans le cadre de la maladie de Parkinson. En particulier, les enregistrements intracérébraux sont utiles au bloc opératoire pour aider à la localisation de la cible à implanter dans le cadre d'une stimulation cérébrale profonde. Au-delà de l'utilisation clinique actuelle, ce chapitre apportera un éclairage sur l'intérêt de ces techniques pour aider à la compréhension de la physiopathologie de la maladie. Nous ne traiterons pas les techniques électrophysiologiques pouvant servir d'aide au diagnostic différentiel des syndromes parkinsoniens atypiques (polygraphie, EEG, potentiels évoqués, enregistrement des mouvements oculaires, etc.).

Apport de l'électrophysiologie à la compréhension de la physiopathologie de la maladie de Parkinson

Initialement, des données expérimentales neurochimiques et anatomiques avaient permis de proposer un modèle impliquant des modifications de l'activation tonique du cortex liées à une inhibition ou excitation de différentes structures de la boucle GB-cortex [12,13]. Par la suite, des données cliniques ont permis d'aboutir à la conclusion que ce schéma ne pouvait pas expliquer les effets thérapeutiques majeurs de la neurochirurgie fonctionnelle [14]. L'hypothèse actuelle considère que le degré d'inhibition ou d'excitation des différentes structures de la boucle GB-cortex a moins d'impact que le pattern d'activité.

Des enregistrements chez des patients parkinsoniens et chez des modèles animaux de la maladie ont démontré l'existence d'une synchronisation exagérée et oscillatoire d'activités neuronales dans les GB à des fréquences dans la bande bêta

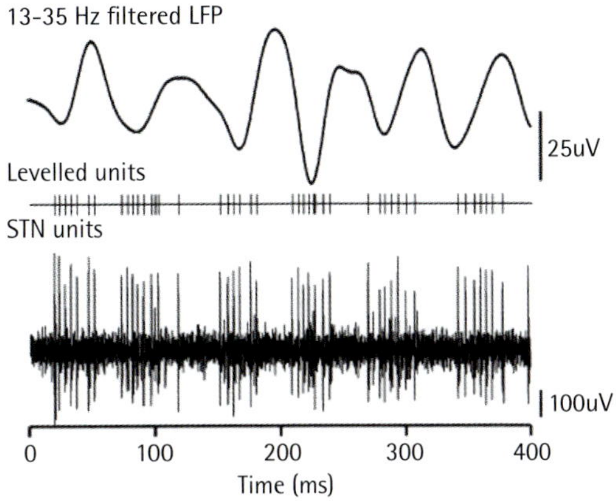

Figure 14.4. Enregistrements des LFPs (panneau du haut) et de l'activité multi-unitaire (panneau du bas) dans le NST d'un patient atteint de maladie de Parkinson. Noter que les bursts d'activité neuronale coïncident avec les phases négatives de l'oscillation en LFP à une fréquence d'environ 16 Hz.

Source : Kuhn AA, Williams D, Kupsch A, et al. Event-related beta desynchronization in human subthalamic nucleus correlates with motor performance. Brain 2004; 127(Pt 4): 735-46.

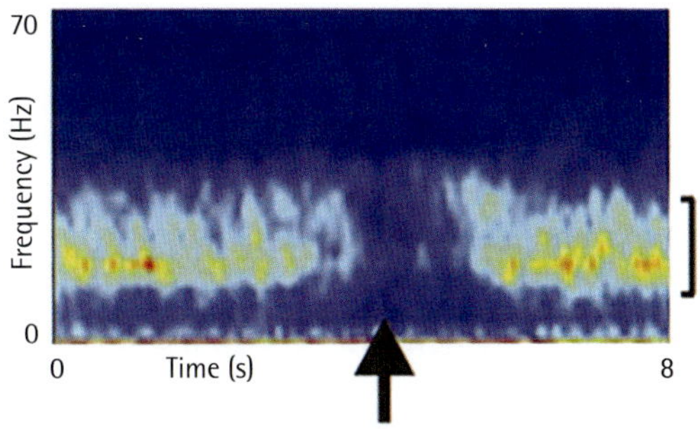

Figure 14.5. Diagramme temps-fréquence de la puissance du signal en LFP dans le NST d'un patient parkinsonien OFF dopa pendant l'exécution de mouvements de la main. (Le début du mouvement est représenté par la flèche). Noter la suppression de l'activité bêta (barre verticale) avant et pendant le mouvement.

Source : Hammond C, Bergman H, Brown P. Pathological synchronization in Parkinson's disease: networks, models and treatments. Trends Neurosci 2007; 30: 357-64.

(15-30 Hz ; Figure 14.4) [15,16]. Ces activités anormalement synchronisées ont été retrouvées en particulier dans le noyau subthalamique (NST), et dans le globus pallidus mais également dans le cortex de patients parkinsoniens. En outre, en couplant des enregistrements profonds et de surface (EEG ou MEG) on constate que ces activités sont synchronisées entre ces différentes structures [17,18]. Toutefois, les mécanismes exacts à l'origine de ces activités oscillatoires et de leur diffusion dans l'ensemble du réseau restent encore incomplètement élucidés. Il est à noter que c'est le caractère excessif de ces activités oscillatoires qui est pathologique. Présentes en quantité normale, ces activités ont un rôle fonctionnel important dans le développement des réseaux neuronaux [19] et la communication entre différents réseaux [20], dans le contrôle moteur [21] et certains processus cognitivo-comportementaux [22].

Un certain nombre de données accumulées depuis près de 20 ans suggèrent que la synchronisation excessive dans cette bande de fréquence contribue à la symptomatologie parkinsonienne, notamment la rigidité et la bradykinésie. Certaines de ces données sont corrélatives, notamment la diminution de la puissance du signal bêta dans les LFP du NST et dans le couplage LFP NST – EEG avant et pendant l'exécution d'un mouvement [23,24] (Figure 14.5). Par ailleurs, il existe une forte corrélation entre le temps de réaction et la suppression de l'activité bêta au sein du NST chez les patients MP [24,25]. Enfin, l'activité bêta au sein des GB et de leurs projections corticales chez les patients présentant une maladie de Parkinson est diminuée par les traitements tels que la lévodopa [26] ou la stimulation cérébrale profonde du NST [27].

Ces données, si elles permettent d'établir un lien de corrélation entre la synchronisation bêta excessive au sein des boucles GB-cortex et les symptômes parkinsoniens et en particulier l'akinésie, ne permettent pas d'établir de lien de causalité. Plusieurs travaux ont permis d'établir ce lien de causalité en démontrant qu'une stimulation électrique appliquée dans les GB ou le cortex à une fréquence se situant dans la bande bêta, a pour conséquence de ralentir le mouvement et d'augmenter la rigidité à la fois chez le patient parkinsonien et le sujet sain [28-30].

D'autres activités oscillatoires peuvent également être observées chez les patients parkinsoniens. En particulier, des oscillations dans la bande theta (4-10 Hz) et gamma (30-90 Hz) apparaissent lorsque les patients présentent des dyskinésies dopa-induites [31].

Toutefois, malgré ces nombreux travaux, un certain nombre de questions restent encore non résolues. En particulier les mécanismes qui sous-tendent la genèse et la propagation de ces activités

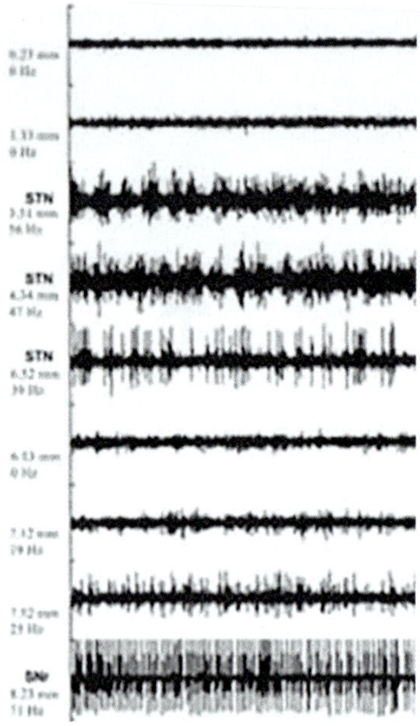

Figure 14.6. Enregistrements per-opératoires par microélectrodes chez un patient parkinsonien. L'enregistrement démarre au-dessus du noyau sous-thalamique puis se fait de façon étagée jusqu'à le traverser puis atteindre la substance noire. Noter l'activité en bouffées dans le NST puis l'activité régulière à haute fréquence dans la SNr.

oscillatoires ainsi que leurs liens exacts avec la symptomatologie demeurent incomplètement compris.

Apport de l'électrophysiologie à la prise en charge chirurgicale de la maladie de Parkinson

Enregistrements per-opératoires

En routine clinique, les enregistrements réalisés au bloc opératoire au moyen de microélectrodes participent à la localisation précise des structures à implanter. En particulier, l'activité riche et en bouffées, caractéristique du noyau sous-thalamique, est recherchée lors de l'implantation (Figure 14.6). La procédure classique consiste à implanter 3 à 5 microélectrodes et à enregistrer l'activité de façon étagée lors de la descente [32]. Une ou plusieurs électrodes présentent alors un signal caractéristique du NST. Le choix de la localisation de l'électrode retenue se fait en fonction de l'imagerie pré-opératoire, les caractéristiques du signal électrophysiologique et la stimulation per-opératoires. D'autres marqueurs électrophysiologiques existent dans le thalamus pour le tremblement et dans le globus pallidus interne pour la dystonie.

Par ailleurs, plusieurs travaux ont montré que l'activité bêta pouvait également servir de marqueur pour aider à la localisation de l'électrode. En effet, les effets moteurs de la stimulation cérébrale sont positivement corrélés à la puissance et la profondeur d'enregistrement de l'activité bêta enregistrée en per-opératoire [33,34].

Enregistrements postopératoires

La plupart des données décrites dans le premier chapitre, et notamment toutes celles obtenues par enregistrement des potentiels de champs locaux, ont été acquises en phase postopératoire par l'intermédiaire de l'électrode de stimulation et d'une extension externalisée dans les quelques jours suivant l'implantation avant la connexion au stimulateur sous-cutané. Ces enregistrements n'étaient plus réalisables une fois le stimulateur implanté. Il est désormais possible d'implanter un dispositif permettant à la fois de stimuler et d'enregistrer la structure cérébrale implantée. Ce dispositif permet non seulement d'obtenir des enregistrements à distance de la chirurgie (y compris des années plus tard) et d'effectuer des enregistrements alors que la stimulation est en cours. L'intérêt est double. D'une part il devient possible d'étudier le signal en se mettant à distance de la chirurgie qui peut perturber la qualité de l'enregistrement avec notamment la disparition transitoire de l'activité bêta (effet de microsubthalamotomie). Ceci peut permettre comme mentionné précédemment de localiser le site permettant d'obtenir l'effet optimal de stimulation. En effet, il a été montré dans une étude randomisée que ce type d'analyse permet de localiser le site optimal de stimulation 3 fois plus rapidement que le testing clinique plot-par-plot classique [35]. D'autre part, il devient possible d'évaluer l'effet de la stimulation sur l'activité bêta mais également sur les symptômes. En effet, les patients peuvent identifier et marquer au moyen de leur télécommande des événements cliniques pertinents et il est possible de corréler ces événements avec l'activité neuronale sous-jacente [36].

L'objectif à plus long terme est d'utiliser un biomarqueur de la maladie (en l'occurrence ici l'activité bêta) pour moduler la stimulation cérébrale profonde. En effet, cette activité bêta bien qu'excessive chez le patient parkinsonien, ne l'est pas de façon permanente et continue. Il persiste des moments où cette activité revient à la normale et où il peut être utile d'interrompre la stimulation pour, entre autres, limiter les effets secondaires de celle-ci. Ce principe, appelé stimulation en boucle fermée (*closed-loop*) permet de ne stimuler le patient que lorsque l'activité bêta est élevée et de l'arrêter quand elle se normalise. Cette modalité de stimulation n'est encore qu'à l'état de prototype et n'a pas encore montré sa supériorité par rapport à la stimulation cérébrale profonde conventionnelle [37]. D'autres types de biomarqueurs peuvent être utilisés notamment pour le tremblement [38].

Conclusion

En conclusion, les enregistrements électrophysiologiques intracérébraux apportent des informations importantes non seulement pour mieux comprendre la physiopathologie de la maladie de Parkinson mais également pour optimiser la prise en charge chirurgicale. Aujourd'hui ils sont utiles pour aider au positionnement optimal des électrodes de stimulation, demain, ils permettront peut-être d'obtenir une stimulation sur-mesure, adaptée aux besoins de chaque patient.

Références

[1] Hassan M, Merlet I, Mheich A, et al. Identification of interictal epileptic networks from dense-EEG. Brain Topogr 2017 Jan;30(1):60–76.

[2] Hassan M, Chaton L, Benquet P, et al. Functional connectivity disruptions correlate with cognitive phenotypes in Parkinson's disease. NeuroImage Clin 2017;14:591–601.

[3] Allouch S, Kabbara A, Duprez J, et al. Effect of channel density, inverse solutions and connectivity measures on EEG resting-state networks reconstruction: A simulation study. NeuroImage 2023;271:120006.

[4] Allouch S, Yochum M, Kabbara A, et al. Mean-field modeling of brain-scale dynamics for the evaluation of EEG source-space networks. Brain Topogr 2021;1–12.

[5] Silberstein P, Pogosyan A, Kühn A, et al. Cortico-cortical coupling in Parkinson's disease and its modulation by therapy. Brain 2005 Jun;128(Pt 6): 1277–91.

[6] Hassan M, Wendling F. Electroencephalography Source Connectivity: Aiming for High Resolution of Brain Networks in Time and Space, IEEE Signal Process. Mag. 2018 ;35(3) :81–96. https://doi.org/10.1109/MSP.2017.2777518.

[7] Schoffelen JM, Gross J. Source connectivity analysis with MEG and EEG. Hum Brain Mapp 2009;30(6):1857–65.

[8] Gérard M, Bayot M, Derambure P, et al. EEG-based functional connectivity and executive control in patients with Parkinson's disease and freezing of gait. Clin Neurophysiol 2022;137:207–15.

[9] Duprez J, Tabbal J, Hassan M, et al. Spatio-temporal dynamics of large-scale electrophysiological networks during cognitive action control in healthy controls and Parkinson's disease patients. NeuroImage 2022:119331.

[10] Yassine S, Almarouk S, Gschwandtner U, et al. Electrophysiological signatures of anxiety in Parkinson's disease. Transl Psychiatr 2024;14(1):66.

[11] Yassine S, Gschwandtner U, Auffret M, et al. Identification of Parkinson's Disease Subtypes from Resting-State Electroencephalography. Mov Disord 2023.

[12] Albin RL, Young AB, Penney JB. The functional anatomy of basal ganglia disorders. Trends Neurosci 1989;12:366–75.

[13] DeLong MR. Primate models of movement disorders of basal ganglia origin. Trends Neurosci 1990;13:281–5.

[14] Brown P, Marsden CD. What do the basal ganglia do? Lancet 1998;351:1801–4.

[15] Gatev P, Darbin O, Wichmann T. Oscillations in the basal ganglia under normal conditions and in movement disorders. Mov Disord 2006;21(10): 1566–77.

[16] Hammond C, Bergman H, Brown P. Pathological synchronization in Parkinson's disease: networks, models and treatments. Trends Neurosci 2007;30(7):357–64.

[17] Brown P, Oliviero A, Mazzone P, et al. Dopamine dependency of oscillations between subthalamic nucleus and pallidum in Parkinson's disease. J Neurosci 2001 Feb 1;21(3):1033–8.

[18] Litvak V, Jha A, Eusebio A, et al. Resting oscillatory cortico-subthalamic connectivity in patients with Parkinson's disease. Brain 2011;134(Pt 2):359–74.

[19] Singer W. Development and plasticity of cortical processing architectures. Science 1995;270(5237): 758–64.

[20] Fries P. A mechanism for cognitive dynamics: neuronal communication through neuronal coherence. Trends Cogn Sci 2005;9(10):474–80.

[21] Schoffelen JM, Oostenveld R, Fries P. Neuronal coherence as a mechanism of effective corticospinal interaction. Science 2005;308(5718):111–3.
[22] Saleh M, Reimer J, Penn R, et al. Fast and slow oscillations in human primary motor cortex predict oncoming behaviorally relevant cues. Neuron 2010;65(4):461–71.
[23] Cassidy M, Mazzone P, Oliviero A, et al. Movement-related changes in synchronisation in the human basal ganglia. Brain 2002;125:1235–46.
[24] Kühn A, Williams D, Kupsch A, et al. Event-related bêta desynchronization in human subthalamic nucleus correlates with motor performance. Brain 2004;127:735–46.
[25] Williams D, Kühn A, Kupsch A, et al. The relationship between oscillatory activity and motor reaction time in the parkinsonian subthalamic nucleus. Eur J Neurosci 2005;21:249–58.
[26] Kühn A, Kupsch A, Schneider GH, Brown P. Reduction in subthalamic 8-35 Hz oscillatory activity correlates with clinical improvement in PD. Eur J Neurosci 2006;23:1956–60.
[27] Eusebio A, Thevathasan W, Doyle Gaynor L, et al. Deep Brain Stimulation suppresses pathological synchronisation in parkinsonian patients. JNNP 2011;82:569–73.
[28] Eusebio A, Chen CC, Lu CS, et al. Effects of low-frequency stimulation of the subthalamic nucleus on movement in Parkinson's disease. Exp Neurol 2008 Jan;209(1):125–30.
[29] Pogosyan A, Doyle Gaynor L, Eusebio A, Brown P. Boosting cortical activity at bêta band frequencies slows movement in humans. Curr Biol 2009 Oct 13;19(19):1637–41.
[30] Little S, Joundi RA, Tan H, et al. A torque-based method demonstrates increased rigidity in Parkinson's disease during low-frequency stimulation. Exp Brain Res 2012 Jun;219(4):499–506.
[31] Alonso-Frech F, Zamarbide I, Alegre M, et al. Slow oscillatory activity and levodopa-induced dyskinesias in Parkinson's disease. Brain 2006 Jul;129(Pt 7): 1748–57.
[32] Benabid AL, Chabardes S, Mitrofanis J, Pollak P. Deep brain stimulation of the subthalamic nucleus for the treatment of Parkinson's disease. Lancet Neurol 2009 Jan;8(1):67–81.
[33] Zaidel A, Spivak A, Grieb B, et al. Subthalamic span of bêta oscillations predicts deep brain stimulation efficacy for patients with Parkinson's disease. Brain 2010 Jul;133(Pt 7):2007–21.
[34] Yoshida F, Martinez-Torres I, Pogosyan A, et al. Value of subthalamic nucleus local field potentials recordings in predicting stimulation parameters for deep brain stimulation in Parkinson's disease. J Neurol Neurosurg Psychiatry 2010 Aug;81(8):885–9.
[35] Binder T, Lange F, Pozzi N, et al. Feasibility of local field potential-guided programming for deep brain stimulation in Parkinson's disease: A comparison with clinical and neuro-imaging guided approaches in a randomized, controlled pilot trial. Brain Stimul 2023 Sep-Oct;16(5):1243–51.
[36] Thenaisie Y, Palmisano C, Canessa A, et al. Towards adaptive deep brain stimulation: clinical and technical notes on a novel commercial device for chronic brain sensing. J Neural Eng 2021 Aug 31;18(4).
[37] Little S, Pogosyan A, Neal S, et al. Adaptive deep brain stimulation in advanced Parkinson disease. Ann Neurol 2013 Sep;74(3):449–57.
[38] Cagnan H, Pedrosa D, Little S, et al. Stimulating at the right time: phase-specific deep brain stimulation. Brain 2017 Jan;140(1):132–45.

Chapitre 15

Apports des objets connectés pour l'évaluation et la prise en charge

Clara Virbel-Fleischman[a], David Grabli[b], Saoussen Cherif[b], Marie-Laure Welter[b,c], Margherita Fabbri[d]

[a]Orkyn', Air Liquide Healthcare, France.
[b]Sorbonne Université, Institut du cerveau - ICM, CNRS, Inserm, Paris.
[c]Département de neurophysiologie, Université de Normandie, CHU de Rouen.
[d]Centre de référence AMS, CIC 1436, Département de pharmacologie clinique et neurosciences, NSPark/FCRIN t Centre d'excellence NeuroToul pour la neurodégénérescence, Inserm, CHU de Toulouse, Université de Toulouse.

Introduction

La progression de la maladie de Parkinson est lente et hétérogène parmi les patients. Les symptômes se modifient au fil des années et peuvent aussi varier au cours de la même journée. Ainsi, la maladie de Parkinson est considérée comme une maladie « fluctuante » [1,2]. La gestion de ces symptômes complexes et fluctuants nécessite des ajustements thérapeutiques fréquents basés sur une connaissance experte de la maladie et des caractéristiques pharmacologiques des traitements disponibles. Ces ajustements du traitement peuvent être un défi même pour les neurologues experts, car leur décision s'appuie essentiellement sur les ressentis subjectifs des patients et les perceptions des aidants qui sont parfois difficiles à collecter. En dépit de cette complexité, une étude épidémiologique française réalisée dans les Hauts de France montrait qu'en 2017, seulement 33,5 % des patients parkinsoniens avaient eu une consultation avec un neurologue au cours de l'année précédente [3]. Or, une consultation de neurologie tous les 6 mois est la norme de soins recommandée en France selon le Protocole national de diagnostic et de prise en charge (PNDS) de la maladie de Parkinson [4]. L'accès limité aux consultations de neurologie pourrait être lié à plusieurs facteurs, notamment le nombre insuffisant de neurologues et leur répartition inégale sur le territoire national (population française en 2021 : 67,75 millions ; neurologues français en 2022 : 2980 ; neurologues français appartenant à des centres experts dans le domaine en 2022 : 100) [5]. Ces données reflètent une tendance mondiale, qui concerne par exemple l'Allemagne et les États-Unis, où plus de 40 % des patients parkinsoniens sont traités par des médecins généralistes. Cela souligne la nécessité d'améliorer l'offre de soins spécialisés pour les patients parkinsoniens ou de trouver des stratégies alternatives pour la gestion du traitement en routine clinique.

La pandémie COVID-19 a permis une expansion considérable des nouvelles technologies appliquées aux soins qui ont également envahi le domaine de la maladie de Parkinson. De plus, des paramètres quantitatifs évaluant l'état moteur mesurés grâce aux capteurs portés par les patients (*wearable devices*) sont de plus en plus considérés comme critères d'évaluation exploratoires des essais cliniques [6]. Les actimètres sont la technologie la plus utilisée dans cet objectif. L'actimétrie permet de quantifier les mouvements grâce à des capteurs (accéléromètres, gyroscopes) placés sur le corps. Les capteurs peuvent être intégrés dans différents dispositifs comme un bracelet, une ceinture ou encore une sangle pour être placés au poignet, à la cheville, à la taille selon les objectifs de mesure et l'ergonomie du dispositif. À partir des signaux recueillis, des paramètres de mouvements peuvent être définis et quantifiés selon la vitesse, l'amplitude, l'origine ou encore la direction de ces mouvements. Certains algorithmes permettent aussi d'analyser ces mouvements de façon plus fine pour en déduire leur qualité et caractériser des mouvements anormaux liés à une pathologie particulière.

Avec les actimètres, il est possible d'analyser les mouvements en laboratoire dans des conditions définies ou bien en situation écologique, sur une période courte ou bien de façon continue. Ainsi, le champ d'applications potentielles de l'actimétrie dans les pathologies neurologiques est très vaste en fonction des choix technologiques sous-tendant la conception des systèmes. Nous nous limiterons dans ce contexte à décrire des dispositifs utilisés pour l'évaluation des symptômes de la maladie de Parkinson en détaillant plus particulièrement ceux dont l'objectif est de proposer au clinicien une mesure continue de l'état moteur des patients en situation écologique, avec l'objectif final de proposer des ajustements thérapeutiques. Ces systèmes ont été développés pour répondre à des problématiques diverses telles que l'analyse précise de certains signes moteurs permettant le diagnostic ou le suivi de la progression de la maladie [7–12]. Il faut bien noter qu'actuellement aucune actimétrie n'est remboursée en France, comme dans toute l'Europe, et son utilisation est possible seulement grâce à l'intervention des prestataires de santé.

Utilisation des actimètres en situations supervisées

L'utilisation des actimètres en situation supervisée, c'est-à-dire dans des conditions déterminées pour un objectif spécifique, permet de quantifier les caractéristiques de certains symptômes de la maladie et de les comparer à celles obtenues chez des sujets « contrôle », ou selon un gold standard (clinique ou non clinique) recueilli en parallèle. L'acquisition de données en situation supervisée est la première étape de développement des algorithmes de détection des symptômes qui seront implémentés dans les dispositifs destinés à une utilisation continue en situation écologique. Le tremblement, la marche, l'akinésie et les dyskinésies sont les dimensions le plus souvent évaluées par les actimètres en situation supervisée.

Pour le tremblement, les objectifs peuvent être d'en quantifier la sévérité et la fréquence dans différentes conditions d'activation (repos, posture et action), de déterminer l'effet des traitements dopaminergiques ou de classifier les différentes étiologies des tremblements. Il a notamment été montré que les données obtenues à partir de l'accéléromètre d'un smartphone permettaient de faire le diagnostic de tremblement avec une spécificité et une sensibilité assez élevées (83 % et 98 % respectivement, en comparaison d'un gold standard clinique) [13–15].

Pour l'étude de la marche grâce aux données d'actimétrie, il s'agit d'abord de s'assurer que les données obtenues à partir des centrales inertielles peuvent être traitées et traduites en paramètres du cycle de marche comparables à ceux issus de la méthode de mesure de référence (système de capture du mouvement de type Vicon® ou plateforme de force). Les performances des différents dispositifs sont variables mais, globalement, les algorithmes des systèmes d'actimétrie ont montré une précision acceptable dans la détection d'événements du cycle de marche ou la mesure de paramètres spatio-temporels de la marche [16–20] même si les mesures ne coïncident jamais parfaitement [21]. L'évaluation en situation supervisée permet ensuite d'orienter le développement des algorithmes vers la détection d'événements pertinents pour l'évaluation des patients parkinsoniens. Il s'agit par exemple de repérer (voire d'anticiper) les épisodes de *freezing* de la marche et de détecter le risque de chutes. En laboratoire, les données de deux actimètres portés au niveau des genoux ou d'un actimètre à la taille, couplés à un algorithme dédié, identifient correctement les épisodes de *freezing* de la marche avec une précision de 90 % [22,23].

La mesure de l'akinésie est plus complexe puisqu'il n'existe pas de limite absolue permettant de classer la vitesse ou l'amplitude d'un mouvement comme normal ou parkinsonien. De plus, l'akinésie « s'exprime » différemment selon les régions du corps considérées. La localisation de l'actimètre combinée à la topographie de l'atteinte clinique est donc déterminante pour la validité et la reproductibilité de la mesure. Les stratégies de mesure de l'akinésie en situation contrôlée reposent soit sur l'étude des mouvements des membres supérieurs, soit sur l'exploitation des paramètres de marche. Les paramètres qui diffèrent en fonction de l'état moteur peuvent aussi être identifiés en comparant les mesures obtenues en *off* et en *on*.

Ces dispositifs et les données obtenues en situation contrôlée sont également utilisables pour le suivi longitudinal de la maladie de Parkinson et pourraient constituer des critères d'évaluation pertinents lors d'essais cliniques [24].

De l'évaluation en condition contrôlée à la mesure continue en situation écologique

Les dispositifs d'actimétrie utilisés en situation supervisée permettent donc de quantifier de façon objective et précise les mouvements réalisés par des patients atteints de la maladie de Parkinson. Toutefois, dans ce contexte, les actimètres reflètent l'état moteur sur un temps limité et sur des exercices bien particuliers qui ne reflètent pas la complexité des symptômes ressentis par les patients [25]. En effet, les symptômes parkinsoniens fluctuent et leurs fluctuations sont influencées par l'environnement et l'état émotionnel du patient. Or, l'adaptation du traitement repose aujourd'hui sur l'appréciation rétrospective des variations de l'état moteur des patients moyennée sur plusieurs jours ou semaines. Cet état est évalué d'après l'interrogatoire, éventuellement objectivé par un agenda patient [26]. Dans tous les cas, l'information obtenue peut être imprécise (difficulté à caractériser/interpréter ses symptômes, troubles cognitifs, obstacle linguistique) et demande un temps important au neurologue en consultation qui a parfois recours à l'observation en hospitalisation et aussi à l'éducation thérapeutique. Pour pallier ces difficultés, des systèmes impliquant des capteurs et des algorithmes spécifiques à la symptomatologie de la maladie ont été développés pour capter le mouvement en conditions de vie réelles sur une période longue, et en déduire un état moteur. À ce jour, il n'y a pas d'étude ayant comparé directement les différents actimètres, ni de recommandations sur l'utilisation d'un actimètre particulier pour certains symptômes parkinsoniens par rapport à un autre.

PKG, *Global Kinetics Corporation*

La montre PKG® de Global Kinetics Corporation, portée sur le bras le plus atteint par la maladie (Tableau 15.1), enregistre sur une semaine en continu les mouvements qu'il qualifie automatiquement selon des niveaux de sévérité de bradykinésie et de dyskinésie qui ont été définis à partir d'une moyenne de mouvements effectués par 100 individus sains. Le PKG® identifie les fluctuations motrices et aussi les moments avec tremblement, les phases d'immobilité sans mouvement et les périodes d'inactivité, qui permettent d'étudier les phases de somnolence diurne et de sommeil [10,11,27–29]. L'algorithme du PKG® a été validé selon l'évaluation par expert en direct ou par vidéo, les échelles cliniques (telles que le score MDS-UPDRS partie 3 et l'échelle des mouvements anormaux, AIMS), ainsi que l'agenda patient[1] [18,29–31]. La concordance globale entre les durées quotidiennes totales dans les différents états fournis par le système PKG® et l'agenda patient était moyenne à élevée (coefficients de Pearson entre 0,4 et 0,7 selon le signe moteur étudié). En revanche, la mesure de l'état moteur heure par heure était moins concordante (κ de Cohen entre 0,2 et 0,3) [10]. Le nombre d'études impliquant le PKG® est grandissant, certaines avec de larges cohortes (jusqu'à plus de 3 000 patients). Dans une étude randomisée contrôlée avec 154 patients atteints de la maladie

1. Les algorithmes du PKG font également l'objet de multiples brevets mondiaux

Tableau 15.1. Actimètres pour le suivi de la maladie de Parkinson.

Nom commercial	Actimètre	Exemple de visualisation du rapport	Paramètres évalués
PKG® Global Kinetics	(Figure 15.1) 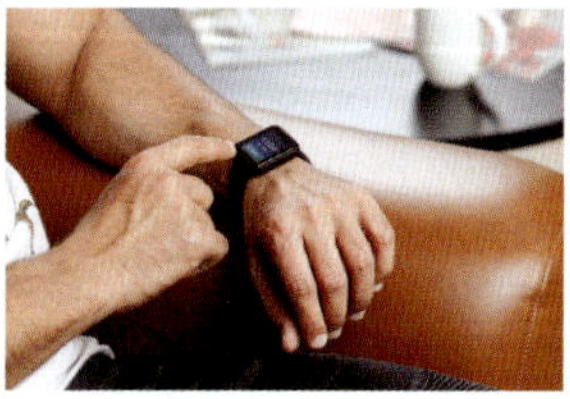 **Figure 15.1**	(Figures 15.2a-e) 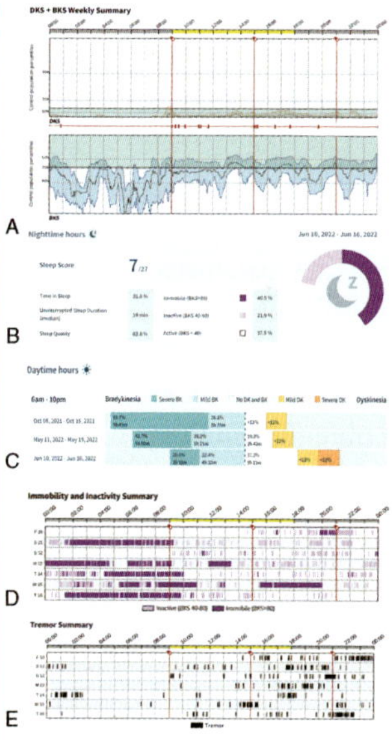 **Figure 15.2**	Dyskinésie (DKS) Bradikynésie (BKS) Fluctuations (FDS) Tremblements Temps immobile (PTI) Immobilité/Inactivité Qualité du sommeil Prise des médicaments Le rapport PKG4 présente l'évolution de la bradykinésie et des dyskinésies tout au long de la journée et moyennée sur la durée d'enregistrement, par rapport à des valeurs cibles correspondant aux mouvements d'un sujet sain. Il est possible de comparer plusieurs sessions d'enregistrement. Les prises médicamenteuses théoriques et validées par le patient sont indiquées, ce qui permet d'évaluer la dopa sensibilité. Par ailleurs, l'immobilité est différenciée de l'inactivité pour analyser les périodes nocturnes et ainsi en déduire la qualité du sommeil. Finalement, l'apparition des tremblements est précisée.
STAT-ON® Sense4Care	(Figure 15.3) 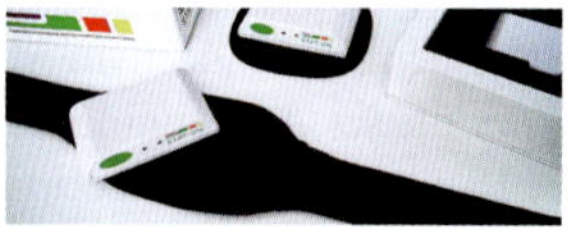 **Figure 15.3** Source : © Sense4Care	(Figures 15.4a-c) 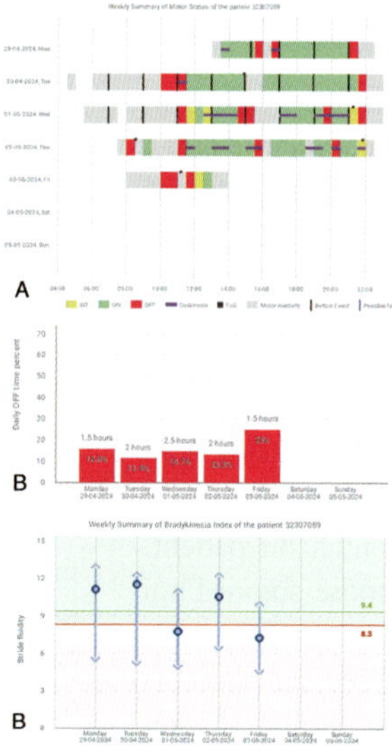 **Figure 15.4** Source : © Sense4Care	Temps *off* et index de bradykinésie Temps *on* Dyskinésies (tronc) Marche : *freezing*, chutes, longueur de la foulée, vitesse de marche, fluidité de la marche, nombre de pas, durée de marche, dépense énergétique Le rapport STAT-ON de base contient un tableau résumé des paramètres mesurés et le graphe principal montre l'évolution des états moteurs jour par jour. Les dyskinésies, le *freezing* et la détection de chutes sont aussi indiqués sur ce graphe. De plus, la prise médicamenteuse peut être renseignée par le patient et s'affiche sur ce graphe. Le rapport de base permet de visualiser la durée de temps *off*, le nombre et la durée des *freezing* et l'index de bradykinésie par jour Un rapport étendu est disponible pour analyser plus précisément la fluidité de la marche selon les états moteurs et les paramètres de marche mesurés par jour.

▷

Nom commercial	Actimètre	Exemple de visualisation du rapport	Paramètres évalués
PD Monitor® PD Neuro-technology	(Figures 15.5a-b) 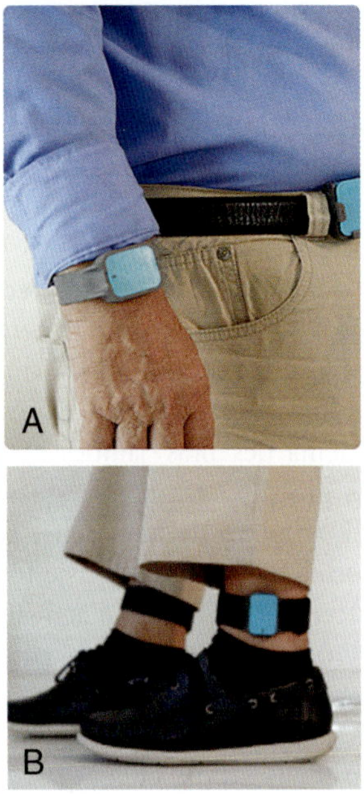 **Figure 15.5** © PD Neurotechnology	(Figure 15.6) 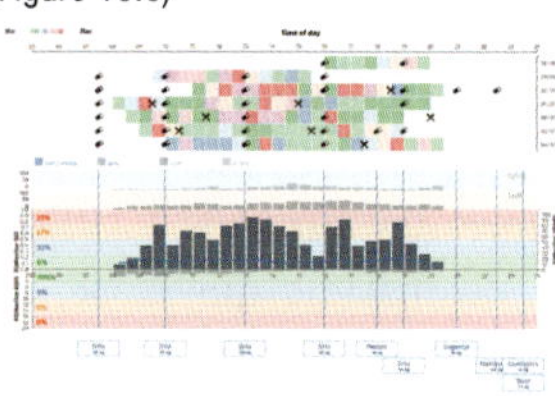 **Figure 15.6** Source : © PD Neurotechnology	Temps en *off* Dyskinésies Tremblement Bradykinésie *Freezing*, instabilité posturale, marche (cadence, vélocité, longueur de la foulée) Le rapport d'enregistrement est consultable en ligne. La plateforme permet de visualiser les actimétries de plusieurs patients et plusieurs sessions d'enregistrement. Les scores des paramètres mesurés sont affichés sur la durée totale d'enregistrement et leur évolution peut être visualisée graphiquement par demi-heure tout au long de la période de port des 5 capteurs.

Sources : Pour les figures 15.1 et 15.2 (a, b, c, d, e) : Global Kinetics. Pour les figures 15.3 et 15.4 (a, b, c) : Sense4Care. Pour les figures 15.5 (a, b) et 15.6 : PD Neurotechnology.

de Parkinson, le PKG® a permis une meilleure adaptation thérapeutique des patients [32]. Dans d'autres, le PKG® est utilisé comme un outil d'aide à la sélection des patients candidats pour les traitements de deuxième ligne [33,34]. En effet, les recommandations d'un groupe d'experts ont mis en avant le fait que le PKG® peut servir à la prise de décision clinique dans différentes situations [35]. Ce panel a mis en évidence l'utilité du PKG® pour confirmer ou infirmer la présence de signes moteurs évoqués par les patients, permettant de mieux communiquer avec le patient, adapter les traitements, voire éviter des hospitalisations.

Selon le point de vue patient, un point fort du PKG® est la facilité de port du dispositif et le rappel des prises de traitement [36]. Pour les cliniciens, la vision précise des fluctuations motrices selon les prises médicamenteuses est une force du rapport. Les valeurs cibles proposées par le PKG® sont aussi une aide facilitant l'interprétation des courbes du rapport qui montrent la moyenne et l'intervalle interquartile des scores aux différents instants [37].

STAT-ON®, Sense4Care

Sense4Care propose un capteur STAT-ON® inséré dans une ceinture portée au niveau de la taille (Tableau 15.1). L'enregistrement dure 7 jours, à raison de 8 heures par jour. Il évalue l'état moteur du patient parkinsonien pendant la marche et classifie les périodes de 30 minutes en *on, off* ou intermédiaire selon le ralentissement moteur détecté sur un paramètre de fluidité du pas, dérivé des mesures de mouvements lors de la marche. L'algorithme adapte les seuils de classification des périodes à partir de 3 jours d'enregistrement en fonction de la fluidité de marche du patient.

Il permet aussi d'évaluer les dyskinésies du tronc et du bassin, les *freezing* de la marche, les chutes, ainsi que le nombre de pas, la longueur des pas et la cadence de marche [38]. Les performances du STAT-ON® ont été évaluées dans 11 études, dont une multicentrique [23,38–47] et il semble aussi un outil utile pour identifier des patients parkinsoniens en phase avancée de maladie qui peuvent bénéficier d'un traitement de deuxième ligne, comme la stimulation cérébrale profonde et les traitement par pompes (sous-cutanée et intraduodénale) [47].

Le capteur détecte la bradykinésie et les épisodes de *freezing* de la marche avec une précision supérieure à 90 % [23,41,48]. Les dyskinésies fortes sont détectées avec une sensibilité de 95 % et une spécificité de 93 % [49]. Les états moteurs *on* et *off* sont déterminés avec une sensibilité et une spécificité supérieures à 90 % [38-40]. Les chutes sont également détectées avec une sensibilité de 95 % et spécificité de 99 % par rapport à l'observation clinique. Enfin, le système STAT-ON® identifie les changements posturaux des patients parkinsoniens, avec une bonne précision, en *on* (98,5 %) et en *off* (97,6 %), en particulier lors des changements entre les positions assise et debout, bien que les dyskinésies puissent créer des biais dans l'analyse [40,45].

Parmi les points forts du STAT-ON®, on peut citer l'utilisation d'un capteur unique, le bouton « événement » qui peut fournir des informations personnalisées telles que les prises de médicaments, ou qui peut signaler des chutes. Le rapport obtenu à partir de l'analyse de l'algorithme est facile à lire : il décrit l'état moteur de manière déterministe (un seul état possible par unité de temps), jour après jour sur la période d'enregistrement (Tableau 15.1). Cependant, le rapport ne propose pas de graphique qui résume les moyennes des paramètres de toute la période enregistrée, mais des valeurs chiffrées sous forme de tableau. Considérant la position du capteur, les informations posturales et la marche sont bien capturées mais l'évaluation de la bradykinésie nécessite la réalisation de dix foulées consécutives. Le dispositif est donc pris en défaut lorsque les patients marchent peu. De plus, les dyskinésies du tronc et des jambes sont mesurées avec précision, ce qui n'est pas le cas de dyskinésie choréique des membres supérieurs.

PD Monitor, PDNeurotechnology

PDMonitor®, de la société PDNeurotechnology, se compose de cinq dispositifs (capteurs inertiels des mouvements), placés sur les poignets, les tibias et la taille (Tableau 15.1). L'enregistrement est effectué selon la durée souhaitée et les mesures suivantes sont rapportées toutes les demi-heures : temps en *off*, dyskinésie, bradykinésie des bras/jambes et bradykinésie corporelle, tremblements des bras/jambes et tremblements corporels globaux, estimation du score UPDRS partie III, troubles de la marche, *freezing*, instabilité posturale, nombre de pas effectués pendant l'enregistrement et indice d'activité/manque de mouvement, ainsi que le temps passé en position assise et couchée, et l'analyse quantifiée de la marche. Les performances du PDMonitor® ont été évaluées dans deux études et comparées aux échelles UPDRS et AIMS ainsi qu'aux agendas remplis par les patients (pour identifier le temps en *off* et avec dyskinésies), et évalués par un médecin [50,51]. Globalement, des bonnes corrélations ont été retrouvées pour l'index de bradykinésie (précision 86 %), l'index de dyskinésie par rapport au score AIMS et de la marche par rapport au score UPDRS (précision 99 % et 99 % respectivement), l'index du tremblement par rapport au score UPDRS (précision 99 %). La probabilité du patient en état *off* est calculée à partir d'une combinaison de différents indices, notamment la démarche, les tremblements, le *freezing* de la marche et la bradykinésie. Il a été comparé à celui des agendas patients en trouvant une corrélation élevée ($r2 = 0,75$). De même, l'indice de dyskinésie a montré une corrélation modérée ($r2 = 0,63$) avec le score de dyskinésies (AIMS). Cependant, ces résultats ont besoin d'être confirmés par d'autres études multicentriques. De plus, les patients semblent nécessiter d'un support technique continu et l'utilisation de PDMonitor® implique l'utilisation de cinq capteurs en même temps, ce qui peut être difficile à gérer par les patients.

Technologie pour rééduquer

La mesure du mouvement ouvre d'autres possibilités que l'enregistrement des symptômes de la maladie de Parkinson. En effet, si un lien direct entre les données d'actimétrie et les adaptations thérapeutiques n'est pas encore complètement établi, un retour instantané sur le mouvement réalisé peut être fait au patient en temps réel. Dans ce cas, les données d'actimétrie peuvent être utilisées à des fins de rééducation. À ce jour, plusieurs systèmes sont en cours d'évaluation, avec ou sans l'ajout de la réalité virtuelle.

Systèmes embarqués

Actuellement en France, il existe quelques systèmes embarqués en cours d'évaluation en France pour la rééducation de la motricité des patients atteints de la maladie de Parkinson basés par exemple sur l'indiçage sensoriel.

Celui-ci est soit visuel avec l'aide de lunettes, soit auditif avec un rythme ou une musique à un rythme imposé (tel que BeatMove®). L'objectif est ici de « caler » le mouvement de la marche sur l'indice visuel (comme une ligne sur le sol) ou auditif (un rythme) avec un système de capteurs permettant d'ajuster « en ligne » le rythme sur le comportement moteur du patient. L'objectif est alors de porter le dispositif lors des moments de marche ou de promenade, avec une possible augmentation progressive de la vitesse de marche. Les quelques études menées en ouvert suggèrent de potentiels bénéfices sur différents paramètres de la marche [52–54]. Toutefois, il peut parfois être difficile pour le patient d'utiliser ces systèmes embarqués, avec un effet distractif et une difficulté à se « caler » sur le(s) rythme(s) imposé(s).

Réalité virtuelle

Depuis quelques années, plusieurs équipes ont proposé l'utilisation de la réalité virtuelle (RV), en association à l'activité physique pour améliorer la mobilité, la marche et le contrôle postural des patients avec une maladie de Parkinson, à des stades plus ou moins avancés de la maladie [55]. Ces approches sont souvent multifactorielles, permettant d'associer la rééducation motrice à des aspects plus cognitifs, i.e. les fonctions exécutives, motivationnels, et aussi ludiques par le biais du jeu. L'utilisation de la réalité virtuelle peut être non-immersive (à travers un écran ou une console), semi-immersive avec une expérience visuelle en 3D, ou immersive avec l'utilisation de visiocasques offrant une interaction dans un monde virtuel très réaliste. Ainsi, quel que soit le type de l'immersion, elle permet au sujet de se rééduquer à travers des situations nécessitant un effort et une concentration, en maintenant la sécurité du sujet [56], avec ou sans la supervision d'un thérapeute [57,58] et/ou à domicile [59]. Plusieurs jeux commerciaux disponibles sur le marché ont été testés dans quelques d'études pilotes, avec des résultats parfois encourageants [55]. Toutefois, ces outils sont souvent inappropriés pour la rééducation des patients, en particulier pour les stades avancés de la maladie [60]. Ainsi, plusieurs outils conçus « sur mesure » pour la rééducation des patients parkinsoniens et reposant sur plusieurs approches sont apparus ces dernières années et sont maintenant en cours d'évaluation. Ces outils ont l'avantage d'être potentiellement plus adaptés aux patients et à leur pathologie en favorisant une plus grande motivation, en incluant une dimension ludique (environnement et personnages) mais aussi l'indiçage sonore et visuel [60]. Ces systèmes permettent aussi de mesurer les performances motrices du sujet pendant le jeu avec un système de feedback sur sa performance [60].

La RV peut être utilisée en institution ou à domicile, avec ou sans supervision. Plusieurs méta-analyses ont confirmé l'intérêt du couplage activité physique et réalité virtuelle pour la rééducation des patients, avec une amélioration de de la fonction motrice, mais aussi des signes non moteurs de la maladie tels que la motivation ou la fatigue, la cognition, les activités de la vie quotidienne ou la qualité de vie [55,61,62]. Ces données ont toutefois souvent été obtenues dans des études non contrôlées ou pilotes, et sur des cohortes restreintes de patients.

Récemment quelques études contrôlées randomisées ont évalué les effets de la RV en ajout de la rééducation conventionnelle (tapis roulant, vélo, etc.). Mirelman et col ont rapporté un effet bénéfique supplémentaire de la rééducation sur tapis roulant réalisée en institut avec ou sans un écran non immersif pour réduire la fréquence des chutes des patients. L'ajout de la RV permettait une réduction supplémentaire du nombre de chutes, en comparaison de la rééducation seule, de l'ordre de 60 % avec un effet maintenu 6 mois après l'entrainement [57]. Toutefois, les méta-analyses récentes n'ont pas confirmé le bénéfice supplémentaire de la RV pour l'amélioration de l'équilibre [61,62]. Concernant la marche, l'ajout de la RV permet une augmentation de la vitesse marche, de la longueur de la foulée, avec une réduction des temps de marche. Concernant le *freezing* de la marche, la RV peut apporter un bénéfice mais sans supériorité en comparaison des autres méthodes conventionnelles de rééducation [63].

L'utilisation de la RV à domicile a aussi été récemment proposée pour tenter de renforcer le nombre de séances et la durée des entrainements, sachant qu'une durée de 150 minutes environ par semaine est recommandée pour l'obtention d'un bénéfice moteur [64]. Ainsi, l'utilisation de ces outils à domicile pourrait pallier les difficultés d'accès aux soins et maintenir la rééducation sur le long terme pour des patients dont le handicap moteur s'aggrave. La rééducation à domicile peut aussi inclure les aidants et les professionnels de santé dans la prise en charge [60], visant à améliorer l'adhésion du sujet, son engagement, et en conséquence les bénéfices cliniques et la rétention des effets [65]. Récemment, deux études randomisées ont permis de démontrer l'intérêt de l'utilisation de la RV à domicile pour :

- réduire la progression des symptômes moteurs de la maladie [59] ;
- améliorer les troubles de la marche dopa-résistants [66].

Dans la première étude, la combinaison de l'entrainement sur vélo avec la RV et une supervision régulière a permis de stabiliser le handicap moteur après 1 an d'entrainement, en comparaison à l'aggravation progressive observée chez les patients réalisant l'entrainement sans RV [59]. Dans la seconde, le jeu vidéo *Toap Run*, qui consiste à jouer en réalisant des mouvements amples et rapides des quatre membres et du tronc en utilisant le système Kinect®, pour déplacer un avatar dans un environnement virtuel (issu du laboratoire Brain eNovation, ICM, Paris), a permis de réduire la sévérité des troubles de la marche chez des patients ayant une maladie de Parkinson évoluée, ce qui n'était pas le cas pour les patients ayant joué uniquement avec le clavier de l'ordinateur [66].

Discussion

L'environnement des soins aux patients atteints de maladie de Parkinson voit arriver de plus en plus de dispositifs à visée d'évaluation et de prise en charge des symptômes moteurs ou non de la maladie [67]. Les technologies de mesure sont dorénavant bien adaptées aux spécificités de la maladie. Néanmoins, les données doivent être robustes et utilisées de façon pertinente pour permettre des bénéfices significatifs pour les patients.

Même si ces outils technologiques semblent représenter une réelle opportunité pour déployer de nouvelles approches, plus efficaces et plus adaptées pour chaque patient à l'échelle individuelle, plusieurs difficultés limitent leur diffusion et leur utilisation au quotidien.

En effet, malgré les progrès technologiques et l'amélioration des algorithmes de classification des symptômes, leur utilisation en pratique courante pour adapter les traitements antiparkinsoniens est encore limitée. Dans les faits, il n'existe pas encore d'indication sur le bon actimètre à utiliser pour un symptôme parkinsonien spécifique. Il serait donc crucial de bien connaître les capacités, avantages et inconvénients de l'un par rapport à l'autre ainsi que par rapport aux moyens habituels d'évaluation des symptômes moteurs. Une étude de comparaison des systèmes permettrait de mettre en évidence une possible interopérabilité entre certains d'entre eux, et de proposer des recommandations d'utilisation vers des profils de patients définis.

Un autre problème est soulevé par la prise en compte de la subjectivité des patients qui reste le déclencheur principal de l'adaptation thérapeutique. Les données fournies par les actimètres sont dépourvues de cette subjectivité. Leur pertinence en pratique clinique doit donc être évaluée. À ce jour, il n'existe qu'une étude, incluant environ 75 patients par bras aux stades de complications motrices et avec une durée de maladie d'environ 6 ans, qui suggère un rôle de l'actimétrie (PKG®) pour améliorer les ajustements thérapeutiques et l'état clinique des patients, par rapport à la seule prise en charge du neurologue, mais ces résultats nécessitent d'être confirmés et le bénéfice en terme de qualité de vie devrait aussi être prouvé [32]. Des évaluations médico-économiques seront également nécessaires pour envisager un remboursement par les systèmes d'assurance maladie. Enfin, le circuit des données, leur stockage et leur utilisation éventuelle pour d'autres finalités que la caractérisation de l'état moteur à un instant donné seront des sujets sensibles.

Concernant les outils de rééducation, un enjeu majeur est la possibilité/capacité de chaque patient d'avoir un outil informatique performant (réseau Internet, logiciel, puissance informatique, etc.) et de pouvoir s'en servir, sachant que leurs capacités cognitives/exécutives se dégradent avec le temps. Ainsi, l'accompagnement par le thérapeute et/ou les aidants sont aussi indispensables dans une prise en charge plus globale du handicap du patient.

Perspectives

Aujourd'hui, les actimètres sont principalement utilisés dans le monitoring des patients parkinsoniens à visée thérapeutique. La tendance est de les utiliser comme support pour aider les cliniciens à ajuster les traitements, les patients ou les aidants à mieux suivre et exprimer leurs symptômes et pour optimiser le temps de consultations.

Il faut également considérer la maladie de Parkinson dans sa dimension chronique : sur une longue durée (parfois plusieurs décennies), le malade passe de la phase prodromale à la phase précoce, avancée puis tardive de maladie. Chaque stade est caractérisé par des symptômes et des besoins bien spécifiques. Le rôle des actimètres au cours de ces différentes phases doit encore être établi. En particulier à la phase prodromale ou précoce de maladie, ils pourraient être utilisés pour détecter une aggravation de la sévérité motrice traduisant la phénoconversion dans la pratique courante ainsi que dans le cadre d'un essai clinique si nous disposions d'un traitement neuroprotecteur à l'avenir. Parallèlement, leur utilité et utilisabilité chez les malades en phase tardive de maladie ayant des troubles cognitifs et peu capables d'interagir pendant la consultation devraient être investiguées.

L'importance des symptômes non moteurs, difficilement évaluables avec un actimètre, doit également être soulignée [68]. Aujourd'hui, quelques études indiquent une corrélation entre certaines mesures du PKG® et la qualité du sommeil/somnolence enregistré en polysomnographie d'une part, ou avec des comportements impulsifs d'autre part [69,70]. Un autre symptôme non moteur qui peut être évalué est l'hypotension orthostatique, mais les techniques disponibles ne donnent pas encore de résultats satisfaisants [71]. Globalement, le monitoring des symptômes non moteurs demande le plus souvent une interaction des patients avec le système (remplissage de questionnaire, tâches à faire), ce qui peut limiter l'adhésion des patients.

Par ailleurs, l'utilisation des données d'actimétrie pour ajuster les traitements est fonction de la capacité d'analyse des rapports obtenus. La variété des systèmes et donc des rapports peut être un obstacle à la maîtrise optimale de leur lecture pour adapter les traitements à partir des enregistrements, même si des indicateurs permettent de comprendre au mieux chaque type d'information (par exemple les plages cibles du PKG®). Une perspective serait la proposition d'actions cliniques correspondant à la mesure des symptômes. Il n'est pas encore d'actualité de copier avec les actimètres le modèle des capteurs continus de glucose liés aux systèmes de délivrance d'insuline automatisée par boucle fermée. Néanmoins, des actions pourraient être suggérées à partir du rapport d'actimétrie pour faciliter l'utilisation des données et en tirer les meilleurs avantages : par exemple, le déclenchement d'un questionnaire de ressenti si des symptômes s'aggravent, une alerte en cas de valeurs seuils dépassées, etc.

Conclusion

Au cours des dernières années, les outils connectés ont émergé comme prometteurs pour l'évaluation des signes de la maladie de Parkinson, que ce soit dans le cadre de programmes de recherche clinique ou pour la gestion quotidienne de l'ajustement des traitements antiparkinsoniens, en collaboration avec le neurologue référent. Ils apparaissent aussi comme une opportunité pour améliorer l'état moteur, et peut-être non moteur, par le biais d'outils de rééducation. Plusieurs freins persistent toutefois, et il sera nécessaire dans le futur d'améliorer les contraintes techniques, en simplifiant et en améliorant l'ergonomie de ces objets connectés, mais aussi en accompagnant les patients et les aidants dans leur prise en main. Ceci permettra de mieux cibler les bénéfices attendus, augmenter la durée et l'intensité des entrainements, et surtout éviter l'utilisation d'outils inadaptés et non validés.

Références

[1] Warren Olanow C, Kieburtz K, Rascol O, et al. Factors predictive of the development of Levodopa-induced dyskinesia and wearing-off in Parkinson's disease. Mov Disord. juill 2013;28(8):1064–71.

[2] Nutt JG. Motor fluctuations and dyskinesia in Parkinson's disease. Parkinsonism & Related Disorders oct 2001;8(2):101–8.

[3] Carriere N, Verloop D, Dupont C, et al. Descriptive study of the parkinsonian population in the north of France: Epidemiological analysis and healthcare consumption. Rev Neurol. juin 2017;173(6):396–405.

[4] Admin. Ministère du Travail, de la Santé et des Solidarités. 2024 [cité 26 févr 2024]. La maladie de Parkinson. Disponible sur : https://sante.gouv.fr/soins-et-maladies/maladies/maladies-neurodegeneratives/article/la-maladie-de-parkinson.

[5] Reichmann H, Klingelhoefer L, Bendig J. The use of wearables for the diagnosis and treatment of Parkinson's disease. J Neural Transm juin 2023;130(6):783–91.

[6] Artusi CA, Mishra M, Latimer P, et al. Integration of technology-based outcome measures in clinical trials of Parkinson and other neurodegenerative diseases. Parkinsonism & Related Disorders janv 2018;46:S53–6.

[7] Patel S, Lorincz K, Hughes R, et al. Monitoring Motor Fluctuations in Patients With Parkinson's Disease Using Wearable Sensors. IEEE Transactions on Information Technology in Biomedicine nov 2009;13(6):864–73.

[8] Patel S, Park H, Bonato P, et al. A review of wearable sensors and systems with application in rehabilitation. J NeuroEngineering Rehabil 2012;9(1):21.

[9] Maetzler W, Domingos J, Srulijes K, et al. Quantitative wearable sensors for objective assessment of Parkinson's disease: Wearable Sensors in PD. Mov Disord oct 2013;28(12):1628–37.

[10] Ossig C, Gandor F, Fauser M, et al. Correlation of Quantitative Motor State Assessment Using a Kinetograph and Patient Diaries in Advanced PD: Data from an Observational Study. Toft M, éditeur. PLOS ONE 24 août 2016;11:e0161559.

[11] Ossig C, Antonini A, Buhmann C, et al. Wearable sensor-based objective assessment of motor symptoms in Parkinson's disease. J Neural Transm 8 août 2015;123(1):57–64.

[12] Espay AJ, Bonato P, Nahab FB, et al. Technology in Parkinson's disease: Challenges and opportunities. Mov Disord sept 2016;31(9):1272–82.

[13] Barrantes S, Sánchez Egea AJ, González Rojas HA, et al. Differential diagnosis between Parkinson's disease and essential tremor using the smartphone's accelerometer. PLOS ONE 25 août 2017;12(8):e0183843.

[14] Sahin G, Halje P, Uzun S, et al. Tremor evaluation using smartphone accelerometry in standardized settings. Front Neurosci 1 août 2022;16:861668.

[15] Araújo R, Tábuas-Pereira M, Almendra L, et al. Tremor Frequency Assessment by iPhone® Applications: Correlation with EMG Analysis. J Parkinsons Dis 19 oct 2016;(4):717–21.

[16] Pham MH, Elshehabi M, Haertner L, et al. Algorithm for Turning Detection and Analysis Validated under Home-Like Conditions in Patients with Parkinson's Disease and Older Adults using a 6 Degree-of-Freedom Inertial Measurement Unit at the Lower Back. Frontiers in Neurology [Internet]. 10 avr 2017 [cité 4 juin 2019] ;8. Disponible sur : http://journal.frontiersin.org/article/10.3389/fneur.2017.00135/full.

[17] Muthukrishnan N, Abbas JJ, Krishnamurthi N. A Wearable Sensor System to Measure Step-Based Gait Parameters for Parkinson's Disease Rehabilitation. Sensors 10 nov 2020;20(22):6417.

[18] Kleiner AFR, Pacifici I, Vagnini A, et al. Timed Up and Go evaluation with wearable devices: Validation in Parkinson's disease. J Bodyw Mov Ther avr 2018;22(2):390–5.

[19] Schlachetzki JCM, Barth J, Marxreiter F, et al. Wearable sensors objectively measure gait parameters in Parkinson's disease. Toft M, éditeur. PLoS ONE 11 oct 2017;12(10):e0183989.

[20] Jakob V, Küderle A, Kluge F, et al. Validation of a Sensor-Based Gait Analysis System with a Gold-Standard Motion Capture System in Patients with Parkinson's Disease. Sensors 18 nov 2021;21(22):7680.

[21] Zago M, Sforza C, Pacifici I, et al. Gait evaluation using inertial measurement units in subjects with Parkinson's disease. J Electromyogr Kinesiol oct 2018;42:44–8.

[22] Pham et al. Freezing of Gait Detection in Parkinson's Disease: A Subject-Independent Detector Using Anomaly Scores. IEEE Transactions on Biomedical Engineering. nov 2017; 64(11):2719–28.

[23] Rodríguez-Martín D, Samà A, Pérez-López C, et al. Home detection of freezing of gait using support vector machines through a single waist-worn triaxial accelerometer. PLOS ONE 15 févr 2017;12(2):e0171764.

[24] Lipsmeier F, Taylor KI, Kilchenmann T, et al. Evaluation of smartphone-based testing to generate exploratory outcome measures in a phase 1 Parkinson's disease clinical trial. Mov Disord août 2018;33(8):1287–97.

[25] Galperin I, Hillel I, Del Din S, et al. Associations between daily-living physical activity and laboratory-based assessments of motor severity in patients with falls and Parkinson's disease. Parkinsonism & Related Disorders [Internet]. janv 2019 [cité 4 juin 2019]. Disponible sur : https://linkinghub.elsevier.com/retrieve/pii/S1353802019300227.

[26] Hauser RA, Friedlander J, Zesiewicz TA, et al. A home diary to assess functional status in patients with Parkinson's disease with motor fluctuations and dyskinesia. Clin Neuropharmacol avr 2000;23(2):75–81.

[27] Robert I. Griffiths. Automated Assessment of Bradykinesia and Dyskinesia in Parkinson's Disease. J Parkinsons Dis 2012;(1):47–55.

[28] McGregor S, Churchward P, Soja K, et al. The use of accelerometry as a tool to measure disturbed nocturnal sleep in Parkinson's disease. npj Parkinson's Disease [Internet]. 10 janv 2018 [cité 4 juin 2019] ;4(1). Disponible sur : www.nature.com/articles/s41531-017-0038-9.

[29] Braybrook M, O'Connor S, Churchward P, et al. An Ambulatory Tremor Score for Parkinson's Disease. J Parkinsons Dis 19 oct 2016;(4):723–31.

[30] Farzanehfar P, Woodrow H, Braybrook M, et al. Objective measurement in routine care of people with Parkinson's disease improves outcomes. npj Parkinson's Disease [Internet]. 3 avr 2018 [cité 20 juill 2018] ;4. Disponible sur : www.nature.com/articles/s41531-018-0046-4.

[31] Horne M, Kotschet K, McGregor S. The Clinical validation of objective Measurement of Movement in Parkinson's Disease. Central Nervous System 2016;8.

[32] Woodrow H, blinded A. controlled trial of objective measurement in Parkinson's disease. npj Parkinson's Disease 2020;10.

[33] Khodakarami H, Farzanehfar P, Horne M. The Use of Data from the Parkinson's KinetiGraph to Identify Potential Candidates for Device Assisted Therapies. Sensors 15 mai 2019;19(10):2241.

[34] Kilinçalp G, Sjöström AC, Eriksson B, et al. Predictive Value of Ambulatory Objective Movement Measurement for Outcomes of Levodopa/Carbidopa Intestinal Gel Infusion. JPM 2 janv 2022;12(1):27.

[35] Odin P, Chaudhuri KR, Volkmann J, et al. Viewpoint and practical recommendations from a movement disorder specialist panel on objective measurement in the clinical management of Parkinson's disease. npj Parkinson's Disease [Internet]. 10 mai 2018 [cité 20 juill 2018] ;4. Disponible sur : www.nature.com/articles/s41531-018-0051-7.

[36] Virbel-Fleischman C, Rétory Y, Hardy S, Huiban C, Corvol JC, Grabli D. Body-worn sensors for Parkinson's disease: a qualitative approach with patients and healthcare professionals. PLoS one 2022;17(5):e0265438.

[37] Pahwa R, Isaacson SH, Torres-Russotto D, et al. Role of the Personal KinetiGraph in the routine clinical assessment of Parkinson's disease: recommendations from an expert panel. Expert Rev Neurother 3 août 2018;18(8):669–80.

[38] Bayés A, Samá A, Prats A, et al. A "HOLTER" for Parkinson's disease : Validation of the ability to detect on-off states using the REMPARK system. Gait & Posture 1 janv 2018;59:1–6.

[39] Pérez-López C, Samà A, Rodríguez-Martín D, et al. Dopaminergic-induced dyskinesia assessment based on a single belt-worn accelerometer. Artif Intell Med févr 2016;67:47–56.

[40] Rodríguez-Molinero A, Samà A, Pérez-Martínez DA, et al. Validation of a Portable Device for Mapping Motor and Gait Disturbances in Parkinson's Disease. JMIR mHealth and uHealth 2 févr 2015;3(1):e9.

[41] Samà A, Pérez-López C, Rodríguez-Martín D, et al. Estimating bradykinesia severity in Parkinson's disease by analysing gait through a waist-worn sensor. Comput Biol Med mai 2017;84:114–23.

[42] Rodríguez-Molinero A, Samà A, Pérez-López C, et al. Analysis of Correlation between an Accelerometer-Based Algorithm for Detecting Parkinsonian Gait and UPDRS Subscales. Front Neurol 1 sept 2017;8:431.

[43] Rodríguez-Molinero A, Pérez-López C, Samà A, et al. Estimating dyskinesia severity in Parkinson's disease by using a waist-worn sensor: concurrent validity study. Sci Rep déc 2019;9(1):13434.

[44] Sayeed T, Samà A, Català A, et al. Adapted step length estimators for patients with Parkinson's disease using a lateral belt worn accelerometer. THC 1 févr 2015;23(2):179–94.

[45] Rodriguez-Martin D, Samà A, Perez-Lopez C, et al. SVM-based posture identification with a single waist-located triaxial accelerometer. Expert Syst Appl déc 2013;40(18):7203–11.
[46] Pérez-López C, Hernández-Vara J, Caballol N, et al. Comparison of the Results of a Parkinson's Holter Monitor With Patient Diaries, in Real Conditions of Use: A Sub-analysis of the MoMoPa-EC Clinical Trial. Front Neurol 16 mai 2022;13:835249.
[47] Cabo-Lopez I, Puy-Nuñez A, Redondo-Rafales N, et al. Holter STAT-ONTM against other tools for detecting MF in advanced Parkinson's disease: an observational study. Front Neurol 18 août 2023;14:1249385.
[48] Ahlrichs C, Samà A, Lawo M, et al. Detecting freezing of gait with a tri-axial accelerometer in Parkinson's disease patients. Medical & Biological Engineering & Computing 1 oct 2015;54(1):223–33.
[49] Pérez-López C, Samà A, Rodríguez-Martín D, et al. Assessing Motor Fluctuations in Parkinson's Disease Patients Based on a Single Inertial Sensor. Sensors 15 déc 2016;16(12):2132.
[50] Antonini A, Reichmann H, Gentile G, et al. Toward objective monitoring of Parkinson's disease motor symptoms using a wearable device: wearability and performance evaluation of PDMonitor®. Front Neurol 16 mai 2023;14:1080752.
[51] Kostikis N, Rigas G, Konitsiotis S, Fotiadis DI. Configurable Offline Sensor Placement Identification for a Medical Device Monitoring Parkinson's Disease. Sensors 24 nov 2021;21(23):7801.
[52] Bella SD, Dotov D, Bardy B, de Cock VC. Individualization of music-based rhythmic auditory cueing in Parkinson's disease: Rhythmic auditory cueing in Parkinson's disease. Ann NY Acad Sci juill 2018;1423(1):308–17.
[53] Bella SD, Benoit C, Farrugia N, et al. Effects of musically cued gait training in Parkinson's disease: beyond a motor benefit. Annals of the New York Academy of Sciences mars 2015;1337(1):77–85.
[54] Cochen De Cock V, Dotov D, Damm L, et al. BeatWalk: Personalized Music-Based Gait Rehabilitation in Parkinson's Disease. Front Psychol 26 avr 2021;12:655121.
[55] Dockx K, Bekkers EM, Van den Bergh V, et al. Virtual reality for rehabilitation in Parkinson's disease. Cochrane Movement Disorders Group, éditeur. Cochrane Database of Systematic Reviews [Internet]. 21 déc 2016 [cité 26 févr 2024] ;2016(12). Disponible sur : http://doi.wiley.com/10.1002/14651858.CD010760.pub2.
[56] Canning CG, Allen NE, Nackaerts E, et al. Virtual reality in research and rehabilitation of gait and balance in Parkinson disease. Nat Rev Neurol août 2020;16(8):409–25.
[57] Mirelman A, Rochester L, Maidan I, et al. Addition of a non-immersive virtual reality component to treadmill training to reduce fall risk in older adults (V-TIME): a randomised controlled trial. The Lancet sept 2016;388(10050):1170–82.
[58] Nuic D, Vinti M, Karachi C, et al. The feasibility and positive effects of a customised videogame rehabilitation programme for freezing of gait and falls in Parkinson's disease patients: a pilot study. J NeuroEngineering Rehabil déc 2018;15(1):31.
[59] van der Kolk NM, de Vries NM, Kessels RPC, et al. Effectiveness of home-based and remotely supervised aerobic exercise in Parkinson's disease: a double-blind, randomised controlled trial. Lancet Neurol nov 2019;18(11):998–1008.
[60] Laar A, Silva de Lima AL, Maas BR, et al. Successful implementation of technology in the management of Parkinson's disease: Barriers and facilitators. Clinical Parkinsonism & Related Disorders 2023;8:100188.
[61] Gandolfi M, Geroin C, Dimitrova E, et al. Virtual Reality Telerehabilitation for Postural Instability in Parkinson's Disease: A Multicenter, Single-Blind, Randomized. Controlled Trial. Biomed Res Int 2017;2017:1–11.
[62] Kwon SH, Park JK, Koh YH. A systematic review and meta-analysis on the effect of virtual reality-based rehabilitation for people with Parkinson's disease. J NeuroEngineering Rehabil 20 juill 2023;20(1):94.
[63] Bekkers EMJ, Mirelman A, Alcock L, et al. Do Patients With Parkinson's Disease With Freezing of Gait Respond Differently Than Those Without to Treadmill Training Augmented by Virtual Reality? Neurorehabil Neural Repair mai 2020;34(5):440–9.
[64] Flynn A, Allen NE, Dennis S, et al. Home-based prescribed exercise improves balance-related activities in people with Parkinson's disease and has benefits similar to centre-based exercise: a systematic review. J Physiother oct 2019;65(4):189–99.
[65] Gallou-Guyot M, Nuic D, Mandigout S, et al. Effectiveness of home-based rehabilitation using active video games on quality of life, cognitive and motor functions in people with Parkinson's disease: a systematic review. Disabil Rehabil 18 déc 2022;44(26):8222–33.
[66] Nuic D, van de Weijer S, Cherif S, et al. Home-based exergaming to treat gait and balance disorders in patients with Parkinson's disease: A phase II randomized controlled trial. Euro J of Neurology janv 2024;31(1):e16055.
[67] Moreau C, Rouaud T, Grabli D, et al. Overview on wearable sensors for the management of Parkinson's disease. NPJ Parkinsons Dis 2 nov 2023;9(1):153.
[68] Martinez-Martin P, Rodriguez-Blazquez C, Kurtis MM, Chaudhuri KR, On Behalf of the NMSS Vali-

dation Group. The impact of non-motor symptoms on health-related quality of life of patients with Parkinson's disease: NMS and HRQOL in Parkinson's Disease. Mov Disord 15 févr 2011;26(3):399–406.

[69] Klingelhoefer L, Rizos A, Sauerbier A, et al. Night-time sleep in Parkinson's disease - the potential use of Parkinson's KinetiGraph: a prospective comparative study. Eur J Neurol août 2016;23(8):1275–88.

[70] Evans AH, Kettlewell J, McGregor S, et al. A Conditioned Response as a Measure of Impulsive-Compulsive Behaviours in Parkinson's Disease. Svenningsson P, éditeur. PLoS ONE 24 févr 2014;9:e89319.

[71] Ahn JH, Song J, Choi I, et al. Validation of Blood Pressure Measurement Using a Smartwatch in Patients With Parkinson's Disease. Front Neurol 29 juin 2021;12:650929.

5

Prise en charge thérapeutique

Chapitre 16

Stratégies médicamenteuses antiparkinsoniennes

Lucie Hopes, Solène Frismand

Service de neurologie, CHRU de Nancy.

La physiopathologie de la maladie de Parkinson est encore assez méconnue, il n'y a donc pas à l'heure actuelle de traitement neuroprotecteur qui limiterait l'évolution de la pathologie, même si des travaux de recherche sont en cours. L'étude LIKIPARK [1] est une étude de type Phase II, de courte durée (1 an) chez un nombre restreint de patients (n = 156) utilisant un critère de jugement principal mesurant la sévérité des symptômes d'après l'évaluation des investigateurs (MDS-UPDRS III) : il existait une différence significative de ce score à 12 mois (différence de 3,08 points entre le groupe sous lixisénatide (intervalle de confiance 95 %, 0,86-5,30, p = 0,07). Cependant les critères reposant sur l'avis des malades (MDS-UPDRS II) n'ont pas montré de différence. Ces résultats, même s'ils sont encourageants, nécessitent d'être reproduits dans une étude de phase III avant de pouvoir envisager de traiter en pratique clinique des patients parkinsoniens dans l'espoir de ralentir l'évolution de leur maladie.

Les traitements actuels, dits symptomatiques, visent en grande partie à supplémenter le manque en dopamine. Nous développerons dans ce chapitre les principaux médicaments disponibles en France puis les stratégies à la phase initiale et au stade des fluctuations et dyskinésies. Les traitements souvent qualifiés « de seconde ligne » (stimulation cérébrale profonde et autres techniques de neurochirurgie fonctionnelle, pompe sous-cutanée à apomorphine et pompe à lévodopa-carbidopa intraintestinale) seront présentés dans le chapitre suivant.

Principaux médicaments disponibles en France

Pour compenser le déficit dopaminergique, plusieurs options existent, qui peuvent être associées avec un effet synergique : apporter de la lévodopa exogène, stimuler directement les récepteurs dopaminergiques (agonistes dopaminergiques), réduire le catabolisme de la dopamine (inhibiteurs enzymatiques), inhiber les interneurones cholinergiques striataux désinhibés par la diminution du tonus dopaminergique (anticholinergiques antimuscariniques), utiliser des voies alternatives d'augmentation du tonus dopaminergique : cas particuliers de l'amantadine et du méthylphénidate (Figure 16.1).

L-dopa

Place des compléments naturels

Quelques mots sur la place des compléments naturels (phytothérapie) contenant de la lévodopa dans l'arsenal thérapeutique s'imposent. Les neurologues sont confrontés à un questionnement croissant sur ce type de traitement promu au travers d'Internet et des réseaux sociaux et souvent plébiscités comme très bénéfiques, voire miraculeux. Parmi ces traitements, le mucuna pruriens (encore appelé pois mascate) est une plante indigène d'Inde connue pour contenir de la lévodopa. Elle a fait l'objet de quelques

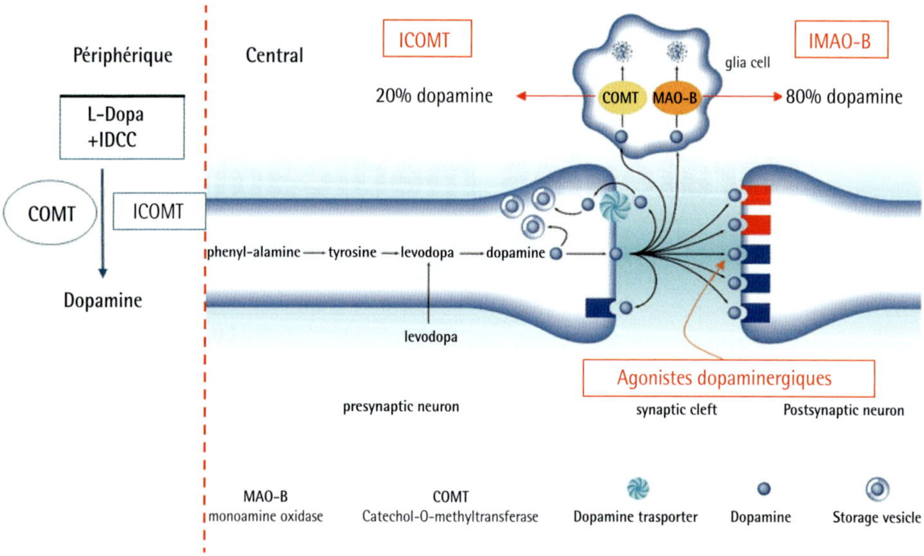

Figure 16.1. Représentation schématique d'une synapse dopaminergique et des classes de traitements dopaminergiques les plus fréquemment utilisées en France.

études [2,3] chez de petits groupes de patients parkinsoniens retrouvant une certaine efficacité sur l'allongement du temps en *on*, sous réserve que les doses soient 3 à 4 fois supérieures à la lévodopa chimique, étant donné sa dégradation périphérique importante du fait de l'absence d'inhibiteur de dopa décarboxylase. Ainsi, même si les résultats sont encourageants, il est impératif de disposer d'autres études (plus grand nombre de patients et suivi à plus long terme) avant d'en recommander l'utilisation de compléments qui ne sont pas remboursés et qui n'ont pas d'AMM. Il est important de rappeler qu'un traitement naturel n'est pas forcément « simple » et que les plantes sont bien connues pour être complexes dans leurs effets positifs ou négatifs.

L-dopa associée à un inhibiteur de la dopa-décarboxylase périphérique : benzéraside (Modopar®) ou carbidopa (Sinemet®)

Pharmacologie

C'est le médicament le plus utilisé car le plus actif [4]. La L-dopa (ou lévodopa) est absorbée au niveau duodéno-jéjunal, passe la barrière hémato-encéphalique (BHE) puis est décarboxylée en dopamine qui est stockée à l'intérieur des neurones dopaminergiques. Afin d'empêcher la décarboxylation périphérique (avant le passage de la BHE), la L-dopa est associée à des inhibiteurs de la décarboxylase périphérique (*Aromatic L-Amino Acid Decarboxylase* ou AADC). Ces inhibiteurs (le bensérazide ou la carbidopa) ne passent pas la BHE et permettent de réduire les effets indésirables liés à la formation périphérique de dopamine (hypotension et vomissements) et multiplient par 10 à 20 la biodisponibilité de la dopa au niveau cérébral.

La dopamine stimule tous les récepteurs dopaminergiques (types D1 et D2). Le pic plasmatique de la L-dopa est atteint en 1 à 2 heures avec une demi-vie plasmatique courte (90 min). Ce sont les neurones dopaminergiques survivants qui assurent donc le stockage et le relargage de la dopamine au début de la maladie, mais la mort neuronale devenant ensuite critique, l'état moteur du patient tend alors à suivre précisément l'évolution de la concentration plasmatique en L-dopa, et les fluctuations motrices apparaissent.

Action centrale, effets indésirables centraux

L'administration de L-dopa augmente la dopamine striatale avec un effet sur les symptômes moteurs de la MP. Le système mésocorticolimbique est également stimulé, pouvant induire des effets comportementaux (hallucinations, délire interprétatif, confusion, augmentation de la libido, jeux pathologiques, etc.). L'induction des dyskinésies a été traitée dans le chapitre 6. Une sédation est parfois observée à l'acmé de l'effet de la L-dopa. Un sevrage brutal expose à un tableau clinique grave, analogue au syndrome malin des neuroleptiques.

Action périphérique, effets indésirables périphériques

Aux doses thérapeutiques, la dopamine née de la fraction de L-dopa décarboxylée en périphérie stimule les récepteurs dopaminergiques artériels et peut être à l'origine d'une hypotension orthostatique. À forte dose, elle peut être responsable de troubles du rythme cardiaque et d'hypertension (stimulation des récepteurs adrénergiques cardiovasculaires). La dopamine stimule par ailleurs les récepteurs dopaminergiques de l'area postrema située en deçà de la BHE au niveau bulbaire. Elle est responsable de nausées et vomissements bien contrôlés par la prise de dompéridone, neuroleptique ne passant pas la BHE aux doses thérapeutiques (< 60 mg/j). Ce traitement anti-émétique justifie la réalisation d'un ECG pour vérification de l'absence de QT corrigé long et doit être prescrit si possible sur un temps limité.

Posologie

Elle est très variable d'un patient à l'autre, la plus faible posologie par prise étant de 50 mg. Certains patients prennent un total de plusieurs grammes par jour. Une posologie aux alentours de 500 mg/j est considérée comme moyenne et une forte dose au-delà de 1000 mg/j. La posologie dépend du stade de la maladie, de l'absorption de la lévodopa, de la dopasensibilité et de la durée d'action sur leurs symptômes.

Agonistes dopaminergiques

Les agonistes dopaminergiques sont des analogues structuraux de la dopamine. Une fois absorbés, ils ne subissent pas dans un premier temps de modification chimique, et stimulent directement les récepteurs dopaminergiques centraux et périphériques. Leurs effets cliniques et biologiques sont donc identiques à ceux de la L-dopa. Ils partagent une capacité plus particulière à stimuler les récepteurs D2, une demi-vie plus longue que celle de la L-dopa (forme LP) et un risque moindre d'induire des dyskinésies à long terme. Ils diffèrent cependant sur leur affinité respective pour des sous-types de récepteurs dopaminergiques (D1, D2 et D3). Seules la demi-vie et la durée d'action semblent avoir un intérêt en pratique clinique par rapport à la L-dopa.

Dans toutes les études comparatives, l'effet moteur bénéfique des agonistes apparaît moindre que celui de la L-dopa. Ils partagent les mêmes effets indésirables (sauf le risque accru de dyskinésies), mais avec une plus grande sévérité, probablement du fait de la stimulation directe des récepteurs dopaminergiques et de leur demi-vie plus longue. Les nausées, l'hypotension orthostatique, les hallucinations et les troubles du comportement (cauchemars, hallucinations diurnes, psychose, voire confusion) sont plus fréquents et plus sévères. La somnolence et les attaques de sommeil sont également plus marquées qu'avec la L-dopa. Des anomalies posturales de type tête tombante ont été rapportées sous pramipexole et rotigotine [5,6]. Comme pour la L-dopa, le sevrage doit être progressif, quel que soit l'agoniste utilisé, sous peine d'induire un état hypertonique équivalent d'un syndrome malin des neuroleptiques et aussi un état hypodopaminergique comportemental (apathie, dépression, idées suicidaires). L'effet secondaire important à connaitre, et il est médico-légal d'en informer systématiquement le patient et l'aidant, est le risque de trouble du contrôle de l'impulsivité sous forme de jeux pathologiques, d'achats compulsifs, d'hypersexualité ou de compulsions alimentaires (voir chapitre 9), particulièrement chez les sujets jeunes traités par de fortes posologies et pouvant survenir plusieurs années après l'introduction de l'agoniste [7]. Corvol et coll ont ainsi montré une incidence cumulative de TCI de 46 % chez 41 patients après 5 ans de suivi [8], montrant l'importance de l'interrogatoire tout le long du suivi de patient. Des œdèmes distaux des membres inférieurs et une prise de poids sont aussi parfois observés.

Compte tenu des effets indésirables, les mêmes règles de mise en route doivent être respectées quel que soit l'agoniste choisi :

- ne pas prescrire chez le sujet trop âgé (prescrire plutôt avant 65 ans) ou en cas de troubles cognitifs ;
- titration très progressive et association conseillée initiale à la dompéridone (30 mg/j, après vérification de l'absence de QT corrigé long à l'ECG), afin d'éviter les effets secondaires périphériques initiaux (hypotension orthostatique, nausées et vomissements) ;
- hormis le cas particulier de l'apomorphine, ne pas associer d'agonistes dopaminergiques entre eux du fait du risque de potentialisation des effets indésirables.

Si absence d'effet clinique recherché à posologie moyenne, envisager l'ajout de L-dopa.

Ropinirole (Requip®)

Agoniste D2, D3 et D4. Les posologies minimale et maximale efficaces sont respectivement de 6 et 24 mg par jour. Il est disponible sous forme à libération immédiate (3 à 4 prises par jour) ou à libération prolongée permettant, à efficacité égale, une seule prise par jour. Le ropinirole est le seul agoniste pour lequel ait été formellement démontrée une réduction du risque de dyskinésies à long terme chez le patient *de novo*. Une étude prospective en double aveugle a démontré que 70 % des patients sous ropinirole (avec ou sans adjonction de L-dopa) ne présentaient pas de dyskinésie à 5 ans, contre seulement 40 % des patients sous L-dopa exclusive [9]. Il existe donc une diminution du risque de survenue de dyskinésies à 5 ans de l'ordre de 50 % lorsque le ropinirole est utilisé seul ou en association à la L-dopa en début d'évolution.

Les indications officielles selon le résumé des caractéristiques du produit sont les suivantes :

- traitement de première intention en monothérapie pour différer la mise à la dopathérapie ;
- association à la L-dopa en cours d'évolution de la maladie, lorsque l'effet de la dopathérapie s'épuise ou devient inconstant, et qu'apparaissent des fluctuations de l'effet thérapeutique (fluctuations de type « fin de dose » ou effets *on/off*).

Pramipexole (Sifrol®)

Agoniste D2 avec forte spécificité pour le sous-type D3, la présentation de la spécialité est exprimée en base, la molécule étant préparée sous forme de sel (dichlorhydrate monohydraté de pramipexole). Il est disponible sous forme à libération immédiate (3 prises/j) ou à libération prolongée permettant, à efficacité motrice égale, une seule prise par jour. La posologie minimale efficace est de 0,52 mg/j et celle maximale de 3,15 mg/j de base. Une étude multicentrique internationale prospective sur 2 ans en double insu a testé le pramipexole seul ou en adjonction à la L-dopa contre L-dopa seule [10]. Le critère principal était la présence de complications motrices à type d'akinésies de fin de dose, de dyskinésies ou d'effets *on/off*. La posologie maximale de pramipexole était de 3,3 mg de base. À 2 ans, 32 % des patients dans le bras pramipexole gardaient une monothérapie par pramipexole. Pour les autres, l'état moteur avait nécessité l'adjonction de L-dopa. À 2 ans, 72 % des patients sous pramipexole (avec ou sans adjonction de L-dopa) ne présentaient pas de complications motrices, contre 49 % seulement des patients sous L-dopa exclusive. Il existe donc une diminution du risque de survenue de complications motrices à 2 ans de l'ordre de 45 % lorsque le pramipexole est utilisé seul ou en association à la L-dopa en début d'évolution.

L'indication officielle selon le résumé des caractéristiques du produit est les suivantes : en monothérapie (sans lévodopa) ou en association à la L-dopa, quand, lorsqu'au cours de l'évolution de la maladie, au stade avancé, l'effet de la L-dopa s'épuise ou devient inconstant et que des fluctuations de l'effet thérapeutique apparaissent (fluctuations de type « fin de dose » ou effets *on/off*).

Piribédil (Trivastal® 50)

Agoniste D2 et D3, il est de plus faiblement agoniste D1 par l'un de ses métabolites, le S-584, possédant une analogie de structure de la dopamine. Son efficacité motrice serait cependant comparable à celle de la bromocriptine [11]. L'utilisation de la forme à libération prolongée dosée à 50 mg (LP) assure cependant une durée d'action plus longue. Il est de moins en moins utilisé du fait de la nécessité des 3 prises par jour.

Les indications officielles selon le résumé des caractéristiques du produit sont les suivantes :

- monothérapie (traitement des formes essentiellement tremblantes) ;
- association avec la dopathérapie d'emblée ou secondairement, en particulier dans les formes tremblantes.

Rotigotine (Neupro®)

Agoniste D1 et D2 avec forte spécificité pour le sous-type D3 mais aussi D4 et D5, c'est le seul agoniste disponible en patch à disposer une seule fois par 24 h, permettant ainsi une facilité d'utilisation et une efficacité motrice stable sur le nycthémère. Les études ont montré l'efficacité de la rotigotine comparée au ropinirole en début d'évolution de la maladie [12], ainsi que son efficacité comparée au pramipexole dans les formes avancées [13]. Un effet secondaire spécifique est la possibilité de réaction cutanée, n'aboutissant à l'arrêt du traitement que dans 5 % des cas (rashs et prurit à distinguer d'authentiques allergies cutanées [14]).

Les indications officielles selon le résumé des caractéristiques du produit sont les suivantes :

- traitement de première intention en monothérapie (posologie recommandée : 8 mg/24 h) ;
- association à la L-dopa en cours d'évolution de la maladie (posologie recommandée : 16 mg/24 h).

Apomorphine

Il s'agit d'un puissant agoniste D1 et D2 d'efficacité comparable à celle de la L-dopa [15]. En France, elle n'est disponible qu'en administration parentérale sous-cutanée, soit sous forme de stylo injecteur pré rempli de 30 mg par 3 ml, soit sous forme d'ampoule de 50 mg par 10 ml (Apokinon®) ou de flacon de 100 mg pour 20 ml (Dopaceptin®) pour perfusions sous-cutanées en continu à l'aide de pompe. L'absorption sous-cutanée est rapide, l'efficacité motrice apparaissant en moyenne dans les 10 minutes après l'injection. Sa demi-vie et sa durée d'action sont courtes (respectivement 34 min et 45 à 60 min). De nombreuses études ont été menées sur le stylo à apomorphine dont plusieurs en ouvert. Deux études randomisées en double aveugle versus placebo ont montré l'efficacité du stylo à apomorphine sur les phénomènes de *off* : rapide (< 7,5 min après l'injection), intense (réduction de 62 % du score UPDRS III à 20 min de l'injection), constante (95 % des épisodes *off* traités efficacement contre seulement 23 % dans le groupe placebo) permettant une réduction du temps *off* de 2 h/j [16,17]. La posologie minimale efficace est variable (2 à 5 mg par injection). Les troubles psychiques sont moindres qu'avec les autres agonistes. En revanche, l'apomorphine possède un pouvoir émétisant et hypotenseur supérieur. L'adjonction de dompéridone est souvent nécessaire pour assurer une bonne tolérance clinique lors de la mise en route des injections. Son utilisation, particulièrement à faible dose, est susceptible d'augmenter la libido. Le prurit au point d'injection est fréquent.

L'utilisation de la perfusion sous-cutanée d'apomorphine est abordée dans le chapitre suivant consacré aux traitements de seconde ligne.

Équivalences de dose

Des algorithmes ont été publiés afin de calculer des équivalences de doses de lévodopa pour les différentes galéniques de lévodopa et autres classes thérapeutiques [18], permettant ainsi de faire un calcul de l'équivalence de dose particulièrement utile lors du passage à un traitement de seconde ligne.

Inhibiteurs enzymatiques (IMAO-B et ICOMT)

Ils prolongent l'effet thérapeutique de la L-dopa en inhibant les enzymes participant à sa dégradation.

Inhibiteurs de la monoamine oxydase B (IMAO-B) : rasagiline (Azilect®)

Pharmacologie

En comprimé oral, l'absorption est rapide (Tmax de 30 min), la liaison aux protéines plasmatiques est d'environ 65 %. Elle passe la BHE. Sa demi-vie est de l'ordre de 1 h. Elle est essentiellement métabolisée par le foie, mais sans formation de dérivés amphétaminiques.

Prescription et tolérance

En comprimé oral, la posologie est de 1 mg/j en 1 prise indépendamment des repas avec ou sans lévodopa.

Les indications selon le résumé des caractéristiques du produit sont les suivantes : en monothérapie (sans la L-dopa) ou en association avec la L-dopa chez les patients présentant des fluctuations motrices de fin de dose.

Une première étude menée en monothérapie (début d'évolution) a montré une efficacité symptomatique supérieure à celle du placebo, permettant de retarder la mise en route d'un traitement dopaminergique [19]. Une seconde étude tendait à montrer un effet *disease modifying* [20] modeste (gain de 1,7 point sur l'*Unified Parkinson's Disease Rating Scale* [UPDRS] en moyenne, sur un score maximal de 176) sur un suivi de 72 semaines, non confirmé à plus long terme [21]. La rasagiline possède une efficacité symptomatique comparable à celle de l'entacapone pour le contrôle des fluctuations motrices chez les patients évolués [22,23]. Une étude de 2015 montre également un intérêt dans l'amélioration du *freezing*, via le bénéfice sur la mobilité globale [24]. Cependant le suivi dans une étude en ouvert à 3 ans n'a finalement montré aucune différence sur l'évolution motrice des patients [25].

Le risque de syndrome sérotoninergique contre-indique son association avec la plupart des IRS. Un intervalle d'au moins 14 jours doit être respecté entre l'arrêt de la rasagiline et la mise en route d'un IRS. Le risque d'hypertension artérielle maligne contre-indique son association avec les IMAO-A. La rasagiline est en outre contre-indiquée avec le dextrométhorphane, la péthidine, les sympathomimétiques et en cas d'insuffisance hépatique modérée à sévère. En monothérapie, ont été décrits dans 2 à 14 % des cas (différence supérieure d'au moins 2 % par rapport au placebo) un syndrome grippal, une sensation de malaise, un syndrome dépressif, des céphalées, des douleurs musculosquelettiques, des douleurs de nuque, une conjonctivite et une dermatite. En association avec la L-dopa ont été décrits dans 4 à 10 % des cas (différence supérieure d'au moins 2 % par rapport au placebo) des dyskinésies, une hypotension orthostatique, des nausées et vomissements, une douleur abdominale, une constipation et une perte de poids.

ICOMT : entacapone (Comtan®, en association lévodopa/carbidopa/entacapone (Stalevo®)

La catéchol-O-méthyltransférase participe au catabolisme des catécholamines (dérivés O-méthylés) en général, mais également de la L-dopa. Elle est présente sur la paroi intestinale, dans différents organes périphériques et en intracérébral, diminuant d'autant la biodisponibilité de la L-dopa. L'administration d'inhibiteur de la catécholamine transférase (ICOMT), en adjonction à la L-dopa, répond donc au double objectif d'augmenter à la fois la biodisponibilité de la L-dopa et sa demi-vie.

Pharmacologie

L'absorption des ICOMT est rapide au niveau du tractus gastro-intestinal, mais partielle. Leur biodisponibilité est de l'ordre de 40 à 60 % et leur liaison protéique est proche de 100 %. Leur demi-vie est de 2 h. Ils sont métabolisés au niveau hépatique pour être éliminés par voie biliaire à 90 %. L'entacapone ne passe pas la BHE et n'agit donc qu'en augmentant la biodisponibilité de la L-dopa, avec laquelle il est administré. Son action est réversible. Sa prescription conjointe à celle de la L-dopa augmente de 10 à 20 % l'efficacité motrice, en fonction des patients [26].

Prescription et tolérance

La posologie d'entacapone de 200 mg en association avec chaque prise de L-dopa, sans dépasser 2 000 mg/j, n'a pas à être adaptée chez le sujet âgé. Elle peut nécessiter de réduire les doses journalières de L-dopa de 10 à 30 % en cas de dyskinésies induites. Elle est présentée à la posologie fixe de 200 mg par comprimé, soit sous forme isolée (Comtan®), soit sous forme associée à la L-dopa + carbidopa (Stalévo®, comprimés à 50, 75, 100, 125, 150, 175, 200 mg de L-dopa). Les comprimés de Stalévo® ne doivent pas être associés entre eux lors d'une même prise, des posologies de 400, voire 600 mg d'entacapone étant fortement à risque de produire des effets indésirables digestifs sans augmenter la biodisponibilité de la L-dopa qui lui est associée. Il n'y a pas d'interaction médicamenteuse connue. L'entacapone est contre-indiquée au cours de la grossesse (embryotoxicité) et de l'allaitement, et en cas de phéochromocytome, d'antécédent de syndrome malin aux neuroleptiques ou de rhabdomyolyse.

Il est nécessaire de prévenir systématiquement le patient de la coloration jaune-orangé constante des urines et de toutes les sécrétions (sueur, salive). Les troubles digestifs (nausées, diarrhées ou douleurs abdominales) sont les effets les plus fréquemment rencontrés et justifient régulièrement l'arrêt de ce traitement. Une élévation des transaminases a parfois été observée mais il n'existe pas de recommandation de surveillance biologique.

Certains traitements ont pour but d'agir sur les conséquences du déficit dopaminergique comme l'hyperactivité cholinergique ou glutamatergique.

Anticholinergiques : trihexiphénydile (Artane®, Parkinane®, Trihexy®)

Pharmacologie

La résorption digestive du trihexiphénydile est complète. La Tmax est de l'ordre de 1 h. Il est excrété sous forme hydroxylée à 60 % dans les urines. Les anticholinergiques bloquent les récepteurs muscariniques périphériques et centraux. Ils s'opposent au niveau striatal à l'hyperactivité des interneurones cholinergiques induite par la baisse du tonus inhibiteur dopaminergique.

Prescription et tolérance

La posologie habituelle du trihexiphénydile dans l'indication de la maladie de Parkinson est comprise entre 4 et 15 mg/j en 2 (formes LP) ou 3 prises. La titration doit être très lente, gage d'une meilleure tolérance clinique. Par leur action périphérique de type atropinique, les anticholinergiques peuvent être responsables de sécheresse buccale, de constipation, de troubles de l'accommodation et de rétention urinaire. Ils ont également une action centrale par blocage à la fois de la voie cholinergique ascendante issue du noyau basal de Meynert et de la voie septo-hippocampique. Ils sont responsables de troubles de la mémoire (oubli à mesure) et de délires avec confusion, particulièrement chez le sujet âgé. Ils sont contre-indiqués en cas d'adénome prostatique, de glaucome par fermeture de l'angle et de troubles cognitifs. Il est fortement déconseillé de les utiliser au-delà de 70 ans.

Les anticholinergiques sont principalement utilisés pour le traitement du tremblement parkinsonien du sujet de moins de 65 ans et leur poursuite régulièrement remise en cause en raison du risque d'effet indésirable.

Amantadine (Mantadix®)

Elle était initialement utilisée comme antiviral : son efficacité antiparkinsonienne a été découverte par hasard [27]. Son action est complexe : agoniste dopaminergique faible, libération de catécholamines (effet amphétamine-like), faible action anticholinergique, antagoniste des récepteurs NMDA glutamatergique. Sa posologie est de 100 à 500 mg/j dernière prise avant 16 h pour éviter une insomnie. Son efficacité antiparkinsonienne est plus faible que celle de la L-dopa. Il a été montré un effet antidyskinétique intéressant [28], qui se maintient au long cours [29]. Une étude française (PREMANDYSK) a évalué l'effet préventif potentiel de l'amantadine, instaurée dès la première année de l'introduction de la lévodopa, dans la survenue des fluctuations motrices [30] ; contre placebo la survenue des dyskinésies apparaissait retardée. Sa demi-vie est longue (20 h). Elle est éliminée sous forme pratiquement inchangée dans les urines et a pour effets indésirables possibles : hypotension orthostatique, nausées, effet atropinique (rétention urinaire, ralentissement du transit, sécheresse buccale, œdème des membres inférieurs, livedo reticularis, insomnie), hallucinations, voire confusion avec excitation psychomotrice. Elle est tératogène chez l'animal et est contre-indiquée lors de la grossesse et de l'allaitement. Elle doit être utilisée avec prudence en cas d'insuffisance rénale, d'antécédents psychiatriques ou de détérioration cognitive.

Clozapine (Leponex®)

Indiquée lors des psychoses dopa-induites dans la maladie de Parkinson, la clozapine est une molécule complexe (voir chapitre 9), dont les effets antidyskinétiques observés depuis de nombreuses années ont été confirmés au cours d'une étude en double insu [31]. L'autorisation de mise sur le marché (AMM) dans cette indication n'est pas délivrée. En revanche, la clozapine est particulièrement intéressante dans les cas, fréquents au cours de la maladie de Parkinson évoluée, de concomitance de fluctuations motrices avec dyskinésies majeures mono- et diphasiques et de troubles hallucinatoires. Un effet antitrémorique a également été rapporté à plusieurs reprises, souvent observé par les cliniciens (efficacité non formellement démontrée).

Stratégies thérapeutiques

Longtemps sujet de débat, la stratégie thérapeutique a été clarifiée, en particulier grâce aux résultats d'études randomisées réalisées au stade initial de la maladie avec un suivi à long terme (5 ans) [9]. Ces données ont fait ainsi l'objet d'une conférence de consensus en 2000 sous l'égide de l'Agence nationale d'accréditation et d'évaluation en santé [32], donnant lieu à des recommandations officielles. Il est cependant important de souligner que les données cliniques recueillies depuis lors nécessitent de nuancer les conclusions de cette conférence aussi bien pour la stratégie médicamenteuse à la phase initiale que pour celle envisagée au stade évolué de la maladie. Il est essentiel de retenir que la prise en charge doit être personnalisée en fonction de l'âge, des antécédents, des symptômes moteurs et non moteurs souvent très variables d'un patient à l'autre et de leur retentissement.

Quelques principes importants :

- on ne traite un symptôme que s'il impacte la vie quotidienne ;
- se référer à ce que le patient juge comme un état moteur satisfaisant ;
- les traitements pris en une prise sont toujours plus simple à prendre et à accepter par les patients ;
- les traitements avec peu d'effets secondaires sont plus facile à accepter par les patients ;
- privilégier les agonistes dopaminergiques chez le sujet jeune en première intention, mais attention à ne pas aller trop haut dans la posologie du fait du risque de TCI ;
- privilégier une synergie de médicament à dose moyenne plutôt qu'une seule classe thérapeutique à dose élevée ;
- si on hésite entre plusieurs traitements, privilégier la L-dopa surtout si le handicap moteur est significatif ;
- recourir à un programme d'éducation thérapeutique dès le début de la maladie pour favoriser l'adhésion au traitement.

Stratégie à la phase initiale

De manière consensuelle, deux paramètres apparaissent clairement comme décisionnels avant tout autre dans le choix de la thérapeutique initiale : le degré de gêne fonctionnelle et l'âge du patient [33]. Ainsi, le traitement médicamenteux à la phase précoce reste symptomatique et devient justifié lorsque les symptômes ont un retentissement fonctionnel sur les activités de la vie quotidienne. Les problématiques seront donc d'améliorer la qualité de vie des patients, de tenter de retarder l'apparition des complications motrices et de freiner l'évolution clinique de la maladie. Nous discutons dans ce chapitre des signes moteurs, les signes non moteurs et leur prise en charge sont traités dans d'autres chapitres de cet ouvrage.

Il a été démontré l'intérêt de la monothérapie par agoniste dopaminergique à la phase initiale de la maladie pour réduire le risque d'apparition de dyskinésies à moyen terme après plusieurs années de traitement [34], mais il n'a pas été démontré que les agonistes dopaminergiques puissent diminuer le risque d'apparition des fluctuations motrices. L'utilisation de cette classe de molécules est cependant à risque d'effets indésirables de type TCI comme déjà é évoqué précédemment avec une apparition et une sévérité dose dépendante. Chez le sujet âgé, ces traitements sont également moins bien tolérés en particulier sur le plan psycho-cognitif, et en conséquence il faut privilégier la dopathérapie isolée.

La conférence française de consensus de 2000, réévaluée en 2012 par la Haute Autorité de Santé (HAS) recommande, chez le patient de moins de 65 ans, avec une gêne fonctionnelle minime un traitement par IMAO-B, agoniste dopaminergique, amantadine ou anticholinergique (pour les formes trémulantes uniquement) [32,35]. Chez un patient paucisymptomatique, la rasagiline peut s'avérer intéressante car simple d'utilisation avec sa posologie unique, sa prise unique quotidienne et sa bonne tolérance. Lorsque la gêne augmente, les agonistes dopaminergiques sont privilégiés en monothérapie. Le choix de l'agoniste dépend du neurologue et du choix du patient concernant la galénique (patch ou comprimé) ; l'utilisation de la L-dopa est justifiée en cas de mauvaise tolérance ou surtout en cas de réponse insuffisante altérant la qualité de vie. Au début de la maladie, l'association L-dopa-entacapone n'est pas recommandée, l'étude STRIDE-PD n'a en effet pas montré de bénéfices en termes de réduction du risque des complications motrices [36]. Chez les patients de plus de 65 ans, la L-dopa est proposée en première intention.

Cependant, la pratique rend la prescription d'agoniste dopaminergique beaucoup plus prudente, en raison des risques neuropsychologiques, en particulier du trouble du contrôle des impulsions (en cas d'antécédent d'addictions par exemple), qui ont parfois des conséquences financières et sociales délétères. Les cliniciens considèrent maintenant beaucoup plus précocement l'ajout de L-dopa à faible posologie, même chez les patients jeunes, plutôt qu'augmenter de façon importante la posologie d'un agoniste [37].

Cette pratique est de plus confortée par l'article de Verschuur et al. (2019) qui a comparé un groupe de patients recevant de la lévodopa à un stade précoce de la maladie à un groupe la recevant 40 semaines plus tard. Il n'y avait pas de différence de survenue des fluctuations motrices et des dyskinésies et pas d'effet *disease modifying* entre les deux groupes à 80 semaines [38]. Le risque donc de complications motrices et en particulier des dyskinésies est dépendant plutôt de la dose de lévodopa et de l'évolution de la maladie (reflet de la dénervation dopaminergique) plutôt que du moment où la lévodopa est introduite.

D'autres paramètres sont à prendre en compte et doivent être expliqués au patient avant toute décision de mise en route thérapeutique. Une bonne adhésion au traitement garante d'un bon résultat thérapeutique va de pair avec une information claire et exhaustive. Aussi, est-il bon d'expliquer systématiquement au patient que :

- il n'existe pas de traitement stoppant l'évolution de la maladie à l'heure actuelle ;
- il s'agit d'un traitement à long terme, probablement à vie (dans l'état actuel des progrès thérapeutiques, y compris chirurgicaux) ;
- la mise en route sera très progressive, gage principal d'une bonne tolérance clinique. Cet élément est essentiel, tant sur le plan fonctionnel que sur le plan psychologique. Après le traumatisme fréquemment ressenti à l'annonce du diagnostic, le premier contact avec un traitement qui sera poursuivi à vie devra être à l'évidence le meilleur possible ;
- l'objectif est de rendre compatibles les symptômes de la maladie avec une activité de vie quotidienne répondant aux besoins spécifiques du patient, sans chercher à tout prix à faire disparaître l'ensemble des signes (ce qui est rarement possible, et toujours au prix de posologies élevées et d'effets indésirables qui devront être explicités) ;
- toute mise en route de traitement symptomatique devra être suivie d'une évaluation de l'efficacité, objectivée idéalement par l'utilisation d'une échelle adaptée ou à défaut par l'impression clinique globale d'amélioration en pourcentage.

Une information sur les effets secondaires du ou des traitements prescrits doit toujours être effectuée et tracée dans le dossier médical, *en particulier à propos de l'induction de troubles du contrôle de l'impulsivité par les agonistes dopami-*

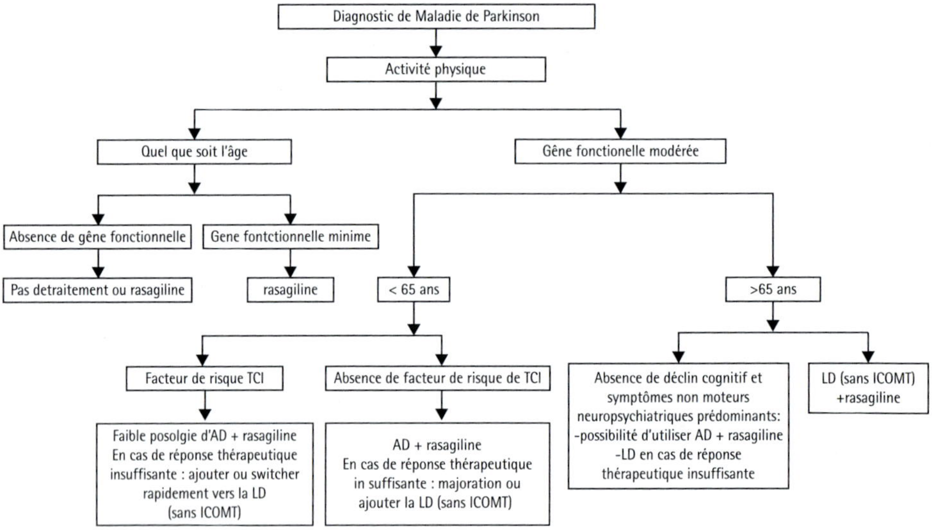

Figure 16.2. Algorithme pour le traitement au stade initial de la maladie de Parkinson.
TCI : trouble du contrôle des impulsions. LD : lévodopa. AD : agoniste dopaminergique. ICOMT : inhibiteur de la catécholamine transférase.
Source : Laurencin C, Danaila T, Broussolle E, Thobois S. Initial treatment of Parkinson's disease in 2016: The 2000 consensus conference revisited. Rev Neurol 2016;172(8-9):512-523.

nergiques et, à un moindre degré, par la dopathérapie.

Enfin en cas d'absence d'amélioration sous traitement après quelques mois il ne faut pas hésiter à remettre en cause le diagnostic initial et rechercher de nouveau des éléments pour un syndrome parkinsonien atypique en tenant compte des doses prescrites et de la tolérance.

Reprise de l'article de Laurencin et al. [37], la figure 16.2 propose un algorithme de décision thérapeutique chez le patient parkinsonien au stade précoce correspondant aux pratiques des neurologues français en 2024.

Formes particulières

Formes tremblantes

L'association possible d'un tremblement essentiel secondairement compliqué d'une maladie de Parkinson nécessite la conjonction d'un traitement par β-bloquants ou primidone et d'un traitement dopaminergique. Dans le cas des formes de maladie de Parkinson à tremblement prédominant, on peut observer une certaine résistance de ce symptôme aux traitements. Il est habituel d'avoir recours à de fortes posologies de dopaminergiques avec adjonction d'anticholinergiques exclusivement chez le sujet jeune. Une stimulation thalamique peut aussi être proposée (même après 70 ans) ou une radio chirurgie par *gamma knife*. La thermothérapie laser (LITT) et les ultrasons focalisés (HIFU) sont également à discuter (voir chapitre 17 sur la neurochirurgie fonctionnelle). Des injections de toxine botulique dans les muscles de l'avant-bras et du poignet, en fonction des caractéristiques du tremblement, sont parfois réalisées [39].

Durant la grossesse

Cette situation reste très rare. Si l'on tient compte de la prévalence de cette pathologie, le nombre de patientes parkinsoniennes en âge de procréer est d'environ 1200 en France. Si la maladie de Parkinson n'interdit en aucun cas la procréation, elle justifie une information détaillée sur les risques encourus : il existe en effet un risque d'aggravation de la maladie de Parkinson en cours de grossesse ; celle-ci peut être transitoire, liée principalement à la fatigue ; parfois elle se maintiendra après la délivrance, justifiant alors une réadaptation du traitement [40,41]. Elle peut aussi être consécutive à l'arrêt de certains traitements antiparkinsoniens tels que le ropinirole, l'amantadine ou la L-dopa dont le risque potentiellement tératogène a été observé chez l'animal. Pour d'autres molécules, cet effet tératogène n'a pas été démontré chez l'animal (sélégiline, bromocriptine, pergolide, lisuride, piribédil). Dans une revue de 35 grossesses chez 26 femmes atteintes de maladie de Parkinson, seule l'amantadine a été responsable de complications fœtales [42]. Dans la pratique, chez une patiente enceinte traitée par agoniste dopaminergique, on utilisera la dose minimale efficace en instaurant une surveillance échographique régulière. Les recommandations sont similaires en cas de traitement par L-dopa en raison des risques tératogènes retrouvés chez l'animal, en soulignant qu'à ce jour il n'y a pas de malformations décrites chez des enfants nés de femmes atteintes de maladie de Parkinson. L'accouchement peut se faire par voie basse, la péridurale n'est pas contre-indiquée et la césarienne reste bien entendu possible. L'allaitement est contre-indiqué en raison des effets des agonistes dopaminergiques sur la lactation (inhibition de la montée de lait). L'information reste essentielle sur les risques de détérioration neurologique pendant la grossesse, justifiant une surveillance régulière.

Chez les patients ayant bénéficié d'une stimulation cérébrale profonde

Ce cas est développé dans le chapitre 17, sachant qu'aucun consensus n'est à l'heure actuelle établi quant à la stratégie de réduction des traitements médicamenteux en postopératoire lors de la mise en route de la stimulation ; il sera discuté au cas par cas en fonction de l'évolution postopératoire des signes moteurs et non moteurs et de la tolérance aux traitements médicamenteux.

En cas de jeûne ou d'anesthésie

Le jeûne strict se rencontre le plus souvent en cas d'intervention chirurgicale sur les voies digestives, mais pas exclusivement, justifiant alors l'arrêt de toute alimentation *per os*. Il n'est pas possible de suspendre les traitements dopaminergiques pendant plusieurs jours, surtout lorsque la maladie évolue depuis plusieurs années, au risque de voir réapparaître rapidement la symptomatologie extrapyramidale ou d'induire l'équivalent d'un syndrome malin aux neuroleptiques. Si l'arrêt des thérapeutiques ne dépasse pas 24 à 48 h, on pourra reprendre les traitements habituels après cette courte période de sevrage. Si l'alimentation doit être suspendue plus longtemps, plusieurs solutions sont envisageables.

La première, si les apports hydriques sont possibles, est de recourir à l'administration régulière de L-dopa sous forme dispersible *per os* ou par sonde gastrique toutes les 3 h, la dose étant adaptée en fonction de la symptomatologie et des doses totales du traitement habituel (voir plus haut). La seconde, si tout apport par voie digestive est exclu, est de proposer des injections d'apomorphine par voie sous-cutanée (100 mg de lévodopa = 10 mg d'apomorphine), en continu grâce à une pompe. La dose est adaptée en fonction du contrôle des symptômes et de la tolérance (troubles digestifs, hypotension, somnolence, etc.). Dès que possible, le traitement habituel *per os* sera repris.

En cas d'anesthésie, la procédure est la suivante : le traitement est arrêté la veille de l'intervention et repris le plus tôt possible après le réveil afin d'éviter un sevrage trop prolongé. Si l'intervention le permet, on aura recours de préférence à une anesthésie locale ou à une rachianesthésie, afin de limiter les risques de confusion postopératoire après une anesthésie générale.

Stratégie à la phase avancée

À la phase plus avancée de la maladie, le patient peut être confronté :

- aux complications motrices incluant les fluctuations motrices et les dyskinésies ;
- aux troubles axiaux incluant la dysarthrie, la dysphagie, les troubles posturaux du rachis, l'instabilité posturale et le *freezing* ;
- au déclin cognitif associé à des troubles du comportement.

Complications motrices

La physiopathologie des complications motrices est abordée chapitre 6 sur les signes moteurs.

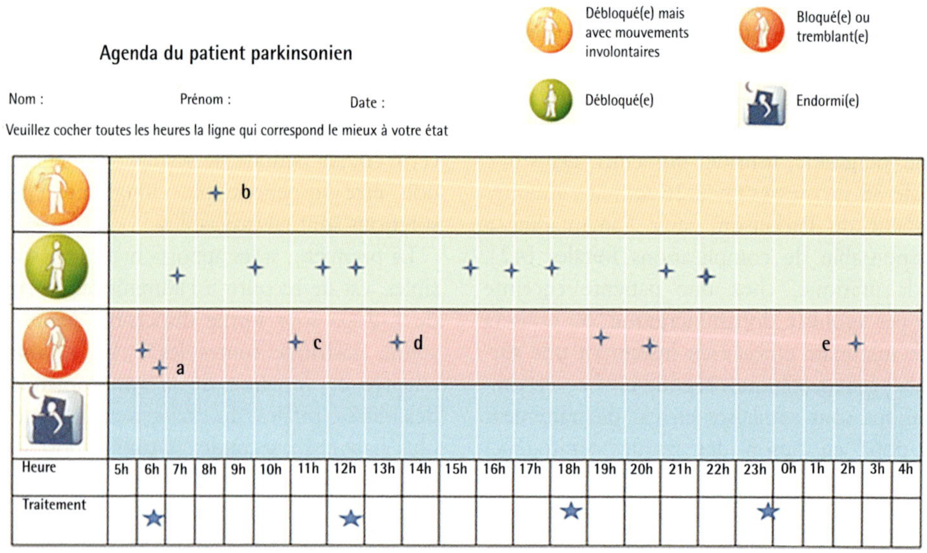

Figure 16.3. Agenda quotidien des fluctuations et dyskinésies que le patient, l'aidant ou le soignant peut remplir. Les lettres en minuscules correspondent à des symptômes qui seront repris dans les paragraphes ci-dessous.
Source : Agenda crée par le service du CHRU de Nancy

Les stratégies thérapeutiques seront d'autant plus faciles à appliquer si une évaluation fiable de la journée du patient peut être faite, le plus souvent grâce à un agenda des fluctuations (Figure 16.3). Le patient doit souvent être accompagné par des séances d'éducation thérapeutique pour lui apprendre à reconnaitre ses différents états moteurs. L'utilisation d'un actimètre peut aussi s'avérer utile (voir chapitre 15 consacré aux nouvelles technologies).

La question des périodes de sous-dosage (blocages et dystonies), de surdosage (dyskinésies de milieu de dose), ou des périodes « entre deux eaux » (dyskinésies diphasiques de début et fin de dose), ne peut s'envisager que de manière globale. Il est illusoire de penser réduire les dyskinésies sans risquer de modifier la durée des périodes *on* et *off*. Afin de mieux illustrer le propos, nous suivrons chronologiquement, du réveil jusqu'à la nuit, les fluctuations qu'il est classique de rencontrer chez un patient présentant une maladie de Parkinson évoluée et que le praticien s'attachera à reconstituer au cours de sa consultation afin d'adapter le schéma thérapeutique.

Nous abordons ici les stratégies de traitement médicamenteux dits de première ligne. Les thérapeutiques par pompes ou la stimulation cérébrale profonde seront abordées séparément dans le chapitre suivant.

Dystonie du petit matin

(Lettre a sur la figure 16.3) Elle est liée au sevrage dopaminergique depuis la soirée précédente. Elle cédera plus rapidement avec une prise de forme dispersible de L-dopa/benserazide prise dès le réveil (délai d'action de l'ordre de 30 min). Une dystonie douloureuse cédant lentement malgré la prise de dispersible justifiera l'utilisation d'un stylo injecteur d'apomorphine (délai d'action < 10 min). Un déblocage lent bénéficiera des mêmes mesures, les traitements dopaminergiques étant d'autant mieux absorbés et efficaces qu'ils sont pris à jeun.

Dyskinésies de milieu de dose

(Lettre b sur la figure 16.3) minimes à modérées, elles sont le plus souvent bien tolérées. Lorsqu'elles sont majeures, elles peuvent être socialement gênantes, mais surtout potentiellement dangereuses du fait du risque d'épuisement (amaigrissement important), du risque de chute et du risque cardiovasculaire, particulièrement chez le sujet âgé, potentiellement coronarien ; il est alors nécessaire de les réduire [43]. On pourra diminuer les doses unitaires de L-dopa lors des prises qui précèdent les périodes de survenue des dyskinésies, au besoin en rapprochant les prises pour éviter d'induire des phénomènes de fin de dose. Une alternative consiste à adjoindre un traitement par amantadine lors de la prise de L-dopa précédant l'apparition des dyskinésies. Un effet antidyskinétique est fréquemment observé sans majoration des blocages et cet effet se maintient dans le temps [29]. Enfin, une étude a confirmé l'intérêt de la clozapine pour contrôler les dyskinésies dopa-induites (prescription hors AMM) [31].

Fluctuation de fin de dose

(Lettre c sur la figure 16.3) Le principe général de leur prise en charge consiste à obtenir une stimulation dopaminergique striatale la plus stable possible durant la journée.

Plusieurs stratégies sont possibles et peuvent être associées :

- si le patient est sous agoniste, possibilité de majorer la posologie en privilégiant la forme LP ;
- si le patient est sous L-dopa ; possibilité de réintroduire un agoniste en association sous réserve que le patient n'ait pas une antériorité d'effets secondaires ;
- majorer la posologie de chaque prise de L-dopa ;
- un ICOMT peut être ajouté à la prise de L-dopa, soit en adjonction (entacapone, soit plus facilement de manière intégrée en remplaçant les prises de L-dopa par du Stalevo®).

Les stratégies proposées ci-dessus risquent cependant de majorer les dyskinésies de pic de dose dites de surdosage et il faudra alors diminuer la posologie des prises unitaires et alors fractionner le traitement, c'est-à-dire diminuer l'écart entre les prises.

Fluctuation post-prandiale

(Lettre d sur la figure 16.3) L'effet de *délai de déblocage*, en partie lié à un défaut d'absorption de la L-dopa après le repas principal du midi, réagit logiquement peu aux modifications posologiques *per os*. Il conviendra de demander au patient d'absorber son traitement avant le repas de midi, la vidange gastrique étant ralentie du fait de la dysautonomie, de privilégier les aliments protéiques au repas du soir plutôt que du midi, afin de diminuer la compétition entre la L-dopa et les autres acides aminés neutres lors de l'absorption au niveau duodéno-jujénal, et lors du passage de la BHE [44] ou de bénéficier d'injection sous-cutanée d'apomorphine, évitant ainsi le système digestif.

Dyskinésies de début et fin de dose

De forme ballique et dystonique, elles sont très invalidantes, douloureuses et dangereuses, car amples et violentes. Elles traduisent un dosage insuffisant et peuvent nécessiter une augmentation globale du traitement antiparkinsonien (le déblocage doit être franc et rapide). Les formes à libération prolongée d'absorption lente sont à proscrire dans ces conditions, car elles risquent de prolonger dangereusement ces dyskinésies (état « entre deux eaux »). Une prise de L-dopa sous forme dispersible ou une injection d'apomorphine peut être utile si cet état se prolonge, afin d'augmenter rapidement le tonus dopaminergique striatal.

Akinésie nocturne

(Lettre e sur la figure 16.3) L'akinésie nocturne est du même type que l'akinésie de fin de dose ou du matin. Elle est marquée par une difficulté à se retourner dans le lit ou à se lever du lit. Elle s'accompagne aussi fréquemment de signes non moteurs (douleurs, transpiration, etc.) et participe à la fragmentation du sommeil.

Effets *on/off*

Ces fluctuations imprévisibles ne réagissent pas aux modifications du traitement *per os* et justifient l'utilisation ponctuelle d'injection d'apomorphine [16,17]. Le stylo injecteur doit demeurer toujours disponible, le plus souvent manié par le conjoint ou une personne de l'entourage et s'ajoute au traitement de fond. L'indication d'une pompe sous-cutanée à apomorphine sera justifiée si les injections par stylo sont fréquentes.

Cas particulier des complications motrices résistant au traitement *per os* optimal

Voir chapitre 17.

Stratégie au stade des signes parkinsoniens tardifs dopa résistants

Décrits dans le chapitre des troubles moteurs, ces signes dits « axiaux » regroupent l'enrayage cinétique lors de la marche (*freezing*), l'instabilité posturale, les chutes, la dysarthrie et la dysphagie. Ils sont en règle associés à une détérioration cognitive et corrélés à une diffusion du processus dégénératif hors de la voie nigro-striée. S'ils ne sont pas classiquement sensibles à la dopathérapie, la réduction de celle-ci à ce stade de l'évolution peut précipiter dramatiquement les complications axiales, en particulier les troubles de la déglutition. Aucun traitement médicamenteux n'a réellement montré son efficacité pour contrôler ces symptômes, en dehors des injections de toxine botulique dans les cas de dystonies focales persistantes en période *on* (équinisme ou extension du gros orteil, par exemple) et le méthylphénidate, dont nous avons parlé plus haut (prescription hors AMM sur le *freezing* de la marche) [45]. L'impact des traitements anticholinestérasiques et antidépresseurs (IRS) doit encore être évalué. Enfin, le bénéfice des injections de toxine botulique dans les mollets, rapporté initialement dans quelques cas, n'a pas été démontré par la suite, avec même peut-être un risque plus élevé de chutes. La prise en charge kinésithérapique active contribue sinon à les améliorer, du moins à les contenir (voir chapitre 22), de même que l'adaptation fonctionnelle au domicile avec l'aide de l'ergothérapie.

Déclin cognitif

Dans ce cas, les agonistes sont logiquement contre-indiqués et la dopathérapie est privilégiée. La pris en charge médicamenteuse est abordée dans le chapitre 8 de cet ouvrage.

Références

[1] Meissner WG, Remy P, Giordana C, et al. Trial of Lixisenatide in Early Parkinson's Disease. N Engl J Med 2024 Apr 4;390(13):1176–85. DOI:10.1056/NEJMoa2312323. PMID: 38598572.

[2] Katzenchlager R, Evans A, Manson A, et al. Mucuna pruriens in Parkinson's disease: a double blind clinical and pharmacological study. J Neurol Neurosurg 2004;75:1672–7.

[3] Cilia R, Laguna J, Cassani E, et al. Mucuna pruriens in parkinson's disease: a double-blind, randomized, placebo controlled, crossover study. Mov Disord 2015;357(Supp 1):e262–3.

[4] Olanow CW. Levodopa is the best symptomatic therapy for PD: Nothing more, nothing less. Mov Disord 2019;34:812–5.

[5] Oyama G, Hayashi A, Mizuno Y, et al. Mechanism and treatment of dropped head syndrome associated with Parkinsonism. Parkinsonism Relat Disord 2009;15:181–6.

[6] Fujimoto K. Dropped head in Parkinson's disease. J Neurol 2006;253(Suppl 7):21–6.

[7] Ceravolo R, Rossi C, Del Prete E, et al. A review of adverse events linked to dopamine agonists in the treatment of Parkinson's disease. Expert Opin Drug Saf 2016;15(2):181–98.

[8] Corvol JC, Artaud F, Cormier-Dequaire F, et al. Longitudinal analysis of impulse control disorders in Parkinson disease. Neurology 2018 Jul 17;91(3):e189–201. DOI :10.1212/WNL. 0000000000005816. Epub 2018 Jun 20. PMID: 29925549; PMCID: PMC6059034.

[9] Rascol O, Brooks DJ, Korczyn AD, et al. A five-year study of the incidence of dyskinesia in patients with early Parkinson's disease who were treated with ropinirole or levodopa. N Engl J Med 2000;342:1484–91.

[10] Parkinson Study Group. Pramipexole vs levodopa as initial treatment for Parkinson disease a randomized controlled trial. JAMA 2000;284:1931–8.

[11] Ziegler M, Castro-Caldas A, Del Signore S, et al. Efficacy of piribedil as early combination to levodopa in patients with stable Parkinson's disease: a 6-month, randomized, placebo-controlled study. Mov Disord 2003;18:418–25.

[12] Giladi N, Boroojerdi B, Korczyn AD, et al. Rotigotine transdermal patch in early Parkinson's disease: a randomized, double-blind, controlled study versus placebo and ropinirole. Mov Disord 2007;22:2398–404.

[13] Poewe WH, Rascol O, Quinn N, et al. Efficacy of pramipexole and transdermal rotigotine in advanced Parkinson's disease a double-blind, double-dummy, randomised controlled trial. Lancet Neurol 2007;6: 513–20.

[14] Reichmann H. Transdermal delivery of dopamine receptor agonists. Parkinsonism Relat Disord 2009; 15(Suppl 4):S93–6.

[15] Stibe CMH, Lees AJ, Kempster PA, et al. Subcutaneous apomorphine in parkinsonian on/off oscillations. Lancet 1988;8582:403–6.

[16] Dewey RB, Hutton JT, LeWitt PA, et al. A randomized, double-blind, placebo-controlled trial of sub-

cutaneously injected apomorphine for parkinsonian off-state events. Arch Neurol 2001;58(9):1385–92.
[17] Pfeiffer RF, Gutmann L, Hull KL, et al. Continued efficacy and safety of subcutaneous apomorphine in patients with advanced Parkinson's disease. Parkinsonism Relat Disord 2007;13(2):93–100.
[18] Jost ST, Kaldenbach MA, Antonini A, et al. International Parkinson and Movement Disorders Society Non-Motor Parkinson Disease Study Group. Levodopa Dose Equivalency in Parkinson's Disease: Updated Systematic Review and Proposals. Mov Disord 2023 Jul;38(7):1236–52. DOI:10.1002/mds.29410. Epub 2023 May 5. PMID: 37147135.
[19] Parkinson Study Group. A controlled trial of rasagiline in early Parkinson disease: the TEMPO Study. Arch Neurol 2002;59:1937–43.
[20] Olanow CW, Rascol O, Hauser R, et al. A double-blind, delayed-start trial of rasagiline in Parkinson's disease : ADAGIO Study. N Engl J Med 2009;361:1268–78.
[21] Rascol O, Hauser RA, Stocchi F, et al. Long-term effects of rasagiline and the natural history of treated Parkinson's disease. Mov Disord 2016;311:1489–96.
[22] Parkinson Study Group. A randomized placebo-controlled trial of rasagiline in levodopa-treated patients with Parkinson disease and motor fluctuations: the PRESTO study. Arch Neurol 2005;62: 241–8.
[23] Rascol O, Brooks DJ, Melamed E, et al. Rasagiline as an adjunct to levodopa in patients with Parkinson's disease and motor fluctuations (LARGO, Lasting effect in Adjunct therapy with Rasagiline Given Once daily, Study): a randomised, double-blind, parallel-group trial. Lancet 2005;365:947–54.
[24] Cibulcik F, Benetin J, Kurca E. Effects of rasagiline on freezing of gait in Parkinson's disease – an open-label, multicenter study. Biomed Pap Med 2016;160:549–52.
[25] Rascol O, Hauser RA, Stocchi F, et al. AFU Investigators. Long-term effects of rasagiline and the natural history of treated Parkinson's disease. Mov Disord 2016 Oct;31(10):1489–96. DOI:10.1002/mds.26724. PMID : 27431201.
[26] Rinne UK, Larsen JP, Siden A, et al. Entacapone enhances the response to levodopa in parkinsonian patients with motor fluctuations. Neurology 1998;51:1309–14.
[27] Schwab RS, England ACJ, Poskanzer DC, et al. Amantadine in the treatment of Parkinson's disease. J Am Med Assoc 1969;208:1168–70.
[28] Blanchet PJ, Konitsiotis S, Chase TN. Amantadine reduces levodopa-induced dyskinesias in parkinsonian monkeys. Mov Disord 1998;13:798–802.
[29] Ory-Magne F, Corvol JC, Azulay JP, et al. Withdrawing amantadine in dyskinetic patients with Parkinson disease: the AMANDYSK trial. Neurology 2014;82:300–7.
[30] Rascol O, Fabbri M, Poewe W. Amantadine in the treatment of Parkinson's disease and other movement disorders. Lancet Neurol 2021 Dec;20(12):1048–56. DOI:10.1016/S1474-4422(21)00249-0.Epub2021 Oct 19. PMID: 34678171.
[31] Durif F, Debilly B, Galitzky M, et al. Clozapine improves dyskinesias in Parkinson disease a double-blind, placebo-controlled study. Neurology 2004;62:381–448.
[32] Fédération française de neurologie. Conférence de consensus. La maladie de Parkinson : critères diagnostiques et thérapeutiques. Rev Neurol. 2000 ; 156(suppl 2) :281–94.
[33] Cesaro P, Defebvre L. Traitement médicamenteux de la maladie de Parkinson à la phase précoce (de novo et « lune de miel »). Rev Neurol 2014;170(4):237–46.
[34] Rascol O, Montastruc JL. La place des agonistes dopaminergiques. Rev Neurol 2000;156(Suppl 2): 98–104.
[35] HAS. Guide du parcours de soins : maladie de Parkinson ; 2012.
[36] Stocchi F, Rascol O, Kieburtz K, et al. Initiating levodopa/carbidopa therapy with and without entacapone in early Parkinson disease: the STRIDE-PD study. Ann Neurol 2010;68:18–27.
[37] Laurencin C, Danaila T, Broussolle E, Thobois S. Initial treatment of Parkinson's disease in 2016: the 2000 consensus conference revisited. Rev Neurol 2016;172(8–9):512–23.
[38] Verschuur CVM, Suwijn SR, Boel JA, et al. Randomized delayed-start trial of levodopa in Parkinson's disease. N Engl J Med 2019;380(4):315–24.
[39] Mittal SO, Machado D, Richardson D, et al. Botulinum toxin in Parkinson disease tremor: a randomized, double-blind, placebo-controlled study with a customized injection approach. Mayo Clin Proc 2017;92(9):1359–67.
[40] Shulman LM, Minagar A, Weiner WJ. The effect of pregnancy in Parkinson's disease. Mov Disord 2000;15:132–5.
[41] Kranick SM, Mowry EM, Colcher A, et al. Movement disorders and pregnancy: a review of the literature. Mov Disord 2010;25:665–71.
[42] Hagell P, Odin P, Vinge E. Pregnancy in Parkinson's disease a review of the litterature and a case report. Mov Disord 1998;13:34–8.
[43] Giron LT, Koller WC. Methods of managing levodopa-induced dyskinesias. Drug Safety 1996;14:365–74.
[44] Karstaedt PJ, Pincus JH. Protein redistribution diet remains effective in patients with fluctuating parkinsonism. Arch Neurol 1992;49:149–51.
[45] Moreau C, Delval A, Defebvre L, et al. Methylphenidate for gait hypokinesia and freezing in patients with Parkinson's disease undergoing subthalamic stimulation: a multicentre, parallel, randomized, placebo controlled trial. Lancet Neurol 2012;11(7):589–96.

Chapitre 17

Traitements de recours

Marc Vérin[a], Valérie Fraix[b], Michel Lefranc[c], Mickael Aubignat[d], Mélissa Tir[d], Manon Auffret[a]

[a]Service de neurologie, CHU d'Orléans (MV, MA$_1$). Laboratoire interdisciplinaire pour l'innovation et la recherche en santé d'Orléans (LI2RSO), équipe « Brain Clinical and Experimental Neuroplasticity » (B-CLINE), Université d'Orléans.
[b]Service de neurologie, pôle neurologie psychiatrie, CHU Grenoble Alpes (VF). Inserm U1216, Université Grenoble Alpes, Grenoble Institut des neurosciences.
[c]Service de neurochirurgie, CHU Amiens-Picardie (ML).
[d]Service de neurologie, CHU Amiens-Picardie (MA$_2$, MT).

Introduction : quelles techniques ? (MV, MA$_1$)

« Docteur, quelle est la meilleure solution pour moi : rester avec les médicaments ou passer à la stimulation cérébrale profonde, à la pompe à apomorphine ou au système Duodopa® ? » Aucune étude *Evidence-based medicine* ne permet de répondre à la question fort légitime de ce patient parkinsonien. Il est probable qu'aucune n'y répond jamais. Pourquoi ? Parce qu'enfin la médecine personnalisée s'impose à nous au stade avancé des fluctuations. Si les options thérapeutiques dépendent certes encore de données objectives liées au degré de sévérité de la maladie (diffusion des lésions neuronales dopaminergiques et non dopaminergiques), elles dépendent désormais principalement de données subjectives de qualité de vie, embrassant aussi bien les dimensions socioprofessionnelles qu'esthétiques, culturelles, voire philosophiques. Afin d'accompagner le progrès majeur que représentent ces thérapies « à façon », le rôle de l'équipe experte est de proposer l'ensemble des thérapeutiques justement évoquées par le patient en exergue de chapitre. Les avantages et les inconvénients respectifs doivent être présentés, tenant compte du stade évolutif de la maladie. Il est également du devoir des neurologues en charge de patients parkinsoniens de lutter contre l'attentisme, voire le défaitisme, d'un autre âge où l'on considérait qu'il était naturel pour un patient d'être « bloqué » dès lors qu'il était parkinsonien. Il est légitime pour tout patient d'avoir un niveau d'exigence élevé quant à son équilibre tant moteur que non moteur. Il est donc désormais indispensable de proposer et d'expliciter les solutions à même de maintenir son insertion autant professionnelle, le cas échéant, que sociale et familiale. À lui, une fois éclairé et avec le soutien de son entourage, de faire le choix en conscience avec l'aide de l'équipe médicale. Deux notions prévalent qui orientent les propositions thérapeutiques. En premier lieu, il faut garder à l'esprit le caractère tout relatif du concept de « blocage ». Un jeune patient en activité professionnelle dont la maladie est encore unilatérale peut être gêné à l'extrême lorsqu'un phénomène d'akinésie de fin de dose ou un épisode de tremblement survient sur le côté dominant. Objectivement le handicap paraît minime, subjectivement il est très mal supporté et remet en question la capacité de poursuivre le travail. Dès lors ce n'est pas la sévérité du blocage et du tremblement qu'il faut considérer mais son retentissement fonctionnel et psychologique (regard des autres). En second lieu, la notion de lésions non dopaminergiques, responsables du déclin cognitif et des troubles moteurs axiaux dopa-résistants, est fondamentale à considérer avant toute proposition thérapeutique car leur présence contre-indique la cible subthalamique pour la stimulation cérébrale profonde. Compte tenu de la plasticité cérébrale et des processus adaptatifs compensateurs de la perte neuronale, la clinique ne permet pas à coup sûr à l'heure actuelle de prédire le mode évolutif de la maladie. Dans un futur proche, des biomarqueurs d'imagerie métabolique ou morphologique, de même que des neuromarqueurs électrophysiologiques apporteront probablement cette information. Au cours de l'évolution de la maladie, ce que la clinique ne peut pas détecter du fait de la plasticité compensatrice, les biomarqueurs le mettront en évidence. Les résultats à long terme des choix thérapeutiques pourront ainsi être prédits, complétant et parachevant une véritable médecine personnalisée.

Chez un patient fluctuant, une question toute simple confirme ou infirme l'intérêt de recourir à une solution de haute technicité : « Êtes-vous limité dans vos activités à cause des symptômes parkinsoniens, en d'autres termes faites-vous ce que vous voulez dans la vie ? ». Dès lors que des limitations existent en dépit d'un traitement médicamenteux optimisé, il est légitime de discuter et proposer les options interventionnelles, rompant avec une neurologie contemplative, désormais obsolète. C'est la présence ou non de lésions non dopaminergiques qui orientera alors la réflexion, la décision revenant en définitive toujours au patient, entre la stimulation dopaminergique continue (pompe à apomorphine ou gel de lévodoa-carbidopa intra-intestinale) et la stimulation électrique continue (stimulation cérébrale profonde). Si la solution chirurgicale est souvent évoquée de prime abord, les délais induits par la complexité de la prise en charge multidisciplinaire, mais également ses contre-indications désormais mieux cernées, ont justifié qu'un effort particulier soit fourni ces dernières années pour promouvoir des solutions d'attente ou alternatives à la chirurgie. La première, l'injection sous-cutanée en continu d'apomorphine, envisagée depuis une vingtaine d'années, a vu son développement s'accroître récemment grâce à la miniaturisation du matériel, à sa meilleure fiabilité et à la création de sociétés de service garantissant une maintenance optimale au domicile du patient. La seconde, l'infusion intraduodénale en continu de gel de lévodopa + carbidopa par sonde de gastrostomie perendoscopique (Duodopa®) a obtenu l'AMM en France en septembre 2004. Cet arsenal se verra bientôt complété de la mise à disposition en Europe et en France du système Lécigimon® (infusion intrajéjunale en continu de gel de lévodopa + carbidopa + entacapone) et de la foslévodopa/foscarbidopa en injection sous-cutanée (Scyova®). Les deux techniques actuellement disponibles permettent de maintenir un tonus dopaminergique striatal stable, atténuant considérablement les fluctuations, motrices et non motrices, et les dyskinésies.

Stimulation cérébrale profonde (VF)

Introduction

La stimulation cérébrale profonde (SCP) est devenue, depuis la fin des années 1990, le traitement neurochirurgical de référence des formes sévères de la maladie de Parkinson et des complications des traitements dopaminergiques [1].

Reconnue et autorisée par la Food and Drug Administration aux États-Unis en 2002, elle est pratiquée en France depuis la fin des années 1980 [2]. Le Globus Pallidum Interne (GPi) et le noyau subthalamique (NST) constituent les cibles anatomiques de référence de la SCP à travers le monde et ont fait preuve de leur efficacité.

Malgré ce développement important, les mécanismes d'action de la SCP sont encore méconnus et son application reste réservée à des patients répondant à des critères de sélection bien définis.

Les effets cliniques et sur la qualité de vie de la SCP à court terme ont été largement étudiés [3]. À long terme, les effets de la SCP ont contribué au développement d'un nouveau phénotype de patient [4,5]. La prise en charge et l'accompagnement de ces personnes et de leurs proches constituent aujourd'hui un nouveau défi pour les équipes spécialisées [6,7].

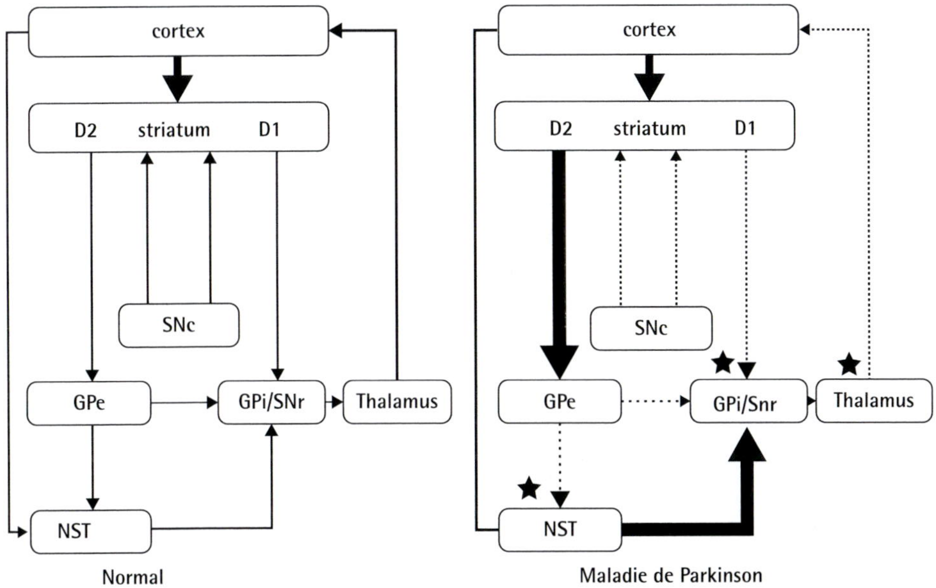

Figure 17.1. Organisation anatomo-fonctionnelle des ganglions de la base (situation normale et pathologique dans la maladie de Parkinson). Les différentes cibles des traitements neurochirurgicaux de la maladie de Parkinson sont précisées.
Les flèches noires représentent les voies excitatrices, glutamatergiques, les flèches grises indiquent les voies inhibitrices, gabaergiques. Les flèches larges traduisent une hyperactivité, les flèches pointillées, reflètent une hypoactivité.
SNc : substance noire pars compacta. SNr : substance noire pars reticulata. GPi : globus pallidum interne. GPe : globus pallidum externe. NST : noyau subthalamique. D1, D2 : récepteurs dopaminergiques D1 et D2. * cible des lésions ou de la stimulation à haute fréquence.

Mécanismes d'action

Les effets cliniques de la stimulation cérébrale profonde pourraient résulter de la modulation de l'hyperactivité des voies de sortie et des aires de projection corticales des ganglions de la base, selon le schéma de l'organisation fonctionnelle des ganglions de la base, proposé par Albin et DeLong (Figure 17.1) [8]. Initialement, la constatation d'effets cliniques similaires, lors de la réalisation d'une lésion du GPi ou du thalamus et de l'application d'une fréquence de stimulation d'au moins 50 Hz, généralement 130 Hz, a fait évoquer un possible effet inhibiteur de la SCP sur l'activité neuronale des structures stimulées, par l'intermédiaire d'un bloc de dépolarisation. Plus récemment, l'étude des effets électriques, moléculaires et cellulaires de la SCP et ses effets sur l'activité oscillatoire des ganglions de la base, plaident en faveur de mécanismes d'action plus globaux, imposant artificiellement, aux circuits neuronaux, un mode de fonctionnement plus physiologique [9].

Une fréquence élevée de stimulation, appliquée de façon synchrone à une large population neuronale, pourrait soit alimenter les fibres efférentes avec une activité à haute fréquence, de type gamma, favorable car peut-être prokinétique, soit brouiller le pattern d'activité pathologique à basse fréquence, bêta, de ces populations neuronales, observé au cours de la maladie de Parkinson [9,10]. À ce jour, aucun effet neuroprotecteur de la stimulation cérébrale profonde n'a été mis en évidence.

Indications

Prérequis

Le traitement neurochirurgical de la maladie de Parkinson concerne 10 à 15 % des patients, principalement ceux présentant une maladie invalidante malgré un traitement médicamenteux optimal. Ce caractère invalidant peut être lié soit à la persistance d'un grand tremblement, non contrôlé par un traitement médicamenteux bien mené, soit à la présence de complications motrices de la dopathérapie, fluctuations et dyskinésies et ce, malgré un traitement optimal (score de Hoehn & Yahr ≥ 3 et échelle de Schwab & England ≤ 60 % en phase OFF) [11]. Au cours des dernières années de nouvelles indications ont peu à peu émergé et concernent les sujets jeunes, en activité, dont le handicap moteur est moindre, afin de limiter le risque de retentissement socio-professionnel péjoratif lorsque la maladie évolue, mais également des sujets développant des effets secondaires psychocomportementaux des traitements dopaminergiques (notion de *early stimulation*) [12,13].

Critères de sélection des patients

Les indications et les critères de sélection des patients candidats à un traitement neurochirurgical, étaient basés initialement sur l'expérience acquise par les différents centres impliqués dans la chirurgie de la maladie de Parkinson et, plus récemment sur les résultats des études des facteurs prédictifs d'amélioration clinique sous stimulation cérébrale profonde [14]. La définition de critères de sélection rigoureux a permis d'établir les caractéristiques des patients pour lesquels le plus grand bénéfice clinique peut être attendu au long cours et pouvant tolérer, à la fois sur le plan physique, émotionnel et comportemental, une chirurgie difficile et une prise en charge contraignante au long cours. Ces critères de sélection permettent également d'identifier les patients ne relevant pas d'une indication chirurgicale et de leur proposer une prise en charge médicale la plus optimale possible [15].

Les patients candidats à une intervention neurochirurgicale doivent satisfaire à plusieurs critères [11].

Ils présentent une maladie de Parkinson idiopathique selon les critères de l'UKPDSBB (*United Kingdom Parkinson's Disease Brain Bank*) comportant :

- l'existence d'un tremblement de repos et/ou d'une bradykinésie, associé(e) à au moins un des symptômes suivants : rigidité, trouble postural, tremblement de repos ou bradykinésie ;
- l'absence d'autre maladie neurologique, de prise de médicaments toxiques ou de drogues, de tumeur, d'infection ou de pathologie cardiovasculaire évolutive ;
- l'absence d'argument clinique en faveur d'un autre syndrome parkinsonien ;
- une réponse dopaminergique significative s'exprimant par une amélioration du score moteur de la *MDS-UPDRS* (*Movement Disorder Society-Unified Parkinson's Disease Rating Scale*).

Une durée d'évolution supérieure à cinq ans permet de limiter au moins en partie le risque d'erreur diagnostique notamment vis-à-vis des autres syndromes parkinsoniens et plus particulièrement les atrophies multisystématisées, en raison de leur dopasensibilité possible. L'absence d'atypie clinique après une durée d'évolution supérieure à cinq ans limite le risque d'évolution vers un syndrome parkinsonien atypique. Un parkinsonisme juvénile autosomique récessif dopasensible est également une indication de traitement neurochirurgical si le handicap généré le justifie.

Le syndrome parkinsonien doit être dopasensible. Les critères de l'UKPDSBB requièrent une amélioration d'au moins 30 % du score moteur de la MDS-UPDRS lors d'un test pharmacologique aigu à la lévodopa pour retenir la dopasensibilité d'un syndrome parkinsonien. Hormis dans les cas de tremblement invalidant persistant, une réponse dopaminergique significative est prédictive de la réponse chirurgicale. Une amélioration d'au moins 50 % du score moteur de la MDS-UPDRS après une dose supraliminaire de lévodopa est classiquement requise pour envisager une intervention neurochirurgicale, les symptômes peu ou pas dopasensibles, essentiellement les symptômes axiaux, n'étant que peu ou pas améliorés par la chirurgie.

L'état général ou physiologique doit être satisfaisant. Le jeune âge des patients est un facteur prédictif d'amélioration motrice, notamment après stimulation des noyaux subthalamiques. Le risque de complication intracérébrale hémorragique lors de la procédure chirurgicale ou le risque de troubles cognitifs et comportementaux est d'autant plus important que le sujet est âgé.

La limite d'âge pour une intervention neurochirurgicale a été arbitrairement fixée à 70 ans. Il s'agit toutefois d'un critère de sélection relatif qui doit être pris en compte en fonction des autres critères mentionnés, que ce soit la présence de symptômes axiaux invalidants mais peu ou pas dopasensibles, ou de troubles cognitifs. Le choix de la technique chirurgicale et de la cible anatomique doit tenir compte des risques de complications dans cette population souvent fragile [4,16].

L'absence de maladie générale évolutive, cardiaque, pulmonaire, rénale, hématologique ou cancéreuse est un préalable indispensable à l'indication neurochirurgicale. Un traitement anticoagulant par antivitamine K, anticoagulant oral, antiagrégant plaquettaire ou antiinflammatoire non stéroïdien ne pouvant être interrompu constitue une contre-indication à un traitement neurochirurgical.

Les conséquences de la chirurgie sur le statut cognitif, notamment avec la technique de SCP, sont débattues mais sont généralement limitées en l'absence de trouble de la mémoire ou d'altération des fonctions exécutives au préalable [17]. Le bilan de présélection recommandé comporte au mieux une échelle d'efficience cognitive globale, telle l'échelle de démence de Mattis ou le test MoCA© (*Montreal Cognitive Assessment*), une étude détaillée des fonctions exécutives, dont les différents aspects peuvent être évalués à l'aide d'une échelle composite. La présence d'un syndrome démentiel, défini par un score à l'échelle de Mattis inférieur à 130/144 ou MoCA < 24/30 ou d'un syndrome dysexécutif sévère constitue un critère d'exclusion à un traitement neurochirurgical, en raison du risque d'aggravation postopératoire. L'indication neurochirurgicale peut toutefois être discutée, au cas par cas, lorsque des patients ayant un score à l'échelle de Mattis compris entre 120 et 130/144, ont un profil évolutif stable sur au moins douze mois et remplissent par ailleurs l'ensemble des autres critères de sélection.

Les effets de la stimulation cérébrale profonde sur les manifestations neuropsychiatriques de la maladie de Parkinson ou associées aux traitements dopaminergiques justifient l'intégration de critères comportementaux aux critères de sélection [7,15]. La recherche systématique de troubles anxio-dépressifs, d'une apathie, d'un trouble du contrôle des impulsions, peut être évaluée formellement à l'aide d'échelles spécifiques [18]. Un syndrome dépressif sévère évolutif non stabilisé constitue une contre-indication au moins temporaire à la chirurgie. Un comportement addictif vis-à-vis des traitements à visée dopaminergique rendra difficile la prise en charge postopératoire mais ne constitue pas une contre-indication à une intervention neurochirurgicale. Un trouble du contrôle des impulsions peut constituer une indication de traitement par stimulation des noyaux subthalamiques [19]. La survenue d'une psychose ou d'hallucinations, lorsqu'elle n'est pas sous-tendue par des troubles cognitifs débutants, et si leur caractère iatrogène médicamenteux est probable, nécessite une prise en charge thérapeutique spécifique, au besoin à l'aide de clozapine, préalablement à toute prise en charge chirurgicale.

Le contexte social et personnel doit être pris en considération dans la décision finale de sélection. L'amélioration motrice souvent rapide après traitement neurochirurgical de la maladie de Parkinson va permettre au patient de retrouver une autonomie dans la vie quotidienne qui peut bouleverser l'équilibre personnel et familial qui s'était établi autour de la maladie, rompant les processus d'adaptation au handicap [20]. Les patients opérés présentant les formes les plus graves de maladie sont souvent déjà exclus socialement depuis plusieurs années, et l'amélioration du handicap moteur ne facilite pas toujours à elle seule la réintégration sociale, même chez les patients les plus jeunes. Une intervention neurochirurgicale plus précoce dans l'évolution de la maladie, dès le début des fluctuations motrices et avant que le fardeau de la maladie ne soit trop important, peut être recommandée mais doit être contrebalancée avec le risque chirurgical [12]. Il apparaît donc indispensable de prendre en considération les attentes des patients, de leur entourage et de tenir compte de la capacité des patients à tolérer une intervention neurochirurgicale longue et stressante, réalisée sous anesthésie locale ou non, et la capacité à accepter les contraintes liées au suivi ultérieur.

Une prise en charge psychologique du patient et de son entourage, avant, pendant mais également au décours de l'intervention est recommandée pour la réussite de celle-ci. Des programmes d'éducation thérapeutique, destinés aux patients neurostimulés et à leur entourage ont été créés pour tenter de répondre à leurs attentes respectives et permettre aux patients neurostimulés de développer des compétences d'adaptation psycho-sociale [21].

La réalisation d'une IRM encéphalique complète les critères cliniques et permet d'éliminer une cause lésionnelle ou de détecter des anomalies pouvant orienter vers un syndrome parkinsonien atypique. Elle permet également de s'assurer de l'absence d'atrophie sévère, d'hypersignaux diffus en pondération T2 ou de malformation sur le trajet théorique d'accès à la cible anatomique choisie, pour limiter le risque de complication chirurgicale.

Procédures chirurgicales et matériel de neurostimulation [22]

Repérage anatomique et électrophysiologique de la cible

Les procédures chirurgicales peuvent varier d'un centre à l'autre mais reposent, pour toutes les cibles, sur les mêmes principes. L'étape initiale est le repérage anatomique de la cible à l'aide d'une ou plusieurs techniques, principalement l'IRM encéphalique, utilisée individuellement ou couplée à la tomodensitométrie cérébrale et le recours à des logiciels de reconstructions et de visée des structures anatomiques. L'étape suivante consiste à implanter la ou les électrodes dans la cible choisie. La progression des électrodes jusqu'à la cible est suivie par tomodensitométrie peropératoire, téléradiographie et par l'étude électrophysiologique des structures anatomiques traversées. Ces enregistrements électrophysiologiques sont réalisés au mieux à l'aide de microélectrodes permettant l'étude de trajectoires multiples parallèles mais exposant à un risque hémorragique un peu plus important qu'en l'absence d'étude électrophysiologique.

Depuis une dizaine d'années, l'implantation d'électrodes sous anesthésie générale complète sans période de réveil est de plus en plus pratiquée. Cette prise en charge est possible depuis l'amélioration des techniques de neuro-imagerie peropératoire [23,24]. Elle permet de s'amender si besoin des micro-enregistrements peropératoires et de limiter les risques de complication ou de mauvaise tolérance d'une procédure sous anesthésie locale [25].

Évaluation clinique per-opératoire

La réalisation de l'intervention neurochirurgicale sous anesthésie locale, alors que le patient est à jeun de tout traitement antiparkinsonien, permet d'évaluer les effets cliniques directs, bénéfiques et secondaires de la stimulation à haute fréquence des électrodes afin de déterminer la trajectoire idéale d'implantation définitive de l'électrode chronique de stimulation. La cible définitive est choisie en fonction de la qualité des enregistrements électrophysiologiques et de la fenêtre thérapeutique observée lors de l'évaluation clinique peropératoire.

En cas de procédure sous anesthésie générale, le traitement dopaminergique peut-être maintenu, le choix de la trajectoire finale est basé sur les données anatomiques, éventuellement associées aux données électrophysiologiques et cliniques disponibles.

Matériel de stimulation

La technique de stimulation implique l'implantation d'une électrode de stimulation chronique dont l'extrémité est constituée de huit contacts répartis sur quatre niveaux de 1,5 mm de hauteur, séparés de 0,5 mm, les niveaux intermédiaires sont constitués de contacts directionnels. Une fois fixée au crâne, l'électrode est reliée par l'intermédiaire d'un câble de connexion sous-cutané à un neurostimulateur, non rechargeable ou rechargeable implanté généralement dans la région sous-claviculaire ou dans la paroi abdominale. La mise en marche de la stimulation se fait à l'aide d'une tablette de programmation permettant de choisir le ou les contacts ayant la plus grande fenêtre thérapeutique et qui seront stimulés de façon chronique, l'intensité de la stimulation, la largeur de l'impulsion électrique et la fréquence de stimulation. D'autres fonctionnalités sont disponibles selon les modèles d'électrodes et de neurostimulateurs : une stimulation directionnelle une stimulation en mode *interleaving*, entrelacée, plusieurs programmes de stimulation peuvent être implémentés dans le boitier de stimulation. Ces fonctionnalités permettent de modeler la zone à stimuler et/ou de limiter les effets secondaires liés à la diffusion de la stimulation aux structures anatomiques adjacentes [22]. Les nouveaux modèles sont plus ou moins compatibles avec l'IRM. Les patients disposent d'une télécommande leur permettant de réaliser certains ajustements dans des limites programmées à l'aide de la console de programmation.

Des ajustements répétés des paramètres de stimulation et une adaptation parallèle du traitement médicamenteux sont nécessaires, principalement au cours de la première année postopératoire pour obtenir un état moteur stable. La durée de vie moyenne d'un neurostimulateur dépend des paramètres électriques chroniques, elle est de l'ordre de trois à cinq ans dans le cas d'une stimulation bilatérale du noyau subthalamique.

Une technique de stimulation adaptative basée sur un modèle dit *closed-loop*, en boucle fermée, est développée depuis le début des années 2000. Elle consiste à enregistrer l'activité oscillatoire des potentiels de champs locaux avec l'électrode implantée et à délivrer un courant électrique modulé en fonction des caractéristiques du signal enregistré [26]. Par exemple, l'activité bêta (8-35 Hz) enregistrée dans le noyau subthalamique est corrélée avec l'akinésie, sa détection et sa modulation peuvent améliorer ce symptôme. Le développement de cette technologie nécessite de déterminer des biomarqueurs des différents symptômes de la maladie de Parkinson pour optimiser et personnaliser les effets de la stimulation et de développer l'accès à la technologie et les collaborations entre médecins et ingénieurs.

Complications

Les événements indésirables pouvant être observés avec la technique de stimulation cérébrale profonde peuvent être divisés en effets indésirables liés à la procédure chirurgicale, au matériel implanté, à la stimulation et aux modifications thérapeutiques [27,28].

Les complications liées à la procédure chirurgicale ayant un retentissement sur les activités de la vie quotidienne concernent 2 à 4 % des patients après implantation d'électrodes cérébrales profondes [27,28]. L'imagerie encéphalique postopératoire peut révéler une contusion, une suffusion hémorragique le long du trajet de l'électrode, une pneumencéphalie, symptomatique ou non, régressive en quelques semaines. La survenue d'un hématome intracérébral peut être associée à un déficit neurologique variable selon la topographie et la taille de la lésion.

Les complications liées au matériel implanté les plus fréquentes sont les complications infectieuses secondaires à l'implantation de matériel étranger (4-5 % des cas). Elles nécessitent le retrait du matériel jusqu'à la guérison et avant toute réimplantation. D'autres complications relatives à l'implantation du matériel ont été décrites, incluant des cas de fracture du câble de connexion, fracture ou déplacement d'électrode, des cas de dysfonctionnement du neurostimulateur, des cas d'érosion cutanée en regard du matériel implanté, qu'il s'agisse du connecteur, du câble de connexion ou du neurostimulateur.

Les effets secondaires provoqués par la stimulation sont réversibles à l'arrêt de celle-ci [6,29]. Ils peuvent être différents selon la cible et leur survenue peut être favorisée par un positionnement non optimal des électrodes. Ils peuvent être limités par une modification des paramètres de stimulation ou des contacts stimulés. Les modifications thérapeutiques médicamenteuses associées à la mise en place de la stimulation peuvent contribuer aux modifications observées à court et moyen terme. À court terme, des effets secondaires, visuels, sensitivo-moteurs, moteurs et comportementaux ont été rapportés en fonction de la cible anatomique. Ils sont contrôlés par une adaptation des paramètres de stimulation et un ajustement du traitement dopaminergique. À plus long terme, les effets secondaires chroniques ont été décrits principalement après stimulation du NST. Les plus fréquemment observés sont une prise de poids de l'ordre de 12 % qui ne semble pas seulement liée à la diminution des dyskinésies liées à la lévodopa, et des modifications comportementales, telle une apathie.

Celle-ci apparait dans les trois à douze mois suivant l'intervention, précipitée par la réduction, parfois drastique, du traitement antiparkinsonien, elle peut devenir parfois permanente et ne pas être améliorée par l'augmentation du traitement dopaminergique [30]. Outre les changements de traitement, il est vraisemblable que d'autres facteurs interviennent dans la survenue de ces troubles comportementaux, tels, la personnalité du patient, le stress opératoire et les conséquences de la modification de l'état moteur sur la vie sociale.

Résultats au long cours

(Figure 17.2)

Thalamus

La stimulation du noyau Vim du thalamus permet de contrôler le tremblement de repos controlatéral de la maladie de Parkinson dans 80 % des cas et de réduire, parallèlement le traitement médicamenteux de 30 % en moyenne). Au long cours cependant un échappement du tremblement peut être noté. L'effet sur la rigidité est inconstant et partiel, l'akinésie et la marche ne sont pas améliorées. Les formes purement tremblantes de la maladie sont rares et la stimulation du noyau Vim ne permet pas, au long cours, de contrôle satisfaisant des symptômes moteurs les plus invalidants. Le bénéfice fonctionnel de la stimulation sur les activités de la vie quotidienne s'estompe progressivement au-delà du 12e mois postopératoire et est perdu six ans après l'intervention, même si le tremblement n'est pas aggravé [31].

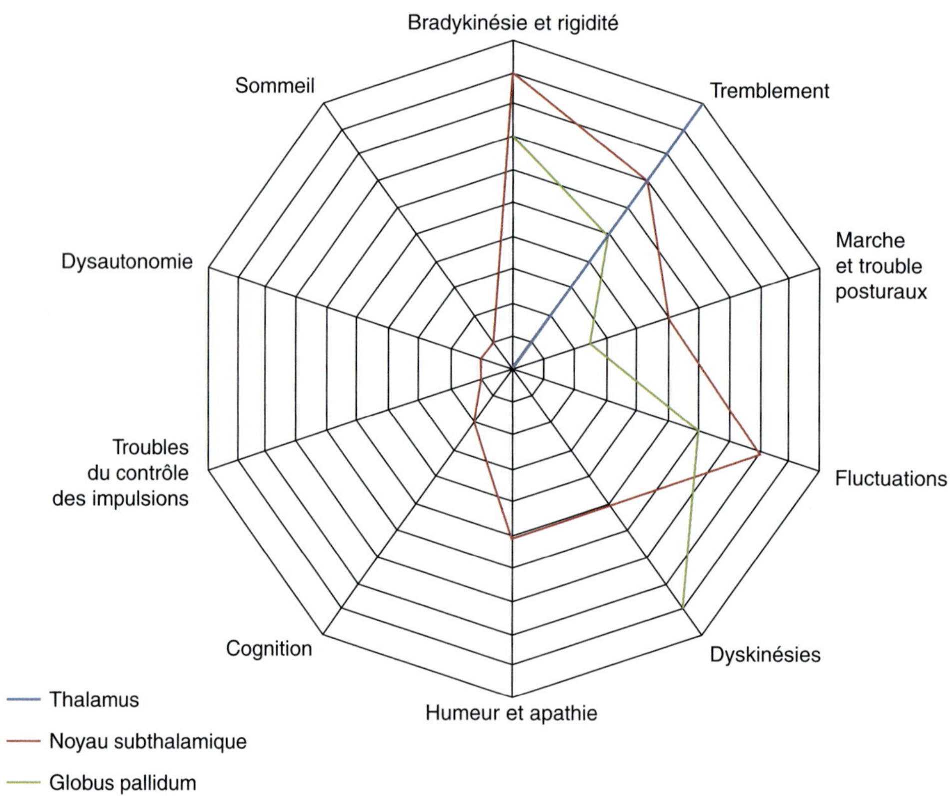

Figure 17.2. Effets de la stimulation cérébrale profonde selon les cibles anatomiques.
Source : Adapté de Fasano A et al. [37].

Globus Pallidum

L'effet le plus constant de la stimulation pallidale est une réduction des dyskinésies controlatérales liées à la lévodopa, de l'ordre de 40 à 80 %. Le tremblement de repos, la bradykinésie et la rigidité peuvent être améliorés de 20 à 30 % avec une stimulation unilatérale et de 30 à 50 % avec une stimulation bilatérale [32]. Des effets moteurs contradictoires ont été rapportés en fonction de la localisation du plot de stimulation au sein du GPi. La stimulation de la portion ventrale du GPi améliore les dyskinésies liées à la lévodopa et la rigidité alors que la stimulation de sa portion dorsale améliorerait l'akinésie mais aggraverait les dyskinésies. L'amélioration motrice modérée et variable liée à la stimulation pallidale ne permet généralement pas de réduire les doses quotidiennes de lévodopa. L'amélioration des dyskinésies liées à la lévodopa est maintenue au long cours alors que l'effet bénéfique initial sur les symptômes moteurs de la phase *off* et le retentissement sur les activités de la vie quotidienne s'atténue après quelques années [33,34]. Les effets cognitifs et psychocomportementaux de la stimulation pallidale ont été peu étudiés. La stimulation pallidale n'est pas associée à une détérioration cognitive. Les effets psychocomportementaux de la stimulation pallidale sont des cas isolés de trouble du contrôle des impulsions [35]. Il n'est pas observé d'induction ni d'aggravation de symptômes apathiques après stimulation bipallidale. Cette bonne tolérance cognitivo-comportementale pourrait en faire une cible de choix pour des patients plus âgés, présentant une MP invalidante et un statut cognitif dans les limites des critères d'opérabilité [16].

Noyau subthalamique

La stimulation du noyau subthalamique permet d'améliorer l'ensemble des symptômes moteurs de la triade parkinsonienne ainsi que les dystonies de *off* et les symptômes moteurs axiaux dopasensibles [36]. La durée des phases OFF est réduite de 69 %, les fluctuations non motrices sont atténuées et s'accompagnent d'une amélioration de la qualité de vie, reflétée par une amélioration des scores d'autonomie pour les activités de la vie quotidienne de 47 % en moyenne (sous-score II de l'échelle UPDRS, échelle de Schwab & England) et des scores des échelles de qualité de vie appliquées à la maladie de Parkinson de 22 % en moyenne (PDQL-37, PDQL-39) [36]. L'amélioration de l'état moteur permet de réduire les doses moyennes quotidiennes des traitements dopaminergiques de 50 % en moyenne. Cette diminution du traitement médicamenteux contribue à la réduction, au long cours, des dyskinésies liées à la lévodopa après stimulation bilatérale du NST de l'ordre de 64 %.

La stimulation subthalamique n'altère pas les fonctions cognitives si celles-ci n'étaient pas altérées avant l'intervention, cependant un discret syndrome dysexécutif peut être observé parfois [37]. Les troubles de l'humeur à type de dépression, lorsqu'ils préexistaient à l'intervention, peuvent être améliorés, inchangés ou aggravés après stimulation du NST, aboutissant dans de rares cas à une tentative de suicide.

L'étude multicentrique Earlystim a permis de démontrer que la stimulation du NST permet d'améliorer la qualité de vie des patients présentant des complications motrices précoces, alors que celle des patients dont seul le traitement médicamenteux est optimisé, continue à se détériorer sur deux ans de suivi [12].

L'étude des effets de la stimulation subthalamique au-delà de 5 ans et jusqu'à 11 ans de suivi, révèle le maintien d'un effet bénéfique sur le tremblement, la rigidité et l'akinésie des membres, les fluctuations motrices, les dyskinésies et dystonies de OFF alors que les symptômes moteurs axiaux-bradykinésie, troubles de la marche, *freezing*, instabilité posturale, dysarthrie- s'aggravent progressivement [7,38,39]. Au long cours, une détérioration progressive des fluences verbales et un déclin cognitif dyséxecutif sont plus fréquemment observés après stimulation subthalamique que sous traitement dopaminergique [40]. Près de 38 % des patients traités par stimulation subthalamique présentent une démence parkinsonienne 8 à 12 ans après l'intervention [41,42]. Le risque de développer une démence est d'autant plus important que le syndrome dysexécutif est sévère en préopératoire [14]. L'autonomie dans les activités de la vie quotidienne est maintenue à 5 ans mais l'effet bénéfique sur la qualité de vie est perdu à 5 ans [43].

À un stade avancé, les facteurs prédictifs d'un moins bon pronostic fonctionnel de la stimulation subthalamique incluent un âge de début de maladie de Parkinson tardif, un sous-score élevé de symptômes axiaux en condition OFF, la présence d'un trouble comportemental du sommeil paradoxal [39,40,44,45]. Les facteurs prédictifs du maintien d'une autonomie au long cours incluent un plus jeune âge lors de l'intervention, un score MMSE préopératoire élevé, un score préopératoire élevé sur l'échelle de Schwab & England en période *off* [41,46].

L'aggravation progressive observée au long cours est la conséquence de l'évolution naturelle de la maladie, dont l'association avec la SCP, a contribué à l'apparition au cours des dernières années, d'un nouveau phénotype de patient, présentant une maladie de Parkinson évoluée, dépourvue de la triade motrice tremblante et akinétorigide [42].

Quelles cibles pour quelles indications ?

Les effets bénéfiques limités de la stimulation du noyau Vim du thalamus au long cours ont restreint ses indications au tremblement essentiel et symptomatique. Le renouveau des techniques neurochirurgicales lésionnelles, fait du thalamus une cible de choix dans des indications bien particulières, telles que les formes tremblantes prédominantes et asymétriques de maladie de Parkinson quand la stimulation cérébrale profonde n'est pas recommandée [15]. Les études prospectives randomisées comparant la stimulation du GPi et du NST ont des résultats variables. Une étude multicentrique ne met pas en évidence de différence d'une cible par rapport à l'autre, sur les symptômes moteurs et les dyskinésies à court et moyen terme [47,48]. Une seconde étude multicentrique n'a pas mis en évidence de différence d'une cible par rapport à l'autre sur le handicap global mais l'amélioration des scores moteurs en phase *off* était significativement plus importante après stimulation subthalamique qu'après stimulation pallidale, y compris à moyen terme [49]. Dans cette étude, ainsi que dans les études comparatives, la réduction du traitement médicamenteux est plus importante après stimulation bilatérale du NST qu'après stimulation bilatérale du GPi. Les effets secondaires comportementaux et l'évolution sur le plan cognitif ne diffèrent pas entre les deux cibles à trois ans [48].

Une méta-analyse récente, basée sur 39 études sur la stimulation de noyau subthalamique et 5 études sur la stimulation du Globus Pallidum, met en évidence une amélioration des scores d'activités dans la vie quotidienne et des scores moteurs plus importante avec la stimulation du noyau subthalamique qu'avec la stimulation du Globus Palllidum à 6-12 mois [36].

Les données des études sur la stimulation du Globus Pallidum sur les dyskinésies liées à la lévodopa, le temps *off* et le traitement dopaminergique, n'ont pas permis d'analyse comparative. Ces variables sont améliorées ou réduites de façon significative avec la stimulation du noyau subthalamique, en comparaison avec les données préopératoires [36].

La réduction du traitement dopaminergique après stimulation du noyau subthalamique permet d'améliorer les troubles comportementaux hyperdopaminergiques et les fluctuations neuropsychiatriques, faisant du noyau subthalamique une cible de chez pour les patients confrontés à ce type de complication [19].

En revanche une métanalyse récente confirme que la stimulation du noyau subthalamique est associée à un risque plus élevé d'apathie postopératoire que la stimulation du Globus Pallidum essentiellement par le biais d'une réduction importante du traitement dopaminergique même si tous les mécanismes de l'apathie postopératoire ne sont pas complètement identifiés [50].

Sur le long terme, la stimulation du noyau suthalamique reste efficace sur le tremblement et la rigidité [7]. Même si la maladie progresse, l'indépendance et la qualité de vie restent améliorés sur le long terme [43].

L'expérience acquise par les équipes spécialisées a conduit à une pratique relativement standardisée ces dernières années consistant à réserver la stimulation du NST aux patients présentant un syndrome parkinsonien dopasensible avec des complications motrices et/ou comportementales dopaminergiques et la stimulation du GPi aux patients présentant des dyskinésies sévères latéralisées, tolérant bien le traitement dopaminergique sur le plan comportemental ou aux patient plus âgés ou présentant un statut cognitif dans les limites des critères d'opérabilité [4]. Cette pratique nécessite cependant d'être validée par une évaluation formelle [16].

Prise en charge des patients traités par stimulation cérébrale profonde

À l'issue de la prise en charge immédiate, spécialisée, des patients neurostimulés, le suivi au long cours est effectué idéalement en collaboration avec le neurologue traitant, dont le rôle consiste non seulement à ajuster les traitements médicamenteux mais aussi à dispenser les conseils pratiques dont les patients peuvent avoir besoin, et à détecter les troubles moteurs et comportementaux qui pourraient nécessiter une prise en charge spécialisée. Après l'intervention et avant leur retour à domicile, les moyens de vérification du bon fonctionnement du neurostimulateur et parfois la pratique d'autoréglages, à l'aide d'un programmateur patient, lui sont enseignés. De même les conseils concernant les risques liés à l'exposition à des ondes électromagnétiques sont prodigués. L'utilisation d'appareils de physiothérapie entraînant un échauffement des tissus tels les appareils de diathermie est formellement contre-indiquée au niveau du chef, de la région cervicale et du tronc, en raison du risque de survenue de lésions cérébrales irréversibles et fatales. La réalisation d'une IRM chez des sujets porteurs de matériel de neurostimulation peut être envisagée sous certaines conditions.

Après stimulation cérébrale profonde, la survenue de troubles moteurs ou comportementaux peut prendre différents aspects. La récidive brutale ou rapide de la symptomatologie parkinsonienne évoque en priorité un arrêt ou un dysfonctionnement du neurostimulateur, qui nécessite de vérifier son état de marche, les impédances et l'état de sa batterie. Lorsque la batterie du neurostimulateur cesse de fonctionner le patient peut être confronté à un syndrome de sevrage, caractérisé par la récidive rapide d'un syndrome parkinsonien sévère non amélioré par la majoration du traitement dopaminergique et pouvant mettre en jeu son pronostic vital sans une réimplantation en urgence d'un nouveau neurostimulateur [51]. Lorsque la récidive de la symptomatologie parkinsonienne est progressive, elle peut nécessiter une majoration des paramètres de stimulation si elle est latéralisée ou une réadaptation du traitement médicamenteux si elle est bilatérale [51]. De même la présence ou la persistance de mouvements anormaux involontaires au-delà du premier mois postopératoire nécessite un ajustement des paramètres de stimulation si les dyskinésies sont latéralisées ou une diminution du traitement médicamenteux si elles sont bilatérales et diffuses. Les dystonies de la phase *off* disparaissent avec l'augmentation de l'intensité de la stimulation subthalamique. La survenue de troubles de la marche ou de troubles axiaux pouvant affecter la parole, la déglutition ou l'équilibre, nécessite une analyse précise du cours évolutif de ces troubles, de leur rapport avec la SCP et de leur dopasensibilité pour orienter la prise en charge. Après quelques années de stimulation l'apparition d'un *freezing* de la marche peut justifier la réduction de la fréquence de stimulation à 60 Hz tout en augmentant le voltage ; un contrôle significatif et durable d'un tel symptôme est alors parfois observé chez certains patients [51]. Ces données sont résumées dans la figure 17.3. La prise en charge des syndromes dépressifs, s'ils préexistaient avant l'intervention, consiste en la poursuite du traitement antidépresseur associée à un suivi psychothérapique. Ce type de prise en charge est par contre souvent peu efficace si les troubles de l'humeur sont survenus au décours de l'intervention. Ils sont alors fréquemment associés à une apathie et la reprise d'un traitement à visée dopaminergique est souvent efficace. Les cas d'hypomanie, de manie ou de psychose peuvent nécessiter une réduction des paramètres de stimulation électrique, éventuellement du traitement médicamenteux, voire le recours à des thérapeutiques symptomatiques, telle la clozapine. Leur persistance après les premiers mois suivant l'implantation des électrodes est rare.

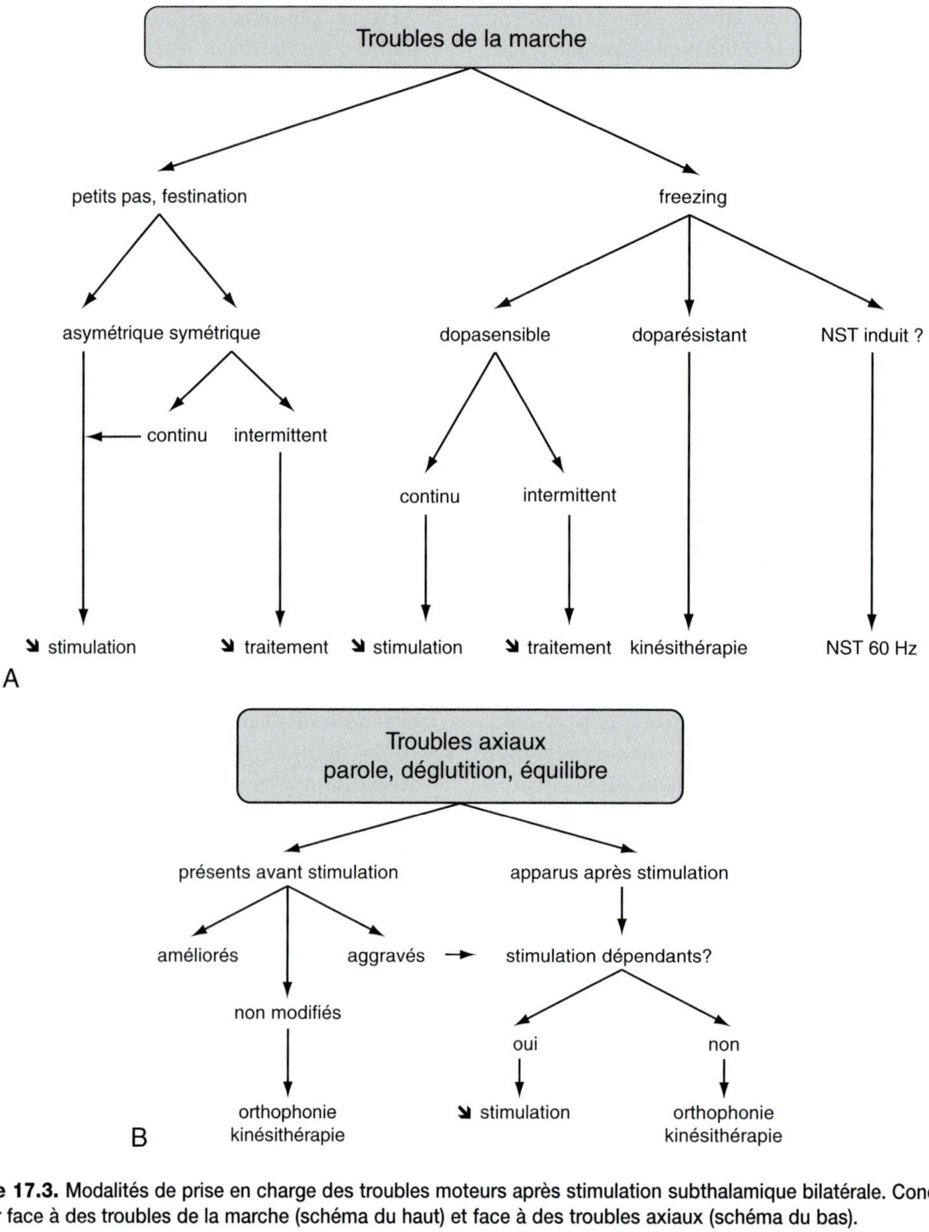

Figure 17.3. Modalités de prise en charge des troubles moteurs après stimulation subthalamique bilatérale. Conduite à tenir face à des troubles de la marche (schéma du haut) et face à des troubles axiaux (schéma du bas).

Techniques neurochirurgicales lésionnelles (ML, MA_2, MT)

Historiquement prédominantes entre les années 1950 et 1980, la neurochirurgie fonctionnelle lésionnelle a vu son usage décliner avec l'avènement de la stimulation cérébrale profonde (SCP) et en raison des effets indésirables significatifs, attribuables à un ciblage et une gestion des lésions moins précis avec les technologies historiques [52]. Néanmoins, l'évolution vers des méthodes de neurochirurgie plus sophistiquées, permettant un ciblage et un contrôle des lésions nettement amélioré, a récemment ravivé l'intérêt pour ces approches. Cela est particulièrement pertinent pour les patients qui ne sont pas éligibles à la SCP ou qui préfèrent éviter les dispositifs implantables. La neurochirurgie lésionnelle consiste en une destruction sélective de zones cérébrales clés. Les cibles privilégiées – le thalamus, le pallidum interne, et le noyau subthalamique – sont finalement les mêmes que celles de la SCP. Les critères de sélection pour le choix de la cible sont par conséquent similaires à ceux de la SCP [15]. Cependant, la neurochirurgie lésionnelle se distingue par des considérations spécifiques :

1. elle est habituellement réalisée de manière unilatérale en raison des risques accrus d'effets indésirables graves associés aux interventions bilatérales ;
2. les effets de la neurochirurgie lésionnelle sont irréversibles, contrairement aux réglages modulables de la SCP, conférant à la décision chirurgicale un caractère définitif.

Ces décisions thérapeutiques doivent par conséquent être prises par des équipes spécialisées, multidisciplinaires et bien souvent dans le cadre d'un Centre Expert Parkinson.

Choix de la cible

Le choix des cibles lésionnelles est essentiellement dicté par la nature des symptômes prédominants du patient ainsi que par les objectifs thérapeutiques visés. Actuellement, la pratique clinique s'oriente principalement vers deux cibles.

- *Le thalamus pour les thalamotomies* : utilisé pour le traitement des tremblements pharmaco-résistants handicapants. La majorité de ces interventions est réalisée de manière unilatérale. Des recherches récentes ont exploré la possibilité de traitements bilatéraux [53]. Les candidats idéaux pour la thalamotomie sont ceux dont le tremblement est handicapant, latéralisé d'un côté, pharmaco-résistant (y compris à la L-dopa), qui ne présentent pas de fluctuations motrices marquées, qui ne sont pas éligibles ou qui refusent une SCP, et qui n'ont pas de troubles majeurs de l'équilibre ou de la marche susceptibles d'être exacerbés par la procédure.
- *Le pallidum interne pour les pallidotomies* : visé spécifiquement pour réduire les dyskinésies et les fluctuations motrices. Plus anecdotique en fréquence actuellement, ces interventions sont également le plus souvent réalisées de manière unilatérale pour minimiser les risques d'effets secondaires tout en améliorant la qualité de vie. Les critères de sélection pour une pallidotomie incluent des patients avec des dyskinésies ou des fluctuations motrices invalidantes, qui ne sont pas éligibles ou qui refusent la SCP ou les traitements par pompes, et qui n'ont pas de troubles significatifs de la marche ou de troubles cognitifs.

Des études récentes rapportent des bénéfices associés à des lésions unilatérales du noyau subthalamique [54]. Toutefois, cette approche demeure largement expérimentale et limitée au domaine de la recherche clinique.

Choix de la technique

Le choix de la technique lésionnelle est dicté par quatre facteurs principaux que sont : le choix du patient, la présence d'un traitement anticoagulant curatif, la disponibilité de la technique et les habitudes de l'équipe spécialisée qui prend en charge le patient.

Quatre techniques principales se distinguent par leur approche et leurs implications cliniques : la radiofréquence, la radiochirurgie, les ultrasons focalisés guidés par IRM (MRgFUS) et la thermothérapie laser interstitielle guidée par IRM (MRgLITT). Certaines de ces techniques ne sont pour le moment disponibles que dans quelques centres en France mais leur développement devrait s'étendre dans l'avenir. Chaque technique présente des avantages et des limitations uniques, nécessitant une évaluation minutieuse pour optimiser les résultats thérapeutiques tout en minimisant les risques (Tableau 17.1).

Radiofréquence

Cette méthode traditionnelle n'est pratiquement plus utilisée, du moins en France [55]. Elle repose sur la chaleur générée par des courants de radiofréquence pour créer des lésions cérébrales,

Tableau 17.1. Comparaison des différentes techniques de neurochirurgie fonctionnelle.

	SCP	Radio fréquence	Radio chirurgie	MRgFUS	MRgLITT
Cibles	NST, pallidum interne, thalamus	Thalamus, pallidum interne	Thalamus, pallidum interne*	Thalamus, pallidum interne, NST*	Thalamus, pallidum interne*
Traitement bilatéral	Oui	Non	Non**	**Oui**	Non
Anesthésie générale	Oui/Non, fonction des équipes	Non	Non	Non	Oui
Rasage du crâne	Oui	Partiel	Non	Oui	Partiel
Ouverture du crâne	Oui	Oui	Non	Non	Oui
Implantation de matériel	Oui	Non	Non	Non	Non
Guidage en temps réel	Non***	Non	Non	Oui	Oui
Traitement réversible/ajustable	Oui	Non	Non	Non	Non
Délais d'efficacité	Immédiat	Immédiat	Différé	Immédiat	Immédiat
Autres considérations	Surveillance de la charge de la pile et séances de programmations nécessaires	-	Patients hypo ou hyper répondeurs non prévisibles	Patients non éligibles si densité osseuse du crane trop faible	-

MRgFUS = ultrasons focalisés guidés par IRM ; MRgLITT = thermothérapie laser interstitielle guidée par IRM ; NST = Noyau Sous-Thalamique ; SCP = Stimulation Cérébrale Profonde.

* Possible dans le cadre d'études cliniques mais pas disponible en pratique courante.

** Traitements bilatéraux possibles mais effectués dans le cadre de la recherche clinique.

*** Certaines équipes utilisent des enregistrements électro physiologiques per opératoires, ce qui peut s'apparenter à un guidage en temps réel.

après avoir implanté une sonde de radiofréquence de manière stéréotaxique. Cette technique est la technologie historique pour créer des lésions dans le cerveau. Elle est guidée par l'imagerie pré opératoire, le monitorage est réalisé avec un patient éveillé au bloc opératoire. La principale limite est l'absence de monitorage de la température nécessitant l'utilisation de température directement lésionnelle et dont la diffusion (taille de la zone d'ablation) n'est pas parfaitement maitrisée. Il est impossible d'avoir un contrôle en temps réel par imagerie lors de la création de la lésion.

Radiochirurgie

Cette technique utilise des rayons gamma (Gamma kniffe®) ou des rayons X (Cyber kniffe®) focalisés pour générer des lésions ciblées [56]. Ses avantages résident dans l'absence de chirurgie invasive et d'anesthésie générale. Le ciblage est uniquement basé sur les données de l'imagerie pré opératoire (la visée étant uniquement anatomique et sur la base des atlas pour le thalamus). Les inconvénients comprennent un délai d'efficacité allant de 3 à 6 mois, l'absence de contrôle en temps réel de la taille de la lésion et une réponse variable chez les patients, allant de l'hypo-répondeur chez qui la lésion peut être plus petite que souhaitée ou inexistante, à l'hyper-répondeur (phénomène radio-induit le plus souvent transitoire mais cliniquement impactant) avec un risque de développer des lésions disproportionnées et des effets indésirables potentiels pouvant nuire à l'autonomie du patient (déficit moteur). Il n'existe pour le moment aucun moyen de prédire ni la vitesse de l'effet ni d'anticiper les épisodes d'hypo ou hyper réponse.

Ultrasons focalisés guidés par IRM (MRgFUS)

Introduite en 2013, cette technique a renouvelé l'intérêt pour les procédures neurochirurgicales lésionnelles, notamment grâce à plusieurs essais cliniques sur différentes cibles dans la maladie de Parkinson et le tremblement essentiel [57,58]. De nombreuses études sont en cours dans la cette maladie et d'autres pathologies du mouvement. Elle utilise des ultrasons de haute intensité, guidés en temps réel par l'IRM, pour créer des lésions ciblées. Cette méthode permet une grande précision et l'avantage de ne pas nécessiter d'incision ni d'anesthésie, avec des résultats immédiats. Le monitoring de la lésion réalisée est à la fois clinique et IRM. Les inconvénients incluent la nécessité de raser le crâne entièrement, la coopération du patient pendant la procédure ce qui peut s'avérer difficile et anxiogène, enfin l'impossibilité de traiter certains patients en raison d'une densité osseuse crânienne trop faible, le *Skull Density Ration* (SDR) étant inférieur à 0,3 dans seulement 5 % des cas environ. Cette technique n'est pour le moment disponible que dans un nombre restreint de centres français (CHU Pitié-Salpêtrière à l'automne 2023, CHU d'Orléans à l'automne 2024).

Thermothérapie laser guidée par IRM (MRgLITT)

Cette méthode récente combine l'utilisation de la chaleur générée par un laser avec le contrôle par l'IRM pour ablater les tissus cérébraux ciblés. L'intervention se déroule en deux temps : une première phase opératoire pour placer une sonde laser de manière stéréotaxique dans une zone cible du cerveau, un monitoring de la taille de la lésion réalisable au bloc opératoire par électrophysiologie et stimulation per opératoire permettant d'anticiper la taille de la lésion à réaliser suivie d'une seconde phase dans l'IRM où la lésion est créée à l'aide du laser sous contrôle en temps réel de l'IRM. L'IRM ne sert pas à réaliser la destruction thermique mais à monitorer en temps réel la taille de la lésion (algorithme prédictif) et aussi la dispersion de la chaleur (imagerie de phase) permettant d'éviter l'exposition de tous tissus sains à une température toxique ceci même de manière transitoire. Cette technique, très précise limite l'œdème cytotoxique post opératoire à l'origine d'une morbidité transitoire invalidante. Elle nécessite une anesthésie générale et une intervention neurochirurgicale. Ses avantages incluent l'absence de nécessité de rasage des cheveux, la coopération du patient non requise pendant la procédure (électrophysiologie sous anesthésie générale possible grâce à un protocole de sédation adapté), l'efficacité immédiate et aucune contre-indication liée à la densité osseuse du crâne. Actuellement, cette technique est disponible dans un seul centre en France (Amiens). Son efficacité a été démontrée dans le tremblement essentiel ainsi que dans d'autres types de tremblements. Les données sont encore restreintes pour la maladie de Parkinson [59,60].

Place des techniques lésionnelles

Les techniques lésionnelles, bien que représentant une partie plus spécifique de l'arsenal thérapeutique de la maladie de Parkinson, ont vu leur rôle évoluer au fil du temps [52]. Initialement perçues comme des solutions de dernier recours, ces méthodes font l'objet aujourd'hui d'un regain d'intérêt impulsé par des avancées technologiques notables. Actuellement, leur application est principalement réservée à des patients présentant des symptômes pharmaco-résistants handicapants principalement des tremblements pour lesquels la SCP est contre-indiquée ou refusée [15]. Cette situation découle en grande partie d'un déficit de données comparatives directes avec la SCP et de l'absence d'études comparant les différentes techniques lésionnelles entre elles. Néanmoins, l'émergence de technologies comme la MRgFUS et la MRgLITT, accompagnée d'un nombre croissant d'études en cours, permettra de préciser leur place et leurs indications thérapeutiques.

Un enjeu majeur non résolu réside dans la combinaison potentielle des techniques lésionnelles avec la SCP, mais également avec les dispositifs externes pompes à apomorphine et pompes à lévodopa/carbidopa intra-intestinale, soit en simultané soit en séquentiel, soulignant la complexité de la prise en charge optimale des patients parkinsoniens : comment identifier et proposer le traitement le plus adapté au bon moment de l'évolution de la maladie ?

Conclusion

Au cours des trente dernières années, la technique de stimulation cérébrale profonde a connu un essor considérable, permettant de concilier à la fois une efficacité significative avec une prise de risque minimale. La chirurgie lésionnelle connait un nouveau développement basé sur des avancées technologiques récentes. Une prise en charge multidisciplinaire rigoureuse, impliquant des neurochirurgiens stéréotacticiens, des neurologues, des neuropsychologues, des psychiatres, des neurophysiologistes, des neuroradiologues, des kinésithérapeutes et des soignants (notamment pour l'éducation thérapeutique), est le gage de bons résultats à long terme.

Le traitement neurochirurgical de la maladie de Parkinson reste cependant une thérapeutique purement symptomatique. Elle ne prend pas en compte les autres symptômes invalidants tels les troubles dysautonomiques, les troubles de la stabilité posturale ou les troubles cognitifs, apparaissant au cours de l'évolution de la maladie de Parkinson. Il apparaît indispensable de maintenir un suivi au long cours de ces patients tant en termes de suivi médical que psychologique. Enfin, la place de la stimulation cérébrale profonde dans l'arsenal thérapeutique de seconde ligne, aux côtés des traitements dopaminergiques continus, par apomorphine par voie sous-cutanée et par infusion intrajéjunale de lévodopa-carbidopa reste à définir. Elle doit probablement tenir compte non seulement des caractéristiques de la maladie de Parkinson, de l'effet des traitements médicamenteux, mais également du profil psycho-cognitivo comportemental des patients, de leurs attentes, du contexte social et répondre aussi à des considérations médico-économiques (Tableau 17.1).

Stimulation dopaminergique continue (MV, MA_1)

Introduction

Le traitement oral à base de médicaments dopaminergiques, en particulier la lévodopa qui en reste le *gold standard*, demeure la prise en charge habituelle de la maladie de Parkinson. Néanmoins l'efficacité de la lévodopa décroit progressivement au cours de l'évolution de la maladie, du fait des processus neurodégénératifs, des conséquences de la stimulation dopaminergique pulsatile et des modifications de la barrière gastro-intestinale qui limitent la bonne absorption du médicament. C'est pourquoi le concept de stimulation dopaminergique continue a émergé, grâce aux thérapies par perfusion continue sous-cutanée ou intestinale [61]. Ce chapitre est un état des lieux de la question.

Comment choisir entre les dispositifs ?

La classification récente de la maladie de Parkinson en trois sous-types évolutifs représente un excellent support à la prise de décision [62] : motrice pure, intermédiaire ou diffuse/maligne.

Compte tenu de la plasticité cérébrale et des processus adaptatifs compensateurs de la perte neuronale, la clinique ne permet pas à l'heure actuelle de prédire à coup sûr le mode évolutif de la maladie. Dans un futur proche, des biomarqueurs d'imagerie métabolique ou morphologique, de même que des neuromarqueurs électrophysiologiques apporteront probablement cette information [63]. Au cours de l'évolution de la maladie, ce que la clinique ne peut pas détecter du fait de la plasticité compensatrice, les biomarqueurs le mettront en évidence [64]. Les résultats à long terme des choix thérapeutiques, bénéfiques comme éventuellement délétères pourront ainsi être prédits, complétant et parachevant une véritable médecine personnalisée. En l'absence de lésions non dopaminergiques (maladie motrice pure), les symptômes moteurs restant parfaitement dopa-sensibles et la cognition demeurant préservée, les trois techniques sont envisageables : SCP, pompe à apomorphine et le gel intestinal de lévodopa/carbidopa (Figure 17.4). Statistiquement, les deux premières options sont largement privilégiées en France. Dans les pays scandinaves et en particulier au Danemark, le système Duodopa® est proposé en priorité. C'est un fait

	Stimulation cérébrale profonde	Pompe à apomorphine	Gel intestinal de lévodopa
Motrice pure 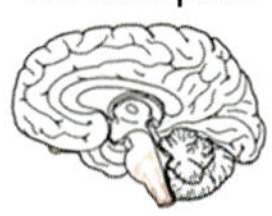	NST	**Dopa-sensibilité élevée**	**Forte dopa-requérance**
Intermédiaire 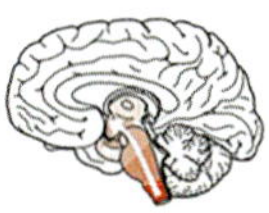	**GPI** si dyskinésies **VIP** si tremblement	**Dopa-sensibilité élevée**	**Forte dopa-requérance**
Diffuse 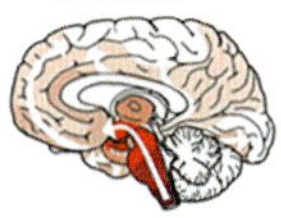	Contre Indication	**Avec précaution**	**Forte dopa-requérance**

Figure 17.4. Indications des traitements par dispositif en fonction du type de maladie de Parkinson.
NST : noyau subthalamique ; GPi : pallidum interne ; VIM : noyau ventral-intermédiaire du thalamus. Dopa-sensibilité élevée : < 1000 mg/j de lévodopa. Forte dopa-requérance : > 1000 mg/j de lévodopa.

culturel qui ne repose sur aucune donnée comparative objective [65]. Il est de fait souhaitable de proposer systématiquement les trois solutions en présentant les avantages et inconvénients de chacune. À ce jour, aucune étude contrôlée n'a été menée visant à comparer directement l'efficacité et la tolérance respectives des trois traitements par dispositif. Dans cette perspective, et dans une première approche, une intéressante étude observationnelle multicentrique internationale (EuroInf 2) a été récemment menée comparant pendant les 6 mois qui suivaient la mise en place du dispositif une cohorte de 101 patients ayant bénéficié d'une stimulation subthalamique bilatérale, de 39 patients ayant bénéficié de la pose d'une pompe à apomorphine et de 33 patients ayant bénéficié du système Duodopa [66]. Les trois cohortes ont été appariées sur les données démographiques et cliniques à l'inclusion. Les comparaisons ont porté sur les données de qualité de vie et sur les aspects moteurs et non moteurs de la maladie. Dans tous les groupes, la qualité de vie, les fluctuations motrices, les dyskinésies et les symptômes non moteurs globaux se sont nettement améliorés à 6 mois. Si le bénéfice moteur est globalement identique, l'analyse exploratoire des différents domaines non moteurs a cependant révélé des profils distincts d'amélioration selon le traitement choisi. La stimulation subthalamique a amélioré plus spécifiquement les fonctions urinaires et sexuelles, l'humeur et la cognition, le sommeil et la fatigue. La pompe à apomorphine a amélioré plus spécifiquement l'humeur et la cognition, les troubles perceptifs et les hallucinations, l'attention et la mémoire. Le système Duodopa® a amélioré plus spécifiquement l'humeur et la cognition, le sommeil et la fatigue et les symptômes gastro-intestinaux. Cette première étude comparative, certes indirecte et non randomisée, met en lumière des profils distincts d'efficacité pour chaque option de traitement et confirme l'importance d'une évaluation holistique préalable des symptômes moteurs comme non moteurs afin de personnaliser le choix du traitement de recours.

En présence d'un déclin cognitif modéré et de troubles moteurs axiaux dopa-résistants (maladie intermédiaire), témoignant de lésions non dopaminergiques sévères, les deux solutions reposant sur le concept de stimulation dopaminergique continue doivent être d'emblée proposées : pompe à apomorphine et système Duodopa®. La SCP reste à ce stade, dans certains cas, envisageable dès lors qu'une atrophie cérébrale n'en contre-indique pas le geste. Dans ce contexte, la cible subthalamique est cependant contre-indiquée. Lorsque la symptomatologie tremblante est clairement prédominante, la cible thalamique est éligible [67]. Lorsque le patient présente des dyskinésies dopa-induites sévères et prolongées, la cible pallidale est efficace et bien tolérée à court comme à long terme [68,69]. Lorsque le déclin cognitif est sévère, s'accompagnant de symptômes psychotiques, et que les signes axiaux sont au premier plan (maladie diffuse/maligne), seul le système Duodopa® peut être proposé, la nécessité d'une sonde de gastrostomie ayant l'avantage d'autoriser le cas échéant un appoint nutritionnel entéral et l'arrêt du traitement per os, source de fausses routes et de défaut d'absorption. Cette solution est cependant limitée par le risque de compétition pour l'absorption de la lévodopa avec les protéines incluses dans la nutrition entérale. L'efficacité et la tolérance de ces trois solutions dépendent directement d'une bonne compréhension initiale des détails techniques au quotidien mais également de la qualité du suivi médical et médico-technique au long cours. Les outils qui se mettent progressivement en place visent à renforcer et pérenniser ces deux aspects essentiels à la réussite des thérapeutiques de haute technicité. Les programmes d'éducation thérapeutique en sont le pilier central. S'y ajoutent le savoir-faire des infirmiers des sociétés de prestataires de santé à domicile (pompes), la qualité du support technique des laboratoires commercialisant les dispositifs implantables, la constitution de réseaux de soin en région (suivi du patient au plus près de son domicile), complétés de consultations multidisciplinaires visant à l'établissement d'un plan personnalisé de soin intégrant le volet rééducatif/réadaptatif et social de la prise en charge. Dans le domaine de la maladie de Parkinson, le concept de médecine personnalisée, intégrant à la fois la haute technicité et la prise en charge au quotidien, prend désormais tout son sens.

Pompe à apomorphine

Bien qu'utilisée depuis plusieurs décennies, avec des données observationnelles d'efficacité très bien documentées [70,71], ce n'est que récemment qu'une étude contrôlée a confirmé avec un haut niveau de preuve ce que les cliniciens savaient déjà depuis longtemps [72], préfigurant sa prochaine entrée sur le marché américain. L'indication peut être posée chez le patient fluctuant, lorsque les phases *off* sont prolongées, que les effets *on/off* sont fréquents (nécessitant par exemple plusieurs injections d'apomorphine par stylo chaque jour) ou que les phases de dyskinésies sont prolongées. En dehors d'un trouble psychiatrique sévère tel qu'un trouble bipolaire ou des symptômes psychotiques, il n'y a pas de réelles contre-indications à la pompe à apomorphine ; en particulier, l'âge n'est pas une limitation, ni le déclin cognitif, ni la prise d'anticoagulant, ce qui fait de cette technique une alternative de choix en cas de contre-indication à la stimulation cérébrale profonde [73]. Son efficacité et sa tolérance sont d'autant plus remarquables que le patient est jeune et la maladie dopaminergique pure. Son utilisation à une phase précoce des fluctuations est ainsi de plus en plus observée, avec des résultats moteurs très proches de ceux obtenus après stimulation cérébrale profonde [74].

La pompe à apomorphine délivre en permanence en sous-cutané un débit de base auquel peut s'ajouter, en appuyant sur une touche prévue à cet effet, une quantité supplémentaire d'apomorphine (bolus) en cas de blocage, une injection d'apomorphine avec un stylo pouvant également être envisagée, notamment le matin avant la mise en route de la pompe. Habituellement, la pompe est branchée le matin au lever et retirée le soir au coucher. Elle peut être maintenue sur l'ensemble du nycthémère, du fait par exemple d'une akinésie nocturne sévère. Il est alors nécessaire de réduire le débit pendant la nuit. À l'inverse, elle peut être proposée uniquement en perfusion nocturne lorsque les journées sont de bonne qualité mais que les symptômes parkinsoniens s'exacerbent durant la nuit [75]. Des pompes avec des débits différents programmables sont maintenant à disposition. La dimension moyenne des pompes disponibles est de 9 × 5 × 3 cm, et leur poids varie de 115 à 180 g selon qu'elles fonctionnent avec batterie ou pile (Figure 17.5). Une pompe à écran tactile et multidébit (So-Connect®, Société FDE)

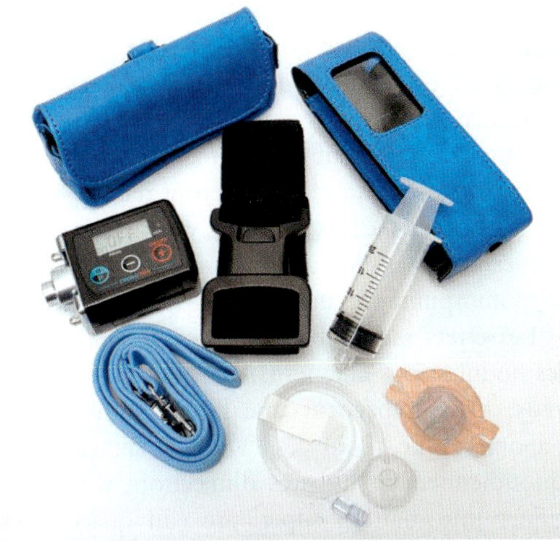

Figure 17.5. La pompe à apomorphine Crono Par®, Société Cane, pour seringue de 20 ml et les accessoires facilitant son utilisation.
Source : © CANÈ S.p.A. Medical Technology

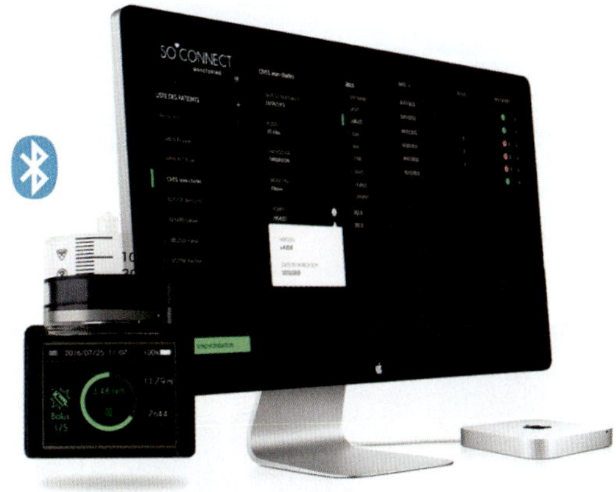

Figure 17.6. La pompe So-Connect®, Société FDE, et son logiciel dédié.
Source : © So-Connect® (FDE)

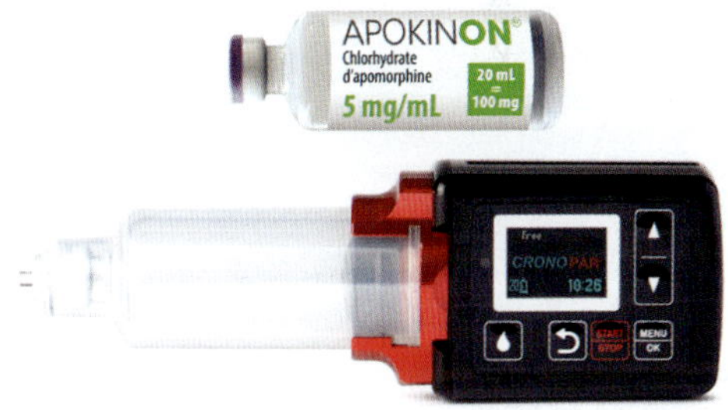

Figure 17.7. La pompe CRONOPAR 4®, Société CANE, et sa cartouche de 20 ml dédiée.
Source : © CANÈ S.p.A. Medical Technology (Image du dessous)

a été mise à la disposition du clinicien, avec la possibilité de déclencher les bolus à distance grâce au système Bluetooth (So-Touch®, Société FDE), d'interroger la pompe sur son utilisation au quotidien grâce à un logiciel dédié (Figure 17.6), la même pompe s'adaptant à toutes les tailles de seringue (20, 30 ou 50 ml). Un deuxième type de pompe est également disponible (D-Mine®, Société EVER Pharma) cependant asservi à la présentation spécifique de l'apomorphine Dopaceptin® (en flacon dédié) avec une capacité limitée à 20 ml. Enfin une nouvelle version de la pompe CRONOPAR (Cane®) est désormais compatible avec une cartouche pré-remplie, ce qui favorise grandement la prise en main et l'autonomie (Figure 17.7).

En pratique, après une phase d'apprentissage, c'est le plus souvent le patient lui-même, après avoir bénéficié d'une éducation thérapeutique, ou une personne de son entourage qui met en place la pompe, plutôt qu'une infirmière. Les techniques de pose et de retrait sont simples et rapides. En cas de difficultés, il est toujours possible de faire appel à une des sociétés prestataires de santé disponibles, qui intervient à domicile sept jours sur sept. Les sites d'injection sont les bras (partie externe), les cuisses (partie externe), l'abdomen et le haut du dos. Il est conseillé de changer régulièrement de site d'injection afin d'éviter la formation de nodules sous-cutanés et de favoriser la résorption sous-cutanée. Pour les mêmes raisons, la dilution de l'apomorphine est au demi dans du sérum physiologique. La pompe est portée soit en bandoulière, soit en ceinture abdominale, reliée par une fine tubulure à une aiguille sous-cutanée mise en place pour la journée (Figure 17.8).

Depuis plusieurs années, et de façon accélérée depuis la pandémie Covid, la mise en route peut s'effectuer au domicile. Une étude française [76] a tout récemment montré la supériorité de cette solution en comparaison avec la mise en route à l'hôpital non seulement en termes de qualité de vie mais aussi en termes d'autonomisation et, bien entendu, de réduction des coûts (environ

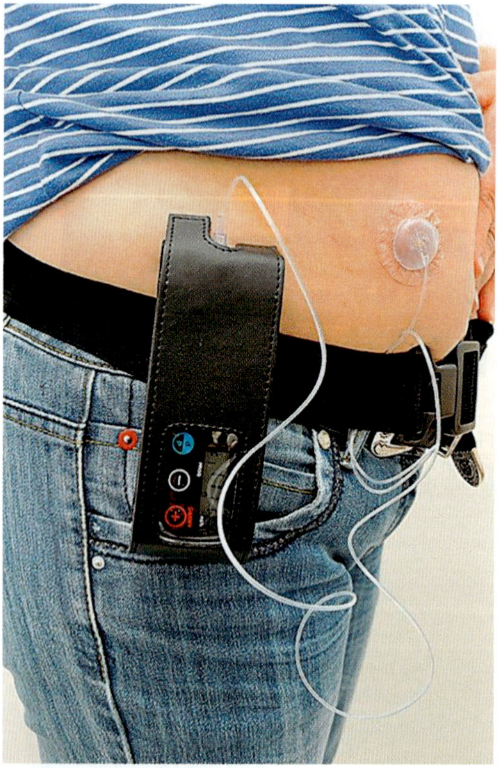

Figure 17.8. La pompe à apomorphine et son cathéter sous-cutané en place.

13 000 euros par patient). La prise en charge au domicile, accessible aussi bien aux neurologues libéraux qu'aux hospitaliers, nécessite cependant le recours à un prestataire de santé particulièrement expert dans la prise en charge de la maladie de Parkinson. La mise en place de la pompe à apomorphine peut également avoir lieu au cours d'une hospitalisation d'environ dix jours (parfois plus court), délai indispensable pour adapter le débit de la pompe à l'état moteur du patient, informer le patient et son entourage sur l'apomorphine et ses effets indésirables, les éduquer activement aux manipulations de la pompe, enfin de préparer le retour à domicile en collaboration avec l'infirmière libérale la plus proche et le prestataire de santé qui livre le matériel à domicile, renforce l'autonomie du patient et de son entourage dans la gestion de la pompe, et assure une assistance vingt-quatre heures sur vingt-quatre. Dans tous les cas, la mise en route est progressive, en commençant par un débit de 1 mg par heure le premier jour. Le débit moyen est variable d'un patient à l'autre pouvant aller de 3 à 10 mg par heure en fonction de l'état moteur et de la tolérance. La pompe sera ensuite envisagée soit comme un traitement adjuvant au traitement oral (dont les doses quotidiennes seront réduites), soit en monothérapie, notamment chez les patients jeunes capables de supporter des doses élevées d'apomorphine (Figure 17.9).

Les effets indésirables les plus fréquents sont les nodules sous-cutanés. Ils ne sont pas douloureux, mais empêchent une bonne diffusion de l'apomorphine. Pour les éviter, il faut changer quotidiennement de sites d'injection, voire pratiquer une dilution supérieure (un quart). Les sites d'injection sont massés avec une pommade à la fois anti-inflammatoire et vasoconstrictrice à chaque retrait de la pompe. Les nausées et vomissements ainsi que l'hypotension orthostatique sont prévenus par la prise de dompéridone, systématique avant de débuter l'apomorphine, maintenue ensuite pendant une à plusieurs semaines. Le risque d'émergence d'hallucinations n'est pas supérieur sous apomorphine que sous dopathérapie, contrairement à ce qui est observé avec les autres agonistes. Une hypersexualité peut être induite, en particulier sous de faibles débits. Une somnolence est observée dans environ 15 % des cas, dont l'importance est dose-dépendante. Les troubles du contrôle de l'impulsivité ne sont pas plus fréquents que sous dopathérapie, contrairement à ce qui est observé avec les agonistes par voie orale ou en patch. On peut parfois observer des accès de transpiration. Les fonctions supérieures ne sont pas altérées par l'utilisation de la pompe, les fonctions exécutives pouvant à l'inverse être améliorées [77,78].

Une fois les précautions évoquées plus haut prises, le bénéfice thérapeutique de l'utilisation de la pompe à apomorphine est très substantiel, l'impression clinique globale d'amélioration se situant entre 50 et 70 %, tant d'après le patient que d'après son entourage [71]. Les périodes de blocage sont nettement améliorées, tant en durée qu'en sévérité. Les dyskinésies diminuent progressivement au fil des mois, en parallèle de la réduction du traitement pulsatile par voie orale,

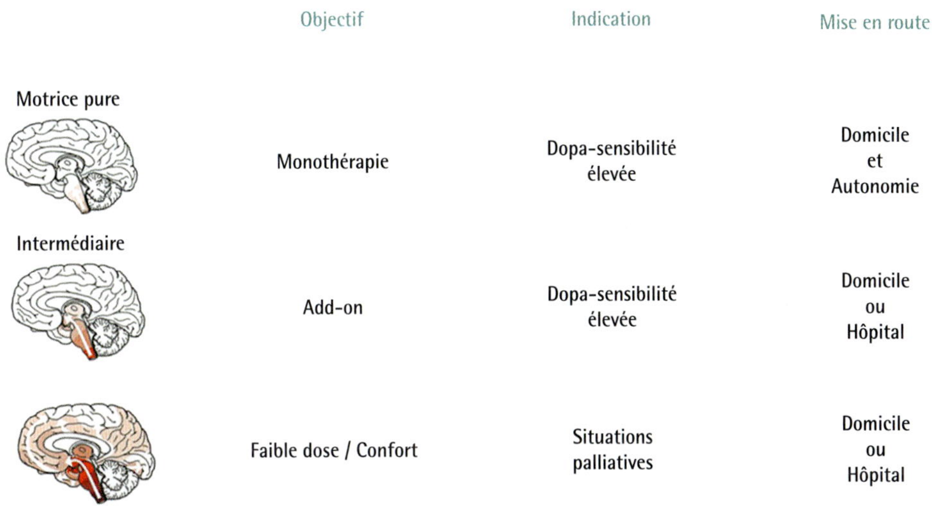

Figure 17.9. **Objectifs, indications et modes d'instauration de la pompe à apomorphine en fonction du type de maladie de Parkinson.**
Dopa-sensibilité élevée : < 1000 mg/j de lévodopa. Forte dopa-requérance : > 1000 mg/j de lévodopa.

traduisant probablement une désensibilisation progressive des récepteurs striataux grâce à la stimulation dopaminergique continue. Les traitements antiparkinsoniens oraux sont réduits (la diminution de la dopathérapie est privilégiée afin de « lisser » l'effet thérapeutique sur la journée, et de réduire au minimum la stimulation phasique striatale), plus rarement suspendus (traitement par pompe exclusive).

L'autonomie est nettement améliorée dans la vie quotidienne, le patient pouvant se déplacer et pratiquer toute activité (y compris la baignade en retirant la pompe avec un bolus préalable ou en plaçant la pompe sous protection étanche). Les voyages, y compris à l'étranger, sont possibles lorsque l'autonomie pour la pose et le retrait est acquise. Le bénéfice se maintient par ailleurs plusieurs années. Lorsque la mise en place d'une stimulation cérébrale profonde est programmée, l'attente peut s'effectuer grâce à la pompe dans des conditions de confort bien supérieures à ce qu'apporte le traitement per os classique. Le coût quotidien de cette technique (matériel + produits + service) est de l'ordre de 80 euros.

L'évaluation d'une prescription plus précoce de la pompe à apomorphine lorsque les fluctuations motrices apparaissent est en cours dans différents centres en France (étude EarlyPump). Une étude en ouvert a d'ores et déjà suggéré la pertinence de cette option [74].

Gel intestinal de lévodopa/carbidopa

Le gel intestinal de lévodopa/carbidopa (LCIG) pour administration intrajéjunale continue s'envisage à un stade avancé de la maladie de Parkinson avec fluctuations motrices et dyskinésies sévères, chez un patient répondant bien à la dopathérapie, lorsque les associations disponibles d'antiparkinsoniens per os n'ont pas donné de résultat satisfaisant ; en cas de contre-indication, d'intolérance, d'échec à l'apomorphine en perfusion sous-cutanée continue ; enfin, chez des patients non éligibles à la stimulation cérébrale profonde. Comme pour la pompe à apomorphine, bien qu'utilisée depuis une vingtaine d'années avec des données observationnelles d'efficacité bien documentées [79], ce n'est que plus récemment qu'une étude contrôlée a confirmé avec un haut niveau de preuve l'intérêt de ce dispositif pour contrôler les fluctuations motrices, autorisant son entrée sur le marché nord-américain [80].

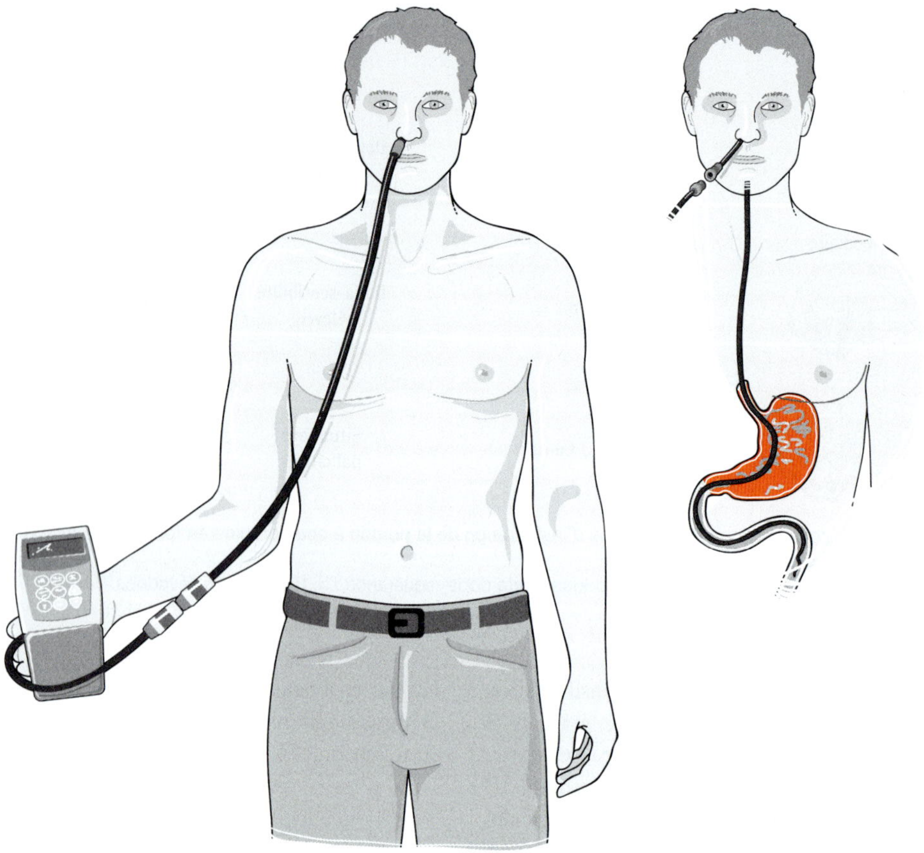

Figure 17.10. Étape initiale destinée à tester l'efficacité de la lévodopa/carbidopa intrajéjunale avec une sonde nasoduodénale.
Illustration de Carole Fumat

La mise en route de la LCIG est principalement hospitalière mais peut s'envisager parfois au domicile avec la pose de la sonde en ambulatoire, comme pratiqué depuis plusieurs années en Amérique du Nord. Elle nécessite une collaboration étroite entre les services de neurologie et de gastro-entérologie. Avant la mise en place d'une sonde permanente, une réponse clinique positive au test réalisé par l'administration du gel par une sonde nasoduodénale temporaire peut être proposée si le patient le souhaite. Elle n'est cependant plus obligatoire (Figure 17.10). Pour une administration à long terme, une sonde à demeure est mise en place lors d'une gastrostomie endoscopique percutanée comprenant la mise en place d'une sonde transabdominale externe et d'une sonde intestinale interne pour une administration du gel directement dans le jéjunum à l'aide d'une pompe portable (Figure 17.11). Le péristaltisme gastrique place l'extrémité de la sonde au-delà du pylore. La sonde gastroduodénale est placée à l'intérieur du tube de gastrostomie. L'étanchéité du dispositif doit être surveillée. Le patient peut porter une chemise adaptée avec une poche contenant la pompe portable. D'autres systèmes sont possibles : poche en bandoulière ou à la ceinture, sac, gilet.

La LCIG est administrée initialement en monothérapie, le plus souvent maintenue par la suite. La pompe utilisée est d'un type unique (Smiths, Deltec, États-Unis : modèle Cadd-Legacy-Duodopa). Ses dimensions (incluant la cassette de Duodopa®) sont de 19 × 8,5 × 3,4 cm et son poids est de 500 g. La dose totale quotidienne de Duodopa®

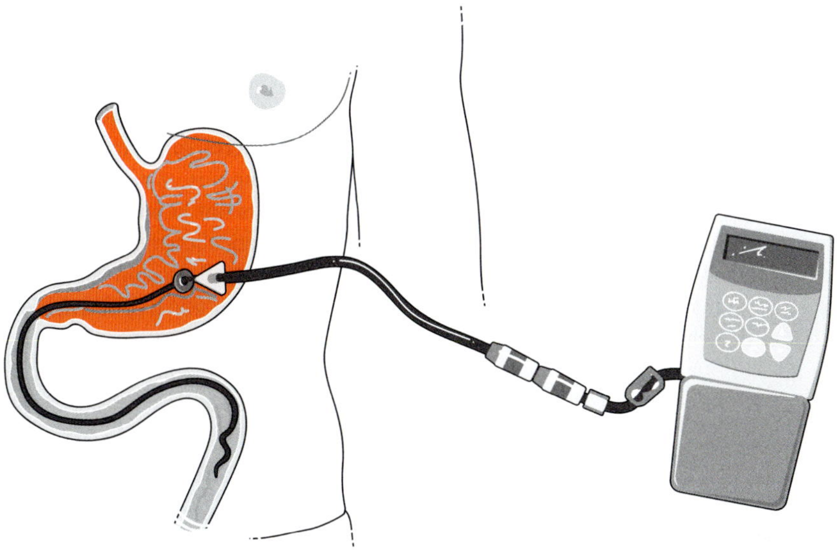

Figure 17.11. Mise en place de la sonde gastroduodénale percutanée par voie endoscopique.
Illustration de Carole Fumat

comporte trois doses adaptées à chaque patient : la dose matinale en bolus généralement comprise entre 100 et 200 mg de lévodopa, la dose d'entretien continue (habituellement comprise entre 40 et 120 mg par heure), déterminée en fonction de la prise quotidienne antérieure de lévodopa, enfin les doses supplémentaires en bolus, administrées selon les besoins du patient, variant généralement de 10 à 40 mg. Le maintien d'une dose d'entretien continue durant la nuit est envisageable si nécessaire. Le produit est fourni sous forme de cassettes de 100 ml de gel contenant 2000 mg de lévodopa associés à 500 mg de carbidopa à placer dans un réfrigérateur (traitement délivré en pharmacie hospitalière).

La Duodopa® en continu permet de réduire les périodes *off* aussi bien que les dyskinésies [81]. Parmi les effets indésirables, outre ceux communs à la dopathérapie, les complications liées au dispositif sont malheureusement fréquentes (supérieures à 10 %) : le déplacement, l'occlusion ou la coudure de la sonde, se traduisant par la réapparition des fluctuations motrices. Les infections locales autour de l'orifice de stomie sont possibles, traitées par désinfectants locaux, voire par antibiothérapie. Il existe un risque, certes rare, de péritonite chimique liée à la diffusion du liquide gastrique dans la cavité abdominale par le biais de la stomie. Des cas de neuropathies, parfois subaiguës, sont également décrits et justifient leur recherche systématique avec un dosage régulier de la vitamine B6 et B12 (baisse des taux) et de l'homocystéine qui s'élève. Un contrôle EMG et un dosage vitaminique de référence avant l'instauration de la Duodopa est recommandé.

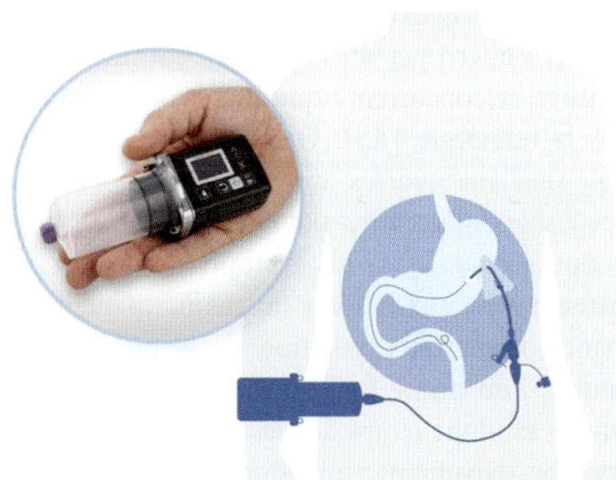

Figure 17.12. Le système Lécigimon® (pompe CRONO LECIG®, Société CANE) et sa cartouche de 50 ml dédiée.
Source : © Britannia Pharmaceuticals Limited

La mise à disposition en France courant 2024 du nouveau système Lécigimon® (Figure 17.12), caractérisé par une pompe multi-débit de moindre taille et poids (230 g) et l'utilisation de l'association d'un gel de lévodopa + carbidopa + entacapone intrajéjunal (LECIG), afin de réduire la dose totale de lévodopa de 20 %, devrait participer à élargir les indications de l'administration intrajéjunale [82,83]. Le coût quotidien actuel de cette technique reste élevé, de l'ordre de 100 euros. Le développement de la mise en route en ambulatoire et au domicile devrait permettre de réduire ce coût et de démocratiser la technique.

Stimulation dopaminergique continue et stimulation cérébrale profonde : une place complémentaire

Les patients en phase avancée de la maladie de Parkinson sont souvent éligibles à plusieurs types de dispositif [84]. Au-delà des contre-indications de chacun des dispositifs actuellement disponibles, on peut s'interroger sur l'approche mutuellement exclusive et concurrente que l'on trouve souvent dans la littérature [85]. Un dispositif est-il vraiment meilleur que les autres, et ce choix est-il irrévocable ? De notre point de vue, c'est tout le contraire : la diversité des options permet un ajustement fin aux besoins de chaque patient, en tenant compte de l'évolution de la maladie, du handicap, du risque iatrogène et des objectifs de soins. Il est donc temps de plaider en faveur d'une approche dynamique, impliquant le changement et/ou la combinaison de dispositifs, dans le cadre du continuum de prise en charge que nécessite une affection chronique évolutive multisystémique telle que la maladie de Parkinson.

Passage d'une thérapie assistée par dispositif à une autre : une approche séquentielle

Les changements entre dispositifs sont maintenant plus fréquents dans la pratique clinique [86]. Actuellement, tous les dispositifs sont considérés comme réversibles [87]. Il convient toutefois de tempérer cette affirmation concernant la SCP, car des effets indésirables non dépendants de la stimulation peuvent se produire et méritent d'être étudiés plus avant [88]. Les lésions de la substance blanche, induites par la chirurgie cérébrale et la trajectoire des électrodes (notamment la transfixion des noyaux caudés), peuvent avoir des effets délétères sur l'état cognitif du patient [88,89]. Néanmoins, si un dispositif ne convient pas, les patients ont la possibilité d'en essayer un autre. Plus particulièrement, les patients atteints de la maladie de Parkinson qui sont sur la liste d'attente en vue d'une SCP bénéficient fréquemment de thérapies par perfusion avant l'intervention chirurgicale. Étant peu invasive, la pompe à apomorphine semble le dispositif de choix dans ce cas [67,75,85,90], mais le LCIG peut également être utilisé [91]. Le traitement par perfusion est généralement arrêté après la mise en place de la SCP. Face aux limites d'une approche, que ce soit en raison d'effets indésirables, de complications liées au dispositif ou d'une résurgence des symptômes (par exemple, somnolence avec l'apomorphine, infections avec la SCP, complications digestives avec le LCIG), les patients peuvent passer d'un dispositif à l'autre : apomorphine vers SCP [85,92-95], apomorphine vers LCIG [85,93], LCIG vers SCP [91] ou SCP vers thérapies par perfusion [96]. Des améliorations de la combinaison médicament/dispositif peuvent également entraîner un changement, comme l'a récemment montré l'ajout d'entacapone au gel intestinal de lévodopa/carbidopa, et le passage du LCIG au LECIG [81,82,97]. Le passage à la perfusion sous-cutanée continue de foslévodopa/foscarbidopa (Scyova®) est attendu en France fin 2024/début 2025 [98,99].

CONCLUSION : Combiner les thérapies assistées par dispositif, une double perspective

La combinaison de dispositifs n'est pas rare dans la pratique clinique [86,91,96,100,101]. En l'absence d'études rigoureuses (telles que définies par la médecine factuelle) évaluant l'efficacité d'une bithérapie, des cohortes rétrospectives et des séries de cas provenant de différents pays peuvent être considérées pour évaluer l'efficacité de la bithérapie. Elles soulignent l'amélioration des fluctuations et de la qualité de vie chez les patients traités par une combinaison de chirurgie et de thérapie par perfusion [86,93,96,101]. La prévalence croissante des patients bénéficiant de la SCP, en particulier des patients opérés à un stade précoce de la maladie [102], augmente la probabilité d'un besoin de thérapies combinées, car la SCP ne prévient pas ni ne modifie la progression de la maladie. Chez les patients ayant déjà bénéficié d'une SCP, mais dont les symptômes sont insuffisamment contrôlés (fluctuations persistantes ou ré-émergentes) ou en cas d'échec de la SCP, la pompe à apomorphine [86,93,96] ou le LCIG [86,95,103-106] peuvent être initiés concomitamment, avec un effet bénéfique supplémentaire et complémentaire, même dans la maladie de Parkinson avancée. De même, mais plus rarement, l'ajout de la SCP au traitement par LCIG permet une amélioration des fluctuations motrices, mais aussi une réduction de la dose de lévodopa, ce qui présente un intérêt certain lorsque les patients souffrent d'effets secondaires dopaminergiques [95,101,103]. Là encore, on peut s'attendre à voir dans l'avenir des combinaisons de SCP et de perfusion continue de foslévodopa/foscarbidopa par voie sous-cutanée [98]. Le futur est donc aux combinaisons, avec une vision désormais dynamique et non exclusive des dispositifs (passer de l'un à l'autre, voire les associer), avec pour objectif d'offrir le bénéfice de chacune des techniques à chaque étape de la maladie, en privilégiant la tolérance de façon adaptée et personnalisée.

Références

[1] Fox SH, Katzenschlager R, Lim SY, et al. International Parkinson and movement disorder society evidence-based medicine review : Update on treatments for the motor symptoms of Parkinson's disease. Mov Disord 2018 Aug;33(8):1248–66. Erratum in: Mov, Disord, 2018 33(12) :1992.

[2] Benabid AL, Pollak P, Louveau A, et al. Combined (thalamotomy and stimulation) stereotactic surgery of the VIM thalamic nucleus for bilateral Parkinson disease. Appl Neurophysiol 1987;50(1–6):344–6.

[3] Hu K, Moses ZB, Xu W, Williams Z. Bibliometric profile of deep brain stimulation. Br J Neurosurg 2017;31(5):587–92. https://doi.org/10.1080/02688697.2017.1324109.

[4] Krack P, Martinez-Fernandez R, Del Alamo M, Obeso JA. Current applications and limitations of surgical treatments for movement disorders. Mov Disord 2017;32(1):36–52. https://doi.org/10.1002/mds.26890.

[5] Fasano A, Aquino CC, Krauss JK, et al. Axial disability and deep brain stimulation in patients with Parkinson disease. Nat Rev Neurol 2015;11(2):98–110. https://doi.org/10.1038/nrneurol.2014.252.

[6] Rossi M, Bruno V, Arena J, et al. Challenges in PD Patient Management After DBS: A Pragmatic Review. Mov Disord Clin Pract 2018;5(3):246–54. https://doi.org/10.1002/mdc3.12592.

[7] Limousin P, Foltynie T. Long-term outcomes of deep brain stimulation in Parkinson disease. Nat Rev Neurol 2019;15(4):234–42. https://doi.org/10.1038/s41582-019-0145-9.

[8] Wichmann T, Bergman H, DeLong MR. Basal ganglia, movement disorders and deep brain stimulation: advances made through non-human primate research. J Neural Transm (Vienna) 2018;125(3):419–30. https://doi.org/10.1007/s00702-017-1736-5.

[9] Jakobs M, Fomenko A, Lozano AM, Kiening KL. Cellular, molecular, and clinical mechanisms of action of deep brain stimulation-a systematic review on established indications and outlook on future developments. EMBO Mol Med 2019;11(4). pii: e9575. https://doi.org/10.15252/emmm.201809575.

[10] Herrington TM, Cheng JJ, Eskandar EN. Mechanisms of deep brain stimulation. J Neurophysiol. 2016 Jan 1;115(1):19-38. https://doi.org/10.1152/jn.00281.2015. Epub 2015 Oct 28. Erratum in: J Neurophysiol. 2020 Mar 1;123(3):1277. PMID: 26510756; PMCID: PMC4760496.

[11] Pollak P. Deep brain stimulation for Parkinson's disease - patient selection. Handb Clin Neurol 2013;116:97–105.

[12] Schupbach M, RJ, Knudsen K, Volkmann J, et al. Early subthalamic stimulation in Parkinson's disease (EARLYSTIM-study). N Engl J Med. 2013; 368(7) : 610-22.

[13] Foltynie T, Bruno V, Fox S, et al. Medical, surgical, and physical treatments for Parkinson's disease. Lancet 2024 Jan 20;403(10423):305–24. https://doi.org/10.1016/S0140-6736(23)01429-0. PMID: 38245250.

[14] Cavallieri F, Fraix V, Bove F, et al. Predictors of Long-Term Outcome of Subthalamic Stimulation in Parkinson Disease. Ann Neurol 2021 Mar;89(3):587–97. https://doi.org/10.1002/ana.25994. Epub 2021 Jan 9. PMID: 33349939.

[15] Deuschl G, Antonini A, Costa J, et al. European Academy of Neurology/Movement Disorder Society-European Section Guideline on the Treatment of Parkinson's Disease: I. Invasive Therapies. Mov Disord 2022 Jul;37(7):1360–74. https://doi.org/10.1002/mds.29066. Epub 2022 Jul 6. PMID: 35791767.

[16] Azevedo P, Aquino CC, Fasano A. Surgical Management of Parkinson's Disease in the Elderly. Mov Disord Clin Pract 2021 Feb 27;8(4):500–9. https://doi.org/10.1002/mdc3.13161. PMID: 33981782; PMCID: PMC8088115.
[17] Jahanshahi M, Leimbach F, Rawji V. Short and Long-Term Cognitive Effects of Subthalamic Deep Brain Stimulation in Parkinson's Disease and Identification of Relevant Factors. J Parkinsons Dis. 2022; 12(7):2191-2209. https://doi.org/10.3233/JPD-223446. PMID: 36155529.
[18] Lhommée E, Wojtecki L, Czernecki V, et al. Behavioural outcomes of subthalamic stimulation and medical therapy versus medical therapy alone for Parkinson's disease with early motor complications (EARLYSTIM trial): secondary analysis of an open-label randomised trial. Lancet Neurol 2018 Mar;17(3):223–31. https://doi.org/10.1016/S1474-4422(18)30035-8. PMID: 29452685.
[19] Weiss D, Volkmann J, Fasano A, et al. Changing Gears - DBS For Dopaminergic Desensitization in Parkinson's Disease? Ann Neurol 2021 Nov;90(5):699–710. https://doi.org/10.1002/ana.26164. Epub 2021 Jul 20. PMID: 34235776.
[20] Cavallieri F, Ghirotto L, Sireci F, et al. Caregivers' burden and deep brain stimulation for Parkinson disease: A systematic review of qualitative studies. Eur J Neurol 2024 Mar;31(3):e16149. https://doi.org/10.1111/ene.16149. Epub 2023 Nov 17. PMID: 37975788.
[21] Ory Magne F, Arcari C, Canivet C, et al. [A therapeutic educational program in Parkinson's disease: ETPARK]. Rev Neurol 2014;170(2):128–33.
[22] Krauss JK, Lipsman N, Aziz T, et al. Technology of deep brain stimulation: current status and future directions. Nat Rev Neurol 2021 Feb;17(2):75–87. https://doi.org/10.1038/s41582-020-00426-z. Epub 2020 Nov 26.
[23] Engelhardt J, Caire F, Damon-Perrière N, et al. A Phase 2 Randomized Trial of Asleep versus Awake Subthalamic Nucleus Deep Brain Stimulation for Parkinson's Disease. Stereotact Funct Neurosurg 2021;99(3):230–40. https://doi.org/10.1159/000511424. Epub 2020 Nov 30.
[24] Holewijn RA, Verbaan D, van den Munckhof PM, et al. General Anesthesia vs Local Anesthesia in Microelectrode Recording-Guided Deep-Brain Stimulation for Parkinson Disease: The GALAXY Randomized Clinical Trial. JAMA Neurol 2021 Oct 1;78(10):1212–9. https://doi.org/10.1001/jamaneurol.2021.2979.
[25] Hariz M, Blomstedt P. Deep brain stimulation for Parkinson's disease. J Intern Med 2022 Nov;292(5):764–78. https://doi.org/10.1111/joim.13541. Epub 2022 Jul 13.
[26] Guidetti M, Marceglia S, Loh A, et al. Clinical perspectives of adaptive deep brain stimulation. Brain Stimul 2021 Sep-Oct;14(5):1238–47. https://doi.org/10.1016/j.brs.2021.07.063. Epub 2021 Aug 8.
[27] Rasiah NP, Maheshwary R, Kwon CS, et al. Complications of Deep Brain Stimulation for Parkinson Disease and Relationship between Micro-electrode tracks and hemorrhage: Systematic Review and Meta-Analysis. World Neurosurg 2023 Mar;171:e8–e23. https://doi.org/10.1016/j.wneu.2022.10.034. Epub 2022 Oct 13.
[28] Jitkritsadakul O, Bhidayasiri R, Kalia SK, et al. Systematic review of hardware-related complications of Deep Brain Stimulation: Do new indications pose an increased risk? Brain Stimul 2017 Sep-Oct;10(5):967–76. https://doi.org/10.1016/j.brs.2017.07.003. Epub 2017 Jul 13.
[29] Castrioto A, Volkmann J, Krack P. Postoperative management of deep brain stimulation in Parkinson's disease. Handb Clin Neurol 2013;116:129–46.
[30] Zoon TJC, van Rooijen G, Balm GMFC, et al. Apathy Induced by Subthalamic Nucleus Deep Brain Stimulation in Parkinson's Disease: A Meta-Analysis. Mov Disord 2021 Feb;36(2):317–26. https://doi.org/10.1002/mds.28390. Epub 2020 Dec 16.
[31] Hariz MI, Krack P, Alesch F, et al. Multicentre European study of thalamic stimulation for parkinsonian tremor: a 6 year follow-up. J Neurol Neurosurg Psychiatry 2008;79:694–9.
[32] Andrade P, Carrillo-Ruiz JD, Jimenez F. A systematic review of the efficacy of globus pallidus stimulation in the treatment of Parkinson's disease. J Clin Neurosci 2009;16:877–81.
[33] Volkmann J, Allert N, Voges J, et al. Long-term results of bilateral pallidal stimulation in Parkinson's disease. Ann Neurol 2004 Jun;55(6):871–5. https://doi.org/10.1002/ana.20091.
[34] Moro E, Lozano AM, Pollak P, et al. Long-term results of a multicenter study on subthalamic and pallidal stimulation in Parkinson's disease. Mov Disord 2010;25:578–86.
[35] Debove I, Paschen S, Amstutz D, et al. Management of Impulse Control and Related Disorders in Parkinson's Disease: An Expert Consensus. Mov Disord 2024 Feb;39(2):235–48. https://doi.org/10.1002/mds.29700. Epub 2024 Jan 17. Erratum in: Mov Disord. 2024 May ;39(5):927. PMID: 38234035.
[36] Lachenmayer ML, Mürset M, Antih N, et al. Subthalamic and pallidal deep brain stimulation for Parkinson's disease-meta-analysis of outcomes. NPJ Parkinsons Dis 2021 Sep 6;7(1):77. https://doi.org/10.1038/s41531-021-00223-5.
[37] Fasano A, Daniele A, Albanese A. Treatment of motor and non-motor features of Parkinson's disease with deep brain stimulation. Lancet Neurol 2012;11:429–42.
[38] Fasano A, Romito LM, Daniele A, et al. Motor and cognitive outcome in patients with Parkinson's disease 8 years after subthalamic implants. Brain 2012;133:2664–76.
[39] Castrioto A, Lozano AM, Poon YY, et al. Ten-year outcome of subthalamic stimulation in Parkin-

son disease: a blinded evaluation. Arch Neurol 2011;68:1550–6.

[40] Bucur M, Papagno C. Deep Brain Stimulation in Parkinson Disease: A Meta- analysis of the Long-term Neuropsychological Outcomes. Neuropsychol Rev 2023 Jun;33(2):307–46. https://doi.org/10.1007/s11065-022-09540-9. Epub 2022 Mar 23.

[41] Bove F, Fraix V, Cavallieri F, et al. Dementia and subthalamic deep brain stimulation in Parkinson disease: A long-term overview. Neurology 2020 Jul 28;95(4):e384–92. https://doi.org/10.1212/WNL.0000000000009822. Epub 2020 Jul 1.

[42] Mahlknecht P, Foltynie T, Limousin P, Poewe W. How Does Deep Brain Stimulation Change the Course of Parkinson's Disease? Mov Disord 2022 Aug;37(8):1581–92. https://doi.org/10.1002/mds.29052. Epub 2022 May 12.

[43] Castrioto A, Debû B, Cousin E, et al. Long-term independence and quality of life after subthalamic stimulation in Parkinson disease. Eur J Neurol 2022 Sep;29(9):2645–53. https://doi.org/10.1111/ene.15436. Epub 2022 Jun 24.

[44] Rizzone MG, Fasano A, Daniele A, et al. Long-term outcome of subthalamic nucleus DBS in Parkinson's disease: From the advanced phase towards the late stage of the disease? Parkinsonism Relat Disord 2014;20:376–81.

[45] Aviles-Olmos I, Kefalopoulou Z, Tripoliti E, et al. Long-term outcome of subthalamic nucleus deep brain stimulation for Parkinson's disease using an MRI-guided and MRI-verified approach. J Neurol Neurosurg Psychiatry 2014;85:1419–25.

[46] Fukaya C, Watanabe M, Kobayashi K, et al. Predictive factors for long-term outcome of subthalamic nucleus deep brain stimulation for Parkinson's disease. Neurol Med Chir 2017;57:166–71.

[47] Follett KA, Weaver FM, Stern M, et al. Pallidal versus subthalamic deep-brain stimulation for Parkinson's disease. N Engl J Med 2010;362:2077–91.

[48] Weaver FM, Follett KA, Stern M, On behalf on the CSP 468 Study Group. et al. Randomized trial of deep brain stimulation for Parkinson disease: thirty-six-month outcomes. Neurology 2012;79(1):55–65. https://doi.org/10.1212/WNL.0b013e31825dcdc1.

[49] Odekerken VJ, van Laar T, Staal MJ, et al. Subthalamic nucleus versus globus pallidus bilateral deep brain stimulation for advanced Parkinson's disease (NSTAPS study): a randomised controlled trial. Lancet Neurol 2013;12:37–44.

[50] Zhang S, Zi S, Xiong S, et al. Apathy following Bilateral Deep Brain Stimulation of Subthalamic Nucleus and Globus Pallidus Internus in Parkinson's Disease: A Meta-Analysis. Parkinsons Dis 2022;2022:4204564. https://doi.org/10.1155/2022/4204564.

[51] Koeglsperger T, Palleis C, Hell F, et al. Deep Brain Stimulation Programming for Movement Disorders: Current Concepts and Evidence-Based Strategies. Front Neurol 2019;10:410. https://doi.org/10.3389/fneur.2019.00410.

[52] Ahmed H, Field W, Hayes MT, et al. Evolution of Movement Disorders Surgery Leading to Contemporary Focused Ultrasound Therapy for Tremor. Magn Reson Imaging Clin N Am 2015;23(4):515–22.

[53] Alshaikh J, Fishman PS. Revisiting bilateral thalamotomy for tremor. Clin Neurol Neurosurg 2017;158:103–7.

[54] Martínez-Fernández R, Máñez-Miró JU, Rodríguez-Rojas R, et al. Randomized Trial of Focused Ultrasound Subthalamotomy for Parkinson's Disease. N Engl J Med 2020;383(26):2501–13.

[55] Merello M, Hariz M. Radiofrequency Ablation: How to Ensure Worldwide Availability of Surgery for Parkinson's Disease. Mov Disord Clin Pract 2024;11(2):114–8.

[56] Witjas T, Carron R, Krack P, et al. A prospective single-blind study of Gamma Knife thalamotomy for tremor. Neurology 2015;85(18):1562–8.

[57] Bond AE, Shah BB, Huss DS, et al. Safety and Efficacy of Focused Ultrasound Thalamotomy for Patients With Medication-Refractory, Tremor-Dominant Parkinson Disease: A Randomized Clinical Trial. JAMA Neurol 2017;74(12):1412–8.

[58] Krishna V, Fishman PS, Eisenberg HM, et al. Trial of Globus Pallidus Focused Ultrasound Ablation in Parkinson's Disease. N Engl J Med 2023;388(8):683–93.

[59] Aubignat M, Tir M, Ouendo M, et al. Stereotactic robot-assisted MRI-guided laser interstitial thermal therapy thalamotomy for medically intractable Parkinson's disease tremor : technical note and preliminary effects on 2 cases. Acta Neurochir (Wien) 2023;165(6):1453–60.

[60] Aubignat M, Tir M, Ouendo M, et al. Unilateral Magnetic Resonance Imaging-Guided Laser Interstitial Thermal Therapy Thalamotomy for Essential Tremor. Mov Disord 2024 Jun;39(6):1006–14. https://doi.org/10.1002/mds.29790. Epub 2024 Mar 26.

[61] Pirtošek Z, Leta V, Jenner P, Vérin M. Should Continuous Dopaminergic Stimulation be a Standard of Care in Advanced Parkinson's Disease? J Neural Transm 2023;130(11):1395–404.

[62] Fereshtehnejad SM, Romenets SR, Anang JBM, et al. New clinical subtypes of Parkinson disease and their longitudinal progression: a prospective cohort comparison with other phenotypes. JAMA Neurol 2015;72(8):863–73.

[63] Yassine S, Gschwandtner U, Auffret M, et al. Functional Brain Dysconnectivity in Parkinson's Disease: A 5-Year Longitudinal Study. Mov Disord 2022;37(7):1444–53.

[64] Yassine S, Gschwandtner U, Auffret M, et al. Identification of Parkinson's Disease Subtypes from Resting-State Electroencephalography. Mov Disord 2023;38(8):1451–60.

[65] Jenner P, Falup-Pecurariu C, Leta V, et al. Adopting the Rumsfeld approach to understanding the action of levodopa and apomorphine in Parkinson's disease. J Neural Transm 2023;130(11):1337–47.

[66] Dafsari HS, Martinez-Martin P, Rizos A, et al. EuroInf 2: subthalamic stimulation, apomorphine, and levodopa infusion in Parkinson's disease. Mov Disord 2019;34(3):353–65.

[67] Putzke JD, Wharen RE, Wszolek ZK, et al. Thalamic deep brain stimulation for tremor-predominant Parkinson's disease. Parkinsonism Relat Disord 2003;10(2):81–8.

[68] Dondaine T, Drapier S, et al. Pallidal stimulation in advanced Parkinson's patients with contraindications for subthalamic stimulation. Mov Disord 2010;25(12):1839–46.

[69] Bonenfant J, Drapier S, Houvenaghel JF, et al. Pallidal stimulation in Parkinson's patients with contraindications to subthalamic target: A 3 years follow-up. Parkinsonism Relat Disord 2017;34:20–5.

[70] Garcia Ruiz PJ, Sesar Ignacio A, Ares Pensado B, et al. Efficacy of long-term continuous subcutaneous apomorphine infusion in advanced Parkinson's disease with motor fluctuations a multicenter study. Mov Disord 2008;23:1130–6.

[71] Drapier S, Eusebio A, Degos B, et al. Quality of life in Parkinson's disease improved by apomorphine pump: the OPTIPUMP cohort study. J Neurol 2016;263(6): 1111–9.

[72] Katzenschlager R, Poewe W, Rascol O, et al. Apomorphine subcutaneous infusion in patients with Parkinson's disease with persistent motor fluctuations (TOLEDO): a multicentre, double-blind, randomised, placebo-controlled trial. Lancet Neurol 2018;17(9):749–59.

[73] Drapier S, Gillioz AS, Leray E, et al. Apomorphine infusion in advanced Parkinson's patients with subthalamic stimulation contraindications. Parkinsonism Relat Disord 2012;18(1):40–4.

[74] Fernández-Pajarín G, Sesar Á, Ares B, et al. Continuous Subcutaneous Apomorphine Infusion before Subthalamic Deep Brain Stimulation: A Prospective. Comparative Study in 20 Patients. Mov Disord Clin Pract 2021;8(8):1216–24.

[75] De Cock VC, Dodet P, Leu-Semenescu S, et al. Safety and efficacy of subcutaneous night-time only apomorphine infusion to treat insomnia in patients with Parkinson's disease (APOMORPHEE): a multicentre, randomised, controlled, double-blind crossover study. Lancet Neurol 2022;21(5):428–37.

[76] Zagnoli F, Leblanc A, Viakhireva-Dovganyuk I, et al. Feasibility and benefits of home initiation of subcutaneous apomorphine infusion for patients with Parkinson's disease: the APOKADO study. J Neural Transm 2023;2:1–12.

[77] Auffret M, Le Jeune F, Maurus A, et al. Apomorphine pump in advanced Parkinson's disease: Effects on motor and nonmotor symptoms with brain metabolism correlations. J Neurol Sci 2017;372:279–87.

[78] Fernández-Pajarín G, Sesar Á, Jiménez Martín I, et al. Continuous subcutaneous apomorphine infusion in the early phase of advanced Parkinson's disease: A prospective study of 22 patients. Clin Park Relat Disord 2021;6:100–29.

[79] Devos D. French Duodopa Study Group « Patient profile, indications, efficacy and safety of duodenal levodopa infusion in advanced Parkinson's disease ». Mov Disord 2009;24:993–1000.

[80] Olanow CW, Kieburtz K, Odin P, et al. Continuous intrajejunal infusion of levodopa-carbidopa intestinal gel for patients with advanced Parkinson's disease: a randomised, controlled, double-blind, double-dummy study. Lancet Neurol 2014;13(2):141–9.

[81] Nyholm D, Nilsson Remahl AIM, Dizdar N, et al. Duodenal levodopa infusion monotherapy vs oral polypharmacy in advanced Parkinson disease. Neurology 2005;64:216–23.

[82] Öthman M, Widman E, Nygren I, Nyholm D. Initial experience of the levodopa-entacapone-carbidopa intestinal gel in clinical practice. J Pers Med 2021;11(4):254.

[83] Jost WH. A novel treatment option for intrajejunal levodopa administration. Expert Rev Neurother 2023;23(1):9–13.

[84] Volkmann J, Albanese A, Antonini A, et al. Selecting deep brain stimulation or infusion therapies in advanced Parkinson's disease: an evidence-based review. J Neurol 2013;260(11):2701–14.

[85] Carron R, Fraix V, Maineri C, et al. High frequency deep brain stimulation of the subthalamic nucleus versus continuous subcutaneous apomorphine infusion therapy: a review. J Neural Transm 2011;118(6):915–24.

[86] Georgiev D, Delalic´ S, Zupancˇicˇ Križnar N, et al. Switching and combining device-aided therapies in advanced Parkinson's disease: a double centre retrospective study. Brain Sci 2022;12(3):343.

[87] Pugh J. No going back? Reversibility and why it matters for deep brain stimulation. J Med Ethics 2019;45(4):225–30.

[88] Witt K, Granert O, Daniels C, et al. Relation of lead trajectory and electrode position to neuropsychological outcomes of subthalamic neurostimulation in Parkinson's disease: results from a randomized trial. Brain 2013;136(Pt 7):2109–19.

[89] Blume J, Lange M, Rothenfusser E, et al. The impact of white matter lesions on the cognitive outcome of subthalamic nucleus deep brain stimulation in Parkinson's disease. Clin Neurol Neurosurg 2017;159:87–92.

[90] Alegret M, Valldeoriola F, Martí M, et al. Comparative cognitive effects of bilateral subthalamic stimulation and subcutaneous continuous infusion of

apomorphine in Parkinson's disease. Mov Disord 2004;19(12):1463–9.
[91] van Poppelen D, Tromp ANM, de Bie RMA, Dijk JM. Combined and sequential treatment with deep brain stimulation and continuous intrajejunal levodopa infusion for Parkinson's disease. J Personaliz Med 2021;11(6):547.
[92] Varma TRK, Fox SH, Eldridge PR, et al. Deep brain stimulation of the subthalamic nucleus: effectiveness in advanced Parkinson's disease patients previously reliant on apomorphine. J Neurol Neurosurg Psychiatry 2003;74(2):170–4.
[93] Kimber TE, Fang J, Huddy LJ, Thompson PD. Long-term adherence to apomorphine infusion in patients with Parkinson disease: a 10-year observational study. Intern Med J 2017;47(5):570–3.
[94] Sesar Á, Fernández-Pajarín G, Ares B, et al. Continuous subcutaneous apomorphine infusion in advanced Parkinson's disease: 10-year experience with 230 patients. J Neurol 2017;264(5):946–54.
[95] Olivola E, Fasano A, Varanese S, et al. Continuous subcutaneous apomorphine infusion in Parkinson's disease: causes of discontinuation and subsequent treatment strategies. Neurol Sci 2019;40(9):1917–23.
[96] Sesar Á, Fernández-Pajarín G, Ares B, et al. Continuous subcutaneous apomorphine in advanced Parkinson's disease patients treated with deep brain stimulation. J Neurol 2019;266(3):659–66.
[97] Senek M, Nielsen EI, Nyholm D. Levodopa-entacapone-carbidopa intestinal gel in Parkinson's disease: a randomized crossover study. Mov Disord 2017;32(2):283–6.
[98] Soileau MJ, Aldred J, Budur K, et al. Safety and efficacy of continuous subcutaneous foslevodopa-foscarbidopa in patients with advanced Parkinson's disease: a randomised, double-blind, active-controlled, phase 3 trial. Lancet Neurol 2022;21(12):1099–109.
[99] Fung VSC, Aldred J, Arroyo MP, et al. Continuous subcutaneous foslevodopa/foscarbidopa infusion for the treatment of motor fluctuations in Parkinson's disease: Considerations for initiation and maintenance. Clin Park Relat Disord 2024;10:100239.
[100] Fasano A, Fung VSC, Lopiano L, et al. Characterizing advanced Parkinson's disease: OBSERVE-PD observational study results of 2615 patients. BMC Neurol 2019;19(1):50.
[101] Boura I, Haliasos N, Giannopoulou IA, et al. Combining device-aided therapies in Parkinson's disease: a case series and a literature review. Movement Disord Clin Pract 2021;8(5):750–7.
[102] Schuepbach WMM, Rau J, Knudsen K, et al. Neurostimulation for Parkinson's disease with early motor complications. N Engl J Med 2013;368(7):610–22.
[103] Buhmann C, Hilker R, Lingor P, et al. Levodopa/carbidopa intestinal gel (LCIG) infusion as mono- or combination therapy. J Neural Transm 2017;124(8):1005–13.
[104] El Kouzi A, Almeida L, Zamora AR, et al. Levodopa-Carbidopa Intestinal Gel (LCIG) in Deep Brain Stimulation (DBS) Parkinson's Patients. (P6. 027). Neurology 2018;90(15).
[105] Isaacson S, Pahwa R, Thakkar S, et al. Efficacy of carbidopa/levodopa enteral suspension (CLES) in advanced Parkinson's disease patients previously treated with deep brain stimulation (DBS)-a subgroup analysis from PROviDE study. Mov Disord 2019;34(suppl 2).
[106] Abu Al-Melh M, Farghal M, Abdelall N. Levodopa-carbidopa intestinal gel (LCIG) as an add-on therapy to deep brain stimulation (DBS) for managing progressive symptoms of advanced idiopathic Parkinson's disease during the COVID-19 pandemic: case report. Mov Disord 2022;37(suppl 1): 976.

Chapitre 18

Biothérapies

Louise-Laure Mariani[a], Margherita Fabbri[b], Olivier Rascol[b], Jean-Christophe Corvol[a]

[a]Sorbonne Université, Assistance Publique Hôpitaux de Paris, Paris Brain Institute-ICM, Inserm, CNRS, département de neurologie, Centre d'investigation clinique neurosciences, réseau NS-Park/FCRIN, Hôpital Pitié-Salpêtrière, Paris.

[b]Centre de référence de l'atrophie multisystématisée, centre d'investigation clinique CIC 1436, département de pharmachologie clinique et de neuroscience, réseau NS-Park/FCRIN et NeuroToul Centre d'excellence en maladies neurodégénératives, Inserm, CHU de Toulouse.

Introduction

Le terme « biothérapies » concerne les médicaments d'origine biologique, c'est-à-dire les macromolécules créées grâce aux biotechnologies à partir de sources biologiques vivantes telles que cellules ou bactéries (ou biomédicaments), les thérapies cellulaires et tissulaires (greffes de cellules ou tissus respectivement) et les thérapies géniques. Les biomédicaments regroupent les vaccins et les protéines thérapeutiques générés par des approches cellulaires et/ou technologiques issues du génie génétique, dont la technologie de l'ADN recombinant, les ARN antisens et les anticorps monoclonaux. Le lecteur est invité à se reporter au chapitre 19 concernant les approches thérapeutiques d'immunisation (active ou passive) qui ne seront pas traitées ici.

La neurologie ne représente qu'une part très modeste des biomédicaments disponibles, qui concernent principalement les aires thérapeutiques des pathologies neuro-inflammatoires telles les neuropathies périphériques et la sclérose en plaques, ainsi que la migraine, la myasthénie et la neuro-oncologie. Aucune biothérapie n'a à ce jour obtenu d'autorisation de mise sur le marché dans la maladie de Parkinson. Cette absence de biomédicaments des maladies neurodégénératives n'est pas liée à un désintérêt des neurosciences pour les biothérapies. Les premières expériences de greffes de tissus nerveux chez l'animal datent de la fin du XIXe siècle [1] et les premières études pilotes de transplantations de cellules dans le cerveau humain ont été effectuées chez des patients parkinsoniens au début des années 1980. Depuis, de nombreux essais de biothérapies ont été réalisés dans la maladie de Parkinson avec des approches cellulaires, géniques, ou l'administration intracérébrale de facteurs de croissance. Ces études ont permis de démontrer la faisabilité du transfert à long terme de matériel biologique dans le cerveau humain, de développer des marqueurs de sa survie et de ses caractéristiques fonctionnelles, de soulever les problèmes de sécurité et d'éthique spécifiques à ces traitements. Les études anatomopathologiques réalisées chez certains patients ont par ailleurs apporté des informations capitales sur l'interaction entre le matériel biologique transplanté et les cellules cérébrales de l'hôte, remettant parfois en cause nos connaissances sur la physiopathologie de la maladie de Parkinson. Le développement des biothérapies s'est tout d'abord fait à travers des stratégies de remplacement du défaut de transmission dopaminergique du striatum. Ce n'est que plus récemment que des approches visant à ralentir ou à stopper le processus dégénératif ont été proposées.

Transplantation cellulaire

Historique

Le développement des premiers modèles animaux de la maladie de Parkinson et les progrès de la neurobiologie dans les années 1970 ont fait naître le concept de remplacement des neurones dopaminergiques par transplantation cellulaire [2]. Après les études précliniques, Marazo et al. ont rapporté en 1987 les premiers cas d'autogreffe de cellules médullaires surrénaliennes dans le noyau caudé chez deux patients parkinsoniens [3]. Les résultats sur les symptômes moteurs étaient rapidement visibles et persistaient jusqu'à 11 mois après la chirurgie. Un essai multicentrique en ouvert chez 19 patients a confirmé l'amélioration sur le temps passé en phases *off* et *on* à 6 mois mais sans diminution des doses de lévodopa, au prix d'une morbidité postopératoire importante [4]. La diminution de l'efficacité qui semblait s'atténuer après 2 ans de suivi du fait d'une mauvaise survie des greffons a finalement fait abandonner cette stratégie [5].

À la même période, ont été lancés d'abord en Suède puis États-Unis et en Europe les premiers essais de transplantation de cellules fœtales mésencéphaliques dans le striatum [6-13]. Alors que la survie des cellules embryonnaires greffées a bien été établie au cours des années 2000 à 2020, les conséquences cliniques variables, avec parfois amélioration clinique initiale suivie d'apparition de dyskinésies de *off*, ainsi que les considérations éthiques, ont compliqué le développement clinique de ces thérapeutiques [14]. Les avancées techniques permettant la génération de cellules dopaminergiques à partir de cellules pluripotentes humaines, ont redonné un nouvel élan à cette ère thérapeutique [15-17]. En 2023, parmi 139 thérapies en cours de développement clinique actif, 12 portaient sur les thérapies cellulaires, à visée symptomatique ou de modification de l'évolution de la maladie, représentant 8,6 % des études en cours. Ils étaient tous en phase I ou II mais aucun encore en phase III [18].

Essais de transplantation de cellules mésencéphaliques fœtales

Les résultats des premiers essais en ouvert de transplantation dans la maladie de Parkinson ont apporté des informations capitales sur la faisabilité et la sécurité de cette approche thérapeutique. Le ciblage chirurgical, la survie des greffons et leur capacité à sécréter de la dopamine ont été mis en évidence par l'imagerie par tomographie par émission de positons (TEP) à la ^{18}F-dopa et ont été confirmés par la suite par des études *post-mortem*. Le risque de rejet est correctement contrôlé par le traitement immunosuppresseur même si la durée pendant laquelle il faut le poursuivre reste à déterminer. Les résultats sur l'efficacité sont en revanche plus mitigés. Initialement, une efficacité avait été observée sur les symptômes moteurs (*Unified Parkinson's Disease Rating Scale* ou UPDRS, temps en *off*, doses de lévodopa), corrélée aux changements observés en imagerie fonctionnelle par ^{18}F-dopa, mais celle-ci était très variable (pour une revue, voir [19-20]. L'origine en était probablement multiple en relation avec l'âge des donneurs de tissus, la quantité de cellules transplantées et le nombre de donneurs par site d'injection, la cible d'injection elle-même (putamen, noyau caudé ou les deux), les critères d'évaluation et les différences de traitement immunosuppresseur.

Dix ans plus tard, une étude contrôlée et randomisée a été réalisée chez 40 patients (transplantation fœtale dans le putamen ou opération *sham*) [8]. Bien que la survie des cellules fût confirmée par ^{18}F-dopa chez 85 % des patients, le critère d'efficacité primaire évalué à 12 mois n'était pas significatif (impression globale des patients). Les scores moteurs (UPDRS en *off*) étaient meilleurs chez les patients greffés (versus *sham*), notamment chez les plus jeunes. Après 4 ans, ont été observées la persistance de la survie du greffon et l'amélioration des symptômes par rapport aux données préopératoires (analyse en ouvert sans comparaison avec le groupe contrôle) [21].

La deuxième étude contrôlée publiée chez 34 patients randomisés selon la même procédure [22] s'est révélée également négative mais les patients avec une maladie moins sévère et ayant reçu plus de greffons (quatre donneurs versus un donneur) ont semblé obtenir un meilleur bénéfice.

Les principaux effets indésirables étaient des dyskinésies et dystonies invalidantes et incontrôlables chez les patients greffés dans les 6 à 12 mois suivant la greffe, similaires à celles induites par la lévodopa mais survenant en l'absence de prise de médicament dopaminergique. Ces effets indésirables en relation avec la stimulation dopaminergique inappropriée par le greffon (jusqu'à 57 % des patients traités) survenaient généralement lorsque le bénéfice thérapeutique sur les symptômes moteurs était le plus important.

Ces études ont donc montré qu'il est possible de transplanter dans le cerveau humain des cellules fœtales mésencéphaliques survivant à long terme avec le développement d'un phénotype fonctionnel sécrétant de la dopamine corrélée à une efficacité sur les symptômes moteurs. Le bénéfice a été variable et modeste, non confirmé dans des études contrôlées, avec des effets indésirables non maîtrisables freinant le développement de cette stratégie thérapeutique. En 2010, l'Union européenne a lancé un programme de recherche international (TRANSEURO, NCT01898390) ayant pour objectif d'optimiser toutes les phases de préparation et de transplantation des cellules fœtales mésencéphaliques, de prévenir les dyskinésies de phase *off*, et de traiter les patients plus tôt dans l'espoir d'obtenir un effet modificateur sur la progression de la maladie [17-23]. L'étude portant chez 11 patients en ouvert a pris fin en décembre 2022, et les analyses des résultats sont en cours en 2024. Une étude de phase I/IIa en ouvert a inclus 12 patients à un stade avancé de la maladie de Parkinson avec complications motrices a type de fluctuations, dyskinésies et *freezing* de la marche chez qui ont été injectés des cellules souches progénitrices dopaminergiques dérivées de cellules embryonnaires sans signe inquiétant en termes de sécurité à court terme (NCT05887466). Les résultats concernant l'efficacité seront connus en 2026. Les exosomes issus de cellules souches mésenchymateuses, passant la barrière hémato-encéphalique, sont également une piste thérapeutique active sans pour autant avoir de résultat clinique probant disponible à l'heure actuelle [24]. Quelle que soit leur origine, ombilicale ou de moelle osseuse, autologues ou allogéniques, les greffes intracérébrales de cellules souches mésenchymateuses sont toujours en exploration active[1] [25] mais les résultats se font attendre et le bénéfice reste à évaluer.

Analyse anatomopathologique des greffons

Les études anatomopathologiques effectuées sur les cerveaux des patients décédés après une transplantation de cellules fœtales mésencéphaliques ont apporté des informations importantes sur les interactions entre les cellules greffées et le tissu cérébral de l'hôte [26]. Elles ont démontré que les cellules greffées avaient survécu à très long terme (plus de 10 ans après la chirurgie) et présentaient les caractéristiques fonctionnelles des neurones dopaminergiques (exprimant la tyrosine hydroxylase).

En 2008, deux équipes indépendantes ont rapporté l'observation surprenante de la présence de corps de Lewy dans un faible pourcentage (2-5 %) de cellules de greffon chez des patients décédés, plus de 10 ans après la chirurgie [27-28]. La présence de ces anomalies (non observées chez des patients décédés après un délai plus court) suggère que les cellules du donneur ont développé les stigmates de la maladie de Parkinson. La première hypothèse est que la présence des corps de Lewy est un stigmate non spécifique de la dégénérescence des cellules dopaminergiques et que leur présence signale que les cellules du greffon dégénèrent plus vite que leur « âge » réel. L'autre hypothèse est que la maladie se propage de l'hôte vers le greffon par un mécanisme similaire à celui impliqué dans les maladies à prion. Cette hypothèse permettrait d'expliquer la propagation

1. NCT03550183, NCT01446614, NCT02611167, NCT04506073, NCT03684122, NCT04146519, NCT04928287, NCT04876326, NCT04995081.

des corps de Lewy, depuis le mésencéphale vers le cerveau, observée dans la maladie de Parkinson.

Essais de transplantation de cellules dopaminergiques

Les progrès techniques au cours des années 2000 à 2020 ont permis la génération de cellules précurseurs dopaminergiques à partir de cellules pluripotentes humaines [15]. Alors que des cas individuels ont d'abord été récemment publiés [29], des études, le plus souvent en ouvert portant sur environ une dizaine de patients, ont ensuite débuté. Une étude de phase I (NCT04802733) en ouvert portant chez 12 patients a confirmé la faisabilité technique de ces greffes. Leur suivi au long cours se poursuit (NCT05897957) et une étude de phase II va débuter en 2024. D'autres études de phases I/II avec des cellules progénitrices dopaminergiques injectées au niveau du striatum de façon unilatérale sont en cours en Chine avec actuellement un premier patient inclus sur 40 prévus (NCT06167681), et en Australie avec 12 patients traités par injection intra striatale et dans la *substantia nigra* de cellules souches neurales dérivées d'ovocytes et pour laquelle le résultat concernant l'effet thérapeutique clinique est en cours d'analyse mais dont les résultats préliminaires sur les deux cohortes traitées par les deux premières doses semblaient en faveur d'une diminution du temps de *off* et d'une augmentation du temps de *on* et des scores de qualité de vie perdurant à 2 ans de suivi (NCT02452723).

Autres types de greffes en essais cliniques

D'autres essais dans la maladie de Parkinson ont été réalisés pour tenter de contourner les problèmes techniques et éthiques des greffes de cellules fœtales [30]. La xénogreffe de cellules mésencéphaliques fœtales de porcs a été proposée comme alternative aux cellules humaines, mais elle soulève le risque plus élevé de rejet et de l'introduction d'agents pathogènes. Deux études (en ouvert chez 12 patients, contrôlée chez 18 patients) ont démontré la faisabilité mais sans amélioration significative dans l'étude contrôlée et sans augmentation de signal en TEP à la ^{18}F-dopa suggérant que les cellules n'avaient pas survécu. Les cellules épithéliales pigmentées de la rétine produisent également de la dopamine et ont été greffées dans un essai pilote réalisé en ouvert chez 6 patients montrant une amélioration des symptômes moteurs à 6 mois. Ces résultats n'ont pas été répliqués dans une étude contrôlée. L'autogreffe de cellules de ganglion sympathique a été réalisée chez 35 patients. La moitié présentait une amélioration des symptômes moteurs qui persistait 3 ans après la transplantation.

Des autogreffes de cellules carotidiennes ont également été réalisées chez 13 patients, avec un certain succès initial, qui déclinait après un suivi de 3 ans. De multiples approches de greffes de cellules nerveuses ou précurseurs dopaminergiques sont en cours de développement, notamment en espérant moduler, au-delà de la production dopaminergique, la tolérance immune du greffon ainsi que l'apport de facteurs de croissance multiples pour espérer un effet sur la survie neuronale. On citera ainsi quelques approches en cours en 2024. Une étude de phase I avec autogreffe bilatérale de tissu nerveux périphérique provenant du nerf sural, administré au niveau de la *substantia nigra* durant une chirurgie pour implantation d'électrode de stimulation cérébrale, en ouvert, et certains résultats anatomopathologiques ne montraient pas de mort cellulaire ni de réaction du tissu hôte sévère significative (NCT05377281) [31-32]. Des approches essayant d'optimiser les aspects techniques d'administration robotisée des cellules avec des cellules souches épithéliales amniotiques sont également en cours (NCT05435755). Il en est de même avec des cellules dérivées de cellules adipeuses mésenchymateuses (NCT05094011) dans une étude de phase I en ouvert.

Conclusions sur les transplantations cellulaires et perspectives

La capacité à différencier les cellules souches de diverses origines (cellules embryonnaires du cordon ombilical, cellules mésenchymateuses, cellules souches du tissu adipeux, etc.) en neurones dopaminergiques se fait via des techniques pouvant permettre de préparer en grande quantité des cellules à greffer et de proposer des autogreffes, réglant ainsi les problèmes de rejet. La possibilité de dédifférencier n'importe quel type de cellule en cellules souches (*Induced Pluripotent Stem Cells* ou iPSC), puis de les reprogrammer en neurones dopaminergiques, a ouvert des pistes pour la transplantation cellulaire en général. Ce type d'approche se heurte cependant aux mêmes problèmes d'efficacité et d'effets indésirables que les études précédentes (dyskinésies de phase *off*), et comporte des risques spécifiques en rapport avec les étapes de transformation cellulaire, notamment oncogénique ainsi que la nécessité de prise de traitements immunosuppresseurs. Le bénéfice supplémentaire de ces stratégies de remplacement par rapport aux traitements pharmacologiques existants, plus simples, devra en outre être démontré, tant sur le plan de la balance bénéfices/risques que sur les aspects médico-économiques.

Thérapie génique

Elle consiste à utiliser un gène (ou du matériel génétique, ADN ou ARN) pour modifier la fonction biologique ou cellulaire d'un tissu cible à des fins thérapeutiques. Les thérapies géniques peuvent être classées en deux catégories :

- thérapie génique *ex vivo* dans laquelle les cellules sont modifiées génétiquement en culture pour exprimer la ou les protéines d'intérêt et sont ensuite transplantées chez les patients ;
- thérapie génique *in vivo* dans laquelle la modification génétique est réalisée directement dans les cellules du patient par administration locale ou systémique.

La thérapie génique *ex vivo* est en cours de développement dans la maladie de Parkinson dans les nouvelles stratégies de transplantation cellulaire avec reprogrammation de cellules souches, par exemple (voir ci-dessus). Nous ne développerons que les essais de thérapie génique *in vivo* réalisés dans la maladie de Parkinson.

Différentes stratégies de thérapie génique dans la maladie de Parkinson

La thérapie génique comporte des risques spécifiques : la surexpression non contrôlée du gène qui est transféré pouvant être responsable d'effets indésirables, mais aussi un risque potentiel de mutagenèse en cas d'insertion du gène dans une région oncogénique du génome de l'hôte. L'expression des protéines du vecteur (partie d'ADN ou d'ARN régulant l'expression du ou des gènes d'intérêt) peut également provoquer une réaction immunologique ou inflammatoire si elle est reconnue comme pathogène par l'hôte. Le ciblage du tissu et des cellules dans lesquels le gène va être transféré est essentiel pour pouvoir assurer la spécificité des modifications biologiques espérées. Le risque en lien avec la technique chirurgicale en découle également. Enfin, le choix du vecteur utilisé est un élément clé pour contrôler ces risques.

Les deux types de vecteurs habituellement utilisés sont les lentivirus et les adénovirus (*Adeno-Associated Virus* ou AAV). Les AAV ont l'avantage de ne pas (ou peu) s'intégrer dans le génome, limitant ainsi le risque tumorigène. Il existe différents stéréotypes de virus permettant théoriquement de cibler avec une bonne spécificité les cellules et de limiter les réactions immunologiques. Les cellules cibles (neurones) ne se divisant pas, l'expression du gène est stable dans le temps. Ces avantages font que les AAV sont les virus les plus utilisés dans la thérapie génique de la maladie de Parkinson. Cependant, la taille du génome qui peut être inséré dans les AAV est relativement restreinte. Des constructions géniques plus grandes peuvent être introduites dans les lentivirus qui s'intègrent dans le génome et peuvent donc exprimer les transcrits à très long terme dans toutes les cellules, en division ou non. L'incorporation aléatoire des lentivirus dans le génome de l'hôte entraîne cependant un risque théorique de mutagenèse même s'il est plus limité pour les cellules post-mitotiques comme les neurones. Il est à noter que ni les AAV, ni les lentivirus ne peuvent traverser la barrière hémato-encéphalique. Les thérapies réalisées ont donc jusqu'à présent toutes fait appel à des injections locales des vecteurs dans le striatum ou dans la substance noire. Des méthodes d'administration intrathécales ou pour permettre le passage de matériels géniques dans le cerveau sont à l'étude.

Plusieurs essais thérapeutiques de thérapie génique ont été réalisés à ce jour dans la maladie de Parkinson avec deux grandes stratégies (revues récemment dans [33,34]) :

- des essais de remplacement dans lesquels le matériel génétique transféré a pour objectif de favoriser la production locale de dopamine ou de contrecarrer les modifications fonctionnelles du circuit des ganglions de la base ;
- des essais de thérapies géniques de neuroprotection dans lequel l'objectif est de produire localement un facteur neurotrophique pour empêcher la dégénérescence des neurones dopaminergiques ou de lutter contre anomalie génétique connue pour être associée à la maladie de Parkinson.

Thérapie génique de remplacement dopaminergique

Adeno-associated virus-glutamic acid decarboxylase

La perte des neurones dopaminergiques de la substance noire *pars compacta* entraîne une diminution de la transmission GABAergique du striatum vers le noyau subthalamique (NST). L'objectif de ces essais thérapeutiques est de rétablir le tonus GABAergique dans le NST en injectant dans cette structure un AAV exprimant la *Glutamic Acid Decarboxylase* (GAD), l'enzyme limitante de la synthèse du *Gamma-Aminobutyric Acid* (GABA). Le premier essai de thérapie génique a été effectué en ouvert chez 12 patients parkinsoniens à un stade modérément avancé [35]. L'AAV2-GAD était injecté dans le NST controlatéral au côté le plus affecté. Durant les 12 mois de suivi de l'étude, aucun effet indésirable ni aucune réaction immunitaire n'ont été notés. Une amélioration du score UPDRS en phase *off* et en phase *on* a été observée dès 3 mois et persistait à 12 mois. L'imagerie par TEP au ^{18}FDG montrait une réduction du métabolisme cérébral dans le pallidum et le thalamus, et une augmentation dans le cortex prémoteur du côté opéré, suggérant que le traitement avait effectivement modifié le fonctionnement des boucles cortico-striato-thalamo-corticales. Des doses plus élevées de virus ont été testées (étude en double aveugle) : 21 patients avaient une injection de AAV2-GAD de manière bilatérale dans le NST et 23 patients avaient une opération *sham* [36]. Les résultats ont montré une amélioration modeste mais significative à 6 mois de l'UPDRS dans le groupe traité (23 % versus 13 %), si les patients chez qui la cible n'était pas atteinte étaient exclus de l'analyse. Cet effet bénéfique non publié était apparemment stable après 12 mois. Aucun effet indésirable majeur n'a été rapporté, notamment de réaction inflammatoire ni immunologique. Une autre étude de phase I/II en double aveugle, testant la sécurité de l'injection de deux doses différentes d'AAV-GAD contre placebo, injecté dans le NST, a inclus 14 patients parkinsoniens qui étaient déjà traités par lévodopa (NCT05603312). Ces patients étaient suivis pendant 6 mois et la dernière visite a eu lieu en mars 2024. Le suivi prolongé sera poursuivi pendant 5 ans et les patients initialement traités par placebo pourront recevoir l'AAV-GAD alors (NCT05894343). Devant les effets symptomatiques modestes obtenus, et l'essor de la stimulation du NST, cette stratégie devra être reconfirmée.

Adeno-associated virus-aromatic L-amino acid decarboxylase

Une stimulation dopaminergique continue et modérée serait le traitement de choix pour traiter les symptômes de la maladie en retardant l'apparition des complications motrices. Des stratégies de thérapie génique ont ainsi été envisagées pour améliorer le métabolisme de la dopamine endogène dans le striatum ou par apport de lévodopa. La première stratégie proposée a été de surexprimer dans le striatum l'*Aromatic L-Amino Acid Decarboxylase* (AADC), ou dopa-décarboxylase, enzyme qui permet la conversion de la dopa en dopamine, afin d'augmenter la production locale de dopamine et réduire les doses de lévodopa.

Une étude en ouvert chez 10 patients utilisant un AAV2-AADC injecté de manière bilatérale dans le putamen [37] n'a décelé aucun effet indésirable en rapport avec le vecteur bien que 3 patients aient présenté des hémorragies cérébrales secondaires à l'acte chirurgical. Une amélioration de l'UPDRS moteur en phase *on* et en phase *off* a été observée à 6 mois, et l'imagerie TEP avec un traceur de l'AADC (^{18}F-fluoro-L-m-tyrosine) a révélé une augmentation de l'activité enzymatique corrélée avec l'amélioration motrice. Les doses de lévodopa ont été réduites chez 3 patients, ceux ayant reçu la dose la plus forte. Une deuxième étude en ouvert chez 6 patients a semblé confirmer ces résultats [38]. Un essai plus récent de phase I avec administration putaminale d'AAV2-AADC chez des patients parkinsoniens avait retrouvé, à 12 mois, une augmentation du temps de *on* sans dyskinésies et de la qualité de vie associée à une couverture de 42 % du putamen et une augmentation de l'activité enzymatique allant jusqu'à 79 % visualisée en TEP ^{18}F-dopa [39]. Ces résultats étaient stables ou améliorés après 3 ans de suivi [40]. Le même AAV2-AADC avait ensuite été injecté dans une seconde étude de phase I chez 8 patients au stade des fluctuations, par une voie d'abord chirurgicale différente, et avait à nouveau retrouvé une augmentation de l'activité enzymatique de 85 % visualisée en TEP ^{18}F-dopa, une amélioration sur le plan moteur, avec une baisse de la consommation des traitements médicamenteux dopaminergiques, perdurant à 3 ans [41]. Ces deux études se poursuivent par un suivi au long cours sur une période de 8 ans. L'étude RESTORE de phase II/III avait débuté en 2018 pour inclure jusqu'à 85 patients. Mais, la pandémie du COVID dans un premier temps, puis sur demande de la FDA à la suite d'anomalies à l'IRM cérébrale, a conduit à l'arrêt de l'étude en 2021 [33].

Lentivirus-tyrosine hydroxylase/*aromatic L-amino acid decarboxylase*/guanosine triphosphate cyclohydroxylase

La stratégie appliquée ici est similaire en introduisant l'ensemble de la machinerie de biosynthèse de la dopamine pour augmenter la production endogène de dopamine. Trois gènes sont transfectés dans les cellules : la tyrosine hydroxylase (TH), l'AADC et la guanosine triphosphate cyclohydroxylase (GCH-1), le cofacteur de la TH. Pour réaliser cette triple transduction, un lentivirus a été utilisé. Dans l'étude réalisée en ouvert, 15 patients à un stade avancé de la maladie de Parkinson ont reçu différentes doses de lentivirus TH-AADC-GCH dans les deux putamens [42]. Aucun effet indésirable majeur n'a été rapporté en rapport avec le virus ou la procédure chirurgicale après 6 mois avec un maximum de 5 ans de suivi pour certains patients [43]. Une amélioration des scores moteurs en phase *off* a été observée à 6 et 12 mois, quelle que soit la dose administrée, associée à une augmentation de production de dopamine mesurée par TEP à la ^{18}F-dopa et par déplacement du 11C-raclopride. Les doses de lévodopa n'ont pas pu être significativement diminuées et 8 patients ont dû avoir une intervention pour stimulation cérébrale profonde à distance de la thérapie génique suggérant un bénéfice modeste du traitement. Ces résultats ayant suggéré une difficulté dans l'expression du vecteur, une version optimisée a été développée pour majorer la synthèse de dopamine [44] et une étude clinique en ouvert et testant trois doses différentes est en cours chez 32 patients (NCT03720418) [33,34]. Les premiers résultats à 6 mois chez les patients ayant reçu les 2 doses inférieures de l'étude sont encourageants [33]. Une étude contrôlée est prévue.

Thérapie génique de neuroprotection

Approche neurotrophique : *Adeno-associated virus-glial cell line-derived neurotrophic factor* ou de son analogue Neurturin

L'autre approche de thérapie génique est de pouvoir apporter *in situ* les éléments nécessaires pour stopper la dégénérescence des neurones dopaminergiques. Les résultats dans les modèles animaux ont suggéré que l'apport de certains facteurs neurotrophiques permettrait de retarder la mort neuronale dans la maladie de Parkinson. L'apport de *Glial Cell Line-Derived Neurotrophic Factor* (GDNF) par injection directe ou par transfert de gènes dans le striatum ou la substance noire a eu des effets bénéfiques dans plusieurs modèles précliniques. Des études de thérapie génique avec un AAV2-GDNF sont en cours, mais les premiers résultats ont été obtenus avec la neurturin (NTRN), un analogue naturel structurel et fonctionnel du GDNF. De multiples études de phase I/II ont été réalisées par injection d'un vecteur AAV exprimant une forme humaine modifiée de la NTRN injectée de façon bilatérale dans le putamen ou le putamen et la substance noire [33,45]. Un premier essai thérapeutique en ouvert chez 12 patients injectés dans les deux putamens a montré une amélioration des scores moteurs en phase *off* à 12 mois, mais sans modification de l'innervation dopaminergique mesurée par TEP à la ^{18}F-dopa [46]. Un essai thérapeutique contrôlé en double aveugle a ensuite été réalisé dans lequel 58 patients étaient randomisés pour recevoir une injection dans les deux putamens ou une opération *sham* [47]. Aucun des critères d'efficacité à 12 mois n'était significatif. L'analyse post-mortem chez 4 patients a démontré que la NRTN était bien exprimée dans le putamen mais qu'aucune expression n'était retrouvée dans la substance noire [48]. Un nouvel essai en ouvert avec injection dans les putamens et la substance noire avec de plus fortes doses a alors été conduit chez 6 patients suivis pendant 3 ans, puis un essai en double aveugle dont les résultats ont été négatifs, le critère primaire d'efficacité n'ayant pas été atteint après 15 mois de suivi. Le développement de cette stratégie a alors été arrêté [45]. L'échec de cette approche de thérapie génique neurotrophique semble en lien avec une modification des fibres dopaminergiques limitée à l'ère d'expression du vecteur viral et une expression du vecteur limitée à une partie modérée du putamen et de la substance noire. Une autre possibilité est que l'administration ait été réalisée chez des patients trop évolués chez lesquels les neurones dopaminergiques résiduels sont trop peu nombreux pour obtenir un effet cliniquement pertinent.

Les développements actuels de l'approche neurotrophiques portent sur des AAV exprimant le GDNF (NCT01621581 ; NCT04167540). Une étude de phase I portant chez 13 patients parkinsoniens au stade avancé de la maladie ayant reçu une injection bilatérale intra-putaminale d'AAV2-GDNF a montré une couverture putaminale par l'injection de 26 %, une stabilité des scores moteurs et une augmentation de l'activité AADC sur les PET ^{18}F-DOPA sur 18 mois, et ne montrait pas de signe de toxicité lors du suivi IRM allant jusqu'à 5 ans [49,50]. Une nouvelle étude en ouvert chez 11 patients parkinsoniens (6 au stade léger et 5 au stade modéré) ayant reçu une injection putaminale bilatérale d'AAV2-GDNF avec une évaluation à 18 mois a retrouvé une bonne tolérance avec une meilleure couverture de la cible putaminale de 63 % (NCT04167540). Un suivi plus prolongé sur 5 ans est prévu et une étude de phase II va débuter courant 2024. Une autre étude de phase I, REGENERATE MSA-101, avec le même produit a débuté en octobre 2023 dans l'atrophie multi-systématisée de type parkinsonien (MSA-P) (NCT04680065). Une étude institutionnelle du NINDS est en cours chez 25 patients parkinsoniens à un stade plus avancé de la maladie, testant 4 doses d'AAV2-GDNF (NCT01621581) [34]. La question du stade de la maladie auquel injecter ces vecteurs viraux reste entière du fait des considérations éthiques de ce type d'interventions plus invasives chez des patients à un stade précoce de la maladie, et du risque d'une efficacité potentielle limitée en cas d'injection à un stade tardif de la maladie.

Approches anti-accumulation d'alpha-synucléines : Adeno-associated virus-GBA

Du fait de l'implication maintenant établie de la réduction de l'activité de la glucocérébrosidase, une enzyme lysosomale, dans la physiopathologie de la maladie de Parkinson (cf. chapitre 19), des stratégies de thérapie génique ayant pour but de restaurer son activité en vue de limiter l'agrégation d'α-synucléine intracellulaire sont en cours de développement. Une étude de phase I/IIa contrôlée randomisée chez des patients parkinsoniens modérés à sévères, porteurs d'au moins une mutation du gène *GBA1*, avec injection d'un AAV9-GBA1 dans la *cisterna magna* a débuté en 2020 (NCT04127578). Du fait de l'apparition d'un événement indésirable grave chez le premier patient traité, attribué à une réaction immunitaire au vecteur AAV9, l'essai a repris avec une modification des conditions de réalisation : un schéma en ouvert sans placebo, des traitements immunosuppresseurs concomitants renforcés, et des inclusions prévues jusqu'à 24 patients. Cette même thérapie génique va également être testée dans deux autres essais chez l'enfant et l'adulte atteints de maladie de Gaucher avec atteinte neurologique.

Conclusions sur les thérapies géniques

Il est encore trop tôt pour conclure sur l'intérêt des essais thérapeutiques de thérapie génique dans la maladie de Parkinson. La faisabilité du transfert de gènes a été démontrée ainsi que son innocuité à court et moyen terme, que ce soit pour les AAV ou les lentivirus. Le risque de réaction immunologique ou inflammatoire importante est à surveiller, et à ce jour, aucune tumeur secondaire à l'administration de virus n'a été rapportée. Les thérapies géniques semblent efficaces dans les études en ouvert, mais les effets moteurs sont souvent modestes et non répliqués dans les essais contrôlés. Le nombre limité de patients inclus dans ces études, ainsi que l'existence d'un effet placebo important dans les populations de patients parkinsoniens pourraient en partie expliquer ces échecs. La place d'une thérapie de remplacement reste à déterminer, alors qu'il existe des thérapeutiques pharmacologiques ou de chirurgie fonctionnelle (stimulation cérébrale profonde) efficaces. Les avantages potentiels de ces biothérapies de remplacement sur l'apparition des complications motrices ou la progression de la maladie pourraient les rendre plus attractives que les traitements existants, mais ils sont encore loin d'avoir été démontrés.

Les progrès en génétique moléculaire – avec notamment la découverte d'éléments géniques modulateurs d'expression, comme les oligonucléotides antisens – ou en génétique clinique – avec la découverte de nouveaux gènes ou de facteurs de risque génétiques (cf. chapitre 4) – laissent cependant présager que d'autres études de thérapies géniques, *in vivo* ou *ex vivo* combinées ou non avec des transplantations cellulaires, pourraient espérer avoir une place dans la prise en charge thérapeutique future. Les progrès technologiques sur les vecteurs viraux permettront par ailleurs de faciliter leur passage à travers la barrière hémato-encéphalique, ou l'administration intrathécale pour une meilleure diffusion dans le système nerveux, cependant une optimisation de la couverture de la cible est encore nécessaire en augmentant les titres des virus et les volumes injectés.

Thérapies antisens

Les thérapies antisens comprennent d'une part les oligonucléotides antisens (OAS), composées de courts brins d'ARN et/ou ADN, et d'autre part les ARN interférents (ARNi). Pour une revue, voir [51].

Structure moléculaire et mécanismes d'action

Les thérapies antisens ne modifient pas le répertoire génétique de la cellule cible et les modifications ne sont pas transmises aux cellules filles, contrairement aux thérapies géniques. Les OAS sont dégradées par les cellules et ont donc une durée d'action limitée. Les mécanismes d'action des OAS permettant de supprimer ou diminuer la production de la protéine pathologique cible sont soit la dégradation de l'ARN cible par l'ARNase H1, soit le blocage de la traduction de l'ARN messager en protéine, ou soit la modification de l'épissage de l'ARN pré-messager. Les ARNi, double brin, ou simple brin, couplés à un complexe enzymatique intracellulaire dégradent l'ARNm cible.

Après une administration intraveineuse, les OAS s'accumulent dans le foie et les reins, sans excrétion rénale. Ils ne traversent pas la barrière hémato-encéphalique, mais l'administration intrathécale permet l'engagement de cible au sein des différents types cellulaires du système nerveux central. La distribution des OAS par voie intrathécale est hétérogène dans le parenchyme cérébral avec une prédominance dans les régions corticales superficielles du fait de la dynamique du liquide cérébro-spinal. Les ARN double brin ne traversant pas efficacement la membrane cellulaire, les ARNi thérapeutiques sont donc encapsulés dans des vecteurs viraux tels que des AAV, dans des nanoparticules lipidiques ou synthétiques ou couplés à des protéines d'adressage.

Molécules en développement clinique

Dans le domaine des pathologies des mouvements anormaux, les OAS et ARNi ont été développés de façon la plus avancée dans un premier temps dans la maladie de Huntington, comme prototype de maladie avec une protéine cible bien identifiée et en lien avec une atteinte génétique systématique, avec de premiers résultats décevants dans les années 2022-2023 [51].

Les données physiopathologiques de propagation d'agrégats protéiques d'α-synucléine diffusant de cellule en cellule de manière similaire à celle des prions, ainsi que la notion d'effet dose-dépendant des mutations du gène *SNCA* codant pour l'α-synucléine avec majoration de la gravité clinique en cas de duplication ou de triplication du gène *SNCA*, sont des arguments pour un rôle toxique de la protéine, à l'origine du développement de stratégies thérapeutiques ciblant l'α-synucléine dans les synucleinopathies (maladie de Parkinson, Atrophie multisystématisée AMS, maladie à Corps de Lewy). Le même raisonnement a été appliqué dans les Tauopathies comme la Paralysie supra nucléaire progressive (PSP), pour limiter la production de la protéine MAPT pour en limiter l'agrégation et les effets de gain de fonction toxique, en espérant ainsi permettre une neuroprotection.

Un OAS ciblant l'ARNm de LRRK2 est en cours d'évaluation dans une étude de phase Ib (étude REASON NCT03976349) dans la maladie de Parkinson en lien ou non avec une mutation du gène *LRRK2*. Dans cette étude, cet OAS provoquant la dégradation de l'ARNm médiée par la RNAase-H est administré par voie intrathécale de façon unique ou répétée à doses progressivement croissantes. Il avait montré au préalable une efficacité sur le phénotype moteur dans des modèles précliniques murins. Des OAS sont également en cours d'évaluation dans des études de phase Ib chez des patients atteints d'AMS de forme cérébelleuse ou parkinsonienne (étude HORIZON NCT04165486) et dans les tauopathies telle la PSP (NCT04539041).

Conclusion sur les antisens

Ces approches antisens sont un formidable espoir pour les patients atteints de maladies neurodégénératives, notamment du fait de premiers résultats encourageants dans d'autres maladies telles les amyotrophies spinales et la SLA. Cependant, leur efficacité dans les maladies non génétiques peut être difficile à prévoir du fait de mécanismes multiples impliqués, compensatoires, et n'ayant pas directement trait à la protéine agrégée. Par ailleurs, les administrations mensuelles par voie intrathécale afin de permettre un engagement de la cible, si elles sont réalisables en pratique chez un nombre limité de patients dans le cadre d'essais cliniques, pourraient se révéler complexes à implémenter dans la pratique de soins courants, en cas de généralisation à l'ensemble de la population des patients atteints de maladies neurodégénératives, que ce soit en terme opérationnel ou en terme médico-économique. Une optimisation de la voie d'administration de ces thérapies déjà en cours pour certains produits pourrait permettre des avancées ultérieures.

Conclusion

Aucune biothérapie n'a démontré une efficacité suffisante pour obtenir une autorisation de mise sur le marché à ce jour dans la maladie de Parkinson. Les essais thérapeutiques de biothérapie commencés il y a 50 ans avec les premières transplantations cellulaires intracérébrales ont été précurseurs démontrant la faisabilité et la sécurité des transplantations dans le cerveau humain, aboutissant à une survie cellulaire et à une différenciation en phénotype dopaminergique satisfaisantes à long terme. Le transfert de gènes dans les neurones du cerveau s'avère possible et sans risque majeur à moyen terme, que ce soit pour les enzymes du métabolisme dopaminergique ou pour les facteurs de croissance. La plupart des études réalisées en ouvert ont montré des résultats encourageants, voire spectaculaires, mais aucune ne les a confirmés dans une étude randomisée en double aveugle. Cette discordance peut être expliquée par des différences de sévérité de la maladie à l'inclusion, de techniques d'injection ou de cibles, ou d'un nombre de patients insuffisant. Elle souligne l'importance de l'effet placebo dans la maladie de Parkinson et la nécessité de réaliser des études contrôlées. Le bénéfice modeste obtenu par les thérapeutiques de remplacement dopaminergique pose la question de leur positionnement dans la stratégie de prise en charge compte tenu des traitements médicamenteux efficaces déjà existants. Les biothérapies à visée neurotrophique se sont avérées jusqu'ici inefficaces, confrontées aux problèmes généraux du développement des médicaments dans les maladies neurodégénératives. De nouvelles thérapies antisens ont émergé récemment et il est encore trop tôt pour conclure à leur efficacité. On peut espérer que les progrès qui seront effectués en neurosciences, couplés à ceux des biotechnologies, permettront de relever le défi du développement d'une biothérapie neuroprotectrice dans la maladie de Parkinson.

Références

[1] Successful brain grafting. Science. 1890;16:78–79.

[2] Björklund A, Stenevi U. Reconstruction of the nigrostriatal dopamine pathway by intracerebral nigral transplants. Brain Res 1979;177:555–60.

[3] Madrazo I, Drucker-Colín R, Díaz V, et al. Open microsurgical autograft of adrenal medulla to the right caudate nucleus in two patients with intractable Parkinson's disease. N Engl J Med 1987;316:831–4.

[4] Goetz CG, Olanow CW, Koller WC, et al. Multicenter study of autologous adrenal medullary transplantation to the corpus striatum in patients with advanced Parkinson's disease. N Engl J Med 1989;320:337–41.

[5] Goetz CG, Stebbins GT, Klawans HL. United Parkinson Foundation Neurotransplantation Registry on adrenal medullary transplants: presurgical, and 1- and 2-year follow-up. Neurology 1991;41:1719–22.

[6] Defer GL, Geny C, Ricolfi F, et al. Long-term outcome of unilaterally transplanted parkinsonian patients. Clinical approach Brain 1996;119(Pt 1):41–50.

[7] Freed CR, Breeze RE, Rosenberg NL, et al. Survival of implanted fetal dopamine cells and neurologic improvement 12 to 46 months after transplantation for Parkinson's disease. N Engl J Med 1992;327:1549–55.

[8] Freed CR, Greene PE, Breeze RE, et al. Transplantation of embryonic dopamine neurons for severe Parkinson's disease. N Engl J Med 2001;344:710–9.

[9] Freeman TB, Olanow CW, Hauser RA, et al. Bilateral fetal nigral transplantation into the postcommissural putamen in Parkinson's disease. Ann Neurol 1995;38:379–88.

[10] Hagell P, Schrag A, Piccini P, et al. Sequential bilateral transplantation in Parkinson's disease: effects of the second graft. Brain 1999;122(Pt 6):1121–32.

[11] Lindvall O, Sawle G, Widner H, et al. Evidence for long-term survival and function of dopaminergic grafts in progressive Parkinson's disease. Ann Neurol 1994;35:172–80.

[12] Wenning GK, Odin P, Morrish P, et al. Short- and long-term survival and function of unilateral intrastriatal dopaminergic grafts in Parkinson's disease. Ann Neurol 1997;42:95–107.

[13] Lindvall O, Brundin P, Widner H, et al. Grafts of fetal dopamine neurons survive and improve motor function in Parkinson's disease. Science 1990;247:574–7.

[14] Kordower JH, Goetz CG, Chu Y, et al. Robust graft survival and normalized dopaminergic innervation do not obligate recovery in a Parkinson disease patient. Ann Neurol 2017;81:46–57.

[15] Nolbrant S, Heuer A, Parmar M, Kirkeby A. Generation of high-purity human ventral midbrain dopaminergic progenitors for in vitro maturation and intracerebral transplantation. Nat Protoc 2017;12:1962–79.

[16] Barker RA, Parmar M, Studer L, Takahashi J. Human Trials of Stem Cell-Derived Dopamine Neurons for Parkinson's Disease: Dawn of a New Era. Cell Stem Cell 2017;21:569–73.

[17] Barker RA, TRANSEURO consortium. Designing stem-cell-based dopamine cell replacement trials for Parkinson's disease. Nat Med 2019;25:1045–53.

[18] McFarthing K, Buff S, Rafaloff G, et al. Parkinson's Disease Drug Therapies in the Clinical Trial Pipeline: 2023 Update. J Parkinsons Dis 2023;13:427–39.

[19] Barker RA, Barrett J, Mason SL, Björklund A. Fetal dopaminergic transplantation trials and the future of neural grafting in Parkinson's disease. Lancet Neurol 2013;12:84–91.

[20] Parmar M, Grealish S, Henchcliffe C. The future of stem cell therapies for Parkinson disease. Nat Rev Neurosci 2020;21:103–15.

[21] Ma Y, Tang C, Chaly T, et al. Dopamine cell implantation in Parkinson's disease: long-term clinical and (18)F-FDOPA PET outcomes. J Nucl Med 2010;51: 7–15.
[22] Olanow CW, Goetz CG, Kordower JH, et al. A double-blind controlled trial of bilateral fetal nigral transplantation in Parkinson's disease. Ann Neurol 2003;54:403–14.
[23] Evans JR, Mason SL, Barker RA. Current status of clinical trials of neural transplantation in Parkinson's disease. Prog Brain Res 2012;200:169–98.
[24] Liu SF, Li LY, Zhuang JL, et al. Update on the application of mesenchymal stem cell-derived exosomes in the treatment of Parkinson's disease: A systematic review. Front Neurol 2022;13:950715.
[25] Cha Y, Park TY, Leblanc P, Kim KS. Current Status and Future Perspectives on Stem Cell-Based Therapies for Parkinson's Disease. J Mov Disord 2023;16:22–41.
[26] Brundin P, Kordower JH. Neuropathology in transplants in Parkinson's disease: implications for disease pathogenesis and the future of cell therapy. Prog Brain Res 2012;200:221–41.
[27] Kordower JH, Chu Y, Hauser RA, et al. Lewy body-like pathology in long-term embryonic nigral transplants in Parkinson's disease. Nat Med 2008;14:504–6.
[28] Li JY, Englund E, Holton JL, et al. Lewy bodies in grafted neurons in subjects with Parkinson's disease suggest host-to-graft disease propagation. Nat Med 2008;14:501–3.
[29] Schweitzer JS, Song B, Herrington TM, et al. Personalized iPSC-Derived Dopamine Progenitor Cells for Parkinson's Disease. N Engl J Med 2020;382:1926–32.
[30] Fitzpatrick KM, Raschke J, Emborg ME. Cell-based therapies for Parkinson's disease: past, present, and future. Antioxid Redox Signal 2009;11:2189–208.
[31] van Horne CG, Quintero JE, Slevin JT, et al. Peripheral nerve grafts implanted into the substantia nigra in patients with Parkinson's disease during deep brain stimulation surgery: 1-year follow-up study of safety, feasibility, and clinical outcome. J Neurosurg 2018;129:1550–61.
[32] Colvett I, Gilmore A, Guzman S, et al. Recipient Reaction and Composition of Autologous Sural Nerve Tissue Grafts into the Human Brain. J Clin Med 2023;12:6121.
[33] Van Laar AD, Van Laar VS, San Sebastian W, et al. An Update on Gene Therapy Approaches for Parkinson's Disease: Restoration of Dopaminergic Function. J Parkinsons Dis 2021;11:S173–82.
[34] McFarthing K, Prakash N, Simuni T. Clinical trial highlights: 1. gene therapy for parkinson's, 2. phase 3 study in focus - intec pharma's accordion pill, 3. Clinical trials resources. J Parkinsons Dis 2019;9:251–64.
[35] Kaplitt MG, Feigin A, Tang C, et al. Safety and tolerability of gene therapy with an adeno-associated virus (AAV) borne GAD gene for Parkinson's disease: an open label, phase I trial. Lancet 2007;369:2097–105.
[36] LeWitt PA, Rezai AR, Leehey MA, et al. AAV2-GAD gene therapy for advanced Parkinson's disease: a double-blind, sham-surgery controlled, randomised trial. Lancet Neurol 2011;10:309–19.
[37] Eberling JL, Jagust WJ, Christine CW, et al. Results from a phase I safety trial of hAADC gene therapy for Parkinson disease. Neurology 2008;70:1980–3.
[38] Muramatsu S, Fujimoto K, Kato S, et al. A phase I study of aromatic L-amino acid decarboxylase gene therapy for Parkinson's disease. Mol Ther 2010;18:1731–5.
[39] Christine CW, Bankiewicz KS, Van Laar AD, et al. Magnetic resonance imaging-guided phase 1 trial of putaminal AADC gene therapy for Parkinson's disease. Ann Neurol 2019;85:704–14.
[40] Christine CW, Richardson RM, Van Laar AD, et al. Safety of AADC Gene Therapy for Moderately Advanced Parkinson Disease: Three-Year Outcomes From the PD-1101 Trial. Neurology 2022;98:e40–50.
[41] Richardson RM, Bankiewicz KS, Christine CW, et al. Data-driven evolution of neurosurgical gene therapy delivery in Parkinson's disease. J Neurol Neurosurg Psychiatry 2020;91:1210–8.
[42] Palfi S, Gurruchaga JM, Ralph GS, et al. Mitrophanous, Long-term safety and tolerability of ProSavin, a lentiviral vector-based gene therapy for Parkinson's disease: a dose escalation, open-label, phase 1/2 trial. Lancet 2014;383:1138–46.
[43] Palfi S, Gurruchaga JM, Lepetit H, et al. Mitrophanous, Long-Term Follow-Up of a Phase I/II Study of ProSavin, a Lentiviral Vector Gene Therapy for Parkinson's Disease. Hum Gene Ther Clin Dev 2018;29:148–55.
[44] Badin RA, Binley K, Van Camp N, et al. Gene Therapy for Parkinson's Disease: Preclinical Evaluation of Optimally Configured TH:CH1 Fusion for Maximal Dopamine Synthesis. Mol Ther Methods Clin Dev 2019;14:206–16.
[45] Warren Olanow C, Bartus RT, Baumann TL, et al. Gene delivery of neurturin to putamen and substantia nigra in Parkinson disease: A double-blind, randomized, controlled trial. Ann Neurol 2015;78:248–57.
[46] Marks WJ, Ostrem JL, Verhagen L, et al. Bartus, Safety and tolerability of intraputaminal delivery of CERE-120 (adeno-associated virus serotype 2-neurturin) to patients with idiopathic Parkinson's disease: an open-label, phase I trial. Lancet Neurol 2008;7:400–8.
[47] Marks WJ, Bartus RT, Siffert J, et al. Gene delivery of AAV2-neurturin for Parkinson's disease: a double-blind, randomised, controlled trial. Lancet Neurol 2010;9:1164–72.

[48] Bartus RT, Kordower JH, Johnson EM, et al. Postmortem assessment of the short and long-term effects of the trophic factor neurturin in patients with α-synucleinopathies. Neurobiol Dis 2015;78:162–71.
[49] Heiss JD, Lungu C, Hammoud DA, et al. Trial of magnetic resonance-guided putaminal gene therapy for advanced Parkinson's disease. Mov Disord 2019;34:1073–8.
[50] Rocco MT, Akhter AS, Ehrlich DJ, et al. Bankiewicz, Long-term safety of MRI-guided administration of AAV2-GDNF and gadoteridol in the putamen of individuals with Parkinson's disease. Mol Ther 2022;30:3632–8.
[51] Brunet de Courssou JB, Durr A, Adams D, et al. Mariani, Antisense therapies in neurological diseases. Brain 2022;145:816–31.

Chapitre 19

Neuroprotection

Margherita Fabbri[a], Louise-Laure Mariani[b], Jean-Christophe Corvol[b], Clémence Leung[a], Olivier Rascol[a]

[a]CHU de Toulouse, Université de Toulouse 3, Inserm, Centre Expert Parkinson et Centre de référence maladies rares sur l'atrophie multi-systématisée, centre d'investigation clinique CIC 1436, départements de neurosciences et de pharmacologie clinique, réseau national NS-Park/FCRIN et centre d'excellence COEN pour les maladies neurodégénératives NeuroToul, Toulouse.
[b]Assistance publique Hôpitaux de Paris, Paris Brain Institute-ICM, Inserm, CNRS, département de neurologie, centre d'investigation clinique pour les neurosciences, hôpital Pitié-Salpêtrière, Sorbonne Université, Paris.

Introduction

Un traitement dit « neuroprotecteur » peut se définir comme une intervention (pharmacologique ou non pharmacologique) capable de ralentir l'aggravation progressive des symptômes cliniques d'une maladie neurodégénérative ou même d'en prévenir l'apparition, en s'opposant aux mécanismes neurodégénératifs sous-jacents responsables de la perte de fonction et de la mort de neurones, tels que les neurones dopaminergiques de la substance noire dans la maladie de Parkinson [1,2]. Cet objectif est donc différent (et complémentaire) de celui des traitements dits « symptomatiques », dont l'effet ne consiste qu'à « améliorer » temporairement l'expression des symptômes, comme le font les médicaments dopaminergiques substitutifs tels que la L-dopa ou l'intervention chirurgicale comme la stimulation cérébrale profonde, dont le bénéfice disparait à court terme dès lors que leur prescription est interrompue. Il est concevable que certaines interventions puissent aussi modifier favorablement à long terme le cours évolutif de la maladie sans intervenir sur la perte neuronale elle-même, mais en agissant plutôt sur d'autres mécanismes de type compensateur par exemple, sans que ces stratégies ne soient mutuellement exclusives. On parle alors de traitements « modificateurs » de la progression de la maladie. La recherche de traitements neuroprotecteurs reste une priorité dans le domaine de la maladie de Parkinson, avec un nombre d'essais cliniques en augmentation constante [3]. En 2023, le nombre d'essais à visée neuroprotectrice était presque similaire à celui des essais dits symptomatiques, et cette augmentation est justifiée [4]. En effet, malgré les nombreuses améliorations apportées par les traitements symptomatiques durant les dernières décennies, aucun de ces traitements ne s'est avéré capable de ralentir ou de prévenir la progression de la maladie. En conséquence, après plusieurs années d'évolution de la maladie, et selon l'âge de début, le phénotype clinique, ou encore selon d'autres paramètres encore imparfaitement appréhendés comme le terrain génétique par exemple, la majorité des patients atteints de maladie de Parkinson présente des symptômes qui altèrent fortement leur autonomie. Ces symptômes invalidants sont principalement représentés par des troubles de la marche et de l'équilibre avec chutes, une dysarthrie et/ou une dysphagie, des troubles dysautonomiques qu'ils soient digestifs, urinaires ou cardiovasculaires, des troubles cognitifs avec démence ou des troubles psychiatriques avec hallucinations [5,6].

L'étude DATATOP fut le premier essai clinique neuroprotecteur mené dans la maladie de Parkinson au début des années 90 [7]. Depuis 30 ans, en dépit d'efforts soutenus dans le domaine, aucun résultat probant n'a été obtenu. Les raisons de ces échecs sont multiples. Ils peuvent être liés au choix de cibles thérapeutiques inadéquates, au recours à des modèles précliniques insuffisamment prédictifs, à l'incapacité d'atteindre et d'engager la cible (en raison par exemple de l'obstacle de la barrière hémato-méningée ou de l'utilisation de doses inappropriées), au design imparfait des essais cliniques (recrutement de populations trop hétérogènes, durée de suivi insuffisante, absence de mesures objectives permettant de mesurer précisément la progression de la maladie) [2,8]. Par ailleurs, il s'est avéré difficile dans ces essais cliniques de faire la part entre un effet symptomatique potentiel des traitements étudiés et l'effet neuroprotecteur recherché, même si la mise au point de plans expérimentaux avec une période de sevrage à la fin de l'essai (*wash-out*) ou d'initiation retardée du traitement (*delayed-start*) permet désormais de contourner cet obstacle [8,9].

Durant les deux dernières décennies, des avancées majeures, principalement dans le domaine de la génétique, ont permis une meilleure compréhension des mécanismes moléculaires impliqués dans la mort neuronale. La découverte de mutations autosomiques dominantes du gène codant la protéine alpha-synucléine (α-syn ; SNCA), son enrichissement dans les corps de Lewy, et sa propagation selon un mécanisme *prion-like* a pointé du doigt son rôle majeur dans la physiopathologie de la maladie. Parallèlement, les mutations des gènes de la Parkin et PINK1 ont contribué à identifier le dysfonctionnement mitochondrial comme un élément contributif à la mort neuronale [10,11]. D'autres mécanismes ont également été impliqués comme des anomalies enzymatiques consécutives à des mutations génétiques spécifiques (GBA, LRRK2) ou des mécanismes plus génériques comme la ferroptose, le stress oxydatif, la neuro-inflammation ou l'insulino-résistance [8].

Parallèlement, de nouveaux modèles précliniques reflétant mieux les processus physiopathologiques de la maladie, même en phase prodromale, ont été développés [12,13]. De meilleurs biomarqueurs cliniques, génétiques et de neuro-imagerie sont devenus disponibles, permettant de mieux cibler les populations de patients, à un stade précoce, voire présymptomatique de la maladie [14,15], et de suivre la progression de la neurodégénérescence dans le temps, dans une démarche de médecine de précision plus personnalisée.

Nous détaillerons dans ce chapitre les avancées relatives aux principaux essais cliniques à visée neuroprotectrice conduits dans la maladie de Parkinson depuis 2020, en les regroupant selon leur cible thérapeutique principale. Pour les essais menés auparavant, le lecteur est invité à se référer aux revues publiées sur le sujet avant cette date [1,16-18].

Essais cliniques ayant pour cible l'alpha-synucléine

L'α-synucléine (α-syn) est normalement présente sous forme de monomères dans les neurones. Son rôle physiologique reste débattu, intéressant la libération des vésicules synaptiques, la fonction de protéine chaperone, la régulation de la plasticité synaptique ou de la synthèse des lipides, de la dopamine et du glucose [10,11]. L'α-syn est aussi abondante dans d'autres cellules que les neurones, comme les globules rouges, où son rôle demeure inconnu. Les monomères d'α-syn peuvent avoir une conformation très dynamique, adoptant diverses conformations via des interactions intramoléculaires transitoires. En conditions pathologiques, pour des raisons encore mal connues, les monomères peuvent s'agréger et mal se replier, formant des oligomères puis des fibrilles, qui font perdre à l'α-syn sa fonction physiologique et lui procurent un rôle pathogène ou toxique. Ce rôle pathogène est suggéré par :

1. la découverte de mutations dans le gène codant pour l'α-syn, *SNCA* [19], responsables d'une forme autosomique dominante grave de maladie de Parkinson, liée probablement à un « gain de fonction » toxique ;
2. la mise en évidence de plusieurs variants polymorphes du locus *SNCA* affectant l'expression de l'α-syn et constituant des facteurs de risque pour la maladie de Parkinson sporadique ;

3. l'observation que l'α-syn est la principale protéine composant les corps et les neurites de Lewy, inclusions intracellulaires caractéristiques de la maladie de Parkinson. L'agrégation anormale de l'α-syn n'est pas synonyme exclusif de maladie de Parkinson, et peut être associée à la survenue d'autres syndromes parkinsoniens, regroupés sous le nom de synucléinopathies, tels que la démence à corps de Lewy ou l'atrophie multi-systématisée [20]. Elle n'est pas non plus strictement nécessaire ni suffisante pour que se développe le processus neurodégénératif de la maladie, car l'on ne retrouve pas ce stigmate dans le cerveau de tous les parkinsoniens [21]. Il existe par ailleurs dans le cerveau de la plupart des patients parkinsoniens d'autres anomalies protéiques, et il n'est pas encore formellement établi que l'agrégation d'α-syn soit directement toxique pour les neurones [20]. Elle pourrait peut-être simplement refléter un phénomène de type compensatoire [22,23]. Il existe cependant de nombreux arguments en faveur d'une relation entre certaines formes toxiques d'α-syn et de nombreux mécanismes neurodégénératifs, comme une perturbation des voies de dégradation autophagique et lysosomale, un dysfonctionnement du réticulum, des mitochondries et de l'appareil de Golgi, ainsi que des altérations des processus nucléaires et du trafic des vésicules synaptiques [11]. Un autre élément important à prendre en compte dans notre compréhension du rôle potentiellement pathogène de l'α-syn réside dans sa capacité à se propager par transmission intercellulaire [24]. On pense que la transmission de conformations toxiques d'α-syn d'une cellule à ses voisines propagerait le processus, sur un modèle similaire aux maladies à prion. Cette propagation pourrait commencer au niveau du système nerveux périphérique et atteindre le cerveau via ses projections entériques et olfactives [24].

Sur la base de tels concepts, l'α-syn constitue depuis une dizaine d'années l'une des principales cibles thérapeutiques en matière de neuroprotection dans la maladie de Parkinson. Une grande partie des efforts dans ce domaine s'est concentrée sur l'immunisation active (vaccination par injection de peptides induisant la production par l'organisme d'anticorps endogènes anti-α-syn) ou passive (administration d'anticorps monoclonaux humanisés dirigés contre différents épitopes de l'α-syn) [25], dans l'espoir de faciliter l'élimination et/ou d'empêcher la propagation l'α-syn d'une cellule à une autre.

Immunothérapie passive

Entre 2010 et 2019, des études précliniques menées dans des modèles génétiques de maladie de Parkinson chez les rongeurs ont montré que l'administration d'anticorps monoclonaux dirigés contre l'α-syn atténuait la propagation des altérations pathologiques dans le cerveau des animaux, améliorait certains de leurs comportements moteurs et réduisait la perte des transporteurs de dopamine dans le striatum, reflet potentiel d'une atténuation de la mort des neurones dopaminergiques [26,27]. À la suite de ces résultats, des essais cliniques de phase I impliquant volontaires sains et patients atteints de maladie de Parkinson, ont montré que l'administration de tels anticorps chez l'homme augmentait leur concentration de manière dose-dépendante dans le sérum et, dans une proportion plus faible, dans le liquide cérébro-spinal (LCS) [28-30]. Sur ces bases, deux grands essais cliniques de phase II, randomisés en double aveugle versus placebo, ont testé l'efficacité neuroprotectrice de différentes doses de deux anticorps monoclonaux anti-α-syn chez des patients parkinsoniens : le premier dirigé contre la partie N-terminale de l'α-syn (BIIB054- Cinpanemab) dans l'essai SPARK [31], et le second contre sa partie C-terminale (RO7046015- Prazinesumab) dans l'essai PASADENA [32], tous deux administrés par perfusion intraveineuse mensuelle. Ces deux essais ont chacun suivi pendant 12 mois une population de plusieurs centaines de patients en phase précoce de maladie (< 2-3 ans) ne recevant pas à l'inclusion de médicaments symptomatiques. Ces deux essais se sont avérés négatifs, le critère principal de jugement (score MDS-UPDRS total) n'ayant pas montré de différence significative par rapport au placebo. Les critères de jugement secondaires, qu'il s'agisse de la progression des symptômes cliniques mesurée à l'aide des scores MDS-UPDRS I-II-III, de marqueurs de la dénervation dopaminergique (mesurée par scintigraphie cérébrale de type DAT-scan), ou d'indices de qualité de vie étaient également négatifs, à l'exception de la progression du score moteur (MDS-UPDRS III) dans l'étude PASADENA (de 1,9 point versus placebo après 52 semaines et de 2,17 points entre le bras qui avait commencé le prazinesumab dès le départ de l'étude et le bras qui avait commencé après 52 semaines)[32]. À ce stade, les raisons de l'échec global de ces deux études restent difficiles à établir de façon formelle. Il est possible que le prazinesumab ou le cinpanemab ne s'adressent pas à la bonne cible, remettant en question la vision d'un rôle central de l'α-syn dans la physiopathologie de la maladie de Parkinson. Il est aussi possible que la quantité d'anticorps passant la barrière hémato-cérébrale ait été trop faible pour en espérer un effet positif, tout au moins sur les durées évaluées de quelques mois. Cependant, la légère différence en faveur du groupe actif observée après12 mois d'exposition sur la progression motrice dans l'essai PASADENA a été jugé suffisamment encourageant pour que le laboratoire poursuive le développement du prazinesumab. De plus, après un suivi supplémentaire de 12 mois en ouvert, durant lequel tous les patients ont reçu le prazinesumab (y compris ceux randomisés initialement au placebo), le groupe de malades ayant commencé le prazinesumab plus « tôt » (et donc traités pendant 24 mois) présentait une progression moindre du même score moteur que ceux ayant commencé un an plus « tard » [32]. Ces tendances ont été jugées suffisantes pour entreprendre une deuxième étude (essai PADOVA ; NCT04777331), actuellement en cours, afin de tester à nouveau l'effet potentiellement neuroprotecteur de cette molécule dans la maladie de Parkinson. De nouvelles modalités d'administration d'immunothérapie passive plus commodes que la voie intraveineuse (sous-cutanée) sont par ailleurs en cours de développement.

Immunothérapie active

Cette approche est à ce jour moins avancée que la précédente, et l'on ne dispose encore que des résultats d'essais de phase I [33,34], chez des patients atteints de la maladie de Parkinson ou des sujets sains. Ces vaccins (PD01A, PD03A et UB-312) présentent l'avantage d'être administrés par voie sous-cutanée et de nécessiter une administration moins fréquente que les perfusions intraveineuses mensuelles exigées par l'immunisation passive. Ces essais ont globalement mis en évidence une réponse immunologique positive, avec des taux d'anticorps dosables dans le LCS, sans effets indésirables sévères. Il faudra attendre la conduite d'études de phase II, en préparation, avant de pouvoir se prononcer sur l'avenir de l'immunothérapie active.

Autres approches ciblant l'alpha-synucléine

D'autres approches visant à s'opposer au rôle potentiellement pathogène de l'α-syn sont en cours d'évaluation. Elles visent à réduire l'agrégation de formes « pathologiques » d'α-syn par induction d'une dégradation autophagique (par le biais d'inhibiteurs de c-ABL1 [35]), par inhibition directe de l'agrégation (par le biais de petites molécules stabilisantes, comme Anle138b [36]) ou par inhibition du phénomène de changement conformationnel (« mauvais repliement » ou *misfolding*) de la protéine. La plupart de ces mécanismes ont été évalués uniquement dans des essais de phase I [37], à l'exception de l'UCB0599, une petite molécule administrée par voie orale, qui permettrait d'inhiber le *misfolding* de l'α-syn. Une étude de phase 2a (essai ORCHESTRA) portant sur l'efficacité de cette molécule est en cours (NCT04658186), incluant des patients en phase précoce de maladie de Parkinson.

Il est possible que, si l'hypothèse de l'α-syn s'avère exacte, la combinaison de différentes approches s'opposant à son action supposée délétère permette d'obtenir une meilleure efficacité à l'avenir. Inversement, cette protéine exerçant des propriétés physiologiques mal connues mais potentiellement importantes, il est possible que le fait d'entraver ses fonctions au long cours expose à la survenue d'effets indésirables secondaires restant encore à ce jour difficiles à apprécier. Beaucoup reste donc à apprendre sur le rôle encore très mal connu de l'α-syn, sur l'existence d'éventuels mécanismes compensateurs, et sur la nécessité ou pas d'abaisser suffisamment le taux de ses conformations potentiellement pathogènes dans le but d'obtenir un effet thérapeutique, tout en maintenant un taux résiduel de sa forme non agrégée physiologique permettant d'espérer le maintien d'une fonction cellulaire normale.

Essais cliniques ciblant diverses anomalies génétiques associées à la maladie de Parkinson

Il est désormais établi qu'un nombre croissant d'anomalies génétiques est associé avec un risque accru de maladie de Parkinson [38]. Certaines mutations sont responsables d'anomalies enzymatiques pouvant compromettre la survie des neurones en intervenant à diverses étapes de la cascade moléculaire neurodégénérative. Dans cette hypothèse, les corrections de ces anomalies enzymatiques constituent de nouvelles cibles thérapeutiques, dans une approche de médecine de précision se focalisant sur les patients porteurs des mutations correspondantes. Deux gènes font prioritairement l'objet de développements cliniques dans ce domaine : *GBA,* codant la glucocérébrosidase, une enzyme lysosomiale [39], et *LRKK2* codant une serine/thréonine kinase [40]. D'autres atteintes génétiques, plus rares et liées à des formes autosomiques récessives de maladie de Parkinson, telles que celles des gènes *PRKN* et *PINK1* ont démontré être liées à une altération de la mitophagie et une augmentation de l'inflammation [41] ; cependant les médicaments visant ces cibles thérapeutiques sont encore au stade de développement préclinique [42].

GBA

Le gène GBA code pour l'enzyme lysosomale β-gluco-cérébrosidase (GCase) et catalyse la dernière étape du catabolisme des glycosphingolipides et des gangliosides, dégradant le glucosylcéramide en glucose et céramide [43]. Certaines mutations ou variants génétiques de *GBA* provoquent l'accumulation de glucosylcéramide et de glucosylsphingosine et sont associées à la maladie de Gaucher lorsque le gène est muté sur ses deux allèles (maladie autosomique récessive). Les mêmes variants génétiques, et d'autres, lorsqu'ils sont présents sur un seul allèle constituent un facteur de risque de développer la maladie de Parkinson [43]. Environ 10 % des patients ayant un diagnostic de maladie de Parkinson sont porteurs d'une mutation ou d'un variant du gène *GBA*. Plus de 100 variants *GBA* ont été associés à un risque accru de maladie de Parkinson, certains étant définis comme « sévères » car ils augmentent le risque d'environ 10 fois, alors que d'autres sont définis comme « légers », car associés à un risque moindre. Les patients parkinsoniens « *GBA* positifs » se caractérisent par un tableau clinique assez similaire en début de maladie à celui de patients indemnes de mutations, mais présentent souvent une progression ultérieure plus rapide des symptômes moteurs et surtout cognitifs [44,45].

Différents modèles animaux, y compris chez la souris Knock-out GBA/Gba1, ont montré que la réduction de l'activité de la GCase était associée à une augmentation d'α-syn intracellulaire [46]. De plus, dans des cultures cellulaires, le déficit en GCase augmente la propagation de fibrilles d'α-syn [47]. Bien que l'accumulation et l'agrégation de l'α-syn semblent bien établies dans ces modèles, la conformation des oligomères et des fibrilles dans les neurones-GCase déficients reste à éclaircir. Sur ces bases, différentes approches thérapeutiques ciblant les malades parkinsoniens porteurs de variants génétiques associés à une activité de GCase déficiente ont été proposées [43] :

- inhibiteurs de la glucosylcéramide synthase (molécules réduisant la production de glucosylcéramide et donc la formation de glycosphingolipides) ;
- activateurs de la glucocérébrosidase ou GCase réhausseurs (*enhancer*) (molécules « chaperonnes » se liant et repliant la GCase mutée en augmentant son activité dans le réticulum endoplasmique ;
- thérapie génique, ciblant le gène de la β-glucocérébrosidase (à travers l'administration de vecteurs viraux adéno-associés délivrant un gène codant pour la GCase fonctionnelle dans la cisterna magna – voir le chapitre 18).

Parmi ces approches, un inhibiteur de la glucosylcéramide synthase, le Venglustat, a été étudié en phase 2 (essai MOVES-PD) chez 221 patients porteurs d'un ou plusieurs variants *GBA* et n'a pas montré de supériorité du produit versus placebo (voire plutôt une tendance à l'aggravation), en dépit d'une réduction de 75 % des concentrations de glucosylceramide, suggérant que la cible avait bien été engagée [48]. Dans une autre étude de phase 1, un activateur de la glucocérébrosidase, le BIA 28-6156/LT291, a lui aussi été capable de montrer un engagement de sa cible, en doublant l'activité GCase dans le LCR [49]. En conséquence, une étude de phase 2 (essai ACTIVATE) est en cours chez plus de 200 patients porteurs d'une mutation dans le gène *GBA* (NCT05819359). Enfin, une troisième molécule, l'ambroxol, déjà commercialisé depuis la fin des années 70 pour ses propriétés expectorantes, est lui aussi en cours d'évaluation dans une approche de repositionnement dans cette population. L'ambroxol améliore la translocation de la β-glucocérébrosidase mutante et augmente ainsi l'activité de la β-glucocérébrosidase par un mécanisme de type *GCase enhancer*. Des résultats encourageants ont été obtenus dans un essai de phase 2 (essai AiM-PD) chez 18 patients, montrant un engagement de la cible avec augmentation de l'activité de la β-glucocérébrosidase dans le LCR [50]. Des essais de phase {2/3} sont en cours, dans une population de patients parkinsoniens porteurs d'une mutation *GBA* (essai ASPRO-PD, NCT05830396) mais aussi dans une population de patients sans mutation (NCT05287503 et NCT02914366). Il est en effet possible de détecter une diminution de l'activité de la GCase dans diverses régions cérébrales et dans le LCS de malades parkinsoniens non porteurs de mutations connues dans le gène [51]. Ceci laisse espérer que ce type de traitement puisse aussi exercer un effet neuroprotecteur en l'absence de mutation. Inversement, l'hétérogénéité et la complexité des nombreuses mutations du gène *GBA* rendent compte du fait que ces différentes mutations ne modifient pas l'activité de la β-glucocérébrosidase de manière identique. Il est donc possible, sinon probable, que cette approche s'avère mutation-dépendante, induisant en conséquence un degré supplémentaire de complexité dans le type de malades potentiellement répondeurs. Les populations de patients participant aux essais actuels sont d'ailleurs screenées en fonction de leur mutation.

LRRK2

Diverses mutations du gène *LRRK2* (*Leucine Rich Repeat Kinase 2*) codant pour une protéine kinase appelée Leucine-rich repeat kinase 2 ou dardarine sont associées avec un risque accru de maladie de Parkinson et/ou peuvent être responsables d'une forme autosomique dominante de la maladie. On retrouve de telles mutations dans environ 4 % des cas familiaux et 1 % à 2 % des cas sporadiques de maladie de Parkinson [52]. La mutation G2019S est la plus communément responsable des formes familiales de MP dans les populations d'origine caucasienne, particulièrement en Afrique du Nord. Elle est responsable d'une activité kinase accrue, entraînant un dysfonctionnement de mécanismes moléculaires connus pour participer au processus neurodégénératif comme l'activité lysosomale, autophagique et mitochondriale, ou la phosphorylation de protéines RAB ou l'interaction avec la protéine 14-3-3 [40]. Le gain de fonction toxique conduirait aussi à une propagation accrue d'α-syn.

Des études précliniques indiquent que les inhibiteurs de LRRK2 s'opposent à divers mécanismes neurodégénératifs, comme l'autophagie [53]. Bien que les premières études utilisant des inhibiteurs de LRRK2 de première génération aient soulevé de nombreuses interrogations en raison d'une toxicité pulmonaire et néphrologique potentielle, deux inhibiteurs de LRRK2 plus récents (DNL201 et DNL151) ont été testés chez l'homme en phase 1B (résultats en attente : NCT03710707 ; NCT04056689) et en phase II chez des patients avec ou sans mutations (DNL151/BIIB122 ; étude LUMA en cours ; NCT05348785). Ici encore, comme dans le cas de GBA, il semble logique de cibler en priorité dans ces études les patients porteurs de la mutation impliquée, dans une approche personnalisée, mais il n'est pas exclu qu'une inhibition de l'activité kinase puisse aussi exercer un effet protecteur chez les patients non mutés, ce qui a justifié le choix d'inclure des patients non porteurs de mutations LRRK2 dans l'étude LUMA.

D'autres approches thérapeutiques visant à réduire l'activité de la kinase LRRK2 sont aussi à l'étude, qu'il s'agisse d'oligonucléotide antisens, (BIIB094, phase I - NCT03976349) ou de thérapie génique ([54] et voir le chapitre 18 sur les biothérapies).

Il existe des interactions potentielles entre la fonction de la GCase et celle de la kinase LRRK2. Les neurones dopaminergiques mésencéphaliques porteurs de mutations LRRK2 présentent une activité lysosomale GCase réduite, alors que les inhibiteurs de LRRK2 augmenteraient l'activité GCase dans les cellules témoins et mutantes LRRK2 [55]. De telles observations ouvrent ainsi la voie à de futurs développements thérapeutiques encore inexplorés.

Essais cliniques ciblant l'insulino-résistance cérébrale (agonistes des récepteurs GLP1)

Il a été mis en évidence, sur le plan expérimental, des liens entre mécanismes neurodégénératifs, agrégation d'α-syn et résistance cérébrale à l'insuline [56]. Sur le plan clinique, il existe un risque accru de maladie de Parkinson chez les personnes atteintes de diabète de type 2, et la prévalence de la maladie de Parkinson est plus faible chez les diabétiques traités par agonistes des récepteurs du peptide de type glucagon (GLP-1) ou inhibiteurs de la dipeptidyl peptidase (qui inhibent la DPP4 et augmentent les taux de GLP-1) que chez ceux ne recevant pas ce type de médicaments [57,58]. Les agonistes du GLP-1 administrés par voie sous-cutanée augmentent la sécrétion d'insuline, dépendante du niveau de glucose, par les cellules bêta et inhibent la sécrétion de glucagon par les cellules alpha au niveau du pancréas, mais certains d'entre eux atteignent des concentrations cérébrales mesurables. L'activation des récepteurs GLP-1 cérébraux entraîne dans les modèles précliniques un effet anti-apoptotique neuroprotecteur et stimule la neurogenèse.

Au moins six agonistes du GLP-1 ont été testés dans la maladie de Parkinson, dans le but de mettre en évidence un effet neuroprotecteur. Les résultats de ces études restent à ce jour contrastés.

- Dans un premier essai pilote anglais monocentrique chez 62 patients, randomisé et contrôlé contre placebo en double aveugle, l'exénatide a montré un effet positif sur la fonction motrice des sujets parkinsoniens présentant des fluctuations motrices, évaluées en période OFF après 1 an de suivi [59]. Ce résultat est compatible avec un effet neuroprotecteur. Un essai de phase 3 est en cours pour confirmer ces résultats versus placebo chez 194 patients (essai Exenatide-PD3 ; NCT04232969).
- Inversement, un essai nord-américain multicentrique randomisé versus placebo de type phase 2 évaluant chez 225 patients le NLY01, un analogue pégylé de l'exénatide, n'a pas montré de supériorité de ce médicament après 9 mois de traitement chez des patients atteints de maladie de Parkinson à un stade précoce et naïfs de tout traitement [60]. Cependant, un effet positif chez les patients les plus jeunes de l'étude ne peut être exclu.
- Un troisième essai monocentrique nord-américain randomisé comparant le liraglutide et le placebo chez 63 patients à différents stades de la maladie de Parkinson, n'a pas montré de supériorité du produit sur les scores moteurs à 1 an de suivi, mais suggéré un bénéfice potentiel sur un score non moteur (NCT02953665).
- Enfin, très récemment, l'essai clinique français LIXIPARK, multicentrique randomisé en double insu versus placebo s'est avéré positif [61]. Après 12 mois de traitement, le lixisenatide a significativement ralenti l'aggravation des scores moteurs des patients évalués à l'aide de l'échelle MDS-UPDRS-III, chez 156 patients parkinsoniens traités en « lune de miel » en condition *on*. Cet effet était également visible en condition *off*, après 2 mois supplémentaires d'arrêt du médicament. L'observation d'une tendance en faveur d'une corrélation entre les taux d'insulinémie à l'inclusion et l'effet neuroprotecteur recherché constitue un argument en faveur d'un engagement de la cible. Comme dans l'étude portant sur le NLY01, l'effet semble plus marqué chez les patients les plus jeunes.

En synthèse, l'hypothèse de l'insulino-résistance cérébrale apporte pour la première fois des résultats cliniques suffisamment encourageants pour espérer disposer dans l'avenir d'une première stratégie efficace chez les patients en clinique, qu'elle relève d'un effet « neuroprotecteur » ou « modificateur » de la progression de la maladie. Ces résultats justifient la poursuite d'essais cliniques supplémentaires, privilégiant les molécules les mieux susceptibles de passer la barrière hémato-cérébrale, et en prenant en compte la possibilité d'une meilleure réponse chez les patients les plus jeunes. Ces études permettront parallèlement de mieux établir le rapport bénéfice-risque de ces médicaments dans cette indication, compte tenu de leurs effets indésirables digestifs potentiels (perte de poids, nausées, pancréatite, etc.).

Essais cliniques ciblant la toxicité du fer ou ferroptose (chélateurs du fer)

Il existe une augmentation de la teneur en fer dans la substance noire des patients parkinsoniens [62,63]. De nombreuses observations expérimentales impliquent ce métal dans les processus neurodégénératifs de la maladie de Parkinson, son accumulation provoquant un stress oxydatif et favorisant les mécanismes de mort cellulaire [64]. La chélation du fer inhibe la mort cellulaire dans divers modèles précliniques de maladie de Parkinson. Le fer facilite aussi à la synthèse de la dopamine en tant que cofacteur de la tyrosine hydroxylase.

La défériprone est un chélateur du fer, déjà commercialisé pour traiter la thalassémie [65]. Il traverse la barrière hémato-encéphalique. Dans un essai pilote monocentrique randomisé versus placebo conduit chez 40 patients parkinsoniens bénéficiant déjà d'un traitement symptomatique (essai FAIRPARK-I), la défériprone a réduit l'accumulation de fer dans la substance noire, mesurée à l'aide de séquences IRM, et amélioré les scores d'incapacité motrice après 12 mois de traitement. Une diminution des concentrations cérébrales de fer a également été observée dans une autre étude pilote, mais sans effets sur les symptômes moteurs. Sur ces bases, l'étude multicentrique randomisée versus placebo et en double insu FAIRPARK-II a testé les effets la défériprone pendant 36 semaines chez 372 patients atteints de la MP débutante n'ayant jamais été traités par lévodopa [66]. Contrairement aux résultats attendus, la déferiprone n'a pas amélioré, mais a au contraire aggravé significativement les scores moteurs par rapport aux patients du groupe placebo [66]. Paradoxalement, chez ces malades, le signal du fer mesuré dans la substance noire à l'aide de l'IRM a diminué de façon significative, laissant penser que la cible était engagée. Il est possible que l'aggravation inattendue des symptômes moteurs observés dans cette étude soit liée à une diminution de l'activité de la tyrosine hydroxylase, enzyme nécessaire à la production de dopamine et dont le fer est cofacteur. L'augmentation des taux plasmatiques de prolactine observée dans le groupe de patients recevant la défériprone est en faveur de cette hypothèse. Il est donc possible qu'un effet neuroprotecteur sous-jacent ait été masqué dans cette étude par un effet symptomatique délétère, lié à l'interférence du produit avec la synthèse de dopamine, chez des malades ne recevant pas de traitements dopaminergiques. Selon cette hypothèse, d'autres études sont envisagées, chez des patients bénéficiant cette fois d'un traitement symptomatique antiparkinsonien. Des études complémentaires seront aussi nécessaires pour mieux évaluer le rapport bénéfice-risque de la défériprone chez les parkinsoniens, compte tenu du risque d'effets indésirables hématologiques (agranulocytose) auxquels elle expose.

Essais cliniques ciblant le stress oxydatif

Les dommages oxydatifs sont rapportés depuis longtemps comme jouant un rôle important dans la dégénérescence des neurones dopaminergiques de la maladie de Parkinson. De nombreux mécanismes impliqués dans la cascade moléculaire conduisant à la mort neuronale sont liés au stress oxydatif [24]. Ainsi, l'α-syn agrégée peut pénétrer la membrane mitochondriale, altérer la chaîne de transport des électrons et induire une apoptose neuronale par le biais du stress oxydatif. À l'inverse, le dysfonctionnement mitochondrial et la surproduction d'espèces réactives de l'oxygène facilitent la formation d'oligomères d'α-syn et de fibrilles insolubles d'α-syn [67].

Malheureusement, les multiples essais cliniques ciblant le stress oxydatif menés jusqu'à ce jour dans la maladie de Parkinson ont tous été source de résultats cliniques négatifs, comme avec l'inosine et l'ubidecarenone (coenzyme Q10) [68]. L'inosine est un précurseur métabolique de l'urate. Une élévation des concentrations d'urate est associée à une progression plus lente de la maladie de Parkinson [69]. L'inosine exerce un effet protecteur sur les neurones dopaminergiques dans divers modèles précliniques. Cependant, l'essai SURE-PD3 (phase 3) n'a pas montré de bénéfice de l'inosine chez 373 patients parkinsoniens sélectionnés pour présenter de faibles concentrations d'urate à l'inclusion [70]. Un autre essai de phase 2, conduit chez 31 patients atteints de maladie de Parkinson n'a pas montré non plus d'efficacité de l'acide ursodésoxycholique sur les symptômes moteurs de la maladie évalués par l'échelle MDS-UPDRS III après 1 an de suivi [71]. Un signal positif observé sur certains paramètres de la marche, évalués à l'aide de capteurs de mouvements, mériterait éventuellement d'être confirmé dans une plus large population. Enfin, un essai clinique de phase 2 testant l'idebenone, un analogue du Coenzyme Q10, est en cours chez des patients atteints de troubles comportementaux en sommeil paradoxal, c'est-à-dire à un stade prodromal probable de la MP (NCT04152655).

Essais cliniques ciblant des interventions non pharmacologiques : l'exercice physique

Au-delà des approches pharmacologiques, il existe désormais des arguments concordants suggérant que des interventions non pharmacologiques comme l'exercice et/ou l'activité physique de type aérobique, puissent exercer un effet « neuroprotecteur », au-delà de leurs effets à court terme sur les symptômes moteurs de la maladie de Parkinson [72]. Cette hypothèse se fonde sur des données précliniques chez le rongeur, sur le fait qu'un niveau d'exercice physique élevé est associé avec une réduction de l'incidence de la maladie de Parkinson et ralentit la progression des symptômes moteurs, y compris axiaux, tout au moins durant les premières années d'évolution de la maladie de Parkinson [73-75]. La pratique de l'exercice physique est une intervention facilement réalisable, même dans les populations défavorisées, et expose (hormis le risque de chute potentiel) à peu d'effets indésirables. Cette pratique peut s'effectuer en groupe, ou individuellement à domicile, et bénéficie d'approches innovantes comme la « gamification » et la réalité virtuelle. Son efficacité à long terme mais aussi son profil médico-économique méritent donc d'être mieux explorés, soit dans la population générale, à titre « préventif », soit chez des malades. Enfin, dans le même esprit, il semblerait logique de mieux investiguer le rôle d'autres « habitudes de vie », telles par exemple le régime alimentaire, de type méditerranéen, ou l'usage de probiotiques qui semblent associées à un risque réduit de maladie de Parkinson [76].

Conclusion

À ce jour, en dépit de plusieurs décennies d'efforts, il n'est toujours pas possible d'affirmer qu'une intervention quelconque exerce un effet neuroprotecteur avéré chez les malades atteints de maladie de Parkinson. Des progrès importants ont cependant été réalisés. De nouvelles cibles thérapeutiques prometteuses sont en cours d'évaluation, à l'exemple des agonistes des récepteurs GLP-1. Le développement de meilleurs modèles précliniques, de meilleurs biomarqueurs de la maladie [77,78], qu'ils soient mesurés dans les fluides biologiques, en neuro-imagerie, ou à l'aide d'objets connectés, devraient permettre d'accélérer la recherche clinique dans le domaine, pour vérifier l'engagement de la cible et identifier les doses dans les études de phase 2. Ces progrès devraient aussi permettre de mieux sélectionner et stratifier les patients dans les études de phase 3 et de disposer de critères de jugement plus sensibles et plus fiables. Il est aussi possible qu'à terme, la combinaison d'interventions visant des mécanismes différents ou complémentaires permette d'obtenir une meilleure efficacité, comme c'est déjà le cas dans le traitement de certains cancers ou maladies infectieuses. Face à la multiplication des interventions à visée neuroprotectrice méritant d'être testées en clinique chez les patients parkinsoniens, de nouvelles méthodes d'essais cliniques devraient permettre d'améliorer nos capacités d'investigation, comme la mise en place d'essais « plateforme » multibras multistades [79]. À plus long terme, lorsque ces interventions auront fait la preuve de leur efficacité et de leur sécurité chez des patients symptomatiques, il sera permis d'envisager le développement de stratégies de prévention « primaire », chez des sujets « à risque » ou à un stade prodromal de la maladie.

Références

[1] Salamon A, Zádori D, Szpisjak L, et al. Neuroprotection in Parkinson's diseases: facts and hopes. J Neural Transm 1996;127(5):821–9.
[2] Devos D, Hirsch E, Wyse R. Seven Solutions for Neuroprotection in Parkinson's Disease. Mov Disord 2021;36(2):306–16.
[3] McFarthing K, Rafaloff G, Baptista M, et al. Parkinson's Disease Drug Therapies in the Clinical Trial Pipeline: 2022 Update. J Parkinsons Dis 2022;12(4):1073–82.
[4] McFarthing K, Buff S, Rafaloff G, et al. Parkinson's Disease Drug Therapies in the Clinical Trial Pipeline: 2023 Update. J Parkinsons Dis 2023;13(4):427–39.
[5] Poewe W, Seppi K, Tanner CM, et al. Parkinson disease, Nature reviews. Disease primers 2017;3:17013.
[6] Coelho M, Ferreira JJ. Late-stage Parkinson disease, Nature reviews. Neurology 2012;8(8):435–42.
[7] DATATOP: a multicenter controlled clinical trial in early Parkinson's disease. Parkinson Study Group. Arch Neurol 1989;46(10):1052–60.
[8] Vijiaratnam N, Simuni T, Bandmann O, et al. Progress towards therapies for disease modification in Parkinson's disease. Lancet Neurol 2021;20(7):559–72.
[9] Lang AE, Melamed E, Poewe W, Rascol O. Trial designs used to study neuroprotective therapy in Parkinson's disease. Mov Disord 2013;28(1):86–95.
[10] Stephens AD, Zacharopoulou M, Kaminski Schierle GS. The Cellular Environment Affects Monomeric α-Synuclein Structure. Trends Biochem Sci 2019;44(5):453–66.
[11] Teil M, Arotcarena ML, Faggiani E, et al. Targeting α-synuclein for PD Therapeutics: A Pursuit on All Fronts. Biomolecules 2020;10(3).
[12] Yamakado H, Takahashi R. Experimental Animal Models of Prodromal Parkinson's Disease. J Parkinsons Dis 2024;.
[13] Srivastava R, Dilnashin H, Kapoor D, et al. Role of Animal Models in Parkinson's Disease (PD): What Role They Play in Preclinical Translational Research. CNS & Neurological Disorders Drug Targets 2024;23(2):181–202.
[14] Heinzel S, Berg D, Gasser T, et al. Update of the MDS research criteria for prodromal Parkinson's disease. Mov Disord 2019;34(10):1464–70.
[15] Mitchell T, Lehéricy S, Chiu SY, et al. Emerging Neuroimaging Biomarkers Across Disease Stage in Parkinson Disease: A Review. JAMA Neurol 2021;78(10):1262–72.
[16] Poewe W, Seppi K, Marini K, Mahlknecht P. New hopes for disease modification in Parkinson's Disease. Neuropharmacology 2020;171:108085.
[17] Brundin P, Atkin G, Lamberts JT. Basic science breaks through: New therapeutic advances in Parkinson's disease. Mov Disord 2015;30(11):1521–7.
[18] Lang AE, Espay AJ. Disease Modification in Parkinson's Disease: Current Approaches, Challenges, and Future Considerations. Mov Disord 2018;33(5):660–77.
[19] Polymeropoulos MH, Lavedan C, Leroy E, et al. Mutation in the alpha-synuclein gene identified in families with Parkinson's disease. Science 1997;276(5321):2045–7.
[20] Grossauer A, Hemicker G, Krismer F, et al. α-Synuclein Seed Amplification Assays in the Diagnosis of Synucleinopathies Using Cerebrospinal Fluid-A Systematic Review and Meta-Analysis. Mov Disord Clin Pract 2023;10(5):737–47.
[21] Kalia LV, Lang AE, Hazrati LN, et al. Clinical correlations with Lewy body pathology in LRRK2-related Parkinson disease. JAMA Neurol 2015;72(1):100–5.
[22] Ezzat K, Sturchio A, Espay AJ. The shift to a proteinopenia paradigm in neurodegeneration. Handb Clin Neurol 2023;193:23–32.
[23] Espay AJ. Movement disorders research in 2021: cracking the paradigm. Lancet Neurol 2022;21(1):10–1.
[24] Morris HR, Spillantini MG, Sue CM, Williams-Gray CH. The pathogenesis of Parkinson's disease. Lancet 2024;403(10423):293–304.
[25] Chatterjee D, Kordower JH. Immunotherapy in Parkinson's disease: Current status and future directions. Neurobiol Dis 2019;132:104587.
[26] Weihofen A, Liu Y, Arndt JW, et al. Development of an aggregate-selective, human-derived α-synuclein antibody BIIB054 that ameliorates disease phenotypes in Parkinson's disease models. Neurobiol Dis 2019;124:276–88.

[27] Masliah E, Rockenstein E, Mante M, et al. Passive immunization reduces behavioral and neuropathological deficits in an alpha-synuclein transgenic model of Lewy body disease. PloS one 2011;6(4):e19338.

[28] Brys M, Fanning L, Hung S, et al. Randomized phase I clinical trial of anti-α-synuclein antibody BIIB054. Mov Disord 2019;34(8):1154–63.

[29] Jankovic J, Goodman I, Safirstein B, et al. Safety and Tolerability of Multiple Ascending Doses of PRX002/RG7935, an Anti-α-Synuclein Monoclonal Antibody, in Patients With Parkinson Disease: A Randomized Clinical Trial. JAMA Neurol 2018;75(10):1206–14.

[30] Schenk DB, Koller M, Ness DK, et al. First-in-human assessment of PRX002, an anti-α-synuclein monoclonal antibody, in healthy volunteers. Mov Disord 2017;32(2):211–8.

[31] Lang AE, Siderowf AD, Macklin EA, et al. Trial of Cinpanemab in Early Parkinson's Disease. N Engl J Med 2022;387(5):408–20.

[32] Pagano G, Taylor KI, Anzures-Cabrera J, et al. Trial of Prasinezumab in Early-Stage Parkinson's Disease. N Engl J Med 2022;387(5):421–32.

[33] Yu HJ, Thijssen E, van Brummelen E, et al. A Randomized First-in-Human Study With UB-312, a UBITh® α-Synuclein Peptide Vaccine. Mov Disord 2022;37(7):1416–24.

[34] Poewe W, Volc D, Seppi K, et al. Galabova, Safety and Tolerability of Active Immunotherapy Targeting α-Synuclein with PD03A in Patients with Early Parkinson's Disease: A Randomized, Placebo-Controlled, Phase 1 Study. J Parkinsons Dis 2021;11(3):1079–89.

[35] Walsh RR, Damle NK, Mandhane S, et al. Plasma and cerebrospinal fluid pharmacokinetics of vodobatinib, a neuroprotective c-Abl tyrosine kinase inhibitor for the treatment of Parkinson's disease. Parkinsonism & Related Disorders 2023;108:105281.

[36] Levin J, Sing N, Melbourne S, et al. Giese, Safety, tolerability and pharmacokinetics of the oligomer modulator anle138b with exposure levels sufficient for therapeutic efficacy in a murine Parkinson model: A randomised, double-blind, placebo-controlled phase 1a trial. EBioMedicine 2022;80:104021.

[37] Smit JW, Basile P, Prato MK, et al. Phase 1/1b Studies of UCB0599, an Oral Inhibitor of α-Synuclein Misfolding, Including a Randomized Study in Parkinson's Disease. Mov Disord 2022;37(10):2045–56.

[38] Pal G, Cook L, Schulze J, et al. Genetic Testing in Parkinson's Disease. Mov Disord 2023;38(8):1384–96.

[39] Smith L, Schapira AHV. GBA Variants and Parkinson Disease: Mechanisms and Treatments. Cells 2022;11.(8).

[40] Tolosa E, Vila M, Klein C, Rascol O. LRRK2 in Parkinson disease: challenges of clinical trials. Nature reviews. Neurology 2020;16(2):97–107.

[41] Borsche M, König IR, Delcambre S, et al. Mitochondrial damage-associated inflammation highlights biomarkers in PRKN/PINK1 parkinsonism. Brain 2020;143(10):3041–51.

[42] https://sysmedpd.eu/project/objectives-approach.

[43] Gegg ME, Menozzi E, Schapira AHV. Glucocerebrosidase-associated Parkinson disease: Pathogenic mechanisms and potential drug treatments. Neurobiol Dis 2022;166:105663.

[44] Petrucci S, Ginevrino M, Trezzi I, et al. GBA-Related Parkinson's Disease: Dissection of Genotype-Phenotype Correlates in a Large Italian Cohort. Mov Disord 2020;35(11):2106–11.

[45] Mangone G, Bekadar S, Cormier-Dequaire F, et al. Early cognitive decline after bilateral subthalamic deep brain stimulation in Parkinson's disease patients with GBA mutations. Parkinsonism & Related Disorders 2020;76:56–62.

[46] Zunke F, Moise AC, Belur NR, et al. Reversible Conformational Conversion of α-Synuclein into Toxic Assemblies by Glucosylceramide. Neuron 2018;97(1):92–107.e10.

[47] Gegg ME, Verona G, Schapira AHV. Glucocerebrosidase deficiency promotes release of α-synuclein fibrils from cultured neurons. Hum Mol Genet 2020;29(10):1716–28.

[48] Giladi N, Alcalay RN, Cutter G, et al. Safety and efficacy of venglustat in GBA1-associated Parkinson's disease: an international, multicentre, double-blind, randomised, placebo-controlled, phase 2 trial. Lancet Neurol 2023;22(8):661–71.

[49] den Heijer JM, Kruithof AC, Moerland M, et al. A Phase 1B Trial in GBA1-Associated Parkinson's Disease of BIA-28-6156, a Glucocerebrosidase Activator. Mov Disord 2023;38(7):1197–208.

[50] Mullin S, Smith L, Lee K, et al. Schapira, Ambroxol for the Treatment of Patients With Parkinson Disease With and Without Glucocerebrosidase Gene Mutations: A Nonrandomized, Noncontrolled Trial. JAMA Neurol 2020;77(4):427–34.

[51] Alcalay RN, Levy OA, Waters CC, et al. Glucocerebrosidase activity in Parkinson's disease with and without GBA mutations. Brain 2015;138(Pt 9):2648–58.

[52] El Otmani H, Daghi M, Tahiri Jouti N, Lesage S. An overview of the worldwide distribution of LRRK2 mutations in Parkinson's disease. Neurodegener Dis Manag 2024;.

[53] Rideout HJ, Re DB. LRRK2 and the "LRRKtosome" at the Crossroads of Programmed Cell Death: Clues from RIP Kinase Relatives. Adv Neurobiol 2017;14:193–208.

[54] Chung SK, Lee SY. Advances in Gene Therapy Techniques to Treat LRRK2 Gene Mutation. Biomolecules 2022;12(12).

[55] Ysselstein D, Nguyen M, Young TJ, et al. LRRK2 kinase activity regulates lysosomal glucocerebrosidase in neurons derived from Parkinson's disease patients. Nat Commun 2019;10(1):5570.
[56] Bassil F, Delamarre A, Canron MH, et al. Impaired brain insulin signalling in Parkinson's disease. Neuropathol Appl Neurobiol 2022;48(1):e12760.
[57] Athauda D, Evans J, Wernick A, et al. The Impact of Type 2 Diabetes in Parkinson's Disease. Mov Disord 2022;37(8):1612–23.
[58] Cullinane PW, de Pablo Fernandez E, König A, et al. Type 2 Diabetes and Parkinson's Disease: A Focused Review of Current Concepts. Mov Disord 2023;38(2):162–77.
[59] Athauda D, Maclagan K, Skene SS, et al. Foltynie, Exenatide once weekly versus placebo in Parkinson's disease: a randomised, double-blind, placebo-controlled trial. Lancet 2017;390(10103):1664–75.
[60] McGarry A, Rosanbalm S, Leinonen M, et al. Safety, tolerability, and efficacy of NLY01 in early untreated Parkinson's disease: a randomised, double-blind, placebo-controlled trial. Lancet Neurol 2024;23(1):37–45.
[61] Meissner WG, Remy P, Giordana C, et al. Trial of Lixisenatide in Early Parkinson's Disease. N Engl J Med 2024;390(13):1176–85.
[62] Mahoney-Sánchez L, Bouchaoui H, Ayton S, et al. Ferroptosis and its potential role in the physiopathology of Parkinson's Disease. Prog Neurobiol 2021;196:101890.
[63] Dexter DT, Wells FR, Agid F, et al. Increased nigral iron content in post-mortem parkinsonian brain. Lancet 1987;2(8569):1219–20.
[64] Moreau C, Duce JA, Rascol O, et al. Iron as a therapeutic target for Parkinson's disease. Mov Disord 2018;33(4):568–74.
[65] Crichton RR, Ward RJ, Hider RC. The Efficacy of Iron Chelators for Removing Iron from Specific Brain Regions and the Pituitary-Ironing out the Brain. Pharmaceuticals 2019;12(3).
[66] Devos D, Labreuche J, Rascol O, et al. Trial of Deferiprone in Parkinson's Disease. N Engl J Med 2022;387(22):2045–55.
[67] Haque ME, Akther M, Azam S, et al. Targeting α-synuclein aggregation and its role in mitochondrial dysfunction in Parkinson's disease. Br J Pharmacol 2022;179(1):23–45.
[68] Beal MF, Oakes D, Shoulson I, et al. A randomized clinical trial of high-dosage coenzyme Q10 in early Parkinson disease: no evidence of benefit. JAMA Neurol 2014;71(5):543–52.
[69] Crotty GF, Ascherio A, Schwarzschild MA. Targeting urate to reduce oxidative stress in Parkinson disease. Exp Neurol 2017;298(Pt B):210–24.
[70] Schwarzschild MA, Ascherio A, Casaceli C, et al. Effect of Urate-Elevating Inosine on Early Parkinson Disease Progression: The SURE-PD3 Randomized Clinical Trial. JAMA 2021;326(10):926–39.
[71] Payne T, Appleby M, Buckley E, et al. A Double-Blind, Randomized, Placebo-Controlled Trial of Ursodeoxycholic Acid (UDCA) in Parkinson's Disease. Mov Disord 2023;38(8):1493–502.
[72] Janssen Daalen JM, Schootemeijer S, Richard E, et al. Lifestyle Interventions for the Prevention of Parkinson Disease: A Recipe for Action. Neurology 2022;99(7 Suppl 1):42–51.
[73] van der Kolk NM, de Vries NM, Kessels RPC, et al. Effectiveness of home-based and remotely supervised aerobic exercise in Parkinson's disease: a double-blind, randomised controlled trial. Lancet Neurol 2019;18(11):998–1008.
[74] Tsukita K, Sakamaki-Tsukita H, Takahashi R. Long-term Effect of Regular Physical Activity and Exercise Habits in Patients With Early Parkinson Disease. Neurology 2022;98(8):e859–71.
[75] Ernst M, Folkerts AK, Gollan R, et al. Physical exercise for people with Parkinson's disease: a systematic review and network meta-analysis. Cochrane Database Syst Rev 2023;1(1):Cd013856.
[76] Molsberry S, Bjornevik K, Hughes KC, et al. Diet pattern and prodromal features of Parkinson disease. Neurology 2020;95(15):e2095–108.
[77] Siderowf A, Concha-Marambio L, Lafontant DE, et al. Assessment of heterogeneity among participants in the Parkinson's Progression Markers Initiative cohort using α-synuclein seed amplification: a cross-sectional study. Lancet Neurol 2023;22(5):407–17.
[78] Smith R, Capotosti F, Schain M, et al. The α-synuclein PET tracer [18F] ACI-12589 distinguishes multiple system atrophy from other neurodegenerative diseases. Nat Commun 2023;14(1):6750.
[79] Foltynie T, Gandhi S, Gonzalez-Robles C, et al. Towards a multi-arm multi-stage platform trial of disease modifying approaches in Parkinson's disease. Brain 2023;146(7):2717–22.

Chapitre 20

Indications des injections de toxine botulique

Alexandre Kreisler

Service de neurologie et pathologie du mouvement, Centre Expert Parkinson, hôpital Roger-Salengro, CHU de Lille.

De nombreux symptômes – moteurs ou non moteurs – de la maladie de Parkinson peuvent être atténués par des injections de toxine botulique (TB). Si ce médicament bénéficie d'une AMM pour plusieurs d'entre eux (dystonie cervicale, blépharospasme, hyperactivité vésicale, sialorrhée et hyperhydrose axillaire), il est souvent utilisé en dehors de ce cadre chez le patient parkinsonien. De façon plus globale, une méta-analyse récente dans la maladie de Parkinson indique que, si les injections de TB n'ont pas de conséquence sur les score UPDRS II ou III ni sur les phénomènes d'enrayage cinétique, elles améliorent la vitesse de marche (selon le *Timed Up and Go test*) ainsi que les douleurs, les crampes et la sensation de tension musculaire (selon un score visuel analogique) tout en étant bien supportées [1].

Nous reprendrons dans ce chapitre les différentes indications de la TB dans la maladie de Parkinson.

Dystonies du membre inférieur

Il s'agit d'une indication fréquente puisque, au cours de la maladie, une dystonie affectera 30 % des patients parkinsoniens (voire plus dans les formes à début précoce) [2]. Si la dystonie peut apparaître dès le début de la maladie, le recours aux injections de TB n'est en général pas immédiat. En effet, les dystonies restent habituellement dopasensibles durant plusieurs années : la classique dystonie douloureuse du petit matin cède volontiers après la première prise de L-dopa. Cependant, il n'est pas rare que cette dopasensibilité disparaisse au fil des années et que la dystonie devienne permanente.

La gêne la plus habituelle repose sur une extension du gros orteil. Des orteils en griffe constituent aussi un motif fréquent de consultation. La posture anormale des orteils peut être responsable d'un simple inconfort mais aussi de douleurs (liées soit à la contraction musculaire, soit au frottement des orteils dans la chaussure), voire de difficultés à la marche. Au niveau du pied, la présentation habituelle est un varus équin. La dystonie affecte très rarement la racine du membre.

Le choix des muscles cibles est fondé sur l'examen clinique, et les injections sont effectuées sous repérage échographique ou électrophysiologique. Les muscles habituellement injectés sont : le long extenseur du gros orteil en cas d'extension de l'hallux ; le long fléchisseur des orteils (auquel on peut associer le court fléchisseur des orteils et/ou le long extenseur des orteils) en cas d'orteils en griffe [3] ; le tibial postérieur en cas de varus équin (l'auteur déconseille d'injecter en première intention le muscle tibial antérieur dont la contraction, si elle est présente, peut être compensatrice de l'équin). L'efficacité sur les douleurs a été bien démontrée [4]. Pour ce qui est de la posture anormale, l'efficacité des injections n'a été montrée que vis-à-vis des orteils en griffe [3].

Dystonies du membre supérieur

Elles font moins souvent l'objet d'injections de TB que celles du membre inférieur [5]. Cela peut s'expliquer par une moindre fréquence ou une apparition plus tardive. Les patients peuvent être adressés pour une gêne fonctionnelle ou esthétique reposant sur une posture anormale aisément réductible. À ce stade, certaines situations seront traitées avec un certain bénéfice fonctionnel. On peut citer par exemple : la déviation ulnaire du carpe (injecter l'extenseur ulnaire du carpe et le fléchisseur ulnaire du carpe), l'extension-abduction de l'auriculaire (injecter l'abducteur du V), et la « main striatale » qui associe une flexion des métacarpophalangiennes et une extension des interphalangiennes (injecter les muscles interosseux). Lorsque le patient est vu tardivement, alors que la posture anormale est quasiment fixée, les objectifs seront différents. Il s'agira d'atténuer les douleurs liées aux contractions musculaires, d'éviter la macération du creux de la main (en cas de poing fermé), ou de faciliter l'aide à l'habillage ou à la toilette en apportant un peu de souplesse au poignet, au coude ou à l'épaule ; à ce stade, un gain fonctionnel est rare [6].

Dystonies cervicales

Si les dystonies cervicales sont les dystonies focales les plus fréquentes, il s'agit d'une indication rare aux injections de TB chez le parkinsonien. La dystonie cervicale est souvent source de douleur et peut aggraver les troubles de déglutition. Certains phénotypes semblent plus fréquents que dans les formes idiopathiques : l'inclinaison vers l'avant de la tête (*antecaput*) ou du cou (*antecollis*), ainsi que l'inclinaison latérale de la tête (*laterocaput*) ou du cou (*laterocollis*). L'antéflexion du chef fait partie des troubles axiaux classiques de la maladie de Parkinson (attitude en triple flexion). Avant d'envisager les injections de TB, il faut donc s'assurer de sa nature dystonique sur la base de l'examen neurologique, voire d'un enregistrement électrophysiologique : contraction

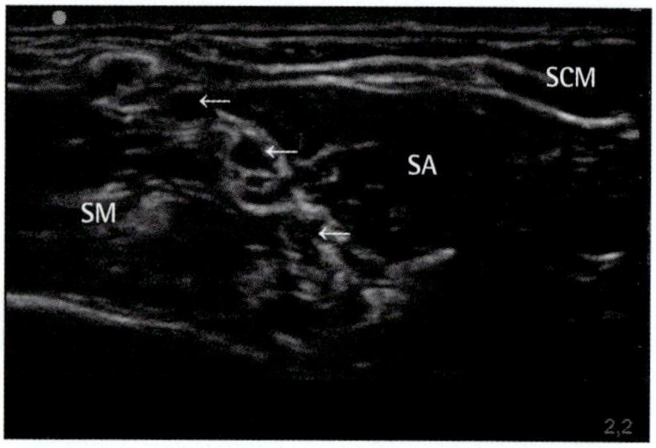

Figure 20.1. Repérage échographique des muscles scalènes.
Le repérage échographique permet d'éviter les structures à risque, telles que le plexus brachial (ou l'artère sous-clavière, non visible sur la figure), et de distinguer les différents chefs du scalène. Coupe transversale : la sonde est placée au-dessus du bord supérieur de la clavicule (et parallèlement à celle-ci). SA : muscle scalène antérieur ; SCM : muscle sterno-cléido-mastoïdien ; SM : muscle scalène moyen. Flèches : branches du plexus brachial.

dystonique des muscles sterno-cléido-mastoïdiens (*antecaput*), scalènes antérieurs (*antecollis*), longus collis (*antecollis*), longus capitis (*antecaput*) ou des muscles infra-hyoïdiens. En cas de déviation latérale, la sélection des muscles cibles (parmi tous ceux qui sont ispilatéraux à la déviation) sera là encore fondée sur l'examen clinique ou électrophysiologique. Certains muscles sont difficilement accessibles du fait de structures à risque adjacentes. C'est le cas des longus collis ou des scalènes (Figure 20.1), dont l'injection implique le recours à l'échographie et à l'électrophysiologie.

Toutes les TB de type A commercialisées en France (*abobotulinumtoxin A, onabotulinumtoxin A et incobotulinumtoxin A*) disposent d'une AMM dans cette indication. La TB de type B (*rimabotulinumtoxin B*) disposait également d'une AMM mais a été retirée du marché européen en 2021.

Dysphonie spasmodique

S'il s'agit parfois du symptôme inaugural de la maladie de Parkinson [7], la dysphonie en reste une manifestation exceptionnelle. De plus, la grande majorité des patients parkinsoniens présente une hypophonie, susceptible d'être aggravée par les injections de TB. Les indications doivent donc être soigneusement discutées et, le cas échéant, l'augmentation posologique très progressive.

Blépharospasme et « apraxie d'ouverture des paupières »

À la différence des formes idiopathiques, le blépharospasme est ici volontiers associé à une apraxie d'ouverture des paupières (AOP). Il s'agit d'une manifestation rare et plutôt tardive de la maladie, qui vient parfois compliquer une stimulation cérébrale profonde [8]. Le blépharospasme répond mieux aux injections (notamment de façon plus durable) que l'AOP. Des doses de toxine botulique élevées sont parfois nécessaires pour améliorer l'AOP, mais exposent en particulier à un risque de sécheresse oculaire. Il a été proposé d'injecter la toxine botulique à proximité de l'implantation des cils [9]. Cependant, ce type d'injection est souvent douloureux dans notre expérience, et sa supériorité par rapport aux injections prétarsales classiques n'a pas été démontrée.

Seules les TB de type A bénéficient d'une AMM dans cette indication.

Dystonies du tronc

Deux types principaux de postures anormales du tronc peuvent être observés lors de la maladie de Parkinson :

- une inclinaison antérieure, la camptocormie, dont il existe une forme haute (thoracique) et une forme basse (lombaire), touchant 8 à 13 % des parkinsoniens [10] ;
- une inclinaison latérale, parfois appelée syndrome de la tour de Pise, touchant 2 % des parkinsoniens [11].

Une inclinaison postérieure du tronc est exceptionnellement observée.

La nature dystonique de la posture anormale est inconstante et doit être vérifiée (examen clinique, électrophysiologie, voire imagerie musculaire). Ces examens pourront mettre en évidence une dégénérescence rachidienne ou une myopathie, mais il n'est pas rare qu'aucune explication ne soit mise en évidence. Si la posture anormale du tronc est de type dystonique, des injections de TB peuvent être envisagées. Elles ne permettent pas toujours d'améliorer de façon sensible le trouble postural, mais peuvent avoir un effet favorable sur les douleurs ou les sensations de contracture abdominale. Un large panel de muscles cibles a pu être proposé [12-17]. Leur choix est guidé par l'orientation du tronc (en avant ou sur le côté) mais doit être confirmé par un enregistrement électromyographique. Les injections seront guidées par électromyographie (EMG) ou échographie. La stratégie suivante est proposée :

- en cas de camptocormie : en première intention, muscles grands droits ; les muscles obliques externes voire les muscles psoas peuvent y être associés ;
- en cas d'inclinaison latérale : en première intention, muscles oblique externe et grand droit ipsilatéraux à la déviation ; en seconde intention se discutent le carré des lombes, l'oblique interne ou les paraspinaux ipsilatéraux à la déviation.

Dystonies oromandibulaires

L'efficacité des injections de TB dans les dystonies oromandibulaires (DOM) de la maladie de Parkinson n'a jamais fait l'objet d'une évaluation rigoureuse, sans doute en raison de la rareté du phénomène. De plus, il peut s'agir de manifestations de pic de dose, dont la prise en charge repose sur l'adaptation du traitement dopaminergique. Des injections de BT amélioraient des dystonies douloureuses dans un groupe de 109 patients avec syndrome dystonie-parkinsonisme lié à l'X, dont 50 présentaient une DOM [18]. La présentation clinique des DOM étant très variable, les injections de TB sont à adapter au cas par cas.

- *Atteinte des manducateurs :* en cas de dystonie en fermeture, on injectera les muscles masséters (parfois les temporaux, et exceptionnellement les ptérygoïdiens médiaux). En cas de dystonie en ouverture, on injectera en première intention les muscles ptérygoïdiens latéraux ; en seconde intention, se discuteront les sus-hyoïdiens (notamment le ventre antérieur du digastrique, aisément visualisable en échographie), mais dont l'injection expose à un risque de troubles de déglutition, ou le platysma. En cas de déviation latérale, on peut traiter le ptérygoïdien latéral ou le ptérygoïdien médial (controlatéral à la déviation). Les ptérygoïdiens sont habituellement injectés sous repérage EMG par voie extra-orale ou intra-orale [19]. Un écho-repérage peut aider au placement de l'électrode-aiguille.
- *Protraction linguale :* il est possible d'injecter le muscle génioglosse sous repérage échographique.
- *Dystonie péribuccale :* dans ce cas, un large panel de muscles peut faire l'objet d'injections (muscles de la houppe du menton, élévateurs et abaisseurs des lèvres) mais leur choix est souvent délicat et il existe un risque non négligeable de paralysie faciale.

Tremblement

Certaines équipes défendent l'intérêt de la TB vis-à-vis du tremblement parkinsonien [20]. Néanmoins, il s'agit en France d'une indication exceptionnelle aux injections de TB, puisque le tremblement est dans l'immense majorité des cas bien contrôlé par les autres thérapeutiques (traitements dopaminergiques, stimulation cérébrale profonde, radiochirurgie stéréotaxique). Une équipe canadienne a rapporté des résultats favorables sur le tremblement parkinsonien du membre supérieur [21]. Ces travaux étaient fondés sur une analyse électrophysiologique permettant de déterminer les différentes composantes du tremblement. Néanmoins, dans notre expérience le risque de déficit moteur consécutif aux injections est élevé, notamment lorsque les muscles des doigts sont injectés.

Le tremblement de la mâchoire peut aussi tirer bénéfice des injections de TB [22].

Sialorrhée antérieure

Chez le parkinsonien, la sialorrhée est consécutive à l'association d'une déglutition insuffisante et de troubles posturaux (position antéfléchie et ouverture buccale). La prise en charge la plus logique repose sur une rééducation orthophonique, dont l'objectif est de favoriser la déglutition, mais ses résultats sont habituellement limités. On y associe donc souvent un traitement visant à réduire la production de salive, bien que celle-ci soit normale, voire diminuée lors de la maladie de Parkinson. Il s'agit d'anticholinergiques administrés soit par voie systémique, telle que la scopolamine (mais qui expose notamment à un risque de constipation et de confusion), soit localement. Les topiques anticholinergiques, par exemple l'atropine collyre à 0,3 %, ont un effet bref, ce qui nécessite au moins quatre administrations par jour. Pour cette raison, les injections de TB semblent plus avantageuses. Compte tenu de la fréquence de la sialorrhée chez le parkinsonien (31 à 86 % des patients [23,24]), l'efficacité de la TB a été largement explorée. Toutes les toxines de type A *(abobotulinumtoxin A, incobotulinumtoxin A, onabotulinumtoxin A)* ainsi que la toxine de type B *(rimabotulinumtoxin B)* apportent des résultats favorables, avec une durée d'efficacité de l'ordre de 3 à 4 mois. Les effets indésirables restent locaux (sécheresse buccale, troubles de déglutition) et modérés. Une AMM a été obtenue dans cette indication uniquement pour l'*incobotulinumtoxin A* (étude SIAXI [25]) à raison de 100 unités réparties entre les deux glandes parotides et les deux glandes sous-maxillaires. L'acte CPAM correspondant aux injections de TB dans les glandes salivaires n'a en revanche pas été créé.

En pratique, on injecte souvent d'emblée les glandes parotides (techniquement plus simples à injecter) et submandibulaires (qui sécrètent la plus forte proportion de salive). En cas de troubles de déglutition, seules les glandes parotides sont injectées, au moins dans un premier temps.

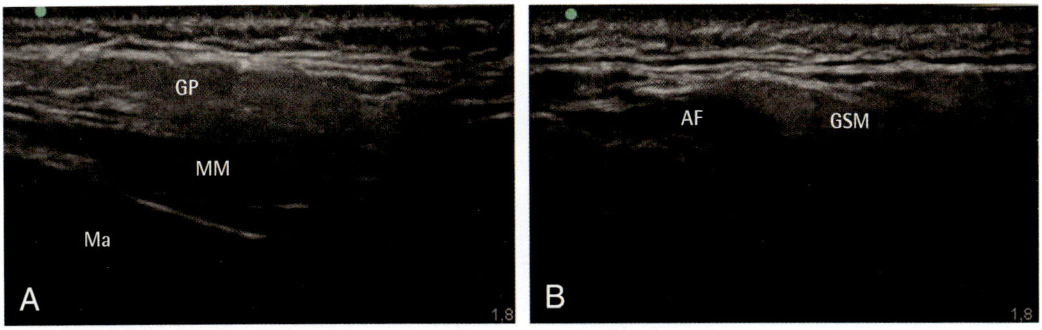

Figure 20.2. Repérage échographique des glandes parotide et submandibulaire.
a. Glande parotide. Le repérage échographique évite de transfixier la glande et d'injecter le muscle masséter. **b.** Glande submandibulaire. Le repérage permet d'éviter les structures à risque, telle l'artère faciale. Coupe transversale : la sonde est parallèle au bord inférieur de la branche horizontale de la mandibule. AF : artère faciale ; GP : parenchyme de la glande parotide ; GSM : parenchyme de la glande submandibulaire ; Ma : mandibule ; MM : muscle masséter.

L'auteur recommande l'utilisation d'un repérage échographique, même si la supériorité de celui-ci par rapport aux injections sous repérage anatomique n'est pas démontrée [26] : d'une part, ces glandes sont assez fines et peuvent être traversées par l'aiguille, d'autre part, il existe des structures à risque au niveau du plancher buccal, comme l'artère faciale (Figure 20.2).

Hyperhydrose

Elle concerne 64 % des parkinsoniens et est principalement observée en période de sous ou de surdosage en L-dopa [27]. L'*onabotulinumtoxin A* dispose d'une AMM dans l'hyperhydrose axillaire [28]. L'effet des injections de TB peut ici se prolonger jusqu'à 9 mois.

Troubles urinaires

Les signes fonctionnels urinaires sont fréquents au stade avancé de la maladie de Parkinson et reposent le plus souvent sur une hyperactivité du détrusor. Il peut s'agir (par ordre de fréquence décroissant) d'une nycturie, d'urgences mictionnelles et de fuites urinaires [29]. Certains traitements symptomatiques par voie orale, en particulier les anticholinergiques, peuvent apporter un certain confort aux patients [30]. En cas de résultat insuffisant, les injections intradétrusoriennes de TB constituent un recours possible. Elles sont utilisées en seconde intention au même titre que les techniques de stimulation (par exemple tibiale postérieure). Leur efficacité a été bien démontrée dans l'hyperactivité détrusorienne idiopathique, chez le blessé médullaire ou chez les patients atteints de sclérose en plaques [31]. Elle n'a été évaluée chez le patient parkinsonien que dans des essais en ouvert (100 à 200 U d'*onabotulinumtoxin A*, ou 500 U d'*abobotulinumtoxin A*) [32-36].

Malgré la positivité de ces essais, qui indiquaient une réduction des signes fonctionnels de l'hyperactivité vésicale durant 5 à 9 mois, ce traitement n'est que peu utilisé dans la maladie de Parkinson. En effet, une bonne efficacité sur les symptômes urinaires implique d'utiliser une dose de TB qui paralyse le détrusor et de devoir recourir à des autosondages pluriquotidiens.

Seules l'*onabotulinumtoxin A et* l'*abobotulinumtoxin A* bénéficient d'une AMM pour l'hyperactivité vésicale (chez le blessé médullaire et dans la sclérose en plaques).

Troubles digestifs

La place des injections de TB vis-à-vis des troubles digestifs reste à préciser. Celles-ci peuvent être envisagées vis-à-vis de quatre types de troubles sur lesquels les traitements *per os* sont habituellement inefficaces.

- *L'hypertonie du sphincter supérieur de l'œsophage*, dont le diagnostic repose sur la vidéofluoroscopie et l'EMG, est à l'origine d'une dysphagie. Les injections de TB visent les muscles crico-pharyngiens et peuvent être effectuées par voie transcutanée sous repérage EMG. Elles sont réalisées au long cours ou simplement comme test thérapeutique avant une myotomie. Les données de la littérature concernent de petits groupes de patients et les résultats ne sont pas toujours favorables [37,38].
- *L'achalasie de l'œsophage* entraîne une dysphagie par défaut de relaxation des muscles de la paroi œsophagienne et du sphincter inférieur de l'œsophage. Le diagnostic est effectué par manométrie ou vidéofluoroscopie. Même si plusieurs études (menées en dehors de la maladie de Parkinson) ont montré des résultats favorables des injections endoscopiques de TB dans le sphincter inférieur de l'œsophage, avec une large majorité de répondeurs [39], la prise en charge reste principalement chirurgicale.
- *La gastroparésie* est un retard à la vidange gastrique qui entraîne des nausées ou des ballonnements. Le diagnostic se fonde sur un transit isotopique ou l'utilisation d'une vidéocapsule endoscopique. Les injections de TB sont effectuées dans le sphincter du pylore par voie endoscopique. Leur efficacité a été évaluée auprès d'un total de 11 patients parkinsoniens. Elles permettent de réduire le temps de vidange gastrique et atténuent la symptomatologie clinique de façon souvent durable [40,41].
- *La constipation terminale* (par défaut de relaxation ou contraction paradoxale du muscle puborectal) est diagnostiquée par manométrie. Le traitement de première intention en est le *biofeedback*. Les alternatives sont la myotomie et les injections de TB. Ces dernières visent le muscle puborectal. Dans la maladie de Parkinson, deux études en ouvert, conduites auprès de 18 patients au total, ont montré que ces injections réduisent le tonus musculaire et améliorent la défécographie ; une évaluation clinique n'a été effectuée que lors d'une étude et la majorité des patients décrivait un bénéfice [42,43].

Douleurs

L'efficacité des injections de TB sur les douleurs d'origine dystonique est bien connue (cf. supra). Une étude rétrospective a évalué l'efficacité de la TB sur plusieurs types de douleurs auprès de 117 patients atteints d'une maladie de Parkinson et de 43 patients souffrant d'une maladie apparentée (paralysie supranucléaire progressive, atrophie multisystématisée et syndrome cortico-basal probables, ainsi que quelques syndromes parkinsoniens atypiques non caractérisés) [44]. La toxine était principalement utilisée pour des douleurs dystoniques (78 %), mais aussi pour des douleurs musculo-squelettiques (22 %). Parmi les patients atteints de maladie de Parkinson, 81 % décrivaient une amélioration de la douleur d'au moins 1 point sur la *Clinical Global Impression* (CGI), et 53 % de 3 points. La stratégie d'injection face aux douleurs musculo-squelettiques et les résultats obtenus vis-à-vis de ce type spécifique de douleur ne sont pas décrits ; ils justifieraient d'être précisés par d'autres travaux. Une autre étude de la même équipe, prospective et en double aveugle mais limitée à douze patients, a évalué l'effet des injections de TB sur les douleurs de membre inférieur résistantes aux traitements médicamenteux [45]. Les résultats étaient favorables, avec un bénéfice qui semblait plus net sur les douleurs dystoniques que sur les douleurs musculo-squelettiques.

Références

[1] Yang Y, Zhang T, Liu L, et al. Efficacy and safety of botulinum toxin for treating motor dysfunction in patients with Parkinson's disease: a systematic review and meta-analysis. BMJ Open 2023;13:e060274. https://doi.org/10.1136/bmjopen-2021-060274.

[2] Jankovic J, Tintner R. Dystonia and parkinsonism. Parkinsonism & Related Disorders 2001;8:109–21. https://doi.org/10.1016/S1353-8020(01)00025-6.

[3] Rieu I, Degos B, Castelnovo G, et al. Incobotulinum toxin A in Parkinson's disease with foot dystonia: A double blind randomized trial. Parkinsonism & Related Disorders 2018;46:9–15. https://doi.org/10.1016/j.parkreldis.2017.10.009.

[4] Pacchetti C, Albani G, Martignoni E, et al. "Off" painful dystonia in Parkinson's disease treated with

botulinum toxin. Mov Disord 1995;10:333–6. https://doi.org/10.1002/mds.870100317.
[5] Limousin P, Memin B, Pollak P. Treatment of Dystonia Occurring in Parkinsonian Syndromes by Botulinum Toxin. Eur Neurol 1997;37:66–7. https://doi.org/10.1159/000117409.
[6] Cordivari C, Misra VP, Catania S, Lees AJ. Treatment of dystonic clenched fist with botulinum toxin. Mov Disord 2001;16:907–13. https://doi.org/10.1002/mds.1186.
[7] Papapetropoulos S, Lundy DS, Casiano RR, Singer C. Laryngeal dystonia as a presenting symptom of young-onset Parkinson's disease. Mov Disord 2007;22:1670–1. https://doi.org/10.1002/mds.21184.
[8] Tommasi G, Krack P, Fraix V, Pollak P. Effects of varying subthalamic nucleus stimulation on apraxia of lid opening in Parkinson's disease. J Neurol 2012;259:1944–50. https://doi.org/10.1007/s00415-012-6447-0.
[9] Krack P, Marion MH. "Apraxia of lid opening," a focal eyelid dystonia: Clinical study of 32 patients. Mov Disord 1994;9:610–5. https://doi.org/10.1002/mds.870090605.
[10] Srivanitchapoom P, Hallett M. Camptocormia in Parkinson's disease: definition, epidemiology, pathogenesis and treatment modalities. J Neurol Neurosurg Psychiatry 2015;. jnnp-2014-310049. https://doi.org/10.1136/jnnp-2014-310049.
[11] Bonanni L, Thomas A, Varanese S, et al. Botulinum toxin treatment of lateral axial dystonia in parkinsonism. Mov Disord 2007;22:2097–103. https://doi.org/10.1002/mds.21694.
[12] Azher SN, Jankovic J. Camptocormia: Pathogenesis, classification, and response to therapy. Neurology 2005;65:355–9. https://doi.org/10.1212/01.wnl.0000171857.09079.9f.
[13] von Coelln R, Raible A, Gasser T, Asmus F. Ultrasound-guided injection of the iliopsoas muscle with botulinum toxin in camptocormia. Mov Disord 2008;23:889–92. https://doi.org/10.1002/mds.21967.
[14] Fietzek UM, Schroeteler FE, Ceballos-Baumann AO. Goal attainment after treatment of parkinsonian camptocormia with botulinum toxin. Mov Disord 2009;24:2027–8. https://doi.org/10.1002/mds.22676.
[15] Tassorelli C, De Icco R, Alfonsi E, et al. Botulinum toxin type A potentiates the effect of neuromotor rehabilitation of Pisa syndrome in Parkinson disease: a placebo controlled study. Parkinsonism & Related Disorders 2014;20:1140–4. https://doi.org/10.1016/j.parkreldis.2014.07.015.
[16] Wijemanne S, Jimenez-Shahed J. Improvement in dystonic camptocormia following botulinum toxin injection to the external oblique muscle. Parkinsonism & Related Disorders 2014;20:1106–7. https://doi.org/10.1016/j.parkreldis.2014.06.002.
[17] Dupeyron A, Viollet E, Coroian F, et al. Botulinum Toxin-A for treatment of Pisa syndrome: A new target muscle. Parkinsonism & Related Disorders 2015;21:669–70. https://doi.org/10.1016/j.parkreldis.2015.03.027.
[18] Rosales RL, Ng AR, Santos MMD-D, Fernandez HH. The Broadening Application of Chemodenervation in X-Linked Dystonia-Parkinsonism (Part II): An Open-Label Experience With Botulinum Toxin-A (Dysport®) Injections for Oromandibular, Lingual, and Truncal-Axial Dystonias. Int J Neurosci 2011;121:44–56. https://doi.org/10.3109/00207454.2011.558260.
[19] Moscovich M, Chen ZP, Rodriguez R. Successful treatment of open jaw and jaw deviation dystonia with botulinum toxin using a simple intraoral approach. J Clin Neurosci 2015;22:594–6. https://doi.org/10.1016/j.jocn.2014.08.027.
[20] Anandan C, Jankovic J. Botulinum toxin treatment in parkinsonism. J Neurol Sci 2024;456:122810. https://doi.org/10.1016/j.jns.2023.122810.
[21] Rahimi F, Samotus O, Lee J, Jog M. Effective Management of Upper Limb Parkinsonian Tremor by IncobotulinumtoxinA Injections Using Sensor-based Biomechanical Patterns. Tremor Other Hyperkinet Mov 2015;5:348. https://doi.org/10.5334/tohm.240.
[22] Schneider SA, Edwards MJ, Cordivari C, et al. Botulinum toxin a may be efficacious as treatment for jaw tremor in Parkinson's disease. Mov Disord 2006;21:1722–4. https://doi.org/10.1002/mds.21019.
[23] Chou KL, Evatt M, Hinson V, Kompoliti K. Sialorrhea in Parkinson's disease: A review. Mov Disord 2007;22:2306–13. https://doi.org/10.1002/mds.21646.
[24] Barone P, Antonini A, Colosimo C, et al. The PRIAMO study: A multicenter assessment of non-motor symptoms and their impact on quality of life in Parkinson's disease. Mov Disord 2009;24:1641–9. https://doi.org/10.1002/mds.22643.
[25] Jost WH, Friedman A, Michel O, et al. SIAXI: Placebo-controlled, randomized, double-blind study of incobotulinumtoxinA for sialorrhea. Neurology 2019;92:e1982–91. https://doi.org/10.1212/WNL.0000000000007368.
[26] Dogu O, Apaydin D, Sevim S, et al. Ultrasound-guided versus 'blind' intraparotid injections of botulinum toxin-A for the treatment of sialorrhoea in patients with Parkinson's disease. Clin Neurol Neurosurg 2004;106:93–6. https://doi.org/10.1016/j.clineuro.2003.10.012.
[27] Swinn L, Schrag A, Viswanathan R, et al. Sweating dysfunction in Parkinson's disease.

Mov Disord 2003;18:1459–63. https://doi.org/10.1002/mds.10586.

[28] Naumann M, Dressler D, Hallett M, et al. Evidence-based review and assessment of botulinum neurotoxin for the treatment of secretory disorders. Toxicon 2013;67:141–52. https://doi.org/10.1016/j.toxicon.2012.10.020.

[29] Sakakibara R, Shinotoh H, Uchiyama T, et al. Questionnaire-based assessment of pelvic organ dysfunction in Parkinson's disease. Auton Neurosci 2001;92:76–85. https://doi.org/10.1016/S1566-0702(01)00295-8.

[30] Seppi K, Weintraub D, Coelho M, et al. The Movement Disorder Society Evidence-Based Medicine Review Update: Treatments for the non-motor symptoms of Parkinson's disease. Mov Disord 2011;26. https://doi.org/10.1002/mds.23884.

[31] Duthie JB, Herbison GP, Wilson DI, Wilson D. Botulinum toxin injections for adults with overactive bladder syndrome. In: The Cochrane Collaboration, editor. Cochrane Database of Systematic Reviews, Chichester, UK: John Wiley & Sons, Ltd; 2007:CD005493.pub2. https://doi.org/10.1002/14651858.CD005493.pub2.

[32] Giannantoni A, Conte A, Proietti S, et al. Botulinum Toxin Type A in Patients With Parkinson's Disease and Refractory Overactive Bladder. J Urol 2011;186:960–4. https://doi.org/10.1016/j.juro.2011.04.071.

[33] Giannantoni A, Rossi A, Mearini E, et al. Botulinum Toxin A for Overactive Bladder and Detrusor Muscle Overactivity in Patients With Parkinson's Disease and Multiple System Atrophy. J Urol 2009;182:1453–7. https://doi.org/10.1016/j.juro.2009.06.023.

[34] Kulaksizoglu H, Parman Y. Use of botulinim toxin-A for the treatment of overactive bladder symptoms in patients with Parkinsons's disease. Parkinsonism & Related Disorders 2010;16:531–4. https://doi.org/10.1016/j.parkreldis.2010.06.006.

[35] Anderson RU, Orenberg EK, Glowe P. OnabotulinumtoxinA Office Treatment for Neurogenic Bladder Incontinence in Parkinson's Disease. Urology 2014;83:22–7. https://doi.org/10.1016/j.urology.2013.09.017.

[36] Atamian A, Sichez PC, Michel F, et al. Injections intradétrusorienne de toxine botulique A (onabotuliniumtoxin A) pour traiter l'incontinence urinaire par urgenturie au cours de la maladie de parkinson idiopathique. Progrès en urologie 2021;31:430–8. https://doi.org/10.1016/j.purol.2021.01.004.

[37] Restivo DA, Palmeri A, Marchese-Ragona R. Botulinum Toxin for Cricopharyngeal Dysfunction in Parkinson's Disease. N Engl J Med 2002;346:1174–5. https://doi.org/10.1056/NEJM200204113461517.

[38] Alfonsi E, Merlo IM, Ponzio M, et al. An electrophysiological approach to the diagnosis of neurogenic dysphagia: implications for botulinum toxin treatment. J Neurol Neurosurg Psychiatry 2010;81:54–60. https://doi.org/10.1136/jnnp.2009.174698.

[39] Leyden JE, Moss AC, MacMathuna P. Endoscopic pneumatic dilation versus botulinum toxin injection in the management of primary achalasia. Cochrane Database Syst Rev 2014;2014. https://doi.org/10.1002/14651858.CD005046.pub3.

[40] Gil RA, Hwynn N, Fabian T, et al. Botulinum toxin type A for the treatment of gastroparesis in Parkinson's disease patients. Parkinsonism & Related Disorders 2011;17:285–7. https://doi.org/10.1016/j.parkreldis.2011.01.007.

[41] Triadafilopoulos G, Gandhy R, Barlow C. Pilot cohort study of endoscopic botulinum neurotoxin injection in Parkinson's disease. Parkinsonism & Related Disorders 2017;44:33–7. https://doi.org/10.1016/j.parkreldis.2017.08.020.

[42] Albanese A, Brisinda G, Bentivoglio AR, Maria G. Treatment of Outlet Obstruction Constipation in Parkinson'S Disease With Botulinum Neurotoxin A. Am J Gastroenterol 2003;98:1439–40. https://doi.org/10.1111/j.1572-0241.2003.07514.x.

[43] Cadeddu F, Bentivoglio AR, Brandara F, et al. Outlet type constipation in Parkinson's disease: results of botulinum toxin treatment. Aliment Pharmacol Ther 2005;22:997–1003. https://doi.org/10.1111/j.1365-2036.2005.02669.x.

[44] Bruno VA, Fox SH, Mancini D, Miyasaki JM. Botulinum Toxin Use in Refractory Pain and Other Symptoms in Parkinsonism. Can J Neurol Sci 2016;43:697–702. https://doi.org/10.1017/cjn.2016.279.

[45] Bruno V, Freitas ME, Mancini D, et al. Botulinum Toxin Type A for Pain in Advanced Parkinson's Disease. Can J Neurol Sci 2018;45:23–9. https://doi.org/10.1017/cjn.2017.245.

Chapitre 21

Pharmacien d'officine : acteur de la prise en soins du patient et allié du neurologue

Manon Auffret, (PharmD, PhD)

France Développement Électronique, Monswiller ; Service de Neurologie, CHU d'Orléans. Laboratoire LI2RSO, Équipe B Cline, Université d'Orléans. Chercheur hébergé au CIC1414, CHU de Rennes & Université de Rennes.

Introduction

Principale cause d'invalidité et seconde cause de décès dans le monde, les maladies neurologiques constituent l'un des grands enjeux internationaux de santé publique[1]. En France, plusieurs dispositifs ont été lancés par le ministère chargé de la Santé pour :

- améliorer le diagnostic de ces pathologies ;
- améliorer la prise en charge et la qualité de vie des patients ;
- développer la recherche dans le domaine.

Le « Plan maladies neurodégénératives 2014-2019 »[2] a ainsi été suivi d'une « feuille de route maladies neurodégénérative »[3], devant couvrir la période 2021-2024. La prise en charge et le suivi des patients atteints de maladies neurodégénératives apparaissent donc au premier rang des missions actuelles et futures des équipes (para) médicales.

En 2021, on comptait près de 12 millions de personnes atteintes de la maladie de Parkinson dans le monde [1]. En France, la prévalence de la maladie de Parkinson est estimée à 2,63 pour 1000 personnes (données Santé Publique France[4]). L'étude la plus récente menée sur les données de l'Assurance maladie comptabilisait ainsi près de 175 000 patients traités pour une maladie de Parkinson en 2020. De façon très grossière et lissée sur le territoire national, cela fait une moyenne de 8,5 patients par officine (20 534 officines étaient comptabilisées en France en 2020 [2]). Ce chiffre est cependant amené à augmenter significativement, du fait de la réduction du nombre d'officines sur le territoire national d'une part (1 500 fermetures d'officines ont été comptabilisées en 10 ans)[5], et de l'augmentation de la prévalence de la maladie d'autre part, les projections internationales pour les décennies à venir indiquant un fardeau en constante augmentation. À ce titre, la maladie de Parkinson

1. www.who.int/fr/publications/m/item/intersectoral-global-action-plan-on-epilepsy-andother-neurological-disorders2022-2031

2. https://sante.gouv.fr/soins-et-maladies/maladies/maladies-neurodegeneratives/article/les-grandes-lignes-du-plan-maladies-neuro-degeneratives-mnd-2014-2019

3. https://sante.gouv.fr/soins-et-maladies/maladies/maladies-neurodegeneratives/article/feuille-de-route-maladies-neuro-degeneratives-2021-2022

4. www.santepubliquefrance.fr/maladies-et-traumatismes/maladies-liees-au-travail/maladie-de-parkinson/donnees

5. www.data.gouv.fr/fr/reuses/pharmacies-1-500-fermetures-dofficines-en-10-ans

La maladie de Parkinson

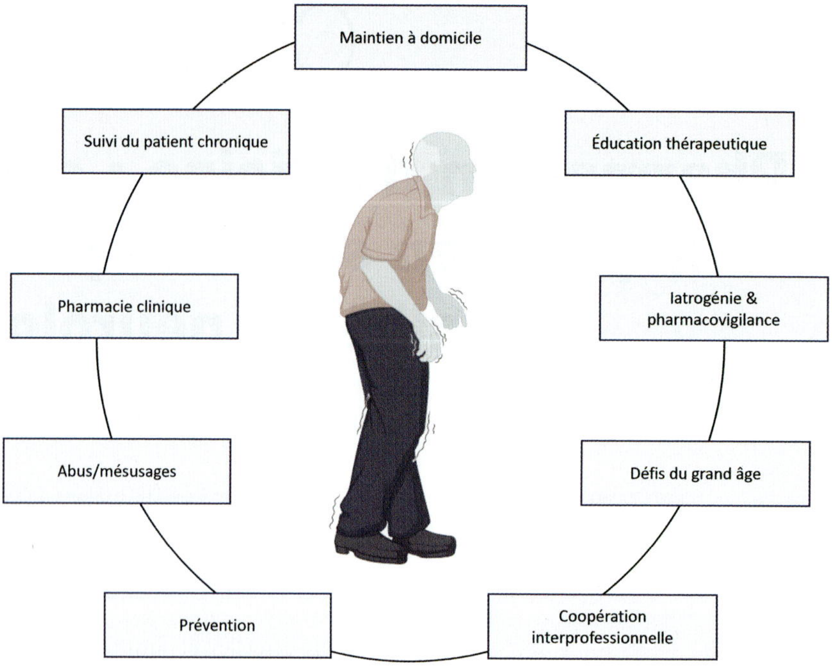

Figure 21.1. Prise en soins du patient atteint de la maladie de Parkinson : enjeux relevant de l'expertise pharmaceutique.

est en passe de devenir un enjeu majeur pour les équipes pharmaceutiques, et en particulier pour les équipes officinales.

Bien qu'il soit impliqué « à titre systématique », le recours au pharmacien n'est mentionné « qu'en fonction des besoins » dans les recommandations actuelles sur la prise en soins du patient atteint de la maladie de Parkinson[6]. Le rôle du pharmacien dans la prise en soins des patients est par ailleurs assez peu défini dans la littérature, y compris sur le plan international. Or, du fait de son expertise, de sa diversité d'exercice et de son intégration à l'ensemble du parcours de soin, le pharmacien constitue un acteur majeur de cette prise en charge. La maladie de Parkinson cristallise en effet de nombreux enjeux relevant de l'expertise pharmaceutique (Figure 21.1). Porte d'entrée du système de soins [3], particulièrement acculturé aux enjeux du vieillissement d'une population [4] et aux risques iatrogènes associés à la polymédication [5], le pharmacien a une place à part entière dans l'accompagnement au long cours et l'orientation du patient chronique.

6. HAS. Guide du Parcours de Soins – Maladie de Parkinson ; septembre 2016.

Quelle place pour le pharmacien d'officine et son équipe ?

Le pharmacien officinal et son équipe sont des acteurs incontournables et réguliers de la prise en soins du patient atteint de la maladie de Parkinson. Expert du médicament et acteur de proximité facile d'accès (grandes amplitudes horaires, disponibilité sans rendez-vous, service de garde) [2], le pharmacien d'officine est amené à rencontrer mensuellement le patient et/ou son entourage pour la dispensation des traitements. Membre à part entière de l'équipe clinique pluridisciplinaire, au plus proche des patients, le pharmacien dispose très souvent d'une bonne connaissance du contexte familial et professionnel du patient, ainsi que des réseaux de soins ville/hôpital disponibles à l'échelon local. Il est souvent le seul clinicien à disposer de l'intégralité de l'historique thérapeutique du patient, se situant à l'interface de l'ensemble des prescriptions médicales et des demandes spontanées (traitements disponibles sans ordonnance, phytothérapie, aménagement du domicile, etc.). Ses rôles sont donc multiples, tant auprès du patient et de son entourage (conseiller, accompagner, être à l'écoute, répondre aux questions et faire le lien avec l'équipe médicale), qu'au sein de l'équipe pluridisciplinaire (expertise, coordination des soins) ou qu'auprès du grand public (sensibilisation, information). En milieu hospitalier comme en secteur ambulatoire, la vigilance pharmaceutique est primordiale pour préserver les patients de prescriptions inappropriées, dont les conséquences peuvent être désastreuses sur la qualité de vie et le pronostic [6-9].

Auprès du patient

Si le patient doit rester acteur de sa prise en charge (consultations médicales, observance médicamenteuse, bonne hygiène de vie), l'équipe officinale est présente pour l'accompagner et prodiguer des conseils adaptés. Elle assure ainsi le suivi en répondant aux demandes sur le traitement, parfois la pathologie, l'adaptation de l'environnement, et en orientant le patient vers les services et ressources disponibles. Les traitements sont délivrés en respectant les bonnes pratiques de dispensation et en informant sur les effets indésirables. L'équipe officinale contribue à l'éducation thérapeutique des patients (entretien individuel, bilan partagé de médication) et doit s'assurer du bon suivi médical, y compris en ce qui concerne les contrôles annuels (dermatologue, ophtalmologue, chirurgien-dentiste). Le cas échéant, il est également du ressort du pharmacien de vérifier que la surveillance des médicaments nécessitant un contrôle particulier est effective et de rappeler au patient l'importance de cette surveillance (sanguine/clozapine, hépatique/tolcapone, cardiovasculaire/bromocriptine, dompéridone, apomorphine).

Une information complète, intelligible et adaptée doit être délivrée au patient pour favoriser une bonne observance : le patient doit comprendre les raisons de son traitement et des modalités de prise, qui peuvent sembler contraignantes de prime abord (prises répétées, en dehors des repas, etc.). Plusieurs études ont en effet mis en évidence que certains facteurs pouvaient impacter négativement l'observance chez les patients atteints de la maladie de Parkinson : le fait de travailler (prises médicamenteuses trop « visibles » ?), l'insuffisance ou l'absence de soutien intrafamilial, les représentations et croyances concernant la maladie et ses traitements, un manque de compréhension de l'intérêt du traitement et/ou de la nécessité de suivre les horaires prescrits, la polymédication, des prises médicamenteuses trop nombreuses (plan de prise complexe), l'existence de troubles cognitifs ou la survenue d'effets indésirables [10]. Face à des doutes concernant l'observance, il est possible d'évaluer rapidement le niveau de respect du traitement prescrit en utilisant notamment le questionnaire de Girerd. Des sessions d'éducation thérapeutique, au travers d'entretiens individuels et de bilans partagés de médication (BPM), sont donc tout à fait conseillées pour accompagner au mieux le patient atteint de la maladie de Parkinson. Pour rappel, le BPM consiste en une analyse des traitements médicamenteux. Il s'adresse aux patients de plus de 65 ans souffrant d'une ou de plusieurs pathologies chroniques et présentant au moins cinq molécules ou principes actifs prescrits pour une durée supérieure ou égale à 6 mois. Tout patient atteint de la maladie de Parkinson et âgé de plus de 65 ans est donc potentiellement éligible.

Au quotidien, le pharmacien encourage le patient à pratiquer une activité physique régulière, à conserver un tissu social, et à avoir de bonnes habitudes alimentaires [11-13]. Selon les besoins du patient, des conseils hygiéno-diététiques pour lutter contre l'hypotension orthostatique, les troubles digestifs et du sommeil peuvent être prodigués. Enfin, il est du devoir de l'équipe officinale d'alerter le patient sur la survenue possible de troubles du contrôle des impulsions, et sur les risques liés à la conduite automobile, et l'encourager à en reparler à son médecin et neurologue s'il signale de tels troubles. Aux stades les plus avancés, des conseils relatifs à l'aménagement du domicile, à la préservation de l'autonomie et à la prévention des chutes ou des complications du décubitus (patient alité) pourront par ailleurs être prodigués [14,15]. Enfin, les équipes officinales jouent un rôle concret dans les soins palliatifs et l'accompagnement de fin de vie [16,17].

Sur un plan logistique, l'équipe officinale doit donc être particulièrement attentive à la gestion de son stock de traitements antiparkinsoniens, en ayant quelques boîtes d'avance afin de pallier toute éventualité. Les traitements antiparkinsoniens ne sont malheureusement pas épargnés par les ruptures de stock, et cela peut créer beaucoup d'angoisse chez les patients et leur famille [18]. Concernant les génériques, il est préférable de délivrer toujours le même produit aux patients, cela afin d'éviter toute confusion, frustration et stress. Il faut par ailleurs rappeler que les modifications digestives induites par la maladie peuvent impacter la pharmacocinétique des traitements, et qu'il est préférable de limiter autant que possible les facteurs de variabilité, notamment chez les patients fluctuants.

Auprès de l'aidant

Dans la maladie de Parkinson, l'aidant est souvent le conjoint du patient : l'équipe officinale doit être présente à ses côtés pour informer, accompagner dans la gestion de la maladie au quotidien, mais également pour repérer une situation de détresse. Elle est ainsi un interlocuteur privilégié pour l'aider à trouver des solutions aux problèmes du quotidien (aménagement du domicile, orientation vers les dispositifs d'aide, aide à l'observance médicamenteuse). Des aides et prestations sont disponibles, et peuvent venir faciliter le quotidien : assistants sociaux, Maison départementale des personnes handicapées (MDPH), allocation personnalisée d'autonomie (APA), aides d'adaptation au logement, voire accueil temporaire dans des lieux de répit.

Le « fardeau de l'aidant » est une réalité dans la maladie de Parkinson [19]. L'équipe officinale doit donc rester attentive aux signes de dégradation physique et/ou psychique (perte de poids, dépression, anxiété, troubles du sommeil, épuisement). Un questionnaire (échelle de Zarit) visant à évaluer la pénibilité associée à la charge quotidienne est facilement disponible sur internet ; il peut servir d'outil et/ou de support de communication lors d'un entretien avec l'aidant. Devant une détresse, il faudra orienter, selon la sévérité, vers le médecin traitant, des associations, des groupes de parole, encourager un suivi psychologique, et le recours, selon les besoins, à des dispositifs d'accompagnement et de répit (de type maison des aidants).

Auprès de l'équipe médicale

Expert du médicament, le pharmacien joue un rôle essentiel au sein de l'équipe médicale, notamment dans un appui à la coordination des soins [20], par l'établissement d'une relation privilégiée avec le médecin traitant (notamment au sein des nouvelles structures telles que les maisons de santé ou les communautés professionnelles territoriales de santé, CPTS [21]), et un lien régulier avec le neurologue et l'ensemble de l'équipe médicale. Les équipes pharmaceutiques sont disponibles, en tant qu'expert du médicament, pour répondre aux questions relatives aux traitements (effets indésirables, modalités d'administration, interactions médicamenteuses, pharmacovigilance). Le pharmacien peut contribuer aux conciliations médicamenteuses, par la revue régulière des traitements médicamenteux et la gestion des effets indésirables, en émettant au besoin des opinions pharmaceutiques.

Auprès du grand public

L'équipe officinale est particulièrement bien placée pour mener des actions de sensibilisation (affiches, flyers, vidéos, notamment à l'occasion de la Journée mondiale Parkinson), mettre à disposition de la patientèle des informations fiables (brochures, flyers), organiser des activités en lien avec des associations de patients (sorties sportives, réunions d'information, etc.), mais également pour prodiguer des conseils de prévention sanitaire auprès des populations particulièrement à risques, comme les agriculteurs (usage des pesticides) [22,23].

Différentes situations rencontrées à l'officine [22]

Le pharmacien officinal et son équipe sont susceptibles d'intervenir à tous les niveaux de la prise en soins, du diagnostic à l'accompagnement de fin de vie. De façon générale, on peut distinguer cinq types de situations, en lien ou non avec la maladie de Parkinson : première délivrance (traitement antiparkinsonien), renouvellement d'ordonnance (traitement antiparkinsonien), modification/adaptation du traitement antiparkinsonien, ordonnance sans lien avec la maladie de Parkinson (pathologies intercurrente ou chronique) et automédication/demande spontanée. Le conseil délivré par l'équipe officinale doit être individualisé, adapté au stade évolutif et à l'environnement individuel (familial, socio-économique) du patient. Du fait de la chronicité et de la complexité de la maladie de Parkinson, il apparaît pertinent de donner la possibilité au patient de désigner un binôme pharmacien/préparateur référent au sein de l'officine, qui pourra être disponible pour assurer un suivi et un accompagnement personnalisés.

Première délivrance de traitement antiparkinsonien

Lors de la première délivrance de traitement antiparkinsonien, le patient est nouvellement diagnostiqué. Cette étape est très souvent douloureuse et vécue comme un choc par le patient et son entourage [24]. La nouveauté de la maladie, des traitements et le bouleversement quotidien qu'elle implique peuvent susciter de nombreuses questions. L'équipe officinale doit donc faire preuve de beaucoup d'écoute et d'empathie, et informer le patient sur son traitement. Au besoin, un entretien individuel peut être proposé (y compris ultérieurement). Lors de cette première délivrance, l'équipe officinale veille à :

- écouter et rassurer : éliminer les préjugés sur la maladie, rappeler que les symptômes et l'évolution sont variables d'une personne à l'autre ;
- consulter l'historique thérapeutique et le dossier pharmaceutique du patient pour éviter toute interaction médicamenteuse ;
- informer sur le traitement : principes généraux et rôle du traitement (pallier la carence en dopamine) ; modalités de prise (insister sur l'observance) : heure et fréquence de prise, précautions particulières à prendre le cas échéant (alimentation, boisson, etc.) ; informer sur les effets indésirables sans inquiéter le patient de façon démesurée, ce qui pourrait conduite à une non-adhésion ; vérifier que le patient a bien compris en lui proposant au besoin de reformuler ;
- rappeler d'éviter l'automédication et de demander conseil (pharmacien, médecin généraliste ou autre spécialiste) avant toute autre prise médicamenteuse, en raison du risque d'interactions médicamenteuses (y compris pour la phytothérapie) ;
- fournir au patient une « Carte médicale Parkinson[7] », lui conseiller de la conserver sur lui et de la signaler le cas échéant : destinée à faciliter les échanges entre patient et soignants et éviter notamment les arrêts intempestifs de traitement, la carte contient les informations relatives aux traitements (médicaments, posologies, heures de prises) ainsi que des informations personnelles (personne à prévenir en cas d'urgence, coordonnées du médecin, allergies éventuelles, etc.) ;
- proposer au patient de la documentation de source fiable sur la maladie de Parkinson et ses traitements (Association France Parkinson, ANSM, HAS) ;
- prodiguer des conseils hygiéno-diététiques : pratique/initiation d'une activité physique ; alimentation variée et équilibrée ; maintien du lien social : amical, familial, loisirs et activités en groupe ;

---

7. www.cespharm.fr/prevention-sante/actualites/Archives/Outils-Parkinson-faciliter-les-echanges-patient-soignants

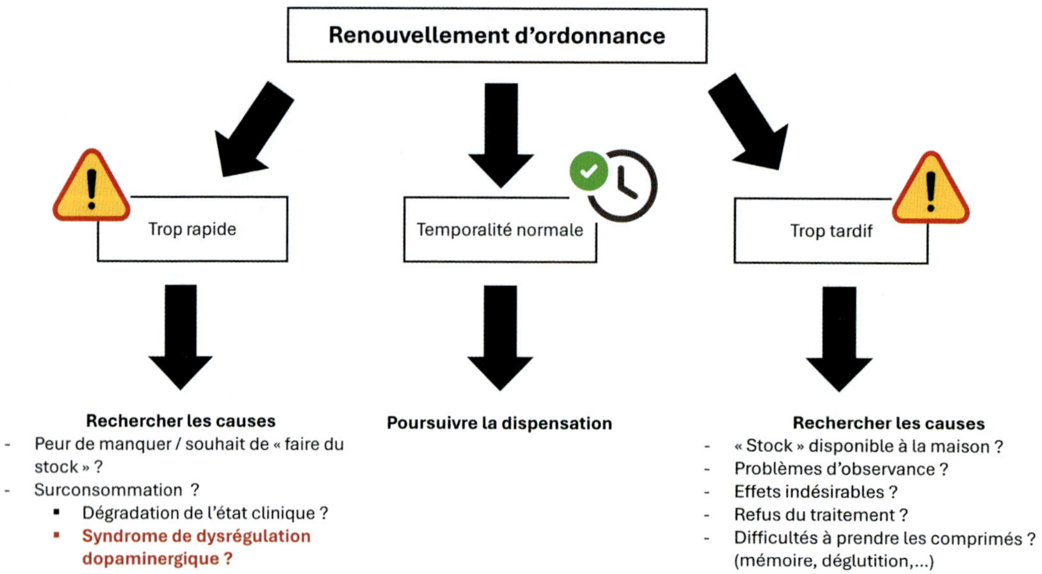

Figure 21.2. Renouvellement du traitement antiparkinsonien et veille pharmaceutique [2].
Source : D'après Bréon L, 2022.

- orienter, selon les besoins, vers des associations ou un soutien psychologique ;
- se tenir à disposition du patient et de son entourage pour d'éventuelles questions.

Renouvellement du traitement antiparkinsonien

Lors du renouvellement d'ordonnance, le pharmacien doit rechercher la survenue éventuelle d'effets indésirables et de signes d'évolution. Deux questions simples sont ainsi à poser :

- « Est-ce que tout va bien avec votre traitement ? » (permet de soulever d'éventuelles difficultés en lien avec l'observance, les modalités de prise ou les effets indésirables) ;
- « Est-ce qu'il s'est passé quelque chose de particulier ce mois-ci ? » (permet de repérer les effets indésirables, les événements à forte connotation émotionnelle pouvant impacter le quotidien et l'efficacité thérapeutique, mais aussi des signes d'évolution péjorative). Cette opportunité de suivi mensuel permet ainsi au pharmacien de :
  - prendre des nouvelles du patient (orienter au besoin vers une consultation spécialisée et/ou vers le médecin généraliste selon la situation) et de se tenir à disposition du patient et de son entourage pour d'éventuelles questions,
  - vérifier l'observance et l'adhésion thérapeutique, au travers des dates de délivrance (Figure 21.2) : identifier la/les causes de non-observance le cas échéant, que ce soit dans le sens d'un défaut d'observance (refus du traitement, oubli, difficultés à avaler, effets indésirables, sous-dosage) ou, en effet, d'une surconsommation (une consommation trop rapide/importante peut à l'inverse évoquer des troubles du contrôle des impulsions ou un syndrome de dysrégulation dopaminergique),
  - consulter l'historique thérapeutique et le dossier pharmaceutique pour s'assurer de l'absence de toute interaction médicamenteuse, et rappeler d'éviter l'automédication,
  - évaluer la survenue d'effets indésirables en utilisant au besoin des auto-questionnaires adaptés,
  - le cas échéant, vérifier que la surveillance des médicaments nécessitant un contrôle particulier est effective (e.g clozapine, tolcapone) et rappeler au patient l'importance de cette surveillance (carnets de suivi, bilan biologique),

renouveler les conseils hygiéno-diététiques (activité physique, alimentation variée et lien social).

Modification/adaptation du traitement antiparkinsonien

En cas de modification du traitement, l'équipe officinale prendra soin :

- d'interroger le patient sur les raisons de ce changement (augmentation des doses, effets indésirables, mauvaise observance, évolution de la maladie, changement pour cause de rupture de stock) afin de s'assurer de sa bonne compréhension et ainsi éviter des erreurs d'administration ;
- d'écouter et de rassurer au besoin, en particulier si le patient exprime des craintes vis-à-vis de sa pathologie ou de ses traitements (possibilité de proposer un entretien individuel ou de se rendre dans l'espace de confidentialité) ;
- de consulter l'historique thérapeutique et le dossier pharmaceutique pour s'assurer de l'absence de toute interaction médicamenteuse ;
- d'informer sur le traitement (éducation thérapeutique) : principe généraux et rôle du traitement, modalités de prise, effets indésirables (sans inquiéter le patient de façon démesurée, ce qui pourrait conduite à une non-adhésion) ;
- de vérifier que le patient a bien compris en lui proposant au besoin de reformuler ;
- de mettre à jour le plan de prise le cas échéant ;
- de renouveler les conseils relatifs à l'hygiène de vie et aux règles hygiéno-diététiques adaptées à la situation ;
- de conseiller au patient de rapporter les traitements inutilisés et/ou devenus obsolètes à la pharmacie pour éviter des risques de confusion.

Prescription sans lien avec la maladie de Parkinson

Différents paramètres peuvent influencer le devenir des médicaments chez le patient atteint de la maladie de Parkinson. Ils doivent être pris en compte pour ajuster au besoin les traitements : modifications liées à l'âge (métabolisme) et à l'état physique (prise/perte de poids, dénutrition), perturbations des mécanismes d'absorption par la symptomatologie digestive induite par la maladie de Parkinson (dysphagie, gastroparésie, dysbiose digestive, constipation), effets potentiels des traitements (induction/inhibition de cytochromes, perturbation des fonctions hépatiques, etc.). L'équipe officinale se doit donc d'être vigilante face à tout risque d'interaction avec les traitements du patient atteint de la maladie de Parkinson.

D'une manière générale, il faut proscrire l'administration chez le patient atteint de la maladie de Parkinson de tout traitement pouvant exposer aux troubles extrapyramidaux : neuroleptiques, neuroleptiques « cachés » (antipsychotiques et antiémétiques), sétrons, inhibiteurs de la recapture de la sérotonine, buspirone, anticholinestérasiques, trimétazidine, inhibiteurs calciques, acide valproïque et chloroquine.

Des précautions particulières doivent être adoptées face à tout traitement exposant à une addition d'effets, en particulier sédatifs et hypotenseurs, du fait du profil de vulnérabilité des patients au regard du risque de chute.

Automédication/ demandes spontanées

L'automédication est particulièrement à risque chez le patient atteint de la maladie de Parkinson, du fait de l'existence de nombreuses interactions : la vigilance est de mise face à toute demande de médicaments sans ordonnance visant à soulager les symptômes de rhume, troubles digestifs (eg métopimazine), mal des transports, troubles du sommeil ou manifestations allergiques. Les demandes concernant les compléments alimentaires et la phytothérapie (*Mucuna pruriens*, etc.) doivent également être traitées avec beaucoup d'attention. Il est indispensable de sécuriser le libre accès en rappelant au patient de toujours demander conseil, y compris pour les médicaments du quotidien.

Il est fréquent que les patients sollicitent le pharmacien lors de la préparation d'un voyage (demande de conseils, constitution d'une trousse à pharmacie d'urgence, etc.). Une consultation médicale (médecin traitant, neurologue) peut être conseillée avant un départ en voyage, en particulier si le lieu de villégiature se situe à l'étranger. De la même façon, une mise à jour du plan de prise pourra être effectuée avec l'aide de l'équipe officinale en cas de changement de fuseau horaire (décalage horaire). Selon la destination, une liste des médicaments à éviter et contre-indiqués (y compris en automédication) pourra être proposée. Sans alarmer inutilement le patient, on prendra soin de rappeler qu'un changement d'alimentation (en particulier en cas de turista ou diarrhée du voyageur) et le stress peuvent impacter l'efficacité du traitement, et que la sensibilité aux variations thermiques peut être altérée (chaleur et troubles de la sudation, froid et rigidité musculaire, fatigue). Il est également nécessaire de prévoir des temps de repos. On conseillera au patient de préparer un dossier avec ses ordonnances en cours (médicaments, soins infirmiers) et les documents relatifs à sa prise en charge (carte patient, carnet de liaison, notice d'utilisation de matériel, liste de numéros à contacter en cas d'urgence, coordonnées du prestataire), de se munir de ses médicaments et du matériel en quantité suffisante, et d'emporter avec soi sa « carte médicale Parkinson » ainsi que sa version anglaise (« Parkinson's Passport ») en cas de départ à l'étranger. Le respect des conditions de conservation des médicaments (température, notamment) est impératif (apomorphine, Duodopa®). Pour les voyages en avion, on conseillera de conserver les médicaments (quantité suffisante pour 7 jours) et papiers importants dans le bagage à main, pour faire face à tout imprévu (retard, perte de bagage). Compte tenu de la nécessité d'avoir de l'eau à disposition pour la prise de médicaments, on peut conseiller au patient de se munir d'une gourde réutilisable, qui pourra être vidée avant le passage de la sécurité à l'aéroport et remplie juste après. Un siège côté couloir ou à proximité des toilettes sera préférable, tout comme un embarquement prioritaire (pour limiter le stress). Certaines compagnies aériennes proposent un service d'assistance aux passagers en situation de handicap. On indiquera au patient de s'assurer, le cas échéant, de la possibilité d'accéder à des soins infirmiers et à une hospitalisation, et de prévoir au besoin une assistance médicale et de rapatriement (assurances).

Limites du conseil officinal : solliciter une consultation spécialisée

L'équipe officinale accompagne le patient au quotidien, en le conseillant sur ses traitements, la gestion de ses symptômes et de la vie quotidienne. À l'interface de l'ensemble des spécialités médicales, elle contribue à s'assurer du bon suivi du patient, en lui rappelant la nécessité de consulter certains spécialistes annuellement (bilans réguliers), et dès que le besoin s'en fait sentir (dermatologue, chirurgien-dentiste, ophtalmologue, etc.). L'équipe doit aussi encourager le patient à respecter les plans de traitements établis par son kinésithérapeute, son orthophoniste, son diététicien nutritionniste, ou son équipe de médecine physique et de réadaptation (MPR), en lui rappelant que l'activité physique, l'alimentation et les approches non pharmacologiques ont autant d'importance que les médicaments qu'il prend au quotidien. Si le pharmacien a toute sa place dans l'accompagnement du patient atteint de la maladie de Parkinson, il doit cependant être en mesure de reconnaître les situations sortant du cadre du conseil officinal et être conscient des limites de sa formation initiale (souvent malheureusement insuffisante). Ces dernières font que, sur le terrain, la place du pharmacien demeure trop souvent mal définie et insuffisante, tant auprès des patients et de leur entourage que des autres professionnels de santé impliqués dans la prise en soins [25-27]. Des initiatives sont en développement et doivent être encouragées [22,28].

Plusieurs situations, non mutuellement exclusives, sortent du cadre officinal et nécessitent une orientation du patient vers le médecin traitant, le neurologue ou un autre membre de l'équipe pluridisciplinaire [22]. Il incombe aux équipes de neurologie de sensibiliser les équipes pharmaceutiques à ces sujets afin d'optimiser la coordination des soins et de limiter les conséquences de tels événements sur la qualité de vie des patients et de leurs proches.

Situations d'urgence

Certains tableaux cliniques nécessitent une orientation en urgence vers un médecin pour une prise en charge immédiate. Elles doivent être impérativement connues de l'équipe officinale :

- arrêt brutal des traitements antiparkinsoniens ou symptomatologie évocatrice d'un pseudo-syndrome malin des neuroleptiques ou d'un syndrome de sevrage des agonistes dopaminergiques (SSAD) : orienter en urgence vers le médecin traitant, le neurologue ou le service des urgences ;
- troubles du contrôle des impulsions avec mise en danger du patient ou de tiers (en particulier hypersexualité) : médecin traitant, neurologue ;
- signes cliniques d'infection chez un patient traité par clozapine (Leponex®) pour des hallucinations (risque d'agranulocytose), ou chez un patient traité par Duodopa® ou pompe sous-cutanée : médecin traitant, neurologue ;
- signes digestifs majeurs chez un patient traité par Duodopa® : neurologue, gastroentérologue, infirmier libéral/prestataire/infirmier de pratique avancée/référent Parkinson ;
- signes évocateurs d'hépatite chez un patient traité par ICOMT (en particulier par tolcapone) : médecin traitant, neurologue, hépatologue.

Effets indésirables en lien avec le traitement antiparkinsonien

Il faut orienter le patient vers une consultation spécialisée en présence de tout symptôme évoquant la survenue de :

- troubles du contrôle des impulsions (hypersexualité, orgies alimentaires, jeu pathologique, achats compulsifs, « hobbies » très envahissants, etc.), surtout en lien avec la dispensation d'agonistes dopaminergiques : médecin traitant, neurologue ;
- surdosage, suspicion de syndrome de dysrégulation dopaminergique (signes comportementaux et/ou moteurs) : médecin traitant, neurologue ;
- hallucinations (visuelles, auditives, olfactives, tactiles) : médecin traitant, neurologue, psychiatre ;
- phénomènes cutanés chez un patient traité par dispositif (pompe à apomorphine, Duodopa® et stimulation cérébrale profonde) : médecin traitant, neurologue, infirmier libéral, prestataire, infirmier de pratique avancée, référent Parkinson ;
- somnolence importante ou épisode d'endormissement soudain ou « attaque de sommeil » : médecin traitant, neurologue, neurologue du sommeil ;
- manifestations dentaires, parodontales et/ou buccales : chirurgien-dentiste, orthophoniste.

(Encadré 21.1)

En présence de signes évolutifs

Du fait de la dispensation des ordonnances, l'équipe officinale est en contact régulier avec le patient et son entourage. Elle est donc à même de repérer précocement l'émergence de signes

Encadré 21.1

Troubles du contrôle des impulsions à l'officine : informer, dialoguer et surveiller !

Informer le patient et son entourage de la survenue possible de troubles du contrôle des impulsions (TCI) et de leurs conséquences potentielles lors de la dispensation d'agonistes dopaminergiques est impératif. Des documents d'information et des autoquestionnaires sont à disposition pour favoriser les échanges (ANSM, Cespharm, association France Parkinson). Le repérage des TCI est souvent trop tardif, ce qui conduit malheureusement à des conséquences désastreuses pour le patient et son entourage. L'équipe officinale doit donc savoir reconnaître les signes suggérant l'émergence de ces troubles et ne pas hésiter à interroger le conjoint, le patient étant souvent dans le déni ou inconscient de ces modifications comportementales (anosognosie). Une réévaluation régulière doit par ailleurs être menée, les troubles pouvant survenir plusieurs mois après l'instauration et/ou la modification du traitement. Le renouvellement d'ordonnance doit ainsi permettre de faire le point mensuellement sur la survenue éventuelle de TCI.

évolutifs et de complications en lien avec la pathologie. Le repérage des signes suivants, au comptoir ou lors de l'entretien avec le patient et/ou l'aidant, nécessite l'orientation vers un avis spécialisé :

- fluctuations motrices et non motrices non ou insuffisamment soulagées par le traitement en cours : neurologue ;
- troubles de la déglutition, dysphagie (épisodes de fausse route) : neurologue, orthophoniste, diététicien-nutritionniste ;
- altérations cognitivo-psychiatriques : hallucinations (visuelles ou auditives), confusion, troubles de la mémoire, difficultés à gérer les médicaments, les déplacements ou la vie quotidienne : médecin traitant, neurologue, psychiatre, psychologue ;
- perte de poids, altération de l'état général, dénutrition : médecin traitant, neurologue, diététicien-nutritionniste ;
- difficulté (quelle qu'en soit la raison) avec la conduite automobile : médecin traitant, neurologue ;
- isolement, repli sur soi, signes d'apathie ou de dépression : médecin traitant, neurologue, psychiatre, psychologue ;
- épisode(s) de chutes :
  - sans conséquence traumatique ou n'ayant pas nécessité d'hospitalisation : médecin traitant, neurologue, kinésithérapeute, médecine physique et de réadaptation,
  - avec traumatisme facial : médecin traitant, chirurgien-dentiste, neurologue, kinésithérapeute, médecine physique et de réadaptation
- détérioration de l'état général et/ou moteur après un épisode infectieux : médecin traitant, neurologue ;
- difficultés avec la prise orale de médicaments (faire un bilan de troubles éventuels de la déglutition et envisager des alternatives à la voie orale) : médecin traitant, neurologue, orthophoniste.

En présence de difficultés au domicile

Échanger avec le patient et son conjoint (ou aidant) permet de récolter des informations capitales sur l'autonomie et le vécu quotidien du patient. Au stade initial de la maladie, l'après-diagnostic peut s'avérer particulièrement difficile. Il n'est pas rare que, passé le choc de la consultation, des réactions se manifestent de façon différée, quelques semaines à quelques mois après l'annonce. Devant toute manifestation comportementale laissant supposer des troubles de l'adaptation après le diagnostic (symptômes dépressifs et/ou anxieux, agressivité, impulsivité) chez le patient comme chez le conjoint, il ne faut pas hésiter à orienter vers le médecin traitant ou le neurologue, qui pourra suggérer un accompagnement psychologique.

Face à des difficultés au domicile (repas, ménage, habillement, vie quotidienne), le pharmacien pourra orienter vers le médecin traitant, un ergothérapeute mais également vers des dispositifs d'aides (aménagement du domicile, aide à la personne). Il ne faut pas hésiter à suggérer le recours à un(e) assistant(e) social(e), qui pourra proposer des solutions concrètes et adaptées aux défis de la vie quotidienne (prise en charge des soins, difficultés financières, insertion professionnelle, aide à la personne).

En présence d'un aidant en difficulté

Accompagner et conseiller le conjoint ou l'aidant fait également partie des missions du pharmacien : face à des signes de détresse ou d'épuisement (physique et/ou mental), il faut l'inciter à consulter son médecin traitant (a minima), un psychologue au besoin, et à se faire accompagner, au travers par exemple d'associations destinées aux aidants (programme A2PA « Aide aux aidants Parkinson »[8] de l'association France Parkinson ou autres associations en fonction des régions) ou de groupes de parole. L'échelle de Zarit, ou Inventaire du fardeau du proche aidant (score compris entre 0 et 88), permet de quantifier la pénibilité et la charge matérielle et affective

8. www.franceparkinson.fr/pour-les-aidants/programme-national-a2pa-aide-et-accompagnement-des-proches-aidants

supportées par l'aidant. Facilement accessible sur internet et souvent utilisée dans le contexte de la maladie d'Alzheimer, elle permet à l'équipe officinale d'évaluer rapidement la situation et de prendre les mesures nécessaires pour venir en aide à un proche dépassé par les événements.

Conclusion

La place du pharmacien dans la prise en soins des patients atteints de la maladie de Parkinson est indéniable. Du fait de son expertise, de sa diversité d'exercice et de son intégration à l'ensemble du parcours de soin, le pharmacien constitue un acteur majeur de cette prise en charge, du diagnostic à l'accompagnement de fin de vie. Trait d'union entre l'hôpital et la ville, les équipes pharmaceutiques jouent un rôle essentiel auprès des patients et de leur entourage (conseiller, accompagner, être à l'écoute, répondre aux questions et faire le lien avec l'équipe médicale), mais aussi au cœur de l'équipe médicale (expertise, coordination des soins). Accompagner un patient atteint de la maladie de Parkinson et son entourage nécessite cependant des connaissances spécialisées, qui font parfois défaut chez les pharmaciens à l'heure actuelle. Le virage ambulatoire amorcé depuis la pandémie de Covid-19, tout comme les projections épidémiologiques à l'horizon 2030 et la dégradation de l'accès aux soins imposent que les pharmaciens se saisissent de ces enjeux et amorcent une montée en expertise, en lien avec les équipes de neurologie. L'intégration complète de l'expertise pharmaceutique clinique dans les décisions thérapeutiques et dans le parcours de soins des patients apparaît donc comme une promesse d'avenir, à construire dès aujourd'hui pour répondre aux multiples enjeux que pose cette maladie neurodégénérative.

Références

[1] Ben-Shlomo Y, Darweesh S, Llibre-Guerra J, et al. The epidemiology of Parkinson's disease. Lancet 2024;403:283–92.

[2] Bréon L. L'officine, un lieu de santé au plus proche des patients. Actual Pharm 2022;61:24–6.

[3] Wilcke C, Parenty L, Zamolo H, Sarkozy F. Les pharmaciens d'officine sont aussi des acteurs du 1er recours. Résultats de l'enquête demandes de soins non programmés dans les officines du Grand Est. Ann Pharm Fr 2023;81:380–8.

[4] Mrozovski JM. Le pharmacien face au vieillissement de la population. Actual Pharm 2021;60:47–9.

[5] Belon JP, Niquille A, Michiels Y. Polypharmacie et patient âgé. Actual Pharm 2023;62:20–2.

[6] Khalil V, deClifford JM, Lam S, Subramaniam A. Implementation and evaluation of a collaborative clinical pharmacist's medications reconciliation and charting service for admitted medical inpatients in a metropolitan hospital. J Clin Pharm Ther 2016;41:662–6.

[7] Lertxundi U, Isla A, Solinís MÁ, et al. Medication errors in Parkinson's disease inpatients in the Basque Country. Parkinsonism Relat Disord 2017;36:57–62.

[8] Martinez-Ramirez D, Giugni JC, Little CS, et al. Missing dosages and neuroleptic usage may prolong length of stay in hospitalized Parkinson's disease patients. PloS One 2015;10:e0124356.

[9] Mostafa LS, Sabri NA, El-Anwar AM, Shaheen SM. Evaluation of pharmacist-led educational interventions to reduce medication errors in emergency hospitals: a new insight into patient care. J Public Health Oxf Engl 2020;42:169–74.

[10] Malek N, Grosset DG. Medication adherence in patients with Parkinson's disease. CNS Drugs 2015;29:47–53.

[11] Brunie V, Roupret-Serzec J, Rieutord A. Le rôle du pharmacien dans l'éducation thérapeutique du patient. J Pharm Clin 2024;29(2).

[12] Coudron O. Maladie de Parkinson, nutrition et micronutrition. Actual Pharm 2020;59:32–6.

[13] Barnault M, Dutruel D. Place de l'activité physique dans la prise en charge des pathologies neurologiques. Actual Pharm 2017;56:26–32.

[14] Battu V. Fauteuils roulants et lits médicalisés. Actual Pharm 2018;57:57–9.

[15] Clere N. Prise en charge des escarres à l'officine. Actual Pharm 2010;49:37–9.

[16] Longuet V. Place du pharmacien d'officine en soins palliatifs. Actual Pharm 2024;63:28–31.

[17] Cuchet I, Godard-Marceau A, Aubry R, et al. Que disent les pharmaciens d'officine de leur rôle dans les soins palliatifs ? Médecine Palliat 2022;21:253–62.

[18] Le Corre G, Verin M, Auffret M. Ruptures de stock des traitements antiparkinsoniens en pharmacies d'officine : l'exemple du Sinemet® à Rennes (2018-2019). Rev Neurol 2022;178:S100.

[19] Aamodt WW, Kluger BM, Mirham M, et al. Caregiver Burden in Parkinson Disease: A Scoping Review of the Literature from 2017-2022. J Geriatr Psychiatry Neurol 2024;37:96–113.

[20] Wilcke C, Sergent S. Coordination du parcours de soins, la place du pharmacien. Actual Pharm 2019;58:20–3.

[21] Vernus AL, Catala O, Supper I, et al. Maisons et pôles de santé pluriprofessionnels incluant des pharmaciens : un état des lieux. Ann Pharm Fr 2016;74:463–72.
[22] Auffret M. Conseiller et accompagner le patient atteint de la maladie de Parkinson à l'officine. Puteaux : Le Moniteur des pharmacies éditions ; 2023.
[23] Declemy A, Gabet S. Le pharmacien d'officine, un acteur majeur de prévention auprès des agriculteurs. Actual Pharm 2023;62:44–7.
[24] Subramanian I, Pushparatnam K, McDaniels B, et al. Delivering the diagnosis of Parkinson's disease- setting the stage with hope and compassion. Parkinsonism Relat Disord 2023;105926.
[25] Parisot M, Verin M, Auffret M. Iatrogénie médicamenteuse et recours au pharmacien d'officine : enquête auprès de patients atteints de la maladie de Parkinson. Rev Neurol 2024;180:S78.
[26] Thoreux J, Patat M, Verin M, Auffret M. Prise en charge du patient parkinsonien sous pompe à Apomorphine : rôle du pharmacien d'officine et relations avec les prestataires de santé. Rev Neurol 2023;179:S29.
[27] Duhain A, Verin M, Zagnoli F, Auffret M. Maladie de Parkinson à l'officine : quel rôle pour le pharmacien dans l'accompagnement du patient et de l'aidant ? Rev Neurol 2023;179:S35.
[28] Leclainche F, Davoust N, Verin M, Auffret M. L'accompagnement du patient parkinsonien en ambulatoire : élaboration et mise en œuvre d'entretiens pharmaceutiques. Rev Neurol 2024;180:S17.

Chapitre 22

Rééducation

Jean-Pierre Bleton

Unité James-Parkinson, service de neurologie/service de la recherche clinique,
hôpital Fondation Adolphe-de-Rothschild, Paris.

Introduction

La maladie de Parkinson (MP) représente la deuxième cause la plus fréquente de handicap neurologique. Ses conséquences ont considérablement évolué avec l'introduction de la rééducation motrice et de l'activité physique [1]. Cette thérapie est largement adoptée puisqu'en France 75 % des personnes atteintes de la MP (appelée *Personne cum Parkinson* (PcP) selon la terminologie internationale), sont suivis en kinésithérapie [2]. La rééducation cible les troubles moteurs de la MP, visant l'indépendance dans les déplacements, l'autonomie quotidienne et l'amélioration de la qualité de vie à toutes les étapes de la maladie, avec une approche individualisée. Deux approches rééducatives complémentaires sont utilisées : une approche holistique centrée sur l'activité motrice globale et une approche spécifique des symptômes. L'activation motrice globale est privilégiée aux stades précoces, tandis que l'approche spécifique devient plus importante aux stades avancés. Une approche intégrée, combinant l'activité physique globale et la rééducation symptomatique, est recommandée pour une prise en charge complète, couvrant ainsi l'ensemble de ses besoins.

Tout au long de ce chapitre, le lecteur pourra se référer aux tableaux 22.1 à 22.5 dans lesquels sont résumés les différents types de prise en charge de rééducation en fonction du stade évolutif de l'échelle de Hoehn et Yahr.

Rééducation à la période initiale

À la phase initiale (Tableau 22.1) de la MP, les PcP tendent à être moins actifs, leur activité physique diminue d'environ 30 % par rapport aux personnes non atteintes [2] entraînant une réduction de l'adaptation cardiovasculaire à l'effort et favorisant ostéoporose et sarcopénie qui s'aggravant avec la progression de la maladie [3].

L'activité physique est aujourd'hui reconnue comme une stratégie thérapeutique complémentaire aux traitements médicaux de la MP, optimisant les capacités fonctionnelles et minimisant les complications motrices. Comme pour les personnes non atteintes, les PcP bénéficient des bienfaits de l'exercice physique, qui renforce la musculature, améliore la souplesse, l'équilibre, la mobilité et la réactivité en cas d'événements imprévus. Un programme d'exercices ciblés sur les difficultés motrices, pratiqués régulièrement maintient un bon état de santé, favorise la participation aux activités sociales et professionnelles et renforce la résilience au stress.

Ces programmes de rééducation élaborés à partir d'un bilan clinique prennent en compte les

La maladie de Parkinson

Tableau 22.1. Premier niveau ou stade précoce. Rééducation aux stades I et II de Hoehn et Yahr.

Fonctions	Déficits	Rééducation motrice
Motricité	Tremblement Lenteur Adynamie Hypokinésie	Gymnastique aérobie Adaptation à l'effort Balnéothérapie Danse (tango) Hobbies Sports loisirs
Posture	Rigidité axiale Raideurs proximales	Gymnastique posturale Assouplissement Stretching
Mobilité	Lenteur Asymétrie des pas	Marche active, nordique Exercices en aérobie Tai-chi
Qualité de vie	Douleur Stress Dépression	Massage Physiothérapie Éducation posturale Relaxation Activités en groupe
Communication	Dysgraphie Dysarthrie	Orthophonie Graphomotricité Respiration (éducation du souffle) Rééducation des muscles faciaux Éducation des expressions du visage Chant

besoins spécifiques de chaque PcP, les recommandations médicales et les attentes de la personne concernée et de ses aidants.

Quand débuter la rééducation ?

Il est recommandé de commencer la rééducation dès l'annonce du diagnostic pour éviter de cumuler des troubles moteurs et les effets néfastes de la sédentarité. Si les symptômes restent discrets, la prise en charge se limite généralement à une évaluation régulière de la motricité, des conseils préventifs et de pratique d'activités physiques régulières.

Modalités d'application

Les programmes de rééducation incluent des activités physiques variées telles que les loisirs sportifs et les tâches quotidiennes impliquant des déplacements et des travaux manuels ainsi que des exercices rééducatifs planifiés, structurés et répétitifs portant sur des activités motrices spécifiques à améliorer. Pratiquer régulièrement une combinaison d'activités physiques et d'exercices ciblés sur les tâches motrices répond aux besoins de rééducation des PcP, à condition de les coordonner avec le traitement médical et d'en ajuster l'intensité pour éviter toute douleur, fatigue excessive ou traumatisme musculo-articulaire [4]. Lorsque des symptômes moteurs surviennent précocement, tels que raideur scapulaire, douleurs ou trouble postural, une kinésithérapie spécifique est initiée.

Temps à consacrer à l'exercice

L'efficacité des programmes de rééducation dépend du temps alloué, de l'intensité et de la fréquence des séances, et est en fonction du stade et de la sévérité de la maladie.

Les recommandations des organismes de santé comme celles de l'*American College of Sports Medicine ; Department of Health and Human Services*, suggèrent 150 minutes d'activité d'intensité modérée réparties par semaine, incluant un entraînement cardiorespiratoire soutenu de 20 minutes trois fois par semaine. Les effets de l'exercice au-delà de 6 mois et ses mécanismes d'action sur le ralentissement du processus neurodégénératif nécessitent encore des éclaircissements.

Type d'activités physiques

Le terme d'activité physique englobe un large éventail d'activités du quotidien et de loisirs sportifs. Ces activités sont préconisées en fonction des capacités individuelles des PcP et des recommandations médicales, en vérifiant notamment l'absence de contre-indications cardiaques. Elles incluent des exercices aérobies, de renforcement musculaire, d'équilibre et de flexibilité, intégrant des éléments de bien-être général. Elles peuvent être réalisées individuellement ou en groupe sous la supervision de professionnels qualifiés.

L'entraînement en endurance ou exercice en aérobie, semble jouer un rôle crucial dans la prévention et le ralentissement de la progression de la MP [4]. Il implique des mouvements rythmiques des grands groupes musculaires sur une période prolongée, entraînant une augmentation de la consommation d'oxygène, une accélération de la respiration et du rythme cardiaque. Pendant l'exercice, la PcP doit pouvoir converser aisément et peut augmenter progressivement son rythme cardiaque jusqu'à atteindre une valeur cible déterminée selon son âge. La valeur cible de l'exercice en aérobie est calculée par la fréquence cardiaque maximale déterminée en soustrayant l'âge de 220, puis en multipliant le résultat par 0,6 à 0,7 pour une activité modérée et par 0,8 à 0,85 pour une activité intense.

Une variété d'activités aérobies et de sports loisirs d'intensité modérée à intense répondent aux besoins variés des PcP.

Entraînement fonctionnel en salle

Cet entraînement prépare le corps aux mouvements répétitifs et aux activités quotidiennes.

- L'entraînement sur tapis roulant améliore significativement la marche en augmentant la vitesse et la longueur de la foulée, renforçant l'équilibre et les capacités fonctionnelles. Cet entraînement, adaptable au domicile et sécurisé grâce à des ceintures de maintien, constitue une option de rééducation accessible, pouvant même être intégré à la réalité virtuelle [5]. De plus, elle permet une marche assistée avec suspension partielle du poids corporel, bénéfique pour les PcP à mobilité réduite.
- Le pédalage sur vélo de cardio-training, vélo elliptique, rameur ou vélo d'appartement à assistance électrique avec un rythme soutenu de pédalage (30 % au-dessus du rythme de confort) est bénéfique pour ses effets sur le conditionnement en aérobie et sur les paramètres de marche.
- La gymnastique douce comprend un ensemble d'exercices visant à assouplir et tonifier le corps, réalisés à une vitesse lente et adaptés à chaque individu. Elle met l'accent sur la respiration, la relaxation, la flexibilité, la mobilité articulaire, la coordination et l'équilibre, sans compétitivité ni dépassement de soi. Plusieurs disciplines répondent à ces critères :
  - le Pilates se concentre sur l'amélioration de la posture et du contrôle des mouvements, renforçant notamment la posture axiale,
  - le yoga privilégie une approche douce et progressive des mouvements et des postures, mettant l'accent sur la respiration, la relaxation et la méditation. Il renforce les muscles érecteurs spinaux, en réduisant la rigidité des membres et en améliorant la conscience du corps,
  - le tai-chi est une approche holistique caractérisée par des mouvements fluides, lents et gracieux, combinés à la méditation. Il favorise l'équilibre et la stabilité posturale,
  - le Qi Gong consiste en une diversité de mouvements simples et répétitifs visant à améliorer la respiration et l'équilibre dynamique [6],
  - le stretching vise à améliorer la flexibilité et la mobilité articulaire par l'étirement des muscles et des tendons, cette technique gagne à être combinée avec des exercices de renforcement musculaire [7].
- La danse, en particulier le tango, est reconnue pour réduire les symptômes moteurs des PcP et améliorer leur mobilité fonctionnelle. Cette danse, caractérisée par des grands mouvements précis et rythmés, favorise la coordination et l'équilibre. Elle nécessite une interaction étroite entre le haut et le bas du corps ainsi qu'avec le partenaire [8]. Elle offre une stimulation sensorielle riche grâce aux mouvements associés aux stimuli musicaux et des interactions sociales positives, activant ainsi le système de récompense.

Sports de loisirs convenant aux PcP (exemples)

- *Marche nordique.* La marche nordique est appréciée des PcP pour sa praticité accessible tout au long de l'année. Elle peut être pratiquée avec différentes intensités, de modérée à élevée. Grâce à l'utilisation des bâtons, elle sollicite les membres supérieurs et le haut du corps, complétant ainsi la marche normale.

Souvent pratiquée en groupe, elle favorise les interactions sociales et renforce les liens. Cette activité est notamment recommandée aux PcP qui ne pratiquaient pas d'activités physiques ou sportives avant l'annonce du diagnostic.

- *Cyclisme.* L'aptitude à faire du vélo est souvent préservée chez les PcP, leur permettant de pratiquer le cyclisme sur un tandem ou un vélo ordinaire. Un pédalage plus rapide que la cadence de confort améliore la mobilité, la force des jambes et l'endurance. Bien que le cyclisme soit généralement considéré comme une activité à faible impact sur les articulations, une pratique inadaptée peut être responsable de douleurs, notamment des genoux, de fatigue et de chutes.
- *Escalade.* L'escalade en salle sur des parois artificielles de faible hauteur améliore la condition physique, la force musculaire, la coordination et la souplesse. Les mouvements de grande amplitude réalisés pendant l'escalade correspondent aux principes de la méthode LSVT BIG®. De plus, l'escalade requiert une concentration et contribue au développement de la confiance en soi.
- *Aviron.* L'aviron sollicite l'ensemble du corps, les bras tirant les rames, les jambes poussant contre les repose-pieds et le tronc maintenant l'équilibre. Cette activité nécessite une exécution symétrique et une cadence régulière. Les sorties en plein air en équipage, offrent la possibilité de renforcer des liens sociaux.
- *Tennis de table.* Le tennis de table requiert coordination, mobilité et précision des mouvements. La nécessité d'appliquer une force explosive sur la balle de ping-pong pour la propulser à une vitesse maximale stimule non seulement la puissance musculaire, mais est également la réalisation de gestes coordonnés, rapides et fluides. En plus des bienfaits physiques, le tennis de table demande une concentration intense et des réponses rapides. Son aspect social et ludique favorise la motivation et l'engagement à long terme dans cette activité soutenue activement par l'*Association France-Parkinson* [9].
- *Boxe* avec et sans coups de pied. La boxe offre aux PcP une variété d'activités tels les exercices avec *punching-ball*, des sauts, des exercices de force en plus des mouvements de boxe traditionnels. Les exercices de déplacement associés à la pratique de coups vers des cibles en mouvements nécessitent des déplacements rapides du poids du corps, des ajustements posturaux anticipés, de l'équilibre et une coordination précise. L'ajout de techniques de coups de pied élargit les options d'exercices. Pratiquée sous une supervision attentive et excluant tout contact physique cette activité présente des risques limités, le plus souvent liés aux mouvements rapides, à la fatigue excessive ou aux chutes.
- *Natation.* Tout comme les autres activités aquatiques, la natation est à faible impact sur l'appareil locomoteur et offre une résistance douce aux mouvements. Elle requiert une coordination précise des quatre membres et la synchronisation de la respiration. Cependant, elle peut présenter des risques en rapport avec la difficulté à maintenir une position horizontale sur l'eau et une mauvaise flottabilité, attribuables à la bradykinésie et l'asymétrie des mouvements. Certaines PcP ont fait même l'expérience de quasi-noyade [10]. Ces difficultés sont également apparues chez des PcP après la stimulation cérébrale profonde [11]. Néanmoins, les PcP peuvent bénéficier des bienfaits de l'exercice en milieu aquatique en pratiquant la balnéothérapie incluant des exercices debout en immersion partielle, de l'aquagym, ou de la marche en piscine. Il est important de surveiller attentivement la tension artérielle lors d'exercices en bassin d'eau chaude en raison du risque d'hypotension.

Les activités physiques proposées aux PcP sont adaptées à leurs besoins moteurs spécifiques et à leurs préférences individuelles pour garantir leur engagement à long terme. Des études [12] ont montré une amélioration significative, notamment en ce qui concerne la rigidité, les troubles de la posture et de la marche, grâce à la pratique régulière de ces activités. Le maintien des bénéfices à long terme dépend d'une pratique régulière, qu'il s'agisse de sessions continues ou de programmes plus intensifs renouvelés sur des périodes de 6 à 12 semaines tout au long de l'année.

Éducation thérapeutique des patients adaptée à la rééducation motrice

Les programmes d'éducation thérapeutique du patient adaptés aux PcP visent à les sensibiliser à leur maladie et aux bienfaits de l'activité physique et de la rééducation, favorisant ainsi leur engagement à long terme dans ces thérapies (Chapitre 26).

Télésoin en rééducation

Le télésoin en rééducation, dispensé à distance par le rééducateur via les technologies de télécommunication, prolonge la durée de la rééducation pour en maximiser les effets. Le rééducateur supervise le plan de traitement et fournit des instructions précises en temps réel pour corriger les compensations, pendant ces sessions. L'observance est facilement suivie et les retours d'informations sont réguliers. Cependant, l'accès à cette rééducation peut être limité par les coûts et la disponibilité des équipements nécessaires.

Rééducation à la période de maladie installée

Cette période correspond à la période des fluctuations motrices (effet *on/off*) où les symptômes de la MP varient en intensité (Tableau 22.2).

Options de rééducation de la motricité

La MP, maladie chronique, nécessite une rééducation à long terme adaptée à son évolution pour maintenir les fonctions le plus longtemps possible. À tous les stades de la maladie, la rééducation cible les déficits fonctionnels identifiés par le PcP, ses aidants et les observations cliniques, en se concentrant notamment sur la marche, l'équilibre, l'agilité, la posture, la double tâche, la douleur, la fatigue, les mouvements de transfert et la mobilité globale. Des évaluations quantifiées, comme le sous-score moteur de l'échelle MDS-UPDRS et des échelles génériques, guident le processus, avec des objectifs réalistes et ajustables en fonction de l'évolution de la maladie et des effets de la rééducation. Avant de débuter la rééducation, il est important de vérifier l'absence de contre-indications liées à la MP ou à l'état de santé général du PcP, telles que l'hypotension orthostatique, problèmes musculo-squelettiques ou cardiaques en cas de comorbidités. Pour aborder les divers problèmes moteurs rencontrés, le rééducateur dispose d'une gamme de stratégies rééducatives.

Augmentation du rythme des mouvements

L'exercice forcé en aérobie implique une augmentation du rythme de l'exercice pour atteindre et maintenir un niveau d'effort supérieur au rythme volontaire habituel. Il requiert l'engagement actif des PcP et une augmentation contrôlée du rythme pour atteindre une intensité idéale sans dépasser la zone cible de fréquence cardiaque. Cette approche peut être réalisée de différentes manières, comme l'utilisation de bicyclettes stationnaires équipées de moteurs pour augmenter la vitesse de pédalage ou le cyclisme en tandem avec un entraîneur fournissant le rythme de pédalage requis. Des études récentes, comme celle d'Alberts J.-L. et al. [13], ont montré que l'exercice forcé utilise des voies similaires aux médicaments antiparkinsoniens pour soulager les symptômes, offrant ainsi des résultats prometteurs.

Augmentation de l'amplitude des mouvements

La méthode LSVT BIG® est une adaptation axée sur la fonction motrice de la méthode de rééducation de la dysarthrie parkinsonienne Lee Silverman Voice Treatment-LOUD®. Elle vise à améliorer les mouvements en réalisant des gestes de grande amplitude. Cette approche se déroule sous forme de stages intensifs dirigés par un rééducateur formé. Les exercices incluent des mouvements amples du corps en position assise et des exercices multidirectionnels en position debout, tels que de grands pas ou le pointage vers des cibles. Des exercices fonctionnels à domicile complètent le programme. La LSVT BIG®

Tableau 22.2. Deuxième niveau ou stade de la maladie installée. Rééducation au stade III de Hoehn et Yahr.

Moment de la journée	Fonctions	Déficits	Rééducation
Phase *on* de liberté motrice	Motricité	Bradykinésie Sous-utilisation Déficit moteur Maladresse « Impersistance » motrice	Mouvements forcés Exercices physiques endurants LSVT BIG® Imagerie mentale Réalité virtuelle Marche active Tai-chi ou yoga Activités manuelles (bricolage, dessin, musique)
	Posture	Rigidité axiale Attitude en flexion	Renforcement musculaire Redressement axial actif Assouplissements Rééducation proprioceptive
	Appareil locomoteur	Raideurs segmentaires Rétraction	Mobilisations manuelles Étirements musculo-ligamentaires
Phase *off* de blocage moteur	Locomotion	Enrayage cinétique Festination	Facilitations de mise en route Indiçage Renforcement musculaire LSVT BIG® Marche sur tapis roulant Exercices de marche
	Posture	Rétropulsion Inattention posturale	Posture en procubitus Éducation posturale Rééducation proprioceptive
	Motricité élémentaire	Perte de l'harmonie du geste Déficit de persistance de l'action	Séquençage Préparation mentale à l'action Processus attentionnels Éducation préparée en phase *on*
	Respiration	Syndrome mixte (restrictif et obstructif)	Éducation du souffle Assouplissement costal Gymnastique aérobie
	Qualité de vie	Douleurs Inconfort physique (oppression thoracique, akathisies) Repli sur soi	Mobilisation assistée Massage Relaxation Rééducation orthopédique Éducation de la respiration Participation à des groupes de parole et à la vie associative

augmente non seulement l'amplitude des mouvements, mais réduit également les effets de la bradykinésie et de l'hypokinésie tout en améliorant la précision des gestes. Cette approche centrée sur l'amplitude du mouvement s'est montrée efficace pour atténuer les déficiences motrices dans les stades légers à intermédiaires de la MP [14].

Augmentation de la force musculaire

La diminution de force musculaire, symptôme précoce de la MP, résulte d'une réduction de l'activité physique et d'une altération de la capacité contractile des muscles. Elle affecte principalement les muscles extenseurs, notamment ceux des membres inférieurs (grands glutéaux, quadriceps fémoraux et triceps suraux), accroissant le risque de chutes.

Les programmes de renforcement musculaire utilisent divers équipements tels que des appareils de musculation, des bandes élastiques et des poids. Les séances ciblent principalement les grands muscles extenseurs avec des répétitions et des charges ajustées en fonction de la force de la PcP.

Elles comprennent généralement des séries de 10 à 15 répétitions pour des charges d'environ 40-50 % de la 1 -RM (charge maximale que la personne peut soulever une seule fois) pour les débutants et de 60 à 70 % de la 1-RM pour les pratiquants entraînés. L'entraînement est pratiqué à un rythme de 2 à 3 fois non consécutives par semaine pendant les périodes d'efficacité des traitements médicamenteux. Une progression graduelle et un ajustement régulier des charges sont recommandés pour réduire les risques de blessures [15].

Imagerie mentale

Préparer mentalement une action facilite son exécution, tout comme associer mentalement une action à sa réalisation physique. L'imagerie mentale semble avoir des effets comparables à la mise en œuvre réelle du mouvement. Elle est un complément utile à l'apprentissage moteur [16].

Apprentissage moteur séquentiel

Dans la MP, les mouvements complexes sont altérés en raison de la perturbation de la coordination entre les séquences motrices élémentaires. Une stratégie consiste à pratiquer de manière contrôlée chaque étape des gestes complexes de façon isolée, puis de les enchaîner de manière coordonnée pour restaurer la fluidité des mouvements. Cette possibilité est particulièrement adaptée aux activités fonctionnelles telles que se lever d'une chaise, se redresser au bord du lit ou ramasser un objet au sol.

Rééducation en multitâche

Avec l'évolution de la maladie, les PcP rencontrent des difficultés croissantes à effectuer plusieurs actions simultanément, comme verser un liquide tout en utilisant une cuillère. Cet aspect de la rééducation cible des activités qui combinent aspects moteurs et cognitifs, souvent en utilisant des outils informatiques. L'ergothérapie joue un rôle essentiel en proposant des approches personnalisées pour permettre aux PcP d'accomplir les tâches complexes au quotidien.

Adaptabilité

Les variations des conditions de pratique des exercices obligent les PcP à s'adapter à des situations changeantes, favorisant le développement de schémas gestuels flexibles.

Planification des activités physiques dans la journée

La fatigue doit être prise en compte dans la planification des activités physiques. Les bons moments, les périodes *on* sont plus appropriées à la réalisation d'activités demandant des efforts. Le moment opportun est souvent la matinée en raison d'une meilleure disponibilité en dopamine [17]. Certains PcP effectuent leurs exercices le matin avant de prendre leur traitement médicamenteux afin de retarder la première prise. Une telle planification des exercices n'est envisagée qu'en cas de handicap léger.

Apport de la réalité virtuelle

La réalité virtuelle offre une approche innovante de rééducation, permettant aux PcP d'interagir avec des environnements simulés et de recevoir des retours instantanés sur leurs performances [18]. Cette approche favorise l'apprentissage moteur dans un cadre sécurisé, constituant une alternative prometteuse aux méthodes conventionnelles. Les mécanismes thérapeutiques potentiels incluent la répétition orientée vers les tâches et le feedback positif [19]. Une supervision, des instructions pertinentes et des précautions de sécurité sont nécessaires pour une utilisation à domicile. Certains jeux d'exercices commerciaux sérieux (*exergaming*), ainsi que des logiciels spécifiquement développés pour la rééducation peuvent être utilisés à domicile, pour renforcer la thérapie par l'exercice. Cependant les preuves manquent encore concernant leur sécurité et leur efficacité clinique.

Rééducation des troubles axiaux

Les signes axiaux regroupent les symptômes moteurs affectant l'axe central du corps. Ils apparaissent généralement après plusieurs années d'évolution. Leur résistance aux traitements médicaux donne à la rééducation une place privilégiée dans leur prise en charge (Tableau 22.3).

Tableau 22.3. Troisième niveau ou période du déclin moteur. Rééducation au stade IV de Hoehn et Yahr.

Fonctions	Déficits	Rééducation
Troubles posturaux	Rétropulsion Enroulement en flexion Camptocormie Tête tombante Syndrome de Pise	Posture en procubitus Renforcement musculaire Redressement actif Installation au fauteuil Éducation posturale Corset, minerve
Tonus local	Dystonies focales	Rééducation du mouvement inverse (complément des injections de BoNT) EMG-Biofeedback Orthèses, chaussage
Locomotion	Marche à petits pas Festination	Conservation de l'autonomie Indiçage Renforcement musculaire LSVT BIG® Ambulation contrôlée
Équilibre	Déséquilibre	Gymnastique Éducation posturale dans les positions assise, debout, semi-tandem, tandem, unipodale Choix de chaussures
	Chutes	Soins podologiques Rééducation de l'équilibre statique et dynamique Marches régulières Renforcement musculaire Accessoires d'ambulation Réactions parachutes Aménagement du domicile Ergothérapie
Motricité élémentaire	Rigidité Sous-utilisation Immobilité Réduction des activités gestuelles Lenteur	Exécution contrôlée des activités corporelles élémentaires (se lever, se baisser, se tourner) Séquençage Changements de position Répétition des transferts
Appareil locomoteur	Déformation Rétraction Raideur	Mobilisations passives Postures Installation au lit au fauteuil Maintien de l'activité
Respiration	Syndrome mixte	Éducation du souffle Rééducation de la déglutition Toilette bronchique
Troubles végétatifs	Hypotension orthostatique Troubles du sommeil Constipation	Surveillance de la tension Relaxation Gestion du temps de repos Activité et exercices Massage abdominal Diététique
Communication	Dysphonie	Éducation du souffle Communication écrite Gymnastique faciale et mimiques Orthophonie

Le score axial est constitué des six items de la partie motrice de l'échelle MDS-UPDRS.

Dysarthrie parkinsonienne

La parole est évaluée par l'item 3.1 de la partie motrice de l'échelle MDS-UPDRS. La MP est responsable d'une dysarthrie associant des troubles articulatoires et des troubles pneumo-phonatoires. Une prise en charge précoce par l'orthophoniste est essentielle pour améliorer la production vocale, la compréhension du langage et la qualité de vie (Chapitre 23).

Rigidité axiale

La rigidité axiale est évaluée par l'item 3.3 de l'échelle MDS-UPDRS, marquant une raideur musculaire. Elle entrave la mobilité du tronc, rendant difficiles l'initiation et le maintien de mouvements fluides. Souvent accompagnée d'une tension musculaire inconfortable, la rigidité est prise en charge par des programmes de rééducation qui ciblent le tronc et les membres inférieurs, visant à accroître l'amplitude articulaire et à relâcher les muscles.

Se lever d'un fauteuil

L'item 3.9 de la MDS-UPDRS évalue la capacité à se lever d'un fauteuil, offrant un indicateur important de la motricité globale. Ce test est complété par le Up and Go Test chronométré, qui mesure le temps mis pour se lever d'une chaise, marcher 3 mètres et revenir s'asseoir. La rééducation de la motricité globale implique une activité physique régulière, le maintien de la souplesse rachidienne et le renforcement musculaire, en mettant l'accent sur les muscles extenseurs du tronc et des membres inférieurs. L'apprentissage moteur séquentiel permet de décomposer les activités motrices globales en exercices individuels. Cet apprentissage réalisé en phase *on*, rend leur exécution plus aisée en phase *off*.

Troubles posturaux

Les troubles posturaux, évalués par l'item 3.13 de la MDS-UPDRS, sont des manifestations courantes observées généralement à un stade avancé. Initialement réversibles, ils ont tendance à se fixer, il faut donc intervenir tôt dans leur prise en charge. Ils entraînent une diminution de la mobilité, des douleurs rachidiennes, des problèmes d'équilibre et de marche, ainsi qu'une altération de l'image corporelle. Ces difficultés à ajuster la posture reflètent des problèmes d'activation motrice et une organisation proprioceptive centrale défaillante aggravés par la rigidité musculaire axiale.

Déformation dans le plan sagittal

Camptocormie

La camptocormie se caractérise par une flexion antérieure prononcée de la colonne thoraco-lombaire, exacerbée pendant la marche, atténuée en position couchée ou appuyé contre un mur. Deux formes sont distinguées : la camptocormie basse, impliquant la flexion lombo-sacrée et les hanches, et la camptocormie haute, affectant la région thoracique.

Les PcP atteintes de camptocormie doivent mobiliser la réserve fonctionnelle de leurs muscles extenseurs du tronc pour contrer la gravité [20]. Les exercices correcteurs ciblent le renforcement de ces muscles en position d'extension axiale. Ils incluent également des ajustements proprioceptifs, des étirements adaptés et des techniques de relaxation. Certains types de corsets, comme le corset de distraction antérieure thoraco-pelvienne [21] ou le corset du Vésinet [22], peuvent réduire significativement la camptocormie et les douleurs associées, combinés à la rééducation. Les indications d'injection de toxine botulinique-A (BoNT-A) et parfois d'intervention orthopédique lourde sont discutées au cas par cas.

Syndrome de la tête tombante

Le syndrome de la tête tombante, souvent due à la faiblesse des muscles extenseurs du cou, nécessite des exercices ciblés de renforcement des muscles antigravitaires et d'étirement des muscles raccourcis afin d'améliorer la flexibilité et la mobilité. Les orthèses cervicales soutiennent la tête et le cou dans les activités quotidiennes, mais leur utilisation doit être combinée à une rééducation pour prévenir la sous-activation des muscles cervicaux.

Déformations dans le plan coronal

Syndrome de la Tour de Pise

Le syndrome de la Tour de Pise, fréquemment rencontré dans la MP, se caractérise par une inclinaison latérale du tronc. Cette inclinaison, potentiellement réversible en position couchée, s'accentue debout et en position assise. Les PcP atteintes du syndrome de la Tour de Pise éprouvent des difficultés à stabiliser et à orienter correctement leur posture en se basant sur les informations proprioceptives et kinesthésiques.

Certains muscles, tels que le carré des lombes, l'ilio-psoas, ainsi que les muscles obliques externe et interne, sont impliqués de manière unilatérale. Ces muscles sont des cibles privilégiées pour les techniques d'étirement et pour les injections de BoNT-A. Reconnaissant la potentialité de réversibilité de certaines formes du syndrome de la Tour de Pise, il est recommandé de le rechercher et d'opter précocement pour des ajustements pharmacologiques et des programmes de rééducation [23,24]. Ces programmes visent à corriger la déviation posturale en augmentant la flexibilité et la mobilité du tronc, ainsi qu'à améliorer le contrôle du tronc lors d'activités motrices de divers niveaux de complexité, en utilisant des stimulations proprioceptives.

Instabilité posturale

L'instabilité posturale, évaluée par l'item 3.12 de la MDS-UPDRS et différents tests cliniques, décrits dans le tableau 22.4, compromet la station debout et les activités motrices globales telles que se lever d'un siège ou faire demi-tour. La rétropulsion, forme caractéristique de cette instabilité [25], est exacerbée par des déformations orthopédiques telles que l'équin des pieds ou l'hyperlordose cervicale. Pour atténuer ce symptôme, différentes approches rééducatives ciblant le transfert du poids du corps vers l'avant sont utilisées, notamment les postures en appui facial, les exercices de pointage vers des cibles dans un environnement virtuel, un entraînement intensif biquotidien de tractions et poussées déséquilibrantes. Le renforcement musculaire des membres inférieurs et du tronc est également préconisé. La rééducation de l'instabilité cible également les informations proprioceptives [26]. Des exercices, comme celui consistant à se tenir debout les yeux fermés sur des supports variés, tels que des mousses fermes ou souples, visent à perturber les informations cutanées plantaires pour stimuler les mécanismes de compensation.

Troubles de la marche

La marche requiert un équilibre, une coordination et un contrôle musculaire adéquats. Avec l'évolution de la MP, cette fonction automatique se dégrade, devenant à la fois un marqueur caractéristique de la MP et une cible majeure de la rééducation.

Les troubles de la marche sont classés en deux catégories distinctes :

- **les troubles permanents**, les paramètres de marche s'altèrent en fonction du stade de la maladie. On observe généralement une augmentation du temps passé en double appui, associée à une diminution de la longueur du pas et de la vitesse de déplacement. Ces modifications sont attribuables à l'hypokinésie, à la réduction des amplitudes articulaires et à la faiblesse musculaire. L'incapacité à maintenir un rythme de marche régulier explique la variabilité de la longueur des pas d'une foulée à l'autre ;
- **les troubles épisodiques**, tels que la festination, l'hésitation au démarrage et le *freezing* surviennent de manière aléatoire, essentiellement à un stade avancé de la maladie.

Évaluation

Les difficultés de marche sont évaluées à l'aide des items 2.12 (marche et équilibre) et 2.13 (blocage de la marche) de la section « Aspects moteurs des expériences de la vie quotidienne », ainsi que des items 3.10 (marche) et 3.11 (blocage de la marche) de la section « Examen moteur » de l'échelle MDS-UPDRS. La passation d'échelles cliniques permettant notamment d'évaluer la vitesse et le temps de marche est recommandée.

L'évaluation quantitative de la marche à l'aide de systèmes d'analyse informatisés est fréquemment pratiquée. Elle est réalisée à l'aide d'appareils portables enregistrant la marche dans la vie quotidienne, tels que des semelles et des appareils portés à la taille [27], ou dans des laboratoires d'analyse de la marche, utilisant des systèmes de capture du mouvement en trois dimensions, l'analyse des forces cinétiques et l'enregistrement de l'activité musculaire [28]. Ces technologies ont une valeur thérapeutique en fournissant des données objectives sur la marche, en proposant des exercices de rééducation ciblés.

Rééducation

La capacité à marcher est cruciale pour les PcP, car elle leur permet de poursuivre leurs activités quotidiennes, professionnelles et sociales. La rééducation précoce de la marche joue un rôle essentiel en prévenant ses perturbations et en préservant sa fonctionnalité [2].

Rééducation des troubles permanents de la marche [29]

Correction des conséquences neuro-musculo-squelettiques

Aux stades avancés de la MP, les PcP prolongent la phase de double appui et réduisent celle de simple appui, devenue instable en raison de :

- **la faiblesse musculaire**, résultant de la sous-utilisation et de la bradykinésie, affectant les différents groupes musculaires impliqués dans la marche, compromet la propulsion (triceps sural), la stabilité de l'appui (quadriceps fémoral), l'amplitude des mouvements (fléchisseurs de hanche) et la stabilité générale du corps (muscles du tronc) [30]. Un programme de rééducation ciblant le renforcement des muscles des membres inférieurs et du tronc est recommandé pour améliorer la marche, l'équilibre et réduire les risques de chutes. Ces exercices, réalisés avec une résistance externe, doivent être pratiqués régulièrement pour obtenir des résultats optimaux. Par exemple : pratiquer ces exercices pendant 30 à 70 minutes, deux fois par semaine, avec 2 à 4 séries de 4 à 20 répétitions [31] ;
- **les dystonies focales** du pied, fréquentes dans l'évolution de la MP, se manifestent par des formes impliquant un seul muscle tel que l'inversion du pied, l'extension de l'hallux ou la griffe des orteils ou impliquant plusieurs muscles et entraînant des attitudes combinées telles que l'inversion du pied avec flexion plantaire de la cheville et griffe des orteils en flexion. Ces dystonies modifient les zones d'appui du pied au sol, compromettant l'équilibre lors de la phase de simple appui [32]. Les injections de BoNT-A première ligne du traitement des dystonies focales, visent à réduire l'hyperactivité musculaire des muscles impliqués tels que le tibial postérieur, le gastrocnémien médial, le long fléchisseur des orteils, le court fléchisseur des orteils, le carré plantaire, le long extenseur de l'hallux, et/ou le court fléchisseur de l'hallux. La correction de l'attitude dystonique est associée aux injections, impliquant des étirements doux des muscles dystoniques, l'activation des muscles antagonistes, avec une attention particulière portée aux muscles intrinsèques du pied et des exercices d'auto-rééducation visant l'activation de la cheville et des orteils. L'entraînement avec biofeedback-EMG assurent le contrôle de l'activation des muscles correcteurs. Des dispositifs orthétiques, et des soutiens plantaires aident à maintenir une position fonctionnelle du pied ;
- **les déformations orthopédiques** du pied, comme l'équinovarus et différentes formes de griffe des orteils, sont fréquentes, aggravant les difficultés de marche et souvent responsables de lésions cutanées et les douleurs. Pour prévenir ces malpositions et raideurs articulaires, la rééducation comprend des étirements musculaires, la mobilisation des articulations, l'activation des muscles du pied, ainsi que des exercices de marche pieds nus pour une meilleure perception des appuis au sol. De plus, le port de chaussures faciles à enfiler et à lacer, offrant soutien et maintien du pied, est recommandé.

Stratégies compensatoires

Les stratégies induisant l'attention permettent d'améliorer la vitesse de marche et la longueur des pas chez les PcP sans troubles cognitifs ni instabilité posturale sévère. En se préparant mentalement avant d'initier la marche, elles peuvent se concentrer sur la consigne de marcher à grands pas [29,33].

L'utilisation de tapis roulants, avec ou sans support partiel du poids corporel, ainsi que des robots d'entraînement à la marche, agit sur la rythmicité et la régularité de la marche [29]. Ainsi, un entraînement régulier sur une période de 4 à 8 semaines induit des effets bénéfiques de plusieurs mois [34].

Techniques d'indiçage

Si les automatismes de la marche sont plus sévèrement perturbés, des stratégies d'incitation stimulant l'initiation et la continuité de la marche sont proposées.

- **Indices sonores.** Les rythmes auditifs stimulent le mouvement en synchronisant la marche avec un rythme externe [35], améliorant ainsi la cadence, la régularité et la coordination des pas. Une stimulation auditive à un rythme légèrement plus rapide que le rythme de marche habituel réduit le temps de double appui et augmente la longueur de foulée. Ces bénéfices peuvent persister même après l'arrêt de la stimulation.
- **Indices visuels.** La longueur de la foulée tend à diminuer avec la progression de la maladie. Le repérage visuel fourni par des bandes transversales à franchir aide à maintenir une longueur égale et une symétrie du pas. Cette méthode peut être pratiquée sur tapis roulant ou avec des lunettes de réalité virtuelle.
- **Indices sensitifs**. Des orthèses spéciales, telles que des semelles avec revêtement texturé, fournissent un retour sensitif sur l'appui du pied au sol, favorisant l'amélioration de l'équilibre dynamique. Elles peuvent être utilisées en rééducation et dans la vie quotidienne [36].
- **Les cannes** et bâtons de marche sont utilisés pour offrir un soutien et pour leur effet haptique. Les déambulateurs offrent une stabilité notamment en cas de chutes vers l'avant. Certains modèles intègrent un mécanisme permettant de débloquer la marche en cas de *freezing*.

Apport de la LSVT BIG®

La méthode LSVT BIG® vise à obtenir, un gain d'amplitude en particulier des hanches favorisant un pas plus long et une marche plus rapide, un effort musculaire maximal améliorant la coordination, l'équilibre dynamique et le redressement postural [37], une répétition intensive facilitant l'apprentissage et l'automatisation des ajustements et réduisant l'impact négatif des doubles tâches sur la marche. L'intégration des exercices dans la vie quotidienne assure le maintien des progrès à long terme, le suivi régulier permet d'ajuster les exercices selon les progrès.

Impact des doubles tâches où la marche est la tâche primaire

Lors de la réalisation de doubles tâches, comme parler ou compter à rebours en marchant, impacte la vitesse et la longueur du pas, parfois jusqu'à l'arrêt complet de la marche ou le *freezing*. La comparaison des paramètres de marche avec et sans tâches concurrentes permet d'évaluer cet impact. En plus de la rééducation usuelle de la marche, des programmes de rééducation incluant des tâches simultanées sont proposés. Par exemple, marcher sur un tapis roulant tout en interagissant avec un écran d'ordinateur placé devant [38], ou à utiliser un tapis de marche *Stroop* pour créer une double tâche visuo-spatiale.

Correction du déconditionnement cardiorespiratoire

La réduction des capacités de marche causée par une mauvaise condition physique peut être surmontée grâce à des programmes d'exercices visant à renforcer l'endurance et la capacité aérobie. Ces programmes encouragent une pratique régulière de l'activité physique, comprenant des promenades de plus en plus longues, des séances d'entraînement par intervalles alternant entre marche rapide et périodes de récupération active, ainsi que des montées et descentes d'escaliers. L'intensité de ces exercices est adaptée aux capacités de chaque PcP, en respectant les principes de l'activité physique aérobie. Des évaluations régulières permettent de suivre les progrès en termes de périmètre et de temps de marche, et d'ajuster le programme en conséquence.

Rééducation des troubles épisodiques de la marche

Le *freezing* se manifeste par des épisodes soudains et brefs où les pieds restent collés au sol malgré l'intention de marcher [39]. Ce phénomène est influencé par des activités asymétriques nécessitant une coordination plus élevée entre les membres inférieurs, initiation de la marche ou demi-tour. L'environnement joue un rôle déterminant en détournant l'attention et en compromettant le contrôle de la marche, transformant la marche en un processus automatique défectueux, se traduisant par un ralentissement de la vitesse et l'apparition du *freezing*. Diverses stratégies se sont avérées efficaces pour contrôler le *freezing*. Parmi celles-ci, la préparation mentale à l'enclenchement du pas et les méthodes de relaxation sont largement utilisées. Au quotidien, de nombreuses petites astuces sont employées pour prévenir ou surmonter le *freezing*, telles que l'accentuation de l'élévation des genoux lors de la marche, également connue sous le nom de « pas de parade ». Ces stratégies et astuces sont répertoriées dans l'encadré 22.1. En outre, divers dispositifs anti-*freezing* sont disponibles pour aider à réguler le timing des pas et à faciliter le démarrage de la marche. La plupart de ces dispositifs reproduisent les indices visuels et auditifs pour aider à l'initiation et à la régularité des pas. Certains utilisent également des signaux vibratoires rythmiques placés sur la partie inférieure de la jambe pour détecter le *freezing* et encourager des variations dans la démarche. Enfin, l'utilisation de dispositifs d'assistance tels que des trottinettes ou des vélos adaptés s'est avérée efficace pour aider les PcP à se déplacer avec plus de facilité.

Utilisation de capteurs embarqués pour la rééducation de la marche

Divers dispositifs embarqués sont utilisés pour analyser et améliorer la marche. Les plates-formes de force enregistrent la répartition du poids corporel, fournissant des informations sur l'équilibre et la stabilité. Les systèmes de capture de mouvement enregistrent les mouvements en 3D, permettant une analyse détaillée de la cinématique de la marche. Les applications mobiles utilisant des semelles connectées, les systèmes audio ou haptiques offrent des données objectives sur la marche, des exercices de rééducation ciblés, et renforcent la motivation des PcP. Leur potentiel dans les stratégies de réadaptation est de plus en plus reconnu [27] (Chapitre 15 sur les nouvelles technologies).

Encadré 22.1

Différentes possibilités de contrôler l'enrayage cinétique *(freezing)*

Lors du déplacement

- S'arrêter avant de repartir pour un nouveau pas en avant.
- Marcher en balançant les bras et en levant exagérément les genoux (« pas de parade »).
- Marcher en comptant à voix haute.
- Marcher en fredonnant un air rythmé (« chanson de marche »).
- Marcher en enjambant des lignes tracées régulièrement sur le sol.
- Enjamber à chaque pas une petite tige souple attachée horizontalement en bas d'une canne.

Lors de la mise en route

- Rester calme.
- Respirer profondément.
- Se concentrer sur le pied à avancer.
- Se taper sur la cuisse avant d'avancer le pied.
- Lever un bras ou les deux pour créer un déséquilibre vers l'avant (« marche du somnambule »).
- Démarrer après avoir compté : « Un, deux, trois, partez ! »
- Balancer le tronc de droite à gauche ou d'avant en arrière avant de faire le premier pas.
- Démarrer après un ordre énergique : « Allez, en avant ! »
- Enjamber un obstacle réel (faire tomber une boulette de papier devant le pied).
- Imaginer d'enjamber une petite marche placée sur le sol.
- Enjamber le point lumineux projeté par une petite lampe laser devant le pied à lever
- Faire volontairement quelques petits pas sur place
- Se grandir en montant sur la pointe des pieds.

Rééducation à la phase de déclin

Chutes

Les chutes annoncent souvent le déclin moteur et cognitif réduisant l'autonomie dans les déplacements. Elles surviennent principalement lors des phases d'akinésie, de *freezing* ou de mouvements involontaires de grande amplitude. Elles sont favorisées par l'atrophie musculaire, le manque d'activité physique et la difficulté à se déplacer dans un environnement encombré. Les PcP tombent généralement d'un bloc sans réaction de protection. Il ne faut pas sous-estimer le risque de chute souvent révélé par des épisodes de « presque chutes », les chutes pouvant causer des blessures graves et susciter une anxiété liée à la peur de rechuter.

Le risque de chute est évalué par des échelles et des indicateurs spécifiques à la MP ou à la gériatrie (Tableau 22.4).

La prévention comprend une éducation sur les risques et des programmes d'exercices ciblés, notamment le renforcement musculaire des membres inférieurs, l'assouplissement de la nuque et du tronc, ainsi que des exercices d'équilibre statique et dynamique. Des séances d'entraînement au pas de rattrapage peuvent être ajoutées. Dans certains cas, un accompagnement à la marche avec une tierce personne peut être nécessaire. Cependant, bien que ces mesures aient montré

Tableau 22.4. Échelles d'évaluation de l'équilibre, de la démarche et du risque de chute.

Échelles d'équilibre non spécifiques			
Échelles	**Évaluation**	**Cotation**	**Valeur prédictive**
Timed Up and Go Test chronométré *Up and Go Test* cognitif *Up and Go Test* moteur	1 test comportant une tâche d'autonomie multiphasique Ajout d'une tâche cognitive Ajout d'une tâche motrice	Temps en secondes ou échelle ordinale de 1 (pas d'instabilité) à 5 (risque permanent de chute)	< 20 secondes : pas de limitation pour les activités quotidiennes de 20 à 29 secondes : mobilité réduite avec limitations fonctionnelles ≥ 30 secondes : sévère limitation de la mobilité avec nécessité d'une assistance intensive
Échelle d'équilibre de Berg	14 tests portant sur des activités de la vie courante	Échelle ordinale de 0 (incapable d'exécuter le test) à 4 (exécute le test)	Score < 45 : indicateur du risque de chutes multiples
Station unipodale chronométrée	1 test pour chaque pied, les yeux ouverts et les yeux fermés	Temps en secondes	Une durée d'exécution, les yeux fermés, < 5 secondes fait craindre la chute
Épreuve de Tinetti	13 tests d'équilibre 9 tests de marche	Échelle ordinale de 1 (normal) à 3 (anormal)	Un score total < 19 indique un risque de chuter augmenté de 5 fois
Functional Reach Test	Le patient se penche en avant, les bras tendus à l'horizontale comme pour attraper un objet	Mesure du déplacement de la main vers l'avant en centimètres	Normal si déplacement ≥ 25 cm Une distance < 10 cm signifie que l'équilibre fonctionnel est très limité
Dynamic Gait Index (DGI)	huit items : marcher sur des surfaces planes tout en répondant à diverses tâches et monter et descente des escaliers	8 items de 0 (moins bon) à 3 (meilleur, score total sur 24).	Aptitude à maintenir de l'équilibre de la marche, dans des conditions dynamiques variées
Mini-Balance Evaluation Systems Test (Mini-BESTest)		14 items de 0 (meilleur) à 2 (moins bon) Total 28	Cote le contrôle et les ajustements posturaux, ainsi que la marche dynamique
Stop Walking When Talking Test	Possibilité de tenir une conversation au cours de la marche	Noter la nécessité de s'arrêter de marcher pour tenir une conversation	Difficulté de mener plusieurs activités simultanément (attention partagée). Le risque de chute est augmenté

▷

Échelles	Évaluation	Cotation	Valeur prédictive
Échelles de mesure de la stabilité posturale propres à la maladie de Parkinson			
Échelles	**Évaluation**	**Cotation**	
Item 3.12 de l'échelle MDS-UPDRS	Stabilité posturale lors d'une traction par les épaules, la personne étant prévenue	Échelle ordinale en 5 points : 0 : aucun problème, retrouve son équilibre avec 1 ou 2 pas 4 : très instable, tend à perdre l'équilibre spontanément ou juste avec une légère poussée sur les épaules	
Push and release test	Stabilité posturale lors d'une traction réalisée par surprise au niveau des épaules Peut être réalisé en phases *on* et *off*	Échelle ordinale en 4 points : 0 : normale, peut effectuer 2 pas pour rétablir son équilibre 3 : tendance spontanée à tomber ou ne peut pas tenir debout sans aide	
Shoulder Tug Test	Test de maintien postural réalisé avec et sans tâche cognitive associée	Échelle ordinale en 5 points : 1 : reste droit sans faire un pas 5 : tombe vers l'arrière sans esquisser de pas de rattrapage	
Steady Standing Tests	5 tests chronométrés de maintien de la station debout réalisés les yeux ouverts avec et sans tâche cognitive associée	Durée maximum de chaque test : 30 secondes Le test est interrompu si la personne est obligée de changer de position ou si l'examinateur est obligé d'intervenir	

MDS-UPDRS : Movement Disorder Society-Unified Parkinson's Disease Rating Scale.

leur efficacité pour réduire le risque de chute à un stade intermédiaire, elles ont des effets limités dans les formes avancées de la MP.

Pour les PcP à risque élevé de chute, il est recommandé de s'entraîner à se relever du sol, de sécuriser leur environnement domestique et d'utiliser des systèmes de surveillance intelligents, comme des capteurs de mouvement pour détecter les chutes, des montres équipées de capteurs avec alertes d'urgence, et des dispositifs de téléalarme.

Troubles respiratoires et pneumopathies d'inhalation

Le défaut d'adaptation respiratoire des PcP découle d'un syndrome mixte, à la fois restrictif et obstructif. Les programmes de rééducation incluent des exercices respiratoires pour améliorer la coordination thoraco-abdominale et l'adaptation respiratoire à l'effort, en veillant à réaliser une expiration régulière et soutenue (Tableau 22.5).

Une attention particulière est portée à la prévention des pneumopathies d'inhalation, qui peuvent survenir sans toux apparente et entraîner un encombrement pulmonaire. Pour prévenir les risques de fausse route, des mesures diététiques et orthophoniques sont mises en place. Les techniques de désencombrement sans ou avec aspiration des sécrétions sont utilisées en cas d'inefficacité de la toux.

Rééducation de la dysgraphie parkinsonienne

L'écriture manuelle dans la MP est un indicateur diagnostique et de suivi des traitements. Elle se caractérise par une micrographie pouvant apparaître dès le début de la maladie et s'aggravant avec le temps, reflétant une détérioration de la cinématique de l'écriture manuelle. La micrographie se manifeste soit par une écriture constamment petite, soit par la diminution progressive de la taille des lettres au cours de l'écriture. La micrographie peut s'améliorer de façon spectaculaire sous traitement aux premiers stades de la maladie et fluctuer en fonction des prises médicamenteuses dans les formes plus évoluées. Aussi, l'évaluation de l'écriture est effectuée pendant les périodes *off* et *on*, en observant les mouvements de la main et des doigts lors de l'écriture. Les critères évalués incluent la lisibilité, la taille des lettres, l'orientation de la ligne d'écriture et les espaces entre les mots. La vitesse d'écriture est évaluée en lettres par minute. L'écriture manuelle peut présenter divers degrés de sévérité, allant

Tableau 22.5. Quatrième niveau ou phase ultime. Rééducation au stade V de Hoehn et Yahr.

Fonctions	Déficits	Rééducation
Indépendance fonctionnelle	Astasie et abasie Faiblesse musculaire Restriction motrice Dépendance	Transfert Station debout Marche assistée Activation gestuelle Autonomie fonctionnelle
Respiration	Pneumopathie d'inhalation Encombrement	Rééducation respiratoire Désencombrement Rééducation de la déglutition Aspirations naso-buccales
Appareil locomoteur	Douleurs	Confort des installations Écoute des plaintes exprimées Massage
	Rétractions et raideurs	Motricité active aidée Positionnement
Trophicité	Escarres	Mobilisation Changement de position Maintien de l'activité Hygiène corporelle Diététique
	Troubles thromboemboliques	Marche Mobilisation active Position déclive des membres inférieurs Bas de contention Soins infirmiers

d'une légère réduction de taille ou de vitesse à une illisibilité complète. Son évaluation se fait par l'item 2.7 de la section II de l'échelle MDS-UPDRS (aspects moteurs des expériences de la vie quotidienne). Les tablettes graphiques permettent une analyse précise de ses variables spatiales et temporelles, fournissant ainsi des informations sur son déroulement.

Les causes de la micrographie ne sont pas entièrement comprises, mais plusieurs hypothèses sont avancées, notamment un trouble de l'évaluation de l'espace, une rigidité croissante, un défaut de coordination des articulations du poignet et des doigts, ainsi qu'un déficit d'intégration des informations proprioceptives et kinesthésiques.

Le processus de rééducation graphomotrice nécessite de la persévérance et comprend plusieurs étapes. Initialement, des exercices de dissociation des doigts sont utilisés pour améliorer la sélectivité des mouvements du poignet et des doigts. Ensuite, des exercices de manipulation du crayon sont pratiqués hors contexte de l'écriture. Les exercices pictographiques et les jeux d'écriture sont ensuite effectués de manière à solliciter l'épaule, les doigts et le poignet. La phase finale consiste écrire manuellement avec puis sans indiçage visuel, en produisant une écriture large et ronde. Divers supports et instruments d'écriture sont utilisés pour favoriser une l'adaptabilité du geste.

L'écriture contrôlée par des sons impliquant la sonification musicale, est une approche prometteuse. Cette méthode fournit un *feedback* auditif en temps réel sur les critères de fluidité, de vitesse, de force de pressions du geste d'écriture [40].

En cas de difficultés majeures à manier le stylo, des stratégies de compensation incluant les mouvements de l'épaule pour déplacer le stylo sont proposées. L'informatique est envisagée comme une alternative si l'écriture manuelle devient impossible. Toutefois, avec la progression de la maladie, la communication via l'informatique peut aussi devenir également problématique.

Conclusion

La rééducation est une composante essentielle et précoce du traitement de la maladie de Parkinson. Elle améliore la fonction motrice en exploitant les mécanismes du contrôle moteur. Des programmes personnalisés, adaptés aux stades évolutifs de la maladie et mettant l'accent sur la répétition et la perception sensorielle, favorisent une réorganisation des mouvements. L'ajustement continu des interventions pour répondre aux besoins individuels et à l'évolution de la maladie, combinée à l'utilisation de technologies adaptées, offre ainsi un espoir tangible d'amélioration de leur qualité de vie.

Références

[1] Okun MS. Management of Parkinson Disease in 2017: Personalized Approaches for Patient-Specific Needs. JAMA. 2017 Sep 5 [cited 2019 May 18]; 318(9):791-2. Disponibilité sur Internet: https://jamanetwork.com/journals/jama/fullarticle/2650798.

[2] Compagnon C, Mélhénas S. Premiers états généraux des personnes touchées par la maladie de Parkinson. Chaque pas est une conquête - Livre Blanc. Paris: France Parkinson ; 2010. 287 p. Disponibilité sur Internet: www.myobase.org/index.php ?lvl=notice_display&id=21291.

[3] Cai Y, Feng F, Wei Q, Jiang Z, Ou R, Shang H. Sarcopenia in patients with Parkinson's disease: a systematic review and meta-analysis. Frontiers in neurology. 2021 [cited 2024 Feb 11] ;12:111. Disponibilité sur Internet : www.frontiersin.org/articles/10.3389/fneur.2021.598035/full?fbclid=IwAR1eadIddFE1jnJVJCvWt5iEUGn1POC2E9Gu1M_ TmJiCgsx7qb6gBso-qLQ.

[4] Johansson ME, Cameron IGM, Van Der Kolk NM, et al. Aerobic Exercise Alters Brain Function and Structure in Parkinson's Disease: A Randomized Controlled Trial. Annals of Neurology. 2022 Feb [cited 2024 Feb 17] ;91(2):203-16. Disponibilité sur Internet: https://onlinelibrary.wiley.com/doi/10.1002/ana.26291.

[5] Lombardi G, Baccini M, Gualerzi A, et al. Comparing the effects of augmented virtual reality treadmill training versus conventional treadmill training in patients with stage II-III Parkinson's disease: the VIRTREAD-PD randomized controlled trial protocol. Frontiers in Neurology. 2024 [cited 2024 Feb 26];15:1338609. Disponibilité sur Internet : www.frontiersin.org/journals/neurology/articles/10.3389/fneur.2024.1338609/full.

[6] Deuel LM, Seeberger LC. Complementary Therapies in Parkinson Disease: a Review of Acupuncture, Tai Chi, Qi Gong, Yoga, and Cannabis. Neurotherapeutics. 2020 Oct 1 [cited 2024 Feb 15];17(4):1434-55. https://doi.org/10.1007/s13311-020-00900-y.

[7] Adeloye OO, Olatunji MA, Olawuwo S. Effect of Therapeutic Exercise on Motor Symptoms of Parkinson Disease: A Mini Review. Rochester, NY; 2019 [cited 2024 Feb 15]. Disponibilité sur Internet: https://papers.ssrn.com/abstract=3401565.

[8] Dos Santos Delabary M, Komeroski IG, Monteiro EP, et al. Effects of dance practice on functional mobility, motor symptoms and quality of life in people with Parkinson's disease: a systematic review with meta-analysis. Aging Clin Exp Res. 2018 Jul [cited 2024 Feb 16];30(7):727-35. Disponibilité sur Internet: http://link.springer.com/10.1007/s40520-017-0836-2.

[9] Inoue K, Fujioka S, Nagaki K, et al. Table tennis for patients with Parkinson's disease: A single-center, prospective pilot study. Clinical Parkinsonism & Related Disorders. 2021 Jan 1 [cited 2024 Feb 12]:100086. Disponibilité sur Internet: www.sciencedirect.com/science/article/pii/S2590112520300542.

[10] Tosserams A, Nijkrake MJ, Voet NBM, et al. Why People With Parkinson's Disease Experience Near-Drowning and How to Prevent It. Mov Disord Clin Pract. 2020 Jun 2 [cited 2024 Feb 16];7(5):573-4. Disponibilité sur Internet: www.ncbi.nlm.nih.gov/pmc/articles/PMC7328419.

[11] Waldvogel D, Baumann-Vogel H, Stieglitz L, et al. Beware of deep water after subthalamic deep brain stimulation. Neurology. 2020 Jan 7 [cited 2024 Feb 16];94(1):39-41. Disponibilité sur Internet: www.neurology.org/doi/abs/10.1212/wnl.0000000000008664.

[12] Lauzé M, Daneault JF, Duval C. The effects of physical activity in Parkinson's disease: a review. J Parkinsons Dis. 2016 [cited 2024 Feb 26];6(4):685-98. Disponibilité sur Internet: https://content.iospress.com/articles/journal-of-parkinsons-disease/jpd160790.

[13] Alberts JL, Phillips M, Lowe MJ, et al. Cortical and motor responses to acute forced exercise in Parkinson's disease. Parkinsonism Relat Disord. 2016 Mar [cited 2024 Feb 19];24:56-62. Disponibilité sur Internet: www.ncbi.nlm.nih.gov/pmc/articles/PMC4775282.

[14] McDonnell MN, Rischbieth B, Schammer TT, et al. Lee Silverman Voice Treatment (LSVT)-BIG to improve motor function in people with Parkinson's disease: a systematic review and meta-analysis. Clin Rehabil 2018 May;32(5):607–18.

[15] Demonceau M. Réentrainement à l'effort et relations entre aptitude physique et préservation neuronale dans la maladie de Parkinson. 2018 [cited 2023 Nov 16]; Disponibilité sur Internet: https://orbi.uliege.be/bitstream/2268/221675/1/these_demonceau_fevrier_18.pdf.

[16] Abraham A, Duncan RP, Earhart GM. The Role of Mental Imagery in Parkinson's Disease Rehabilitation. Brain Sciences. 2021 Feb [cited 2024 May 31];11(2):185. Disponibilité sur Internet: www.mdpi.com/2076-3425/11/2/185.

[17] Tambosco L, Percebois-Macadré L, Rapin A, et al. Effort training in Parkinson's disease: A systematic review. Ann Phys Rehabil Med. 2014 Mar [cited 2014 Apr 19];57(2):79-104. Disponibilité sur Internet: http://linkinghub.elsevier.com/retrieve/pii/S1877065714000049.

[18] Lu Y, Ge Y, Chen W, Xing W, et al. The effectiveness of virtual reality for rehabilitation of Parkinson disease: an overview of systematic reviews with meta-analyses. Syst Rev. 2022 Dec [cited 2023 Oct 20]; 11(1):50. Disponibilité sur Internet: https://systematicreviewsjournal.biomedcentral.com/articles/10.1186/s13643-022-01924-5.

[19] Fontoura VCB, de Macêdo JGF, da Silva LP, et al. The role of rehabilitation with virtual reality in functional ability and quality of life of individuals with Parkinson's disease. CEP. 2017 [cited 2024 Feb 26];53140:160. Disponibilité sur Internet: www.researchgate.net/profile/Ivson-Silva/publication/325921123_The_role_of_rehabilitation_with_virtual_reality_in_functional_ability_and_quality_of_life_of_individuals_with_Parkinson's_disease/links/5c80310392851c69505c657d/The-role-of-rehabilitation-with-virtual-reality-in-functional-ability-and-quality-of-life-of-individuals-with-Parkinsons-disease.pdf.

[20] Margraf NG, Wolke R, Granert O, et al. Consensus for the measurement of the camptocormia angle in the standing patient. Parkinsonism & Related Disorders. 2018 Jul 1 [cited 2019 Dec 29];52:1-5. Disponibilité sur Internet: http://www.sciencedirect.com/science/article/pii/S1353802018302724.

[21] de Sèze MP, Creuzé A, de Sèze M, Mazaux JM. An orthosis and physiotherapy programme for camptocormia: a prospective case study. J Rehabil Med 2008 Oct;40(9):761–5.

[22] Hogge M, Debrun A, Gangji V. [Camptocormia: From diagnosis to treatment]. Rev Med Brux 2016;37(6): 483–7.

[23] Michel SF, Oscar AC, Correa TES, et al. Pisa syndrome. Clinical Neuropharmacology. 2015 [cited 2024 Feb 18];38(4):135-40. Disponibilité sur Internet: https://journals.lww.com/clinicalneuropharm/fulltext/2015/07000/Pisa_Syndrome.4.aspx.

[24] Tinazzi M, Geroin C, Gandolfi M, et al. Pisa syndrome in Parkinson's disease: An integrated approach from pathophysiology to management. Mov Disord. 2016 [cited 2024 Feb 18];31(12):1785-95. Disponibilité sur Internet: https://onlinelibrary.wiley.com/doi/abs/10.1002/mds.26829.

[25] Silvia Aparecida FP, Carlos Henrique Ferreira C, Marise Bueno Z, et al. Static posturography analysis for postural instability in patients with Parkinson's disease. Int J Neurosci. 2023 [cited 2024 Feb 20]; 0(0):1-13. https://doi.org/10.1080/00207454.2023.2273765.

[26] Viseux FJ, Delval A, Defebvre L, Simoneau M. Postural instability in Parkinson's disease: Review and bottom-up rehabilitative approaches. Neurophysiologie Clinique. 2020 [cited 2023 Oct 28];50(6):479-87. Disponibilité sur Internet: www.sciencedirect.com/science/article/pii/S0987705320301234.

[27] Moreau C, Rouaud T, Grabli D, et al. Overview on wearable sensors for the management of Parkinson's disease. NPJ Parkinson's Disease. 2023 [cited 2024 Feb 26];9(1):153. Disponibilité sur Internet: www.nature.com/articles/s41531-023-00585-y.

[28] Pistacchi M, Gioulis M, Sanson F, et al. Gait analysis and clinical correlations in early Parkinson's disease. Funct Neurol 2017;32(1):28–34.

[29] Morris ME. Movement Disorders in People With Parkinson Disease: A Model for Physical Therapy. PHYS THER. 2000 Jan 6 [cited 2013 Mar 23]; 80(6):578-97. Disponibilité sur Internet: http://ptjournal.apta.org/content/80/6/578.

[30] Keloth SM, Arjunan SP, Raghav S, Kumar DK. Muscle activation strategies of people with early-stage Parkinson's during walking. J NeuroEngineering Rehabil. 2021 Dec [cited 2023 Nov 11];18(1):133. Disponibilité sur Internet: https://jneuroengrehab.biomedcentral.com/articles/10.1186/s12984-021-00932-1.

[31] de Oliveira MPB, Dos Reis LM, Pereira ND. Effect of resistance exercise on body structure and function, activity, and participation in individuals with Parkinson disease: a systematic review. Arch Phys Med Rehabil. 2021 [cited 2023 Nov 11];102(10):1998-2011. Disponibilité sur Internet: www.sciencedirect.com/science/article/pii/S0003999321001519.

[32] Rieu I, Degos B, Castelnovo G, et al. Incobotulinum toxin A in Parkinson's disease with foot dystonia: A double blind randomized trial. Parkinsonism Relat Disord 2018 Jan;46:9–15.

[33] Fok P, Farrell M, McMeeken J. Prioritizing gait in dual-task conditions in people with Parkinson's. Hum Mov Sci. 2010 [cited 2024 Feb 26];29(5):831-42. Disponibilité sur Internet: www.sciencedirect.com/science/article/pii/S0167945710000928.

[34] Mak MK, Wong-Yu IS, Shen X, Chung CL. Long-term effects of exercise and physical therapy in people with Parkinson disease. Nat Rev Neurol. 2017 Nov [cited

2023 Sep 16];13(11):689-703. Disponibilité sur Internet: www.nature.com/articles/nrneurol.2017.128.

[35] Bigliassi M, Karageorghis CI, Wright MJ, et al. Effects of auditory stimuli on electrical activity in the brain during cycle ergometry. Physiology & Behavior. 2017 Aug 1 [cited 2023 Oct 27];177:135-47. Disponibilité sur Internet: www.sciencedirect.com/science/article/pii/S0031938417301087.

[36] Robb KA, Perry SD. Textured Foot Orthotics on Dynamic Stability and Turning Performance in Parkinson's Disease. J Mot Behav. 2020 Jul 3 [cited 2024 Jan 4];52(4):396-403. Disponibilité sur Internet: www.tandfonline.com/doi/full/10.1080/00222895.2019.1639609.

[37] Kleppang TT, Jørgensen L. Dynamic balance and gait speed improve in persons with Parkinson's disease after Lee Silverman Voice Treatment (LSVT)-BIG training: a single subject experimental design study. European Journal of Physiotherapy. 2020 Mar 3 [cited 2024 Jan 26];22(2):86-96. https://doi.org/10.1080/21679169.2018.1551420.

[38] Bhatt M, Mahana B, Ko JH, et al. Computerized Dual-Task Testing of Gait Visuomotor and Cognitive Functions in Parkinson's Disease: Test-Retest Reliability and Validity. Frontiers in Human Neuroscience. 2021 [cited 2024 Jan 4];15. Disponibilité sur Internet: www.frontiersin.org/articles/10.3389/fnhum.2021.706230.

[39] Ginis P, Nackaerts E, Nieuwboer A, Heremans E. Cueing for people with Parkinson's disease with freezing of gait: A narrative review of the state-of-the-art and novel perspectives. Ann Phys Rehabil Med. 2018 Nov 1 [cited 2024 Jan 19];61(6):407-13. Disponibilité sur Internet: www.sciencedirect.com/science/article/pii/S1877065717304049.

[40] Véron-Delor L, Pinto S, Eusebio A, et al. Musical sonification improves motor control in Parkinson's disease: a proof of concept with handwriting. Annals of the New York Academy of Sciences. 2020 [cited 2024 Feb 20];1465(1):132-45. Disponibilité sur Internet: https://onlinelibrary.wiley.com/doi/abs/10.1111/nyas.14252.

Chapitre 23

Orthophonie

Lucile Rigal[a], Pascal Auzou[a,b], Canan Ozsancak[a,b]

[a]Service de neurologie et unité neurovasculaire, CHU d'Orléans.
[b]Laboratoire interdisciplinaire pour l'innovation et la recherche en santé d'Orléans (LI2RSO), équipe *Brain Clinical* and *Experimental Neuroplasticity* (B-CLINE), Université d'Orléans.

La dysarthrie est un trouble de la réalisation motrice de la parole, due à une atteinte du système nerveux. Fréquente et précoce au cours de la maladie de Parkinson, elle constitue un marqueur clinique de l'évolution du handicap moteur. Elle pénalise particulièrement l'autonomie et l'image sociale des patients par la détérioration progressive de leur capacité de communication. Les troubles de la déglutition et de la salivation constituent d'autres aspects de dysfonctionnement de la sphère orofaciale dans cette maladie. Ils peuvent mettre en jeu le pronostic fonctionnel par la dénutrition ainsi que le pronostic vital par leur retentissement sur l'état respiratoire avec des pneumopathies d'inhalation.

Malgré la fréquence et la sévérité potentielles de ces troubles, la prise en charge orthophonique est insuffisamment prescrite et souvent trop tardive. Il existe désormais des études contrôlées qui fournissent une démonstration convaincante du bénéfice apporté aux patients [1]. On peut également constater une récente prise de conscience de l'importance d'une prise en charge orthophonique plus précoce, dans une optique de prévention visant à retarder un handicap sévère lié à la dysarthrie ou aux troubles de la déglutition.

Données épidémiologiques

Une enquête épidémiologique suédoise [2] réalisée avec des auto-questionnaires chez 250 patients parkinsoniens rapporte une altération de la voix et de la parole chez 70 % des patients : la voix était fréquemment qualifiée comme faible, rauque et/ou monotone, et la parole comme trop lente avec une articulation imprécise et un démarrage difficile. Il en résultait des difficultés à se faire entendre au sein d'un groupe ou dans une ambiance bruyante (60 % des patients) et à se faire comprendre par des personnes familières (37 %) et non familières (42 %). Dans cette même enquête, 41 % des patients se plaignaient de troubles de la déglutition avec notamment une sialorrhée (25 %) et des fausses routes (20 %). Ces difficultés apparaissaient précocement, dès le début de la maladie pour la plupart des patients, avec une aggravation du niveau de sévérité au cours de l'évolution. En dépit de cette gêne importante, alors que 46 % des patients bénéficiaient d'une kinésithérapie, seuls 2 à 3 % avaient eu recours à une prise en charge orthophonique.

Des études épidémiologiques transversales ont également été conduites afin de préciser l'évolution de la dysarthrie au cours de la progression de la maladie de Parkinson. Ainsi, la parole a été analysée dans une tâche de lecture à voix haute et de conversation spontanée chez 200 patients évalués en l'absence de traitement antiparkinsonien [3]. L'analyse perceptive a retrouvé une prédominance nette de la dysphonie (89 % des patients) ; les troubles de l'articulation et du débit étant plus rares (respectivement 45 % et 20 %), de même que les troubles de résonance (10 %). Seuls 11 % des patients avaient une parole sans anomalie perceptive.

Il est classiquement admis une progression « caudo-rostrale » des troubles de la parole au cours de l'évolution de la maladie, débutant ainsi au niveau laryngé pour atteindre ensuite le niveau articulatoire [4]. Toutefois, il semblerait que l'âge de début de la maladie ait également une incidence sur ces troubles. En effet, une récente étude a comparé des tâches de parole chez deux groupes de patients récemment diagnostiqués en l'absence de traitement dopaminergique : l'un avant l'âge de 51 ans, et l'autre après l'âge de 69 ans. [5] Les caractéristiques de la dysarthrie hypokinétique sont retrouvées chez les deux groupes de patients, mais les patients jeunes présentent une atteinte plus marquée de la gestion pneumo-phonatoire, tandis que les patients plus âgés ont dès le début de leur maladie une imprécision articulatoire consonantique ainsi qu'une dégradation de la qualité vocale. Par ailleurs, l'aggravation des troubles d'articulation des consonnes était corrélée à la sévérité des troubles de la marche. Ces résultats pourraient être liés à l'impact du vieillissement physiologique et la réduction des mécanismes de compensation chez les sujets âgés présentant une maladie neurodégénérative.

Du point de vue physiopathologique, la présence d'une dysarthrie à la phase précoce de la maladie est un marqueur d'évolutivité. Elle est associée plus souvent à une dysautonomie, des troubles du sommeil et une dénervation dopaminergique plus sévère [6].

Contrairement aux idées répandues, l*es troubles de la déglutition et sialorrhée peuvent se manifester dès le stade prodromique de la maladie, même s'ils demeurent plus prégnants aux stades ultérieurs, entraînant un diagnostic souvent tardif. La prévalence est estimée à plus de 70 %* [7]. L'usage régulier de la vidéofluoroscopie ou de la nasofibroscopie a démontré que nombreux sont les patients qui présentent des anomalies (voir chapitre 6 sur les signes moteurs). À l'inverse des troubles de la production de parole, la progression de la dysphagie se fait plutôt dans le sens « rostro-caudal » avec une atteinte précoce de la fermeture labiale, un allongement du temps buccal volontaire par des mouvements de « festination » linguale ralentissant la vitesse de mastication, une propulsion insuffisante du bolus par la langue, et un retard du déclenchement du temps pharyngé réflexe, favorisant ainsi la stase intrabuccale et le bavage. Une dysmotilité œsophagienne est également observée. Les trois temps de la déglutition (buccal, pharyngé et œsophagien) sont donc perturbés. L'interrogatoire des patients est peu sensible pour détecter les troubles de la déglutition, en raison d'un déficit de proprioception de leurs fonctions sensorimotrices [8]. Ces derniers troubles sont en partie sensibles aux traitements médicamenteux, avec notamment une réponse à l'apomorphine sous-cutanée souvent conservée, même aux stades très avancés de la maladie, ce qui peut constituer une aide à la prise en charge médicale [9]. La sévérité des troubles de la déglutition constitue le marqueur pronostique le plus défavorable en termes de mortalité et d'institutionnalisation [10].

Enfin, la prévalence des troubles nutritionnels est de 33 %, avec une dénutrition fréquente, débutant parfois plusieurs années avant la pose du diagnostic. Le risque de troubles augmente avec la durée de la maladie, les doses plus importantes de médicaments dopaminergiques, et la sévérité motrice de la maladie [11].

Méthodes d'évaluation

Le dépistage et l'évaluation des troubles de la parole et de la déglutition représentent l'étape initiale du « bilan » orthophonique, préalable indispensable à la prise en charge rééducative. Ceux-ci ne doivent pas être faits trop tardivement quand les troubles sont déjà manifestes.

Troubles de la production de parole

Dans sa pratique clinique, le neurologue ne dispose actuellement que d'un outil rudimentaire d'évaluation des troubles de la parole chez les patients parkinsoniens ; il s'agit de l'item 1 (parole) de la partie 2 de l'échelle MDS-UPDRS [12], qui décrit cinq stades de sévérité croissante :

0. *normal* : mon élocution ne pose aucun problème ;

1. *minime* : mon élocution est faible, peu articulée et inégale, mais ne conduit pas les autres à me demander de me répéter ;
2. *léger* : mon élocution conduit les gens à me demander de me répéter occasionnellement, mais pas tous les jours ;
3. *modéré* : mon élocution est assez peu claire pour que les autres me demandent de répéter chaque jour, même si la plupart de mon discours est compris ;
4. *sévère* : la plupart de mon discours ou sa totalité ne peut être comprise. Si l'on décrit la progression de la dysarthrie au cours de la maladie de Parkinson, la précocité de la dysphonie et de la dysprosodie se trouve confirmée aux stades I et II de Hoehn et Yahr, précédant l'émergence des troubles arthriques qui altèrent l'intelligibilité aux stades III et IV de Hoehn et Yahr. L'image d'une trajectoire évolutive globale des troubles de la parole au cours de la maladie de Parkinson ne doit toutefois pas faire oublier la très grande variabilité interindividuelle du phénotype clinique.

Bien que peu connu des neurologues, le score global de la *Batterie d'évaluation clinique de la dysarthrie* [13] peut également être utilisé en consultation clinique. Il combine la qualité vocale, la réalisation phonétique, la prosodie, l'intelligibilité et le caractère naturel de la parole (cotation de 0 à 4 pour 0 : normal ; 1 : anomalie discrète ; 2 : anomalie modérée ; 3 : anomalie marquée ou fréquente ; 4 : anomalie sévère).

Au-delà de l'item MDS-UPDRS qui reste l'outil séméiologique global de dépistage pour le neurologue, l'objectif de l'orthophoniste sera d'évaluer de façon exhaustive les anomalies des différentes fonctions intervenant dans le système de production de parole (respiration, phonation, résonance et articulation), sans ignorer les dimensions cognitives et psychologiques de la communication parlée.

L'évaluation des troubles de la parole dans la maladie de Parkinson reste fondée sur l'analyse perceptive qui permet d'appréhender les différentes fonctions impliquées dans la production de la parole, à savoir les étages respiratoire et phonatoire, puis la résonance et l'articulation. Les méthodes instrumentales sont par nature limitées dans leur champ d'analyse à l'une de ces fonctions, exception faite pour les méthodes multiparamétriques d'analyse acoustique et aérodynamique dont l'exhaustivité, par rapport à la complexité du signal de parole, dépend aussi des applications disponibles. L'apport récent de méthodes objectives et automatisées du signal acoustique de la parole contribue à surmonter cette difficulté en donnant accès à l'analyse d'un matériel verbal beaucoup plus exhaustif, tel que la lecture d'un texte ou encore la production de parole spontanée. Un groupe de chercheurs et cliniciens de quatre régions de la francophonie (France, Suisse, Belgique, Québec) a élaboré un outil d'évaluation des troubles de la parole légers à modérés, informatisé et validé : MonPaGe, permettant des analyses perceptives et acoustiques semi-automatiques [14].

Historiquement, la préoccupation d'identifier les caractéristiques particulières aux troubles de la parole observés chez les patients parkinsoniens a émergé dans le but explicite de rationaliser la prise en charge rééducative. La contribution historique de l'équipe de la *Mayo Clinic* (Darley, Aronson et Brown) a été majeure, avec l'introduction du concept de dysarthrie hypokinétique attribué à la maladie de Parkinson. Les dix dimensions les plus déviantes, considérées comme caractéristiques de la parole parkinsonienne, ont ainsi été établies sur une petite série de 32 patients. Ce sont dans l'ordre de spécificité décroissante : la monotonie de hauteur, la réduction de l'accentuation, la monotonie de l'intensité, l'imprécision des consonnes, les pauses inappropriées, les accélérations brèves, la raucité de la voix, la voix « soufflée », la hauteur moyenne et le débit variable. Pour la hauteur moyenne, la déviation, bien que peu marquée, était orientée vers l'abaissement, tandis que le débit moyen était plutôt orienté vers l'accélération. L'originalité de l'approche résidait dans l'analyse globale du système de production de parole incluant la respiration, la phonation ainsi que la résonance et l'articulation.

Une grille d'évaluation perceptive générale de la dysarthrie a été mise au point et validée en langue française [15]. Elle comporte 33 items évaluant la dysphonie, la dysprosodie, les troubles arthriques, etc. Chaque item est coté sur cinq niveaux de sévérité croissante du trouble (normal, léger ou rare, modéré ou occasionnel, marqué ou fréquent, sévère ou permanent). Cette grille permet de couvrir l'ensemble des fonctions (respiratoire, laryngée, résonance et articulation) ainsi que l'intelligibilité de la parole.

La fonction respiratoire est précocement altérée dans la maladie de Parkinson. La durée du temps maximum de phonation est un reflet simple de la fonction respiratoire. Une des anomalies cliniquement pertinentes consiste en une réduction du volume mesuré de la cage thoracique au début de l'expiration « contrôlée » initiant un groupe de souffle chez les patients (groupe rythmique ou défini comme un énoncé se prononçant sur une seule expiration/un seul souffle), le débit de parole étant alors plus rapide à l'intérieur du groupe de souffle. La pression sous-glottique, estimée par la mesure de la pression intra-orale lors d'une occlusion précédant une partie voisée (lors de la production d'un /pa/ par exemple), est également réduite chez les patients parkinsoniens [16]. Cette extrapolation de la pression sous-glottique à partir de la pression intra-orale pose le problème de sa validité si l'occlusion buccale est incomplète. Malgré cette limite méthodologique, la réduction de la pression sous-glottique permet de rendre compte des modifications fréquemment rapportées du signal laryngé, notamment la réduction de l'intensité moyenne.

La fonction laryngée, vocale, est généralement considérée comme anormale de façon précoce et intense dans la maladie de Parkinson. L'intensité moyenne de la parole est réduite [17], mais l'aptitude à augmenter le volume, quand la distance avec l'interlocuteur augmente, reste préservée, au moins en partie. La conséquence du dysfonctionnement laryngé sur la hauteur moyenne reste controversée et donc non résolue actuellement, les études retrouvant soit un abaissement, soit une élévation de la fréquence fondamentale dans la maladie de Parkinson. Le retentissement d'anomalies laryngées sur le timbre et la qualité de la voix est attesté par les observations vidéo-endoscopiques : les anomalies décrites sont des tremblements et des aspects de béance glottique avec des positions asymétriques des cordes vocales, responsables de fermeture laryngée incomplète pendant la phonation.

La fonction de résonance est probablement atteinte dans la maladie de Parkinson, mais ces altérations restent le plus souvent discrètes sur le plan clinique.

Enfin, la fonction articulatoire est nettement perturbée dans la maladie de Parkinson avec une atteinte plus particulière des consonnes occlusives, mais aussi des affriquées et des fricatives : un aspect spécifique de l'imprécision articulatoire particulièrement étudié est la perturbation de la diadococinésie.

Troubles de la déglutition et de la salivation

Leur dépistage par le neurologue peut aussi se fonder sur les items 2 et 3 de la partie 2 de l'échelle MDS-UPDRS [12] mais il convient, compte tenu de la sous-estimation fréquente des troubles de la déglutition par les patients, d'en préciser l'impact sur la vie quotidienne avec un questionnaire d'auto-évaluation et par une enquête nutritionnelle conduite par l'orthophoniste ou le diététicien (dymus, test de dysphagie de Munich, EAT 10). Des questions précises sont posées afin de repérer des signes d'alerte, rarement mentionnés spontanément par le patient, tels qu'un allongement de la durée des repas, une toux pendant ou après la déglutition, une modification de la voix en postprandial, une perte de poids ou encore de fréquentes infections pulmonaires. Ce temps de dépistage peut être complété par le test au verre d'eau – *3 oz water swallow test* – qui consiste à faire boire au patient 90 ml d'eau plate à température ambiante (soit un demi-verre) en s'assurant que la bouche soit propre. L'observation de difficultés lors de la déglutition, d'une toux ou d'une modification de la voix dans la minute qui suit est un signe d'alerte. L'observation de la prise d'un repas, en milieu hospitalier ou à domicile par une orthophoniste, apporte également de nombreux éléments.

Les explorations instrumentales réalisées par les ORL (nasofibroscopie et radiocinéma) permettent de mieux analyser la nature des perturbations et d'objectiver les fausses routes. *Les trois temps de la déglutition peuvent être perturbés* : trouble de la propulsion linguale avec mouvements d'aller-retour du bolus alimentaire au cours du temps buccal ; retard de déclenchement du temps pharyngé avec stase laryngée dans les vallécules et les sinus piriformes ; dysfonctionnement du sphincter supérieur de l'œsophage.

Une attention particulière doit être portée à la prise orale des médicaments et au choix de la forme galénique : près de 30 % des patients présentent des difficultés pour avaler leurs comprimés. Dans une telle situation, il semblerait que les gélules soient préférables aux comprimés [19].

La sialorrhée, souvent rapportée par les patients, ne correspond pas à un excès de production de salive, celle-ci étant bien au contraire souvent réduite au cours de la maladie de Parkinson [20], mais plutôt à une manifestation de la dysphagie. La déglutition n'est plus automatique, entraînant une stase salivaire intrabuccale et un bavage. Il existe de nombreux facteurs aggravants, notamment l'âge, la durée de la maladie, l'amimie avec ouverture des lèvres, la bradykinésie ainsi que les fluctuations motrices [21]. La sialorrhée parfois plus communément appelée bavage, est donc une manifestation de la dysphagie, mais elle ne constitue pas un facteur prédictif de sévérité des troubles de la déglutition [22].

Méthodes de rééducation

Principes généraux

Une prise en charge pluridisciplinaire associant neurologues, phoniatres et orthophonistes a été préconisée en se fondant sur les principes suivants [23] :

- une précocité de la prise en charge ;
- le soutien psychologique des patients avec implication de l'entourage ;
- une rééducation ciblée (sur l'effort vocal) ;
- une pratique simple fondée sur la mise en jeu d'une commande volontaire avec auto-évaluation possible (utilisant les enregistrements), mettant en œuvre un programme intensif (quatre séances par semaine) et concentré dans le temps (quatre semaines de durée) et comportant enfin des évaluations avant et après la prise en charge avec des programmes suivis d'exercices à domicile.

Données répondant aux critères de la médecine fondée sur les preuves

Troubles de la production de parole

Différents programmes de prise en charge ont fait l'objet d'études contrôlées et suggèrent une efficacité de la prise en charge rééducative [23,24]. La première étude [25] comportait une prise en charge centrée sur le travail de l'intonation et de l'intensité vocale chez 26 patients. Le programme consistait en 10 séances de 1 heure regroupées sur 2 semaines. La comparaison des performances avant et après la prise en charge a montré une amélioration de l'intelligibilité de la parole et une réduction significative des anomalies de la voix. La seconde étude [26] a comparé 12 patients bénéficiant de 35 à 40 heures de rééducation sur 2 semaines à 10 autres patients non rééduqués. Le programme comportait un travail en groupe avec exercices analytiques centrés sur le contrôle de la respiration, de l'articulation, du débit, des variations d'intonation et d'accentuation en séances matinales, complétés l'après-midi par des exercices globaux avec lectures, enregistrements vidéo et discussions. L'évaluation à l'aide d'une grille clinique analytique a retrouvé une amélioration multimodale chez les patients rééduqués. La troisième étude [27] a comparé six patients bénéficiant d'une rééducation de 10 séances de 1 heure sur 4 semaines à six patients non rééduqués. Le programme comprenait des exercices individuels portant sur la prosodie, la phonation et l'articulation, ainsi qu'un travail de relaxation. L'évaluation clinique et acoustique, effectuée 4 semaines après la prise en charge, a montré dans le groupe traité une amélioration de la motricité des organes de la parole, une augmentation de l'intensité de la voix et une amélioration de la prosodie.

Enfin, la méthode de rééducation phonatoire intensive, baptisée LSVT Lee Silverman Voice Treatment LOUD® (LSVT LOUD®), a fait l'objet de plusieurs études contrôlées [28–31] (cf. Chapitre 22). Ce programme, proposé par des orthophonistes spécifiquement formés, est ciblé sur l'effort vocal pour lutter contre l'hypophonie et repose sur une méthodologie simple et standardisée de quatre séances de 1 heure par semaine pendant 4 semaines ; une description détaillée en langue française est disponible [32]. La comparaison des patients traités à un groupe équivalent de patients non traités a retrouvé une augmentation très marquée de l'intensité chez les patients traités. L'effet bénéfique pouvait se prolonger de 6 mois à 2 ans après la fin de la prise en charge et contribuait aussi à améliorer l'articulation et l'intelligibilité.

Cette méthode de rééducation est supérieure en efficacité par rapport aux méthodes traditionnelles et doit être proposée en première intention aux patients parkinsoniens sans attendre que la dysarthrie soit trop évoluée. En effet, l'efficacité n'est plus à démontrer chez les patients présentant des dysarthries de degré léger à modéré, mais les progrès sont plus nuancés chez les patients présentant des dysarthries sévères [33]. De nouvelles études s'intéressent également à l'ajout de séances de groupe aux séances individuelles classiques, permettant d'optimiser voire augmenter l'efficacité de la thérapie [34].

Des techniques d'imagerie cérébrale ont pu montrer des modifications du *pattern* d'activation cérébrale après la rééducation, supportant ainsi le rôle de la plasticité cérébrale mobilisée lors des rééducations intensives [35]. Il a également été démontré que si des régions cérébrales différentes pouvaient être modifiées en fonction de la cible de la rééducation (articulation versus voix, par exemple), c'est bien l'intensivité du traitement qui permet de maintenir à long terme les compétences, indépendamment des cibles de la rééducation [36].

Si le rôle bénéfique de la dopathérapie semble limité sur la dysarthrie, les résultats sont également variables concernant la stimulation cérébrale profonde. Il a longtemps été admis que celle-ci aggravait les troubles de la parole, mais une récente étude tend à nuancer l'impact délétère sur la dysarthrie, au moins à la phase précoce de la maladie, le risque d'aggravation des symptômes étant encore méconnu [37,38]. Les cibles anatomiques et les paramètres de réglage permettant de maintenir au mieux les capacités de parole tendent à se préciser mais restent encore à définir pleinement. [39,40].

Troubles de la déglutition

Il n'existe pas encore à ce jour d'étude répondant aux critères de la méthodologie Cochrane. Toutefois, les recherches tendent à montrer qu'un travail portant sur l'entraînement des fonctions vocales et respiratoires avec un biofeedback a un impact positif sur les capacités de déglutition [41]. Il a d'ailleurs été rapporté un bénéfice associé de la prise en charge LSVT Loud sur les troubles de la déglutition, perdurant environ 6 mois après la fin du traitement [42,43]. En effet, ce travail vocal intensif agit bien évidemment sur la dysarthrie, mais améliore également le tonus pharyngé, la puissance et l'efficacité de la toux ainsi que l'ouverture des sinus piriformes, permettant ainsi une meilleure déglutition, la réduction du nombre de fausses routes et par conséquent, une amélioration du sentiment de confiance lors des repas et de la qualité de vie. En pratique rééducative, la prise en charge de la dysphagie repose sur l'utilisation optimisée des médicaments dopaminergiques, en particulier l'apomorphine, et sur des stratégies de réhabilitation mais surtout de compensation, permettant de réduire le risque de fausses routes. Un suivi orthophonique permet de proposer des conseils diététiques au premier plan (avec adaptation des textures des repas) et l'enseignement de postures de protection et de facilitation (flexion antérieure de la tête et accompagnement de l'élévation du larynx) [18], tout en maintenant une bonne qualité de vie. Les restrictions alimentaires étant parfois contraignantes mais nécessaires pour des prises alimentaires sécuritaires, les programmes d'éducation thérapeutique tiennent une place importante, permettant d'obtenir l'adhésion du patient.

Sialorrhée

Elle semble davantage liée à une réduction des séquences de déglutition initiées par le patient qu'à une réelle augmentation de la production de salive. L'utilisation de toxine botulique, en injections parotidiennes, sous-maxillaires ou parfois sublinguales, guidées par repérage échographique, améliore la sialorrhée en réduisant la quantité de salive en bouche, ce qui peut néanmoins avoir un effet délétère sur l'état dentaire (Chapitre 11

« cavité buccale ») [44]. Ce traitement ne peut être proposé s'il existe des troubles de déglutition importants qui risquent de se majorer [45].

Conclusion

La prise en charge orthophonique des troubles de la parole et de la déglutition dans la maladie de Parkinson doit être proposée de manière très précoce, sans attendre le développement de troubles trop sévères et inaccessibles à la rééducation. Il existe des preuves d'efficacité dans des études contrôlées de cette prise en charge préventive et rééducative précoce nécessaire et optimisant au mieux les ressources de la plasticité cérébrale. La prise en soin orthophonique s'appuie sur les éléments d'information fournis par l'examen neurologique, mais repose également sur une évaluation précise et complète des capacités vocales, respiratoires et motrices de la sphère oro-myo-faciale. Idéalement, cette prise en charge doit s'organiser sur la base de séances établies sur une courte période avec un rythme soutenu de manière à remplir leur objectif, qui reste d'améliorer la qualité de la communication et la sécurité de la prise alimentaire chez les patients, et bien évidemment leur qualité de vie.

La place des technologies numériques dans l'aide à la prise en charge reste à déterminer mais paraît prometteuse [46]. Enfin, les approches de neuromodulation constituent une ouverture très intéressante dans la prise en soin de la dysarthrie parkinsonienne : une étude par rTMS au niveau du gyrus temporal supérieur droit entraîne à la fois une amélioration clinique ainsi que des modifications neuroplastiques des boucles audio-motrices hémisphériques gauches [47].

Références

[1] Atkinson-Clément C, Sadat J, Pinto S. Behavioral treatments for speech in Parkinson's disease: meta-analyses and review of the literature. Neurodegener Dis Manag 2015;5:233–48.

[2] Hartelius L, Svensson P. Speech and swallowing symptoms associated with Parkinson's disease and multiple sclerosis: a survey. Folia Phoniatr Logop 1994;46:9–17.

[3] Logeman JA, Fisher HB, Boshes B, et al. Frequency and cooccurrence of vocal tract dysfunctions in the speech of a large sample of Parkinson patients. J Speech Hear Dis 1978;43:47–57.

[4] Pinto S, Ghio A, Teston B, et al. Dysarthria across Parkinson's disease progression. Natural history of its components: dysphonia, dysprosody and dysarthria. Rev Neurol 2010;166:800–10.

[5] Rusz J, Tykalová T, Novotný M, et al. Distinct patterns of speech disorder in early-onset and late-onset de-novo Parkinson's disease. NPJ Parkinson's Disease 2021;7(1).

[6] Polychronis S, Niccolini F, Pagano G, et al. Speech difficulties in early de novo patients with Parkinson's disease. Parkinsonism Relat Disord 2019;64: 256–61.

[7] Edwards L, Pfeiffer R, Quigley E, et al. Gastrointestinal symptoms in Parkinson's disease. Mov Disord 1991;6:151–6.

[8] Buhmann C, Flügel T, Bihler M, et al. Is the Munich dysphagia Test-Parkinson's disease (MDT-PD) a valid screening tool for patients at risk for aspiration ? Parkinsonism Relat Disord 2019;61:138–43.

[9] Tison F, Wiart L, Guatterie M, et al. Effects of central dopaminergic stimulation by apomorphine on swallowing disorders in Parkinson's disease. Mov Disord 1996;11:729–32.

[10] Fabbri M, Coelho M, Abreu D, et al. Dysphagia predicts poor outcome in late-stage Parkinson's disease. Parkinsonism Relat Dis 2019;64:73–81.

[11] Fu J, Li Z, Wang F, Yu K. Prevalence of malnutrition/ malnutrition risk and nutrition-related risk factors among patients with Parkinson's disease: systematic review and meta-analysis. Nutr Rev 2021;1–11.

[12] Goetz CG, Tilley BC, Shaftman SR, et al. Movement Disorder Society-sponsored revision of the Unified Parkinson's Disease Rating Scale (MDS-UPDRS): scale presentation and clinimetric testing results. Mov Disord 2008;23(15):2129–70.

[13] Auzou P, Rolland-Monnoury V. BECD: Batterie d'évaluation clinique de la dysarthrie. Isbergues: Ortho-Édition; 2019.

[14] Laganaro M, Fougeron C, Pernon M, et al. Sensitivity and specificity of an acoustic and perceptual-based tool for assessing motor speech disorders in French: the MonPaGe-screening protocol. Clin Linguist Phon 2021.

[15] Ozsancak C, Parais AM, Auzou P. Évaluation perceptive de la dysarthrie: présentation et validation d'une grille clinique. Rev Neurol 2002;158:431–8.

[16] Sarr MM, Pinto S, Jankowski L, et al. Measurement of intraoral pressure as a contributor for the understanding of pneumophonic coordination impairment in Parkinsonian dysarthria. Rev Neurol 2009;165:1055–61.

[17] Fox CM, Ramig LO. Vocal sound pressure level and self-perception of speech and voice in men and women with idiopathic Parkinson's disease. Am J Speech Lang Pathol 1997;6:85–94.
[18] Puech M. La prise en charge des troubles de la déglutition chez le patient parkinsonien. In: Ozsancak C, Auzou P, editors. Les Troubles de la parole et de la déglutition dans la maladie de Parkinson: description et prise en charge. Marseille: Solal; 2005. p. 377–96.
[19] Buhmann C, Bihler M, Emich K, et al. Pill swallowing in Parkinson's disease: a prospective study based on flexible endoscopic evaluation of swallowing. Park Relat Disord 2019;62:51–6.
[20] Proulx M, de Courval FP, Wiseman MA, et al. Salivary production in Parkinson's disease. Mov Disord 2005;20:204–7.
[21] Rascol O, Negre-Pages L, Damier P, et al. Excessive buccal saliva in patients with Parkinson's disease of the French COPARK cohort. J Neural Transm 2020;127(12):1607–17.
[22] Nienstedt JC, Buhmann C, Bihler M, et al. Drooling is no early sign of dysphagia in Parkinson's disease. Neurogastroenterol Motil 2017;30(4):e13259.
[23] Herd CP, Tomlinson CL, Deane KH, et al. Comparison of speech and language therapy techniques for speech problems in Parkinson's disease. Cochrane Database Syst Rev 2012;8:CD002814.
[24] Deane KHO, Ellis-Hill C, Jones D, et al. Systematic review of paramedical therapies for Parkinson's disease. Mov Disord 2002;17:984–91.
[25] Scott S, Caird F. Speech therapy for Parkinson's disease. J Neurol Neurosurg Psychiatry 1983;46: 140–4.
[26] Robertson SJ, Thomson F. Speech therapy in Parkinson's disease: a study of the efficacy and long term effects of intensive treatment. Br J Disord Commun 1984;19:213–24.
[27] Johnson JA, Pring TR. Speech therapy and Parkinson's disease: a review and further data. Br J Disord Commun 1990;25:183–94.
[28] Ramig LO, Countryman S, Thompson LL, et al. Comparison of two forms of intensive speech treatment for Parkinson's disease. J Speech Hear Res 1995;38:1232–51.
[29] Ramig LO, Sapir S, Countryman S, et al. Intensive voice treatment (LSVT) for patients with Parkinson's disease: a 2-year follow-up. J Neurol Neurosurg Psychiatry 2001;71:493–8.
[30] Halpern AE, Ramig LO, Matos CE, et al. Innovative technology for the assisted delivery of intensive voice treatment (LSVT LOUD®) for Parkinson disease. Am J Speech Lang Pathol 2012;21:354–67.
[31] Ramig L, Halpern A, Spielman J, et al. Speech treatment in Parkinson's disease:Randomized controlled trial (RCT). Mov Disord 2018;33:1777–91.
[32] Rolland-Monnoury V. Prise en charge de la dysarthrie parkinsonienne par la méthode LSVT. In: Ozsancak C, Auzou P, editors. Les Troubles de la parole et de la déglutition dans la maladie de Parkinson: description et prise en charge. Marseille : Solal ; 2005. p. 253–70.
[33] Pu T, Huang M, Kong X, et al. Lee Silverman Voice Treatment to Improve Speech in Parkinson's Disease: a Systemic Review and Meta-Analysis. Parkinson's Disease 2021;1–10.
[34] Behrman A, Cody J, Elandary S, et al. The Effect of SPEAK OUT! and The LOUD Crowd on Dysarthria Due to Parkinson's Disease. Am J Speech Lang Pathol 2020;29(3):1448–65.
[35] Baumann A, Nebel A, Granert O, et al. Neural correlates of hypokinetic dysarthria and mechanisms of effective voice treatment in Parkinson disease. Neurorehabil Neural Repair 2018;32:1055–66.
[36] Narayana S, Franklin C, Peterson E, et al. Immediate and long-term effects of speech treatment targets and intensive dosage on Parkinson's disease dysphonia and the speech motor network: Randomized controlled trial. Hum Brain Mapp 2022;43(7): 2328–47.
[37] Limousin P, Foltynie T. Long-term outcomes of deep brain stimulation in Parkinson disease. Nat Rev Neurol 2019;15:234–42.
[38] Pinto S, Nebel A, Rau J, et al. Results of a Randomized Clinical Trial of Speech after Early Neurostimulation in Parkinson's Disease. Mov Disord 2022; 38(2):212–22.
[39] Fabbri M, Zibetti M, Ferrero G, et al. Is lowering stimulation frequency a feasible option for subthalamic deep brain stimulation in Parkinson's disease patients with dysarthria? Parkinsonism Relat Dis 2019;64:242–8.
[40] Frühholz S, Bobin M. Direct subthalamic nucleus stimulation influences speech and voice quality in Parkinson's disease patients. Int J Psychophysiol 2023;188:89.
[41] Kim JY, Kim H. Effects of behavioural swallowing therapy in patients with Parkinson's disease: A systematic review. Int J Speech Lang Pathol 2022;25(2):269–80.
[42] El Sharkawi A, Ramig L, Logeman JA, et al. Swallowing and voice effects of Lee Silverman Voice Treatment (LSVT): a pilot study. J Neurol Neurosurg Psychiatry 2002;72:31–6.
[43] Miles A, Jardine M, Johnston F, et al. Effect of Lee Silverman Voice Treatment (LSVT LOUD®) on swallowing and cough in Parkinson's disease: a pilot study. J Neurol Sci 2017;383:180–7.
[44] Jocson A, Lew M. Use of botulinum toxin in Parkinson's disease. Parkinsonism Relat Disord 2019;59:57–64.

[45] Jost WH, Friedman A, Michel O, et al. SIAXI: Placebo-controlled, randomized, double-blind study of incobotulinumtoxinA for sialorrhea. Neurology 2019;92:e1982–91.

[46] Theodoros D, Aldridge D, Hill AJ, Russell T. Technology-enabled management of communication and swallowing disorders in Parkinson's disease: a systematic scoping review. Int J Lang Commun Disord 2019;54:170–88.

[47] Brabenec L, Simko P, Minsterova AS, et al. Repetitive transcranial magnetic stimulation for hypokinetic dysarthria in Parkinson's disease enhances white matter integrity of the auditory-motor loop. Eur J Neurol 2023;30:881–6.

Chapitre 24

Application d'une démarche neuropalliative du stade précoce à la prise en soins terminale

Manon Auffret[a], Mathilde Giffard[b], Canan Ozsancak[c], Matthieu Béreau[d]

[a]France Développement Électronique, Monswiller.
[b]Service de soins palliatifs, CHU de Besançon ; Inserm CIC 1431, CHU de Besançon ; UMR 1322 Inserm LINC, Université de Franche-Comté.
[c]Service de neurologie, CHU d'Orléans. Laboratoire LI2RSO, Équipe B Cline, Université d'Orléans.
[d]Service de neurologie, Centre Expert Parkinson, CHU de Besançon, Université de Franche-Comté, UMR Inserm 1322 LINC.

Introduction

La maladie de Parkinson est une pathologie neurodégénérative complexe qui nécessite une approche individualisée, pluridisciplinaire, et ce, dès le diagnostic. Ces considérations s'étendent à l'accompagnement de fin de vie, et nécessitent la prise en compte des particularités de la pathologie et l'environnement du patient. La prise en soins en situation de fin de vie ne doit ainsi en aucun cas se résumer à une approche pharmacologique ou technique (e.g. arrêt ou poursuite des thérapeutiques) : elle exige d'associer considérations cliniques, éthiques et sociétales.

Maladie de Parkinson et soins palliatifs : un nécessaire changement de paradigme

Définitions

D'après la Haute Autorité de Santé, les soins palliatifs sont « des soins actifs, continus, évolutifs, coordonnés et pratiqués par une équipe pluriprofessionnelle ». Il s'agit d'une « approche globale et individualisée » qui vise à « prévenir ou soulager les symptômes physiques, dont la douleur, mais aussi les autres symptômes, d'anticiper les risques de complications et de prendre en compte les besoins psychologiques, sociaux et spirituels, dans le respect de la dignité de la personne soignée ». L'OMS ajoute un objectif d'amélioration de qualité de vie des patients mais aussi de leur famille. Cette définition et les objectifs cités sont inscrits dans notre Code de santé publique (lois Leonetti de 2002[1] et Claeys-Leonetti de 2016[2]).

Malgré ces définitions, les soins palliatifs sont entourés de nombreuses idées reçues [1] :

- *Première idée reçue* : seuls les patients souffrant d'un cancer peuvent en bénéficier. Il est vrai que pour des raisons historiques, les soins palliatifs sont plus fortement intégrés dans la prise en charge des patients atteints de cancer. Mais en réalité, les soins palliatifs s'adressent à tout

1. www.legifrance.gouv.fr/jorf/id/JORFTEXT000000227015
2. www.legifrance.gouv.fr/eli/loi/2016/2/2/AFSX1507642L/jo/texte

patient atteint d'une pathologie potentiellement mortelle, grave et incurable. À ce titre, les patients atteints de la maladie de Parkinson sont tout à fait éligibles à cette prise en charge ;

- *Deuxième idée reçue* : les soins palliatifs ne concernent que des patients en fin de vie terminale, à qui il ne reste que quelques heures à quelques jours de vie. Il nous semble important de battre en brèche cet a priori. En effet, l'une des missions des soins palliatifs est « l'anticipation » : anticipation des symptômes mais aussi anticipation au sens de « discussion » autour de ce que le patient accepterait de vivre ou non en fin de vie, afin de lui éviter toute obstination déraisonnable. Cet échange doit nécessairement s'inscrire dans une prise en soin palliative précoce bien en amont des complications terminales ;
- *Troisième idée reçue* : les soins palliatifs ont pour principal objectif de prendre en charge les douleurs des patients. La définition même des soins palliatifs remet en question cette idée préconçue. Certes, les professionnels de soins palliatifs sont particulièrement compétents dans la prise en charge antalgique mais tout symptôme grevant la qualité de vie des patients doit être évalué et pris en charge aussi efficacement que possible. Dans le cas des patients parkinsoniens, il peut s'agir par exemple de la raideur, de l'anxiété et de la dépression. Les soins palliatifs ne se limitent donc pas à arrêter tout traitement et à prescrire de la morphine ;
- *Quatrième idée reçue* : il existe une transition nette entre les soins dits curatifs et les soins palliatifs. Il est vrai qu'au début d'une maladie grave, les soins curatifs sont essentiels et primordiaux. Malgré tout, les soins palliatifs peuvent s'intégrer dès les premiers temps d'une maladie grave, en association avec des traitements visant à prolonger la vie : par exemple lors de l'apparition de symptômes difficiles, pour appuyer le professionnel lors d'une consultation dédiée à une annonce difficile… Petit à petit, les soins curatifs vont laisser une place de plus en plus importante aux soins palliatifs qui pourront être exclusifs à l'approche du décès du patient. Dans le cas de la maladie de Parkinson, le traitement, dès son instauration, pallie le manque de dopamine. Un patient atteint de maladie de Parkinson pourrait ainsi être considéré comme en situation palliative dès le diagnostic ;
- *Cinquième idée reçue* : les soins palliatifs doivent être dispensés par des professionnels dont l'activité est exclusivement dédiée à cette pratique. Or, comme nous le verrons un peu plus loin, les équipes de soins palliatifs n'ont pas vocation à rencontrer tous les patients en situation palliative. En effet, tout professionnel de santé, quelle que soit sa profession et quelle que soit sa spécialité médicale est à même de prodiguer des soins palliatifs. Rappelons que la loi du 2 février 2016, dite loi Claeys-Leonetti mentionne le fait que « la formation initiale et continue des médecins, des pharmaciens, des infirmiers, des aides-soignants, des aides à domicile et des psychologues cliniciens comporte un enseignement sur les soins palliatifs » ;
- *Sixième idée reçue* : les soins palliatifs ne peuvent être prodigués au patient que dans des lieux dédiés. Au contraire, les soins palliatifs s'attachent à prendre en compte la singularité de chaque patient, singularité qui peut s'exprimer par le choix d'un lieu de fin de vie et de décès. Les soins palliatifs peuvent donc se penser au domicile individuel du patient, mais aussi en établissement médico-social (Ehpad, MAS), en milieu hospitalier ou même en milieu carcéral.

Les soins palliatifs peuvent donc être prodigués à tout patient, au sein de n'importe quel lieu de vie ou de soins, par tout professionnel de santé formé, dans la visée du développement d'une culture ou démarche palliative qui a pour but d'intégrer la prise en charge palliative dans toute pratique clinique, sans l'enfermer dans une activité spécialisée.

Il est cependant tout à fait possible que certains professionnels soient en difficulté avec la prise en soins palliative. Les activités professionnelles peuvent éloigner des questionnements et préoccupations palliatifs, les situations rencontrées peuvent être particulièrement complexes. Nous aborderons dans les suites les différents recours accessibles aux professionnels de santé pratiquant plus spécifiquement en neurologie, que ce soit en activité libérale ou en établissement de santé.

Offre de soins palliatifs[3]

En France, l'offre de soins palliatifs est structurée en trois niveaux, selon le lieu de soins de la personne soignée, de ses choix et du niveau de complexité de sa situation.

Le premier niveau correspond aux situations stables et non complexes, pouvant nécessiter des ajustements ponctuels. À domicile, les soins palliatifs sont prodigués par les professionnels de santé habituels. Le médecin généraliste traitant assure le suivi médical, en étant en lien avec les équipes paramédicales prenant en charge le patient. En milieu hospitalier, les professionnels du service prenant en charge la personne malade assurent la prise en soins palliative. En cas de besoins ponctuels, les professionnels de santé de proximité et les équipes du service de l'établissement de santé peuvent faire appel à une Équipe mobile de soins palliatifs (EMSP) pour un appui ou des conseils spécialisés.

Les EMSP sont des équipes pluridisciplinaires et pluriprofessionnelles qui viennent en soutien des professionnels de santé et des équipes soignantes prenant en charge un patient en situation palliative. Cet appui peut aussi avoir lieu directement auprès de la personne malade ou bien à distance. Deux principes fondamentaux régissent le travail d'une EMSP : le travail en interdisciplinarité et la non-substitution à l'équipe de soins référente du patient. Ces principes sont le socle des trois missions d'une EMSP : appui et apport d'expertise en soins palliatifs pour tout professionnel de santé, quel que soit le lieu d'exercice ; formation des professionnels de santé à la démarche palliative ; et information et accompagnement des personnes malades et de leurs proches. Le champ d'expertise d'une EMSP comprend notamment une aide à l'évaluation et à la prise en charge symptomatique, une aide à la réflexion éthique, des temps d'analyse de pratique, etc.

Le second niveau correspond aux situations à complexité médico-psycho-sociale intermédiaire. En cas de prise en soins ambulatoires, cette fois encore, les professionnels de santé de proximité sont en charge de la personne malade et bénéficient d'un appui d'une EMSP. Il est aussi possible de faire appel à une Hospitalisation à domicile (HAD). En établissement de santé, le patient peut être pris en charge dans un Lit identifié de soins palliatifs (LISP), et une EMSP peut être interpellée si besoin.

La HAD intervient à domicile (individuel ou dans un établissement social ou médico-social) afin d'assurer des soins complexes, continus et coordonnées à une personne malade. Les équipes de HAD sont pluriprofessionnelles et pluridisciplinaires, sont formées en soins palliatifs et peuvent s'appuyer sur une EMSP. Son implémentation permet de favoriser le maintien à domicile de la personne malade jusqu'à son décès, selon son souhait et celui de son entourage.

Les LISP se situent dans des services dont l'activité n'est pas exclusivement dédiée aux soins palliatifs mais qui accueillent régulièrement des patients en situation palliative. Ils assurent une prise en charge de proximité et permettent de prodiguer des soins palliatifs aux personnes malades les nécessitant. Les professionnels sont formés à la démarche palliative et peuvent faire appel à une EMSP en cas de difficulté particulière.

Enfin, le troisième niveau correspond aux situations à complexité médico-psycho-sociale forte ou instable. À domicile, il est recommandé de recourir à une HAD, appuyée par une EMSP. En établissement de santé, la personne malade peut être adressée à une Unité de soins palliatifs (USP).

Les USP sont des services spécialisés qui ont une activité spécifique et exclusive en soins palliatifs. Elles accueillent en hospitalisation complète des patients atteints de pathologies graves et incurables, quel que soit le stade évolutif de cette maladie, pour des symptômes ou des situations complexes, non contrôlés. Elles permettent la prise en charge de symptômes complexes ou réfractaires, la réflexion autour de problématiques éthiques complexes, et l'accompagnement des personnes malades et de leurs proches évoluant dans un contexte sociofamilial complexe.

Les équipes de neurologies peuvent donc être amenées à prodiguer des soins palliatifs chez des patients dans une situation présentant peu de

3. Instruction interministérielle N° DGOS/R4/DGS/DGCS/2023/76 du 21 juin 2023 relative à la poursuite de la structuration des filières territoriales de soins palliatifs dans la perspective de la stratégie décennale 2024-2034.

complexité (premier niveau). Elles peuvent aussi demander l'appui d'une EMSP, choisir de faire hospitaliser le patient dans un service incluant un LISP en cas de complexité intermédiaire ou bien dans une USP si le niveau de complexité devient élevé.

Apport des soins palliatifs

En 2010, Temel et son équipe [2] apportaient la première preuve incontestable de l'utilité des soins palliatifs précoces, chez des patients atteints de cancer pulmonaire métastatique, non seulement en terme de gain de *qualité* de vie mais aussi en terme d'augmentation de la *quantité* de vie. Ce fut une véritable révolution, qui venait remettre en cause ce qui était une évidence pour tous : seuls les soins curatifs pouvaient faire gagner du temps de vie. Parfois, moins faire est vraisemblablement faire mieux, ou tout au moins faire au mieux pour le patient, en tenant compte de ses souhaits en termes de fin de vie. Le travail sur les enjeux éthiques inhérents à ces situations de fin de vie est au cœur de la démarche palliative. Amener précocement les discussions à propos de la fin de vie avec son patient afin de faire émerger ses souhaits, ses valeurs et ce qui lui apporte du sens permet de faire vivre son autonomie et de s'inscrire dans le refus de l'obstination déraisonnable. Cette vigilance aux échanges sur la fin de vie « au bon moment » est particulièrement prégnante dans le contexte de la maladie de Parkinson : les troubles de la communication comme la dysarthrie, la lenteur idéatoire et la diminution des capacités décisionnelles avec la progression de la maladie peuvent rapidement rendre ces discussions délicates et illustrent la nécessité pour tout professionnel travaillant auprès de patients parkinsoniens de se positionner dans une démarche d'*advance care planning*.

Maladie de Parkinson et trajectoires de fin de vie

Bien que n'étant pas considérée comme une maladie mortelle au sens propre du terme, la maladie de Parkinson est associée à une augmentation du risque de décès dès le stade précoce. La pneumopathie d'inhalation est la première cause de décès devant les événements cardiovasculaires, les cancers, et les accidents vasculaires cérébraux [3,4]. La maladie de Parkinson doit ainsi être considérée comme une pathologie grave et incurable, qui altère de manière très significative l'autonomie et la qualité de vie des patients. Elle relève à ce titre pleinement d'une démarche neuropalliative. Il existe une grande variabilité inter-individuelle du déclin moteur au cours de la maladie de Parkinson rendant difficile la prédiction de l'entrée dans la phase avancée à l'échelle individuelle [5,6]. De manière générale, deux phénotypes cliniques distincts sont observés en fin de vie :

- la maladie de Parkinson à début tardif ;
- la maladie de Parkinson évoluée [7–9].

La forme à début tardif concerne des patients âgés présentant des comorbidités gériatriques. Ces patients développent rapidement un phénotype diffus se caractérisant par des signes axiaux et des troubles cognitivo-comportementaux. L'évolution de la maladie de Parkinson est plus rapide et la sensibilité aux traitements dopaminergiques moindre. La maladie de Parkinson évoluée fait référence à des patients parkinsoniens ayant une longue durée d'évolution, pouvant aller jusqu'à plusieurs décennies. Ces patients ont bénéficié des traitements de première ligne et pour certains d'entre eux d'un ou plusieurs traitements de deuxième ligne. Ils développent tardivement des signes axiaux dopa-résistants et un déclin cognitif et comportemental en présentant encore parfois des fluctuations motrices et des dyskinésies. Des travaux récents ont identifié les troubles de la déglutition, les chutes récurrentes, la perte de poids accélérée, comme des marqueurs cliniques associés à la phase du déclin de la maladie de Parkinson [10]. Ces signes cliniques peuvent être considérés comme des drapeaux rouges témoignant de la progression inéluctable de la maladie et de l'altération diffuse des circuits de neurotransmission. Ils signalent l'entrée du patient en fin de vie. À ce stade, les patients parkinsoniens sont exposés à un risque accru de décompensations de leur maladie au grès de complications aiguës intercurrentes (infections, chutes, entre autres).

Une période à risque iatrogène majeur : enjeux et spécificités des thérapeutiques

Comme nous l'avons précédemment mentionné, les tableaux cliniques se complexifient à mesure de l'évolution de la maladie de Parkinson [11]. Par conséquent, les comorbidités, la polymédication et la survenue d'événements intercurrents de gravité variables exposent significativement les patients à un risque iatrogène [12-14]. À cet égard et en l'absence de recommandations actuelles au niveau national comme international [15], une expertise pharmaceutique apparaît comme un complément nécessaire de la prise en charge des patients (en milieu hospitalier comme en milieu ambulatoire), en particulier dans la prévention des risques associés aux prescriptions inadaptées (molécule ou voie d'abord), aux effets indésirables (plus ou moins repérés et/ou maîtrisés) et aux complications d'actes ou décisions thérapeutiques (réduction ou arrêt de la dopathérapie).

Iatrogénie

Cette iatrogénie est malheureusement fréquente et conduit à des hospitalisations pourtant évitables, en particulier chez le patient âgé polypathologique [12,16-20]. Certains traitements appartenant à l'arsenal thérapeutique « classique » des soins palliatifs sont ainsi à proscrire chez le patient parkinsonien, au risque de provoquer un inconfort majeur – voire une mise en danger du patient. Les neuroleptiques, qu'ils soient à visée antiémétique (excepté la dompéridone) ou antipsychotique (exceptés la clozapine et dans une moindre mesure la quetiapine), ne doivent ainsi pas être utilisés, compte tenu de leur mécanisme d'action (antagonisme dopaminergique).

Il faut par ailleurs être attentifs à l'administration de traitements pouvant aggraver la symptomatologie propre à la maladie de Parkinson. Anxiolytiques et antidépresseurs peuvent ainsi majorer la somnolence, le risque de chute, la fatigue et les troubles cognitivo-psychiatriques, tandis que les opiacés sont associés à un risque accru de somnolence, confusion ou encore de constipation, chez des patients déjà prédisposés du fait de leur pathologie et de leurs traitements [15]. Ces effets indésirables doivent cependant être pondérés au regard de la balance bénéfices/risques des traitements (situation individuelle du patient) et de leur maîtrise par les équipes de soins (suivi renforcé du patient, gestion non médicamenteuse).

Enfin, il est à noter que les changements physiologiques en lien avec le vieillissement mais aussi ceux survenant en fin de vie sont susceptibles de modifier la pharmacocinétique des médicaments (quels qu'ils soient) [21,22], ce qui implique des ajustements thérapeutiques individualisés.

Syndromes de sevrage

L'arrêt ou la diminution brutale et non compensée des traitements antiparkinsoniens sont associés à des risques significatifs d'inconfort chez le patient parkinsonien, en lien notamment avec la survenue d'un syndrome de sevrage.

Considéré comme rare mais vraisemblablement insuffisamment recherché, le pseudo-syndrome malin des neuroleptiques, également appelé *Parkinsonism hyperpyrexia syndrome*, est caractérisé par une hyperthermie associée à l'aggravation rapide d'un syndrome parkinsonien, survenant plus ou moins rapidement (quelques heures à quelques semaines) dans le contexte d'une réduction de la stimulation dopaminergique, et en particulier en présence de facteurs précipitants (infections, déshydratation, traumatismes, chirurgie, stress) [23,24]. Non pris en charge, ce syndrome peut conduire au décès précipité du patient.

Le syndrome de sevrage des agonistes dopaminergiques (SSAD) est, quant à lui, associé à une variété de symptômes à dominance non motrice (agitation sévère, psychose, apathie, dépression, anxiété, attaques de panique, douleur, hypotension orthostatique), résistants à la lévodopa, aux antidépresseurs ou aux benzodiazépines [25]. Certains facteurs favorisant, tels que des doses élevées d'agoniste dopaminergique, des antécédents de troubles du contrôle des impulsions ou de stimulation cérébrale profonde ont été identifiés [26].

De façon similaire, à moins que les patients aient préalablement documenté leurs préférences concernant la gestion de la stimulation cérébrale profonde, celle-ci ne doit pas être désactivée chez les patients en phase terminale. Ainsi, les patients, même institutionnalisés, doivent continuer à bénéficier d'une surveillance de leur neurostimulateur pour discuter, le cas échéant, du remplacement du stimulateur [27].

Alternatives à la voie orale

L'administration des traitements, majoritairement orale, est compliquée au stade avancé de la maladie par de nombreux facteurs tels que les troubles de la déglutition, le risque de fausses routes, la somnolence ou le manque de temps en établissement [28,29]. Les stratégies mises en œuvre pour contourner ces difficultés sont trop souvent "artisanales" (décalage ou suppression de prise, écrasement des comprimés, administration avec l'alimentation) [28]. Dans ces conditions, il n'est malheureusement pas rare d'observer une réduction drastique – voire un arrêt complet – des traitements dopaminergiques [14,28,29]. De telles pratiques ne sont pas sans conséquence pour les patients, qui sont ainsi exposés à un soulagement inadéquat de leur inconfort, une résurgence des symptômes parkinsoniens, une dégradation de leur qualité de vie, voire, dans les cas les plus sévères, à un sevrage dopaminergique potentiellement fatal. Il est par ailleurs à noter que l'utilisation prolongée de la sonde nasogastrique pour l'administration des thérapeutiques et/ou de l'alimentation n'est en général pas conseillée, en raison du risque de complications [30] (épistaxis, insertion endo bronchique, gêne à la déglutition, douleur, ulcères), mais aussi car la modification des formes galéniques orales (broyage des comprimés, ouverture des gélules) n'est pas toujours possible, et qu'il persiste par ailleurs un risque d'interaction entre la lévodopa et les protéines alimentaires. Enfin, le risque de pneumopathies d'inhalation n'est pas réduit pas un geste de gastrostomie [31].

La seule inaccessibilité de la voie orale, qu'elle soit temporaire ou définitive (y compris lors de situations cliniques complexes palliatives) ne doit pas donner lieu à un arrêt de la supplémentation dopaminergique [29]. Un changement de forme galénique doit être envisagé en première intention. Des alternatives à la voie orale sont d'ores et déjà disponibles et doivent être considérées dès lors que l'oralité est compromise : patch de rotigotine [32], stylo et pompe à apomorphine [33-35] ont ainsi déjà été proposés dans la prise en charge terminale des patients parkinsoniens. L'administration entérale par sonde duodénale permanente de lévodopa-carbidopa est envisageable chez le patient parkinsonien âgé, constitue également une alternative (planifiée) à la voie orale [36]. Son indication à un stade très évolué est plus difficile car ce traitement justifie une courte anesthésie générale pour la pause de la sonde de gastrostomie. L'administration sous-cutanée de foslévodopa/foscarbidopa[4] et celle, intrajéjunale, d'une association lévodopa/carbidopa/entacapone[5], s'ajouteront bientôt à l'arsenal thérapeutique français, offrant de nouvelles perspectives.

Planification anticipée des soins dans la maladie de Parkinson : rationnel et mise en pratique

Définition

La planification anticipée des soins (PAS) ou *advanced care planning* fait partie des composantes essentielles de l'approche palliative. La PAS a été définie par un panel d'experts en 2017 comme « un processus de soutien/soin pour les adultes de tout âge et quel que soit leur état de santé leur permettant de mieux identifier et partager avec l'équipe soignante leurs valeurs personnelles, leurs objectifs dans la vie et leur préférence concernant les options sur leur prise en charge médicale ultérieure » [37]. Il s'agit donc fondamentalement d'un processus de concertation

4. www.has-sante.fr/jcms/p_3492656/fr/scyova-foslevodopa/foscarbidopa-maladie-de-parkinson
5. www.has-sante.fr/jcms/p_3330861/fr/lecigimon-levodopa/carbidopa/entacapone

entre le patient, ses proches et les soignants en vue de définir une orientation commune des soins et des traitements à mettre (ou non) en œuvre.

Par conséquent, la PAS est un processus qui s'adapte au fur et à mesure à la prise en soins et non pas une étape en soi du parcours individuel. Elle est relayée et transmise dans un souci de coordination, d'anticipation au fil des épisodes de santé à domicile et/ou en milieu hospitalier. Les directives anticipées[6] (DA) ne constituent qu'une sous-partie de la PAS. Ces dernières émanent d'une démarche personnelle le plus souvent, ont une base légale et contractuelle pour les professionnels de la santé et concernent la fin de vie.

La PAS a d'abord été utilisée chez les patients en oncologie avant d'être proposée dans des pathologies chroniques graves comme la bronchopneumopathie chronique obstructive ou l'insuffisance rénale chronique. Elle peut en fait s'appliquer à toutes les pathologies chroniques sources de handicap rencontrées en neurologie. En effet, il a été démontré dans la sclérose latérale amyotrophique et les maladies non neurologiques (principalement les cancers) que la PAS est associée à une meilleure qualité de vie, à un taux plus faible d'hospitalisations, à plus de compliance sur le lieu de décès souhaité des patients et à moins de stress, d'anxiété et de dépression [38]. Elle revêt une importance toute particulière dans la maladie de Parkinson où la présence de troubles cognitifs ou d'une apathie rendent plus difficiles les choix des patients au stade avancé [39,40].

Planification anticipée des soins dans la maladie de Parkinson

Plusieurs études ont récemment été menées pour mieux aborder la PAS dans la maladie de Parkinson. Il s'agit le plus souvent d'entretiens semi-structurés avec des patients parkinsoniens et leurs proches. Lum et collaborateurs [41] soulignent ainsi plusieurs points centraux dans la PAS des patients parkinsoniens.

- Chaque PAS est unique et singulière. Il existe en effet une grande variabilité des attentes des patients vis-à-vis de leurs médecins et de la façon dont ils souhaitent mener ces entretiens. Il est ainsi suggéré que les entretiens médicaux autour de la PAS doivent avoir lieu de façon précoce et répétée. Cette hétérogénéité est soulignée par Tuck et collaborateurs [42] qui rapportent que la moitié des patients souhaitent discuter des DA de façon précoce alors que 20 % préfèrent attendre la progression de la maladie. Churm et al. (2021) rapportent une étude anglaise avec des entretiens semi-dirigés chez 33 patients ayant une maladie de Parkinson. La PAS est donc un processus et non une étape unique dans le parcours de soin du patient.
- Il existe de nombreux obstacles pour la réalisation d'un échange éclairé entre le patient et le médecin. Les principaux sont l'insuffisance des connaissances des patients sur leur maladie et l'évolution des principaux symptômes (déglutition, marche, apathie, trouble cognitif), les dynamiques interfamiliales ainsi que le manque de confiance éventuel dans le corps médical pour aborder ces points sensibles. Cela souligne la nécessité de mettre en place dès le début de la maladie une meilleure éducation thérapeutique de nos patients ainsi qu'une plus grande implication des professionnels de santé sur ces sujets. La place des équipes pluridisciplinaires (englobant le médecin généraliste, les infirmières libérales ou hospitalières spécialisées dans la maladie de Parkinson, les médecins de soins palliatifs, les gériatres, les neurologues, les rééducateurs, les psychologues, les pharmaciens) est centrale avec la nécessité d'une bonne collaboration entre les structures hospitalières et les acteurs de santé libéraux prenant en charge le patient en situation écologique. Leur formation doit comprendre une expertise dans la maladie de Parkinson mais également la maîtrise d'une approche palliative à tous les stades de la maladie.
- Les proches et plus particulièrement les aidants principaux sont indispensables dans la construction de la PAS. En effet, ils joueront un rôle de plus en plus important et pourront affirmer la volonté du patient telle qu'il l'avait souhaité et exprimé s'il ne peut plus le faire.

---

6. www.service-public.fr/particuliers/vosdroits/F32010 ; www.has-sante.fr/jcms/c_2619437/fr/les-directives- anticipees-concernant-les-situations-de-fin-de-vie

Quelques initiatives françaises

La PAS nécessite la mise en place d'entretiens jalonnant le suivi des patients, précoces et répétés avec des professionnels de santé formés. Nous illustrons cette approche avec trois expériences françaises, en Franche-Comté, dans le Loiret et les Hauts-de-France.

Consultation pluriprofessionnelle

Comme nous avons pu le voir, les patients parkinsoniens peuvent avoir des besoins en soins palliatifs à tous les stades d'évolution de leur pathologie, y compris en association avec des thérapeutiques spécifiques. Ces besoins sont particulièrement accrus à la phase avancée et en fin de vie. En particulier, la présence d'un ou plusieurs drapeaux rouges pourrait inciter les neurologues à aborder la fin de vie avec leurs patients et leur proche aidant. C'est dans une volonté d'anticiper et de répondre à ces besoins, qu'a été créé au CHU de Besançon, une consultation commune neuropalliative. Les patients parkinsoniens en situation palliative exprimant le souhait d'aborder les questions relatives à leur fin de vie sont rencontrés en consultation commune, pluriprofessionnelle incluant le patient, son proche aidant, le neurologue, le médecin de soins palliatifs, l'IDE Parkinson et l'IDE de soins palliatifs. L'objectif de cette consultation est de faire émerger la volonté du patient concernant sa fin de vie, en amont d'une complication et de troubles cognitifs sévères grevant ses capacités d'autodétermination. Il s'agit en priorité de définir, en accord avec le patient et son aidant, un projet de soins global centré sur la qualité de fin de vie. Ce projet de soins inclut une réflexion sur le lieu de fin de vie, l'anticipation des situations pouvant amener à de l'obstination déraisonnable, l'aide à la rédaction des directives anticipées, et la désignation d'une personne de confiance. La question de la gestion de la dopathérapie et des traitements symptomatiques est également abordée. Les situations des patients ayant perdu leurs capacités décisionnelles peuvent faire l'objet de réunions pluriprofessionnelles ou de procédures collégiales. Celles-ci sont organisées en présentiel ou via les outils de télémédecine, en lien avec les professionnels du domicile (médecin traitant, médecin coordonnateur de l'Ehpad et de l'HAD, infirmiers libéraux). Elles sont guidées par les directives anticipées et la personne de confiance. In fine, l'objectif de cette démarche neuropalliative est de respecter la parole du patient. Le refus de l'obstination déraisonnable guide cette approche, et aboutit à un projet de fin de vie prenant en compte les volontés et les limites du patient.

Approche pluridisciplinaire dans le Loiret

La PAS se construit par un dialogue continu entre le patient, ses proches, le neurologue référent, étayé si nécessaire par les IDE spécialisées hospitalières ou libérales. Au niveau de la région Centre-Val de Loire, les Équipes d'appui départemental en soins palliatifs (EADSP) constituent un acteur important dans cette structuration (au niveau national, ces équipes constituent les Réseaux de soins palliatifs). Deux éléments supplémentaires font l'originalité de l'expérience loirétaine : les entretiens hospitaliers de prévention sociale et le déploiement d'une équipe mobile maladie neuro-évolutive départementale.

Ainsi, nous avons mis en place depuis 2015 dans le service de neurologie du CHU d'Orléans, des entretiens avec les assistantes sociales de neurologie, dénommés « entretiens de prévention sociale ». Ces entretiens sont proposés par le neurologue référent le plus tôt possible en fonction des problématiques rencontrées chez des patients vus en consultation (aide mise en place d'APA, aide carte mobilité inclusion mention stationnement à la MDPH). Ce temps d'échange présentiel ou téléphonique permet de cibler les besoins et les difficultés du patient ainsi que les facteurs de fragilité éventuels de l'entourage. L'accompagnement peut être unique (une séance) ou se répéter. Il peut s'interrompre mais les patients et leurs proches peuvent prendre contact à tout moment avec l'assistante sociale référente en cas de difficulté aiguë ou chronique ou tout questionnement sur leur organisation du lieu et type de vie (institutionnalisation, aides financières, etc.). L'assistante sociale formée à la maladie de Parkinson devient ainsi un acteur privilégié majeur, en collaboration étroite avec le neurologue référent, pour accéder à la volonté et aux projections des patients et leurs proches sur leurs souhaits d'avenir.

L'autre structuration est l'existence d'une équipe mobile Loirétaine dédiée aux maladies neuroévolutives, dont la maladie de Parkinson. Le collectif fondateur est constitué par les IDEC de 7 SSIAD (Service de soins infirmiers à domicile) qui ont répondu à un appel à projet de l'ARS Centre-Val de Loire. L'équipe dédiée est constituée d'infirmière, psychologue, ergothérapeute et neuropsychologue. Les patients y accèdent sur prescription médicale du médecin traitant, du neurologue, du gériatre ou d'un médecin MPR. Il s'agit d'un programme de 18 séances maximum par an, pris en charge par la CPAM. L'équipe mobile a une expertise dans la maladie de Parkinson et, contrairement aux équipes hospitalières, a l'avantage majeur de pouvoir rencontrer le patient à son domicile, entouré de ses proches. Elle accompagne dans une culture palliative à toutes les étapes de la maladie et peut être force de proposition aux stades modérés ou avancés en collaboration étroite avec les services d'hospitalisation à domicile ou l'EADSP. Elle permet d'avoir un regard supplémentaire, unique, qui viendra enrichir et faciliter les échanges dans la PAS.

Équipe mobile en Ehpad dans les Hauts-de-France

À l'initiative de l'Agence régionale de santé (ARS), des Hauts-de-France, deux Équipes des centres experts Parkinson en Ehpad (ECEPE) ont été créées pour le Nord-Pas-de-Calais (CEP de Lille) et pour la Picardie (CEP d'Amiens). Ces équipes paramédicales multidisciplinaires (infirmier coordinateur, orthophoniste, neuropsychologue, diététicien, ergothérapeute, psychomotricien associés à des neurologues de chaque centre) assurent, par des visites sur site, la prise en charge de patients présentant une maladie de Parkinson et séjournant en Établissement d'hébergement pour personnes âgées dépendantes (Ehpad), en intervenant également dans la formation du personnel soignant. Cette expérience récente a démontré des bénéfices indéniables pour des patients dont la maladie est évoluée. Les discussions sur la prise en charge en fin de vie sont également souvent abordées.

Conclusion

L'intégration d'une démarche palliative précoce en neurologie apparaît aujourd'hui comme un enjeu majeur. La réflexion pluriprofessionnelle autour de la planification des soins et l'implication du patient et de son entourage dans la prise de décision sont des composantes essentielles de ce changement de paradigme, dont les perspectives sont une limitation des hospitalisations non programmées, une réduction des prescriptions inappropriées, une amélioration de la qualité de vie des patients, ainsi qu'une diminution du fardeau des aidants. Par ailleurs, la confrontation à la gestion d'une fin de vie chez un patient parkinsonien est fréquente dans les services et les établissements accueillant des patients âgés sur complication aiguë (service d'accueil des urgences, médecine interne, gériatrie, pneumologie, etc.) ou assurant la prise en charge des patients à domicile (HAD, Ehpad). Il apparaît donc aujourd'hui nécessaire pour la communauté neurologique d'associer son expertise à celle des soins palliatifs et de la gériatrie, en adoptant une approche résolument pluridisciplinaire, intégrant le domicile et centrée non plus sur les symptômes, mais sur la personne.

Références

[1] Lefaucheur AS, Renoux C, Barbeau L. Représentations sociales associées aux mots « soins palliatifs » auprès du grand public. Médecine Palliat 2019;18:62–9.

[2] Temel Jennifer S, Greer Joseph A, Muzikansky A, et al. Early Palliative Care for Patients with Metastatic Non–Small-Cell Lung Cancer. N Engl J Med 2010;363:733–42.

[3] Hobson P, Meara J. Mortality and quality of death certification in a cohort of patients with Parkinson's disease and matched controls in North Wales, UK at 18 years: a community-based cohort study. BMJ 2018;Open 8:e018969.

[4] Sipilä JOT, Kaasinen V, Rautava P, Kytö V. Case-Fatality Rate in Parkinson's Disease: A Nationwide Registry Study. Mov Disord Clin Pract 2024;11:152–8.

[5] Poonja S, Miyasaki J, Fu X, et al. The Trajectory of Motor Deterioration to Death in Parkinson's Disease. Front Neurol 2021;12:670567.

[6] Chase BA, Krueger R, Pavelka L, et al. Multifactorial assessment of Parkinson's disease course and outcomes using trajectory modeling in a multiethnic, multisite cohort – extension of the LONG-PD study. Front Aging Neurosci 2023;15.

[7] Borghammer P, Okkels N, Weintraub D. Parkinson's Disease and Dementia with Lewy Bodies: One and the Same. J Park Dis 2024;14:383–97.

[8] Horsager J, Borghammer P. Brain-first vs. body-first Parkinson's disease: An update on recent evidence. Parkinsonism Relat Disord 2024;122:106101.

[9] Thenganatt MA, Jankovic J. Parkinson disease subtypes. JAMA Neurol 2014;71:499–504.

[10] Akbar U, McQueen RB, Bemski J, et al. Prognostic predictors relevant to end-of-life palliative care in Parkinson's disease and related disorders: a systematic review. J Neurol Neurosurg Psychiatry 2021;92:629–36.

[11] Klietz M, Greten S, Wegner F, Höglinger GU. Safety and Tolerability of Pharmacotherapies for Parkinson's Disease in Geriatric Patients. Drugs Aging 2019;36:511–30.

[12] Auffret M, Morel V, Robert G, Verin M. Modes of death of hospitalized patients with Parkinson's disease: a 12-year retrospective analysis (P2.6-051). Neurology 2019;92.

[13] George BP, Barbosa WA, Sethi A, Richard IH. Complications and outcomes of hospitalizations for patients with and without Parkinson disease. Front Aging Neurosci 2023;15.

[14] Yu JRT, Sokola BS, Walter BL. Optimization of inpatient medication administration among persons with Parkinson's disease: recommendations on pharmacy technology and workflow. Front Pharmacol 2023;14.

[15] Vérin M, Tir M, Ory F, et al. Maladie de Parkinson et fin de vie: point de vue pluridisciplinaire. Prat Neurol-FMC 2024;.

[16] Bajeux E, Duntze-Rousseau C, Morel V, et al. Prise en soins des urgences de fin de vie chez les personnes âgées en Ehpad. Médecine Palliat 2022;21:55–63.

[17] Abraham DS, Pham Nguyen TP, Hennessy S, et al. Annual Prevalence of Use of Potentially Inappropriate Medications for Treatment of Affective Disorders in Parkinson's Disease. Am J Geriatr Psychiatry Off J Am Assoc Geriatr Psychiatry 2021;29:35–47.

[18] Cox N, Louie JM, Sederholm BH. Inappropriate Medication Use in Hospitalized Patients Diagnosed with Parkinson's Disease. Pharm Basel Switz 2018;6:E100.

[19] Hindmarsh J, Hindmarsh S, Lee M. Idiopathic Parkinson's Disease at the End of Life: A Retrospective Evaluation of Symptom Prevalence, Pharmacological Symptom Management and Transdermal Rotigotine Dosing. Clin Drug Investig 2021;41:675–83.

[20] Hess CW, Okun MS, Ramirez-Zamora A. Challenges in Defining Inappropriate Medication Use in Parkinson Disease Dementia. JAMA Neurol 2019;76:17–19.

[21] Mangoni AA, Jackson SHD. Age-related changes in pharmacokinetics and pharmacodynamics: basic principles and practical applications. Br J Clin Pharmacol 2004;57:6–14.

[22] Franken LG, de Winter BCM, van Esch HJ, et al. Pharmacokinetic considerations and recommendations in palliative care, with focus on morphine, midazolam and haloperidol. Expert Opin Drug Metab Toxicol 2016;12:669–80.

[23] Blaise AS, Grolez G, Defebvre L. Faisons-vite, ça chauffe ! Prat Neurol-FMC 2019;10:33–4.

[24] Newman EJ, Grosset DG, Kennedy PGE. The parkinsonism-hyperpyrexia syndrome. Neurocrit Care 2009;10:136–40.

[25] Rabinak CA, Nirenberg MJ. Dopamine Agonist Withdrawal Syndrome in Parkinson Disease. Arch Neurol 2010;67:58–63.

[26] Garcia X, Mohammad ME, Patel S, et al. Dopamine agonist withdrawal syndrome associated factors: A retrospective chart review. Clin Park Relat Disord 2022;7:100153.

[27] Sankary LR, Ford PJ, Machado AG, et al. Deep Brain Stimulation at End of Life: Clinical and Ethical Considerations. J Palliat Med 2020;23:582–5.

[28] Mazé S, Corvol A, Auffret M. Traitements antiparkinsoniens oraux, les pratiques infirmières en Ehpad. Soins Gérontologie 2022;27:15–8.

[29] Alty J, Robson J, Duggan-Carter P, Jamieson S. What to do when people with Parkinson's disease cannot take their usual oral medications. Pract Neurol 2016;16:122–8.

[30] Rendall K, Reny JL, Simonet ML, Pichard C. Nutrition entérale: sonde nasogastrique ou gastrostomie percutanée endoscopique ? Rev Med Suisse 2012;358:1972–7.

[31] Marois C, Amador MDM, Payan C, et al. Outcome of gastrostomy in parkinsonism: A retrospective study. Parkinsonism Relat Disord 2017;43:110–3.

[32] Ibrahim H, Woodward Z, Pooley J, Richfield EW. Rotigotine patch prescription in inpatients with Parkinson's disease: evaluating prescription accuracy, delirium and end-of-life use. Age Ageing 2021;50:1397–401.

[33] Béreau M, Giffard M, Clairet AL, et al. Terminal Care in Parkinson's Disease: Real-Life Use of Continuous Subcutaneous Apomorphine Infusion to Improve Patient Comfort. J Park Dis 2024;14:209–19.

[34] Dewhurst F, Lee M, Wood B. The pragmatic use of apomorphine at the end of life. Palliat Med 2009;23:777–9.

[35] Azoia C, Borges C, Velon AG, Raimundo R. Apomorphine at the End-of-Life-A Role to Play. Mov Disord Clin Pract 2023;10:1827–9.

[36] Mariani LL. Continuous and advanced treatment strategies in old and very old patients with Parkinson's disease. Geriatr Psychol Neuropsychiatr Vieil 2021.
[37] Sudore RL, Lum HD, You JJ, et al. Defining Advance Care Planning for Adults: A Consensus Definition From a Multidisciplinary Delphi Panel. J Pain Symptom Manage 2017;53:821–832.e1.
[38] Detering KM, Hancock AD, Reade MC, Silvester W. The impact of advance care planning on end of life care in elderly patients: randomised controlled trial. BMJ 2010;340:c1345.
[39] Abu Snineh M, Camicioli R, Miyasaki JM. Decisional capacity for advanced care directives in Parkinson's disease with cognitive concerns. Parkinsonism Relat Disord 2017;39:77–9.
[40] Sokol LL, Young MJ, Paparian J. Advance care planning in Parkinson's disease: ethical challenges and future directions. NPJ Park Dis 2019;5:24.
[41] Lum HD, Jordan SR, Brungardt A, et al. Framing advance care planning in Parkinson disease. Neurology 2019;92:e2571–9.
[42] Tuck KK, Brod L, Nutt J, Fromme EK. Preferences of Patients With Parkinson's Disease for Communication About Advanced Care Planning. Am J Hosp Palliat Med 2015;32:68–77.

Chapitre 25

Soins au domicile : dispositifs, réseaux, HAD, Ehpad

Nicolas Carrière, Luc Defebvre

Service de neurologie, Centre Expert Parkinson, CHU de Lille.

La maladie de Parkinson et les maladies apparentées (paralysie supra-nucléaire progressive, atrophie multi-systématisée, maladie à corps de Lewy, dégénérescence cortico-basale, etc.) entraînent des symptômes multiples à la fois moteurs et non moteurs, qui, malgré les traitements médicamenteux symptomatiques, entraînent des conséquences sur la qualité de vie et, au cours de l'évolution de la maladie, sur l'autonomie des personnes touchées par la maladie. Les proches (conjoints, enfants, etc.) subissent également les conséquences de la maladie tout au long de son évolution. Les impacts sont multiples sur le plan médical (symptômes physiques, cognitifs, psycho-comportementaux), mais également social (conséquences sur le travail, l'autonomie, les relations sociales, etc.), nécessitant une prise en charge pluridisciplinaire et un accompagnement allant bien au-delà des soins apportés par le médecin traitant et le neurologue. Cette prise en charge pluridisciplinaire fait intervenir un ensemble de professionnels dont les interventions doivent s'adapter aux différents stades de la maladie et aux besoins et souhaits du patient. L'objectif est celui d'une prise en charge intégrée, par un réseau de professionnels, centré sur le patient [1,2].

Malgré les difficultés méthodologiques (hétérogénéité méthodologique des études, risque de biais lié à l'absence d'insu, etc.) une méta-analyse réalisée par un groupe d'expert de l'*International Parkinson and Movement Disorder Society* a pu mettre en évidence que des modèles de prise en intégrée ambulatoire améliorait la qualité de vie des patients par rapport à une prise en charge standard [3].

Cette prise en charge intégrée est dépendante de l'organisation du système de santé et les ressources disponibles. En France, les différentes mesures mises en place suite au « Plan Parkinson » puis au « Plan maladies neurodégénératives 2014-2019 » ont conduit à l'émergence de différentes structures permettant de faciliter cette approche intégrée, centrée sur le patient, conformément aux recommandations de l'HAS [2]. Une bonne connaissance du rôle et de la place des différents professionnels et structures pouvant intervenir auprès des patients et de leur proche est essentielle afin d'optimiser la prise en charge. Dans ce chapitre seront présentés successivement les principaux professionnels et structures intervenant en ville, les modalités de prise en charge financière (Sécurité sociale, à la charge du patient et autres financements) puis les structures d'hébergement, temporaires ou au long court.

Dispositifs et professionnels intervenant en ville

Différents professionnels de santé libéraux

Pris en charge par la Sécurité sociale

Kinésithérapeute

La prise en charge kinésithérapeutique de la maladie de Parkinson est détaillée au chapitre 22. De nombreuses études ont évalué l'efficacité de la kinésithérapie sur les symptômes moteurs de la maladie de Parkinson mais la qualité des études reste limitée par le fait que les interventions sont le plus souvent réalisées en ouvert. Néanmoins, plusieurs métanalyses ont démontré l'impact de la kinésithérapie sur les symptômes moteurs [4,5] dont le *freezing* de la marche [6] et des recommandations ont pu être formulées par un groupe de travail de la HAS[1] soulignant l'intérêt d'une prise en charge basée sur les principes suivants :

- l'intensité (au cours d'une période de prise en charge) ;
- la diversité ;
- la régularité ;
- la continuité (entre les périodes de prise en charge).

Dans une étude réalisée dans les Hauts-de-France et portant sur les données de remboursement de l'Assurance maladie, 57,1 % des personnes identifiées comme souffrant probablement d'une maladie de Parkinson ou d'un syndrome parkinsonien apparenté avaient bénéficié d'au moins un soin de masso-kinésithérapie sur l'année 2014 [7].

Orthophoniste

La prise en charge orthophonique de la maladie de Parkinson est détaillée dans au chapitre 23. La technique LSVT (*Lee Silverman Speech Treatment*) est l'approche la plus étudiée, son efficacité dans les formes modérées de maladie de Parkinson est confirmée dans une métanalyse récente [8], mais cette technique intensive nécessite un investissement important des patients et d'autres approches. Selon le lieu d'habitation, l'accès à une prise en charge orthophonique est parfois difficile en raison du manque de professionnels disponibles et formés. Ainsi, en 2014, 7,7 % des personnes identifiées comme souffrant probablement d'une maladie de Parkinson ou d'un syndrome parkinsonien apparenté dans la région Hauts-de-France, sur la base des données de l'Assurance maladie, avaient bénéficié d'un remboursement pour une séance d'orthophonie [7].

infirmier(ère) diplômé(e) d'état (IDE)/ Infirmier(ère) de pratique avancée (IPA)

Les rôles des IDE à domicile sont multiples. À un stade débutant de la maladie, ils peuvent être impliqués principalement dans l'éducation thérapeutique du patient (Chapitre 26) ou en cas de problème intercurrent nécessitant des soins infirmiers (bilan biologique, soins de pansement, etc.). À un stade plus avancé, ils peuvent aider à la préparation et la prise des traitements ainsi qu'à la surveillance de leurs effets secondaires. Lors rôle est souvent central lors d'un traitement continu par pompe sous-cutanée à apomorphine ou intrajéjunal et de lévodopa-carbidopa pour une supervision lorsque le patient ou son aidant est autonome ou pour la gestion complète des soins liés au dispositif.

Les IPA sont des infirmier(ère)s ayant une formation complémentaire et des compétences élargies leur permettant de suivre des patients, de prescrire des examens complémentaires et d'adapter certains traitements. Les modalités de leur prise en charge des personnes souffrant de maladie de Parkinson dépendent des protocoles établis au cas pas cas par l'IPA et le médecin référent. Ce nouveau métier de la santé est en cours de développement et sa place est amenée à se préciser dans les années à venir.

Au sein des Centres Expert Parkinson et dans les services de neurologie de certains CHG, des IDE référents pour la maladie de Parkinson assurent un rôle de coordination de soins et d'expertise infirmière. Selon les centres, leur rôle peut être

1. www.has-sante.fr/jcms/c_2038173/fr/maladie-de-parkinson-et-syndromes-apparentes-techniques-et-modalites-de-la-prise-en-charge-non-medicamenteuse-des-troubles-moteurs

variable selon les besoins et l'organisation locale (centré sur un ou plusieurs traitements de recours, implication dans l'ETP, évaluation globale de la maladie, rôle de référent pour les IDE moins spécialisés, etc.).

Prestataires de soins en santé

Les prestataires de soins en santé sont des entreprises ou des associations délivrant des soins, sur prescription médicale. Le financement est assuré par l'Assurance maladie sur la base de la liste des produits et prestation (LPP). Ces structures interviennent le plus souvent au cours de la maladie de Parkinson pour les patients traités par traitement continu par pompe sous-cutanée ou intrajéjunale. Plus rarement, elles interviennent dans le cadre de perfusion intraveineuse, de nutrition entérale artificielle, et d'appareillage d'un syndrome d'apnée du sommeil.

Non pris en charge par la Sécurité sociale

Ergothérapeute

L'ergothérapie vise à limiter la perte d'autonomie par le biais de rééducation et de réadaptation. Les ergothérapeutes peuvent ainsi réaliser des séances de rééducation fonctionnelles, mais aussi évaluer adapter des aides techniques ou un aménagement du domicile adapté aux déficits des patients. Une étude randomisée en ouvert évaluant une intervention à domicile pendant 10 semaines, par un ergothérapeute, a pu montrer une amélioration de la perception de la performance dans les actes de la vie quotidienne chez les 124 patients recevant l'intervention par rapport aux 67 contrôles [9]. Actuellement, en France, l'ergothérapie en libéral est peu développée et limitée par l'absence de prise en charge par la Sécurité sociale et les patients y ont le plus souvent accès dans des services de rééducation ou par le biais de structures spécifiques (par exemple : Équipe spécialisée en prévention et rééducation à domicile (ESPRAD), cf. plus bas)

Psychomotricen(ne)

La psychomotricité vise à rééduquer les personnes confrontées à des difficultés psychologiques et leur lien avec le mouvement. Le psychomotricien fonde son intervention sur le mouvement, l'action, la communication verbale et non verbale et les émotions. Les exercices proposés sont variés et adaptés aux patients (relaxation, travail de l'attention, cognition, etc.). L'évaluation scientifique des effets spécifique au cours de la maladie de Parkinson reste limitée et s'intègre le plus souvent dans une prise en charge rééducative pluridisciplinaire. Actuellement, en France, la prise en charge en psychomotricité en libéral est peu développée sauf dans les centres de rééducation et limitée par l'absence de prise en charge par la Sécurité sociale et les patients y ont le plus souvent accès dans des services de rééducation ou par le biais de structures spécifiques (par exemple ESPRAD, cf. plus bas).

Neuropsychologue

L'évaluation et la prise en charge neuropsychologique de la maladie de Parkinson sont détaillées au chapitre 8. Le neuropsychologue réalise une évaluation des fonctions cognitives (mémoires, raisonnement, orientation, attention, etc.) et du comportement (troubles anxieux, dépressifs, addiction, etc.). Des prises en charge de rééducation cognitive peuvent être proposées mais leur place reste à définir et l'accès à ce type de rééducation par un neuropsychologue reste en pratique aujourd'hui limité. Actuellement, en France, la prise en charge en neuropsychologique en libéral est peu développée et limitée par l'absence de prise en charge par la Sécurité sociale et les patients y ont le plus souvent accès dans des services de neurologie ou de rééducation ou par le biais de structures spécifiques (par exemple : réseau de santé, association, cf. plus bas).

Psychologue clinicien(ne)

Une prise en charge par un(e) psychologue peut être proposé au patient et son aidant dans le cadre du suivi de l'annonce du diagnostic, de la prise en charge d'un trouble anxieux, d'un syndrome dépressif, de difficultés d'adaptation aux symptômes de la maladie qu'ils soient moteurs ou non moteurs. Plusieurs approches peuvent être proposées. C'est la thérapie cognitivo-comportementale qui est la mieux évaluée, en particulier pour la prise en charge des troubles anxieux [10].

En libéral, depuis 2022, une prise en charge par la Sécurité sociale est possible avec une prescription médicale, à hauteur de 8 séances par année civile (psychologue conventionné et partenaire du dispositif « MonPsy »[2]. Le nombre de professionnels participant au dispositif reste limité et variable selon les territoires. Les autres possibilités pour que les séances de psychothérapie soient prises en charge sont une orientation vers le Centre médico-psychologique du secteur. L'association France Parkinson propose aussi une aide au financement de séance de psychothérapie en libéral.

Enseignant en activité physique adaptée (APA)

Le maintien d'une activité physique et d'exercices physiques au cours de la maladie de Parkinson est associé à une meilleure évolution de la stabilité posturale et de la marche, une plus grande autonomie dans les actes de la vie quotidienne [11]. Les enseignants en activité physique adaptée sont titulaires d'une Licence STAPS mention APA et Santé. Ils interviennent auprès de personnes dont les aptitudes physiques, psychologiques ou les conditions sociales réduisent leur niveau d'activité et leur participation sociale. Ils proposent des situations motrices d'enseignement qui utilisent des activités physiques, sportives ou artistiques dans des conditions adaptées à la situation et à la sécurité du pratiquant. Si une activité physique peut être prescrite par un médecin (« sport sur ordonnance »), l'intervention d'un professeur d'APA n'est à ce jour pas prise en charge par la Sécurité sociale. Les « Maisons sport santé » peuvent aider à orienter les patients vers les structures et professionnels qui pourront les accompagner dans le maintien d'une activité sportive[3].

Coordination des soins au sein de structures spécialisées

La multiplicité des professionnels et structures pouvant s'impliquer auprès des patients et de leurs proches, et la nécessité que leurs interventions soient coordonnées et adaptées aux besoins de patients a conduit à la création de réseaux ou plateformes de coordination composées de professionnels de la coordination (Infirmières coordinatrices, IDEC). L'existence de ces structures et leur organisation est variable en fonctions des régions, des réseaux préexistants et des choix des agences régionales de santé pour décliner les « Plan parkinson » et « Plan maladies neurodégénératives » (PMND). Ainsi, par exemple, dans les Hauts-de-France, la plateforme d'accompagnement, de ressource et de coordination pour la sclérose en plaques et la maladie de Parkinson (PARC SeP[4]) est née d'un réseau impliqué dans la sclérose en plaques dans le Nord-Pas-de-Calais (réseau G-Sep). Dans le cadre du PMND, les missions du réseau ont été élargies pour inclure la maladie de Parkinson et s'étendre à l'ensemble des Hauts-de-France. Les IDEC de la plateforme sont contactées directement par les patients, leurs aidants ou tout professionnel de santé pour des conseils (éducation à la santé), une évaluation ou orientation vers d'autres professionnels ou structures.

Dispositifs d'appui à la coordination des parcours complexes

Les Dispositifs d'appui à la coordination (DAC) sont des structures qui regroupent, pour une meilleure lisibilité, différentes structures préexistantes ayant pour but de soutenir le parcours de santé de la population[5]. Les DAC viennent prioritairement en appui aux professionnels de santé, sociaux et médico-sociaux mais peuvent être sollicités directement par les patients ou proches-aidants faisant face à des situations complexes liées notamment à l'accumulation diverses difficultés (pluripathologie ou association à des difficultés sociales, des situations de précarité). Ils permettent d'apporter des réponses davantage adaptées et coordonnées entre les professionnels.

2. www.ameli.fr/medecin/exercice-liberal/prise-charge-situation-type-soin/accompagnement-psychologue-conventionne-mon-soutien-psy
3. www.sports.gouv.fr/maisons-sport-sante-388
4. www.parcsep.fr
5. Méthodes d'action pour l'intégration des services d'aide et de soins dans le champ de l'autonomie (MAIA), Plateforme territoriale d'appui (PTA), Coordination territoriale d'appui (CTA), réseaux de santé, en particulier réseaux de soins palliatifs et Centres locaux d'information et de coordination (CLIC).

Services de soins infirmiers à domicile (SSIAD)

Les SSIAD sont des structures regroupant aide-soignants et IDE et délivrant des soins infirmiers à domicile pour les personnes âgées dépendantes. Leur intervention est conditionnée à une prescription médicale et prise en charge par la Sécurité sociale. Au cours de la maladie de Parkinson, les SSIAD interviennent principalement dans des maladies avancées, pour le lever, l'aide partielle ou totale aux soins d'hygiène, la surveillance et l'administration des traitements, l'aide à la toilette.

Équipes spécialisée (ESPRAD, équipes MND, etc.)

Les Équipes spécialisées en rééducation à domicile (ESPRAD) ont été mises en place dans la région Hauts-de-France dans le cadre du PNMD. D'autres régions ont mis en place des équipes au fonctionnement proche mais leur dénomination peut varier (ex. : Équipe spécialisée Parkinson (EsPARK) en Nouvelle-Aquitaine). Leur fonctionnement est proche de celui des Équipes spécialisées Alzheimer. Ces structures sont le plus souvent portées par des SSIAD et elles interviennent pour des personnes souffrant de maladie de Parkinson, de sclérose en plaques ou pour des personnes âgées à haut risque de chute. Leur composition est variable et comprends le plus souvent un ergothérapeute et/ou psychomotricienne et/ou infirmier.ère de coordination et/ou psychologue et/ou enseignant en activité physique adaptée. Ils interviennent sur prescription médicale à domicile sur prescription médicale dans un objectif de rééducation, pour un maximum de 18 séances sur une année (pouvant être renouvelé tous les ans). Ces équipes sont financées par l'ARS et sont gratuites pour les personnes en bénéficiant.

Autres dispositifs : SAMSAH, SAVS

Le Service d'accompagnement médico-social pour adultes handicapés (SAMSAH) porte une assistance ou un accompagnement des actes essentiels de la vie quotidienne des personnes en situation de handicap, comme une aide à la toilette ou à la prise de repas. Il propose également un accompagnement social en milieu ouvert. Il est composé d'une équipe pluridisciplinaire qui peut être composée d'assistant(e)s de service social, d'auxiliaires de vie sociale, d'aides médico-psychologiques, des psychologues, des conseillers en économie sociale et familiale, d'éducateurs spécialisés, de moniteurs-éducateurs et de chargés d'insertion. Pour les soins, cette équipe dispose également d'auxiliaires médicaux, d'aides-soignants et associe un médecin dans tous les cas. Leur intervention fait suite à une décision de la Commission des droits et de l'autonomie des personnes handicapées (CDAPH), à la suite du dépôt d'un dossier à la Maison départementale des personnes handicapées (MDPH). Au cours de la maladie de Parkinson, un tel accompagnement concerne donc essentiellement les personnes dont la maladie a débuté particulièrement précocement, car le handicap justifiant d'un tel accompagnement survient le plus souvent après 60 ans, âge à partir duquel les soins sont délivrés par un SSIAD.

Les Services d'accompagnement à la vie sociale (SAVS) interviennent également à la suite d'une décision de la CDAPH après dépôt d'un dossier à la MDPH. Ils jouent également un rôle d'accompagnement des projets de vie des personnes en situation de handicap mais n'ont, contrairement au SAMSAH pas d'équipe médicale et paramédicale et donc pas de rôle de soin ou d'accompagnement aux soins.

Plateformes d'accompagnement et de répit

Au-delà de la personne souffrant de la maladie, les symptômes et leur retentissement ont un impact important sur les proches-aidants. Les principaux facteurs qui ont été associés au fardeau de l'aidant sont l'âge du patient, la durée des soins prodigués à l'aidé, l'impact financier, la qualité de vie liée à la santé de l'aidé comme de l'aidant, l'impact de la maladie sur les relations au sein du couple, l'existence d'une hypersexualité, le bien-être psychosocial de l'aidant, la sévérité de la maladie [12,13].

Afin d'accompagner et soutenir les aidants, les plateformes d'accompagnement et de répit ont été progressivement déployées en France[6]. On distingue actuellement les plateformes dédiées aux aidants de personnes âgées de plus de 60 ans (PFR-PA) et atteinte de maladies neurodégénératives ou les personnes âgées de moins de 60 ans et souffrant d'un handicap (PFR-PH). De composition variable, comprenant le plus souvent des psychologues clinicien.nes, IDE, travailleurs sociaux, ces équipes sont fréquemment basées au sein d'Ehpad ou dans des locaux dédiés. Elles sont financées par les ARS et leur sollicitation est gratuite pour les usagers.

Structures d'hébergement

Hébergements temporaires

Accueil temporaire en Ehpad

Lorsque le maintient à domicile est difficile, et en particulier lors de situation d'épuisement de l'aidant, lorsqu'un problème de santé intercurrent entraîne temporairement une majoration de la perte d'autonomie, une pathologie de l'aidant ne lui permettant temporairement plus assurer son rôle auprès de son proche, il est alors possible de solliciter un accueil temporaire en Ehpad. Certaines Ehpad ont ainsi un certain nombre de lits dédiés à des séjours temporaires, dont la durée et la fréquence sont modulables. Il existe un coût pour cet hébergement mais des aides financières sont possibles sous condition de ressource (APA – allocation personnalisée autonomie, ASH – aide sociale à l'hébergement, aides éventuelles de mairies ou départementales, etc.).

Accueil de jour

Certains établissements proposent des structures d'accueil de jour, qui prennent en charge, une à plusieurs fois par semaine des personnes vivant à domicile et en situation de perte d'autonomie. Des activités sont proposées et ont pour objectif de limiter la perte d'autonomie. Cet accueil permet également de favoriser le maintien à domicile en soulageant l'aidant par un relais régulier. Le coût journalier est fixé annuellement par le conseil départemental pour chaque structure. Des aides financières sont possibles (APA, aides de la caisse de retraite, mutuelle, assurance, aides spécifiques de la mairie, etc.).

Hébergements permanents

Ehpad/USLD

Lorsque le maintien à domicile est complexe en raison d'une aggravation de la perte d'autonomie, il est possible d'intégrer un Ehpad. Ce sont des maisons de retraite médicalisées qui proposent un accueil en chambre. Ils s'adressent à des personnes généralement âgées de plus de 60 ans qui ont besoin d'aide et de soins au quotidien. L'accueil de personnes âgées de moins de 60 ans est parfois possible après dérogation à solliciter auprès du conseil départemental. Le coût se décompose en prix d'hébergement, et un tarif dépendance qui dépend du niveau d'autonomie du patient. Des aides financières sont possibles, sous condition de revenu (APA, ASH, aides au logement, réductions fiscales, etc.).

Les unités de soins de longue durée (USLD) sont des structures d'hébergement au fonctionnement proches des Ehpad, mais adossées à un centre hospitalier et plus médicalisées. Elles accueillent des patients ayant besoin de plus de soins médicaux. Le coût et les possibilités de financement sont identiques aux Ehpad.

Les symptômes multiples, à la fois moteur et non moteurs survenant au cours de la maladie de Parkinson, les traitements parfois fractionnés avec de multiples prises de traitement par jour, voire l'utilisation de traitements complexes (pompes à apomorphine ou à lévodopa-carbidopa, stimulation cérébrale profonde avec nécessité de recharge régulière, etc.) souvent mal connus par les équipes soignantes intervenant en Ehpad, compliquent parfois la prise en charge de ces patients ayant une maladie avancée. Selon les régions, plusieurs projets ont pu être mis en place visant à améliorer les soins apportés aux patients parkinsoniens institutionnalisés (formations dédiées aux personnels des

6. www.soutenirlesaidants.fr

Ehpad, labélisation d'Ehpad référentes, etc.). Dans la région Hauts-de-France, deux ECEPE ont été financées par l'ARS. Ces équipes mobiles paramédicales, supervisées par les médecins des Centres Experts Parkinson (neurologue, gériatre-rééducateur) et regroupant IDE, ergothérapeute, psychomotriciten.ne, neuropsychologue, orthophoniste et diététicien.ne qui interviennent au sein des structures pour évaluer et formuler des recommandations de prise en charge pour les résidents souffrant de maladie de Parkinson ou apparentées. Elles ont également pour mission l'organisation de formations des personnels des Ehpad.

MAS/FAM

Avant 60 ans, lorsque les symptômes de la maladie entraînent un niveau de handicap et une perte d'autonomie ne permettant pas le maintien à domicile, un hébergement dans un Foyer d'accueil médicalisé (FAM) ou une Maison d'accueil spécialisée (MAS), plus médicalisée, peut être sollicité via la MDPH. Les délais d'attente pour obtenir une place sont souvent longs et les personnes accueillies dans ce type de structure sont souvent soignées pour un polyhandicap, un retard mental évoluant souvent de longue date. Ces structures sont donc peu sollicitées pour des personnes souffrant de maladie de Parkinson ou maladie apparentée.

Conclusion

La multiplicité des symptômes de la maladie de Parkinson et de leur retentissement fonctionnel sur le malade mais également son entourage nécessite une prise en charge pluridisciplinaire, coordonnée, s'adaptant aux symptômes et souhaits du patient. Une bonne connaissance des structures et dispositifs disponibles, ainsi que des ressources existantes sur chaque territoire est essentielle afin de permettre une prise en charge en réseau, intégrée et centrée sur le patient. Ces dispositifs sont amenés à évoluer régulièrement, en fonction des projets locaux et de l'évolution de la législation et rend nécessaire un suivi régulier des correspondants et structures disponibles.

Références

[1] Bloem BR, Henderson EJ, Dorsey ER, et al. Integrated and patient-centred management of Parkinson's disease: a network model for reshaping chronic neurological care. Lancet Neurol 2020 Jul;19(7):623–34. https://doi.org/10.1016/S1474-4422(20)30064-8. Epub 2020 May 25. PMID: 32464101; PMCID: PMC9671491.

[2] HAS. Service évaluation de la pertinence des soins et amélioration des pratiques et des parcours – Guide du Parcours de Soins – Maladie de Parkinson. Septembre 2016.

[3] Rajan R, Brennan L, Bloem BR, et al. Integrated Care in Parkinson's Disease: A Systematic Review and Meta-Analysis. Mov Disord 2020;35:1509–31. https://doi.org/10.1002/mds.28097.

[4] Okada Y, Ohtsuka H, Kamata N, et al. Effectiveness of Long-Term Physiotherapy in Parkinson's Disease: A Systematic Review and Meta-Analysis. J Parkinsons Dis 2021;11(4):1619–30. https://doi.org/10.3233/JPD-212782. PMID: 34366377; PMCID: PMC8609713.

[5] Radder DLM, Lígia Silva de Lima A, Domingos J, et al. Physiotherapy in Parkinson's Disease: A Meta-Analysis of Present Treatment Modalities. Neurorehabil Neural Repair 2020 Oct;34(10):871–80. https://doi.org/10.1177/1545968320952799. Epub 2020 Sep 11. PMID: 32917125; PMCID: PMC7564288.

[6] Cosentino C, Baccini M, Putzolu M, et al. Effectiveness of Physiotherapy on Freezing of Gait in Parkinson's Disease: A Systematic Review and Meta-Analyses. Mov Disord 2020 Apr;35(4):523–36. https://doi.org/10.1002/mds.27936. Epub 2019 Dec 4. PMID: 31799734.

[7] Carriere N, Verloop D, Dupont C, et al. Descriptive study of the parkinsonian population in the north of France: Epidemiological analysis and healthcare consumption. Rev Neurol 2017 Jun;173(6):396–405. https://doi.org/10.1016/j.neurol.2017.03.036. Epub 2017 May 8. PMID: 28495231.

[8] Pu T, Huang M, Kong X, et al. Lee Silverman Voice Treatment to Improve Speech in Parkinson's Disease: A Systemic Review and Meta-Analysis. Parkinsons Dis 2021 Dec 27;2021:3366870. https://doi.org/10.1155/2021/3366870. PMID: 35070257; PMCID: PMC8782619.

[9] Sturkenboom IH, Graff MJ, Hendriks JC, et al. Efficacy of occupational therapy for patients with Parkinson's disease: a randomised controlled trial. Lancet Neurol 2014 Jun;13(6):557–66. https://doi.org/10.1016/S1474-4422(14)70055-9. Epub 2014 Apr 8. Erratum in: Lancet Neurol. 2014 Jun;13(6):536. Erratum in: Lancet Neurol. 2016 Mar;15(3):241. Erratum in: Lancet Neurol. 2016 Apr;15(4):352. Erratum in: Lancet Neurol. 2016 Mar;15(3):241. PMID: 24726066.

[10] Moonen AJH, Mulders AEP, Defebvre L, et al. Cognitive Behavioral Therapy for Anxiety in Parkinson's Disease: A Randomized Controlled Trial. Mov Disord 2021 Nov36;(11):2539–48. https://doi.org/10.1002/mds.28533. Epub 2021 Feb 22. PMID: 33617699; PMCID: PMC9290129.

[11] Tsukita K, Sakamaki-Tsukita H, Takahashi R. Long-term Effect of Regular Physical Activity and Exercise Habits in Patients With Early Parkinson Disease. Neurology 2022 Feb 22;98(8):e859–71. https://doi.org/10.1212/WNL.0000000000013218. Epub 2022 Jan 12. PMID: 35022304; PMCID: PMC8883509.

[12] Soares GM, Bouça-Machado R, Abreu D, Ferreira JJ. Contributory Factors to Caregiver Burden in Parkinson's Disease. Mov Disord Clin Pract 2023 Aug 30;10(10):1507–18. https://doi.org/10.1002/mdc3.13868. PMID: 37868922; PMCID: PMC10585976.

[13] Martínez-Martín P, Forjaz MJ, Frades-Payo B, et al. Caregiver burden in Parkinson's disease. Mov Disord 2007 May 15;22(7):924–31. quiz 1060. https://doi.org/10.1002/mds.21355. PMID: 17238193.

Chapitre 26

Éducation thérapeutique, annonce diagnostique et place des aidants

Fabienne Ory-Magne, Christine Brefel-Courbon

Service de neurologie, service de pharmacologie, Centre Expert Parkinon, UMR 1214, CHU de Toulouse.

Éducation thérapeutique

Les maladies chroniques altèrent significativement la qualité de vie des patients et génèrent des coûts de santé croissants. Afin d'améliorer leur qualité de vie, le « Plan maladie chronique » présenté en avril 2007 par le ministère de la Santé et des Solidarités a permis de développer l'offre de soins de notre système de santé en intégrant et en définissant l'éducation thérapeutique du patient (ETP) comme une priorité dans la prise en charge de la maladie chronique. L'ETP donne sa place au patient en tant qu'acteur de sa santé et permet d'améliorer sa qualité de vie.

Définition et principes généraux de l'éducation thérapeutique

Selon la définition de l'OMS, « l'éducation thérapeutique du patient vise à aider les patients à acquérir ou maintenir les compétences dont ils ont besoin pour gérer au mieux leur vie avec une maladie chronique. Elle fait partie intégrante de la prise en charge du patient. Elle comprend des activités organisées conçues pour rendre les patients conscients et informés de leur maladie, des soins, de l'organisation et des procédures hospitalières, et des comportements liés à la santé et à la maladie » [1].

- L'ETP ne consiste pas à informer le patient car l'information à elle seule ne suffit pas à modifier les comportements.
- L'ETP est une démarche structurée, organisée en quatre étapes : l'évaluation des besoins, la définition d'objectifs à atteindre, l'acquisition de compétences (favorisant l'autonomie et le changement de comportements face à la maladie) et l'évaluation des compétences acquises par le patient.
- L'ETP permet d'aboutir à l'acquisition d'un « savoir » théorique et pratique, d'un « savoir-faire » (décider et réagir), d'un « savoir-être » nécessaire à l'acceptation de la maladie, ainsi qu'à sa gestion au quotidien [2].
- L'ETP est centrée sur le patient et non sur la maladie. Elle doit s'adapter à la personne, à ses croyances, à ses représentations. Elle s'adresse au patient mais peut concerner aussi les proches dès lors qu'ils se sentent impliqués dans la gestion de la maladie et que le patient a donné son accord.
- L'ETP est dans l'idéal interdisciplinaire : divers paramédicaux (infirmier, kinésithérapeute, orthophoniste, assistante sociale, etc.) et médecins de différentes spécialités (neurologue mais aussi médecin rééducateur, psychiatre, médecin du travail, etc.). Chaque membre de l'équipe impliquée dans l'ETP apporte l'expertise acquise dans son domaine et enrichit la prise en charge du patient par son ressenti et son analyse de la situation.

La maladie de Parkinson

Intérêts d'un programme d'ETP

La maladie de Parkinson est une maladie dégénérative et chronique [3]. Sa symptomatologie est complexe, caractérisée non seulement par des signes moteurs mais également par de nombreux signes non moteurs souvent moins connus des patients et des soignants et qui altèrent la qualité de vie.

L'effet des traitements médicamenteux reste limité, uniquement symptomatique, et la maladie continue à évoluer. Ces traitements s'administrent en plusieurs prises à horaires réguliers dans la journée, l'observance étant primordiale, et les traitements de deuxième ligne nécessitent souvent une expertise en termes de manipulation. Ils sont aussi des effets indésirables parfois difficiles à dépister. Ainsi, les patients ont recours à des thérapies alternatives dans 25 % à 76 % des cas selon les études [4].

Dans le *Livre blanc Parkinson*, le patient a exprimé son droit de savoir et comprendre le pourquoi et le comment de sa maladie, de son traitement, de son devenir [5]. Cependant, il est nécessaire d'encadrer le patient dans ses recherches car les connaissances obtenues sont incomplètes ou mal comprises (en particulier lorsque le patient les recherche par Internet) et peuvent générer de l'inquiétude.

Objectifs d'un programme d'ETP et compétences visées

En se fondant sur les recommandations de la HAS, les objectifs et les compétences peuvent être déterminés [6]. Le principal objectif d'un programme d'ETP du patient parkinsonien est l'amélioration de sa qualité de vie. La prise en charge éducative doit favoriser sa compréhension de sa maladie pour en améliorer la maîtrise et diminuer son incidence sur la vie de tous les jours. Elle doit lui apprendre à prendre conscience et à surmonter les difficultés qu'il rencontre. Les autres objectifs sont :

- maintenir ou améliorer son état moteur et les divers symptômes de la maladie par une meilleure compréhension et une meilleure maîtrise de la maladie, des symptômes, des traitements ;
- maintenir ou améliorer son état psychique, son adaptation sociale et l'acceptation de la maladie par :
  - la motivation ou la mise en œuvre de projets personnels,
  - le repérage et la prise en compte de difficultés telles que l'anxiété, l'émotivité, l'altération de l'estime de soi ou la dépression, entraînant le repli sur soi et l'isolement ;
- adapter les apprentissages à la vie quotidienne pour favoriser l'autonomie et la responsabilisation du patient et de ses proches pour une gestion optimale de la maladie au quotidien. En effet, la maladie de Parkinson au quotidien impose aux patients (et à leur entourage) de prendre eux-mêmes une partie des décisions qui influencent l'efficacité de leur traitement : alimentation, activité physique, entretien et maîtrise de son corps, autosurveillance symptomatique, hygiène de vie, rendez-vous médicaux et paramédicaux spécialisés adéquats ;
- assurer la prévention ou le dépistage précoce de possibles complications :
  - connaître les familles de médicaments contre-indiquées dans la maladie,
  - savoir éviter les erreurs de gestion du traitement,
  - dépister les effets secondaires dus aux traitements,
  - savoir réagir de façon adaptée aux éventuels effets indésirables ;
- favoriser la compréhension et la participation des proches dès l'annonce du diagnostic de la maladie.

Les principales compétences à acquérir dans le cadre d'un programme d'ETP dans la maladie de Parkinson doivent s'articuler autour du savoir, du savoir-faire et du savoir-être (Encadré 26.1).

Organisation pratique d'un programme d'ETP

Le dépôt du dossier à l'ARS est une étape préalable indispensable. Il faut démontrer que l'équipe est formée à l'ETP (tous les participants doivent bénéficier d'une formation qualifiante des 40 heures, et le responsable du programme d'une

Encadré 26.1

Liste des compétences à acquérir dans le cadre d'un programme d'ETP

Savoir (compétences d'autosoins)

Comprendre et s'expliquer

- La physiopathologie de la maladie de Parkinson ;
- les mécanismes d'action des traitements, les limites en termes d'efficacité et les effets secondaires ;
- les symptômes, leurs liens avec la maladie ou le traitement ;
- les répercussions directes de la maladie de Parkinson sur la vie quotidienne, les contraintes, les incapacités.

Mesurer, analyser, repérer

- Être capable de différencier les symptômes de la maladie ;
- savoir remplir une fiche d'autocotation motrice pour faciliter l'adaptation thérapeutique par le médecin.

Savoir-faire (compétences d'autosoin)

Pratiquer, faire

- Savoir préparer son pilulier ;
- savoir gérer les prises médicamenteuses à heures fixes et précises ;
- savoir réaliser des gestes techniques (exemple : utilisation du stylo injecteur d'apomorphine).

Résoudre, adapter, prévenir au quotidien

- Savoir gérer et organiser son emploi du temps (toilette, repas, sorties, etc.) en tenant compte des horaires de prise de traitement et des variations prévisibles de l'état moteur ;
- mettre en place les mesures hygiéno-diététiques : activité physique, régime alimentaire adapté, kinésithérapie, etc. ;
- aménager son domicile si besoin.

Décider, faire face, réagir

- Savoir mettre en place une réponse adaptée à des événements prévus ou imprévus : stress, connaissance des situations où il y a risque de blocage, etc. ;
- savoir reconnaître les situations à risque et différencier les troubles qui nécessitent l'avis du médecin traitant de ceux qui sont du ressort du neurologue
- repérer les signes d'alarme nécessitant une consultation spécialisée en urgence

Savoir-être (compétences d'adaptation)

Maîtrise des événements, motivation

- Faire connaître ses besoins, exprimer ses attentes et ses émotions ;
- savoir mesurer le retentissement de la maladie sur ses habitudes de vie, sur sa vie sociale, professionnelle, et affective ;
- savoir intégrer les changements induits par un nouveau traitement ou l'évolution de la maladie ;
- développer un sentiment d'auto-efficacité et d'acceptation active permettant d'élaborer une nouvelle image de soi avec la maladie et d'envisager l'avenir avec plus de confiance ;
- informer son entourage : parler de sa maladie et de ses difficultés à sa famille, à ses amis, à son entourage professionnel ;
- avoir des projets, maintenir le contact avec l'extérieur et participer à la vie associative (sport, bénévolat, associations de patients, etc.).

Compétences d'adaptation

- Utiliser les ressources d'aide, faire valoir ses droits d'adaptation ;
- savoir où et quand consulter, qui appeler, rechercher l'information utile ;
- s'informer et demander des aides auprès des services sociaux, de la médecine du travail selon l'âge et le degré de dépendance ;
- s'informer et demander des aides techniques (amélioration de l'habitat, auxiliaires à domicile).

formation de coordination de 80 heures) et à la prise en charge de la maladie de Parkinson (en attestant de l'expérience clinique des soignants en charge de l'ETP dans la pathologie et/ou en intégrant du personnel titulaire du diplôme interuniversitaire « gestion pluridisciplinaire de la maladie de Parkinson »). Il est recommandé d'intégrer une association de patients dans sa conception et dans sa validation et si possible un patient « intervenant » également formé.

Le programme éducatif s'articule autour d'un diagnostic éducatif et de séances d'éducation [6].

Le diagnostic éducatif constitue le point de départ de la démarche éducative et commence par un questionnement ouvert du patient visant à le connaître, à identifier ses ressources personnelles et sociales, ses réactions face à la maladie, sa motivation et les freins éventuels à la démarche éducative. De plus, il l'amène à réfléchir sur ses actes et sa perception de la situation, en l'aidant à prendre conscience de ce qu'il sait et de ce qu'il ne sait pas.

C'est un échange avec le patient : le diagnostic éducatif doit lui permettre de parler de lui, de ses croyances, de ses convictions, de ses craintes et ses émotions. Il exprime ses attentes en matière d'accompagnement et d'éducation.

Lors de cette rencontre, le soignant l'interroge égalementsur ses projets de vie afin d'en repérer un qui stimulera son adhésion au programme.

L'étape suivante est de définir les objectifs éducatifs qui doivent être précis et réalistes. Il est important de donner la priorité aux objectifs ayant un impact immédiat sur la vie quotidienne et la santé du patient.

La définition de l'ensemble de ces objectifs débouche sur un contrat d'éducation individualisé et négocié. L'accord du patient portera non seulement sur les objectifs à atteindre, mais aussi sur le choix des moyens à mettre en œuvre et l'organisation de son programme personnalisé (type de consultation, fréquence, dates et heures de rendez-vous, journées collectives).

Les objectifs visés sont validés par l'équipe interdisciplinaire d'éducation.

Une fois le diagnostic éducatif réalisé, le patient entre dans le processus d'éducation proprement dit. Cette prise en charge éducative peut être individuelle ou collective selon les souhaits et possibilités de l'équipe éducative.

Chaque consultation individuelle est construite autour d'un objectif pédagogique en lien direct avec la(les) compétence(s) à acquérir. Le déroulement de la séance tient compte de l'état moteur, thymique et cognitif (capacité d'attention et de concentration) du patient, de ses connaissances et de son expérience. Les techniques de communication centrées sur la personne telles que l'écoute active ou l'entretien motivationnel sont privilégiées pour engager un changement chez le patient et soutenir sa motivation.

En fin de séance, à partir de l'analyse d'une situation (études de cas), le soignant évalue la capacité du patient à mettre en pratique les acquis dans la vie quotidienne et fait une synthèse de la séance avec la participation de l'apprenant, afin de faciliter l'appropriation du contenu de la séance par celui-ci.

Les sessions collectives peuvent être interdisciplinaires (infirmier diplômé d'État, kinésithérapeute, un ou plusieurs médecins et autres médicaux ou paramédicaux extérieurs à l'équipe d'ETP mais ayant une compétence spécifique avec le thème abordé). Elles regroupent dans l'idéal 6 à 12 personnes en moyenne (selon les centres, les proches souhaitant y assister peuvent être autorisés). Il est important de sélectionner les patients au préalable de façon que le groupe soit homogène, en particulier en termes de stade d'évolution de la maladie et de compétences visées. Les objectifs pédagogiques et le contrat d'éducation auront été définis lors d'une ou plusieurs consultations individuelles avec le soignant d'éducation (diagnostic éducatif). Les thèmes sont variables (liste non exhaustive) : physiopathologie de la maladie, activité physique, gestion du stress, améliorer la communication et la déglutition, connaître et gérer les troubles du sommeil, reconnaître les troubles moteurs et les troubles non moteurs, connaître et gérer son traitement antiparkinsonien, nutrition, etc.

La séance de groupe débute par une présentation du programme, des intervenants et des participants. Elle se poursuit par une partie informative délivrée en général par un médecin spécialiste de la thématique ou un paramédical. Ensuite, 2 à 3 séances de 30 minutes se succèdent, faisant appel à des techniques pédagogiques comme le *brainstorming*, les photomontages, les études de cas concrets, l'utilisation d'un outil d'éducation spécifique, etc. Elles peuvent s'achever par une partie « explicitation » pour donner libre cours aux échanges entre participants, aidant le partage des expériences personnelles et l'expression du vécu de la maladie.

Il est nécessaire d'effectuer une auto-évaluation du programme, ce qui permet de proposer des améliorations.

Les programmes d'ETP se sont beaucoup développés en France dans différents domaines de la neurologie (Parkinson, épilepsie, sclérose en plaques, pathologies musculaires, etc.). Ce développement a été favorisé aussi par la création d'une société francophone d'éducation thérapeutique en neurologie (EDUneurol[1]) qui tient un congrès bi-annuel.

Impact d'un programme d'ETP chez le patient parkinsonien

Quelques études ont évalué l'impact de l'ETP dans la maladie de Parkinson [7-13]. La plupart de ces études se sont intéressées à l'amélioration de la qualité de vie au décours d'un programme d'ETP. Une étude médico-économique a également montré que l'ETP améliorait non seulement la qualité de vie mais également les activités de la vie quotidienne sans augmenter les coûts médicaux directs annuels par patient, ce qui en fait une intervention efficace et peu coûteuse [11]. Par ailleurs, une étude chez des patients avec fluctuations motrices a souligné l'effet bénéfique d'un programme d'ETP en rapportant que 83 % d'entre eux présentaient une réduction du temps *off* d'une durée moyenne de 1 heure par jour par rapport au groupe contrôle. L'observance était également améliorée [12]. Enfin, l'ETP pourrait constituer un élément permettant de promouvoir la sécurité des patients et une meilleure acceptation du traitement. En effet, Faurie et coll [13] ont évalué l'impact d'un atelier collectif d'ETP autour du médicament (versus un groupe de parole) sur les croyances et les représentations du médicament. Cette étude a montré que cet atelier avait un effet bénéfique en améliorant les connaissances sur les médicaments et en diminuant leurs aspects négatifs. Ainsi, les patients ont plus de facilités pour s'approprier leur traitement et se sentent plus compétents et légitimes au travers de la communication avec leurs soignants. Ces résultats permettent d'ouvrir une réflexion pédagogique sur le rôle et la gestion des situations de groupe dans les programmes d'ETP, ainsi que sur l'intérêt et les possibilités de formaliser un travail de sensibilisation et de débat sur les représentations du médicament et la relation patient-soignant.

Patients intervenants

En France, la HAS et l'Institut national de prévention et d'éducation pour la santé (INPES) recommandent l'implication de patients dans la conception, l'animation et l'évaluation des programmes d'ETP [2]. Les patients peuvent ainsi participer aux sessions d'éducation aux côtés des soignants au titre de patients « experts », « ressources » ou « intervenants ».

On appelle ainsi les patients qui ont acquis de solides connaissances de leur maladie au fil du temps, grâce notamment à l'éducation thérapeutique. Ils ne remplacent pas les soignants mais ils favorisent le dialogue entre les équipes médicales et les malades, facilitent l'expression des autres patients et contribuent à améliorer la compréhension du discours des équipes soignantes. Il est ainsi admis que l'intervention de patients ayant un savoir expérientiel et des compétences propres dans l'animation des programmes d'ETP constitue un atout pédagogique facilitant l'apprentissage des patients bénéficiaires en complément des messages délivrés par les éducateurs soignants [14].

Le patient intervenant doit répondre aux attentes de l'équipe soignante :

- avoir du recul vis-à-vis de sa maladie et de sa prise en charge ;
- être à l'écoute d'un groupe et être capable de s'exprimer devant lui ;
- être en mesure de ne pas imposer son point de vue pendant les séances où il intervient comme patient intervenant ;
- maîtriser la posture et le cadre de l'ETP ;
- travailler en collaboration et complémentarité avec l'équipe ;
- ne pas s'immiscer dans la vie privée des autres patients ;
- bénéficier d'une formation à l'ETP.

1. www.eduneurol.fr

En retour, l'équipe soignante doit :

- laisser le patient se positionner sur le choix de l'atelier thématique en fonction de ses envies et/ou aptitudes ;
- lui laisser du temps pour s'approprier les séances ;
- accepter le fait qu'il ait un regard différent sur la maladie en raison de son expérience ;
- le convier à un débriefing après la séance.

Néanmoins, l'existence de patients parkinsoniens intervenants soulève quelques interrogations. En effet, par rapport à d'autres pathologies chroniques, la maladie de Parkinson est une maladie évolutive tant sur le plan moteur que sur le plan cognitif. L'apparition de complications motrices (particulièrement les dyskinésies) peut effrayer d'autres patients et conduire à réévaluer le rôle de patients intervenants. Il en est de même pour la survenue de troubles cognitifs et/ou comportementaux et d'une dysarthrie invalidante qui constituent une limite à la participation de ces patients au sein de programmes d'ETP. Ainsi, il s'avère indispensable de réévaluer régulièrement au vu de leurs symptômes et leur évolution ces patients intervenants.

Pour l'instant, il n'existe pas de reconnaissance institutionnelle du statut de patient expert en établissement de santé. Pour autant, des associations de patients, des universités et des hôpitaux ont lancé des formations destinées à ces patients experts. Ainsi, par exemple, en 2009, Catherine Tourette-Turgis, enseignante en médecine à l'université Pierre-et-Marie-Curie, a ouvert la première université des patients. Elle propose des diplômes universitaires destinés à former des patients experts sur les maladies chroniques et sur l'éducation thérapeutique. De même, depuis 2014, l'Association France Parkinson propose des formations destinées aux patients parkinsoniens afin de devenir patients intervenants.

Limites de l'ETP

Il existe plusieurs types de difficultés rencontrées dans l'éducation du patient parkinsonien liées à la spécificité de la maladie, au soignant, au fonctionnement institutionnel et enfin au patient.

L'ETP du patient parkinsonien est difficilement exportable en activité libérale (voir plus haut « Organisation pratique d'un programme d'ETP »). De plus, contrairement à d'autres pathologies chroniques telles le diabète par exemple, il est difficile d'intégrer les médecins généralistes, les neurologues non spécialisés, les infirmiers libéraux ou les pharmaciens à cette démarche, car ils ne suivent individuellement qu'un faible nombre de patients parkinsoniens.

L'ETP du patient parkinsonien se prête tout à fait à une ETP individuelle afin de donner au patient la possibilité d'apprendre à son rythme en tenant compte de ses spécificités (âge, situation familiale, niveau d'études, niveau de sévérité de la maladie) et de ne pas être confronté à des situations inquiétantes. Mais cette ETP individuelle est très consommatrice de temps, alors que sa valorisation est très faible (forfait variant de 250 euros à 300 euros par patient et par an dépendant des ARS). Les ateliers collectifs permettent de regrouper plusieurs participants et donc d'optimiser le temps des soignants. Néanmoins, tous les patients ne souhaitent pas bénéficier de ces ateliers par peur de rencontrer des patients plus atteints.

Les patients doivent être autonomes en termes de déplacement (le transport n'est pas pris en charge par les différentes caisses d'assurance maladie). Aussi ceux qui sont dans l'impossibilité d'être motorisés de manière autonome seront difficilement pris en charge. Un programme Ville-Hôpital (EDUPARK proposé dans la région Nord-Pas-de-Calais) essaye de remédier à cette difficulté. De plus, le développement de programmes d'ETP distanciel ou hybride devrait permettre de pallier en partie à cette limite ; ils se sont notamment développés pendant la récente pandémie.

Enfin, capter l'attention du patient parkinsonien de façon soutenue est parfois difficile du fait de difficultés de concentration et/ou d'une somnolence diurne. De plus, il faut tenir compte d'éventuelles difficultés à écrire, à s'exprimer ou à accomplir des tâches visuo-spatiales. Certains rencontrent des difficultés d'organisation et oublient les rendez-vous. Les méthodes d'éducation doivent tenir compte de toutes ces particularités et reposer sur des outils et des supports spécifiques et accessibles à tous. Ces derniers doivent intégrer autant les modalités auditives que visuelles. Chaque séance, qu'elle soit individuelle ou collective, doit comporter plusieurs phases courtes et de modalités différentes (cas pratiques, information, mise en situation, jeux de rôle, etc.) pour éviter la monotonie.

Annonce diagnostique

La révélation du diagnostic est un temps déterminant pour l'avenir du patient et de ses proches. Elle peut conditionner l'acceptation de la maladie et de la prise en charge. L'annonce de la maladie de Parkinson constitue, dans la plupart des cas, un événement traumatique comme le soulignent les témoignages des patients recueillis dans le *Livre blanc des premiers états généraux des personnes touchées par la maladie de Parkinson* [5]. Ainsi, elle s'effectue souvent de façon brutale, sans explications, sans accompagnement ni soutien psychologique. Les recommandations issues du *Livre blanc* insistent sur la nécessité d'améliorer les conditions de l'annonce d'une maladie de Parkinson mais aussi de l'insérer dans un dispositif plus global d'accompagnement et de suivi au long cours, comme cela se fait déjà dans le plan Cancer.

Le dispositif d'annonce reprend une mesure du plan Cancer (2003-2007) [15], il prévoit :

- un temps médical comprenant l'annonce diagnostique et la proposition de traitement ;
- un temps d'accompagnement soignant permettant au malade ainsi qu'à ses proches de compléter les informations médicales reçues, de l'informer sur ses droits et sur les associations pouvant lui venir en aide ;
- un temps de soutien proposant un accompagnement social et l'accès facilité aux différents acteurs paramédicaux (psychologue, kinésithérapeute, orthophoniste, assistance sociale, etc.) ;
- un temps d'articulation avec la médecine de ville afin d'optimiser la bonne coordination entre le spécialiste et le médecin traitant.

L'annonce diagnostique doit être effectuée par un médecin impliqué dans le diagnostic et les projets thérapeutiques au cours d'une consultation spécifique, d'une durée supérieure à la consultation médicale habituelle. Actuellement, la relation médecin-malade fait appel au « modèle participatif », c'est-à-dire le médecin apporte des informations et dialogue avec le patient afin de prendre les décisions conjointement. Certains proposent qu'il n'y ait pas plus de deux professionnels (le plus souvent médecin et psychologue clinicien) avec le patient au moment de l'annonce afin de bien personnaliser cette consultation et de ne pas renforcer le sentiment souvent exprimé par le patient d'être réduit à un objet d'étude [16]. La présence de l'aidant et/ou du conjoint est recommandée.

L'information doit être claire, exprimée avec des termes compréhensibles, non agressive, neutre et progressive. Il faut expliquer l'examen clinique, nommer la maladie car cela permet au patient de mettre des mots sur les symptômes, sur une souffrance et de ne plus être dans le doute et l'incertitude. Il peut être utile de recourir à des dessins, des supports visuels afin d'expliquer les mécanismes sous-jacents à la maladie, le lieu d'action des médicaments, etc. Le médecin doit s'ajuster au patient, il lui parle de lui, il reformule les questions pour s'assurer de leur sens et le rassure sur la qualité de la prise en charge. Il doit discuter de l'amélioration attendue et prévisible en fonction du cas personnel du patient. L'évolution de la maladie ainsi que le pronostic doivent être abordés et s'effectuer dans un contexte d'espoir. Il ne faut pas laisser de questions sans réponse, mais il est évident que les connaissances médicales sont limitées et le médecin peut dire qu'il ne sait pas, ce qui constitue en soi une réponse. L'information doit évoluer au cours du temps et il n'est pas utile et judicieux de tout dire lors de la première consultation. Il est illusoire de penser que tout est compris et intégré lors de cette première consultation. Le temps de l'annonce est tellement chargé émotionnellement que le patient souvent n'entend plus ce qui est dit après l'annonce du diagnostic. Il est important pour cela de proposer un second entretien qui constitue le temps d'accompagnement soignant et de fixer ce rendez-vous dès la fin de la consultation d'annonce afin que le patient et ses proches ne se sentent pas livrés à eux-mêmes au décours de ce traumatisme que représente l'annonce.

Encadré 26.2

Attitudes et comportements qui doivent être évités lors de l'annonce d'un diagnostic difficile

- Mentir, banaliser, esquiver, se dérober.
- Ne pas regarder le patient.
- Ne parler que de l'aspect scientifique de la maladie.
- Utiliser un vocabulaire inadapté à l'âge du patient (très jeune ou très âgé) ou à ses niveaux de compréhension.
- Comparer cette maladie à d'autres maladies pour tenter d'en diminuer l'impact.
- Utiliser des mots trop connotés (« mongolisme », « dysmorphie »).
- Utiliser des termes trop techniques.
- Ne pas laisser d'espace à la parole du patient et parler sans cesse.
- Ne pas offrir un cadre humanisant : chambre d'hôpital en présence d'autres patients, dans un couloir entre deux portes.
- Annoncer de façon impersonnelle : par téléphone, par mail.
- Utiliser l'humour, l'ironie.
- Exprimer un manque de disponibilité (regards sur la montre).
- Clore la consultation sans demander au patient s'il a des questions.
- Ne pas parler au patient de la suite : traitement, hospitalisation, examens, prochaine consultation, etc.

D'après Romano, 2010 [15].

Encadré 26.3

Conditions matérielles importantes pour mener l'entretien de l'annonce dans le cadre le plus approprié possible

- Bureau fermé, calme, confortable avec un siège pour chaque personne présente.
- Bureau dédié à cette consultation où aucune personne non concernée n'est présente (ex. : collègue travaillant sur un ordinateur dans un coin du bureau).
- Présence maximale de deux professionnels de santé.
- Disponibilité suffisante des professionnels durant cette consultation : pas moins de 45 minutes.
- Patient correctement installé (ne devant pas être dévêtu ou découvert, par exemple).
- Patient et médecin à même niveau de regard (s'asseoir à côté du lit du malade si ce dernier est couché sans pouvoir se redresser).

D'après Romano, 2010 [15].

Enfin, de façon générale, lors d'une consultation d'annonce, certaines attitudes et règles de comportement doivent être respectées. De même, de bonnes conditions matérielles sont également importantes pour mener l'entretien de l'annonce dans un cadre le plus approprié (Encadrés 26.2 et 26.3) [16].

Il est important de recueillir dans le dossier du patient les informations qui lui ont été transmises et ses réactions initiales. En effet, lors de la seconde consultation d'accompagnement, l'équipe soignante pourra s'en servir et y faire référence.

La seconde consultation, ou temps d'accompagnement soignant, peut être réalisée par des paramédicaux tels qu'un infirmier, un psychologue, etc. Au début de cette consultation, il est important de s'assurer de ce qui a été compris par le patient et ses proches et de les laisser poser des questions. Ce temps d'écoute, d'information et de soutien permet de reformuler ce qui a été dit pendant la consultation médicale, de compléter voire de réexpliquer les informations reçues. Dans un deuxième temps, cette consultation apprécie les connaissances du patient sur la maladie de Parkinson mais aussi ses représentations. Elle doit répondre aux questionnements et inquiétudes sur les médicaments, les effets indésirables, l'organisation de la prise en charge et les répercussions familiales, sociales et professionnelles qu'entraîne la maladie. Dans un troisième temps, cette consultation permet d'orienter la prise en charge en identifiant les éventuels besoins psychologiques et sociaux et les situations personnelles à risque afin d'anticiper les difficultés. Ainsi on pourra proposer, si cela est jugé nécessaire, une prise en charge psychologique à type de groupes de parole, de psychothérapie de soutien (écoute et réassurance), de relaxation, etc. L'éducation thérapeutique peut également être évoquée et proposée au patient lors du dispositif d'annonce. En effet, cela peut permettre de le rassurer en renforçant son autonomie vis-à-vis de sa maladie.

L'articulation entre le médecin traitant et le spécialiste ne doit pas être négligée. En effet, grâce à une bonne communication, le médecin traitant pourra être à l'écoute, être disponible et soutenir son patient tout au long du dispositif d'annonce et par la suite du suivi post-annonce. Un document écrit permettant de retranscrire le contenu de la consultation médicale et paramédicale ainsi que la proposition de prise en charge doit circuler entre l'équipe du dispositif d'annonce et le médecin traitant.

La maladie de Parkinson véhicule une image très négative [5]. Son annonce revêt donc un caractère émotionnel violent pour le patient et son entourage. Diverses réactions psychologiques peuvent apparaître, voire se succéder et parfois décontenancer le médecin et l'ensemble des soignants. Ainsi, si l'angoisse est le dénominateur commun de toutes les réactions après une telle annonce, d'autres mécanismes de défense peuvent se mettre en place [17]. Il peut exister une phase de sidération liée à l'état de choc à l'annonce de la maladie qui correspond à une phase d'abattement, d'engourdissement, générant une impossibilité pour le patient d'entendre et de comprendre les informations. Des attitudes de déni, de révolte, avec refus de la réalité sont parfois observées. Le patient peut ne pas croire le médecin et va demander d'autres avis avec l'espoir que le diagnostic sera différent. Il peut également ressentir de la colère envers le médecin et l'équipe soignante. Le patient peut développer des attitudes de négociation, de marchandage avec des demandes parfois très compliquées et impossibles à accepter.

Le dispositif d'annonce constitue un temps essentiel qui permet d'accompagner le patient, de reconnaître les retentissements psychologiques de l'annonce de la maladie et donc de favoriser l'acceptation de la maladie de Parkinson.

Place des aidants

On appelle « aidants informels » des aidants non professionnels intervenant auprès d'un tiers en raison d'un problème de santé ou d'un handicap particulier [18]. Il peut s'agir d'un membre de la famille (conjoint, enfant) le plus souvent, ou d'un voisin, ami ou bénévole.

Les aidants informels ont un rôle à jouer aux différentes étapes de la maladie de Parkinson. Dès l'annonce diagnostique, ils doivent accompagner leur proche, tout en respectant sa capacité de décision. Puis, à un stade plus évolué de la maladie, ils contribuent à son soutien moral, ils préservent son autonomie tout en lui prodiguant des soins [5].

L'engagement de ces aidants peut conduire à une dégradation de leur propre santé, de leur qualité de vie et de leur statut socio-économique [19]. Comme le soulignent les premiers états généraux des personnes touchées par la maladie de Parkinson, « la personne aidante, tout comme son proche malade, a, elle aussi, besoin d'accompagnement, notamment lorsque la maladie prend de plus en plus de place dans la gestion de la vie au quotidien ». En effet, l'aidant peut être amené à distribuer les prises médicamenteuses, gérer une perfusion sous-cutanée continue d'apomorphine, accompagner son proche malade lors de ses déplacements, repérer et gérer les troubles du comportement ou cognitifs. Il ressort des états généraux l'urgence de voir la fonction d'aidant familial reconnue par les professionnels de santé et les pouvoirs publics comme l'un des pivots fondamentaux de la prise en charge d'une personne malade de Parkinson en perte d'autonomie. Il faut donc créer un partenariat thérapeutique entre soignants et aidants et mieux accompagner les aidants et développer leurs capacités. Une étude réalisée en 2007 chez 14 conjoints avait montré que la maladie était source d'angoisse, qu'elle était très éprouvante au quotidien (du fait des blocages, des chutes et des troubles de l'élocution), qu'elle entraînait des modifications des rapports au sein du couple (ex. : « Je suis l'infirmière et non l'épouse ») et un appauvrissement du réseau social et familial [20].

Un programme d'éducation thérapeutique destiné aux conjoints pourrait être bénéfique (ex. : « Cela permettrait de savoir que l'on n'est pas seul dans cette situation », « On n'est pas préparé, cela ferait moins peur » rapportent les aidants). Ainsi actuellement, en France, quelques programmes d'ETP sont destinés aux aidants et d'autres intègrent des modules spécifiques destinés aux aidants au sein de leur programme patient. Une étude récente comparative randomisée a démontré qu'une telle formation avait un retentissement important sur l'aidant en réduisant son fardeau en rapport avec l'amélioration de l'état moteur du patient (réduction du temps *off* et diminution de la gêne fonctionnelle) induite par le programme éducatif [12]. Ainsi, l'effet bénéfique de l'ETP sur l'aidant ne repose pas uniquement sur les aspects psychosociaux.

Posture éducative des soignants

Pour les patients atteints d'une maladie chronique, les connaissances en matière de santé sont l'un des aspects clés du modèle de soins au même titre que les soins centrés sur leurs besoins, leur engagement et leur autonomisation dans la prise en charge de ces derniers. Pour le patient avec la maladie de Parkinson, elles lui sont très importantes pour parvenir à une certaine autogestion mais il ne s'agit pas de ses seules attentes [21,22].

Attentes des patients avec la maladie

Il souhaite également pouvoir :

- avoir une meilleure collaboration entre les différents professionnels de la santé ;
- avoir plus de temps pour discuter de l'avenir et des scénarios possibles ;
- interagir avec un professionnel de la santé faisant office de gestionnaire de cas personnel soit pour résoudre les problèmes directement, soit pour orienter les patients vers le professionnel le mieux à même de le traiter.

Des modèles de prise en charge des patients atteints de la maladie de Parkinson ont été développés comme le ParkinsonNet aux Pays-Bas [23], centré sur la formation de tous les professionnels intervenant et offrant une prise en charge multidisciplinaire des patients. Il a pour but non seulement l'autonomisation du patient par l'éducation et la consultation, mais aussi celle des équipes multidisciplinaires pour mieux aborder et gérer la maladie. Si ce tels modèles ne sont pas encore disponibles en France, il est important que les professionnels de santé qui prennent en charge les patients parkinsoniens prennent en compte ces besoins non satisfaits et intègrent dans leur démarche de soins ce besoin de soutien, d'encouragement par leurs professionnels de santé, de participer activement à leurs soins, d'avoir accès aux informations et de développer des stratégies d'adaptation [23,24]. Cela demande une vraie posture éducative aux soignants. Mais cette démarche est complexe pour les soignants en particulier dans la MP en raison des profils très variables des patients (âge de début, phénotype clinique trembleur versus akinéto-rigide), réponse aux traitements (dose efficace, dose bien tolérée, dose des effets indésirables, signes non dopasensibles), évolution) et de la complexité des traitements dont l'expérience est souvent variable selon les soignants (médecin généraliste ou neurologue, un infirmier ou autre : kinésithérapeute, psychologue, orthophoniste, etc.). S'il est certain que la formation des soignants est capitale, cette posture éducative ne peut être improvisée et doit être construite.

Exemple : Parkin'Suite

Parkin'Suite a été créé par une équipe multidisciplinaire et montre comment intégrer les besoins des patients avec la MP et surmonter les difficultés d'accompagnement à un traitement continu. En effet, entre 70 et 80 % des patients selon les études bien qu'éligibles selon leur neurologue refusent ce type de traitement et restent traités par leur traitement conventionnel [25]. Le poids des effets indésirables potentiellement graves et des nouvelles contraintes peut expliquer une partie

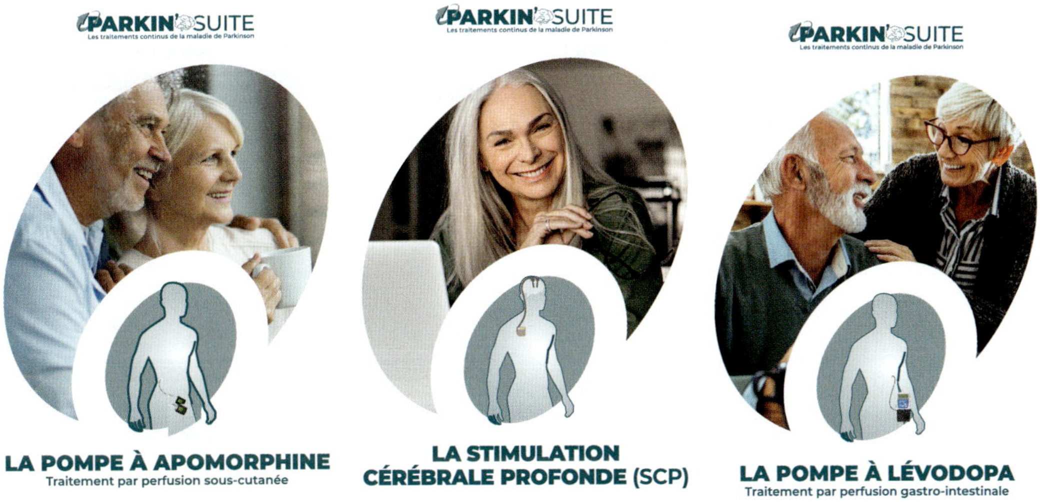

Figure 26.1. Parkin'Suite. Les traitements continus de la maladie de Parkinson (parkinsuite.fr), affiches des principaux documents.
Source : Parkinsuite.fr

des refus mais le manque d'informations générales et personnalisées, données par le neurologue à son patient et à l'aidant et le besoin de temps de réflexion pour prendre leur décision en sont d'autres [25,26]. Créer un parcours de soins et mettre à disposition des soignants des documents (écrits et digitaux) pourraient permettre d'augmenter la participation effective du patient dans sa prise de décision et augmenter l'alliance thérapeutique avec ses soignants. Cela nécessite d'améliorer son niveau de connaissance sur les différentes options thérapeutiques et de tenir compte de ses attentes et de ses besoins [27]. Pour cela, il a fallu identifier les leviers à activer pour aider la prise de décision :

- *justifier le changement de voie d'administration* : la modalité d'administration du traitement est l'un des facteurs de choix d'un traitement à ce stade de la maladie, et devance la place des bénéfices possibles dans ce choix [28]. La voie orale est la voie préférée et le patient peut ne pas comprendre l'intérêt de changer ;
- *gérer le temps pour traiter le patient au bon moment* : certains patients n'acceptent d'en bénéficier que le plus tardivement possible, au moment où ils estiment ne plus avoir le choix [29]. Anticiper la possibilité de ces traitements, amener la discussion de façon progressive pour intégrer peu à peu des questions de plus en plus précises **et associer l'aidant** pourrait être une solution ;
- *gérer l'information donnée* : les patients ne sont pas éligibles à la totalité des traitements continus et une information par excès pourrait nuire à la prise décision. Aussi il est préférable de ne discuter en détail que les traitements possibles pour le patient [29]. L'information est générale et au maximum personnalisée en termes de balance bénéfices/risques et avantages/contraintes pour ce patient et par traitement possible ;
- *créer un espace de partage de communication et de délibération à l'aide d'outils* et d'aide à la décision [30] entre le patient, l'aidant et le soignant.

À l'aide de supports (outils papiers et digitalisés) (Figure 26.1), il est possible à des soignants (neurologues, IDE, psychologies, etc.) d'évoquer les possibilités thérapeutiques et le pourquoi dès lors que la fenêtre thérapeutique se rétrécit (passage à quatre prises, introduction d'un ICOMT ou IMAO pour les traiter les fluctuations, d'amantadine pour les dyskinésies) en utilisant le poster. Le soignant introduit ainsi l'idée d'un traitement continu qui permettra de compenser le problème de la demi-vie courte des

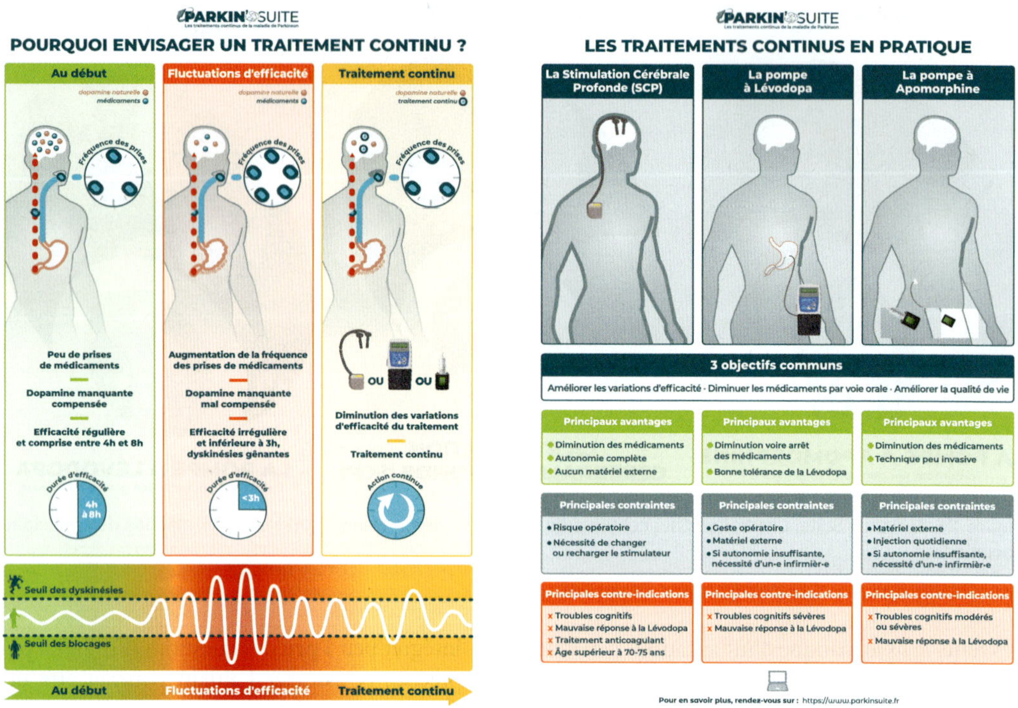

Figure 26.2. Les traitements continus.
Source : Parkinsuite.fr

traitements dopaminergiques oraux, de la gastroparésie qui modifie l'efficacité des traitements oraux et dans le cas des dyskinésies de diminuer la pulsatilité liée aux prises répétées. Le traitement continu est alors présenté comme une solution permettant de pallier ces difficultés. L'efficacité est présentée comme uniquement symptomatique et à hauteur de ce que fait le traitement oral mais de façon plus régulière et plus prévisible.

Au fur et à mesure des consultations, des détails peuvent être ajoutés et le patient orienté vers le site et le livret. Si l'aidant du patient n'est pas présent il lui est conseillé de revenir avec lors de la prochaine consultation et de discuter avec lui et sa famille ou autres soignants des informations données en se référant au site ou aux documents papiers donnés.

Lorsque l'indication est posée, une vraie annonce peut être réalisée en s'appuyant sur l'aidant et en reprenant les indications générales qui ont déjà été fournies et en insistant sur une approche personnalisée des bénéfices (dans votre cas, les signes en *on* sont…), des contraintes (au vu de vos loisirs, de vos habitudes de voyage, cela imposera…) et des risques (compte tenu de vos autres antécédents généraux ou avec les traitements antiparkinsoniens, vous risquez…).

Conclusion

Ce type de démarche devrait continuer à se développer pour une meilleure implication des soignants. Elle vise à aider le neurologue, les IDE, les IPA, les kinésithérapeutes, orthophonistes, psychologies à accompagner les patients et à répondre à leurs besoins. Parkinsuite va évoluer avec l'arrivée de nouveaux traitements et pour répondre à des nouveaux besoins. De nouveaux projets se développent à tous les stades de la maladie sur le même principe que cela soit pour l'accompagnement au moment du diagnostic de la maladie (programme PA^{2}PA.PARK) ou tout au long de l'évolution (Figure 26.2).

Références

[1] OMS-Europe. Therapeutic Patient Education – Continuing. Education Programmes for Health Care Providers in the field of Chronic Disease. 1998 [rapport]. 1996: traduit en français.
[2] Haute Autorité de santé-INPES. Guide méthodologique: structuration d'un programme d'éducation thérapeutique du patient dans le champ des maladies chroniques. Juin 2007.
[3] Kalia LV, Lang AE. Parkinson's disease. Lancet 2015;386:896–912.
[4] Wang Y, Xie CL, Wang WW, et al. Epidemiology of complementary and alternative medicine use in patients with Parkinson's disease. J Clin Neurosci 2013;20:1062–7.
[5] Livre blanc. Premiers états généraux des personnes touchées par la maladie de Parkinson. 2010.
[6] Ory-Magne F, Arcari C, Canivet C, et al. A therapeutic educational program in Parkinson's disease: ETPARK. Rev neurol 2014;170:128–33.
[7] Simons G, Thompson SB, Smith Pasqualini MC. Members of the EduPark consortium. An innovative education programme for people with Parkinson's disease and their carers. Parkinsonism Relat Disord 2006;12(8):478–85.
[8] Mercer BS. A randomized study of the efficacy of the PROPATH Program for patients with Parkinson disease. Arch Neurol 1996;53:881–4.
[9] Macht M, Gerlich C, Ellgring H, et al. Patient education in Parkinson's disease: Formative evaluation of a standardized programme in seven European countries. Patient Educ Couns 2007;65:245–52.
[10] Grosset KA, Grosset DG. Effect of educational intervention on medication timing in Parkinson's disease: a randomized controlled trial. BMC Neurol 2007;167:20.
[11] Canivet C, Costa N, Ory-Magne F, et al. Clinical Impact and Cost-Effectiveness of an Education Program for PD Patients: A Randomized Controlled Trial. PLoS One 2016;11:e0162646.
[12] De Pandis MF, Torti M, Rotondo R, et al. Therapeutic education for empowerment and engagement in patients with Parkinson's disease: A non-pharmacological, interventional, multicentric, randomized controlled trial. Front Neurol 2023;14:1167685.
[13] Faurie I, Harroch E, Scotto d'Apollonia C, et al. Impact of therapeutic education on the evolution of social representations of medication in patients with Parkinson's disease: A quantitative and qualitative study (ETPARK REMED). Rev Neurol. 2023 ;179:1086-1094.
[14] Cohen JD, Trope-Chirol S. Les patients dans les programmes d'ETP. Rev Rhum 2013;80:197–201.
[15] Recommandations nationales pour la mise en œuvre du dispositif d'annonce du cancer dans les établissements de santé. Mesure 40 du plan cancer. Novembre 2005.
[16] Romano H. The announcement of a serious diagnosis. Rev Med Interne 2010;31:626–30.
[17] Misery L, Chastaing M. Patient's information and announcement of a serious disease. Rev Med Interne 2005;26:960–5.
[18] INSEE. Handicap et autonomie. La diversité des apports des enquêtes Handicap-Santé. Actes du colloque du 6 juin 2013. Avril 2014, n° 53. En ligne: https://drees.solidarites-sante.gouv.fr/IMG/pdf/dss53.pdf.
[19] O'Reilly F, Finnan F, Allwright S, et al. The effects of caring for a spouse with Parkinson's disease on social, psychological and physical well-being. Br J Gen Pract 1996;46:507–12.
[20] Dressen C, Brandel JP, Schneider A, et al. Impact de la maladie de Parkinson sur la qualité de vie des conjoints de patients. Une étude qualitative. Rev neurol 2007;163:801–7.
[21] De Pandis MF, Torti M, Rotondo R, et al. Therapeutic education for empowerment and engagement in patients with Parkinson's disease: A non-pharmacological, interventional, multicentric, randomized controlled trial. Front Neurol 2023 Apr 18;14:1167685.
[22] Vlaanderen FP, Rompen L, Munneke M, et al. The Voice of the Parkinson Customer. J Parkinsons Dis 2019;9(1):197–201.
[23] Bloem BR, Rompen L, Vries NM, et al. ParkinsonNet: A Low-Cost Health Care Innovation With A Systems Approach From The Netherlands. Health Aff (Millwood) 2017 Nov;36(11):1987–96.
[24] Armstrong M, Tuijt R, Read J, et al. Health care professionals' perspectives on self-management for people with Parkinson's: qualitative findings from a UK study. BMC Geriatr 2021;21(1):706.
[25] Fasano A, Fung VSC, Lopiano L, et al. Characterizing advanced Parkinson's disease: OBSERVE-PD observational study results of 2615 patients. BMC Neurol 2019;19(1):50.
[26] Van der Eijk M, Faber MJ, Al Shamma S, et al. Moving towards patient-centered healthcare for patients with Parkinson's disease. Parkinsonism Relat Disord 2011;17(5):360–4.
[27] Weernink MG, van Til JA, van Vugt JP, et al. Involving Patients in Weighting Benefits and Harms of Treatment in Parkinson's Disease. PLoS One 2016;11(8):e0160771.
[28] Nijhuis FA, van Heek J, Bloem BR, et al. Choosing an Advanced Therapy in Parkinson's Disease ; is it an Evidence-Based Decision in Current Practice ? J Parkinsons Dis 2016;6(3):533–43.
[29] Odin P, Ray Chaudhuri K, Slevin JT, National Steering Committees. et al. Collective physician perspectives on non-oral medication approaches for the management of clinically relevant unresolved issues in Parkinson's disease: Consensus from an international survey and discussion program. Parkinsonism Relat Disord 2015;21(10):1133–44.
[30] Llorca G. Medicine 2006;2(7).

Chapitre 27

Permis de conduire

Philippe Damier[a], Cécilia Bonnet[b], Marie Bonnet[c], Gwendoline Dupont[d], Margherita Fabbri[e], Amélie Faustini[f], Brice Laurens[c], Pauline Prin[g], Joanna Ruggeri[h]

[a]MD, PhD, FEAN, pour le groupe de travail « Conduite automobile et maladie de Parkinson » de la Société française des mouvements anormaux. Université de Nantes, CHU de Nantes, NS-Park/F-CRIN, Nantes, CIC 1413, service de neurologie, Hôpital Laennec, CHU Nantes, 44093 Nantes.
[b]Cabinet libéral Versailles, service de neurologie, Suresnes.
[c]CHU de Bordeaux, service de neurologie des maladies neurodégénératives, IMNc, Bordeaux.
[d]Centre hospitalier universitaire François Mitterrand, département de neurologie, Université de Bourgogne, Dijon.
[e]Département de pharmacologie clinique et de neurosciences, Centre d'investigation clinique CIC1436, Centre d'Excellence COEN pour les maladies neurodégénératives NeuroToul, Université de Toulouse 3, CHU de Toulouse, Inserm.
[f]CHU Nice, service de neurologie.
[g]CHU Montpellier, service de neurologie, CEPMo, pôle neurosciences tête et cou, Montpellier.
[h]Institut de neurologie, Centre Expert Parkinson, CHU Pitié Salpêtrière, Sorbonne Université, Paris.
*CIC 1413, service de neurologie, Hôpital Laennec, CHU Nantes, 44093 Nantes.

L'arrêté du 28 mars 2022 [1] a bouleversé la façon dont la conduite automobile doit être appréhendée chez les personnes atteintes de maladie de Parkinson. La maladie figure en effet à présent en tant que telle dans la liste d'affections potentiellement incompatibles avec le maintien du permis de conduire : il y a « incompatibilité jusqu'à avis médical spécialisé et bilan » dès lors qu'il existe des troubles neurologiques susceptibles d'altérer l'aptitude à la conduite. Cet arrêté rappelle que de nombreux désordres cérébraux associés à la maladie de Parkinson peuvent altérer la qualité de la conduite automobile et qu'effectivement un surrisque d'accidents existe dans cette affection. Des traitements symptomatiques efficaces sont disponibles dans cette maladie. Sont-ils toutefois suffisants pour permettre de maintenir une conduite suffisamment sûre, et si oui dans quelles conditions ?

Nous présenterons dans ce chapitre les problèmes posés par la conduite automobile chez les personnes atteintes de maladie de Parkinson et la nouvelle réglementation de cette activité. Cette question devient à présent classique au cours du suivi. Les neurologues doivent pouvoir apporter des réponses adaptées à chaque situation et orienter les patients pour les aider dans les démarches à effectuer.

Défi cérébral de la conduite automobile

La conduite automobile est un comportement complexe qui mêle automatisme comportemental, planification et adaptation rapide aux imprévus. Conduire un véhicule automobile est une tâche apprise qui a nécessité de nombreuses heures pour que la plupart des gestes nécessaires à son exécution soient automatisés, c'est-à-dire réalisés sans avoir besoin d'y prêter une grande attention. Les noyaux gris centraux sont au cœur de la mise en place de tels automatismes et du maintien de leur fonctionnement correct. Conduire nécessite aussi de planifier le trajet, d'avoir mémorisé les règles de la circulation, et de faire preuve d'attention sélective et de flexibilité face aux imprévus, des fonctions gérées en grande partie dans les régions cérébrales frontales. Les fonctions perceptives, visuelles en particulier, et visuospatiales sont, elles aussi, déterminantes pour analyser correctement l'environnement dans lequel se déplace le véhicule

[2-4]. Un état de vigilance normal est bien sûr nécessaire au bon fonctionnement de l'ensemble. Enfin, les situations à l'origine d'une peur ou de colère ou le sentiment de toute puissance que certains peuvent ressentir au volant mettent en jeu les systèmes émotionnels.

Impact de la maladie de Parkinson sur les capacités de conduite

Le déficit en dopamine entrave le fonctionnement des noyaux gris centraux. Il a donc un impact sur la bonne exécution de la mémoire motrice des gestes automatiques nécessaire à la conduite. La correction du déficit en dopamine par les médicaments symptomatiques ou des conséquences de ce déficit par la neurostimulation cérébrale permet aux noyaux gris centraux de retrouver un fonctionnement satisfaisant, ce qui conduit à la récupération relativement correcte des automatismes gestuels dans les périodes où ces traitements sont efficaces [5]. Mais, dès que les fluctuations d'efficacité du traitement se développent, l'aptitude à la conduite est compromise, en particulier si les fluctuations sont marquées et que la survenue des périodes de sous-correction (*off*) est soudaine et imprévisible. Par ailleurs, la maladie ne se résume pas à un déficit en dopamine des noyaux gris centraux. Les fonctions exécutives en particulier peuvent être perturbées précocement. C'est surtout, lorsque le processus dégénératif diffuse ou se complexifie (combinaison à d'autres lésions dégénératives ou vasculaires) que l'altération conséquente des fonctions cognitives, en particulier les fonctions exécutives, visuospatiales ou mnésiques, va impacter les capacités de conduire [6]. L'atteinte des cellules à dopamine rétiniennes peut être également à l'origine d'une mauvaise analyse des contrastes lumineux, en particulier dans les situations de faible luminosité [7]. Par ailleurs, les traitements symptomatiques, bien qu'efficaces, ne sont pas dénués d'effets secondaires indésirables susceptibles là encore de perturber la conduite [8]. Les médicaments dopaminergiques et les divers psychotropes souvent co-prescrits sont source de troubles de vigilance, dont d'authentiques attaques de sommeil parfois non prévisibles [9]. Ils peuvent aussi être à l'origine de troubles de contrôle des impulsions susceptibles d'entraver le contrôle émotionnel voire d'entraîner des conduites à risque.

Impact de la maladie de Parkinson dans les faits

Les évaluations en situation de conduite sur route montrent une altération des performances de conduite avec l'âge et une altération plus marquée, indépendamment de l'âge, chez les personnes atteintes de maladie de Parkinson [10-13]. Les études en simulateur de conduite évaluent le risque d'accident deux fois plus élevé chez les personnes malades que chez des témoins [14]. Le niveau de risque progresse rapidement avec l'évolution de la maladie, un surrisque étant notable dès deux ans après le diagnostic [15]. Les principales erreurs de conduite sont les difficultés aux changements de direction et le moindre usage des rétroviseurs arrière et latéraux [11]. D'autres études ont mis en évidence des défauts de contrôle de la vitesse, des altérations du temps de réactivité, des anomalies visuelles (acuité, contraste), des anomalies visuospatiales avec défaut de contrôle des angles morts et des clignotants (pour revue [16]). Les formes tremblantes sont moins gênées que les formes akinétiques [13]. Contrairement à ce qu'elles pensent le plus souvent, les personnes qui conduisent peu (par exemple, « juste un aller-retour à la boulangerie qui est à 2 kilomètres de la maison deux fois par semaine ») sont tout autant exposées à un risque d'accident que celles qui ont conservé des conduites régulières et prolongées [17]. De façon attendue, la présence d'une altération cognitive augmente grandement le risque d'accident lié à la conduite [18].

Ce que dit la loi

Depuis longtemps, la loi considère que la personne a un « permis », et non un « droit », de conduire. Cette permission est liée aux capacités à conduire : « tout conducteur doit se tenir constamment en état et en position d'exécuter commodément et sans délai toutes les manœuvres qui lui incombent » (art R. 412-6 du Code de la route). « Les titulaires du permis de conduire atteints d'une affection médicale susceptible d'être incompatible avec le maintien du permis de conduire se soumettent à un contrôle médical de l'aptitude à la conduite » (art. 1er de l'arrêté du 31 juillet 2012). Ce qui est nouveau avec l'arrêté du 28 mars 2022, c'est que « maladie de Parkinson », « troubles cognitifs » et « somnolence diurne » y figurent de façon explicite. Il n'est donc plus possible de faire l'impasse sur cette question, et ce dès le diagnostic posé. Le corollaire concerne l'assurance automobile de la personne malade. Le code des assurances, dans l'article R211.10, stipule que « le contrat d'assurance peut comporter des clauses prévoyant une exclusion de garantie [...] lorsqu'au moment du sinistre, le conducteur [...] ne possède pas les certificats, en état de validité, exigés par la réglementation en vigueur pour la conduite du véhicule ». Depuis l'article L225-5 du 18 novembre 2016, l'assureur peut vérifier la validité du permis. Il est donc en droit de refuser l'indemnisation d'un sinistre et ses dommages en cas de permis non valide. Selon les textes actuels, une personne atteinte de maladie de Parkinson avec des synptômes susceptibles d'avoir un impact sur son aptitude à la conduite et qui n'a pas fait les démarches nécessaires pour faire valider son permis pourrait voir son contrat d'assurance dénoncé par son assureur. Il ne faut pas oublier que le médecin doit au patient « une information loyale, claire et appropriée sur son état » (code de la Santé publique). Une personne atteinte de maladie de Parkinson pourrait se retourner contre le médecin qui aurait failli à son devoir d'information si, à la suite d'un accident, l'assureur remettait en cause le contrat d'assurance.

En pratique, le neurologue, le gériatre ou le médecin généraliste doit informer le malade de la nécessité de faire valider son permis auprès d'un médecin agréé par la préfecture dès lors qu'il existe des symptômes susceptibles d'avoir un imapct sur la conduite ; et bien tracer dans le compte-rendu de consultation qu'il a fait ! La liste des médecins agréés est disponible sur le site de la préfecture du domicile du malade. Le médecin consulté ne doit pas être le médecin traitant et la consultation (36 euros en 2024) n'est pas remboursée par la Sécurité sociale. Le compte-rendu de consultation du neurologue ou du gériatre est important car il donne au médecin agréé les éléments qui lui permettent d'apprécier les capacités de conduite de la personne venue le consulter, cela peut l'aider dans sa prise de décision. Le spécialiste, neurologue ou gériatre, ou le généraliste ne doit en aucun cas transmettre directement son courrier au médecin agréé ; il ne doit remettre tout document qu'au patient ou à la personne qu'il a désignée. C'est le rapport du médecin agréé qui permet de statuer sur l'incompatibilité ou la compatibilité transitoire du permis (un à cinq ans). Le permis transitoire peut apporter des restrictions (par exemple, conduite autorisée de jour uniquement ou sur un périmètre limité). Il est nécessaire enfin de rappeler, qu'en raison du secret professionnel, un médecin ne peut pas dénoncer à la préfecture une personne qu'il estime avoir une conduite dangereuse. La famille de la personne a cependant la possibilité d'effectuer un tel signalement.

La confrontation à la diminution des capacités de conduite n'est pas simple à accepter pour le malade. Elle le met face à l'impact de la maladie sur son autonomie. Lorsque la conduite n'est plus possible, certaines personnes seules ou avec un conjoint qui ne conduit pas peut se retrouver isolée, en particulier en milieu rural. En outre la voiture est souvent un marqueur social fort pour certaines générations, et perdre la possibilité de conduire revêt un impact fort en termes d'image de soi [19]. Un accompagnement adapté est à mettre en place : soutien psychologique, orientation vers les solutions alternatives de déplacement.

Une échelle d'auto-évaluation d'aptitude à la conduite proposée par l'association « Parkinson Canada » aide à sensibiliser la personne malade et son entourage à propos de l'impact de la maladie sur les capacités de conduite [20]. Plusieurs Centres Experts Parkinson mettent à disposition un livret qui informe à propos de l'impact de la maladie sur la conduite, la réglementation en cours et les démarches à effectuer [21]. L'abord de la question de la conduite en début de maladie, lorsque l'obtention d'un permis transitoire ne pose généralement pas de problème, permet une sensibilisation et aide à une transition plus progressive vers le moment où la conduite ne sera plus possible du fait de la maladie.

Vers une attitude pragmatique

Sous l'égide de la Société française des mouvements anormaux (Sofma), un groupe de travail prépare des recommandations pour aider neurologues, gériatres et médecins généralistes dans l'établissement du rapport sur lequel le médecin agréé de la commission de permis de conduire peut s'appuyer pour rendre son avis.

La démarche se veut bienveillante et envisage trois niveaux de risque de conduite : faible, fort et intermédiaire.

Une personne avec un très bon contrôle des symptômes moteurs par le traitement médicamenteux ou par neurostimulation cérébrale, sans atteinte cognitive et une bonne tolérabilité de ses traitements peut être considérée à risque faible d'accident lié à sa maladie par rapport à une personne du même âge[1].

À l'opposé, une personne avec des fluctuations d'efficacité du traitement marquées, une altération cognitive ou des effets indésirables importants du traitement (en particulier somnolence diurne importante, hallucinations ou trouble du contrôle des impulsions) est à haut risque d'accident lié à sa maladie.

Dans les situations intermédiaires, une évaluation plus approfondie des capacités de conduites est à effectuer. Elle repose sur un bilan neurocognitif large, une analyse des capacités visuelles et éventuellement une évaluation en simulateur dans un service de médecine physique et réadaptation ou en situation de conduite avec un instructeur d'auto-école.

Il est important de prendre en compte les comorbidités éventuelles : une altération de la vision liée à l'âge ou des risques cardiovasculaires peuvent ainsi contribuer à limiter la capacité de conduite. Ce sont des points que le médecin agréé évalue systématiquement pour décider de l'aptitude à la conduite.

Les recommandations détaillées proposées par ce groupe de travail, avec en particulier les échelles et les scores seuils à considérer, devraient être disponibles début 2025.

Conclusion

Il est désormais indispensable de se préoccuper de l'aptitude à conduire des personnes atteintes de maladie de Parkinson, quel que soit le stade de la maladie. Au-delà de l'information sur les démarches à effectuer, le compte-rendu du neurologue ou du gériatre doit aider le médecin agréé dans son évaluation de l'aptitude à la conduite automobile de la personne concernée. Le niveau de réponse au traitement et ses fluctuations, l'état des fonctions cognitives et les éventuels effets secondaires du traitement sont les trois éléments à préciser.

Ne plus avoir la possibilité de conduire est une étape souvent douloureuse pour les patients tant en termes d'impact sur l'autonomie que sur le plan de l'image de soi. Le neurologue, le gériatre et le médecin généraliste jouent un rôle important dans la sensibilisation de la personne à l'impact de la maladie sur la conduite et dans son accompagnement. Aborder la question avec une vision de soignant sous l'angle du risque contribue à faire mieux accepter une décision d'incompatibilité à la conduite immédiate ou future.

1. Au vu des textes actuels, même s'il n'y a pas *stricto sensu* d'obligation à faire valider le permis dans cette situation, il semble raisonnable d'encourager la personne à faire les démarches. L'appréciation de la présence ou non de troubles neurologiques susceptibles d'avoir un impact sur la conduite pourrait en effet être sujette à discussion en cas d'accident grave impliquant une personne qui n'aurait pas fait ces démarches.

Références

[1] Arrêté du 28 mars 2022 : www.legifrance.gouv.fr/jorf/id/JORFTEXT000045464094.

[2] Michon JA. Critical view of driver behavior models: what do we know, what should we do? In: Evans L, Schwing RC, editors. Human Behavior and Traffic Safety. New York: Springer; 1985. p. 485–524.

[3] Van Der Molen HH, Bötticher AMT. A hierarchical risk model for traffic participants. Ergonomics 1988;31(4):537–55.
[4] Calhoun VD, Pekar JJ, McGinty VB, et al. Different activation dynamics in multiple neural systems during simulated driving. Hum Brain Mapp 2002;16(3):158–67.
[5] Kalia LV, Lang AE. Parkinson's disease. Lancet 2015;386(9996):896–912.
[6] Aarsland D, Creese B, Politis M, et al. Cognitive decline in Parkinson disease. Nat Rev Neurol 2017;13(4):217–31.
[7] Alves JN, Westner BU, Højlund A, et al. Structural and functional changes in the retina in Parkinson's disease. J Neurol Neurosurg Psychiatry 2023;94(6):448–56.
[8] Alvarez FJ. Parkinson's disease, antiparkinson medicines, and driving. Expert Rev Neurother 2016;16(9):1023–32.
[9] Frucht S, Rogers JD, Greene PE, et al. Falling asleep at the wheel: motor vehicle mishaps in persons taking pramipexole and ropinirole. Neurology 1999;52(9):1908–10.
[10] Singh R, Pentland B, Hunter J, Provan F. Parkinson's disease and driving ability. J Neurol Neurosurg Psychiatry 2007;78(4):363–6.
[11] Cordell R, Lee HC, Granger A, et al. Driving assessment in Parkinson's disease - a novel predictor of performance? Mov Disord 2008;23(9):1217–22.
[12] Uc EY, Rizzo M, Johnson AM, et al. Road safety in drivers with Parkinson disease. Neurology 2009;73(24):2112–9.
[13] Devos H, Vandenberghe W, Nieuwboer A, et al. Validation of a screening battery to predict driving fitness in people with Parkinson's disease. Mov Disord 2013;28(5):671–4.
[14] Thompson T, Poulter D, Miles C, et al. Driving impairment and crash risk in Parkinson disease: a systematic review and meta-analysis. Neurology 2018;91(10):e906–16.
[15] Uc EY, Rizzo M, O'Shea AMJ, et al. Longitudinal decline of driving safety in Parkinson disease. Neurology 2017;89(19):1951–8.
[16] Makhoul K, Jankovic J. Driving Impairment in Movement Disorders. Mov Disord Clin Pract 2023;10(3):369–81.
[17] Brock P, Oates LL, Gray WK, et al. Driving and Parkinson's Disease: A Survey of the Patient's Perspective. J Parkinsons Dis 2022;12(1):465–71.
[18] Ranchet M, Broussolle E, Poisson A, Paire-Ficout L. Relationships between cognitive functions and driving behavior in Parkinson's disease. Eur Neurol 2012;68(2):98–107.
[19] Chihuri S, Mielenz TJ, DiMaggio CJ, et al. Driving cessation and health outcomes in older adults. J Am Geriatr Soc 2016;64(2):332–41.
[20] Échelle d'auto-évaluation proposée par l'association Parkinson Canada : www.parkinson.ca/wp-content/uploads/La-maladie-de-Parkinson-et-la-conduite-automobile.pdf.
[21] Exemple de livret mis à disposition par le Centre Expert Parkinson des Pays de Loire : www.chu-nantes.fr/centre-expert-parkinson-et-autres-troubles-du-mouvement.

Chapitre 28

Procédure de reconnaissance comme maladie professionnelle

David Maltête

Service de neurologie, CHU de Rouen, hôpital Charles-Nicolle, Rouen.

Les mécanismes exacts à l'origine de la maladie de Parkinson demeurent indéterminés. Cependant, de nombreuses études épidémiologiques suggèrent que l'exposition à des facteurs environnementaux neurotoxiques, en particulier des substances utilisées comme herbicides, fongicides et insecticides, pourrait être impliquée dans la genèse de cette affection [1] (voir chapitre 1). Dès lors, certaines activités professionnelles exercées en milieu rural et agricole seraient susceptibles d'augmenter le risque de survenue de la maladie. Dans ce contexte, il apparaissait indispensable de clarifier les situations donnant lieu à la discussion du caractère professionnel de la maladie de Parkinson. Un décret du 4 mai 2012 valide désormais la reconnaissance officielle de la maladie de Parkinson en tant que maladie professionnelle pour les assurés du régime agricole exposés aux pesticides.

Maladie professionnelle : définition et généralités

Une maladie est dite « d'origine professionnelle » si elle est la conséquence directe de l'exposition d'un travailleur à un risque physique, chimique, biologique ou résulte des conditions dans lesquelles il exerce son activité professionnelle. Pour être reconnue et donner lieu à réparation, celle-ci doit, d'une part, figurer dans l'un des tableaux de maladies professionnelles (annexés au Code de la Sécurité sociale[1]), d'autre part, être reconnue comme maladie professionnelle au terme d'une procédure de reconnaissance. Le système de reconnaissance des maladies professionnelles est double : d'un côté, les « tableaux » composés de conditions précises qui une fois remplies permettent une présomption d'origine professionnelle, de l'autre côté, le système complémentaire organisé autour du Comité régional de reconnaissance des maladies professionnelles (CRRMP). Chaque tableau comprend trois colonnes : la première colonne est celle de la désignation de la maladie, la deuxième colonne précise le délai de prise en charge (avec éventuellement une précision sur la durée minimale d'exposition au risque), la dernière colonne établit une liste indicative ou limitative (plus restrictive) des travaux susceptibles d'entraîner la maladie. Lorsque les conditions administratives des trois colonnes d'un tableau sont remplies, il existe une présomption d'origine, la maladie peut être reconnue d'origine professionnelle. Lorsque toutes les conditions d'un tableau de maladie professionnelle ne sont pas remplies ou lorsqu'il n'existe pas de tableau pour une pathologie qui semble être d'origine professionnelle et qui entraîne une incapacité permanente partielle de 25 % ou le décès (la demande de reconnaissance étant faite par les ayants droit), c'est le CRRMP qui statue pour reconnaître ou

1. www.inrs.fr/publications/bdd/mp.html

non la pathologie comme étant d'origine professionnelle. Ce comité est tripartite : il se compose d'un médecin inspecteur régional du travail, d'un professeur d'université-praticien hospitalier ou praticien hospitalier particulièrement qualifié en pathologies professionnelles, et d'un médecin-conseil régional de l'Assurance maladie ou de la Mutualité sociale agricole (MSA), ou de son représentant.

Soupçons chez l'homme d'une origine toxique et données chez l'animal

La description, dans les années 1980, de patients parkinsoniens avec dégénérescence dopaminergique induit par la MPTP (1-méthyl-4-phényl-1,2,3,6-tétrahydropyridine) – substance dont la structure est proche du paraquat – a suggéré l'existence d'un lien entre l'affection neurodégénérative et l'exposition à certains neurotoxiques [2]. Afin d'étayer cette hypothèse, plusieurs études biologiques ont été conduites par la suite chez l'animal exposé à différents pesticides. Ainsi, les travaux réalisés chez le rat confirment que l'exposition au paraquat provoque une mort des neurones dopaminergiques par le biais d'un stress oxydatif [3]. De même, l'exposition au manganèse éthylène-bisdithiocarbamate, principale substance active de certains fongicides tels que le Maneb, induit une dégénérescence sélective des neurones dopaminergiques chez la souris. Enfin, certains travaux soulignent que l'exposition combinée à plusieurs pesticides majore les conséquences toxiques sur la population des neurones dopaminergiques [4]. Les mécanismes physiopathologiques qui sous-tendent cette toxicité sont multiples et variables d'un pesticide à l'autre. Parmi ceux qui sont habituellement évoqués, on retient l'induction d'un dysfonctionnement mitochondrial, un stress oxydatif, une interférence avec les transporteurs de la dopamine, une inhibition du protéasome, la promotion de l'agrégation de l'alpha-synucléine et une réaction inflammatoire [5]. Cependant, les données demeurent limitées pour la plupart des substances incriminées.

Maladie de Parkinson et exposition professionnelle aux pesticides

L'évaluation du lien entre une exposition aux pesticides et la survenue d'une maladie de Parkinson chez l'homme est souvent complexe parce que d'une part, les substances potentiellement neurotoxiques, utilisées par les professionnels, notamment les agriculteurs, sont souvent multiples voire combinées, d'autre part, les niveaux d'exposition aux toxiques peuvent être difficilement quantifiables ; ces derniers sont variables en fonction du type de culture ou d'élevage, du matériel utilisé pour l'épandage, du climat, des mesures de protection, etc.

Néanmoins, la plupart des études épidémiologiques confirment que l'incidence de la maladie de Parkinson est plus élevée dans les régions caractérisées par une forte utilisation de pesticides et une proportion élevée de surfaces traitées avec des insecticides [6,7]. En l'occurrence, une étude française menée dans cinq départements rapporte que la prévalence de la maladie de Parkinson parmi les affiliés à la MSA était environ 1,2 fois plus élevée dans les cantons caractérisés par une forte densité en arbres fruitiers et cultures permanentes, stigmate probable de l'utilisation intensive des insecticides [8]. De même, l'incidence de la maladie de Parkinson en population générale augmente avec la proportion de la surface des cantons consacrée à la viticulture (risque relatif ou RR = 1,10 [1,05-1,16]) [9]. De nombreuses études cas-témoins ou de cohortes corroborent ces données en estimant que le risque de maladie de Parkinson est 1,6 fois plus élevé chez les personnes exposées aux pesticides au cours de leur vie [10]. Une relation dose-effet en fonction du nombre d'années ou du nombre d'heures d'exposition pour les participants exposés de manière prolongée est établie [11].

L'*Agricultural Health Study*, étude de cohorte américaine, ne retrouve pas d'augmentation du risque de maladie de Parkinson lorsque les participants exposés aux pesticides sont comparés à ceux non exposés [12]. En revanche, elle met en évidence une relation entre le risque de maladie de Parkinson incidente et le nombre de jours passés à utiliser des pesticides (préparation et application), avec un risque 2,3 fois plus élevé de maladie de Parkinson.

Par ailleurs, les résultats d'une étude française réalisée auprès d'une population masculine parmi les affiliés à la MSA suggèrent que l'utilisation intensive de pesticides est plus souvent associée à des formes tremblantes de la maladie de Parkinson [13].

Principaux toxiques incriminés dans la maladie de Parkinson

Les substances actives pour lesquelles un lien avec la maladie de Parkinson est discuté sont multiples [5]. Il s'agit le plus souvent des pesticides qui regroupent les herbicides, les insecticides et les fongicides. Le rôle respectif de chacune de ces différentes substances demeure toutefois indéterminé ou sujet à controverse. C'est pourquoi il n'existe à l'heure actuelle aucun consensus permettant d'identifier une substance spécifiquement associée à la maladie de Parkinson. En outre, l'exposition combinée à plusieurs pesticides semble accroître le risque de développer cette affection dégénérative [14]. Il est important de préciser que ces associations sont mises en évidence pour une exposition professionnelle et ne sont pas retrouvées pour d'autres types d'expositions, par exemple le jardinage de loisir qui pourrait concerner une partie importante de la population.

Les herbicides représentent toute substance active ou préparation ayant les propriétés de tuer les végétaux. Le risque de maladie de Parkinson associé à l'exposition aux herbicides est de 1,40 [1,08-1,81] [10]. En particulier, plusieurs études ont démontré que l'exposition prolongée au paraquat ($\geq$ 20 ans) constituait un facteur de risque pour la maladie de Parkinson [15]. Le risque est plus élevé lorsque l'exposition a lieu dans l'environnement professionnel comparativement au lieu de résidence [16]. L'exposition à l'acide 2,4-dichlorophénoxyacétique, désherbant aussi appelé 2,4-D, a également été associée à la maladie de Parkinson dans une étude cas-témoins conduite en Amérique du Nord [17].

Largement utilisés en agriculture et en santé communautaire (lutte antivectorielle), les insecticides sont également présents dans l'environnement domestique sous forme de spécialités contre les poux, de médicaments vétérinaires, d'insecticides ménagers, de produits de jardinage ou encore de xyloprotecteurs. Leur association à la maladie de Parkinson, évaluée dans une méta-analyse à partir de quatorze études, estime l'*odds ratio* (OR) à 1,50 [1,07-2,11] [9]. Parmi les insecticides, une association avec la famille des organochlorés a été observée dans trois études parmi quatre ayant évalué spécifiquement cette famille chimique [11,16]. Dans une étude cas-témoins menée en France auprès d'affiliés à la MSA, il existait une association entre la maladie de Parkinson et l'utilisation des insecticides, en particulier organochlorés, chez les hommes [11]. Cette association était caractérisée par une relation dose-effet avec un risque d'autant plus important que le nombre d'années d'utilisation d'organochlorés était élevé. La famille chimique des insecticides organophosphorés a également été étudiée avec des résultats contradictoires [11,17]. Cependant, il est difficile de distinguer l'exposition aux organochlorés et organophosphorés car leur utilisation est très fréquemment associée.

Les études concernant les liens entre l'exposition aux fongicides et le risque de développer une maladie de Parkinson sont plus rares et concernent le plus souvent le Maneb [11,18,19]. L'une d'entre elles rapporte une relation effet-dose entre la durée cumulée d'exposition aux fongicides et le risque de maladie de Parkinson chez les hommes âgés de plus de 65 ans [11]. Cependant, deux autres études cas-contrôles ne confirment pas ces résultats [18,19].

Interaction génétique-environnement

L'hypothèse d'une interaction entre l'exposition à des neurotoxiques et une susceptibilité génétique individuelle a été évaluée dans plusieurs études épidémiologiques au cours des dernières années [20-22].

Deux équipes ont précisé l'effet d'une exposition aux pesticides chez les porteurs d'un polymorphisme de la CYP2D6, enzyme impliquée dans le métabolisme des organophosphates, de certains herbicides et du MPTP [22,23]. Leurs résultats sont concordants et suggèrent que le risque de développer la maladie de Parkinson est plus élevé chez les métaboliseurs lents de la CYP2D6 (OR entre 4,7 et 8,41). D'autres travaux ont également établi un lien entre certains polymorphismes de gènes codant pour la *manganese-containing superoxide dismutase*, la quinone oxydoréductase 1 et la survenue d'une maladie de Parkinson chez des sujets exposés aux pesticides (OR = 4,09 ; intervalle de confiance ou IC 95 % = 1,34-10,64) [24].

Maladie de Parkinson professionnelle : la déclaration avant le texte de loi

Avant la création du tableau 58 des maladies professionnelles du régime agricole, les personnes victimes de maladie de Parkinson, et invoquant une origine professionnelle à celle-ci, étaient obligées de présenter un recours au titre de l'alinéa 4 de l'article L.461-1 du Code de la Sécurité sociale. Ce recours ne pouvait être examiné que si la maladie entraînait une incapacité suffisante (incapacité permanente partielle de 25 %) ou le décès. Entre 2005 et 2010, seules vingt demandes de reconnaissance de maladie de Parkinson en maladie professionnelle ont été déposées auprès de la MSA (celles-ci concernaient exclusivement des hommes). Sur ces vingt dossiers, la moitié a fait l'objet d'une réponse favorable. Jusqu'à présent, le nombre de dossiers de demande de reconnaissance demeure faible ; cependant, il est en constante augmentation. Ainsi, sur les vingt dossiers déposés entre 2005 et 2010, onze l'ont été en 2010 (quatre patients ont reçu un avis favorable cette année-là). En 2011, quinze dossiers ont été déposés pour lesquels cinq cas ont été reconnus comme ayant un lien direct et essentiel avec l'activité professionnelle. Dans ce contexte de demandes croissantes et compte tenu de l'existence d'une grande hétérogénéité des décisions au sein des CRRMP, le législateur a proposé, le 4 mai 2012, la création d'un tableau spécifique pour cette maladie. Entre 2013 et 2017, environ 200 personnes atteintes de la maladie de Parkinson ont obtenu une reconnaissance en maladie professionnelle au titre du tableau n° 58, alors que Santé publique France a estimé à environ 1 800 le nombre de nouveaux cas de maladie de Parkinson survenant chaque année chez les exploitants agricoles âgés d'au moins 55 ans. Sur la seule année 2020, 31 cas supplémentaires ont été reconnus.

Nous rappellerons qu'auparavant, seuls les syndromes neurologiques de type parkinsonien consécutifs à l'exposition au bioxyde de manganèse pouvaient faire l'objet d'une demande de reconnaissance en tant que maladie professionnelle dans le régime général. Dans ce cas particulier, le délai de prise en charge et la liste indicative des principales activités exposant au risque figurent dans le tableau n° 39 créé par le décret du 26 décembre 1957 du régime général (Tableau 28.1). Les professions les plus exposées sont les mineurs qui extraient le minerai de manganèse, les travailleurs des industries du ferromanganèse, du fer et de l'acier et ceux qui fabriquent

Tableau 28.1. Régime général, tableau n° 39 créé par le décret du 26 décembre 1957. Maladies professionnelles engendrées par le bioxyde de manganèse.

Désignation de la maladie	Délai de la prise en charge	Liste indicative des principaux travaux susceptibles de provoquer ces maladies
Syndrome neurologique du type parkinsonien	1 an	Extraction, concassage, broyage, tamisage, ensachage et mélange à l'état sec du bioxyde de manganèse, notamment dans la fabrication des piles électriques Emploi du bioxyde de manganèse pour le vieillissement des tuiles Emploi du bioxyde de manganèse pour la fabrication du verre Broyage et ensachage des scories Thomas renfermant du bioxyde de manganèse

Source : https://www.legifrance.gouv.fr

des piles sèches et des baguettes de soudure. La présentation clinique est celle d'un syndrome parkinsonien peu dopasensible à prédominance axiale.

Décret initial du 4 mai 2012 - Dernière mise à jour : décret du 10 septembre 2020

Le tableau créé par le décret du 4 mai 2012 est le 58e tableau de maladie professionnelle du régime agricole (Tableau 28.2). Une mise à jour a été réalisée le 10 septembre 2020. Il concerne uniquement la maladie de Parkinson dont le diagnostic doit être « confirmé par un examen effectué par un médecin qualifié en neurologie ». Les syndromes parkinsoniens atypiques ne sont pas pris en compte. La reconnaissance selon les critères du tableau impose un délai de prise en charge de 7 ans, sous réserve d'une durée d'exposition au toxique d'au moins 10 ans. En pratique, cela signifie que le délai maximal entre l'exposition aux pesticides et l'apparition du premier symptôme de la maladie doit être de 7 ans (auparavant 1 an) pour que celle-ci soit acceptée au titre du tableau. Il n'existe pas d'argument scientifique établi concernant la durée minimum d'exposition aux pesticides susceptible de favoriser l'apparition d'une maladie de Parkinson. Le choix d'une durée minimum de 10 ans repose donc sur les données habituellement utilisées dans les tableaux de maladie professionnelle pour les pathologies différées. Enfin, la liste des activités exposant au risque de maladie de Parkinson selon le tableau est une liste indicative comprenant notamment l'exposition habituelle aux pesticides :

- lors de la manipulation ou l'emploi de ces produits, par contact ou par inhalation ;
- par contact avec les cultures, les surfaces, les animaux traités ou lors de l'entretien des machines destinées à l'application des pesticides.

Ainsi le tableau 58 des maladies professionnelles semble assez permissif, puisqu'il suffit d'une maladie de Parkinson diagnostiquée par un neurologue chez une personne ayant été « habituellement » exposée aux pesticides durant au moins 10 ans. La majorité des assurés du régime agricole exerçant leur activité professionnelle dans des conditions classiques est susceptible de prétendre au statut de la maladie professionnelle s'il déclare une maladie de Parkinson.

Déclaration en pratique

Le neurologue, comme tout autre médecin, a la compétence et l'obligation de rédiger le Certificat médical initial (CMI) au moment du diagnostic de la maladie de Parkinson lorsque l'origine professionnelle est suspectée (même si celle-ci n'est pas avérée), en mentionnant si possible le tableau de la maladie professionnelle (tableau 58 du régime agricole pour la maladie de Parkinson) ainsi que l'affection telle qu'elle est désignée par le tableau (« maladie de Parkinson »). Il est important de préciser la date de la première constatation des premiers symptômes, car elle qualifie le début de la maladie professionnelle et servira à calculer le délai de prise en charge. Muni du certificat,

Tableau 28.2. Régime agricole, tableau n° 58 créé par le décret no 2012-665 du 4 mai 2012. Maladie de Parkinson provoquée par les pesticides*. Dernière mise à jour : décret du 10 septembre 2020.

Désignation de la maladie	Délai de la prise en charge	Liste indicative des principaux travaux susceptibles de provoquer cette maladie
Maladie de Parkinson confirmée par un examen clinique effectué par un spécialiste qualifié en neurologie	7 ans (sous réserve d'une durée d'exposition de 10 ans)	Travaux exposant habituellement aux pesticides : lors de la manipulation ou l'emploi de ces produits par contact, ou par inhalation par contact avec les cultures, les surfaces, les animaux traités ou lors de l'entretien des machines destinées à l'application des pesticides

* Le terme « pesticides » se rapporte aux produits à usages agricoles et aux produits destinés à l'entretien des espaces verts (produits phytosanitaires ou produits phytopharmaceutiques), ainsi qu'aux biocides et aux antiparasitaires vétérinaires, qu'ils soient autorisés ou non au moment de la demande.
Source : https://www.legifrance.gouv.fr

le patient dispose de 2 ans pour l'adresser à la MSA, accompagné du formulaire de déclaration (disponible à la MSA). Concernant l'exposition aux pesticides, ceux-ci sont définis comme toutes les substances à usage agricole et destinées à l'entretien des espaces verts et des jardins amateurs (produits phytosanitaires et produits phytopharmaceutiques), ainsi que les antiparasitaires vétérinaires et les produits aujourd'hui interdits (comme le paraquat). L'appréciation de l'exposition en elle-même doit être prise en charge par le médecin-conseil de la MSA (ou éventuellement du CRRMP) et il est préférable d'éviter l'autocensure en pensant que le patient n'a peut-être pas été suffisamment exposé. Enfin, il convient de garder en mémoire que ce régime de déclaration correspond avant tout à une réparation sociale d'un préjudice considéré comme en lien avec l'activité professionnelle et ne tient pas lieu de vérité scientifique ou médicale.

Le patient peut-il refuser cette déclaration ?

Plusieurs motifs peuvent conduire le patient à refuser la déclaration de la maladie comme d'origine professionnelle :

- la crainte de conséquences sur l'emploi, celui-ci pouvant être compromis s'il n'existe pas de possibilités de reclassement sans exposition aux pesticides (risque de licenciement pour inaptitude) ;
- la réparation financière : non systématique, elle est souvent moins intéressante que la réparation du régime d'invalidité à taux d'incapacité égal, or ces deux régimes ne sont pas compatibles (l'assuré doit « choisir » entre invalidité ou maladie professionnelle). Il est alors conseillé d'orienter le patient vers l'assistante sociale de la MSA pour calculer les rentes potentielles. Par ailleurs, le régime de maladie professionnelle permet au patient de faire une demande de retraite anticipée au titre de la pénibilité, ce que ne permet pas le régime d'invalidité.

Conclusion

La maladie de Parkinson est désormais reconnue comme une maladie professionnelle pour les assurés du régime agricole exposés de manière prolongée à des pesticides. En cas de suspicion, il est dans l'intérêt du patient de proposer systématiquement la déclaration en tant que maladie professionnelle. Par ailleurs, cette reconnaissance du risque souligne la nécessité de mettre en place des programmes de formation des professionnels à l'usage des pesticides. Les méthodes d'éducation des utilisateurs passent par une éducation à un meilleur usage et surtout à une mise en place de mesures de protection au cours des travaux agricoles, même si ces mesures n'ont pas démontré avec certitude un éventuel impact pour limiter le risque toxique.

Références

[1] Gunnarsson LG, Bodin L. Parkinson's disease and occupational exposures: A systematic literature review and meta-analyses. Scand J Work Environ Health 2017;43:197–209.

[2] Langston JW, Ballard PA Jr. Parkinson's disease in a chemist working with 1-methyl-4-phenyl-1,2,5,6-tetrahydropyridine. N Engl J Med 1983;309:310.

[3] Ossowska K, Smialowska M, Kuter K, et al. Degeneration of dopaminergic mesocortical neurons and activation of compensatory processes induced by a long-term paraquat administration in rats: implications for Parkinson's disease. Neuroscience 2006;141:2155–65.

[4] Thiruchelvam M, Brockel BJ, Richfield EK, et al. Potentiated and preferential effects of combined paraquat and maneb on nigrostriatal dopamine systems: environmental risk factors for Parkinson's disease? Brain Res 2000;873:225–34.

[5] Goldman SM. Environmental toxins and Parkinson's disease. Annu Rev Pharmacol Toxicol 2014;54:141–64.

[6] Kab S, Spinosi J, Chaperon L, et al. Agricultural activities and the incidence of Parkinson's disease in the general French population. Eur J Epidemiol 2017;32:203–16.

[7] Vlaar T, Kab S, Schwaab Y, et al. Association of Parkinson's disease with industry sectors: a French nationwide incidence study. Eur J Epidemiol 2018;33:1101–11.

[8] Moisan F, Spinosi J, Dupupet JL, et al. The relation between type of farming and prevalence of Parkinson's disease among agricultural workers in five French districts. Mov Disord 2011;26:271–9.

[9] Kab S, Moisan F, Spinosi J, et al. Incidence of Parkinson's disease in farmers and in the general population according to agricultural characteristics of French cantons. Bull Epidémiol Hebd 2018;8-9:157–67.

[10] Van der Mark M, Brouwer M, Kromhout H, et al. Are pesticides related to Parkinson's 1 disease? Some clues to heterogeneity in study results. Environ Health Perspect 2012;120:340–7.

[11] Elbaz A, Clavel J, Rathouz PJ, et al. Professional exposure to pesticides and Parkinson's disease. Ann Neurol 2009;66:494–504.

[12] Kamel F, Tanner C, Umbach D, et al. Pesticide exposure and self-reported Parkinson's disease in the agricultural health study. Am J Epidemiol 2007;165:364–74.

[13] Moisan F, Spinosi J, Delabre L, et al. Association of Parkinson's disease and its subtypes with agricultural pesticide exposures in men: a case-control study in France. Environ Health Perspect 2015;123:1123–9.

[14] Wang A, Costello S, Cockburn M, et al. Parkinson's disease risk for ambient exposure to pesticides. Eur J Epidemiol 2011;26:547–55.

[15] Paul KC, Cockburn M, Gong Y, et al. Agricultural paraquat dichloride use and Parkinson's disease in California's Central Valley. Int J Epidemiol 2024;53(1).

[16] Hancock DB, Martin ER, Mayhew GM, et al. Pesticide exposure and risk of Parkinson's disease: a family-based case-control study. BMC Neurol 2008;8(6).

[17] Firestone JA, Smith-Weller T, Franklin G, et al. Pesticides and risk of Parkinson disease: a population-based case-control study. Arch Neurol 2005;62: 91–5.

[18] Gorell JM, Peterson EL, Rybicki BA, et al. Multiple risk factors for Parkinson's disease. J Neurol Sci 2004;217:169–74.

[19] Rigbjerg K, Harris MA, Shen H, et al. Pesticide exposure and risk of Parkinson's disease – a population-based cas-control study evaluating the potential for recall bias. Scand J Work Environ Health 2011;37:427–36.

[20] Aguiar P, de C, Lessa PS, Godeiro C Jr, et al. Genetic and environmental findings in early-onset Parkinson's disease Brazilian patients. Mov Disord 2008;23:1228–33.

[21] Dutheil F, Beaune P, Tzourio C, et al. Interaction between ABCB1 and professional exposure to organochlorine insecticides in Parkinson's disease. Arch Neurol 2010;67:739–45.

[22] Elbaz A, Levecque C, Clavel J, et al. S18Y polymorphism in the UCH-L1 gene and Parkinson's disease: evidence for an age-dependent relationship. Mov Disord 2003;18:130–7.

[23] Deng Y, Newman B, Dunne MP, et al. Further evidence that interactions between CYP2D6 and pesticide exposure increase risk for Parkinson's disease. Ann Neurol 2004;55:897.

[24] Fong CS, Wu RM, Shieh JC, et al. Pesticide exposure on southwestern Taiwanese with MnSOD and NQO1 polymorphisms is associated with increased risk of Parkinson's disease. Clin Chim Acta 2007;378: 136–41.

Index

478712 – (I) – (1) – Quatro Silk 90 mg
Elsevier Masson S.A.S – 65, rue Camille-Desmoulins,
92442 Issy-les-Moulineaux Cedex
Dépôt légal : avril 2025
Composition : Thomson
Imprimé en Pologne par Dimograf